Fisiopatología

Fisiopatología

Para ciencias biomédicas

Jaime Ruiz-Tovar Polo

Profesor Titular,
Escuela Universitaria de Enfermería y Fisioterapia San Juan de Dios,
Universidad Pontificia Comillas, Madrid

Isabel Olazabal Olarreaga

Jefa de Estudios,
Facultad de Biomedicina,
Universidad Alfonso X el Sabio, Madrid

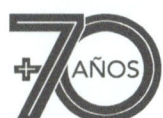 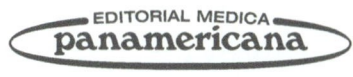

Desde 1953 formando Profesionales de la Salud

Buenos Aires - Bogotá - Madrid - México
www.medicapanamericana.com

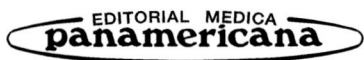

Visite nuestra página web:
http://www.medicapanamericana.com

ARGENTINA
Maipú 1300, piso 3 (C1006ACT)
Ciudad Autónoma de Buenos Aires, Argentina
Tel.: (54-11) 5031-6919
e-mail: cinfo@medicapanamericana.com

COLOMBIA
Carrera 7a A. N.º 69-19 - Bogotá DC - Colombia
Tel.: (57-1) 235-4068
e-mail: infomp@medicapanamericana.com.co

ESPAÑA
Sauceda, 10 - 5ª planta - 28050 Madrid, España
Tel.: (34-91) 131-78-00
e-mail: info@medicapanamericana.es

MÉXICO
Av. Miguel de Cervantes Saavedra, n.º 233, piso 8, oficina 801
Col. Granada, Delegación Miguel Hidalgo
CP 11520 Ciudad de México, México
Tel.: (52-55) 520-0664
e-mail: infomp@medicapanamericana.com.mx

ISBN: 978-84-9110-132-1 (Versión impresa + Versión digital)
ISBN: 978-84-9110-908-2 (Versión digital)

Colaboradores

Acitores Peguero, Marta
Investigadora, Facultad de Ingeniería Biomédica, Universidad Alfonso X el Sabio, Madrid.

Alcaraz Marín, Paola
Investigadora, Facultad de Biomedicina, Universidad Alfonso X el Sabio, Madrid.

Alonso Estrada, Marta
Investigadora, Facultad de Biomedicina, Universidad Alfonso X el Sabio, Madrid.

Amazian, Ibrahim
Investigador, Facultad de Biomedicina, Universidad Alfonso X el Sabio, Madrid.

Arnalich Jiménez, María Belén
Facultativa Especialista de Área, Servicio de Neumología, Hospital Universitario del Henares, Madrid.

Asín Sesma, Pablo Jesús
Investigador, Facultad de Ingeniería Biomédica, Universidad Alfonso X el Sabio, Madrid.

Avilés Oliveros, Adriana
Médica Residente, Servicio de Cirugía General y del Aparato Digestivo, Hospital Universitario del Henares, Madrid.

Barrera Rodríguez, Cristina
Médica Residente, Servicio de Urología, Hospital Universitario del Henares, Madrid.

Benítez Naranjo, Nathalie
Investigadora, Facultad de Biomedicina, Universidad Alfonso X el Sabio, Madrid.

Bérgamo Vázquez, Silvia
Investigadora, Facultad de Medicina, Universitat de Vic-Universitat Central de Catalunya; Facultativa Especialista de Área, Servicio de Laboratorio Análisis Clínicos, Althaia, Xarxa Assistencial Universitaria de Manresa.

Berrocal Izquierdo, Núria
Colaboradora Docente, Facultad de Medicina y Ciencias de la Salud, Universidad Internacional de Catalunya; Facultativa Especialista de Área, Servicio de Neurología, Parc Sanitari Sant Joan de Déu, Barcelona.

Calvo Montalvo, Carlos
Investigador, Facultad de Ingeniería Biomédica, Universidad Alfonso X el Sabio, Madrid.

Cámara Cámara, Pedro
Investigador, Facultad de Ingeniería Biomédica, Universidad Alfonso X el Sabio, Madrid.

Camuña Salido, Ana Rosa
Facultativa Especialista de Área, Servicio de Urgencias Hospitalarias, Hospital de Antequera, Málaga.

Caro Sanz, Ana
Investigadora, Facultad de Biomedicina, Universidad Alfonso X el Sabio, Madrid.

Carrascosa Corrochano, Sara
Investigadora, Facultad de Biomedicina, Universidad Alfonso X el Sabio, Madrid.

Castañé Isern, Eric
Médico Residente, Servicio de Radiodiagnóstico, Hospital Universitario 12 de Octubre, Madrid.

Castro Cernadas, Jaime
Investigador, Facultad de Biomedicina, Universidad Alfonso X el Sabio, Madrid.

Castro González, Rodrigo
Investigador, Facultad de Biomedicina, Universidad Alfonso X el Sabio, Madrid.

Castro Rodríguez, Javier
Colaborador Docente, Facultad de Medicina, Universidad de Málaga; Facultativo Especialista de Área, Servicio de Aparato Digestivo, Hospital Quirónsalud Málaga.

Cruz Cidoncha, Arturo
Profesor Contratado Doctor, Facultad de Medicina y Biomedicina, Universidad Alfonso X El Sabio; Facultativo Especialista de Área, Servicio de Cirugía General y del Aparato Digestivo, Hospital Universitario del Henares, Madrid.

De la Fuente Añó, Alejandra
Colaboradora Docente, Facultad de Medicina, Universidad de Navarra; Facultativa Especialista de Área, Servicio de Cirugía Torácica, Clínica Universidad de Navarra, Madrid.

Díaz Torres, Andrea
Investigadora, Facultad de Biomedicina, Universidad Alfonso X el Sabio, Madrid.

Dorta Díez de la Lastra, Julia
Médica Residente, Servicio de Neumología, Hospital Universitario del Henares, Madrid.

El Ghazi, Salima
Investigadora, Facultad de Ingeniería Biomédica, Universidad Alfonso X el Sabio, Madrid.

Fernández Contreras, María Encarnación
Profesora Contratada Doctora, Facultad de Medicina, Universidad Alfonso X el Sabio, Madrid.

Fernández Nogueira, Patricia
Profesora Asociada, Facultad de Ciencias, Tecnología e Ingenierías, Universitat de Vic-Universitat Central de Catalunya.

Fuster Orellana, Gemma
Profesora Titular, Universitat de Vic-Universitat Central de Catalunya.

Galván Pérez, Armando
Facultativo Especialista de Área, Servicio de Cirugía General y del Aparato Digestivo, Hospital Universitario del Henares, Madrid.

Gálvez Castaño, María Isabel
Investigadora, Facultad de Biomedicina, Universidad Alfonso X el Sabio, Madrid.

García Cáceres, Teresa
Profesora Asociada, Facultad de Ingeniería Biomédica, Universidad Alfonso X el Sabio, Madrid.

García Caro, Virginia
Investigadora, Facultad de Ingeniería Biomédica, Universidad Alfonso X el Sabio, Madrid.

García Gómez-Heras, María Soledad
Profesora Contratada Doctora, Facultad de Ciencias de la Salud, Universidad Rey Juan Carlos, Madrid.

García Remesal, Beatriz
Investigadora, Facultad de Ingeniería Biomédica, Universidad Alfonso X el Sabio, Madrid.

Gómez Fernández, Eva
Investigadora, Facultad de Biomedicina, Universidad Alfonso X el Sabio, Madrid.

González Ramírez, Gilberto
Facultativo Especialista de Área, Servicio de Cirugía General y Cirugía Bariátrica, Hospital Real San José, Guadalajara, México.

Guijarro Moreno, Carlos
Facultativo Especialista de Área, Servicio de Cirugía General y del Aparato Digestivo, Hospital Universitario del Henares, Madrid.

Henar Izquierdo, Alejandro
Investigador, Facultad de Biomedicina, Universidad Alfonso X el Sabio, Madrid.

Hermida Rodríguez, Carlos
Profesor Contratado Doctor, Facultad de Biomedicina, Universidad Alfonso X El Sabio; Facultativo Especialista de Área, Servicio de Aparato Digestivo, Hospital Viamed Santa Elena, Madrid.

Hernández García, Artur Marc
Profesor Contratado Doctor, Facultad de Ciencias Sociales y de la Comunicación, Universidad Europea de Madrid.

Hernández Molina, Ramón
Profesor Asociado, Facultad de Enfermería, Universidad Antonio de Nebrija; Cardiólogo Deportivo, Atlético de Madrid.

Higueras Lara, Alfonso
Médico Especialista, Departamento de Salud Digital, Deloitte, Madrid.

Iglesias Varela, Álvaro
Investigador, Facultad de Ingeniería Biomédica, Universidad Alfonso X el Sabio, Madrid.

Igual Bonilla, Jorge Antonio
Investigador, Facultad de Biomedicina, Universidad Alfonso X el Sabio, Madrid.

Jiménez Blanco, Sara
Colaboradora Docente, Facultad de Medicina, Universidad Autónoma de Madrid; Facultativa Especialista de Área, Servicio de Endocrinología y Nutrición, Hospital Universitario La Princesa, Madrid.

Lara Romero, Manuel Felipe
Profesor Colaborador Docente, Escuela Universitaria de Enfermería y Fisioterapia San Juan de Dios, Universidad Pontificia Comillas, Madrid.

Leal Zafra, Amanda
Investigadora, Facultad de Biomedicina, Universidad Alfonso X el Sabio, Madrid.

Leguineche Gallego, Juan José
Investigador, Facultad de Ingeniería Biomédica, Universidad Alfonso X el Sabio, Madrid.

Llavero Garrido, Carolina
Enfermera, Servicio de Hospital de Día, Hospital Universitario del Henares, Madrid.

Lluch Bataller, Esther
Investigadora, Facultad de Biomedicina, Universidad Alfonso X el Sabio, Madrid.

Longares Ibáñez, Nuria
Investigadora, Facultad de Biomedicina, Universidad Alfonso X el Sabio, Madrid.

López Guirado, Andrea
Investigadora, Facultad de Biomedicina, Universidad Alfonso X el Sabio, Madrid.

López Quindós, Patricia
Colaboradora Docente, Facultad de Medicina, Universidad Francisco de Vitoria; Facultativa Especialista de Área, Servicio de Cirugía General y del Aparato Digestivo, Hospital Universitario del Henares, Madrid.

López Torre, Eva María
Profesora Colaboradora Docente, Coordinadora Adjunta, Centro de Simulación, Escuela Universitaria de Enfermería y Fisioterapia San Juan de Dios, Universidad Pontificia Comillas, Madrid.

Macías Gamero, Inés
Investigadora, Facultad de Biomedicina, Universidad Alfonso X el Sabio, Madrid.

Margenat Carballo, Ana Elisabet
Investigadora, Facultad de Biomedicina, Universidad Alfonso X el Sabio, Madrid.

Martín de Bernardo García, Lucía
Investigadora, Facultad de Biomedicina, Universidad Alfonso X el Sabio, Madrid.

Martín Holguera, Rafael
Profesor Ayudante Doctor, Facultad de Ciencias de la Salud, Universidad Pontificia de Salamanca.

Martín Nieto, Ana
Profesora Asociada, Escuela Universitaria de Enfermería y Fisioterapia San Juan de Dios, Universidad Pontificia Comillas, Madrid.

Martín Rivas, Andrea
Investigadora, Facultad de Biomedicina, Universidad Alfonso X el Sabio, Madrid.

Martín Santos, Silvia
Colaboradora Docente, Facultad de Medicina y Ciencias de la Salud, Universitat Internacional de Catalunya; Facultativa Especialista de Área, Servicio de Cirugía General y del Aparato Digestivo, Hospital de Viladecans.

Martín-Delgado Sellers, Óscar
Facultativo Especialista de Área, Servicio de Anestesiología y Reanimación, Hospital Universitario del Henares, Madrid.

Martínez Orive, Malena
Investigadora, Facultad de Biomedicina, Universidad Alfonso X el Sabio, Madrid.

Medina Pedrique, Manuel
Médico Residente, Servicio de Cirugía General y del Aparato Digestivo, Hospital Universitario del Henares, Madrid.

Mesquida Reig, Carla
Investigadora, Facultad de Biomedicina, Universidad Alfonso X el Sabio, Madrid.

Miranda Lozano, Olga
Investigadora, Facultad de Biomedicina, Universidad Alfonso X el Sabio, Madrid.

Morejón Ruiz, Sara
Médica Residente, Servicio de Cirugía General y del Aparato Digestivo, Hospital Universitario del Henares, Madrid.

Muria Cabrero, Marta
Investigadora, Facultad de Biomedicina, Universidad Alfonso X el Sabio, Madrid.

Olazabal Olarreaga, Isabel
Jefa de Estudios, Facultad de Biomedicina, Universidad Alfonso X el Sabio, Madrid.

Ortega Latorre, Yolanda
Colaboradora Docente, Escuela Universitaria de Enfermería y Fisioterapia San Juan de Dios, Universidad Pontificia Comillas, Madrid.

Ovejero Merino, Enrique
Profesor Asociado, Facultad de Medicina y Ciencias de la Salud, Universidad de Alcalá; Facultativo Especialista de Área, Servicio de Cirugía General y del Aparato Digestivo, Hospital Universitario Príncipe de Asturias, Madrid.

Palacios Fernández, Cristina Gema
Investigadora, Facultad de Ingeniería Biomédica, Universidad Alfonso X el Sabio, Madrid.

Polo Melado, Sara
Investigadora, Facultad de Biomedicina, Universidad Alfonso X el Sabio, Madrid.

Rincón Andeyro, Gonzalo
Investigador, Facultad de Ingeniería Biomédica, Universidad Alfonso X el Sabio, Madrid.

Robledo Gil, Sandra
Médica Residente, Servicio de Radiodiagnóstico, Hospital Universitario del Henares, Madrid.

Rodríguez Leal, Alba
Investigadora, Facultad de Biomedicina, Universidad Alfonso X el Sabio, Madrid.

Rodríguez Obispo, Cristina
Investigadora, Facultad de Biomedicina, Universidad Alfonso X el Sabio, Madrid.

Rodríguez Ochoa, Adrián
Investigador, Facultad de Biomedicina, Universidad Alfonso X el Sabio, Madrid.

Rodríguez Ortega, María
Colaboradora Docente, Escuela Universitaria de Enfermería y Fisioterapia San Juan de Dios, Universidad Pontificia Comillas, Madrid.

Rodríguez Pérez, María
Colaboradora Docente, Facultad de Medicina, Universidad de Navarra; Jefa del Servicio de Cirugía Torácica, Clínica Universidad de Navarra, Madrid.

Romero Pozuelo, Jesús Rafael
Profesor Asociado, Facultad de Ciencias de la Salud, Universidad Alfonso X el Sabio, Madrid.

Ruiz Marín, Alejandro
Investigador, Facultad de Biomedicina, Universidad Alfonso X el Sabio, Madrid.

Ruiz-Tovar Polo, Jaime
Profesor Titular, Escuela Universitaria de Enfermería y Fisioterapia San Juan de Dios, Universidad Pontificia Comillas, Madrid.

Sallaberry Vega, Juan Francisco
Médico Residente, Servicio de Radiodiagnóstico, Hospital Universitario del Henares, Madrid.

Sánchez Cortés, Lucía
Investigadora, Facultad de Biomedicina, Universidad Alfonso X el Sabio, Madrid.

Sánchez Gollarte, Ana
Facultativa Especialista de Área, Servicio de Cirugía General y del Aparato Digestivo, Hospital Universitario del Henares, Madrid.

Sánchez Jiménez, Jorge
Investigador, Facultad de Biomedicina, Universidad Alfonso X el Sabio, Madrid.

Sánchez Zarzalejo, Paula
Investigadora, Facultad de Biomedicina, Universidad Alfonso X el Sabio, Madrid.

Sánchez-Pece Valle, Margarita
Investigadora, Facultad de Biomedicina, Universidad Alfonso X el Sabio, Madrid.

Sans, Dorian David
Investigador, Facultad de Ingeniería Biomédica, Universidad Alfonso X el Sabio, Madrid.

Silva dos Reis, Diogo
Investigador, Facultad de Ingeniería Biomédica, Universidad Alfonso X el Sabio, Madrid.

Sohrabi Gallegos, Guillermo
Investigador, Facultad de Ingeniería Biomédica, Universidad Alfonso X el Sabio, Madrid.

Soto González, María
Investigadora, Facultad de Ingeniería Biomédica, Universidad Alfonso X el Sabio, Madrid.

Trapé Pujol, Jaume
Profesor Asociado, Facultad de Medicina, Universitat de Vic-Universitat Central de Catalunya; Jefe del Servicio de Laboratorio Análisis Clínicos, Althaia, Xarxa Assistencial Universitaria de Manresa.

Trayling Jiménez, Megan
Investigadora, Facultad de Biomedicina, Universidad Alfonso X el Sabio, Madrid.

Valencia Rodríguez, Carlos
Profesor Asociado, Escuela Universitaria de Enfermería y Fisioterapia San Juan de Dios, Universidad Pontificia Comillas, Madrid.

Vega López, Ana Belén
Colaboradora Docente, Facultad de Medicina, Universidad de Barcelona; Facultativa Especialista de Área, Aparato Digestivo, Hospital de Viladecans.

Wagmann Otero, Marta
Investigadora, Facultad de Biomedicina, Universidad Alfonso X el Sabio, Madrid.

Zapata Martínez, Irene
Profesora Ayudante Doctora, Departamento de Farmacología y Pediatría, Universidad de Málaga.

Prólogo

Es para mí un honor haber sido invitado a escribir este prólogo para el libro *Fisiopatología para ciencias biomédicas*, dirigido por la Dra. Isabel Olazabal y por mi alumno, doctorando y amigo, el Dr. Jaime Ruiz-Tovar. La obra conceptualmente ya es un acierto, al pretender asociar el conocimiento básico de las enfermedades con su expresión clínica, orientándolo a profesionales de la salud que no prestan una atención directa a los pacientes, pero que contribuyen con sus aportaciones a facilitar el trabajo de los médicos clínicos en el diagnóstico y el tratamiento de las enfermedades.

Cabe destacar que en esta obra la mayoría de los temas han sido escritos de forma conjunta por un investigador básico y un médico clínico, lo que proporciona esta visión dual de la patología. La gran calidad de los autores, muchos de ellos referencias actuales en su campo, junto con otros más jóvenes con interés, entusiasmo y proyección de futuro, aseguran de antemano que el libro será una obra de referencia en el campo de estudio de la fisiopatología para ciencias biomédicas, tanto en España como en Latinoamérica.

La máxima actualización de cada tema, asociada con la claridad didáctica con la que ha sido redactado cada capítulo, demuestra que los capítulos han sido escritos y supervisados por autores que dominan ampliamente el tema.

Quiero felicitar a los directores, tanto por la idea de elaborar este libro como por la selección de los autores. La supervisión de la obra por estos profesionales con gran experiencia en el mundo de la investigación y la docencia es una garantía de calidad y éxito. Isabel Olazabal es investigadora básica con gran experiencia en el mundo de la inmunología y ha aportado su contribución en este campo de manera magistral. Jaime Ruiz-Tovar, al que tengo el placer de conocer desde hace más de 20 años, primero como alumno de la asignatura de anatomía patológica que impartía en la Facultad de Medicina de la Universidad Autónoma de Madrid, y posteriormente como director de su tesis doctoral, a pesar de ser médico especialista en cirugía general y del aparato digestivo, ha demostrado desde el primer día un gran interés por el mundo de la investigación, sin limitarse al campo de la investigación clínica, característico de los médicos asistenciales, sino ampliando su horizonte hacia la investigación traslacional, buscando la base molecular del conocimiento que posteriormente pudiera aplicarse a la atención clínica de los pacientes. Por esta razón, su contribución al enfoque molecular o bioquímico de la fisiopatología de las enfermedades queda patente en este libro.

Por todo ello, auguro un gran éxito a esta obra dentro del campo de la fisiopatología para ciencias biomédicas, que debe constituir un gran orgullo no solo para sus directores, sino para todos los autores que han contribuido a su creación. Estoy seguro de que tendrá una gran acogida entre sus lectores.

PROFESOR CARLOS GAMALLO AMAT

Catedrático de Anatomía Patológica
Universidad Autónoma de Madrid

Prefacio

En los últimos años se están desarrollando una serie de nuevos grados universitarios en el campo de las ciencias biomédicas, con enfoques distintos y más específicos que los estudios clásicos como medicina, biología o ingeniería industrial. Estos nuevos grados, que incluyen biomedicina, biotecnología o ingeniería biomédica, entre otros, están enfocados a la investigación básica y al desarrollo de nueva tecnología aplicable en el campo de la medicina y de las ciencias de la salud. Para ello, estos nuevos estudios deben incluir ciertas asignaturas, como fisiopatología humana, que permitan aportar a los estudiantes y futuros graduados un conocimiento básico en el desarrollo de las enfermedades, sus presentaciones clínicas y las posibilidades diagnósticas y terapéuticas, que sirvan de base para el desarrollo de sus diferentes campos de conocimiento.

Para los docentes de estos nuevos grados universitarios, esto supone un gran reto, dado que entre los conocimientos acordes a nuestra titulación clásica (medicina y biología) debemos extraer conocimientos que sean realmente relevantes para estos nuevos grados y que les sirvan como base para su futuro desarrollo profesional, pero sin excedernos en conocimientos meramente clínicos como cuando enfocamos la docencia de estos temas para graduados en medicina o enfermería.

Existen innumerables libros y tratados de fisiopatología, pero todos están enfocados a titulaciones clínicas (medicina y enfermería), y en ellos se hace gran hincapié en el proceso diagnóstico y terapéutico, pero sin correlacionar las bases moleculares, bioquímicas o genéticas con la presentación clínica de la enfermedad. Por otra parte, sin entender los mecanismos fisiopatológicos básicos, difícilmente podrán desarrollarse nuevos métodos diagnósticos o herramientas terapéuticas de utilidad en el futuro.

En este contexto nos hemos propuesto desarrollar este libro. Para ello, hemos contado con estudiantes de las primeras promociones de los grados de biomedicina e ingeniería biomédica de la Universidad Alfonso X el Sabio de Madrid, actualmente ya graduados, que nos han ayudado –a los que fuimos sus docentes– a centrar el abordaje de cada uno de los temas no solo en los aspectos principales de los procesos patológicos, sino también en los puntos que para ellos han resultado de gran interés a lo largo de sus estudios y en los comienzos de su trayectoria profesional. Como resultado de este trabajo, creemos que hemos conseguido un libro que aúna el conocimiento y la experiencia de profesionales clínicos e investigadores básicos, con el enfoque hacia los nuevos estudios universitarios en el campo de las ciencias biomédicas.

Por último, queremos agradecer a todos los autores que han participado en los diferentes capítulos, poniendo su conocimiento y esfuerzo a disposición de futuras generaciones. Esperamos que esta obra cumpla con las expectativas con las que la hemos creado y que cubra el hueco de conocimiento que se ha generado por la aparición de nuevos estudios emergentes dentro de las ciencias biomédicas.

JAIME RUIZ-TOVAR POLO E ISABEL OLAZABAL OLARREAGA

Índice

Bases de la fisiopatología. Principios generales de etiopatogenia

I

Introducción a la fisiopatología

1

M. Sánchez-Pece Valle y J. Ruiz-Tovar Polo

OBJETIVOS DE APRENDIZAJE

- Entender el concepto de fisiopatología.
- Conocer los procesos patológicos más frecuentes.
- Determinar procesos patológicos fisicoquímicos en un organismo vivo.

SÍNTESIS CONCEPTUAL

La fisiopatología es el estudio de los procesos patológicos fisicoquímicos en un organismo vivo, es decir, el estudio de su mecanismo de acción. La fisiopatología forma la base de la medicina clínica. En la medicina clínica se busca el mejor manejo diagnóstico y terapéutico de cada una de las diferentes enfermedades.

Las alteraciones y enfermedades que pueden afectar al cuerpo humano son innumerables. Sin embargo, a grandes rasgos, se pueden clasificar en traumatismos, alteraciones anatómicas, infecciones y alteraciones vasculares, funcionales, metabólicas y hormonales.

INTRODUCCIÓN

La fisiología es la ciencia que se dedica al estudio del funcionamiento del cuerpo humano, relacionando los procesos que suceden en el organismo con sus funciones, en la salud y en la enfermedad. Para lograr la integridad que presenta el conjunto del cuerpo humano entre todos sus sistemas y aparatos, hay una comunicación perfecta entre estos y numerosos sistemas de control como el nervioso u hormonal.

Como se ha mencionado antes, la fisiología estudia las funciones corporales en la salud y la enfermedad, pero cuando existe un proceso patológico se hace referencia a un estudio más concreto, que se conoce como fisiopatología.

La fisiopatología es el estudio de los procesos patológicos fisicoquímicos en un organismo vivo, es decir, el estudio de su mecanismo de acción a nivel molecular, subcelular, celular, tisular, orgánico y anatómico.

La fisiopatología forma la base de la medicina clínica. En la medicina clínica se busca el mejor manejo diagnóstico y terapéutico de cada una de las diferentes enfermedades, orientándose cada vez más hacia una medicina personalizada, de precisión, en la que numerosos especialistas de la medicina y biología trabajan con este propósito.

Las consultas, urgencias, plantas de hospitalización, servicios sanitarios auxiliares, etc., están repletos de pacientes portadores de numerosas patologías. En este capítulo se tratan las principales alteraciones y enfermedades más comunes a día de hoy.

¿QUÉ SON LOS TRAUMATISMOS?

Los traumatismos son lesiones producidas por agentes que transmiten una energía desproporcionada en comparación con la capacidad de asimilación de los tejidos. Son de diversos tipos, y responden a muchas clasificaciones, como puede ser según la zona del cuerpo afectada y la gravedad de la lesión. Algunos ejemplos son:

- Traumatismo craneoencefálico: lesión que afecta al cráneo o al cerebro. Puede ser causado por un golpe en la cabeza o una caída desde una altura. Los síntomas pueden incluir dolor de cabeza, mareos, náuseas, convulsiones, pérdida del conocimiento, alteración del estado de ánimo, dificultad para hablar o moverse.
- Traumatismo abdominal: lesión que afecta a los órganos internos del abdomen (hígado, estómago, intestinos, etc.).

Puede ser provocado por un golpe en el abdomen, por una caída, por un accidente de tráfico, etc. Los síntomas pueden incluir dolor abdominal intenso, distensión abdominal, fiebre, náuseas, vómitos, diarrea o dificultad para respirar.

- Lesión de la médula espinal: lesión que puede causar parálisis, debilidad o pérdida de sensibilidad en las extremidades.

El estado evolutivo y la historia natural de los traumatismos son variados desde la génesis hasta la recuperación. Suelen requerir de cirugía (ya sea acción terapéutica manual o instrumental) para mejorar el pronóstico y la restitución tisular y disminuir las secuelas de las lesiones.

ALTERACIONES ANATÓMICAS

Son diversas, afectan a cualquier órgano y pueden ser congénitas o adquiridas.

Alteraciones congénitas

Son malformaciones o anomalías con baja prevalencia, que se presentan en el cuerpo humano desde el momento del nacimiento. Algunas de estas alteraciones son leves y no empeoran la salud o fisiología del cuerpo, mientras que otras son graves y pueden requerir tratamiento médico o cirugía. Suelen manifestarse en la infancia, aunque también pueden diagnosticarse en el adulto por latencia, y es esencial su diagnóstico correcto.

Entre las alteraciones anatómicas congénitas se distinguen las siguientes:

- Malformaciones cardíacas: como la comunicación interventricular (orificio entre los dos ventrículos del corazón), la estenosis aórtica (estrechamiento de la aorta) o la insuficiencia tricuspídea (fallo de la válvula tricúspide).
- Anencefalia: malformación grave en la que el cerebro y parte superior del cráneo no se desarrollan de forma adecuada. La mayoría de los recién nacidos que nacen sin gran parte de su cerebro no sobreviven más allá de unos pocos días o semanas.
- Espina bífida: malformación de la columna vertebral en la que una o más vértebras no se cierran bien en el desarrollo fetal. Puede causar parálisis de las extremidades inferiores, entre otros.
- Labio leporino: malformación en la que el labio superior no se cierra correctamente en el desarrollo fetal. Puede causar problemas para respirar, comer o hablar.

Alteraciones adquiridas

Son aquellas alteraciones que se desarrollan después del nacimiento y pueden ser causadas por una variedad de factores, como enfermedades, traumatismos, cirugías y trastornos metabólicos. Una alteración anatómica tiende a deteriorar la función, a producir patología y clínica local y a ocasionar complicaciones evolutivas. Tienden a agravarse con el paso del tiempo. Conviene realizar un diagnóstico precoz y una corrección adecuada, para evitar posteriores secuelas.

Algunos ejemplos de alteraciones anatómicas adquiridas incluyen:

- Enfermedades inflamatorias: artritis, que puede causar deformidades y dolor en las articulaciones.
- Traumatismos: fractura ósea, que puede causar deformidades y discapacidad temporal o permanente.
- Procedimientos quirúrgicos: cirugía de corazón, que puede dejar cicatrices y cambios en la anatomía del corazón.
- Trastornos metabólicos: obesidad, que puede causar cambios en la estructura y la composición corporal y aumentar el riesgo de enfermedad cardiovascular.

INFLAMACIONES INFECCIOSAS Y NO INFECCIOSAS

La inflamación es una de las formas más frecuentes de enfermar. Es la respuesta local a una lesión, el mecanismo de defensa ante una infección o agresión traumática, ya sea química, inmunitaria, etc. Suele resolverse de forma espontánea, aunque en ocasiones la evolución local acaba con la formación de una complicación séptica (absceso) o determina alteraciones anatómicas/funcionales que obligan a practicar cirugía para eliminar el foco inflamatorio.

Las inflamaciones pueden ser causadas tanto por factores infecciosos como no infecciosos. Las inflamaciones infecciosas son causadas por microorganismos, como bacterias, virus, hongos o parásitos, mientras que las inflamaciones no infecciosas son causadas por lesiones o enfermedades autoinmunitarias, así como por factores como el estrés, la alergia o la exposición a sustancias irritantes.

Los síntomas de una inflamación de origen infeccioso suelen incluir fiebre, dolor, enrojecimiento e hinchazón. Las inflamaciones no infecciosas pueden presentar algunos de estos síntomas, si bien la presencia de fiebre es menos frecuente.

El tratamiento de una inflamación depende de la causa subyacente. Las inflamaciones infecciosas suelen requerir tratamiento antibiótico para eliminar la infección, mientras que las inflamaciones no infecciosas pueden ser tratadas de diferentes maneras, como son el reposo, el frío o los medicamentos antiinflamatorios.

ALTERACIONES VASCULARES

Los trastornos vasculares afectan a los vasos sanguíneos del cuerpo humano, incluido el corazón. Estos trastornos pueden ser causados por una variedad de factores, que incluyen la edad, el estilo de vida, trastornos hormonales y el estrés. Algunas de las alteraciones vasculares más comunes son la hipertensión arterial, la enfermedad de las arterias coronarias y la enfermedad cerebrovascular.

Una de las constantes vitales es la circulación sanguínea a los órganos para el intercambio metabólico de O_2, CO_2 y nutrientes. Algunas de las enfermedades que alteran la anatomía y la fisiología del aporte vascular de los órganos son las siguientes:

- Arterioesclerosis: enfermedad crónica que cursa con disminución progresiva del calibre y la luz de los vasos y, por lo tanto, determina una menor circulación arterial. Esto genera cuadros clínicos de isquemia arterial.

- Hemorragia: cuando se rompe la pared de un vaso, comienza una cascada de coagulación para evitar la extravasación de sangre. Cuando se altera la coagulación, se producen hemorragias ante traumatismos, incluso a veces de forma espontánea (atribuidas a microtraumatismos imperceptibles).
- Trombosis: otra alteración de la coagulación es la hipercoagulabilidad, con tendencia a producir trombos locales, que cuando viajan se transforman en émbolos que ocasionan cuadros de oclusión aguda de la circulación.

ALTERACIONES FUNCIONALES, METABÓLICAS Y HORMONALES

A día de hoy, estas alteraciones son muy frecuentes. La actuación terapéutica y correctora suele ser médica o higiénico-dietética.

Alteraciones funcionales

Las alteraciones funcionales son cambios en la forma en que un órgano o sistema del cuerpo realiza sus funciones normales. Esto puede deberse a enfermedades o a otros factores que retrasan el funcionamiento normal del órgano o sistema.

Un ejemplo es el estreñimiento, una alteración funcional que puede causar diferentes anomalías y enfermedades, cuando no se corrige de forma adecuada (como las hemorroides o la fisura anal).

Alteraciones metabólicas y hormonales

Las alteraciones metabólicas son cambios en los procesos químicos esenciales para mantener la vida y fisiología normal del cuerpo. Esto puede incluir cambios en el metabolismo de nutrientes, como la glucosa en sangre, y la síntesis de energía.

La obesidad es la alteración metabólica más frecuente en nuestro medio y determina la aparición de diferentes enfermedades como secuelas de ella (**Recuadro 1-1**).

Las alteraciones hormonales son cambios en los niveles de hormonas. Las hormonas tienen diferentes funciones, como regular el metabolismo, la reproducción y el crecimiento. Un cambio en las concentraciones de hormonas puede afectar al funcionamiento normal del organismo.

RECUADRO 1-1. Secuelas de la obesidad

Muchas alteraciones metabólicas y endocrinas tienen características similares. La obesidad es la más frecuente de ellas y determina secuelas como las siguientes:

- Diabetes mellitus de tipo 2.
- Arterioesclerosis.
- Hipertensión arterial.

- Cardiopatía isquémica.
- Insuficiencia renal.
- Enfermedad del hígado graso no alcohólico.
- Síndrome de apnea-hipopnea del sueño.
- Alteraciones psicológicas.
- Tumores.

PUNTOS CLAVE

- La fisiopatología es el estudio de los procesos patológicos fisicoquímicos en un organismo vivo.
- La fisiopatología forma la base de la medicina clínica.
- La medicina clínica busca el mejor manejo diagnóstico y terapéutico de cada una de las diferentes enfermedades.
- Las enfermedades pueden clasificarse en traumatismos, alteraciones anatómicas, infecciones, y alteraciones vasculares, funcionales, metabólicas y hormonales.

BIBLIOGRAFÍA

Balibrea Cantero JL. Patología quirúrgica. Madrid: Marban, 2003.
Cecil RL, Goldman L, Ausiello DA et al. Cecil-Goldman. Tratado de medicina interna. Londres: Elsevier Health Sciences Spain, 2013.

Duran H, Arcelus I, García-Sancho L et al. Compendio de cirugía. Madrid: McGraw-Hill- Interamericana, 2002.
Leppert B, Kelly CR. Netter. Un abordaje integrado de la medicina. Londres: Elsevier, 2022.
Sabiston DC. Tratado de cirugía. Fundamentos biológicos de la práctica quirúrgica. Barcelona: Elsevier, 2005.

 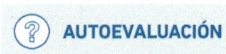 **AUTOEVALUACIÓN**

Semiología

2

M. I. Gálvez Castaño y J. Ruiz-Tovar Polo

OBJETIVOS DE APRENDIZAJE

- Conocer los términos básicos de la semiología.
- Comprender la importancia de los signos y síntomas para el diagnóstico de una enfermedad.
- Identificar las distintas fases de la anamnesis y la exploración física.

SÍNTESIS CONCEPTUAL

La semiología médica es el estudio de los síntomas y signos médicos. Se basa en la observación, el análisis y la descripción de los datos clínicos. Esta disciplina fue desarrollada por el médico francés Jean-Martin Charcot en el siglo XIX.

En este capítulo se explicarán algunos términos básicos, pero de gran importancia, para llegar a entender la ciencia de la fisiopatología. El conocimiento de estos términos ayudará a no correr el riesgo de realizar interpretaciones erróneas o que pueden conducir a un diagnóstico incorrecto. También se abordarán los temas del diagnóstico y los diferentes componentes que intervienen en su conclusión.

DEFINICIONES

Signo

La palabra signo proviene del latín *signum*. El término signo clínico se entiende como cualquier manifestación o característica objetiva y medible, ya sea física o química, consecuente a una enfermedad o alteración de la salud. Dicho signo es consecuencia de la fisiopatología de la enfermedad y será observable por el profesional sanitario durante la exploración física.

El signo clínico puede ser debido a una alteración de la salud o, también, puede manifestarse de manera consecuente tras una maniobra exploratoria. Un ejemplo de un signo clínico consecuente a una maniobra exploratoria sería el correspondiente al signo de Rovsing, que es un signo diagnóstico de apendicitis aguda. Esta maniobra consiste en presionar el lado del abdomen equivalente a la fosa ilíaca izquierda: si la compresión provoca dolor en el lado opuesto –la fosa ilíaca derecha–, esto sugeriría el diagnóstico de apendicitis aguda.

Signo patognomónico

Un signo patognomónico es un signo o hallazgo clínico específico que sugiere un diagnóstico concreto. Los signos patognomónicos son muy útiles para los médicos, ya que pueden ayudar a confirmar un diagnóstico clínico, puesto que son considerados signos típicos o discriminatorios de una enfermedad.

Un ejemplo de signo patognomónico serían las características físicas faciales de las personas con síndrome de Down.

Síntoma

El término síntoma se refiere a la información subjetiva referida por el paciente cuando describe una condición anómala percibida en su organismo.

A modo de ejemplo, los síntomas de la ansiedad son:

- Nerviosismo.
- Sentimiento de angustia.

- Pensamientos obsesivos.
- Incapacidad para concentrarse.
- Dolor muscular provocado por un continuo estado de tensión.

La condición que reúnen todos estos síntomas es que son solo perceptibles por el paciente, no pudiendo ser ni medibles ni observables. Y es por eso por lo que su interpretación se lleva a cabo de manera subjetiva, ya que puede variar considerablemente entre pacientes con la misma patología o mismo grado de alteración.

Síndrome

Un síndrome es un conjunto de síntomas y signos clínicos que suelen estar asociados a determinadas enfermedades o a una situación patológica. Estos síntomas y signos se presentan de forma agrupada y son característicos de una determinada enfermedad, permitiendo así un diagnóstico más preciso. Los síndromes pueden ser de origen genético o adquiridos, congénitos o asociados al envejecimiento. Estos síndromes suelen estar relacionados con alteraciones estructurales o funcionales en los órganos o sistemas afectados, y los síntomas y signos clínicos varían en función de la evolución de la enfermedad.

Algunos síndromes pueden ser causados por una sola enfermedad, mientras que otros pueden estar relacionados con varias enfermedades a la vez o, incluso, pueden ser causados por factores externos.

Algunos ejemplos de síndromes son los siguientes:

- Síndrome de Down: trastorno genético causado por la presencia de una trisomía del cromosoma 21, que provoca retraso mental y problemas físicos.
- Síndrome de Gilles de la Tourette: trastorno neurológico caracterizado por tics motores y vocales.
- Síndrome metabólico o síndrome X: trastorno metabólico que asocia obesidad con la presencia de enfermedades relacionadas (hipertensión arterial, diabetes y dislipidemia).

DIAGNÓSTICO

El diagnóstico es el proceso por el cual se logra la identificación de la afección, patología, síndrome o padecimiento que afecta al paciente. Gracias al diagnóstico se puede deducir el pronóstico y el tratamiento más adecuado que se ha de seguir. Todo esto se realiza a través de la observación y el análisis de los síntomas.

Para poder llevar a cabo la determinación del diagnóstico clínico se requieren diversas etapas:

- Historia clínica.
- Exploración física.
- Pruebas complementarias.

Historia clínica

La historia clínica es el documento donde se registran los datos y los acontecimientos relacionados con la salud de un paciente. Está destinada a proporcionar una descripción completa y precisa de la evolución de la salud del paciente, así como a ayudar a los profesionales de la salud a tomar decisiones clínicas informadas. La historia clínica incluye datos de identificación, motivo de la consulta, antecedentes personales y familiares, detalles de los factores de riesgo y la presencia de enfermedades crónicas, síntomas, tratamientos y resultados de exámenes. Representa la principal fuente de obtención de información sobre la dolencia del paciente, y simplemente con la información que incluye, el profesional sanitario debe tener una primera impresión diagnóstica. La exploración física posterior y las pruebas complementarias servirán para confirmar el diagnóstico.

Exploración física

La exploración física es el método que ayuda a establecer el diagnóstico clínico. Se trata de una serie de observaciones y maniobras que realiza el profesional sanitario, mediante el tacto, la vista, el oído y otros sentidos, para poder obtener la información sobre la salud del paciente. Esta evaluación se lleva a cabo para detectar anomalías, descartar enfermedades, evaluar el estado general de salud, así como para ayudar a determinar un diagnóstico. Las fases de la exploración física incluyen la inspección, la palpación, la percusión y la auscultación.

Los hallazgos exploratorios hay que ponerlos en contexto con la historia clínica y así confirmar o descartar la impresión diagnóstica inicial. Solo en el caso de persistir dudas diagnósticas tras la exploración, se solicitarán pruebas complementarias.

Inspección

La inspección médica es una parte importante de la exploración física, en la que, a través de la vista, se observa y se explora el cuerpo del paciente. Se realiza para buscar signos físicos o indicadores de enfermedad, evaluar la salud del paciente y detectar cualquier anormalidad. Esto puede incluir examinar de manera no invasiva la apariencia general de una persona, su color de piel, así como los ojos, la nariz, la boca, el cuello, los senos, los órganos genitales y las extremidades.

La inspección médica también se usa para evaluar la respuesta a los tratamientos. Por lo tanto, es una parte importante de la exploración física y de la evaluación de los pacientes. La inspección siempre debe ser la primera fase de la exploración física.

Palpación

La palpación es la parte de la exploración física que se lleva a cabo con la ayuda del tacto y la presión. Se realiza con los dedos, con la palma de una o ambas manos sobre la superficie del cuerpo y en posiciones diversas.

Esta técnica se usa para determinar la presencia de bultos o nódulos, inflamación, dolor, calor, textura, forma o dureza. También se utiliza para evaluar el estado de los tejidos blandos, los músculos, los tendones y los ligamentos y para detectar masas y áreas dolorosas.

Gracias a la palpación se obtienen datos morfológicos de tumoraciones y órganos, su localización y profundidad, el volumen, tamaño, consistencia e irregularidades que presentan, la posibilidad de movilización con la mano o la adherencia a la piel o a planos profundos.

Percusión

La percusión en el contexto clínico se refiere a la sensación táctil y la generación de sonidos provocados por golpear de forma seca la superficie del cuerpo que se está examinando. Esta técnica aporta información sobre el órgano donde se está realizando la percusión o sobre las estructuras adyacentes.

Existen diversas técnicas de percusión, pero la más habitual es la percusión dígito-digital. Esta técnica se realiza mediante el uso de los dedos para golpear suavemente el área que ha de examinarse. El procedimiento de esta técnica consiste en golpear con uno o dos dedos la segunda falange de los dedos medio o índice de la otra mano que se encuentran sobre el área del cuerpo en la cual se quiere generar el sonido (**Fig. 2-1**).

Auscultación

La auscultación es un método de exploración en el que interviene el sentido del oído. En este proceso de escucha lo que se detectan son los ruidos anormales o patológicos de órganos internos. Los sonidos pueden dar información muy importante en lo que respecta a un estado mórbido en el paciente. Esta técnica se lleva a cabo mediante el uso de un fonendoscopio.

La auscultación más característica es la del tórax, que se divide en dos: la auscultación cardíaca y la auscultación pulmonar. De hecho, la auscultación es la maniobra exploratoria que aporta más información sobre procesos patológicos de órganos torácicos (corazón y pulmones).

En la auscultación cardíaca, los focos que se auscultan son los focos valvulares, que se corresponden con los puntos de mejor audición de los movimientos de las válvulas cardíacas. Al abrir y cerrar las válvulas, y al pasar sangre a través de

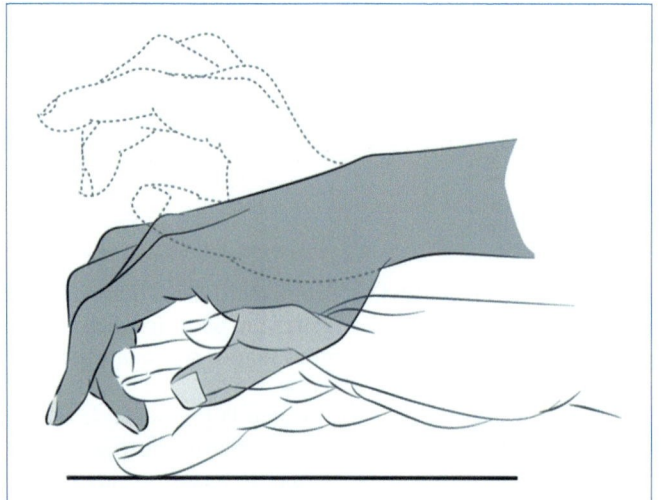

Figura 2-1. Percusión dígito-digital.

ellas, es posible oír los sonidos que se emiten. Si existiera algún tipo de anomalía en este proceso, podría detectarse con una alta probabilidad. Esta técnica se realiza desde la región anterior del tórax.

La auscultación pulmonar por la espalda, desde la región escapular hasta el límite con la región lumbar, permite auscultar los sonidos emitidos desde los vértices pulmonares hasta las bases. La patología pulmonar puede ser bilateral o unilateral, razón por la cual es necesario auscultar y comparar los sonidos en ambos pulmones de forma simétrica, siguiendo una metodología sistemática desde arriba hasta abajo. La auscultación pulmonar detecta el paso de aire a través de la vía aérea y la entrada y salida de aire en los alvéolos pulmonares.

La auscultación abdominal también es de gran utilidad. Permite percibir los ruidos hidroaéreos, que traducen los movimientos peristálticos intestinales.

Pruebas complementarias

Estas pueden ser solicitadas en caso de duda en el diagnóstico. Se dividen en:

- Pruebas de laboratorio.
- Pruebas de imagen.
- Pruebas funcionales.

Pruebas de laboratorio

En este tipo de pruebas se analizan muestras biológicas del paciente, como pueden ser muestras de sangre, orina, tejidos o líquidos corporales. Proporcionan información de la salud del paciente y ayudan a dar o confirmar un diagnóstico, tratar enfermedades, detectar algún cambio en la homeostasis del cuerpo o monitorizar la respuesta a un tratamiento.

El análisis de sangre es la prueba de laboratorio más realizada. Da información importante sobre las series blanca y roja de la sangre y sobre las plaquetas. Esta parte del análisis sanguíneo que evalúa las células de la sangre se denomina hemograma. También se puede obtener información bioquímica de diversos perfiles, como son el metabólico, renal o hepático. De igual forma, es posible obtener información sobre marcadores inflamatorios o tumorales, así como de la función de coagulación de la sangre.

Los análisis bioquímico y celular pueden efectuarse también en otros fluidos corporales, como la orina o los líquidos cefalorraquídeo, ascítico o articular.

Cuando hay sospecha de infección por microorganismos se puede solicitar un estudio microbiológico consistente en realizar un cultivo de las bacterias u hongos que se extraigan de una muestra que se haya mandado a analizar. Esta muestra puede ser líquida (sangre o fluidos corporales) o tisular, en cuyo caso se cultiva un fragmento histológico. Más allá del mero cultivo, el análisis microbiológico también puede incluir diversas técnicas más avanzadas para la detección de RNA de microorganismos, de antígenos microbianos o de anticuerpos específicos frente a antígenos de estos patógenos.

Entre las pruebas de laboratorio deben incluirse también los estudios anatomopatológicos. Estos consisten en la visualización de muestras celulares o tisulares al microscopio con ayuda de diferentes tinciones, marcado con anticuerpos y otros procesamientos de la muestra más avanzados.

Pruebas de imagen

Mediante este tipo de pruebas se obtiene información detallada y precisa del estado de los órganos internos y los cambios anatómicos que se han podido producir en ellos durante una enfermedad, sin necesidad de recurrir a métodos invasivos.

Las pruebas de imagen incluyen:

- Radiografía simple y de contraste:
  - Simple: se utilizan rayos X para obtener imágenes de estructuras óseas o anormalidades en órganos.
  - De contraste: se utilizan rayos X y materiales de contraste, administrados por vía intravenosa, oral, rectal o uretral, para obtener imágenes sobre los órganos.
- Tomografía computarizada (TC): a partir de radiaciones ionizantes se obtiene un gran número de imágenes bidimensionales en múltiples planos (frontal, coronal y sagital). Posteriormente, mediante *software* informático se reconstruyen imágenes tridimensionales de la región anatómica estudiada, con alta sensibilidad y especificidad para la detección de alteraciones anatómicas asociadas a patologías.
- Resonancia magnética (RM): utiliza la energía almacenada en átomos de hidrógeno del cuerpo humano, que se movilizan mediante campos magnéticos y de esta forma permiten obtener imágenes anatómicas.
- Ecografía: se utiliza energía acústica (ondas de ultrasonidos) generada por una sonda ecográfica que recoge y traduce las señales, obteniendo una imagen en función de la transmisión y penetración de la onda.

Estas pruebas presentan la característica de que todas utilizan algún tipo de energía, como campos magnéticos, radiaciones ionizantes u ondas sonoras para producir la imagen de los órganos y tejidos internos del cuerpo.

Entre las pruebas de imagen deben incluirse también las pruebas endoscópicas. Estas pruebas consisten en la introducción de cámaras a través de los orificios corporales y permiten ver las estructuras de diferentes vísceras a través de una pantalla de televisión. Entre estas pruebas se incluyen la gastroscopia, colonoscopia, fibrobroncoscopia, histeroscopia, cistoscopia, etc. Además de proporcionar imágenes que sugieran un proceso patológico, estos dispositivos permiten la toma de biopsias para un estudio citológico o histológico posterior.

Pruebas funcionales

En este tipo de pruebas se examina la función de órganos, aparatos o sistemas. Algunos ejemplos de pruebas funcionales son:

- Manometría: una sonda con múltiples sensores de presión es introducida por la nariz hasta alcanzar el esófago. Se pide al paciente que trague para poder recoger las ondas que se generan y determinar las presiones en los diferentes puntos del cuerpo esofágico y de los esfínteres superior e inferior.
- Ergometría: prueba la respuesta clínica y eléctrica del corazón durante una actividad física. Se utiliza fundamentalmente para monitorizar la función cardíaca en condiciones de alta demanda.
- Prueba de secreción de hormonas gastrointestinales: ante diferentes estímulos se promueve la liberación de hormonas.

PUNTOS CLAVE

- La semiología médica es el estudio de los síntomas y signos médicos. Se basa en la observación, el análisis y la descripción de los datos clínicos.
- El primer proceso que hay que realizar para enfocar un diagnóstico debe ser una correcta historia clínica.
- La exploración física apoyará la sospecha diagnóstica que se obtiene de la historia clínica.
- Solo en caso de dudas diagnósticas se solicitarán pruebas complementarias.

BIBLIOGRAFÍA

Herring W. Radiología básica. Philadelphia: Elsevier, 2020.
Kumar V, Abbas AK, Fausto N, Aster J. Robbins y Cotran. Fisiopatología de la enfermedad. Philadelphia: Elsevier, 2018.

Morton PA. Diccionario Mosby Pocket de Medicina, Enfermería y Ciencias de la Salud. Philadelphia: Elsevier; 2014.
Prieto Valtueña JM, Argemí Ballbé JM. Exploración clínica práctica. Philadelphia: Elsevier, 2022.
Swartz MH. Tratado de semiología. Philadelphia: Elsevier; 2021.

 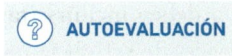 AUTOEVALUACIÓN

Inflamación I: respuesta local

3

M. Muria Cabrero y J. R. Romero Pozuelo

OBJETIVOS DE APRENDIZAJE

- Conocer el objetivo de la respuesta local.
- Comprender el concepto de mediador inflamatorio.
- Determinar las fases de la respuesta local.

SÍNTESIS CONCEPTUAL

La inflamación forma parte del mecanismo de defensa innato del organismo frente a etiologías infecciosas o no infecciosas. Cuando ocurre una inflamación se involucran muchas células diferentes del sistema inmunitario que liberan diversas sustancias, conocidas como mediadores inflamatorios. Este capítulo se centra en la respuesta local, pero es importante tener en cuenta que también se puede dar una respuesta sistémica cuando estos mediadores estimulan cambios que afectan a todo el organismo. La respuesta local se divide en tres fases, que se van sucediendo en el tiempo, pero a la vez se solapan entre ellas: fase inflamatoria, fase proliferativa y de reparación tisular y fase de remodelación.

DEFINICIÓN

La inflamación es la respuesta protectora del organismo destinada a eliminar la causa de la lesión celular, así como las células y los tejidos necróticos producidos como consecuencia de una agresión.

El reconocimiento de patógenos por parte del sistema inmunitario se acompaña de una respuesta inflamatoria que ayuda a eliminar al correspondiente patógeno. Cuando la respuesta es *óptima*, se acumula y activa una cantidad mínima de leucocitos que eliminan el patógeno sin alterar la función homeostática. Si el patógeno provoca una respuesta inflamatoria muy fuerte, se produce una respuesta *aguda*, que causa daño y destrucción de tejido para eliminar el agente patógeno. Sin embargo, si la respuesta inicial a la infección no es suficiente para eliminarlo, la respuesta se vuelve *crónica*.

Cada uno de estos tipos de respuesta tiene sus mecanismos moleculares específicos y solapados que van a generar mayor o menor daño en el tejido como parte de una determinada fisiopatología.

Hay cinco signos fundamentales de inflamación que incluyen: calor, enrojecimiento (rubor), hinchazón (tumor), dolor y pérdida de función.

Además de la inflamación local, puede producirse una inflamación sistémica cuando los mediadores inflamatorios estimulan respuestas que afectan a todo el organismo.

ETIOLOGÍA

Las causas o inductores de la inflamación pueden clasificarse en dos grandes grupos: inductores exógenos y endógenos (**Fig. 3-1**).

Inductores exógenos

Esta agrupación puede subdividirse en dos clases:

- Inductores microbianos: hay dos clases de inductores microbianos. La primera clase está constituida por los patrones moleculares asociados a patógenos (PAMP), que son dominios estructurales capaces de activar la respuesta

Figura 3-1. Esquema de las causas o inductores de la inflamación.

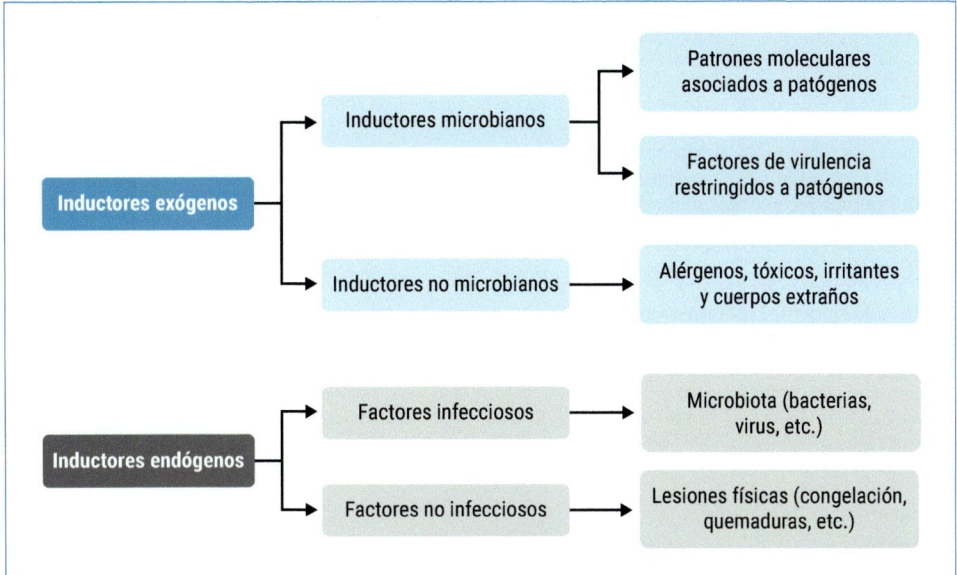

inmunitaria presentes en todos los microorganismos. La segunda clase está formada por los factores de virulencia restringidos a patógenos, que desencadenan la respuesta inflamatoria debido a los efectos de su actividad. Por ejemplo, la actividad enzimática producida por helmintos y las exotoxinas producidas por bacterias.

- Inductores no microbianos: las causas incluyen alérgenos, compuestos tóxicos, irritantes y cuerpos extraños que son demasiado grandes para ser digeridos o que causan daño fagosomal en los macrófagos, como la sílice o el asbesto.

Inductores endógenos

Se trata de señales emitidas por tejidos necróticos, dañados, en mal funcionamiento o sometidos a una situación de estrés.

Inductores inflamatorios

Los inductores inflamatorios se dividen en dos grandes grupos:

- Factores infecciosos: bacterias, virus y otros microorganismos.
- Factores no infecciosos: lesiones físicas como congelación, quemaduras, cuerpos extraños, traumatismos, radiación ionizante, compuestos químicos (glucosa, ácidos grasos, toxinas o alcohol) e irritantes químicos (níquel y otros oligoelementos).

FASES DE LA INFLAMACIÓN LOCAL

La respuesta local a la agresión puede dividirse en tres fases, que se van sucediendo en el tiempo, pero a la vez se solapan entre ellas (**Fig. 3-2**) (**Recuadro 3-1**).

Fase inflamatoria

La fase inflamatoria es el primer período después de que ocurre la agresión. Para controlar la hemorragia por rotura

vascular, se produce una vasoconstricción inicialmente transitoria, minimizando así la pérdida de sangre, y se forma un tapón de fibrina que crea un entramado sobre el que se produce la agregación plaquetaria. Estas plaquetas liberan una serie de mediadores inflamatorios, que condicionan una segunda fase de vasodilatación local.

Estos mediadores son mensajeros que actúan también como factores quimiotácticos sobre células inflamatorias, como neutrófilos, mastocitos, macrófagos, linfocitos T y células del endotelio vascular, y regulan e inician la respuesta inflamatoria del organismo.

Citoquinas

Las citoquinas desempeñan un papel muy importante como mediadores inflamatorios. Son sustancias químicas liberadas por células para comportarse como agentes directos de la inmunidad. Son imprescindibles en la comunicación intercelular para coordinar las acciones innatas y adaptativas com-

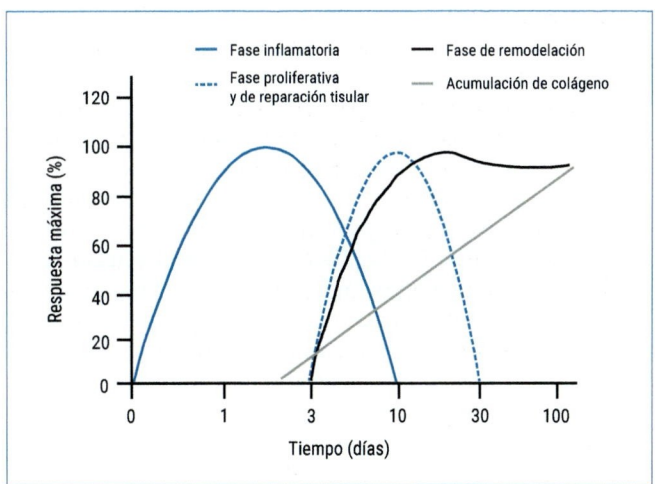

Figura 3-2. Fases de la inflamación local y respuesta máxima de cada fase frente al tiempo de evolución en días.

RECUADRO 3-1. El sistema inmunitario y la respuesta inflamatoria local

El sistema de defensa específico del cuerpo se denomina sistema inmunitario. Está formado por una red interactiva de muchos órganos y millones de células con libertad de movimientos y billones de moléculas que flotan libremente en muchas regiones diferentes del cuerpo.

Barrera inmunitaria

La inmunidad de barrera es la primera línea de defensa frente a los agentes patógenos. Está constituida por las barreras fisicoquímicas del cuerpo, tanto externas como internas. Estas incluyen las lágrimas, la saliva, las mucosas, la piel o el ácido gástrico, entre otros. Además, ciertos mecanismos, como la tos, el sudor o la orina, tienen como función expulsar microbios del cuerpo. Cuando estas barreras no logran mantener al agente patógeno fuera del organismo, se activa la respuesta inmunitaria.

Inmunidad innata

Una vez que el agente patógeno entra en el organismo se activa el sistema inmunitario innato. Se desencadena una respuesta inflamatoria rápida e inmediata (horas) y se inicia el despliegue de células inmunitarias. La especificidad es limitada: reconoce estructuras generales (patrones moleculares acociados a patógenos o PAMP). Las células implicadas en la respuesta innata son los fagocitos: neutrófilos, macrófagos y células dendríticas.

Inmunidad adaptativa

La respuesta adaptativa es una respuesta más lenta (desde horas hasta varios días). Es específica de respuesta a antígeno, es decir, solo reconoce péptidos o fragmentos polisacáridos o lipídicos específicos de cada patógeno en ciertas células o partículas. Mejora en cada exposición al antígeno ya que posee memoria y amplifica la respuesta. Esta memoria adquirida hace que las células inmunitarias actúen con gran rapidez si se vuelven a infectar. Las células involucradas en la respuesta adaptativa son los linfocitos T y los linfocitos B.

En la **tabla 3-1** se muestran los estadios en la respuesta a la infección de la inmunidad innata frente a la inmunidad adaptativa.

Tabla 3-1. Estadios en la respuesta a la infección de la inmunidad innata frente a la inmunidad adaptativa

	Inmunidad innata	Inmunidad adaptativa
Velocidad de reacción	Rápida (horas)	Lenta (de horas a días)
Especificidad	Inespecífica	Específica
Memoria	No	Sí
Células implicadas	Fagocitos: neutrófilos, macrófagos y células dendríticas	Linfocitos T y B

binadas. Muchas de las citoquinas liberadas por fagocitos se denominan interleuquinas (IL) (**Fig. 3-3**).

Los principales efectos de las citoquinas liberadas durante la inflamación local son la activación del endotelio vascular, el incremento de la permeabilidad vascular, la quimiotaxis para leucocitos, y la activación de linfocitos, fagocitos y células *natural killer* (NK).

Sistema del complemento

El sistema del complemento también desempeña un papel muy importante en la inflamación local. Se trata de una cascada proteolítica en la que participan serina-proteasas. Estas proteínas especializadas circulan libremente por el plasma sanguíneo y son capaces de reconocer a los microbios. Este sistema puede actuar a través tres vías diferentes: la vía alternativa, la vía clásica y la vía de las lectinas.

La vía alternativa actúa sobre superficies bacterianas en ausencia de anticuerpos específicos. Dispara la misma acción antimicrobiana que la vía clásica, pero sin el retraso de la producción de anticuerpos (IgM o IgG) que se requiere para la iniciación de esta. Como resultado de la proteólisis de las proteínas del complemento se generan dos fragmentos:

- Fragmentos A: son anafilotoxinas que migran y actúan como agentes quimiotácticos.
- Fragmentos B: se depositan en la membrana del patógeno y opsonizan. La fusión de estos fragmentos genera complejos con actividad enzimática denominados convertasas.

Las consecuencias de la activación del complemento son la atracción de células inflamatorias y la opsonización de los patógenos, facilitando la fagocitosis y la perforación de la membrana del patógeno mediante la formación de poros (complejo de ataque a la membrana [MAC]).

La liberación de estos mediadores inflamatorios causa un aumento de la permeabilidad endotelial para proteínas y plasma, que provoca un cambio en el equilibrio de líquido y iones.

Además, las citoquinas atraen los leucocitos hacia el área dañada. La adhesión de leucocitos a la superficie del endotelio vascular se produce a través de receptores de superficie de las células endoteliales (selectinas). Los receptores de integrinas de los leucocitos favorecen su unión a la matriz extracelular, desplazándose por diapédesis a través de la pared vascular. La migración leucocitaria se lleva a cabo en cuatro etapas: adhesión débil o rodamiento, adhesión firme, diapedesis (extravasación) y migración (**Fig. 3-4**).

Al cabo de unas horas, la zona lesionada se llena de un exudado inflamatorio rico en células (leucocitos, hematíes, plaquetas) y proteínas plasmáticas. Este exudado inflamatorio tiene como finalidad aportar mayor vascularización, facilitar la llegada de mecanismos de defensa local, diluir las toxinas y eliminar detritos. A continuación, ocurre una fagocitosis por parte de leucocitos y macrófagos para eliminar residuos celulares y tejidos lesionados. Los macrófagos secretan factores de crecimiento que estimulan la migración de fibroblastos, células epiteliales y endoteliales, para iniciar la reparación.

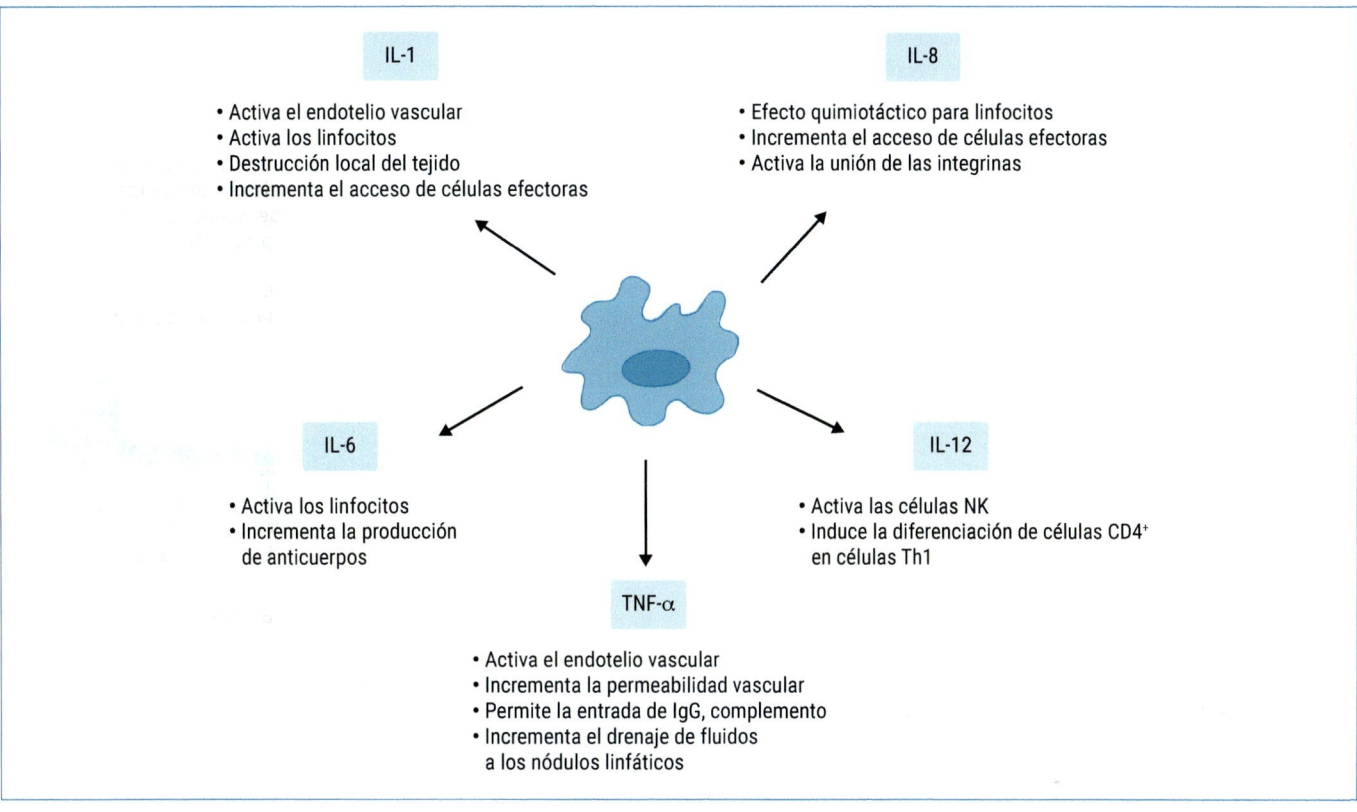

Figura 3-3. Tipos de interleuquinas (IL) liberadas por fagocitos y sus principales efectos locales. IgG: inmunoglobulina G; TNF-α: factor de necrosis tumoral alfa.

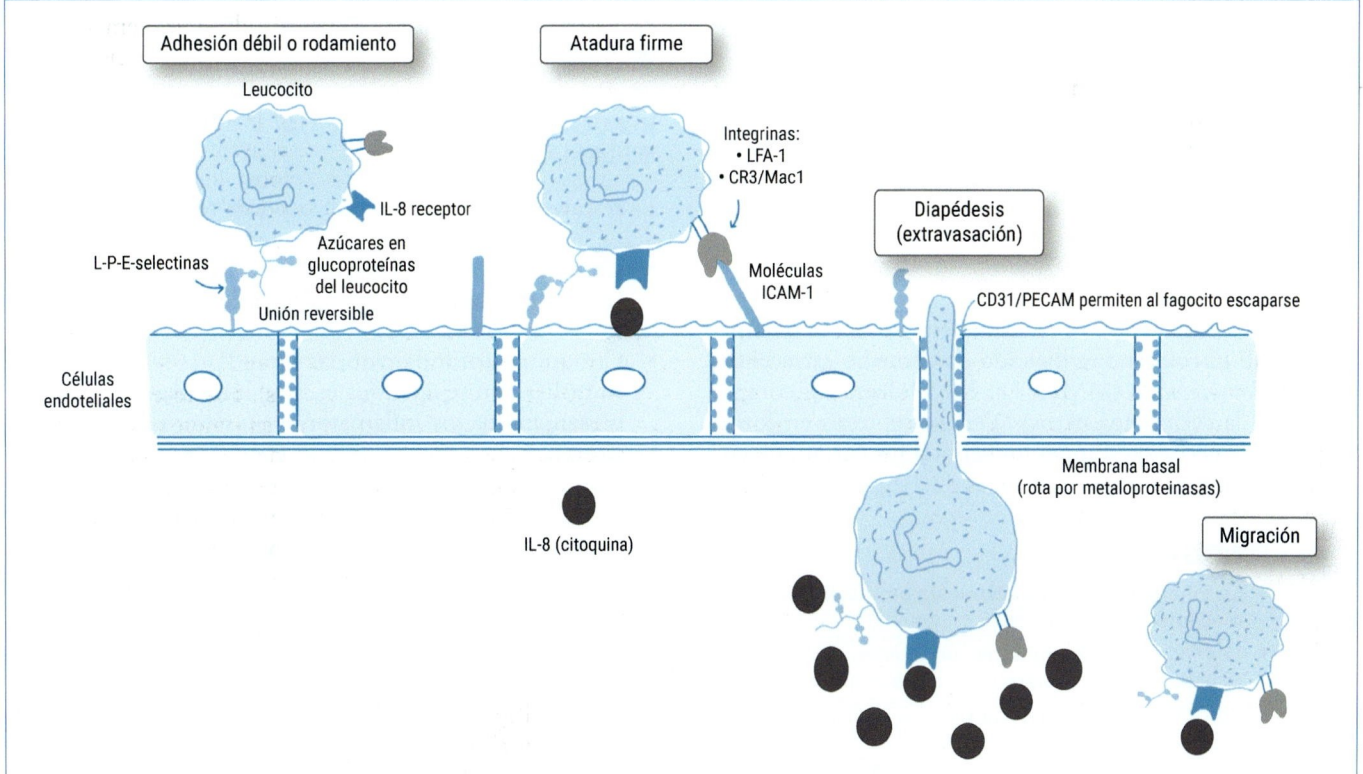

Figura 3-4. Etapas de la migración leucocitaria. Diferentes moléculas de adhesión, selectinas e integrinas participan en la migración. Selectinas: selectinas de tipo L, P o E (L-P-E-selectinas). Integrinas: LFA-1 (antígeno asociado a la función leucocitaria 1), CR3/Mac1 (receptor de complemento 3 o antígeno de macrófagos 1). Moléculas de adhesión, que contienen azúcares determinados en glucoproteínas: ICAM-1 (moléculas de adhesión intercelular 1), CD31/PECAM (molécula de adhesión a células plaquetarias y endoteliales).

La agregación plaquetaria libera en su entorno varios factores de crecimiento, como el factor de crecimiento derivado de las plaquetas (PDGF) y el factor de crecimiento transformante beta (TGF-β), que son factores quimiotácticos para macrófagos y fibroblastos.

La duración y la intensidad de la fase inflamatoria dependen de la cantidad de tejido lesionado y la etiología de la lesión.

Fase proliferativa y de reparación

En esta segunda fase sucede el reclutamiento de células en el lugar de la lesión y posterior proliferación. Aparecen los fibroblastos, que son un tipo de células que contribuye a la formación de tejido conectivo. Los fibroblastos secretan la matriz extracelular y el colágeno, una proteína que ayuda a mantener la estructura de los tejidos. Las células endoteliales sufren mitosis rápidas y se movilizan hacia la zona lesionada siguiendo la red de fibrina producida en la fase inflamatoria. Posteriormente comienza la formación de nuevos vasos sanguíneos. Este proceso se denomina angiogénesis y es favorecido por factores de crecimiento.

Los factores de crecimiento que influyen en estas células epiteliales proceden de plaquetas y macrófagos activados. Asimismo, orientan las zonas donde se tiene que iniciar la reparación. Estos factores de crecimiento son, entre otros: factor de crecimiento de los fibroblastos (FGF), factor de crecimiento del endotelio vascular (VEGF), TGF y factor de crecimiento epidérmico (EGF).

A medida que avanzan los fibroblastos por el área lesionada, les siguen los neovasos en proliferación y se va produciendo una fibrinólisis que destruye la red de fibrina.

El conjunto de células, angiogénesis y matriz extracelular se denomina tejido de granulación. Este es un tejido que se produce en las primeras semanas de cicatrización de las heridas para rellenar los espacios que se originaron por la necrosis tisular.

Fase de remodelación

La fase de remodelación es la última en el proceso inflamatorio local. El colágeno es digerido en el medio extracelular por *metaloproteinasas* (MMP). Las MMP degradan componentes de la membrana extracelular. Se expresan en forma inactivada y necesitan romper un péptido inhibidor que está presente en el sitio activo. Las MMP más importantes en la fase de remodelación son:

- La MMP-2, que es constitutiva y se expresa en la mayoría de las células en condiciones normales.
- La MMP-9, que es inducible o inflamatoria.

La actividad de MMP depende del balance entre MMP e inhibidores naturales (inhibidores tisulares de metaloproteinasas [TIMP]).

El factor de crecimiento tisular (TGF-β) también cumple un papel importante durante la fase de remodelación. Estimula la síntesis de colágeno e inhibe las metaloproteinasas. La señalización a través de esta vía induce la expresión de componentes de la matriz extracelular (MEC) (colágenos de distinto tipo, fibronectina, glucoproteínas y proteoglicanos) y de TIMP. Las concentraciones elevadas de TGF-β se correlacionan con un exceso de depósito en el tejido conectivo en las enfermedades inflamatorias, provocando alteraciones en la cicatrización como fibrosis o queloides. Así, es importante que para la correcta reparación y cicatrización del tejido exista un *equilibrio* entre el depósito de la MEC por los fibroblastos y su degradación por los leucocitos.

El fenómeno de remodelado es básico para la función de los tejidos lesionados. En el transcurso de varios meses, el tejido orientado inicialmente al azar se reorganiza de nuevo, para formar estructuras que se asemejan al tejido original anterior. A pesar de ello, las fibras de colágeno nunca estarán tan bien organizadas como las originales y, por lo tanto, la funcionalidad del tejido cicatricial nunca será igual que la del original.

REGULACIÓN DE LA RESPUESTA INFLAMATORIA LOCAL

La respuesta inflamatoria local se puede regular a través de:

- Compuestos esteroideos: de forma no específica inhiben la producción de un gran número de citoquinas inflamatorias.
- Citoquinas antiinflamatorias como IL-10, IL-4 y TGF-β: su utilización terapéutica es muy limitada, debido a que presentan efectos inflamatorios en determinadas condiciones.

PUNTOS CLAVE

- La inflamación es una respuesta protectora del organismo contra lesiones celulares, provocada por agentes infecciosos o no infecciosos.
- Los inductores de inflamación pueden ser exógenos (microbianos y no microbianos) y endógenos (señales de tejidos dañados debido a infecciones o a lesiones físicas).
- La respuesta inflamatoria local se divide en tres fases: *a)* fase inflamatoria (se producen vasodilatación, liberación de mediadores como citoquinas y del sistema del complemento, así como la migración de leucocitos a la zona dañada); *b)* fase proliferativa y de reparación (involucra la proliferación de fibroblastos, angiogénesis y depósito de matriz extracelular), y *c)* fase de remodelación (se digiere el colágeno y se reorganiza el tejido lesionado).
- La inflamación local se regula por compuestos esteroideos (que actúan de forma menos específica) y por determinadas citoquinas antiinflamatorias, como IL-10, IL-4 y TGF-β.

BIBLIOGRAFÍA

Coleman WB, Tsongalis G. Molecular pathology: the molecular basis of human disease. London: Elsevier, 2018.

Hannoodee S, Nasuruddin DN. Acute inflammatory response. Treasure Island: StatPearls Publishing, 2022.

Janeway C, Travers P, Walport M y cols. Immunobiology. London: Garland Science, 2001.

Patton KT, Thibodeau GA. Sistema linfático e inmunidad. En: Patton KT, Thibodeau GA, eds. Estructura y función del cuerpo humano. Barcelona: Elsevier, 2016; p. 300-21.

Roberts A. Sistema linfático e inmunitario. En: Roberts A, ed. El gran libro del cuerpo humano. La guía visual definitiva. Londres: Dorling Kindersley, 2010; p. 342-9.

What is an inflammation? InformedHealth.org [Internet]. Institute for Quality and Efficiency in Health Care (IQWiG), 2018 [citado 2 de enero de 2023]. Disponible en: https://www.ncbi.nlm.nih.gov/books/NBK279298/

 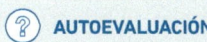

AUTOEVALUACIÓN

Inflamación II: respuesta sistémica

4

N. Longares Ibáñez y J. Ruiz-Tovar Polo

OBJETIVOS DE APRENDIZAJE

- Conocer el objetivo de la respuesta metabólica sistémica.
- Identificar los distintos mecanismos mediadores de respuesta: nervioso y hormonal.
- Determinar las consecuencias de la respuesta inflamatoria sistémica y su evolución.

SÍNTESIS CONCEPTUAL

La inflamación es una respuesta protectora del organismo que sirve para eliminar la causa de la lesión, las células afectadas y los tejidos necróticos. Sus signos característicos son calor, dolor, enrojecimiento e hinchazón, y hay dos tipos de respuesta: *a)* local si se centra en un punto y *b)* se convierte en sistémica si avanza por el organismo afectando a varios órganos. Toda inflamación sistémica comienza con una inflamación local, que evoluciona a un síndrome de respuesta inflamatoria sistémica (SIRS), y continúa con un estado hiperdinámico que, si se prolonga en el tiempo, provoca el fallo de un órgano y, posteriormente, un fallo multiorgánico y la muerte. Hay dos mecanismos iniciados en el hipotálamo por los que se regula la respuesta del organismo: el hormonal y el nervioso. Además, se produce una respuesta metabólica en órganos como el hígado, los músculos y el tejido adiposo, que intentan generar la energía necesaria por otras vías distintas al ciclo de Krebs.

DEFINICIÓN

La inflamación es una respuesta protectora del organismo destinada a eliminar la causa de una agresión, así como las células y los tejidos necróticos generados como consecuencia de la lesión.

CLASIFICACIÓN DE LA INFLAMACIÓN

Según la duración de la inflamación, hay dos tipos de inflamación con características diferentes: la inflamación aguda y la inflamación crónica.

Inflamación aguda

En este caso, la inflamación es la respuesta inmunitaria temprana a una lesión. Se produce la respuesta inmunitaria innata para controlar la situación y más tarde actuará el sistema inmunitario adaptativo para resolver el problema.

La inflamación tiene corta duración y solo se centra en el lugar de la lesión y provoca los signos clínicos característicos que son calor, enrojecimiento, hinchazón y dolor. El aumento de la temperatura corporal dificulta la proliferación de microorganismos, y el enrojecimiento se debe al aumento del flujo sanguíneo local por vasodilatación, así como a la extravasación de eritrocitos al espacio intersticial por aumento de la permeabilidad vascular. Debido a la acumulación de líquido y células inmunitarias por este aumento de la permeabilidad se produce la hinchazón o edema; la sensación de dolor se debe a la irritación de las terminales nerviosas por acción de ciertas citoquinas liberadas durante la respuesta inflamatoria local.

En la fase aguda se libera fluido en la zona lesionada y se activan fragmentos de complementos C3a y C5a para promover la infiltración rápida y efectiva de los granulocitos y fagocitos. Los fagocitos producen leucotrieno B_4 (LTB$_4$), IL-1 y factor de necrosis tumoral alfa (TNF-α), así como citoquinas IL-6 e IL-8, que promueven las cascadas de factores quimiotácticos y facilitan la migración y activación de los leucocitos. Durante la respuesta local se pueden eliminar los agentes infecciosos mediante fagocitosis o citotoxicidad.

Inflamación crónica

En algunos casos, la inflamación se convierte en crónica por diversos motivos, como por ejemplo: una inflamación de lenta evolución y que permanece activa un largo período de tiempo; varios picos de inflamaciones agudas que se mantienen en el tiempo, o infecciones producidas por diversos tipos de patógenos, como ciertos virus que provocan inflamaciones crónicas.

En estas situaciones actúan los neutrófilos y macrófagos, además de linfocitos B y T activados, que indican la presencia del estímulo inflamatorio persistente.

Para mejorar estas situaciones es importante regular los linfocitos T, que son responsables de la activación de la respuesta inmunitaria adaptativa y de la intensidad de la activación de neutrófilos y macrófagos.

RESPUESTA A LA AGRESIÓN

Se diferencian dos tipos de respuesta del cuerpo a la agresión: local y sistémica. La respuesta local se resume en el **Recuadro 4-1**.

Respuesta sistémica

La reacción frente a la agresión siempre comienza con la respuesta inflamatoria local, pero cuando esta no consigue controlar el agente lesivo, se produce una respuesta sistémica a la agresión. En ella, las citoquinas inflamatorias que se producen en el foco inflamatorio local viajan por el torrente circulatorio hacia diferentes órganos, condicionando cambios metabólicos y hemodinámicos.

Algunos de los principales órganos implicados en la respuesta sistémica son el hipotálamo, la médula ósea y el hígado. La respuesta depende de mediadores endógenos, como la activación del sistema nervioso simpático, y la liberación del glucagón, la hormona adrenocorticotropa (ACTH) y la hormona antidiurética (ADH), por las glándulas endocrinas. Estas hormonas se encargan principalmente de aumentar las

defensas inmunitarias, promover la cicatrización y curación, mantener el equilibrio homeostático, preservar la volemia y aumentar la disponibilidad energética.

En la generación de la respuesta sistémica participa el sistema inmunitario mediante macrófagos, neutrófilos, linfocitos T, plaquetas y monocitos que liberan ciertas citoquinas que activarán la secreción hormonal y el sistema nervioso autónomo. Los mediadores genéricos de la inflamación local participan, pero además existen otras células y moléculas que son componentes del sistema inmunitario adaptativo y pueden potenciar la producción de citoquinas inflamatorias generando una respuesta sistémica. Para ello, son necesarios los siguientes componentes: *a)* células que presentan antígenos de los patógenos mediante las moléculas HLA (antígeno leucocitario humano); *b)* receptor de células T (TCR), que inicia la respuesta específica, y *c)* linfocitos CD4, que inducen la activación de macrófagos, neutrófilos y células *natural killer* (NK), así como la diferenciación de las células citotóxicas CD8.

Fases de la respuesta evolutiva a la agresión

La respuesta inflamatoria ante una agresión suele presentar las siguientes fases, en orden cronológico:

- Inflamación local (primera fase): si no se controla pasa a varias fases de la inflamación sistémica.
- SIRS: proceso por el que todo el organismo se pone en marcha para responder a la lesión producida a nivel local; esto requiere un aumento del metabolismo, la taquicardia, etcétera.
- Estado hiperdinámico: aumento de sobrecarga de trabajo del organismo, que incrementa el metabolismo y la taquicardia para intentar controlar el foco lesivo y comenzar con la reparación del tejido dañado.
- Disfunción de un órgano: como el estado hiperdinámico no se puede mantener mucho tiempo por agotamiento de las reservas energéticas y claudicación de la funcionalidad de un órgano por sobrecarga, termina produciéndose el fallo de un órgano inicialmente.
- Fallo multiorgánico: si no se consigue revertir el fallo de un órgano, terminan fallando todos los órganos por falta de energía, mal funcionamiento y acumulación de tóxicos.
- Estado hipodinámico: cuando se agotan las reservas energéticas o tras un período prolongado de sobrecarga funcional de los órganos, se produce un descenso brusco de la función de los diferentes órganos y tejidos, que acaba desembocando, en la mayoría de los casos, en la muerte del paciente.

Hay que diferenciar si la lesión se debe a un agente infeccioso o no; si no está causada por un agente infeccioso se produce un SIRS, pero si se encuentra un agente infeccioso, se lo denomina sepsis.

Mecanismo de respuesta nerviosa

Los impulsos para la regulación de la homeostasis se reciben por vía nerviosa y los mensajes se integran en el sistema nervioso central, en el hipotálamo.

RECUADRO 4-1. Respuesta local a la agresión

En la fase inflamatoria inicial, centrada solo en el sitio de la agresión, las manifestaciones clínicas (hinchazón, calor, enrojecimiento y dolor) se limitan a esa zona. Tras esta fase, caracterizada por la proliferación celular y migración hacia la zona dañada, se inicia la fase proliferativa y de reparación tisular, que se caracteriza por la síntesis de colágeno y la angiogénesis para reconstituir el tejido dañado. Por último, la fase de remodelación se caracteriza por la sustitución del tejido de reparación por uno más maduro y con mayor funcionalidad, que se asemeje al tejido original dañado. En esta fase se busca un equilibrio entre la degradación del tejido de reparación y la síntesis de un nuevo tejido, mediado por el factor de crecimiento transformante beta (TGF-β), que estimula la síntesis de colágeno e inhibe las metaloproteinasas.

La señal parte del hipotálamo y se transmite por los nervios vegetativos (sistema nervioso simpático), que llevan los impulsos a la médula suprarrenal y/o a los órganos cromafines que liberan las aminas vasoactivas (principalmente adrenalina y noradrenalina), cuyas funciones son vasoconstricción selectiva de órganos secundarios (piel fría, descenso del flujo sanguíneo intestinal provocando un íleo paralítico, etc.) para mantener el flujo sanguíneo a los órganos vitales (cerebro, corazón y riñón) (**Fig. 4-1**).

Mecanismo hormonal

La respuesta hormonal también parte del hipotálamo, que produce hormona liberadora de corticotropina (CRH); luego el recorrido continúa por la hipófisis, que libera ACTH, y finaliza en la corteza suprarrenal, donde se produce la liberación de cortisol, que actuará sobre los órganos diana causando un efecto vasoconstrictor y aumentando la glucemia (**Fig. 4-2**).

ALTERACIONES NEUROENDOCRINAS

Alteraciones centrales

Hay un aumento de la excreción de factores liberadores de hormonas y neurohormonas hipofisarias como la ACTH que posteriormente libera el cortisol, la hormona del crecimiento (GH) y la prolactina. Disminuyen las hormonas sexuales (hormona foliculoestimulante [FSH] y hormona luteinizante [LH]), porque la función reproductora pasa a ser secundaria en estas situaciones. También se produce un aumento de las betaendorfinas, que tienen un efecto de analgesia endógena, y un incremento de la ADH para aumentar la volemia.

Alteraciones suprarrenales

La ACTH causa un aumento de secreción de glucocorticoides con función inmunorreguladora y un incremento de la glucemia, así como un aumento de la secreción de aldosterona que retiene sodio y potasio, que son solutos para mantener la volemia. El sistema nervioso simpático, en las glándulas suprarrenales, aumenta la liberación de catecolaminas.

Alteraciones del páncreas

La GH y las catecolaminas aumentan la producción pancreática de glucagón y disminuyen la de insulina, lo que provoca un aumento de la glucemia (**Fig. 4-3**).

El efecto del aumento de catecolaminas procedentes de ganglios simpáticos y de la médula suprarrenal causa taquicardia y aumento del gasto cardíaco, lo que genera un aumento del flujo sanguíneo hacia los diferentes órganos. Asimismo, se produce vasoconstricción selectiva de órganos considerados no vitales y redistribución vascular (vasoconstricción cutánea, aumento y centralización de la circulación arterial hacia corazón, riñón y cerebro). Se genera un estado catabólico (destrucción de fuentes de almacenamien-

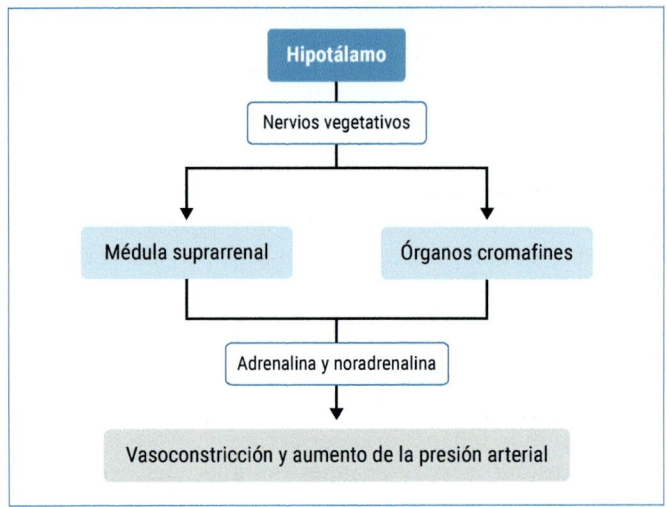

Figura 4-1. Mecanismo de respuesta nerviosa en la inflamación sistémica.

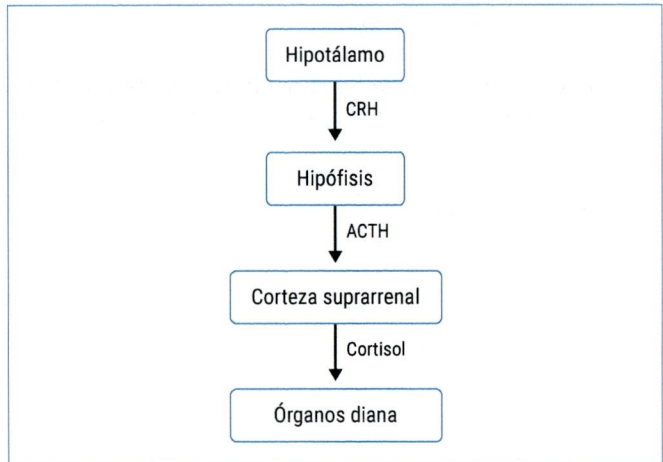

Figura 4-2. Mecanismo de respuesta hormonal en la inflamación sistémica. ACTH: hormona adrenocorticotropa; CRH: hormona liberadora de corticotropina.

to energético para aumentar la obtención de energía), que provoca glucogenólisis (obtención de energía de depósitos de glucógeno) y lipólisis (obtención de energía de depósitos de triglicéridos, escindiendo estas moléculas en glicerol y ácidos grasos). También se incrementa la actividad del eje renina-angiotensina-aldosterona para retener agua y sodio, lo que a su vez está mediado por la actividad simpática y la hipovolemia.

RESPUESTA METABÓLICA

La respuesta endocrinometabólica se considera un mecanismo homeostático (intentar volver a un equilibrio) y conduce a estados hipermetabólicos, catabólicos, de movilización de sustratos energéticos y de generación de nuevas moléculas para la obtención de energía. Todo ello pretende mantener la glucemia constante, fundamental para el normal funcionamiento del organismo.

En el estado catabólico aumentan las catecolaminas, el cortisol y el glucagón (denominadas hormonas contrarre-

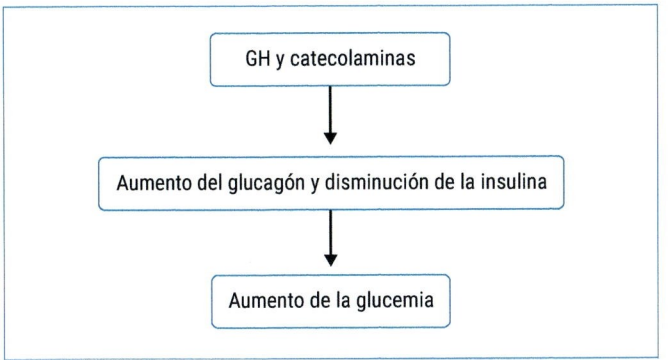

Figura 4-3. Respuesta del páncreas ante estímulos hormonales. GH: hormona del crecimiento.

guladoras) y disminuyen la insulina y las hormonas tiroideas.

La respuesta metabólica básica consta de:

- *Retención de agua y sodio:* por efecto de la aldosterona se produce retención de agua y sodio, así como pérdida de potasio.
- *Pérdida de nitrógeno:* se incrementa la eliminación de nitrógeno por vía urinaria en forma de urea, lo que resulta en un balance nitrogenado negativo. Esto se produce en situaciones de proteólisis (destrucción de proteínas y escisión en sus principios activos, los aminoácidos). Los aminoácidos también son sustrato para la gluconeogénesis (generación de nuevas moléculas de glucosa), a partir del grupo carboxilo y eliminando el grupo amino. Este grupo amino, que contiene una molécula de nitrógeno, debe eliminarse por vía renal en forma de urea. Si no se elimina por hipovolemia, se acumula urea en sangre, que atraviesa la barrera hematoencefálica y ocasiona una encefalopatía urémica, que puede derivar en coma y la muerte.
- *Hiperglucemia:* el objetivo principal de la respuesta metabólica es aumentar la biodisponibilidad de glucosa como sustrato energético principal para la respuesta inflamatoria del organismo.
- *Hiperlactacidemia:* cuando aumentan las demandas energéticas y no se obtiene suficiente energía a través de la fosforilación oxidativa, se ponen en marcha ciclos metabólicos anaeróbicos (de menor rendimiento energético), cuyos productos de desecho incluyen el ácido láctico. La sobreproducción de ácido láctico altera el pH de la sangre, derivando en una acidosis metabólica con consecuencias negativas sobre el metabolismo celular.
- *Lipólisis:* escisión de los triglicéridos para la obtención de glicerol y de ácidos grasos libres. El metabolismo de los ácidos grasos para la obtención de energía ocasiona la formación de cuerpos cetónicos, y puede provocar un cuadro de cetoacidosis, con alteración del pH sanguíneo y afectación de las funciones cognitivas (coma cetoacidótico).
- *Incremento en la síntesis de proteínas:* aumenta la síntesis de proteínas plasmáticas y reactantes de fase aguda (proteínas implicadas en la respuesta inflamatoria).

Ante una agresión prolongada en el tiempo, el glucógeno se agota en 24-48 horas y, entonces, comienza el desplazamiento de sustratos precursores de glucosa con predominio de lipólisis y proteólisis.

A continuación se describen los órganos más implicados en la respuesta metabólica.

Hígado. El hígado lleva a cabo la glucogenólisis, la gluconeogénesis, la oxidación de aminoácidos, la oxidación de glicerol y la lipólisis de los ácidos grasos. También desarrolla vías alternativas al ciclo de Krebs (metabolismo aerobio) para la obtención de energía. Una de ellas es el ciclo del lactato (metabolismo anaerobio), aunque este mecanismo no es rentable, ya que no se produce la oxidación neta de la glucosa, por lo que se obtiene menos adenosintrifosfato (ATP) y se produce ácido láctico, que puede causar una acidosis metabólica.

Músculo. El estímulo adrenérgico moviliza el glucógeno acumulado en el músculo. El músculo no dispone de glucosa-6-fosfatasa, enzima que convierte la glucosa en glucosa-6-fosfato (activa al entrar en el ciclo de Krebs), por lo que le cuesta más que al hígado entrar en el ciclo de Krebs. Por ello, en el músculo se produce frecuentemente un metabolismo anaerobio de la glucosa con producción de lactato y piruvato.

El cortisol realiza una escisión de proteínas musculares a aminoácidos para la obtención de energía. Se estima que, en situaciones de agresiones e inflamación graves y prolongadas, se destruyen hasta el 10-20 % de todas las proteínas corporales y la gran mayoría son de músculo esquelético. Por ello, los pacientes ingresados mucho tiempo en cama sin moverse pierden fuerza y masa muscular e, incluso, la capacidad para andar.

Tejido adiposo. Las catecolaminas estimulan la lipólisis, al escindir los triglicéridos en glicerol (precursor gluconeogénico) y ácidos grasos no esterificados de cuyo metabolismo se obtienen las cetonas, que son el principal sustrato energético en las etapas de ayuno.

PUNTOS CLAVE

- La respuesta inflamatoria empieza siendo local, pero si no se resuelve la causa, aparece la respuesta sistémica.
- La respuesta sistémica incluye una respuesta nerviosa y una respuesta hormonal.
- El hipotálamo integra y regula los mecanismos de respuesta hormonal y nerviosa.
- Como consecuencia de la activación del sistema nerviosos autónomo y de la liberación de hormonas, se produce una respuesta metabólica en el hígado, los músculos y el tejido adiposo, cuyo objetivo principal es la obtención de energía.

BIBLIOGRAFÍA

Chakraborty RK, Burns B. Systemic inflammatory response syndrome. Treasure Island (FL): StatPearls Publishing, 2022.

Dartiguelongue BJ. Systemic inflammation and sepsis. Part I: Storm formation. Arch Argent Pediat 2020; 118: 527-35.

Dartiguelongue BJ. Systemic inflammation and sepsis. Part II: Functional consequences of the storm. Arch Argent Pediat 2021; 119: 1-10.

León Pedroza JI, Gonzalez Tapia LA, del Olmo Gil E et al. Inflamación sistémica de grado bajo y su relación con el desarrollo de enfermedades metabólicas: de la evidencia molecular a la aplicación clínica. Elsevier Enhanced Reader 2015; 83: 543-51.

Llompart Pou JA, Talayero M, Homar J et al. Fallo multiorgánico en el paciente con trauma grave. Med Intensiva 2014; 38: 455-62.

 AUTOEVALUACIÓN

Shock

5

A. Leal Zafra e I. Olazabal Olarreaga

OBJETIVOS DE APRENDIZAJE

- Conocer la importancia del *shock* y su gravedad.
- Identificar el estado clínico del *shock*.
- Diferenciar entre los diferentes tipos de *shock* según sus características.
- Revisar los mecanismos fisiopatológicos que condicionan la aparición del *shock* y la respuesta del organismo.

SÍNTESIS CONCEPTUAL

El *shock* es una afección potencialmente mortal que provoca un desequilibrio entre el suministro y la demanda de oxígeno, lo que provoca una disfunción orgánica. Es importante reconocerlo inmediatamente ya que, en caso contrario, los daños pueden ser irreversibles y provocar la muerte. El tratamiento del *shock* debe ir enfocado a tratar su causa, así como a instaurar medidas de soporte. A menudo se presenta no solo un tipo de *shock*, sino que aparecen varios en combinación, lo que dificulta su diagnóstico precoz y la identificación de la causa. En este capítulo se revisan la clasificación, las fases evolutivas, el diagnóstico y el manejo terapéutico del *shock*.

DEFINICIÓN

El *shock* consiste en un cambio agudo e intenso en la función cardiovascular, que disminuye de forma significativa la perfusión de los tejidos para mantener sus necesidades metabólicas. En consecuencia, el organismo entra en un estado de hipoxia celular y de alteraciones metabólicas, en el que parte del metabolismo se lleva a cabo por vías anaeróbicas. Además, se produce una sobreproducción y acumulación de metabolitos tóxicos, que induce a una lesión celular y finalmente a una necrosis, es decir, si no se tratan las causas del *shock*, se desemboca en una lesión celular y tisular irreversible y, como consecuencia, en la muerte.

CLASIFICACIÓN

Aunque en la mayoría de los casos coexisten diferentes tipos de *shock*, con el fin de una mejor comprensión, estos se pueden clasificar en cuatro tipos según la causa:

- *Shock* cardiogénico: la causa principal es una cardiopatía, es decir, una insuficiencia cardíaca, en la que el corazón es incapaz de bombear suficiente sangre a los tejidos. El origen de la cardiopatía puede ser muy variado (alteraciones de las válvulas cardíacas, infarto agudo de miocardio, arritmias, miocarditis, pericarditis, etc.). La fisiopatología del *shock* cardiogénico se caracteriza por una presión venosa central aumentada debido a que hay una repleción completa de las cavidades cardíacas, pero como el corazón no es capaz de bombear suficiente sangre, hay una parte que queda remansada en los ventrículos y, en consecuencia, aumenta la presión de forma retrógrada (aumento de presión en aurículas, venas cavas o venas pulmonares, etc.). Por otra parte, el gasto cardíaco también disminuye debido a la falta de capacidad del corazón de bombear toda la sangre que rellenan los ventrículos. En resumen, disminuye el gasto cardíaco a expensas de la reducción del volumen sistólico.

- *Shock* hipovolémico: hay una disminución del volumen intravascular, que puede ocurrir a expensas de la pérdida de todos los componentes de la sangre (células y plasma), como ocurre en una hemorragia, o ser secundaria a una pérdida de líquidos (agua del plasma sanguíneo), como sucede en casos de deshidratación. En ambos casos, el *shock* hipovolémico se caracteriza por una presión venosa central disminuida. Hay, por lo tanto, una disminución de la precarga, no se rellenan de forma completa los ventrículos y el gasto cardíaco también está disminuido por reducción del volumen sistólico (al final del capítulo se explica con más detalle).

- *Shock* distributivo: se caracteriza por un fallo en la distribución sanguínea, que provoca una vasodilatación local en determinados territorios del organismo, por lo que no hay suficiente volumen sanguíneo de retorno a las cavidades cardíacas. En consecuencia, la disminución del gasto cardíaco condicionará un menor riego sanguíneo en la mayoría de los órganos. En este tipo de *shock* no existe una disminución de la volemia como en el *shock* hemorrágico; sin embargo, sí que hay una disminución de la presión venosa central y de la precarga como causantes directos de la disminución del gasto cardíaco. Dentro del *shock* distributivo, se puede incluir el *shock* séptico (producido por infecciones), el *shock* anafiláctico (causado por reacciones alérgicas) y el SIRS, que se produce en respuesta a agresiones orgánicas de diversa índole sin identificación de microorganismo causante).

- *Shock* neurogénico: se caracteriza por lesiones del sistema nervioso central, fundamentalmente lesiones medulares, que afectan al sistema nervioso autónomo, lo que puede alterar la función del corazón como bomba y el grado de vasoconstricción de los diferentes vasos sanguíneos.

Un resumen de las diferencias entre los tipos de *shock* se expone en la **tabla 5-1**.

FASES EVOLUTIVAS

Una vez que se desarrolla un cuadro de *shock*, se ponen en marcha una serie de mecanismos compensadores para intentar recuperar la homeostasis. En función de la gravedad y del tiempo de evolución del *shock*, las lesiones serán reversibles o irreversibles en mayor o menor grado. Así, las fases evolutivas del *shock* se pueden clasificar en las siguientes:

Fase I. Se instauran los mecanismos de compensación para mantener tanto la presión arterial sistémica, lo que implica vasoconstricción con liberación de aminas vasoactivas, como el flujo sanguíneo a órganos vitales mediante la reabsorción de agua, lo que requiere un aumento en la liberación de la hormona antidiurética (retiene agua) y de la aldosterona (retiene sodio que hace que aumente la presión hidrostática y, en consecuencia, el volumen intravascular).

Fase II. Se produce un descenso del flujo sanguíneo en los tejidos periféricos a pesar de las medidas de compensación instauradas. Empieza a producirse una situación de hipoxia y alteraciones en el metabolismo oxidativo y se inicia el metabolismo anaerobio, con acumulación de metabolitos tóxicos y reducción de la producción de adenosintrifosfato (ATP), como fuente de energía. Uno de los mayores consumidores de ATP del organismo es la bomba Na^+/K^+, que mantiene el gradiente iónico celular. En situaciones de falta de ATP, esta bomba deja de funcionar, lo que conduce a una alteración del gradiente iónico que conlleva a una acumulación de sodio extracelular, que condiciona una extravasación de líquido, inicialmente en la zona con mayor respuesta inflamatoria a la agresión y, posteriormente, en el resto de los tejidos. Por otra parte, el aumento de potasio intracelular es tóxico y representa la antesala a una posible lesión celular irreversible.

Fase III. Se caracteriza por una lesión celular y tisular ya constituida. Se producen lisis y necrosis celular, con salida de ácido láctico y otros metabolitos tóxicos al torrente circulatorio, lo que induce una vasodilatación, que enlentece el flujo sanguíneo, sobre todo venoso (remanso vascular). Como consecuencia de la reducción del flujo sanguíneo, también disminuye el aporte de oxígeno y se instaura una situación de hipoxia en los tejidos (clínicamente se manifiesta con piel de aspecto cianótico). El flujo sanguíneo enlentecido asociado a acidosis metabólica por extravasación de ácido láctico provoca una activación patológica de la cascada de la coagulación, que produce una coagulación intravascular diseminada (CID), en la que hay agregación plaquetaria, consumo de factores de coagulación y activación de vías proinflamatorias que contribuyen aún más al daño tisular. Otras consecuencias de la CID son la inhibición de la fibrinólisis, la disfunción de las células endoteliales, la inhibición del activador del plasminógeno 1 (PAI-1) y del inhibidor de la fibrinólisis activable por trombina (TAFI), que alteran la eliminación de la fibrina.

Clínicamente, la CID se manifiesta por la aparición de petequias (puntos violáceos en la piel). Por otra parte, el consumo inadecuado de factores de la coagulación, también denominado coagulopatía de consumo, favorece la aparición de hemorragias espontáneas, al haber insuficiente cantidad de factores de coagulación disponibles tras el consumo inapropiado e indiscriminado.

Fase IV. Se trata de una fase irreversible, caracterizada por lesiones generalizadas de órganos y sistemas, que suele conducir de forma prácticamente irremediable al fallecimiento del individuo.

DIAGNÓSTICO

Deben estar presentes tres de entre los siguientes signos:

- Presión arterial < 80 mmHg o caída > 40 mmHg sobre la previa.

Tabla 5-1. Diferencias entre distintos tipos de *shock*

Tipo de *shock*	*Shock* cardiogénico	*Shock* hipovolémico	*Shock* distributivo	*Shock* neurogénico
Causa	Cardiopatía. Fallo cardíaco	Hemorragia. Pérdida de líquidos	Infección. SIRS	Lesión del SNC
Fisiopatología	↑ PVC. ↓ Gasto cardíaco	↓ PVC. ↓ Gasto cardíaco	↓ PVC. Gasto cardíaco variable	↓ PVC. ↓ Gasto cardíaco

PVC: presión venosa central; SIRS: síndrome de respuesta inflamatoria sistémica; SNC: sistema nervioso central.

- Diuresis < 20 ml/hora.
- Taquicardia > 130 lat./min.
- Índice cardíaco < 2,3 o > 81/min/m² (el índice cardíaco se calcula mediante la siguiente fórmula: gasto cardíaco/ superficie corporal).
- Palidez, frialdad, sudoración y cianosis periférica.
- Ácido láctico en plasma > 2 mmol/dl.

MONITORIZACIÓN

Inicialmente, todo paciente en *shock* debe ser trasladado a una unidad de cuidados intensivos (UCI) para un control estricto y la monitorización de las constantes vitales. Entre los parámetros que hay que monitorizar se incluyen: presión arterial, frecuencia cardíaca, diuresis horaria (mediante inserción de una sonda vesical), registro electrocardiográfico continuo para determinar la aparición de posibles arritmias cardíacas secundarias a las alteraciones iónicas, y medición de la presión venosa central para identificar el tipo de *shock*. La determinación de la presión venosa central puede hacerse mediante métodos directos (introducción de una sonda en la vena cava superior) o indirectos (cuantificación del relleno capilar periférico). Otros parámetros de interés son: temperatura, frecuencia respiratoria o nivel de conciencia, que se determina mediante la escala de Glasgow.

Aparte de la monitorización de las constantes vitales, será necesaria la realización de un análisis sanguíneo, que incluya pruebas bioquímicas, hemograma y coagulación, determinación del grupo sanguíneo, así como pruebas de sangre cruzada (buscar componentes sanguíneos compatibles con la sangre del paciente) para el caso de que se requiera la transfusión de algún componente sanguíneo (concentrados de hematíes, plaquetas o plasma fresco congelado).

TRATAMIENTO

Las medidas terapéuticas deben ir orientadas principalmente a salvar la vida del paciente. Para ello se emplea el protocolo A, B, C, D, E:

- *Airway:* vía aérea permeable.
- *Breathing:* ventilación eficaz.
- *Circulation:* estabilización del torrente circulatorio y del sistema cardiovascular.
- *Disability:* tratar las lesiones, cohibir la hemorragia activa, tratar el foco séptico.
- *Entry/exposure/environmental:* agilizar el traslado a la UCI, quirófano, etcétera.

A, B y C salvan la vida del paciente, mientras que D y E se encargan de tratar las lesiones causantes del *shock*. Las medidas deben ser instauradas en ese determinado orden. Por ejemplo, no tiene sentido aplicar una ventilación eficaz si no hay una vía aérea permeable. Si en algún momento el paciente muestra un empeoramiento, se debe reevaluar al paciente desde el principio, empezando por A, después B, C, etcétera.

Entre las medidas para el tratamiento del *shock* se incluyen las siguientes, siendo muchas de ellas parte de los apartados A, B o C:

- Colocar al paciente en posición de Trendelenburg: es una posición en la que se elevan las piernas para favorecer el retorno de sangre venosa al corazón y así mejorar la precarga, el volumen sistólico y el gasto cardíaco.
- Oxigenoterapia: administrar oxígeno hasta conseguir una PO_2 por encima del 90 %. Este parámetro se determina mediante gasometría arterial (medición de la presión parcial de oxígeno en sangre arterial). Al ser una prueba invasiva, a menudo se sustituye por la determinación de saturación de oxígeno en la hemoglobina, siendo deseable alcanzar valores superiores al 95 %.
- Mejorar el transporte de oxígeno: mediante transfusiones con concentrados de hematíes. Aunque la PO_2 sea aceptable, si no hay hemoglobina suficiente para su transporte a tejidos periféricos, el aporte tisular de oxígeno será insuficiente.
- Reposición de la volemia: reposición de volumen hasta conseguir una diuresis de 30-60 ml/hora, una presión arterial normalizada y una presión venosa central de 12-16 cmH₂O. Esta volemia se repone inicialmente mediante la administración de sueros.
- Neutralizar la acidosis metabólica mediante bicarbonato. Es esencial corregir la acidosis para un un metabolismo y una función enzimática adecuados.
- Aminas vasoactivas: aunque el sistema nervioso simpático y la médula suprarrenal liberan aminas vasoactivas endógenas (noradrenalina y adrenalina) para intentar compensar el desequilibrio causado, a menudo estas son insuficientes y se requiere la administración exógena de estos fármacos. Su objetivo es producir vasoconstricción y de esta forma mantener la presión arterial. Además, las aminas tienen efecto cronotrópico positivo, por lo que, al aumentar la frecuencia cardíaca, aumenta el gasto cardíaco. En el caso de la dopamina, tiene incluso el efecto añadido de vasodilatación renal selectiva, por lo que favorece la diuresis y la excreción de metabolitos tóxicos por orina.
- Analgésicos: un adecuado control del dolor no solo mejora la calidad de vida del paciente, sino que reduce la liberación de citoquinas proinflamatorias que perpetúan el daño celular.
- Antibióticos: en aquellos casos de origen infeccioso será necesario pautar tratamiento antibiótico. Previamente se tomarán muestras de sangre, orina u otros fluidos o tejidos corporales para cultivo microbiológico. Mientras tanto se instaurará un tratamiento antibiótico empírico, que cubra los microorganismos más frecuentemente implicados en ese tipo de infección. Una vez identificado el microorganismo causante y su sensibilidad a los antibióticos, este antibiótico empírico puede ser modificado, si no cubre los microorganismos causantes o hay un empeoramiento clínico del paciente.
- Inhibidores de la bomba de protones (omeprazol): es frecuente que en pacientes graves aparezcan las denominadas úlceras gástricas de estrés. Para evitarlo se pautan como profilaxis estos fármacos.

Las peculiaridades del *shock* hipovolémico y del *shock* séptico se resumen en los **recuadros 5-1** y **5-2**.

RECUADRO 5-1. Peculiaridades en el *shock* hipovolémico

El *shock* hipovolémico está causado por pérdida de volumen intravascular. Pueden producirlo hemorragias intensas, estados de deshidratación o pérdida de líquidos importante por fallo en la función de barrera de la piel (grandes quemados). También puede ocurrir por un secuestro de líquido en terceros espacios (se trata de líquido que no se pierde, está dentro del organismo, pero no es útil, p. ej., el líquido de un edema). La fisiopatología se caracteriza por una disminución del retorno venoso hacia el corazón. Hay menor llenado de las cavidades cardíacas, sobre todo de los ventrículos, y por lo tanto la cantidad de volumen sanguíneo eyectado en cada sístole está disminuida. Como consecuencia, se desarrolla hipotensión arterial. El mecanismo de respuesta del organismo es provocar una vasoconstricción periférica para centrar la volemia en los órganos vitales (cerebro, corazón y riñón), por lo que habrá hipoxia en los tejidos mal perfundidos y liberación de sustancias vasodilatadoras (lactato), que perpetuarán la hipotensión.

Las manifestaciones clínicas del *shock* hipovolémico se caracterizan inicialmente por taquicardia, oliguria, palidez, sudoración y agitación. A medida que van evolucionando, aparecen hipotensión extrema, pulso débil y rápido, frío, piel pálido-azulada, frente perlada con gruesas gotas de sudor, sensación de sed, acidosis metabólica, taquipnea y somnolencia.

El tratamiento consiste básicamente en reponer la volemia. Para ello se infundirán sobre todo sueros. Si la causa es una hemorragia, puede ser necesario transfundir concentrados de hematíes para mantener los niveles de hemoglobina que permitan un transporte adecuado de oxígeno a los tejidos. En estas situaciones de hemorragia, se produce también un consumo excesivo de plaquetas y factores de coagulación, con el fin de intentar controlar el sangrado. Por ello, si se observa plaquetopenia, habrá que trasfundir también plaquetas e, incluso, plasma fresco congelado, rico en factores de coagulación. Estas son medidas de soporte, pero el tratamiento definitivo debe ir enfocado a controlar la causa del *shock*, principalmente las causas hemorrágicas, mediante la realización de una hemostasia del punto sangrante.

RECUADRO 5-2. Peculiaridades en el *shock* séptico

El *shock* séptico es un tipo de *shock* distributivo, ocasionado por un agente infeccioso que produce un síndrome de respuesta inflamatoria sistémica (SIRS). Puede ser causado por los propios gérmenes que liberan endotoxinas y exotoxinas, o bien por la propia respuesta del organismo a la infección, mediante la activación de factores plasmáticos y celulares de respuesta inmunitaria (mediadores endógenos). Se trata pues de una respuesta inflamatoria sistémica mediada por células del sistema inmunitario como los neutrófilos, monocitos y macrófagos. Durante la inflamación hay una sobreproducción de citoquinas proinflamatorias, como factor de necrosis tumoral alfa (TNF-α), interleuquina 1 (IL-1), IL-6 e IL-8, también denominada tormenta de citoquinas, que contribuye al desarrollo de la respuesta de fase aguda, causando daño tisular y un fallo multiorgánico.

Los efectos de la respuesta inflamatoria sistémica son:

- Respuesta hemodinámica anormal con vasodilatación y aumento de permeabilidad en las zonas donde se ha producido el daño.
- Efectos citotóxicos de las bacterias o de las citoquinas liberadas por el propio organismo.
- Alteración del equilibrio procoagulantes-anticoagulantes-fibrinolíticos.
- Captación y utilización deficiente de oxígeno en los tejidos del área inflamada debido a una gran extravasación de líquido; el oxígeno no puede difundir correctamente ya que la barrera es demasiado gruesa.
- Alteraciones en el metabolismo celular de los principios inmediatos.
- Fiebre y síntesis y liberación de reactantes de fase aguda.

En el *shock* séptico, en las fases iniciales se produce un *shock* hiperdinámico con una respuesta vascular, en la que hay una vasodilatación tóxica y arreactiva de algunas regiones del cuerpo, pero con vasoconstricción en el resto de los órganos, como mecanismo compensatorio puesto en marcha por el organismo. Esta fase hiperdinámica se caracteriza por hipotensión, taquicardia compensatoria, aumento del gasto cardíaco (por el aumento de la frecuencia cardíaca con un volumen sistólico variable) y piel caliente debido al gran flujo sanguíneo en las zonas inflamadas.

En los estadios finales, cuando fracasan las medidas compensatorias, aparecerá la fase de *shock* hipodinámico. En esta fase se presenta una acidosis metabólica, consecuencia de la sobreproducción de ácido láctico por el metabolismo celular anaerobio. La acidosis condiciona un aumento de la permeabilidad endotelial capilar, que provoca mayor extravasación de líquido y edema, además de una liberación de histamina y bradicinina, sustancias que contribuyen a aumentar la vasodilatación. Todo esto lleva al enlentecimiento del flujo sanguíneo con un menor retorno venoso, provocando también una disminución de la presión venosa central y del gasto cardíaco. Por otra parte, la acidosis ocasiona un estado de coagulación intravascular diseminada, con consumo de factores de la coagulación, y da lugar a hemorragias espontáneas. El resultado final de todo esto es la necrosis y, finalmente, la muerte celular.

Las manifestaciones clínicas del *shock* séptico son similares a las del *shock* hipovolémico (hipotensión, oliguria, acidosis metabólica y/o hiperlactacidemia y, en fases avanzadas, alteración del estado mental), pero con la diferencia de que aparecen signos de infecciones, cuya principal característica es la aparición de fiebre.

El tratamiento del *shock* séptico consiste sobre todo en la administración de antibióticos y el drenaje del foco séptico, además de las medidas de soporte mencionadas anteriormente y aplicables a cualquier tipo de *shock*.

La duración de un cuadro de *shock* séptico es más prolongada y de más difícil recuperación. Por ello, son pacientes que suelen requerir mayor tiempo de estancia en la UCI. En este tipo de pacientes es especialmente necesario instaurar un soporte nutricional, para evitar un mayor catabolismo y mantener la disponibiliad de macronutrientes y micronutrientes que faciliten la recuperación del paciente. Dado que estos pacientes pueden mostrar un deterioro de su estado mental, bien por la propia afección, bien porque están bajo seudoanalgesia cuando requieren un soporte respiratorio con ventilación mecánica, la nutrición por vía oral no es posible en muchos casos, y es necesario administrar una nutrición parenteral total. El soporte nutricional es esencial, para aumentar la disponibilidad de nutrientes y que estos no tengan que ser obtenidos del catabolismo tisular, principalmente de las proteínas musculoesqueléticas.

La hipotensión en estos casos también se trata inicialmente con infusión de sueros, pero a menudo no es una medida efectiva por la liberación de sustancias vasodilatadoras. Por ello puede ser necesario administrar aminas vasoactivas exógenas, que provoquen vasoconstricción para tratar la hipotensión arterial.

PUNTOS CLAVE

- El *shock* es una afección potencialmente mortal, que provoca una disfunción orgánica.
- El tratamiento del *shock* debe ir enfocado a tratar su causa, así como a instaurar medidas de soporte.
- Hay que diferenciar entre los distintos tipos de *shock* para poder orientar el tratamiento más apropiado.

BIBLIOGRAFÍA

Avni T, Lador A, Lev S et al. Vasopressors for the treatment of septic shock: systematic review and meta-analysis. PLoS One 2015; 10: e0129305.

Gamper G, Havel C, Arrich J et al. Vasopressors for hypotensive shock. Cochrane Database Syst Rev 2016; 2: CD003709.

Kislitsina ON, Rich JD, Wilcox JE et al. Shock – Classification and pathophysiological principles of therapeutics. Curr Cardiol Rev 2019; 15: 102-13.

Silva J, Gonçalves L, Sousa PP. Fluid therapy and shock: an integrative literature review. Br J Nurs 2018; 27: 449-54.

Vincent JL, Quintairos E Silva A, Couto L Jr et al. The value of blood lactate kinetics in critically ill patients: a systematic review. Crit Care 2016; 20: 257.

 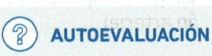

Edema

6

A. Martín Rivas, I. Zapata Martínez, A. R. Camuña Salido y J. Castro Rodríguez

OBJETIVOS DE APRENDIZAJE

- Entender el concepto de edema.
- Conocer los factores causantes de la aparición de edemas.
- Revisar los mecanismos fisiopatológicos que condicionan la aparición de edemas.
- Identificar los edemas más frecuentes en la práctica clínica habitual.

SÍNTESIS CONCEPTUAL

El edema consiste en un exceso de acumulación de líquido en el espacio extravascular, secundario a un proceso patológico subyacente. Puede estar originado por un aumento de la salida de líquido desde el torrente circulatorio o por una disminución de su reabsorción por los vasos linfáticos. Según el lugar donde se produzca la acumulación de líquido, las manifestaciones clínicas serán diferentes.

DEFINICIÓN

Un edema es una acumulación anormal de líquido en el intersticio (que es la capa de tejido que se encuentra entre los órganos y por la que transcurren los vasos sanguíneos y linfáticos, y los nervios), lo que puede causar hinchazón. Los edemas pueden ocurrir en cualquier parte del cuerpo, pero son más comunes en los miembros inferiores y superiores. Pueden ser leves o graves y ser un síntoma de una afección subyacente, como insuficiencia cardíaca o insuficiencia renal. Los edemas también pueden estar causados por la acumulación de líquidos durante el embarazo, el uso excesivo de medicamentos antiinflamatorios o el consumo excesivo de sal.

La cantidad de líquido intersticial se determina por el equilibrio de la homeostasis de los fluidos y el aumento de la secreción de líquido al intersticio.

FISIOPATOLOGÍA

En el tejido sano, las uniones endoteliales de los capilares son permeables al agua, la sal y otras moléculas pequeñas, pero no a las proteínas. La alta presión hidrostática intravascular fuerza la entrada de agua y sal en el tejido, pero esto se equilibra casi por completo con la presión oncótica ejercida por las proteínas plasmáticas, y la presión osmótica de los electrólitos diluidos en plasma, que tienden a mantener el agua dentro del vaso. La pequeña cantidad de líquido que se acumula en los tejidos sanos es reabsorbida por el sistema linfático y devuelta a la circulación a través del conducto torácico (**Fig. 6-1**).

Los edemas se producen cuando hay un desequilibrio en el intercambio de líquidos a través de las membranas vasculares, lo que puede deberse a una variedad de factores.

Las causas que favorecen el paso del líquido al intersticio son:

- Aumento de la presión hidrostática, como por ejemplo mediante:
  - Alteraciones del retorno venoso.
  - Retención de sodio.
  - Dilatación de las arteriolas.
- Reducción de la presión coloidal u oncótica dentro de los vasos, como sucede en casos de:
  - Malnutrición.
  - Insuficiencia hepática.
- Aumento de la permeabilidad de los vasos sanguíneos debido a alteraciones, como por ejemplo una inflamación, quemaduras o alergias.

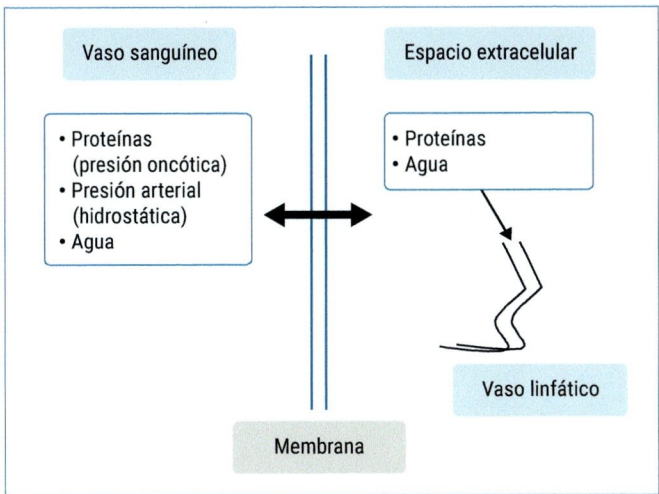

Figura 6-1. Fisiopatología de los edemas.

- Obstrucción en la eliminación de líquido en el sistema linfático; el sistema linfático se encarga de recopilar el líquido que pasa al intersticio. Se obstruye el drenaje linfático en casos de:
  - Inflamaciones.
  - Neoplasias.
  - Posradioterapia.
- Cambios en las propiedades de las partículas o proteínas osmóticas que se encargan de la retención de agua de los propios tejidos.

Uno de los principales factores que contribuye a los edemas es la insuficiencia cardíaca, que ocurre cuando el corazón no puede bombear suficiente sangre para satisfacer las necesidades del cuerpo. Esto hace que aumente la presión venosa central de forma retrógrada y, por lo tanto, aumenta la presión hidrostática en las venas, lo que favorece la salida de líquido desde los vasos sanguíneos hacia el espacio extracelular (intersticio) y provoca edemas. Otra causa común de edemas es la insuficiencia renal, que se produce cuando los riñones no pueden filtrar adecuadamente la sangre y eliminar el exceso de líquido y desechos del cuerpo. Como resultado también aumenta la presión hidrostática y el líquido se acumula en los tejidos. El consumo excesivo de sal también contribuye a la formación de edemas, ya que la sal retiene el líquido en el cuerpo al aumentar la presión osmótica.

CLASIFICACIÓN

Los edemas pueden clasificarse de varias maneras. Una forma de dividirlos es según su ubicación en el cuerpo:

- Edemas periféricos: afectan a las extremidades.
- Edemas centrales: afectan al tórax y el abdomen.

Otra forma de clasificar a los edemas es según su causa subyacente. Algunos ejemplos de esto son:

- Edemas cardiogénicos: causados por problemas del corazón, como insuficiencia cardíaca o hipertensión.

- Edemas nefróticos: provocados por problemas renales, como insuficiencia renal crónica o síndrome nefrótico.
- Edemas linfáticos: producidos por problemas del sistema linfático, como linfedema u obstrucción de los vasos linfáticos.
- Edemas por insuficiencia venosa: originados por problemas de retorno venoso, como trombosis venosa profunda o insuficiencia venosa crónica.
- Inflamación: como la inflamación aguda o crónica, que puede deberse a una infección o una condición autoinmunitaria.
- Alergias: algunas reacciones alérgicas pueden originar edemas, especialmente en la cara y los párpados.
- Medicamentos: ciertos medicamentos, como los inhibidores de la enzima convertidora de angiotensina (ECA), utilizados para tratar la hipertensión, pueden provocar edemas como efecto secundario.

Es importante tener en cuenta que los edemas pueden deberse a una combinación de factores y que la etiología de dichos edemas puede ser compleja.

También es posible clasificar a los edemas en función de si presentan fóvea, o no:

- Edemas con fóvea: al aplicar una presión en una zona pequeña, la hendidura persiste tras la liberación de dicha presión. Ocurre en la insuficiencia cardíaca.
- Edemas sin fóvea: tras liberar la presión, la hendidura no persiste. Sucede en el kwashiorkor por malnutrición.

ÓRGANOS ESPECÍFICOS

Ascitis

La ascitis es un tipo de edema que ocurre cuando hay una acumulación anormal de líquido en la cavidad abdominal. Esto puede causar sensación de pesadez y, a veces, dolor abdominal. La ascitis a menudo es un síntoma de una afección subyacente, como insuficiencia hepática, cáncer de ovario o cirrosis.

La ascitis puede ser diagnosticada mediante una exploración física y pruebas de imagen (**Fig. 6-2**).

Las pruebas de laboratorio, como un análisis de orina y una analítica de sangre, permiten evaluar el funcionamiento del hígado y los riñones, para descartar la causa de dicha ascitis.

El tratamiento de la ascitis depende de la causa subyacente. Puede incluir diuréticos para reducir la cantidad de líquido en el abdomen, cambios en la dieta o el estilo de vida y, en algunos casos, la eliminación del líquido mediante un procedimiento llamado paracentesis. Es importante tratar la causa subyacente de la ascitis para prevenir que vuelva a ocurrir.

Edema pulmonar

El edema pulmonar es una condición en la que hay una acumulación anormal de líquido en los tejidos del pulmón, que puede ser tanto en los alvéolos (edema alveolar), como en los tabiques interalveolares (edema intersticial) (**Fig. 6-3**). Dicha acumulación puede interferir con la capacidad del pulmón

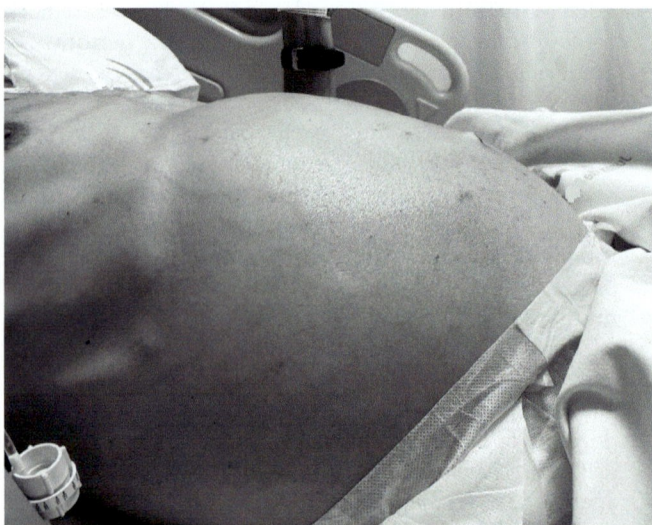

Figura 6-2. Ascitis. Paciente con hepatopatía crónica con ascitis a tensión y signos de circulación colateral en la pared del abdomen.

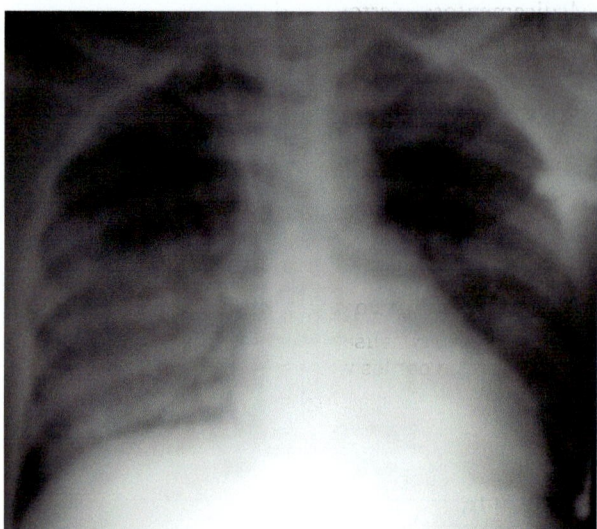

Figura 6-3. Radiografía de tórax. Edema de pulmón. Infiltrados alveolares bilaterales.

para conseguir una correcta ventilación. Los síntomas típicos del edema pulmonar son disnea y tos con expectoración.

El edema pulmonar puede deberse a una variedad de factores, como insuficiencia cardíaca, tromboembolismo pulmonar, infecciones respiratorias y exposición a gases tóxicos. El tratamiento del edema pulmonar depende de la causa subyacente y puede incluir diuréticos y oxígeno.

Edema cerebral

El edema cerebral es una condición en la que hay una acumulación anormal de líquido en el cerebro. Puede ser causado por una variedad de factores, como traumatismo craneoencefálico, infecciones, tumores cerebrales y desórdenes metabólicos. Los síntomas de este tipo de edema incluyen dolor de cabeza, somnolencia, confusión, cambios en el nivel de conciencia y convulsiones.

El edema cerebral puede ser una condición grave y requerir atención médica inmediata. Su tratamiento incluye medicamentos para reducir la inflamación (corticoides) y la presión intracraneal (manitol), así como procedimientos para eliminar el exceso de líquido y, en algunos casos, cirugía (trépanos, cirugía descompresiva, etc.). Es importante tratar el edema cerebral de manera rápida y efectiva, ya que es una entidad potencialmente mortal.

Linfedema

El linfedema es una condición en la que se produce una acumulación anormal de líquido en los tejidos debido a la obstrucción o daño del sistema linfático. El sistema linfático es una red de vasos que ayuda a drenar el exceso de líquido del tejido intersticial y a luchar contra las infecciones.

Los linfedemas pueden aparecer en cualquier parte del cuerpo, pero a menudo afectan a las extremidades, especialmente las piernas y los brazos. Los síntomas del linfedema incluyen hinchazón, sensación de pesadez y dolor en las extremidades afectadas (**Fig. 6-4**).

Los linfedemas pueden deberse a una variedad de factores, como la cirugía, la radiación, las infecciones y la inflamación crónica. Su tratamiento incluye medidas de cuidado personal, como el uso de medias de compresión y evitar el sobrepeso, así como terapias físicas y masajes especializados para drenar el exceso de líquido. En algunos casos es necesario realizar un procedimiento para eliminar el exceso de líquido o para reconstruir el sistema linfático. Es importante tratar el linfedema de manera temprana y efectiva, a fin de evitar complicaciones graves y mejorar la calidad de vida del paciente.

TRATAMIENTO

El tratamiento de los edemas depende de la causa subyacente y de la gravedad del edema. Algunas opciones de tratamiento comunes para los edemas incluyen:

- Medidas de cuidado personal: por ejemplo, el uso de medias de compresión, evitar el sobrepeso y elevar las extremidades afectadas para reducir la hinchazón.

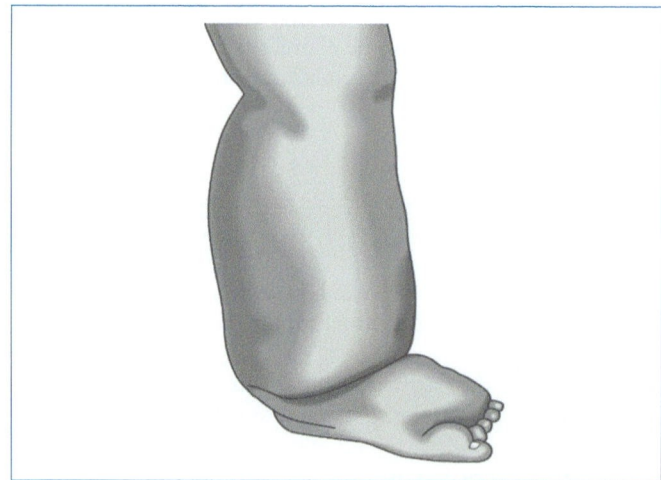

Figura 6-4. Linfedema de miembro inferior.

- Medicamentos: ciertos medicamentos, como los diuréticos, ayudan a disminuir la cantidad de líquido en el cuerpo y, por lo tanto, a reducir el edema. Otros medicamentos, como los inhibidores de la ECA, son útiles para tratar la hipertensión y prevenir el edema en personas con insuficiencia cardíaca.

- Terapias físicas: ciertas terapias físicas, como la terapia ocupacional y la fisioterapia, pueden mejorar la circulación y el drenaje linfático y reducir el edema.
- Procedimientos: en algunos casos es necesario realizar un procedimiento para eliminar el exceso de líquido o para tratar la causa subyacente del edema.

PUNTOS CLAVE

- El edema es un exceso de líquido en el espacio extravascular.
- Puede ser causado por el aumento de la salida de líquido desde el torrente circulatorio o por la disminución de su reabsorción por los vasos linfáticos.
- Las manifestaciones clínicas dependerán del órgano donde se acumule el exceso de líquido.

BIBLIOGRAFÍA

Ferrández JC, Theys S, Bouchet JY. Reeducación de los edemas de los miembros inferiores. Barcelona: Masson, 2001.

Kumar V, Abbas AK, Aster JC. Robbins y Cotran. Patología estructural y funcional. Madrid: Elsevier Health Sciences Spain, 2015.

Pastrana Delgado J, García De Casasola Sánchez G. Fisiopatología y patología general básicas para ciencias de la salud. Madrid: Elsevier Health Sciences Spain, 2013.

Porth CM, Gaspard KJ, Noble KA. Fundamentos de fisiopatología: alteraciones de la salud. Conceptos básicos. Barcelona: Wolters Kluwer-Lippincott Williams & Wilkins, 2011.

Zelman M. Fisiopatología. Madrid: Pearson, 2018.

 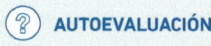 AUTOEVALUACIÓN

Infecciones

7

I. Amazian y J. Ruiz-Tovar Polo

OBJETIVOS DE APRENDIZAJE

- Entender el concepto de infección.
- Conocer los factores causantes de las infecciones.
- Revisar los mecanismos de inmunidad.
- Determinar los métodos diagnósticos más importantes.

SÍNTESIS CONCEPTUAL

La infección es la invasión y multiplicación de un microorganismo en los tejidos del huésped, superando la capacidad de control de su sistema inmunitario y, por lo tanto, condicionando la aparición de una condición patológica. Se manifiesta en signos y síntomas, que vienen determinados tanto por el daño causado por el agente infeccioso como por el resultado de la respuesta inflamatoria del organismo.

Los principales agentes infecciosos causantes de las enfermedades infecciosas humanas pueden ser víricos, bacterianos, parasitarios o proteicos (priones). Las manifestaciones clínicas dependerán del organismo causante y su virulencia, así como del órgano afectado.

DEFINICIÓN

A pesar de los grandes avances en la medicina y del desarrollo de antimicrobianos, las enfermedades infecciosas siguen constituyendo un importante problema de salud pública, ya que los microorganismos están en continua evolución para preservar su supervivencia. Un ejemplo reciente es el de la pandemia mundial del 2020, causada por SARS-COVID-19, que pertenece a la familia de los coronavirus.

La infección es la invasión y multiplicación de un microorganismo en los tejidos del huésped. La enfermedad infecciosa es la representación clínica de la interacción del microorganismo con el huésped, que se manifiesta en signos y síntomas tanto del daño causado por el agente infeccioso como del resultado de la inflamación. La interacción puede ser muy variable dependiendo de factores como las características del microorganismo o la respuesta inmunitaria del huésped.

Una infección puede ser causada por un microorganismo endógeno o exógeno. Los microorganismos endógenos son los que viven y se multiplican en el organismo sin causar

daño, como por ejemplo la flora intestinal o la flora saprófita de la piel y del tracto genital, que mantienen una relación con el huésped de comensalismo y son controladas por el sistema inmunitario. Ocasionalmente se produce una alteración del equilibrio huésped-microorganismo, que puede causar infección, por ejemplo alteraciones estructurales de la piel o las mucosas y alteraciones del sistema inmunitario, sobre todo en caso de inmunodeficiencias.

Los microorganismos exógenos son aquellos que se encuentran fuera del organismo en el medio ambiente (aire, agua, animales, personas portadoras). Este tipo de infección se produce mediante el contacto directo con el agente infeccioso, que se puede dar por distintas vías de transmisión, como la fecal-oral, la vía área, la inoculación transcutánea, la transmisión parenteral, la vía sexual y la trasmisión por artrópodos o insectos mediante picadura.

CLASIFICACIÓN

La clasificación de las enfermedades infecciosas se puede establecer en torno a múltiples criterios. El presente capítulo se centra en la clasificación desde el punto de vista microbiológico y clínico.

Los principales agentes infecciosos causantes de las enfermedades infecciosas humanas se dividen en los siguientes grupos: virus, bacterias, parásitos, hongos y priones.

Virus

Contienen proteínas y ácidos nucleicos, que transportan la información genética para su propia replicación. Cada virus, generalmente protegido por una cápsula, posee una única especie de ácido nucleico (DNA o RNA). Los virus no pueden replicarse a menos que el propio virión entre en una célula hospedadora adecuada y se apodere de su maquinaria para su replicación.

Bacterias

Son células procariotas más grandes que los virus. Contienen DNA y RNA, están recubiertos por una membrana celular y son capaces de una replicación autónoma independiente del huésped.

Parásitos

Son organismos que dependen nutricionalmente del organismo huésped. Pueden ser unicelulares (protozoos) o multicelulares (helmintos).

Hongos

Los hongos son organismos eucariotas que también pueden provocar infecciones. Se reproducen diseminando esporas microscópicas, presentes en el aire y la tierra, por lo que pueden ser inhaladas o entrar en contacto con la piel. La mayoría de las esporas no causan infección, pero en personas inmunodeprimidas es un origen frecuente de infecciones.

Priones

Son los agentes infecciosos conocidos más sencillos: una simple molécula de proteína. No contienen ácidos nucleicos ni información genética. Se propagan en el huésped al inducir la conversión de la proteína endógena priónica PrP en una isoforma PrPsc resistente a proteinasas.

FISIOPATOLOGÍA

La interacción del agente infeccioso con el huésped está determinada por la virulencia del patógeno y la respuesta inmunitaria.

Factores dependientes del patógeno

Adhesión de la superficie epitelial

Para iniciar una infección, los microorganismos se adhieren a las células epiteliales por interacciones específicas entre moléculas del patógeno y de los tejidos del huésped. Tras la entrada del patógeno se produce la unión mediante fimbrias *(pili)* que contienen moléculas del patógeno denominadas adhesinas y que incluyen moléculas como la lectina, lípidos o glucosaminoglicanos.

Multiplicación

Este factor es diferente en las bacterias y los virus, ya que estos últimos requieren invadir una célula entrando en su citoplasma para poder usar su maquinaria y replicarse. En cambio, las bacterias no necesitan entrar en una célula para poder replicarse, lo pueden hacer de forma autónoma.

Colonización, escape de la inmunidad innata y daño celular

Algunos patógenos presentan mecanismos para evadir la inmunidad, como por ejemplo cápsulas antifagocíticas, que inhiben la acción de los fagocitos. Hay patógenos que producen hemolisinas que destruyen los fagocitos. Algunos virus tienen efecto citopático sobre las células infectadas, de tal forma que el crecimiento de las bacterias puede comprometer la función del órgano infectado. También pueden dañar el tejido mediante la producción de diversos tipos de toxinas: exotoxinas que inhiben las síntesis proteicas (las enterotoxinas de *Escherichia coli* o las neurotoxinas de *Clostridium botulinum*) o bien endotoxinas (lipopolisacáridos [LPS]) que inducen la liberación de mediadores inflamatorios y originan una sepsis.

Extensión

Los patógenos se diseminan a otros lugares si logran invadir los vasos sanguíneos o linfáticos.

Factores dependientes del huésped

El sistema inmunitario ataca cualquier agente extraño que penetra en nuestro organismo y pone especial empeño en defendernos de los agentes patógenos.

Existen dos grandes tipos de respuesta inmunitaria: *innata* y *adaptativa*. Ambas se ponen en marcha como parte de dos diferentes subsistemas del sistema inmunitario.

Respuesta inmunitaria innata

La respuesta inmunitaria innata existe al nacer, antes de entrar en contacto con ningún patógeno. Representa un mecanismo defensivo precoz capaz de controlar e incluso a veces erradicar las infecciones antes de que la inmunidad adaptativa se active.

La respuesta inmunitaria innata es muy inespecífica. Reconoce unas estructuras moleculares llamadas patrones moleculares asociados a patógenos (PAMP), que son comunes a muchos patógenos. También advierte al sistema inmunitario adaptativo para que este último ponga en marcha mecanismos de defensa más específicos y orienta mediante las células dendríticas la respuesta del sistema inmunitario adaptativo.

Respuesta inmunitaria adaptativa

El sistema inmunitario adaptativo se compone de un conjunto de moléculas, células, tejidos y órganos que se adaptan para enfrentarse al patógeno una vez que este ha penetrado en el organismo. La inmunidad adaptativa está constituida por varios componentes, que son los mecanismos de barrera, las células y las moléculas.

Mecanismos de barrera

Los mecanismos de barrera pueden ser:

- Físicos: piel y mucosas.
- Químicos: lágrimas; acidez de la superficie de la piel, y sudor.
- Microbiológicos: microorganismos comensales, que compiten con eventuales patógenos.

Células fagocíticas

La función más característica de las células fagocíticas es su capacidad de llevar a cabo la fagocitosis, proceso por el cual ingieren patógeno. Entre estas células se incluyen las siguientes:

- Monocitos y macrófagos.
- Neutrófilos.
- Células dendríticas.

Moléculas

Las moléculas pueden ser de dos tipos:

- Receptores de reconocimiento de patrones o PAMP: reconocen moléculas de los patógenos y se unen a ellas. Como consecuencia de dicha unión se genera inflamación.
- Citoquinas: proteínas que comunican entre sí las células que participan en la respuesta inmunitaria.

La respuesta innata es la que desencadena la respuesta inflamatoria, con el objetivo de eliminar patógenos.

La respuesta del sistema inmunitario adaptativo presenta las siguientes características:

- Es tardía: puede necesitar varios días o incluso más tiempo para desarrollarse.
- Es muy específica: reconoce antígenos de un patógeno específico.
- Tras reconocer el patógeno, se inicia una expansión clonal.
- Es capaz de generar memoria inmunitaria: el sistema inmunitario adaptativo recuerda la respuesta que debe presentar al patógeno en una exposición posterior.

La respuesta inmunitaria adaptativa comprende los linfocitos B y T y sus productos de secreción, los anticuerpos y citoquinas.

Existen dos tipos de inmunidad adaptativa: la llevada a cabo por los anticuerpos producidos por las células B, que es eficaz frente a las infecciones extracelulares (denominada inmunidad humoral) y que genera memoria, y la inmunidad mediada por células T, que colaboran con otras células para suprimir bacterias, helmintos o parásitos o que eliminan por citotoxicidad células infectadas por virus.

DIAGNÓSTICO

Mediante la historia clínica se valoran los factores de riesgo epidemiológicos para la infección, como por ejemplo viajes recientes a zonas tropicales, contacto habitual con animales, uso de drogas por vía parenteral o prácticas sexuales de riesgo.

La exploración física es fundamental en el diagnóstico de una infección. La presencia de los signos clínicos de inflamación (dolor, calor, tumefacción y rubor) ayuda a identificar el foco infeccioso en numerosas ocasiones. La fiebre es un signo sugestivo de infección.

Hay distintas pruebas complementarias que son de gran ayuda para el diagnóstico de una infección:

Hematimetría. No es específica, pero la presencia de alteraciones orienta al diagnóstico de infección (**Tabla 7-1**).

Técnicas de diagnóstico de imagen. Las técnicas de imagen aportan mucha información para la localización del foco infeccioso y en ocasiones incluso orientan a la etiología. La radiografía simple, la ecografía y la TC son las técnicas más comúnmente empleadas en el diagnóstico de procesos infecciosos.

Técnicas de diagnóstico microbiológico. El fundamento del diagnóstico microbiológico de las enfermedades infecciosas es el aislamiento y la identificación del microorganismo. Esto facilita la elección del tratamiento antibiótico más apropiado.

Es posible diferenciar dos tipos de diagnóstico microbiológico:

- Diagnóstico directo: consiste en demostrar la existencia del agente infeccioso físico o sus componentes, directamente en la muestra extraída de la zona infectada. Se usan

Tabla 7-1. Hallazgos en la hematimetría que sugieren una infección	
Hematimetría	**Indicador**
Leucocitosis	Muy inespecífico
Neutrofilia	Infección bacteriana
Neutropenia	Infección vírica
Linfocitosis	Infecciones víricas, brucelosis, fiebre tifoidea, tifus
Linfopenia	Infección por virus de la inmunodeficiencia humana (no específico), tuberculosis, malaria, brucelosis
Linfocitos atípicos	Mononucleosis infecciosa (virus de Epstein-Barr, citomegalovirus, herpes virus humano 6)

técnicas como la observación de muestras bajo microscopio tras el cultivo y la tinción de Gram para bacterias, la detección de ácidos nucleicos y las técnicas de reacción en cadena de la polimerasa (PCR) para virus y determinadas bacterias.

- Diagnóstico indirecto o serológico: pretende evidenciar una reacción inmunitaria frente a un agente infeccioso, mediante la detección de anticuerpos en las muestras sanguíneas, linfáticas, líquido cefalorraquídeo o saliva. Se emplean para ello técnicas inmunitarias que utilizan un antígeno conocido para la detección del anticuerpo problema, una inversión del sistema diagnóstico de detección directa, como por ejemplo las técnicas de aglutinación, enzimoinmunoanálisis, inmunocromatografía, inmunofluorescencia indirecta o inmunoelectroforesis. La detección de los anticuerpos en las muestras puede indicar la fase en que se encuentra la infección e incluso el tipo de patógenos en algunos casos. El tipo de anticuerpo o inmunoglobulina (Ig) que se detecte puede mostrar una infección reciente (IgM de baja afinidad) o pasada (IgG, IgA o IgE de alta afinidad).

TIPOS DE ENFERMEDADES INFECCIOSAS

La enfermedad infecciosa es el conjunto de síntomas y signos causado por un agente infeccioso, que puede ser endógeno o exógeno.

Infecciones del sistema nervioso central

El sistema nervioso central (SNC) puede ser invadido por diferentes microorganismos:

- Bacterianos.
- Víricos.
- Micóticos.
- Parasitarios.
- Toxinas bacterianas.
- Priones.

Estos agentes infecciosos alcanzan el SNC por distintas vías: por continuidad, vía hematógena, inoculación directa, vía nerviosa y yatrogenia.

Las infecciones del SNC más frecuentes son la meningitis (inflamación de las meninges), la encefalitis (inflamación del encéfalo) y los abscesos cerebrales.

Meningitis

Se puede distinguir dos tipos de meningitis: aguda o subaguda. Ambas comparten los mismos síntomas, como fiebre, náuseas, vómitos y rigidez de nuca.

Meningitis aguda

La infección bacteriana se produce a través de las siguientes vías:

- Vía hematógena: *Staphylococcus* spp.

- Vía aérea: meningococo, neumococo y enterovirus. Vía respiratoria inferior en el caso del neumococo.
- Vía ascendente: por una mastoiditis o por fractura de la base del cráneo, traumatismo o intervención quirúrgica.

Los principales agentes causales de las meningitis agudas son:

- *Neisseria meningitidis* (meningococo). Aerobio estricto, su hábitat natural es la nasofaringe humana desde donde puede pasar a la sangre a través de la mucosa. Es más frecuente en niños.
- *Streptococcus pneumoniae* (neumococo). Se localiza en las meninges a través de una bacteriemia desde la nasofaringe o a partir de una neumonía. También puede ser por fractura de la base del cráneo. Es más frecuente en niños y mayores de 60 años. Su pronóstico suele ser más grave que las meningitis meningocócicas.
- *Haemophilus influenzae*. Es típica en niños de seis meses hasta cuatro años. Está prácticamente desaparecida por la vacunación.
- Meningitis bacterianas neonatales. Hasta 30 días de edad. Están principalmente causadas por *E. coli*, *Streptococcus agalactiae* y *Listeria monocytogenes*, en general adquiridas poco antes del parto o durante el parto.

Meningitis subaguda

Se produce por la diseminación de un patógeno de crecimiento lento desde un foco activo, como es *Mycobacterium tuberculosis*.

Encefalitis

Es la inflamación del encéfalo causada frecuentemente por una infección vírica, y en muchos casos va acompañada de una afectación meníngea. Los virus son los agentes más frecuentes en la encefalitis, siendo los principales los siguientes:

- Varicela-zóster.
- Herpes simple.
- Enterovirus y arbovirus.

Algunas enfermedades víricas, como las enfermedades exantemáticas de la infancia, pueden originar un cuadro de encefalitis por un mecanismo inmunitario sin localización del virus en el SNC. Suele aparecer al final de la infección y se denomina encefalomielitis aguda o meningoencefalitis postinfecciosa. La PCR del líquido cefalorraquídeo es la técnica utilizada para el diagnóstico.

Abscesos cerebrales

Los abscesos cerebrales son poco frecuentes. En personas inmunocompetentes, en el 30-60 % de los casos la flora responsable es polimicrobiana. Son mucho más frecuentes en inmunodeprimidos, por bacterias oportunistas. La TC y la RM son las pruebas más utilizadas en el diagnóstico de los abscesos cerebrales.

Infecciones respiratorias

Las infecciones respiratorias pueden ser víricas, bacterianas y micóticas y afectar al tracto respiratorio superior o inferior.

Enfermedades infecciosas del tracto respiratorio superior

Las principales enfermedades infecciosas del tracto respiratorio superior son las siguientes:

- Faringitis: puede ser vírica o bacteriana (faringitis estreptocócica o no estreptocócica).
- Laringitis y epiglotitis.
- Otitis: puede ser media o externa.
- Sinusitis: afecta a las cavidades óseas aireadas (senos nasales, frontales o maxilares).
- Candidiasis oral.

Enfermedades infecciosas del tracto respiratorio inferior

La neumonía es la inflamación de los alvéolos. Los tipos de neumonía más frecuentes en personas sanas son los causados por neumococo, virus de la gripe y virus respiratorio sincitial. Además, las neumonías pueden clasificarse en neumonías adquiridas en la comunidad (principalmente causadas por *S. pneumoniae*, *Mycoplasma pneumoniae* y *Chlamydia pneumoniae*), y las neumonías adquiridas en el hospital (neumonías nosocomiales), cuyos agentes causales pueden ser *Staphylococcus aureus* o *Pseudomonas aeruginosa*.

Infecciones gastrointestinales

Diversas bacterias, virus y protozoos provocan infecciones intestinales agudas, denominadas enteritis, cuyo síntoma cardinal es la diarrea, precedida con frecuencia por náuseas y vómitos. Entre los patógenos causantes de infecciones gastrointestinales se encuentran *Escherichia coli*, *Clostridium difficile* o *Vibrio cholerae*, entre otros.

Infecciones articulares y de partes blandas

Las infecciones de los huesos y articulaciones pueden producirse como consecuencia de una diseminación hematógena de una bacteria o un hongo desde un foco distante, cutáneo u otro.

Se observan fundamentalmente en niños y adolescentes y afectan a los huesos largos; en los adultos se localizan sobre todo en la columna vertebral. Suelen ser monomicrobianas y por lo general producidas por *S. aureus*.

Las osteomielitis causadas por estafilococo u otros microorganismos piógenos después de una fase aguda pueden evolucionar a la cronicidad.

PUNTOS CLAVE

- La infección es la invasión y multiplicación de un microorganismo en los tejidos del huésped, que supera la capacidad de control de su sistema inmunitario.
- Los signos y síntomas que origina vienen determinados tanto por el daño provocado por el agente infeccioso como por el resultado de la respuesta inflamatoria del organismo.
- Los principales agentes infecciosos responsables de las enfermedades infecciosas humanas son víricos, bacterianos, parasitarios o priones.
- Las manifestaciones clínicas dependerán del organismo causante y su virulencia, así como del órgano afectado.

BIBLIOGRAFÍA

García Palomo JD, Agüero Balbín J, Parra Blanco JA, Santos Benito MF. Enfermedades infecciosas. Medicine 2010; 10: 3251-64.
Leppert B, Kelly CR. Netter. Un abordaje integrado de la medicina. Londres: Elsevier, 2022.

Male DK. Inmunología. Barcelona: Elsevier, 2013.
Olazabal Olarreaga IM, Arias Navalón JA. Inmunología básica para medicina. Madrid: Elsevier, 2018.
Salazar Irigoyen R. Microbiología médica. Saarbrucken: Editorial Académica Española, 2021.

 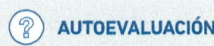

Heridas y cicatrización

8

E. Lluch Bataller e I. Olazabal Olarreaga

OBJETIVOS DE APRENDIZAJE

- Conocer el proceso de cicatrización del organismo.
- Entender el concepto de tejido de granulación.
- Determinar las bases moleculares de la formación del tejido de granulación.
- Identificar los factores implicados en la síntesis y lisis del colágeno, así como en la constitución de la cicatriz.

SÍNTESIS CONCEPTUAL

En este capítulo se estudia el proceso de cicatrización del organismo ante las diferentes lesiones tisulares. La cicatrización consiste en la reparación tisular con diversos objetivos que tratan de limpiar, reparar y formar así el tejido de granulación. La formación de la cicatriz engloba tres fases importantes: inflamatoria, proliferativa y de remodelación. Por otro lado, existen diferentes tipos de cicatrización, los cuales determinarán los resultados de la cicatriz y el cierre de la herida. A su vez, contribuyen al proceso diversos factores generales y locales, que influyen principalmente en la síntesis y la lisis de colágeno. Si se rompe el equilibrio entre la síntesis y la lisis de colágeno, se puede producir una cicatriz patológica o un fallo de cicatrización.

DEFINICIÓN

La cicatrización consiste en un proceso de reparación tisular. Conlleva diferentes reacciones bioquímicas y mitóticas de las células, con tendencia a la reparación de distintas lesiones, como heridas o úlceras. La proliferación y diferenciación están mediadas por diversas citoquinas, liberadas al medio extracelular.

Una herida es una pérdida de continuidad de la piel o mucosa, y puede estar producida por agentes físicos o químicos. Esto conlleva separación de bordes de la piel, dolor, inflamación y hemorragia, entre otros.

Los objetivos de la cicatrización son los siguientes: *a)* la limpieza del foco traumático de detritos y desechos celulares; *b)* la acumulación de material para la reparación; *c)* la formación de nuevos vasos, colágeno y sustancia, fundamental para generar el tejido de granulación, y *d)* la epitelización en el caso de los traumatismos abiertos o heridas.

Es posible diferenciar entre la *herida aguda*, de corta evolución, caracterizada por una curación completa en un tiempo aproximado de 6 semanas y causada por un agente externo traumático, y la *herida crónica*, en la que suele haber un componente endógeno principal, ya sea de origen metabólico o alguna enfermedad de base, y persistente en el tiempo, que produce un retraso en el tiempo o ausencia de curación, así como una dificultad de crecimiento y reparación de los tejidos. Sería, por ejemplo, el caso de las úlceras vasculares, úlceras diabéticas, procesos neoplásicos o úlceras por presión.

FASES DE LA CICATRIZACIÓN

La cicatrización se puede dividir en tres fases diferenciadas: fase inflamatoria, fase proliferativa y fase de remodelación.

Fase inflamatoria

Es la reacción local ante la agresión en forma de respuesta inflamatoria. Habitualmente ocurre desde el momento en que se produce la agresión que condiciona la herida, hasta los

3 primeros días. Incluye la hemostasia de la hemorragia por la llegada de plaquetas y la formación del trombo de fibrina en la zona de la herida. Las plaquetas a su vez liberan factores quimiotácticos que atraen a las células más importantes del proceso, los polimorfonucleares y los macrófagos. Estas células inmunitarias inician el proceso de inflamación y se encargan de la limpieza de restos y contaminantes del lecho de la herida.

En el caso de heridas en las que el cierre no es primario (no se realiza sutura de la herida), esta primera fase de la cicatrización puede ser mucho más prolongada.

En la epidermis, el proceso de migración epitelial para el cierre se inicia a las pocas horas debido a la pérdida de la inhibición por contacto del crecimiento. Este proceso confiere a las células epiteliales propiedades de división y movimiento ameboideo.

En la dermis, se produce una hemorragia por lesión de los vasos con el traumatismo. Así pues, se ponen en marcha inicialmente la vasoconstricción, la agregación plaquetaria y la formación del coágulo de fibrina, con el fin de conseguir la hemostasia. Más tarde se produce la vasodilatación local, así como el aumento de la permeabilidad vascular, con extravasación de líquidos, proteínas y células al espacio extracelular.

Por otro lado, existe una fase destructiva de eliminación de todos los tejidos afectados por el agente traumático por fagocitos. Se genera la destrucción de la red de fibrina inicial del foco traumático y se inicia la migración de fibroblastos y de células endoteliales que participarán en la angiogénesis. Ambos participarán en la síntesis del tejido de granulación.

Fase proliferativa

Sucede entre 3-14 días postraumatismo. Los fibroblastos sintetizan colágeno y se produce la reepitelización. La proliferación de células endoteliales forma la angiogénesis —la neoformación de vasos en el lecho de la herida—, creando así el tejido de granulación. Estos neovasos y los fibroblastos atraídos por los polimorfonucleares y macrófagos se encargan de la formación de la matriz extracelular y de la síntesis y degradación de colágeno.

La angiogénesis es estimulada por los mediadores provenientes de los macrófagos y por la acción de los fibroblastos en el sitio de la lesión. A su vez, la epitelización (en el caso de la piel) es un proceso mediado por los queratinocitos. La función de dichas células es la de regenerar una barrera contra la infección y la pérdida hidroelectrolítica.

El factor de crecimiento epidermoide y los factores de crecimiento transformante alfa (TGF-α) y beta 1 (TGF-β1) inducen tanto la proliferación de los queratinocitos como su migración a través de los bordes no epitelizados de la herida. Esta epitelización ocurre desde los bordes de la herida a un promedio de 1 a 2 mm/día.

Por otro lado, los fibroblastos se diferencian a miofibroblastos después de la primera semana mediado por el TGF-β1. Estos miofibroblastos tienen una capacidad contráctil importante que hace que los bordes de la herida se aproximen más rápidamente, encogiendo sus bordes gracias a las fuerzas centrípetas que ejercen dichas células.

Fase de remodelación

Ocurre a partir del día 14 postraumatismo y puede prolongarse durante meses. Las fibras de colágeno ordenadas anárquicamente poco a poco se van orientando en el espacio, pareciéndose cada vez más al tejido original, lo que les confiere mayor resistencia general.

Esta fase tiene una importante repercusión clínica, pues de la calidad, cantidad y buena organización del colágeno va a depender la fuerza tensil final de la herida. Como resultado del aumento en cantidad de colágeno surgen problemas clínicos, como las cicatrices hipertróficas y los queloides. Por contra, la disminución en cantidad de colágeno puede provocar la separación de la herida o dehiscencia por cicatrización incorrecta. Todos estos procesos están mediados por citoquinas y factores de crecimiento, que regulan el proceso de cicatrización normal y patológica.

TIPOS DE CICATRIZACIÓN

Existen diferentes tipos de cicatrización, que se describen a continuación.

Por primera intención

Se da en heridas limpias no contaminadas, en las cuales se pueden aproximar bien los bordes por medio de una sutura. En pocas horas los bordes quedan unidos por fibrina. Requiere una menor formación de tejido nuevo, por lo que en 7 días se consolidará una cicatriz con buenos resultados estéticos (**Fig. 8-1**).

Por segunda intención

Son heridas en las cuales se ha producido una pérdida de sustancia y que no permiten una aposición de los bordes de dichas heridas sin tensión. También incluye heridas mal vascularizadas, infectadas o con bordes necróticos. En estos casos, la herida permanece abierta y el espacio se rellena con tejido de granulación. Es un proceso más lento y con peores resultados estéticos. En este tipo de cicatrización, las fases destructiva e inflamatoria son muy largas, ya que primero es necesario conseguir la limpieza completa del foco de la herida, para que pueda iniciarse la formación del tejido de granulación (**Fig. 8-2**).

Por tercera intención

Consiste en la combinación de los dos tipos anteriores. Se utiliza cuando no es posible realizar un cierre primario en una primera instancia, por lo que se permite la granulación de tejido y luego se realiza una sutura. Se emplea en situaciones en las que existe un alto riesgo inicial de infección. En ese caso, se deja inicialmente que la herida vaya cicatrizando por segunda intención, mientras se realizan curas locales para reducir la contaminación. Una vez el lecho de la herida esté menos contaminado y muestre buenos signos de vascularización, se procederá a recortar los bordes de la herida (para hacerlos homogéneos) y se suturará (**Fig. 8-3**).

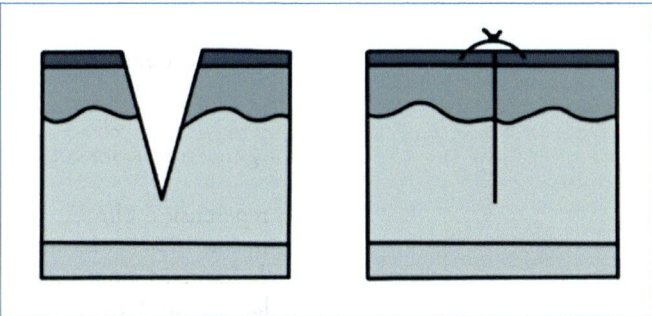

Figura 8-1. Cicatrización por primera intención. Se aproximan los bordes de la herida mediante una sutura.

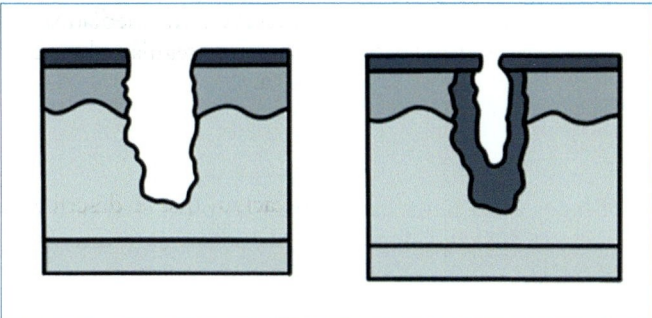

Figura 8-2. Cicatrización por segunda intención. La herida no se sutura y el espacio se rellena con tejido de granulación.

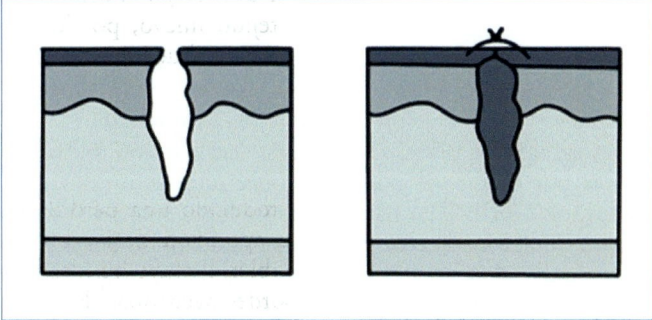

Figura 8-3. Cicatrización por tercera intención. Se deja inicialmente que la herida vaya cicatrizando por segunda intención. Una vez que el lecho de la herida esté menos contaminado y muestre buenos signos de vascularizacion, se recortan los bordes de la herida y se suturan.

FACTORES QUE INFLUYEN EN LA CICATRIZACIÓN

Independientemente de la naturaleza y el tipo de herida, la cicatrización requerirá los mismos procesos bioquímicos y celulares para su reparación, aunque con mayor o menor formación de tejido conectivo. La cicatrización comienza en el momento de producirse la lesión, y su velocidad de reparación vendrá marcada por una serie de factores, como por ejemplo:

- Daño vascular producido.
- Superficie afectada.
- Profundidad.
- Zona anatómica afectada.
- Infección.
- Alteraciones genéticas.

- Fármacos.
- Otros.

Los factores generales que pueden contribuir a su vez a la cicatrización son los siguientes:

- Edad: velocidad de cicatrización inversamente proporcional a la edad del individuo.
- Circulación sanguínea: un aporte inadecuado de nutrientes y oxígeno a las células dificultará la cicatrización y reparación del tejido.
- Nutrición del paciente: ciertos tipos de alimentos ricos en proteínas, vitaminas y sales minerales son esenciales para la síntesis de DNA y la división celular.
- Enfermedades presentes en el paciente: como diabetes mellitus, arterioesclerosis, hipertiroidismo e hipotiroidismo, e insuficiencia renal crónica, que intervienen en el proceso óptimo de reparación y cicatrización.
- Uso de medicamentos: como corticoides, que interfieren en la migración y fagocitosis de leucocitos. La povidona yodada puede retardar la cicatrización, al destruir células durante la fase proliferativa de la herida. La quimioterapia y la radioterapia también dificultan el proceso de cicatrización, ya que deprimen la síntesis proteica y la mitosis celular.

Otros factores locales del paciente que también pueden contribuir a la cicatrización son la contaminación, el exceso de exudado, la temperatura y la deshidratación. Por otro lado, es fundamental realizar una técnica quirúrgica correcta.

PATOLOGÍA DE LA CICATRIZ

La cicatrización es un proceso complejo, en el que intervienen una serie de factores químicos, celulares y ambientales. La cicatriz normal es aquella que alcanza un equilibrio entre síntesis y lisis de colágeno a las siete semanas de haberse iniciado el proceso. La cicatrización patológica por exceso de síntesis de colágeno interviene en:

- *Cicatrices queloideas o queloides:* se trata de una cicatrización excesiva, cuyo resultado es una cicatriz gruesa y elevada.
- *Cicatrices hipertróficas:* también se trata de una cicatrización excesiva, aunque en menor grado que los queloides, de los que se diferencian por la intensidad, la frecuencia y la duración de la inflamación de la dermis reticular. Tanto en las cicatrices hipertróficas como en los queloides existe un desbalance entre las fases catabólicas y anabólicas. Hay una mayor densidad de fibroblastos y tasa de proliferación, en contraposición a la baja tasa de apoptosis (**Recuadro 8-1**).
- *Cicatrices dolorosas:* el dolor en la cicatrización de heridas es un proceso normal, pero debe ceder a los pocos días de producirse la lesión. Si el dolor persiste, se debe a una complicación local o a la existencia de neuromas, formados a partir de los nervios seccionados durante la lesión o incisión. Un neuroma es la regeneración descontrolada e ineficaz del tejido nervioso en una zona lesionada de un nervio periférico tras un traumatismo. Si existe neuroma, su extirpación suele ser curativa.

RECUADRO 8-1. Bases moleculares de las cicatrices hipertróficas

La sobreexpresión de factores de crecimiento, como el factor de crecimiento transformante beta (TGF-β), el factor de crecimiento endotelial vascular (VEGF) y el factor de crecimiento del tejido conectivo (CTGF), desempeña un papel en la formación de las cicatrices hipertróficas.

Los fibroblastos de los queloides muestran un número aumentado de receptores de factores de crecimiento y responden más rápidamente a ellos, como ocurre con el factor de crecimiento derivado de las plaquetas (PDGF) y el TGF-β. De este modo se produce una elevación de la producción de colágeno y de componentes de la matriz extracelular.

La cicatriz hipertrófica es una masa excesiva de tejido cicatricial, de características normales. Tiene tamaño aumentado, pero es estable. No muestra tendencia a crecer de forma continua, invadiendo otros tejidos, ni produce picor ni otras molestias. Los queloides son una transformación fibromatosa de una cicatriz, como reacción cicatricial exagerada al traumatismo causante

de la lesión. Los queloides crecen invadiendo tejido vecino. Producen prurito y molestias locales. Nunca regresan espontáneamente sin tratamiento. Cualquier herida puede convertirse en una cicatriz hipertrófica o queloidea, pero suele ser más frecuente en lesiones de acné, quemaduras, picaduras de insectos y en las heridas infectadas.

Cabe resaltar que algunos pacientes con estos tipos de cicatrizaciones patológicas tienen historia familiar de cicatrización patológica, lo que sugiere que estas cicatrices pueden ser provocadas por factores genéticos. Se ha visto que las personas de ascendencia africana y asiática son más susceptibles a desarrollar queloides. Estudios a familias sugieren un modo de herencia autosómico dominante con penetrancia incompleta y expresión variable. Por el contrario, en las cicatrices hipertróficas, no hay evidencia de predisposición genética. Pacientes con piel oscura tienen 15 veces más de probabilidad que los pacientes con piel clara de desarrollar cicatrices patológicas, principalmente queloides.

• *Fallos en la cicatrización:* se producen si no se consigue la unión duradera de los bordes de la herida, lo que se denomina dehiscencia de herida, es decir, se separan los bordes de la herida (la herida se abre). Esto puede ocurrir a nivel de la piel, pero también puede producirse a nivel del plano aponeurótico por debajo de la piel cicatrizada, denominándose entonces hernia incisional.
• *Cáncer de la cicatriz:* otro caso fisiopatológico de la cicatrización es el cáncer de cicatriz o úlcera de Marjolín. Se produce una transformación neoplásica originada en una cicatriz convertida en úlcera crónica. Son neoplasias muy malignas y su tratamiento consiste en la exéresis quirúrgica amplia asociada a vaciamiento ganglionar en la zona que corresponda.

BIOLOGÍA DE LA CICATRIZACIÓN

Durante el proceso de cicatrización se activan diferentes vías moleculares que permiten la formación de la cicatriz y la resolución del proceso. Cabe destacar algunos tipos celulares

implicados en la hemostasia, como las plaquetas, pues una hemostasia eficiente depende de la adhesión y agregación plaquetaria.

Las plaquetas son las primeras células que intervienen en el proceso de reparación. La trombina y el colágeno fibrilar son los principales activadores de estas al ocurrir el daño. Al ser activadas, las plaquetas liberan una serie de mediadores que participan en diferentes niveles del proceso, facilitando la coagulación y retroalimentando positivamente la activación de más plaquetas, además de generar factores quimiotácticos para leucocitos y factores de crecimiento que promueven la generación de más tejido (Tabla 8-1).

La agregación plaquetaria consiste en la unión de las plaquetas por medio de puentes de fibrinógeno unidos a los receptores GpIIb-IIIa. La adhesión se logra cuando el factor de von Willebrand actúa como puente de unión entre el colágeno subendotelial y el receptor plaquetario GpIb.

Por otro lado, la extravasación del plasma y otros componentes de la sangre iniciará la activación de la vía de la coagulación. La interpretación del proceso de coagulación

Tabla 8-1. Mediadores liberados por las plaquetas durante la fase de inflamación

Mediador	Función
Adenosindifosfato	Agregación plaquetaria
Factor de crecimiento de los fibroblastos	Proliferación de queratinocitos y fibroblastos
Factor Va	Receptor Xa (vía extrínseca)
Fibrinógeno	Ligando para la agregación y locomoción celular
Fibronectina	Ligando para la agregación y locomoción celular
Factor de crecimiento derivado de las plaquetas	Estimula la quimiotaxis, proliferación y contracción de los fibroblastos
TGF-α	Reepitelización
TGF-β	Quimiotáctico para los fibroblastos, estimula la producción de matriz extracelular e inhibe las proteasas
Trombospondina	Ligando para la agregación y locomoción celular
Tromboxano A$_2$	Vasoconstrictor, estimula la agregación plaquetaria
Factor von Willebrand	Estimula la adhesión plaquetaria al colágeno fibrilar

TGF-α: factor de crecimiento transformante alfa; TGF-β: factor de crecimiento transformante beta.

–cascada de MacFarlane– consiste en la existencia de dos vías, la extrínseca, formada por el factor tisular y el factor VII, y la intrínseca, en la que participan los factores XII, XI, IX, VIII y V. Ambas vías convergen para activar el factor X y continuar el proceso de transformación de la protrombina en trombina, y, a través de la trombina del fibrinógeno, en fibrina. El papel de la plaqueta para terminar en agregación se considera un proceso independiente.

Recientemente se ha considerado una nueva cascada de coagulación, aceptada internacionalmente, que implica diversas modificaciones de la vía de coagulación clásica:

- El complejo formado por el factor tisular y el factor VII participa en la activación del factor IX, por lo que las dos vías de la coagulación, intrínseca y extrínseca, van unidas casi desde el inicio del proceso.
- El proceso completo no se realiza de forma continua, sino que consta de tres fases consecutivas: inicial, de amplificación y de propagación. En las dos últimas participan activamente la plaqueta y la trombina (**Fig. 8-4**).

La cascada de coagulación se puede dividir en una fase inicial, en la que el complejo factor tisular-factor VII, de forma directa e indirecta a través del factor IX, activa inicialmente el factor X transformando pequeñas cantidades de protrombina en trombina, aún insuficientes para completar el proceso de formación de fibrina. En la fase de amplificación, la trombina junto con el calcio de la sangre y los fosfolípidos ácidos de la plaqueta participan de manera activa en un proceso de retroalimentación para la activación de los factores XI, IX, VIII y V, a fin de acelerar la activación de la plaqueta.

A su vez, por mecanismos quimiotácticos, los factores mencionados son atraídos a la superficie de las plaquetas, donde tienen lugar de forma muy rápida procesos de activación y multiplicación.

Finalmente, en la fase de propagación, la amplificación del proceso por mecanismos de retroalimentación entre trombina y plaqueta y la activación de todos estos factores permiten activar grandes cantidades del factor X y formar el complejo protrombinasa para convertir la protrombina en trombina y, a expensas de esta, el fibrinógeno en fibrina. El proceso final se acelera para generar de forma explosiva grandes cantidades de trombina y fibrina.

La nueva cascada de la coagulación presenta la formación de fibrina como resultado conjunto de dos procesos: coagulación (representada por la trombina) y actividad de la plaqueta, que mutuamente se complementan.

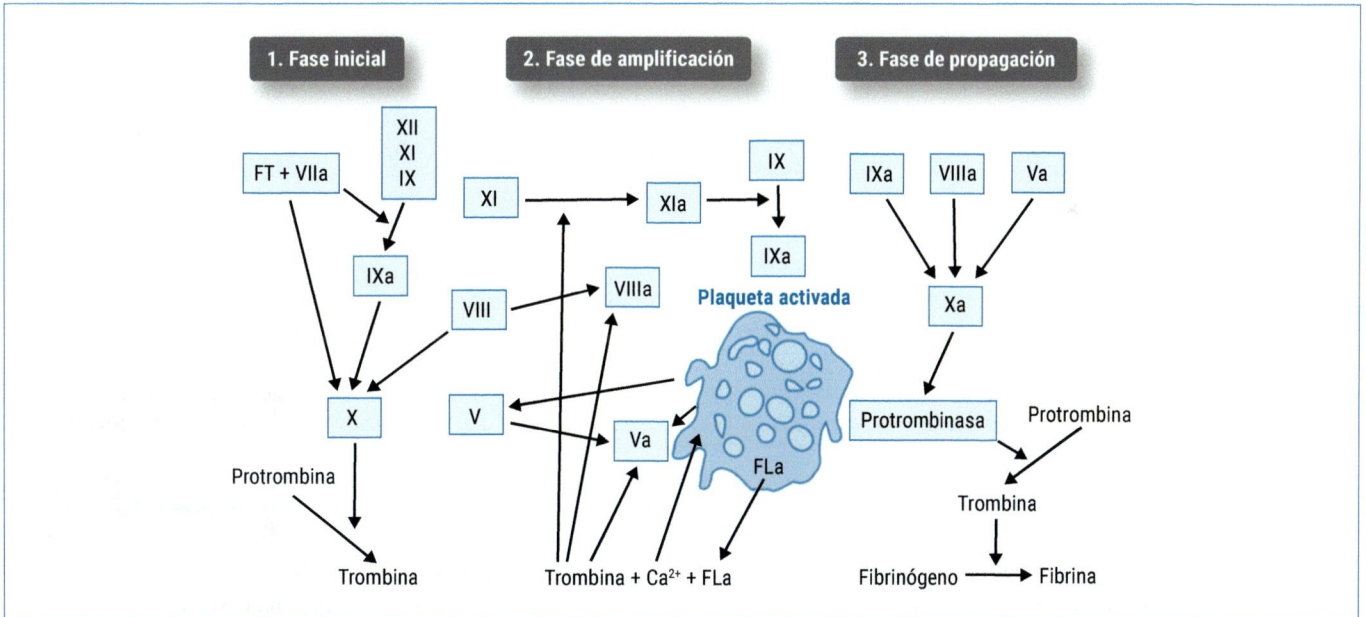

Figura 8-4. Esquema de la nueva cascada de coagulación. Fla: fosfolípidos ácidos; FT: factor tisular. (Modificado de Pérez-Gómez F y Bover R).

 PUNTOS CLAVE

- La cicatrización consiste en la reparación tisular mediante la formación del tejido de granulación.
- La formación de la cicatriz engloba tres fases importantes: inflamatoria, proliferativa y de remodelación.
- Los diferentes tipos de cicatrización determinan los resultados de la cicatriz y el cierre de la herida.
- Diversos factores generales y locales influyen en la síntesis y lisis de colágeno, que debe estar en equilibrio para evitar una cicatriz patológica o un fallo de cicatrización.

BIBLIOGRAFÍA

Arenas J. Las heridas y su cicatrización. Dermatologia 2003; 22: 126-32.

Cruz A. Biología de la cicatrización. Rev Asoc Col Dermatol Cir Dermatol 2003; 11: 45-62.

Fernández VL, Mañez VM. La cicatrización de las heridas. Enferm Dermatol 2008; 3: 8-15.

Guarín-Corredor C, Quiroga-Santamaría P, Landínez-Parra NS. Proceso de cicatrización de heridas de piel, campos endógenos y su relación con las heridas crónicas. Rev Fac Med 2013; 61: 441- 8.

Pérez-Gómez F, Bover R. La nueva cascada de la coagulación y su posible influencia en el difícil equilibrio entre trombosis y hemorragia. Rev Esp Cardiol 2007; 60: 1217-9.

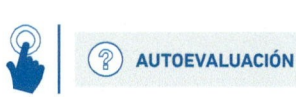

AUTOEVALUACIÓN

Bases de la oncología

9

G. Fuster Orellana y P. Fernández Nogueira

OBJETIVOS DE APRENDIZAJE

- Etiquetar el cáncer como una enfermedad compleja y una de las principales causas de muerte en el mundo.
- Ser consciente de los factores que pueden causar esta enfermedad, entre ellos los evitables como el tabaco, la obesidad y el consumo de alcohol.
- Conocer las bases moleculares del cáncer para entender mejor esta enfermedad.
- Diferenciar las principales estrategias terapéuticas contra el cáncer, enfermedad curable siempre que se detecte de manera temprana y que se pueda tratar adecuadamente.

SÍNTESIS CONCEPTUAL

Bajo el concepto «cáncer» se engloban un gran número de enfermedades que pueden afectar a todos los órganos y tejidos del organismo y que presentan algunas características comunes, entre las que destaca la proliferación descontrolada de las células tumorales. Existen causas asignables y algunas de ellas evitables relacionadas con exposiciones a agentes carcinógenos o con hábitos conductuales, como el consumo de alcohol, el tabaco y el sedentarismo.

DEFINICIÓN

El cáncer, según la Organización Mundial de la Salud (OMS), se define como «un extenso y heterogéneo conjunto de enfermedades que puede afectar a cualquier parte del organismo».

Una de las propiedades más singulares del cáncer es que ocurre cuando un grupo de células anormales proliferan de manera descontrolada, eventualmente invadiendo zonas proximales y/o diseminándose a órganos y tejidos más distales. La mayoría de las muertes por cáncer suceden por este proceso ocasional denominado metástasis (**Recuadro 9-1**).

EPIDEMIOLOGÍA

El cáncer está considerado como la primera o la segunda causa de muerte entre la población mundial, especialmente importante entre los mayores de 70 años. A pesar de los múltiples esfuerzos para implementar estrategias preventivas y de diagnóstico precoz, su incidencia es elevada: en 2020 hubo más de 19 millones de nuevos casos a nivel mundial y de 280.100 en España, y la cifra seguirá aumentando en

los próximos años, ya que se prevé que para el año 2040 supere los 27 millones de casos globalmente, y que alcance los 341.000 casos a nivel español. Esta previsión de aumento se debe sobre todo al crecimiento y al envejecimiento de la población, pero también a otros cambios como la exposición a factores de riesgo (p. ej., tabaco y alcohol) y el desarrollo socioeconómico, que contribuyen a ello.

En relación a los distintos tipos de cáncer, los datos epidemiológicos a nivel mundial de nuevos diagnósticos de 2020 muestran que la incidencia más alta se da en el cáncer de mama (2.261 millones, en su mayoría mujeres), seguido del cáncer de pulmón (2.206 millones), el cáncer colorrectal (1.931 millones), el de próstata (1.414 millones) y el de estómago (1.089 millones).

La prevalencia del cáncer es cada vez más importante, puesto que informa sobre la parte de la población que habiendo sido diagnosticada sigue viva, haya superado o no la enfermedad. Si se evalúan datos globales de prevalencia a los 5 años del diagnóstico, el cáncer de mama es el cáncer más prevalente, seguido del colorrectal, el de próstata y el de pulmón. Las diferencias de datos epidemiológicos entre los nuevos diagnósticos y la prevalencia denotan que una gran

RECUADRO 9-1. Metástasis

El proceso de propagación de las células cancerosas desde el sitio del tumor primario, donde se originó el cáncer, hasta un órgano a distancia se denomina metástasis. Más del 90 % de las muertes por cáncer son precisamente producidas por metástasis en órganos vitales, como el cerebro, el hígado o los pulmones. Para llevar a cabo esta diseminación, las células cancerosas circulan por los vasos sanguíneos o los vasos linfáticos, adaptándose y sobreviviendo a ambientes diferentes a su lugar de origen, y colonizando los tejidos de los órganos secundarios. Para que todo esto se produzca, las células cancerosas deben presentar propiedades distintas a las del lugar de origen, que les permitan realizar con éxito una serie de pasos, conocidos como la *cascada metastásica*: invasión, intravasación, supervivencia en circulación, diseminación, extravasación, colonización y supervivencia en el órgano secundario. Una vez en el órgano secundario, las células cancerosas serán capaces también de secretar factores promotores de la angiogénesis, de manera que se formarán nuevos vasos sanguíneos que les aseguren el aporte de oxígeno y nutrientes necesarios para su supervivencia en el nuevo nicho.

parte de los enfermos que padecen cáncer de pulmón no superan los 5 años. Estos datos reflejan la mortalidad para el cáncer, que es responsable de casi 10 millones de muertes en el mundo y más de 113 mil en España, y se prevé que alcance en 2040 los 16 millones a nivel global, y más de 160 mil casos en España.

ETIOLOGÍA

El origen del cáncer reside en la interacción entre varios factores. Estos factores etiológicos pueden ser ambientales o genéticos, e implican un factor de riesgo para el desarrollo del cáncer, ya que su exposición o presencia supone un aumento en la posibilidad de que una persona desarrolle la enfermedad. Los factores de riesgo pueden dividirse en los siguientes dos grupos principales.

Factores de riesgo ambientales. En este grupo se incluyen factores relacionados con el estilo de vida de las personas; por ejemplo, una dieta desequilibrada con alto contenido de grasas, el tabaquismo, el consumo frecuente de alcohol, la falta de actividad física y la obesidad pueden aumentar el riesgo de desarrollar ciertos tipos de cáncer en adultos. Además, la exposición o la infección por ciertos virus o bacterias también pueden ser factores de riesgo para el desarrollo de cánceres específicos. Algunos ejemplos de virus oncogénicos son el virus de la hepatitis B, que está vinculado al cáncer de hígado; el virus del papiloma humano (HPV), que se asocia al cáncer de cuello uterino, y el virus de Epstein-Barr, relacionado con el linfoma de Burkitt. Asimismo, se ha observado que la infección crónica con *Helicobacter pylori* puede estar asociada a algunos casos de cáncer gástrico.

Por otro lado, la exposición continua a la radiación ultravioleta o a ciertos productos químicos conocidos como carcinógenos, como los presentes en el humo del tabaco, puede causar daños en el DNA que conduzcan a mutaciones puntuales. Estas mutaciones, si afectan a genes clave, pueden ser el punto de partida para el desarrollo del cáncer. También se ha señalado que la exposición a hormonas, como los estrógenos, representa un factor de riesgo debido a su capacidad para estimular la proliferación celular en tejidos sensibles a las hormonas, como el endometrio.

Factores de riesgo genéticos. La historia familiar, la herencia y la genética desempeñan un papel crucial en el desarrollo de ciertos tipos de cáncer. Se ha observado que aproximadamente el 90 % de los casos de cáncer presentan alguna forma de alteración genética, siendo las mutaciones adquiridas la causa más común de la enfermedad. Además, alrededor del 10 % de los casos de cáncer son el resultado de cambios genéticos heredados. Estas mutaciones pueden surgir de manera aleatoria o debido a exposiciones prolongadas a factores ambientales, como se mencionó anteriormente, provocando disfunciones graves en genes y proteínas que son esenciales para el funcionamiento normal de las células. Un ejemplo destacado es la mutación en el gen *p53*, que se encuentra en más del 50 % de los casos de cáncer. También es importante mencionar las mutaciones en genes de la línea germinal, como *BRCA1* y *BRCA2*, que predisponen a un fuerte componente hereditario en el cáncer de mama y endometrio. Es fundamental también destacar que el desarrollo de una enfermedad maligna es un proceso complejo que implica varios pasos, y muchos factores pueden influir en la probabilidad de que se desarrolle el cáncer.

FISIOPATOLOGÍA

La fisiopatología del cáncer se sitúa en el conjunto de células que presentan un comportamiento anómalo y con eventuales capacidades para invadir, que poco a poco se van estudiando más profundamente gracias al enfoque a gran escala de aspectos tan relevantes como el metabolismo, las alteraciones génicas, la expresión génica, entre otros. Estos estudios, que han permitido conocer mejor el cáncer fisiopatológicamente, han contribuido también de forma significativa al diagnóstico, monitorización, tratamiento y pronóstico, al aportar biomarcadores tumorales y nuevas dianas terapéuticas en el cáncer.

Así pues, a pesar de la alta heterogeneidad y complejidad que el cáncer como denominación única de múltiples enfermedades alberga, gracias a los avances tecnológicos de las últimas décadas se ha conseguido identificar una serie de rasgos comunes a dichas enfermedades, que facilitan mucho la comprensión de su fisiopatología (**Recuadro 9-2**) y que se describen a continuación.

CLASIFICACIÓN

Los cánceres se pueden categorizar en base a su origen o el lugar principal donde se desarrollan, así como según su histología. Además, existen clasificaciones adicionales que son

RECUADRO 9-2. Fisiopatología del cáncer

El cáncer se origina por la presentación de alteraciones en las células que les confieren la proliferación descontrolada como principal característica, entre otras. Estas alteraciones se dan habitualmente en dos tipos de genes: protooncogenes, descubiertos a partir de virus oncogénicos, y genes supresores de tumores, descubiertos a través del estudio del gen de retinoblastoma. Los primeros (protooncogenes) desempeñan en las células normales funciones relacionadas con la inducción de la proliferación y el crecimiento celular, y las mutaciones sufridas en ellos son de carácter dominante y conducen a un aumento de la proliferación y de la supervivencia. En segundo lugar, los tumores pueden presentar mutaciones o alteraciones de carácter recesivo en genes denominados supresores de tumores, que normalmente se encuentran implicados en mecanismos de control negativo y reparación internos de la célula. Así, la pérdida de la función de control del crecimiento celular por parte de los genes supresores de tumores se traduce en descontrol celular, aumento de la proliferación, supervivencia celular y fallo en los mecanismos de reparación celular, lo que conduce a una mayor probabilidad de acumulación de nuevas mutaciones. Estos dos tipos de mutaciones son fundamentales para que se inicien procesos tumorales.

Además, para comprender mejor la complejidad del cáncer se ha descrito que su fisiopatología se basa en 10 capacidades generales tumorales y 4 elementos que facilitan la adquisición de dichas capacidades. Ejemplos de las capacidades tumorales comunes son la capacidad proliferativa sostenida, la evasión de supresores de crecimiento o la activación de la capacidad invasiva, entre otros. Entre los elementos facilitadores cabe destacar la inestabilidad genómica o la reprogramación epigenética.

útiles para determinar la agresividad y la etapa de desarrollo en la que se encuentra cada tumor, proporcionando información valiosa para el diseño del plan de tratamiento de cada paciente.

En cuanto a la ubicación primaria, los cánceres, especialmente los derivados de tumores sólidos, se agrupan de manera general según el órgano o sistema en el que se origina el foco principal de la enfermedad, por ejemplo, cáncer de mama, cáncer de pulmón o cáncer de páncreas, entre otros.

Clasificación según el tipo de tejido en el que se desarrolla

Si se considera el tipo de tejido en el que se desarrolla el cáncer, es posible identificar cuatro categorías principales, que se describen a continuación.

Carcinomas

Constituyen aproximadamente el 80-90 % de todos los casos de cáncer. Tienen su origen en la capa epitelial de células que componen el revestimiento de las partes externas del cuerpo o el revestimiento interno de los órganos del cuerpo. Los carcinomas se subdividen en dos categorías principales: el adenocarcinoma, que se forma en un órgano o glándula, y el carcinoma de células escamosas, que se origina en el epitelio escamoso.

Sarcomas

Estos cánceres se originan en los tejidos conectivos y de sostén, incluidos músculos, huesos, cartílagos y grasas. El cáncer de huesos, por ejemplo, es uno de los sarcomas denominados osteosarcoma.

Tumores del sistema nervioso

Estos cánceres se inician principalmente en el sistema nervioso central. Son ejemplos de este tipo de tumores el neuroblastoma y el glioblastoma.

Enfermedades oncohematológicas

A continuación se describen las principales enfermedades oncohematológicas.

Mieloma. Este tipo de cáncer tiene su origen en las células plasmáticas de la médula ósea.

Leucemia. Las leucemias forman un conjunto de cánceres que se clasifican en la categoría de cánceres sanguíneos. En concreto, estos trastornos afectan a la médula ósea, que es el sitio de producción de células sanguíneas. En las leucemias, la médula ósea comienza a generar una cantidad excesiva de glóbulos blancos inmaduros que no cumplen sus funciones normales, lo que hace que los pacientes sean más susceptibles a las infecciones. Existen varios subtipos de leucemias según la serie de células sanguíneas que se ve afectada, como la leucemia mieloide aguda o crónica, la leucemia linfoblástica aguda, la leucemia linfocítica crónica, la policitemia, entre otras.

Linfoma. A diferencia de las leucemias, los linfomas afectan a los ganglios linfáticos en ubicaciones concretas, como el estómago, el cerebro, los intestinos, entre otras. Los linfomas se dividen en dos categorías principales: linfoma de Hodgkin y linfoma no Hodgkin.

Clasificación según el grado

El grado de un tumor se establece al comparar las células cancerosas con las células de los tejidos normales. Las células altamente diferenciadas se asemejan mucho a las células especializadas normales que las rodean, lo que indica tumores de bajo grado. En contraste, las células poco diferenciadas difieren de forma significativa de las células de los tejidos circundantes, lo que resulta en tumores de alto grado. Los tumores se clasifican en cuatro grados:

- Grado 1: células bien diferenciadas con ligera anomalía.
- Grado 2: células moderadamente diferenciadas y ligeramente más anormales.

- Grado 3: células poco diferenciadas y muy anormales.
- Grado 4: células inmaduras, primitivas e indiferenciadas.

Clasificación según el estadio

Los tumores también se clasifican de forma individual según su estadio. El método más comúnmente empleado es el sistema de estadificación TNM, que se basa en la evaluación del tamaño del tumor (T), la presencia de afectación ganglionar regional (N) y la existencia de metástasis a distancia (M).

Por ejemplo, T0 indica que no se detecta evidencia de tumor, mientras que las categorías T1 a T4 señalan un aumento progresivo en el tamaño y la extensión del tumor. De manera similar, N0 indica la ausencia de afectación ganglionar, mientras que N1 a N4 señalan grados crecientes de afectación de los ganglios linfáticos. Nx se utiliza cuando no se puede determinar la participación de los ganglios linfáticos. A su vez, la metástasis se divide en dos categorías: M0, que indica la ausencia de pruebas de propagación a distancia, y M1, que denota evidencia de metástasis en órganos secundarios distantes.

Teniendo en cuenta todos estos parámetros se determina el estadio del tumor:

- El estadio 0 indica que el tumor está en su lugar original o limitado a las células superficiales.
- El estadio I indica que el cáncer se encuentra restringido al tejido de origen.
- El estadio II señala una diseminación local limitada.
- El estadio III implica una extensión local y regional más amplia.
- El estadio IV representa un cáncer avanzado con propagación a distancia y metástasis.

MANIFESTACIONES CLÍNICAS

Dado que el cáncer engloba a un conjunto de enfermedades con diversas causas y, como se ha mencionado antes, cada tipo de cáncer presenta diferencias en su biología y fisiopatología, los signos y síntomas vinculados a cada tipo de cáncer variarán también según la región del cuerpo que se vea afectada. Es posible hacer una distinción entre los síntomas locales y los sistémicos, así como también identificar aquellos que generalmente se asocian a etapas más avanzadas de la enfermedad.

Síntomas locales

Hacen referencia a los síntomas que localizan el sitio primario del cáncer:

- Bulto, área de engrosamiento o hinchazón que se puede sentir debajo de la piel.
- Dolor.
- Sangrado, úlceras, llagas o cambios en la piel, como coloración amarillenta, oscurecimiento o enrojecimiento de la piel, o cambios en los lunares existentes.
- Tos persistente, dificultad para respirar o ronquera.

- Dificultad para tragar, indigestión persistente o malestar después de comer. Cambios en los hábitos intestinales o vesicales.

Síntomas sistémicos

Son los síntomas del cuerpo generalizado en su conjunto. La mayoría de ellos son comunes para todos los tipos de cáncer. Cabe destacar los siguientes:

- Fatiga o cansancio extremo que no mejora con el descanso.
- Cambios de peso, incluidos la pérdida o el aumento no deseados, falta de apetito.
- Dolor muscular o articular persistente e inexplicable.
- Fiebres o sudores nocturnos persistentes e inexplicables.
- Sangrado o hematomas inexplicables, anemia.
- Dolores de cabeza, problemas de audición o de visión.
- Cambios hormonales.

Síntomas asociados a la metástasis

Por lo general, estos incluyen la inflamación de los ganglios linfáticos cercanos y otros signos específicos que, de nuevo, dependen del órgano secundario donde se produce la metástasis. Por ejemplo, puede haber tos y sangrado al toser, conocido como hemoptisis, cuando el cáncer se disemina a los pulmones. El dolor en los huesos puede indicar que el cáncer se ha propagado a dichos huesos, mientras que las convulsiones y los síntomas neurológicos pueden sugerir la propagación del cáncer al cerebro. La ictericia y las pruebas de función hepática anormales pueden ser señales de que el cáncer se ha extendido al hígado, entre otros ejemplos.

Es importante tener en cuenta que algunas de estas manifestaciones clínicas son inespecíficas y, a menudo, pueden ser causadas por problemas no relacionados con el cáncer.

DIAGNÓSTICO

Cuando un paciente presenta sospecha de padecer un cáncer se le realizan varias pruebas para confirmar dicha sospecha, determinar el tipo de cáncer, el estadio y/o el grado en el que se encuentra, entre otros aspectos. A continuación se describen las principales pruebas para el diagnóstico de un cáncer.

Análisis clínicos

Las alteraciones en determinados parámetros moleculares o celulares en sangre, orina u otros fluidos corporales pueden ser compatibles con la presencia de cáncer, pero habitualmente son necesarias otras pruebas para confirmar el diagnóstico. Para determinados tipos de cáncer existen algunos marcadores tumorales específicos, por lo general secretados por parte de las células cancerosas en mayor cantidad, y detectables en tejido o en algunos de los tipos de fluidos corporales analizables. Como ejemplos cabe destacar el antígeno carcinoembrionario (CEA) en el cáncer colorrectal, o el antígeno prostático específico (PSA) en el cáncer de próstata.

Diagnóstico por la imagen

Se refiere a una colección de técnicas que permiten visualizar internamente el cuerpo para realizar un análisis y detección de un tumor y sus posibles metástasis, además de usarse para monitorizar la propia enfermedad o un tratamiento. Con estas técnicas se obtiene distinta información del cuerpo del paciente. Para el diagnóstico del cáncer se cuenta con técnicas por ultrasonidos (como la ecografía), con la RM o con técnicas de uso de rayos X como la TC, la tomografía por emisión de positrones [PET]) y la gammagrafía, la gammagrafía ósea, las mamografías y las radiografías.

Biopsia y análisis anatomopatológico

La biopsia es la prueba más utilizada para el diagnóstico de un cáncer. Consiste en obtener una muestra del tumor del paciente u otras muestras relacionadas con el tumor como ganglios centinela o muestras de los márgenes de la extracción quirúrgica, si procede. La toma de muestras se puede realizar de distintas maneras: a través de una aguja de biopsia o de aspiración en función del tipo de muestra, por endoscopia (tubo delgado, iluminado y asociado a una cámara que permite la toma de muestras) o a través de la intervención quirúrgica (en la que se extrae el tumor o una parte de este).

A continuación, dicha muestra es fijada y procesada adecuadamente para su estudio por el servicio de anatomía patológica del hospital a nivel macroscópico y microscópico. En este análisis, el patólogo ejerce una función muy importante para el diagnóstico e incluso para el pronóstico de la enfermedad, ya que realiza estudios a nivel histopatológico, es decir, analiza la arquitectura del tejido, o a nivel citológico, estudia las células presentes por ejemplo en un líquido pleural o ascítico. Los estudios brindan información sobre la organización estructural del tejido (uso de tinciones), permiten la detección de marcadores específicos para determinados cánceres (técnicas de inmunodetección) o identifican anomalías cromosómicas concretas (hibridación fluorescente *in situ* [FISH]). Con estos estudios, el anatomopatólogo puede identificar el origen del cáncer, su tipo y clasificación y contribuir también a la estadificación.

Pruebas complementarias

Las pruebas complementarias son las que se realizan para proporcionar una información adicional a la del diagnóstico, por ejemplo sobre la seguridad y eficacia, o para conocer mejor el riesgo-beneficio de realizar un tratamiento determinado para un paciente concreto. Estas pruebas complementarias son mayoritariamente análisis moleculares denominados *microarrays* de expresión génica. Estos permiten el estudio de un gran número de genes relacionados con el cáncer ya diagnosticado y, por sus características, contribuyen al diseño del tratamiento más personalizado para el paciente.

TRATAMIENTO

Como se ha mencionado antes, existen numerosos tipos de cáncer que afectan a diferentes órganos, de manera que los tratamientos también diferirán en función del tipo de cáncer que hay que abordar. Los tipos de terapia más habituales para el tratamiento del cáncer son los que se describen a continuación.

Cirugía

Si el cáncer no se ha extendido a otros órganos y tejidos, la cirugía suele ayudar a aumentar en gran medida las posibilidades de supervivencia del paciente.

Radioterapia

La radioterapia puede ofrecerse como tratamiento principal para algunos tipos de cáncer o como terapia complementaria después de la cirugía. Esta forma de tratamiento implica dirigir haces de radiación de alta energía hacia las áreas afectadas por el cáncer, con el propósito de destruir las células cancerosas, o asegurarse de dejar la zona quirúrgica libre de enfermedad.

Quimioterapia

La quimioterapia es un enfoque terapéutico que implica la administración de sustancias químicas citotóxicas, ya sea por vía intravenosa u oral, con el propósito de que se distribuyan por todo el cuerpo y sean capaces de eliminar las células que tienen una alta tasa de proliferación, como las células cancerosas. Sin embargo, es importante señalar que algunos de estos medicamentos quimioterapéuticos también pueden afectar a las células sanas de rápido crecimiento, como las células de la médula ósea, las que revisten el tracto gastrointestinal y las que forman los folículos pilosos. Cuando esto ocurre, puede producirse una supresión de la médula ósea, lo que resulta en una disminución de la producción de glóbulos rojos, glóbulos blancos y plaquetas en la sangre, lo cual a su vez puede causar efectos secundarios como anemia, inmunosupresión, vómitos, llagas y alopecia, entre otros efectos secundarios.

Terapia dirigida

Gracias a la investigación biomédica y al estudio de las bases moleculares del cáncer, se ha logrado identificar dianas terapéuticas. Estas dianas son genes o proteínas que desempeñan un papel esencial en el crecimiento, la progresión y la propagación de las células tumorales y que se encuentran de manera específica, en mayor cantidad o con una mayor actividad en las células cancerosas. El avance tecnológico ha permitido además el desarrollo de fármacos diseñados específicamente para actuar sobre estas dianas, lo que ha supuesto un avance significativo en la supervivencia de los pacientes. La terapia dirigida tiene también la ventaja de afectar de forma exclusiva a las células cancerosas, lo que conlleva efectos secundarios significativamente menores en comparación con los medicamentos contra el cáncer de uso general, como la quimioterapia.

Estas terapias dirigidas juegan un papel fundamental en la medicina de precisión, una modalidad médica que utiliza características específicas de las proteínas y la composición genética de un paciente para mejorar su salud y prevenir o tratar enfermedades.

Terapia hormonal

En ciertos tipos de cáncer, como el cáncer de mama y el cáncer de próstata, la respuesta celular está relacionada y depende en gran parte de hormonas específicas, como el estrógeno en el caso del cáncer de mama y la testosterona en el caso del cáncer de próstata. Para el tratamiento de estos cánceres, se emplean medicamentos que regulan los niveles de estas hormonas, ya sea disminuyendo su producción o bloqueando sus receptores, por ejemplo.

Inmunoterapia

La inmunoterapia es un novedoso enfoque de tratamiento para el cáncer que potencia o restablece la función del sistema inmunitario en su lucha contra la enfermedad. Los principales tipos de inmunoterapia incluyen:

- Inhibidores de puntos de control inmunitario: son medicamentos que bloquean los puntos de control inmunitario. Estos puntos de control son componentes normales del sistema inmunitario que regulan la intensidad de las respuestas inmunitarias. Al bloquear dichos puntos, los fármacos permiten que las células del sistema inmunitario respondan de manera más eficaz al cáncer.
- Terapia de transferencia de células T: este tratamiento fortalece la capacidad natural de las células T para combatir el cáncer. Se extraen células del sistema inmunitario del paciente, se seleccionan aquellas que son más activas contra el cáncer en el laboratorio, se multiplican en gran cantidad y se reintroducen en el cuerpo del paciente mediante una infusión.
- Inmunomoduladores: son sustancias que intensifican la respuesta inmunitaria del cuerpo contra el cáncer.

Además de estos tipos principales de inmunoterapia, existen otras modalidades, como las vacunas contra el cáncer, que fortalecen la respuesta inmunitaria contra las células cancerosas, o los virus oncolíticos, que utilizan virus para infectar y destruir las células cancerosas.

PUNTOS CLAVE

- El cáncer es una enfermedad con una alta incidencia y complejidad que representa una de las primeras causas de muerte a nivel mundial. La metástasis, como enfermedad diseminada, constituye el motivo principal de muerte por cáncer.
- El cáncer se origina como consecuencia de mutaciones y cambios epigenéticos que conducen principalmente a una proliferación celular descontrolada, así como a la adquisición de distintas características, entre ellas la capacidad invasiva y el metabolismo alterado, impidiendo la correcta función del tejido u órgano afectado.
- Los diferentes tipos de tratamientos contra el cáncer tienen como principal objetivo eliminar el tumor, ya sea mediante la extirpación quirúrgica del tumor localizado, comprometiendo su proliferación y supervivencia con la administración de fármacos o agentes radiológicos, o a través de la estimulación de la respuesta inmunitaria principalmente.

BIBLIOGRAFÍA

Cecil RL, Goldman L, Ausiello DA et al. Cecil-Goldman. Tratado de medicina interna. Londres: Elsevier Health Sciences Spain, 2013.

Duran H, Arcelus I, García-Sancho L et al. Compendio de cirugía. Madrid: McGraw-Hill-Interamericana, 2002.

Hanahan D, Weinberg RA. Hallmarks of cancer: the next generation. Cell 2011; 144: 646-74.

Leppert B, Kelly CR. Netter. Un abordaje integrado de la medicina. Londres: Elsevier, 2022.

Sabiston DC. Tratado de cirugía. Fundamentos biológicos de la práctica quirúrgica. Barcelona: Elsevier, 2005.

 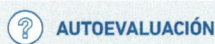

Adenopatías

10

R. Castro González y A. Sánchez Gollarte

OBJETIVOS DE APRENDIZAJE

- Entender el concepto de adenopatía.
- Conocer los factores que originan la aparición de adenopatías.
- Revisar los mecanismos fisiopatológicos que condicionan la aparición de adenopatías.
- Determinar las diferentes localizaciones de las adenopatías y su significación clínica.

SÍNTESIS CONCEPTUAL

Las adenopatías son una enfermedad de los ganglios linfáticos, en la que estos son anormales en tamaño o consistencia. Generalmente, los ganglios linfáticos pueden sufrir aumentos de tamaño temporales por diversos factores, por lo que son un signo común pero inespecífico de muchos procesos patológicos.

DEFINICIÓN

Los ganglios linfáticos constituyen una parte del sistema inmunitario del cuerpo humano y se encargan de la defensa frente a infecciones y otras enfermedades. Los ganglios contienen unas células primordiales para el correcto funcionamiento del mecanismo de defensa, los linfocitos. Las adenopatías pueden ser palpadas en muchos casos, al ser el resultado de un aumento de tamaño de los ganglios linfáticos. En la población pediátrica es más frecuente el desarrollo de adenopatías, en comparación con la población adulta, puesto que el sistema inmunitario infantil posee un mayor número de ganglios linfáticos.

Las adenopatías pueden localizarse en cualquier parte del organismo. Sin embargo, las que se detectan con mayor facilidad son las más superficiales, que son las que pueden detectarse mediante palpación. Estas se localizan habitualmente en la región cervical, axilar e inguinal.

Por lo general, una adenopatía no es motivo de alerta puesto que lo más frecuente es que sea reactiva tras una infección reciente y solo muestre la correcta función del sistema inmunitario. Sin embargo, una gran cantidad de enfermedades pueden manifestarse a través de las adenopatías.

ETIOLOGÍA

Las adenopatías pueden ser secundarias a numerosos procesos patológicos, entre los que se incluyen los siguientes:

- Infecciones: bacterianas, víricas, parasitarias.
- Enfermedades autoinmunitarias: lupus eritematoso sistémico (LES), artritis reumatoide.
- Neoplasias.

A menudo las adenopatías son idiopáticas, es decir, se desconoce cuál es la causa primaria que las ha originado. En esos casos, por lo general son autolimitadas y regresan a su tamaño habitual de forma espontánea. No obstante, ante la presencia de una adenopatía, es obligado realizar un estudio diagnóstico para descartar principalmente infecciones o neoplasias subyacentes, siendo en ocasiones la adenopatía el primer signo de la enfermedad.

CRITERIOS DE BENIGNIDAD Y MALIGNIDAD

Las adenopatías son frecuentes en las consultas médicas, tanto en pediatría como en edad adulta. Según las causas, tienen diferentes significados clínicos: desde cuadros autolimitados de carácter benigno, hasta entidades menos leves y sistémicas con adenopatías generalizadas de carácter tumoral, asociadas a afectación general, con fiebre y pérdida de peso.

Es de suma importancia la correlación de los síntomas con la edad del paciente, ya que esto suele orientar el diagnóstico, pero también puede asociarse con el pronóstico de la enfermedad. En pacientes mayores de 50 años, las adenopatías son benignas en un 40 % de los casos, mientras que en los menores de 30 años lo son en un 80 %.

Las características de las adenopatías también dan información sobre la posible etiología: el número de ganglios afectados, tamaño, consistencia y evolución en el caso de que sean palpables. Las adenopatías de consistencia más blanda, redondeadas y móviles sugieren una patología benigna, mientras que las adenopatías duras, irregulares y adheridas a la piel o planos profundos son sugestivas de una neoplasia.

DIAGNÓSTICO

En primer lugar, en las adenopatías palpables debe hacerse un diagnóstico diferencial con otras causas de tumoraciones subcutáneas, entre las que deben incluirse:

- Quistes epidérmicos.
- Masas congénitas cervicales: quiste branquial (lateral), conducto tirogloso persistente (central).
- Tumores benignos (ganglión, lipoma).
- Tumores malignos (sarcomas de partes blandas).
- Nódulos y masas derivadas de glándulas salivales y de tiroides.

El proceso diagnóstico empieza siempre con una anamnesis exhaustiva para investigar la presencia de síntomas relacionados, que puedan orientar al origen de la adenopatía. A continuación, debe procederse a realizar una exploración física completa.

Los grupos ganglionares accesibles a la exploración física son los siguientes:

- Cervicales: preauriculares y retroauriculares, suboccipitales, yugulares, submandibulares, submentonianos, cervicales anteriores y posteriores.
- Supraclaviculares.
- Axilares.
- Epitrocleares.
- Inguinales.

La exploración física debe ser completa, con especial atención en la vía aérea superior (cavidad oral y faríngea), hepatomegalia y esplenomegalia, piel y mamas.

Además, es fundamental una exploración detallada del sistema linfático superficial, para descartar linfangitis (inflamación del recorrido de un vaso linfático, que se aprecia como eritema y edema lineales) (**Recuadro 10-1**).

A rasgos generales, las adenopatías suelen ser cuadros agudos; son únicas si el origen es bacteriano, y múltiples si se trata de una infección vírica. Suelen ser dolorosas debido a una infección.

Sin embargo, cuando se trata de adenopatías cancerosas, estas no suelen presentar dolor, en general muestran un aumento de tamaño moderado y son de crecimiento continuo sin desaparición espontánea.

La localización del ganglio afectado puede ser de mucha utilidad para un correcto diagnóstico. Las adenopatías cervicales pueden reflejar patología otorrinolaringológica, mientras que las adenopatías axilares se asociarían a patología de la mama. Las adenopatías supraclaviculares son las que más se correlacionan con enfermedades malignas a nivel torácico e intraabdominal. Es importante tener en cuenta que el drenaje linfático del tórax y del mediastino se dirige de forma bilateral hacia estos ganglios. Este hecho anatómico explica el fenómeno conocido como ganglio supraclavicular izquierdo (ganglio de Virchow), que actúa como centinela para anunciar una malignidad abdominal, como el cáncer gástrico o pancreático.

Las adenopatías mediastínicas y abdominales no son accesibles a la exploración física y suelen presentar una primera sintomatología de forma tardía que dificulta su diagnóstico, manifestándose solo por su efecto compresivo en estructuras vecinas cuando ha alcanzado el crecimiento suficiente.

Cuando hay presencia de adenopatías patológicas en todos los territorios ganglionares, debe descartarse una neoplasia hematológica (leucemia o linfoma).

Las pruebas complementarias pueden ayudar a obtener el diagnóstico. En los análisis sanguíneos, los procesos infecciosos se asociarán con una elevación de reactantes de fase aguda. Sin embargo, las neoplasias hemáticas pueden manifestarse como aumento de diferentes subtipos celulares de la sangre con la presencia de formas inmaduras.

Las pruebas de imagen aportan información sobre el tamaño, la forma, la calcificación, la pérdida de arquitectura hiliar o la presencia de necrosis intraganglionar (signo útil en el diagnóstico diferencial entre patología maligna o benigna). Las pruebas de imagen con mayor utilidad diagnóstica son la ecografía y, sobre todo, la TC (**Fig. 10-1**). La PET

RECUADRO 10-1. Valoración semiológica de las adenopatías

La valoración semiológica del crecimiento anormal ganglionar se realiza mediante su inspección y palpación directa. Se deben analizar los siguientes puntos:

1. Tamaño y extensión, compromiso único o múltiple.
2. Extensión y existencia de conglomeración de ganglios.
3. Conformación: forma y superficie.
4. Consistencia: elástica (normal); reblandecida, fluctuante (disminución de consistencia de tipo líquido); firme, indurada (aumento de consistencia); calcárea (consistencia pétrea).
5. Carácter inflamatorio y presencia de dolor ganglionar.
6. Adherencia a planos profundos, que dificulte su delimitación y movilidad.
7. Infiltración de piel y tejidos profundos que hacen que el ganglio no se pueda movilizar (adenomegalia fija).
8. Características de la piel y tejidos vecinos circundantes (edema, inflamación, lesiones).

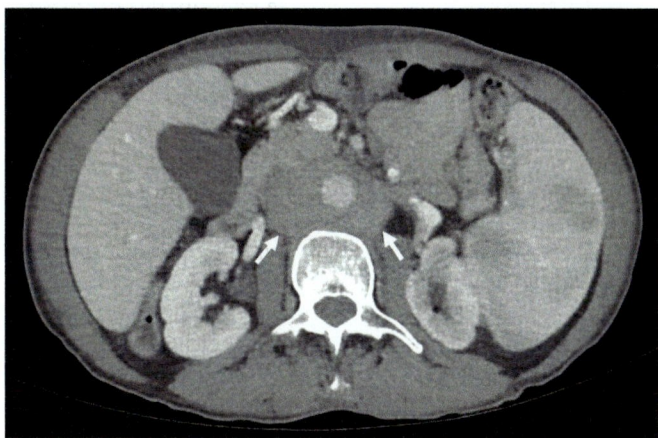

Figura 10-1. Tomografía computarizada abdominal. Adenopatías retroperitoneales.

también permite diferenciar procesos benignos y malignos, sobre todo porque la hipercaptación del radiotrazador sugiere un proceso maligno.

Dado que las adenopatías son procesos reactivos, la importancia diagnóstica radica en identificar la patología de origen. Esta información puede obtenerse mediante pruebas citológicas o histológicas. La punción aspirativa con aguja fina (PAAF) aporta información sobre las características citopatológicas, pero no sobre la invasión tisular. Aun así, es una prueba con alta sensibilidad y especificidad para el diagnóstico, sobre todo de neoplasias. La PAAF puede realizarse sobre lesiones palpables, y en aquellas no palpables puede hacerse bajo guía ecográfica o por TC. A pesar de la rentabilidad de la PAAF, la biopsia adenopática sigue siendo la prueba de elección para caracterizar el origen de la adenopatía.

TRATAMIENTO

El tratamiento de las adenopatías depende del tratamiento de la causa que las origina. La resección quirúrgica de las adenopatías nunca es curativa, porque no resuelve la causa. En procesos inflamatorios o infecciosos, las adenopatías suelen volver a la normalidad una vez remite el cuadro agudo.

PUNTOS CLAVE

- Las adenopatías pueden localizarse en cualquier parte del organismo.
- Una adenopatía no es motivo de alerta puesto que lo más frecuente es que sea reactiva tras una infección reciente y solo muestre la correcta función del sistema inmunitario.
- Sin embargo, una gran cantidad de enfermedades pueden manifestarse a través de las adenopatías.
- El tratamiento de las adenopatías depende del tratamiento de la causa que las origina.
- La resección quirúrgica de las adenopatías nunca es curativa, porque no resuelve la causa.

BIBLIOGRAFÍA

Cascales PA, Quiñonero JM, Ramírez P. Medicina y cirugía del aparato digestivo. Barcelona: Elsevier, 2020.
Cecil RL, Goldman L, Ausiello DA et al. Cecil-Goldman. Tratado de medicina interna. Londres: Elsevier Health Sciences Spain, 2013.
Pastrana Delgado J, García de Casasola Sánchez G. Fisiopatología y patología general básicas para ciencias de la salud. Barcelona: Elsevier, 2013.
Sabiston DC. Tratado de cirugía. Fundamentos biológicos de la práctica quirúrgica. Barcelona: Elsevier, 2005.
Townsend CM, Beauchamp D, Evers BM, Mattox KL. Sabiston. Tratado de cirugía. Barcelona: Elsevier, 2022.

AUTOEVALUACIÓN

Trasplantes

11

J. Sánchez Jiménez y J. Ruiz-Tovar Polo

OBJETIVOS DE APRENDIZAJE

- Conocer los principales trasplantes de órganos realizados.
- Identificar las indicaciones para un trasplante.
- Determinar los tipos de complicaciones que pueden presentarse tras un trasplante.
- Comprender el concepto de rechazo y sus tipos.

SÍNTESIS CONCEPTUAL

Un trasplante consiste en trasladar un órgano, tejido o un conjunto de células de una persona (donante) a otra (receptor), o bien una parte del cuerpo a otra en un mismo paciente.

Hay muchas razones por las que un paciente debe someterse a un trasplante; una de las razones más comunes es intentar reemplazar un órgano o tejido enfermo o lesionado por otro sano. No es necesario que el donante del órgano o tejido que hay que trasplantar sea una persona viva.

HISTORIA DE LOS TRASPLANTES

El deseo de mejorar la salud o la apariencia parece ser innato en los seres humanos. Civilizaciones tan antiguas como las de Persia, Grecia y Egipto desplegaron en su arte diferentes representaciones de la visión humana idealizada, utilizando partes de animales que les otorgarían atributos que solo los dioses podían alcanzar. Así, el «xenotrasplante» ha existido en la imaginación humana desde hace siglos.

Los conceptos originales sobre trasplantes aparecieron en muchas culturas antiguas a través de formas ficticias de héroes, reyes y dioses diseñadas para resaltar las virtudes de estas personas. El ejemplo más antiguo y famoso es probablemente Ganesha, el dios hindú de la sabiduría y vencedor de todos los obstáculos: un dios nacido de un niño llamado Kumar, a quien el rey Shiva trasplantó la cabeza de un elefante. Esta cabeza de elefante trasplantada ilustra su sabiduría y fuerza.

Durante siglos, el pensamiento cristiano recogió estos mitos y los transformó a través de milagros. Entre los posibles ejemplos, hay que destacar el «Milagro de San Cosme y San Damián», muy recogido en el arte sacro, que muestra a estos dos médicos en la época romana sustituyendo la pierna sana de un esclavo por la de Justiniano. Sin duda, este fue el primer aloinjerto en la historia que ocurrió solo en la imaginación.

En la Edad Media, casi nada se puede decir sobre el desarrollo científico del trasplante. Se avanzó en el campo de la cirugía, y en 1597 Gaspare Tagliacozzi publicó un tratado de cirugía que incluía la técnica del trasplante autólogo de nariz, que aún se realiza en la actualidad.

El primer gran paso en el desarrollo de la ciencia de los trasplantes se produjo a principios del siglo XX en relación con el descubrimiento de las suturas vasculares por parte del investigador francés Alexis Carrel. Así pues, el origen del trasplante de órganos está íntimamente relacionado con el desarrollo de la cirugía vascular. Con este desarrollo, entre 1900 y 1915, se realizaron los primeros trasplantes en animales. Los animales elegidos fueron los perros, y el órgano, el riñón.

En 1906, Mathieu Jaboulay publicó el primer trasplante humano. Se trata de un trasplante de riñón de cerdo implantado en el codo izquierdo de una mujer de 50 años con insuficiencia renal avanzada. Los intentos fallidos relacionados con la incompatibilidad entre especies no desanimaron a los investigadores, de modo que en 1910, Unger, un profesor de cirugía en Berlín, informó que había realizado más de 100 trasplantes de riñón en perros desde foxhound hasta bóxer. Al mismo tiempo, Carrel realizó trasplantes experimentales de riñones, tiroides, paratiroides, corazón y ovario, siendo reconocido su trabajo con el premio Nobel de Medicina y Fisiología en 1912.

Durante las siguientes décadas, varios investigadores rusos, franceses y estadounidenses realizaron experimentos con animales, y en 1933 se supo que Voronoy había realizado el primer trasplante de riñón humano a un hombre en Ucrania. El riñón trasplantado se obtuvo de un donante del grupo sanguíneo 0, mientras que el receptor tenía sangre de tipo B. Esta incompatibilidad determinaba el fracaso del intento y la muerte del destinatario a las 48 horas.

En 1953 se publicó una serie de 9 casos de trasplante de riñón en Estados Unidos. A pesar de que no se utilizaron fármacos inmunosupresores (excepto algunas dosis de hormona adrenocorticotropa [ACTH] y esteroides), algunos de estos injertos permanecieron funcionales durante varias semanas.

En 1951, René Küss perfeccionó la técnica del trasplante renal, que entonces era muy utilizada: se colocaba el riñón en la cavidad ilíaca por vía retroperitoneal, se anastomosaba a los vasos ilíacos y se reconstruía la vía urinaria mediante anastomosis ureterovesical.

El 24 de diciembre de 1952 se realizó el primer trasplante de riñón entre familiares en el Hospital Necker de París: un carpintero de 16 años se cayó de un andamio y se rompió el riñón derecho, que hubo que extirpar. Después del procedimiento, se descubrió que el riñón extirpado era único. Seis días después, recibió un trasplante de riñón izquierdo de su madre. El riñón funcionó de inmediato y el estado clínico y biológico del receptor mejoró rápidamente. Sin embargo, 22 días después del trasplante, el injerto fracasó por rechazo, y el receptor falleció a los pocos días: no había posibilidad de diálisis ni tratamiento conocido para resolver el rechazo. En 1954, Murray, Merrill y Harrison realizaron el primer trasplante de riñón a largo plazo en el Hospital Brigham de Boston. El donante y el receptor eran gemelos idénticos, lo que asegura la ausencia de rechazo inmunitario.

Como puede verse, la historia sobre los trasplantes está fundamentada en el método de «prueba y error»: no fue hasta principios de los años cincuenta que los médicos empezaron a darse cuenta de la gran importancia que tiene la compatibilidad inmunitaria de los pacientes. Se comenzó a ver que los glucocorticoides reducían el rechazo en el injerto de piel, y así fue como en 1960 Goodwin solucionó los episodios de rechazo tras el trasplante de riñón con la administración de grandes dosis de glucocorticoides.

En 1967 también se llevó a cabo el primer trasplante de corazón, realizado por Barnard en Ciudad del Cabo, Sudáfrica, en un paciente de 58 años con insuficiencia cardíaca avanzada. El éxito del trasplante generó una gran respuesta en la comunidad científica y los medios de comunicación, y aunque el paciente sobrevivió 18 días, el trasplante marcó el inicio del programa de trasplantes.

En España, el primer trasplante de órgano con éxito no llegaría hasta 1965, en un hospital de Barcelona.

DEFINICIÓN

Un trasplante se define como la sustitución en un paciente (receptor) de un órgano dañado, que ha perdido su funcionalidad, por un órgano procedente de otro individuo (donante). Los objetivos de los trasplantes de órganos son tres:

- Reemplazar la función del órgano dañado: para ello se sustituye el órgano dañado por un órgano normofuncionante.
- Aumentar la supervivencia: al recuperar la función del órgano dañado, se recuperará el estado de salud del paciente, lo cual derivará en una mayor supervivencia, que previamente estaba muy limitada a corto plazo por la falta de funcionalidad del órgano original.
- Mejorar la calidad de vida: la pérdida de función de un órgano no solo implica una menor supervivencia, sino que el tiempo de vida que reste al paciente será en muy malas condiciones físicas y psíquicas.

TIPOS DE TRASPLANTE

En función de la relación existente entre donante y receptor del órgano, se pueden clasificar los trasplantes en los siguientes tipos:

- Autotrasplante: el donante y el receptor son el mismo individuo. Esto solo puede conseguirse en una situación en la que el donante es sano, pero va a someterse a un procedimiento que puede derivar en patología, y ante esa circunstancia, el órgano previamente donado puede restaurarle el estado de salud. Un ejemplo típico de autotrasplante es la autotransfusión sanguínea, en la que antes de una cirugía se dona sangre, que será utilizada en caso de necesidad durante los períodos intraoperatorio o postoperatorio. En este tipo de trasplantes existente una compatibilidad absoluta.
- Isotrasplante: es el trasplante de órganos entre individuos diferentes, pero genéticamente iguales (gemelos univitelinos). El isotrasplante es el tipo de trasplante ideal, dado que la compatibilidad inmunitaria es, si no completa, muy alta, y por lo tanto el riesgo de rechazo es mínimo, incluso sin necesidad de pautar tratamiento inmunosupresor postoperatorio.
- Alotrasplante: el donante y el receptor son individuos diferentes dentro de la misma especie. Es el tipo de trasplante más frecuente que se realiza y con él se busca la mayor compatibilidad posible para minimizar el riesgo de rechazo inmunitario.
- Xenotrasplante: el receptor y el donante son de diferentes especies. Un ejemplo de este tipo de trasplante son las válvulas cardíacas biológicas que proceden del cerdo o que están realizadas con pericardio bovino.

En función de la localización donde vaya a implantarse el órgano receptor, los trasplantes también pueden clasificarse en:

- Ortotópicos: durante la cirugía del trasplante en el receptor, se extrae primero el órgano dañado y se sustituye por el órgano donante en la misma localización. Un ejemplo de este tipo de trasplante es el trasplante hepático.

- Heterotópico: el órgano dañado del receptor permanece en su lugar y el órgano procedente del donante se coloca en un lugar diferente. Un ejemplo es el trasplante renal.

INDICACIONES PARA REALIZAR UN TRASPLANTE

La indicación de un trasplante corresponde a una situación crónica y terminal de un órgano. Hay que tener en cuenta que el número de donaciones es limitado y, por lo tanto, deben optimizarse los recursos para sacar el mayor beneficio del número de órganos donados disponibles. Para ello tienen que presentarse las siguientes condiciones, antes de indicar la realización de un trasplante de un órgano:

- Enfermedad avanzada: aunque una enfermedad sea crónica y progresiva, el trasplante solo se indicará en fases finales de la enfermedad, cuando la esperanza de vida se vea claramente amenazada.
- Irreversible: la lesión del órgano del receptor no debe tener posibilidades de volver a su función normal, ni espontáneamente ni con tratamiento.
- Sin otra opción terapéutica: el trasplante solo se indica cuando se han agotado todas las alternativas terapéuticas y el paciente no ha respondido a ninguna de ellas.
- Mala calidad de vida: la insuficiencia del órgano dañado debe limitar gravemente la calidad de vida del receptor.
- Esperanza de vida limitada: si no se realiza un trasplante de órgano en un plazo de tiempo breve, la supervivencia será corta.

CONTRAINDICACIONES

Al igual que existe un número limitado de indicaciones, también hay ciertas condiciones del receptor que contraindican la realización del trasplante. A continuación se describen las principales contraindicaciones.

Neoplasia. La coexistencia de una neoplasia activa y no controlada supone una limitación a la esperanza de vida de ese paciente, independientemente de la realización del trasplante, por lo que se prefiere reservar el órgano donado para un individuo con mayor esperanza de vida tras la sustitución del órgano.

Trastorno psiquiátrico no controlado. Tras un trasplante de órgano, será necesaria la administración de tratamiento inmunosupresor para evitar el rechazo. Un paciente con patología psiquiátrica que sea incapaz de comprometerse a tomar esa medicación puede limitar las posibilidades de éxito del trasplante.

Drogadicción. Un paciente con adicciones a drogas o sustancias tóxicas puede ver limitada su esperanza de vida por este motivo.

Foco infeccioso activo. El proceso infeccioso constituye una seria amenaza para la supervivencia a corto plazo. De forma similar, el acto quirúrgico en un paciente con una infección activa presenta un elevado riesgo de complicaciones intraoperatorias y postoperatorias.

Hepatitis activa. La hepatitis también es un factor de riesgo de complicaciones perioperatorias, así como un riesgo de infección del injerto, lo que puede limitar su funcionalidad a largo plazo. Esto es especialmente relevante en el trasplante hepático.

Insuficiencia multivisceral. El fallo de uno o más órganos aparte del trasplantado condiciona una limitación de la supervivencia a largo plazo.

VIH positivo. La infección por el virus de la inmunodeficiencia humana (VIH) se considera una contraindicación relativa. Si la carga vírica está controlada mediante el tratamiento antirretroviral, la esperanza de vida hoy en día no está condicionada por la seropositividad. A menudo, los receptores VIH positivos son candidatos para recibir un órgano de un donante también VIH positivo.

Hábito tabáquico. El tabaquismo es un factor de riesgo de complicaciones postoperatorias. Por ello, se exige el abandono del hábito tabáquico antes de entrar en lista de espera para trasplante.

Edad mayor de 65 años. A mayor edad del receptor, menor es su esperanza de vida. Se ha establecido el límite en 65 años, pero en ocasiones puede plantearse incluir en lista de espera a personas de mayor edad, si muestran otras condiciones favorables, previa discusión del caso por todos los miembros de la comisión de trasplantes.

FUENTE DE OBTENCIÓN DE ÓRGANOS

Los órganos pueden proceder de cadáveres o de un donante vivo. Se considera que un individuo está muerto cuando se produce un paro irreversible de las funciones cardiopulmonares (muerte en asistolia) o cerebrales (muerte cerebral). Para ello, deben realizarse pruebas diagnósticas de muerte, como un electrocardiograma (para el diagnóstico de asistolia) y un electroencefalograma (para determinar la ausencia de actividad cerebral).

El donante vivo es en una persona que dona de forma voluntaria uno de sus órganos (cuando son pares) o una parte de un órgano impar, para que pueda ser implantado en un receptor. La obtención de un órgano procedente de un donante vivo se limita a situaciones con grandes posibilidades de éxito. Hay que tener en cuenta que el trasplante de un donante vivo se asocia a una tasa de complicaciones y mortalidad de hasta el 200 %, dado que pueden ocurrir tanto en el donante como en el receptor. Los requisitos exigidos para la obtención de un órgano de donante vivo son los siguientes: donante mayor de 18 años, con facultad mental plena y que haya sido informado y haya comprendido las consecuencias de la donación.

El trasplante de órgano procedente de donante vivo tiene las ventajas de ser un órgano óptimo, al proceder de un individuo sano y realizarse la extracción de forma programada. Por el contrario, presenta los inconvenientes de ser una cirugía técnicamente más compleja, que a menudo requiere procedimientos de microcirugía y que, como se ha mencionado antes, entraña riesgo para el donante.

EVALUACIÓN DEL ÓRGANO QUE HAY QUE TRASPLANTAR

Tanto en el donante vivo como en el donante cadáver hay que llevar a cabo una serie de pruebas para evaluar al candidato donante y las posibilidades de viabilidad del injerto. Debe hacerse un análisis sanguíneo (que incluya hemograma), pruebas bioquímicas y una gasometría arterial. Cualquier alteración de estas pruebas puede indicar daño en el órgano que hay que injertar.

Además, deben realizarse cultivos microbiológicos de orina, sangre y esputo, aparte de serologías para diferentes enfermedades infectocontagiosas, para descartar que el órgano pueda estar infectado y, por lo tanto, contagiar al receptor. Otras pruebas que se solicitan de forma rutinaria son electrocardiograma, radiografía de tórax, ecografía abdominal y ecocardiograma.

Hasta el momento de la extracción del órgano, es esencial que se mantenga al donante en una situación de estabilidad hemodinámica, con una oxigenación adecuada y previniendo la hipotermia, lo que podría dañar el órgano antes de su extracción.

Durante la extracción del órgano, se hace una primera evaluación del aspecto macroscópico y, si no presenta ninguna anormalidad macroscópica, se toma una biopsia para estudio histológico, con el fin de descartar cualquier patología que contraindique el trasplante.

Una vez extraído el órgano, hay que proceder a preservarlo para evitar el daño por isquemia. Para ello, se administra una solución de preservación y se induce una hipotermia, lo que enlentece el metabolismo celular, sin llegar a una situación de isquemia, que produciría un daño sobre el órgano. El tiempo que transcurre desde la extracción del órgano hasta su implante es esencial para calcular el potencial daño celular que se ha podido producir sobre el órgano. En función del órgano, el tiempo de preservación varía ampliamente, como se recoge en la **tabla 11-1**.

Tabla 11-1. Tiempo de preservación de los diferentes órganos

Órgano	Tiempo de preservación
Hígado	8-12 horas
Riñones	12-24 horas
Corazón	3-5 horas
Pulmón	3-5 horas
Páncreas	3-5 horas
Córnea	7-10 días
Médula	Hasta 3 años
Piel	Hasta 5 años
Huesos	Hasta 5 años

LISTA DE ESPERA

Dado que la demanda de órganos para trasplante es superior a la oferta, se debe establecer una lista de espera que determine el orden de prioridad a la hora de recibir el órgano. Esto hace que el tiempo en lista de espera pueda ser de meses o años, y en ocasiones el paciente acaba falleciendo antes de recibir el órgano. Lo primero que hay que realizar es una lista de candidatos, con sus características, para poder identificar los órganos compatibles para cada persona. Los primeros criterios para establecer la compatibilidad de un órgano con el receptor son el grupo sanguíneo y el tamaño del órgano (donante y receptor deben tener unas medidas antropométricas parecidas para que no haya problemas de espacio en el momento de implantar el órgano).

Además, si es posible, debe buscarse una compatibilidad inmunitaria del sistema del HLA. Esto es especialmente importante en el trasplante de riñón, donde reduce el riesgo de rechazo y determina el éxito del trasplante.

INMUNOSUPRESIÓN POSTOPERATORIA

A pesar de buscar la mayor compatibilidad inmunitaria entre donante y receptor, tras un trasplante es obligado pautar un tratamiento inmunosupresor sobre el receptor, para evitar el rechazo del órgano.

Se emplean diferentes fármacos inmunosupresores con el fin de reducir la respuesta inmunitaria del paciente ante los antígenos extraños (HLA) del órgano implantado. Los mecanismos de acción de los inmunosupresores incluyen desde la inhibición en la producción de IL-2, la inhibición de la activación, maduración y proliferación de linfocitos T, hasta la activación de mecanismos de destrucción linfocitaria.

Obviamente, estos fármacos tienen múltiples efectos secundarios, como toxicidad renal, neurológica o de médula ósea. Aparte de esto, los fármacos inmunosupresores inducen el desarrollo de obesidad y síndrome metabólico, aumentan el riesgo cardiovascular y favorecen la desmineralización del hueso, con riesgo de osteoporosis y fracturas óseas.

La inmunosupresión, al disminuir la respuesta inmunitaria a los antígenos externos, favorece la aparición de infecciones y de tumores. Se ha asociado la ingesta de fármacos inmunosupresores con un aumento del riesgo de desarrollar cáncer de mama, de pulmón y colorrectal, así como tumores cutáneos y leucemias.

RECHAZO

El rechazo se definiría como la reacción inmunitaria del huésped frente a antígenos del órgano implantado, que provoca una respuesta inflamatoria que daña al órgano implantado y limita su funcionalidad (**Recuadro 11-1**).

Las complicaciones quirúrgicas, principalmente trombosis y dehiscencias anastomóticas (fugas), y el rechazo del órgano trasplantado son los principales inconvenientes de los trasplantes. Para evitar esto último se pauta un tratamiento inmunosupresor, si bien este no puede ser excesivo, dado que provocaría la aparición de infecciones por gérmenes comensales en primer término y el desarrollo de tumores a largo plazo.

RECUADRO 11-1. Tipos de rechazo

En función del momento en que se produzca el rechazo, es posible diferenciar varios tipos de rechazo.

Rechazo hiperagudo. Aparece pocas horas después del trasplante y normalmente se produce cuando hay una incompatibilidad grave (incompatibilidad de grupo sanguíneo). Resulta de las acciones de anticuerpos preformados específicos de antígenos que están presentes en el injerto. Estos anticuerpos se unen al endotelio del órgano, lo que activa la cascada de la coagulación y el sistema del complemento. Los vasos sanguíneos del injerto se ocluyen, produciendo isquemia y la muerte del injerto. Para evitar la muerte del receptor, el implante debe retirarse inmediatamente.

Rechazo agudo. Este tipo de rechazo puede suceder en cualquier momento desde la primera semana después del trasplante hasta tres meses después. Se caracteriza por un infiltrado intersticial por linfocitos, granulocitos, macrófagos y monocitos. El rechazo agudo es mediado por linfocitos T alorreactivos que reconocen antígenos del injerto. Algunos linfocitos T (los CD8+) pueden matar directamente las células del órgano, estimulados por las células presentadoras de antígeno y los linfocitos T CD4+

activados. Los linfocitos T CD4+ también pueden reclutar y activar macrófagos, linfocitos B y otros efectores inmunitarios. A veces se puede ver evidencia de fibrosis, necrosis e inflamación. El diagnóstico se hace mediante biopsias y pruebas de función del órgano. En muchos casos, la terapia inmunosupresora intensiva puede resolver el problema, pero a veces no se puede salvar el injerto. Además, el rechazo agudo puede ser un factor en el desarrollo del rechazo crónico.

Rechazo crónico. El rechazo crónico puede aparecer meses o años después del trasplante y contribuye a la pérdida paulatina de la función del órgano. La respuesta inmunitaria puede ser tanto humoral como celular, con frecuencia involucrando la producción de anticuerpos alorreactivos. Los cambios histológicos incluyen fibrosis, alteraciones en los vasos sanguíneos, y signos de inflamación. Por lo general no responde bien al tratamiento con inmunosupresores, y en muchos casos el injerto muere finalmente. El rechazo crónico a menudo existe en conjunto con otros factores que dañan el órgano (p. ej., infecciones víricas, síndrome de isquemia-reperfusión y toxicidad crónica de los inmunosupresores, entre otros).

PUNTOS CLAVE

- El trasplante es el recambio de un órgano, tejido o conjunto de células de un donante a un receptor.
- La principal indicación de trasplante es cuando se produce la insuficiencia de un órgano de forma terminal e irreversible, sin otras opciones de tratamiento.
- El donante de órgano puede ser un cadáver o una persona viva que cede un órgano o parte de él a otra persona (donante vivo).
- Tras un trasplante hay que administrar fármacos inmunosupresores para evitar el rechazo inmunitario del órgano trasplantado por parte del huésped.

BIBLIOGRAFÍA

Chaudhry D, Chaudhry A, Peracha J, Sharif A. Survival for waitlisted kidney failure patients receiving transplantation versus remaining on waiting list: systematic review and meta-analysis. BMJ 2022; 376: e068769.

De Beule J, Vandendriessche K, Pengel LHM et al. A systematic review and meta-analyses of regional perfusion in donation after circulatory death solid organ transplantation. Transpl Int 2021; 34: 2046-60.

Sabiston DC. Tratado de cirugía. Fundamentos biológicos de la práctica quirúrgica. Barcelona: Elsevier, 2005.

Silva AMD, Ferreira Júnior MA, Cardoso AIQ et al. Costs related to obtaining organs for transplantation: a systematic review. Transplant Rev (Orlando) 2022; 36: 100724.

Valdivieso A. Guía de trasplantes de órganos abdominales. Asociación Española de Cirujanos. Madrid: Aran, 2016.

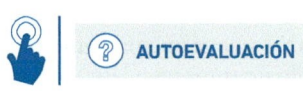

AUTOEVALUACIÓN

Fiebre

12

I. Macías Gamero y J. Ruiz-Tovar Polo

OBJETIVOS DE APRENDIZAJE

- Reconocer las causas de la fiebre.
- Comprender los mecanismos fisiopatológicos de la fiebre.
- Determinar las implicaciones clínicas de la fiebre como enfermedad.

SÍNTESIS CONCEPTUAL

La fiebre es una respuesta normal y necesaria del cuerpo ante una infección o inflamación. La fisiopatología de la fiebre implica una compleja interacción entre el sistema nervioso y el sistema inmunitario del cuerpo, que resulta en una elevación de la temperatura corporal. El proceso comienza cuando los patógenos o los productos de la inflamación activan los leucocitos del cuerpo para liberar citoquinas, proteínas que actúan como mensajeros químicos. Las citoquinas llegan al hipotálamo, la región del cerebro que controla la temperatura corporal, y activan las células encargadas de aumentar la temperatura corporal. Esto se logra a través de la liberación de prostaglandinas, sustancias que actúan sobre los vasos sanguíneos y los músculos para aumentar la producción de calor y disminuir la pérdida de calor. La fiebre también puede causar una serie de cambios en el cuerpo, como un aumento en la frecuencia cardíaca y respiratoria, y una disminución en el apetito y la actividad física.

DEFINICIÓN

La fiebre es un proceso fisiológico complejo que se caracteriza por un aumento en la temperatura corporal. Consiste en la respuesta del organismo ante una infección, inflamación u otros trastornos patológicos. La fiebre constituye uno de los síntomas más comunes de enfermedades infecciosas, pero también es un signo inespecífico de enfermedades graves. Aunque la fiebre es una respuesta normal del cuerpo a la enfermedad, también puede ser perjudicial si el aumento de temperatura supera un umbral de daño celular y se mantiene de forma prolongada en el tiempo.

FISIOPATOLOGÍA

La regulación de la temperatura del cuerpo se lleva a cabo en el hipotálamo, que es una parte del cerebro responsable de controlar el equilibrio térmico. La temperatura normal del cuerpo humano es de aproximadamente 37 °C, pero puede fluctuar ligeramente según la hora del día y otros factores (hormonales, nerviosos, temperatura ambiente, fármacos, etc.). La temperatura del cuerpo se mantiene dentro de un rango estrecho gracias a la regulación del hipotálamo, que actúa como un termostato del organismo. Cuando la temperatura sube por encima de lo normal, el hipotálamo desencadena una serie de respuestas fisiológicas para ayudar a reducir la temperatura. Estas respuestas incluyen la sudoración y la dilatación de los vasos sanguíneos de la piel para permitir la eliminación de calor.

La fiebre se produce cuando el hipotálamo aumenta el punto de ajuste de la temperatura del cuerpo para combatir una infección u otro estímulo inflamatorio. La vasodilatación cutánea y su consiguiente pérdida de temperatura desencadenan la aparición de escalofríos, que consisten en contracciones involuntarias de varios músculos del organismo. Estas contracciones musculares consumen energía mediante reacciones bioquímicas y se genera calor, que aumenta la temperatura corporal.

La fiebre también provoca que el hipotálamo active el sistema nervioso simpático, lo que aumenta la frecuencia cardíaca y la respiración, que permite aumentar la vascularización y el aporte de oxígeno, sobre todo a los tejidos dañados, para iniciar la respuesta inflamatoria. Además, la fiebre también estimula la producción de IL-1 y otras citoquinas, que son proteínas producidas por el sistema inmunitario en respuesta a la infección o la inflamación. Estas citoquinas tienen efectos sobre el hipotálamo, lo que contribuye a la regulación de la temperatura del cuerpo.

La fiebre es un proceso fisiológico complejo que implica la activación de múltiples sistemas en el cuerpo. Cuando se produce una infección, las células inmunitarias del cuerpo liberan sustancias químicas, como la IL-1, denominadas pirógenos endógenos, que estimulan la producción de prostaglandinas en el hipotálamo. Las prostaglandinas son sustancias químicas que actúan en el centro termorregulador del hipotálamo para aumentar el punto de ajuste de la temperatura corporal. Esto es lo que condiciona la aparición de escalofríos para generar calor.

La fiebre aumenta la actividad de las células inmunitarias y reduce la capacidad de los microorganismos para reproducirse (efecto bacteriostático). La fiebre también estimula la producción de proteínas, denominadas interferones, que tienen propiedades antivíricas.

BASES MOLECULARES DE LA FIEBRE

Las bases moleculares de la fiebre se recogen en el **recuadro 12-1**.

CLASIFICACIÓN

La fiebre puede clasificarse de distintas maneras de acuerdo con su duración, temperatura y patrón.

Según su *duración*:

- Fiebre aguda: fiebre que dura menos de 7 días. La mayoría de las fiebres agudas son causadas por infecciones virales o bacterianas.
- Fiebre subaguda: fiebre que dura entre 7 y 14 días. Puede deberse a infecciones bacterianas o fúngicas.
- Fiebre crónica: fiebre que dura más de 14 días. Puede estar provocada por infecciones persistentes, enfermedades autoinmunitarias o cáncer.

Según su *temperatura*:

- Fiebre baja: fiebre con una temperatura corporal entre 37,2 °C y 38 °C.

- Fiebre moderada: fiebre con una temperatura corporal entre 38,1 °C y 39 °C.
- Fiebre alta: fiebre con una temperatura corporal superior a 39,1 °C.

Según su *patrón*:

- Fiebre continua: fiebre que se mantiene constante durante todo el día y no disminuye significativamente.
- Fiebre intermitente: fiebre que se produce en intervalos regulares y disminuye entre las fiebres.

DIAGNÓSTICO

El diagnóstico de la fiebre se realiza mediante la medición de la temperatura corporal. No obstante, por lo general, la fiebre es secundaria a algún proceso patológico. Por ello, durante el proceso diagnóstico de la fiebre, hay que investigar sus posibles causas, para un correcto manejo del cuadro clínico.

El proceso comienza con una evaluación cuidadosa de los síntomas y la historia clínica del paciente. El médico debe indagar sobre la duración y la intensidad de la fiebre, así como sobre otros síntomas, como cefalea, tos, dolor de garganta o dolor muscular. También puede investigarse sobre enfermedades infecciosas o viajes recientes, o contacto con personas enfermas.

La exploración física constituye otra herramienta importante para el diagnóstico etiológico de la fiebre. Durante la exploración, el médico puede medir la temperatura corporal del paciente y buscar signos de infección o inflamación, como enrojecimiento, hinchazón o secreción en áreas específicas del cuerpo.

Por último, pueden realizarse pruebas complementarias, que incluyen pruebas de laboratorio, como análisis de sangre o cultivos (hemocultivos, cultivos de secreciones o de fluidos corporales), para identificar la causa subyacente de la fiebre.

TRATAMIENTO

El tratamiento de la fiebre depende de la causa subyacente y la gravedad de los síntomas. En muchos casos, la fiebre se resuelve por sí sola a medida que el cuerpo combate la infección o la enfermedad subyacente. Sin embargo, en algunos casos, puede ser necesario un tratamiento específico.

Los medicamentos antipiréticos, como el paracetamol o los antiinflamatorios no esteroideos (AINE), son comúnmente usados para reducir la fiebre y aliviar los síntomas asociados, como el dolor y la inflamación. Sin embargo, estos

---

RECUADRO 12-1. Bases moleculares de la fiebre

Cuando se produce la fiebre, se activa una cascada de fenómenos moleculares y celulares que involucran a moléculas inflamatorias como la interleuquina 1 (IL-1), el factor de necrosis tumoral alfa (TNF-α) y la IL-6, que actúan sobre el hipotálamo para aumentar la temperatura corporal. Los pirógenos, como la IL-1, se unen a sus receptores específicos en el hipotálamo, lo que lleva a la activación de la vía de señalización del factor nuclear kappa B (NF-κB) y la transcripción de genes de proteínas como la ciclooxigenasa 2 (COX-2) y la prostaglandina E_2 (PGE_2), que contribuyen a la fiebre. Además, otros mediadores inflamatorios, como las citoquinas, también intervienen en la respuesta febril.

medicamentos no tratan la causa subyacente de la fiebre y no deben ser utilizados como único tratamiento cuando la fiebre se mantiene en el tiempo.

Si se determina un agente infeccioso como causante de la fiebre, pueden emplearse fármacos antivíricos, antibióticos, antifúngicos o antiparasitarios, en función del patógeno implicado. Para ello se requiere su identificación mediante pruebas microbiológicas (cultivos, identificación mediante tinciones o análisis del ácido nucleico del patógeno). No deben iniciarse tratamientos farmacológicos sin evidencia clínica ni microbiológica de la implicación de estos patógenos, ya que en numerosas ocasiones no resolverá el proceso y solo favorecerá el desarrollo de resistencias a la acción de estos fármacos.

Además, puede ser necesario aplicar medidas de soporte, como la administración de líquidos intravenosos, para evitar la deshidratación secundaria a la fiebre. En situaciones de gravedad, el paciente debe ser ingresado en el hospital, a veces incluso en la UCI.

Es importante recordar que la fiebre es una respuesta normal y necesaria del cuerpo para combatir el agente nocivo. En la mayoría de los casos, la fiebre no requiere tratamiento específico y se resuelve por sí sola a medida que el cuerpo se recupera.

PUNTOS CLAVE

- La fiebre es un síntoma común de muchas enfermedades e infecciones, que resulta de una compleja interacción entre el sistema nervioso y el sistema inmunitario del cuerpo.
- La fiebre es una respuesta normal y necesaria del cuerpo para combatir la enfermedad.
- El diagnóstico y tratamiento de la fiebre dependen de la causa subyacente y la gravedad de los síntomas, y pueden incluir medicamentos antipiréticos, tratamientos específicos para la enfermedad subyacente y medidas de soporte para aliviar los síntomas.
- La fiebre es un proceso fisiológico complejo y bien regulado que ayuda al cuerpo a combatir infecciones e inflamaciones. Comprender su fisiopatología y los métodos de diagnóstico y tratamiento adecuados ayuda a prevenir complicaciones y a mejorar el pronóstico en pacientes con fiebre.

BIBLIOGRAFÍA

Dinarello CA. How fever, pyrogens, and inflammation impact on sleep and circadian rhythms. Yale J Biol Med 2010; 83: 1.
Kluger MJ. The adaptive value of fever. Infect Dis Clin North Am 1996; 10: 1-20.

Mackowiak PA. Fever: blessing or curse? A unifying hypothesis. Ann Intern Med 2012; 156: 695-9.
Robbins SL, Cotran RS. Patología estructural y funcional. Barcelona: Elsevier, 2005.
Tortora GJ, Derrickson B. Principles of anatomy and physiology, 13ª ed. Hoboken: Wiley, 2012.

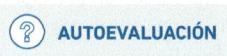
AUTOEVALUACIÓN

Dolor

13

E. Gómez Fernández y J. Ruiz-Tovar Polo

OBJETIVOS DE APRENDIZAJE

- Conocer los diferentes tipos de dolor.
- Revisar los mecanismos fisiopatológicos que condicionan la aparición del dolor.
- Identificar los métodos diagnósticos del dolor
- Determinar las bases del tratamiento del dolor.

SÍNTESIS CONCEPTUAL

El dolor es una respuesta fisiológica normal del cuerpo que puede ser desencadenada por diversas situaciones, desde una lesión o una enfermedad, hasta el estrés emocional. El dolor puede ser agudo o crónico y afectar a diferentes partes del cuerpo, incluidos los músculos, las articulaciones, los huesos, los órganos internos y la piel.

El manejo del dolor es un aspecto importante de la atención médica, ya que el dolor puede tener un impacto significativo en la calidad de vida de una persona. Existen diferentes tipos de dolor y cada uno de ellos suele requerir un enfoque de tratamiento único. En este capítulo se describen los diferentes tipos de dolor, sus síntomas y causas, así como el tratamiento correspondiente a cada tipo.

DEFINICIÓN

La Asociación Internacional para el Estudio del Dolor define el dolor como «una experiencia subjetiva sensorial y emocional desagradable asociada con una lesión tisular real o potencial, o que se describe en términos de dicha lesión».

CLASIFICACIÓN

El dolor se puede clasificar en diferentes tipos, que se describen a continuación.

Dolor neuropático. Se produce como resultado de un daño o una lesión en el sistema nervioso y puede ser un dolor ardiente, punzante o una sensación de choque eléctrico. El dolor neuropático está causado por una variedad de condiciones, como la diabetes mellitus, la esclerosis múltiple o el síndrome del túnel carpiano. También puede aparecer tras una intervención quirúrgica en la se ha manipulado un nervio, se ha dañado o ha quedado atrapado entre otras estructuras.

Dolor somático. Se localiza en los huesos, los músculos, la piel y los tejidos blandos y puede ser un dolor agudo, punzante o doloroso, proveniente de zonas inervadas por nervios somáticos. Este tipo de dolor está causado por lesiones, enfermedades o trastornos musculoesqueléticos, como la artritis. Es un dolor agudo, bien localizado y suele responder bien al tratamiento con analgésicos. Se distinguen dos subtipos:

- Dolor muscular: dolor en los músculos, provocado por una tensión o una lesión muscular.
- Dolor articular: dolor en las articulaciones, causado por una lesión, artritis o una enfermedad autoinmunitaria.

Dolor visceral. Se da en los órganos internos y puede ser una sensación de dolor sordo y profundo o una sensación de presión. Se produce por activación de nociceptores por infiltración, compresión, distensión, espasmo o isquemia de vísceras. Suele ser un dolor poco localizado y con frecuencia se acompaña de manifestaciones vegetativas (náuseas, vómitos, etc.). A menudo, el dolor se refiere a localizaciones cutáneas que pueden estar distantes de la lesión (p. ej., dolor menstrual lumbar). El dolor visceral está causado por una variedad de enfermedades, que afectan a cualquier víscera del organismo.

Dolor psicogénico. Aparece como resultado de un problema emocional o psicológico, como la ansiedad o la depresión. Puede ser un dolor crónico o intermitente y a veces es difícil de tratar al no existir una lesión física que lo haya causado.

Por otro lado, en función del *tiempo de evolución* del dolor, este puede clasificarse en:

- Dolor agudo: dolor intenso y de corta duración, que suele estar causado por una lesión o enfermedad aguda (p. ej., dolor después de una cirugía o una fractura ósea).
- Dolor crónico: dolor persistente que dura más de tres meses, provocado por una enfermedad crónica o una lesión antigua. Este tipo de dolencia puede ser constante o intermitente, y tener un fuerte impacto en la calidad de vida del individuo.

FISIOPATOLOGÍA

La función fisiológica del dolor es alertar al sistema nervioso de que una zona del organismo está expuesta a una situación que puede provocar una lesión. Esta señal de alarma desencadena una serie de mecanismos cuyo objetivo es evitar o limitar los daños y hacer frente al estrés.

El organismo dispone de una serie de detectores de la señal dolorosa, que son neuronas especializadas en la recepción del dolor, denominados nociceptores. Los nociceptores se encuentran en múltiples tejidos del organismo (piel, vísceras, vasos sanguíneos, músculo, fascias, tejido conectivo, periostio y meninges), siendo poco frecuente su presencia en el resto de los órganos. Los nociceptores permiten una localización del dolor específica (dolor somático-piel) o difusa (dolor visceral-dolor referido).

Entre los nociceptores, cabe destacar los siguientes:

- Corpúsculos de Paccini: nociceptores especializados en la detección de vibración.
- Corpúsculos de Merckel: nociceptores especializados en la detección de presión.

Los nociceptores transmiten la información a través de fibras nerviosas, que se clasifican según su diámetro y grado de mielinización:

- Fibras A: las fibras A delta son las que conducen los impulsos nociceptivos. Son fibras de conducción rápida (mielinizadas), que se activan por estimulación mecánica, como la presión. Permiten localizar el lugar de la lesión.
- Fibras C: son fibras nerviosas de conducción lenta (no mielinizadas). Responden a estímulos térmicos, mecánicos y químicos.

El hecho de que el dolor se transmita a través de fibras nerviosas rápidas (mielinizadas) y lentas (no mielinizadas)

> **RECUADRO 13-1. Bioquímica de la nocicepción**
>
> El daño celular causante del dolor produce la liberación de potasio al plasma y la síntesis de bradiquinina, prostaglandinas, histamina, serotonina y sustancia P. Todas ellas son mediadores proinflamatorios, que provocan la activación de terminales nociceptivos aferentes. Las fibras nerviosas que conducen la percepción del dolor ascienden por el haz espinotalámico de la médula espinal hasta alcanzar la corteza y el diencéfalo (tálamo e hipotálamo).
>
> La corteza traduce esta información en la percepción y comprensión del dolor, mientras que el hipotálamo se encarga de coordinar la respuesta inflamatoria sistémica, integrando las respuestas hormonal y del sistema nervioso autónomo.

hace que se perciba primero un dolor agudo, seguido –después de una pausa– por un segundo dolor más persistente, intenso y sordo.

La nocicepción también induce cambios bioquímicos (**Recuadro 13-1**).

Ante la percepción del dolor, el organismo pone en marcha una serie de mecanismos de protección:

- Reflejos: son reacciones rápidas, generadas en la médula espinal, sin control voluntario, que pretenden proteger del daño o limitarlo. Un ejemplo de reflejo es la reacción de retirada ante una sustancia caliente.
- Contractura muscular: se trata de un mecanismo que bloquea la articulación, si se ha producido una lesión articular.
- Mecanismos de alerta general (estrés): consisten en la activación de los centros de alerta presentes en el tronco del encéfalo, que pone en marcha respuestas cardiovasculares, respiratorias y hormonales, las cuales preparan al organismo para hacer frente a la amenaza (respuesta inflamatoria sistémica).
- Mecanismos comportamentales: debido a la activación de centros especializados en el cerebro, así como a la mayor liberación de adrenalina por la médula suprarrenal y las células cromafines, en respuesta a la activación del sistema nervioso simpático, aumenta la agresividad. Su objetivo es movilizar la atención del individuo e iniciar los comportamientos de huida o lucha para preservar la integridad corporal.
- Mecanismos de analgesia endógenos: permiten hacer frente a la amenaza a pesar de haber sufrido heridas graves. Se basa en la liberación de endorfinas endógenas.
- Fenómenos psicológicos (subjetivos): la respuesta ante el dolor varía según el tipo de dolor y el individuo que lo manifiesta.

MANIFESTACIONES CLÍNICAS

El dolor puede manifestarse de diferentes maneras, dependiendo de su causa y ubicación en el cuerpo. La sintomatología puede incluir:

- Dolor agudo o punzante.
- Dolor sordo o doloroso.

- Dolor quemante.
- Dolor pulsátil.
- Sensación de ardor u hormigueo.
- Hipersensibilidad en la zona afectada.
- Inflamación o hinchazón.
- Limitación en la movilidad.
- Fatiga o debilidad.
- Náuseas y vómitos.
- Hipertensión arterial.

DIAGNÓSTICO

Al ser el dolor una percepción subjetiva del individuo, no hay pruebas diagnósticas que indiquen con certeza el tipo, la intensidad o las características del dolor. Por lo tanto, el diagnóstico debe estar enfocado en identificar una posible causa de dicho dolor que pueda tratarse, a fin de aliviar o paliar este síntoma. En función del tipo y de la localización del dolor pueden realizarse múltiples pruebas para tratar de identificar el origen del problema.

Para identificar problemas físicos suelen utilizarse técnicas de imagen (radiografía, ecografía, RM y TC). Con estas pruebas es posible identificar diversas lesiones, que pueden constituir el origen del dolor.

No obstante, la principal manera de identificar el tipo de dolor es en base a los síntomas que presenta el paciente.

TRATAMIENTO

El tratamiento del dolor varía según su causa y tipo e incluye diferentes aspectos, que se describen a continuación.

Tratamiento farmacológico

Los analgésicos son fármacos destinados a suprimir o aliviar el dolor del paciente. Este tipo de fármacos son los indicados como tratamiento del dolor.

En función de la intensidad del dolor, la OMS ha establecido la siguiente escala analgésica (**Fig. 13-1**):

- Dolor leve: se recomienda el uso de fármacos no opiáceos (paracetamol y AINE).
- Dolor moderado: a los fármacos anteriores pueden añadirse opiáceos débiles (tramadol, codeína).
- Dolor intenso: los fármacos no opioides se combinan con opiáceos fuertes (morfina, fentanilo, oxicodona).

Por otro lado, al tratamiento analgésico pueden asociársele fármacos coadyuvantes, para mejorar la respuesta anal-

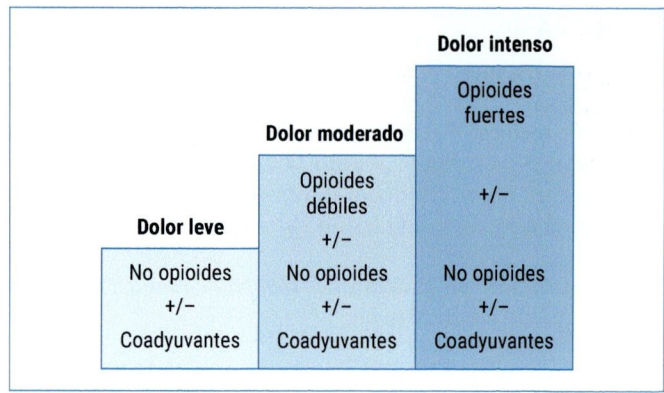

Figura 13-1. Escala analgésica del dolor.

gésica de los anteriores. Se utilizan para el tratamiento de los síntomas que reducen la calidad de vida. Son especialmente útiles para el dolor neuropático (afectación de los troncos nerviosos). A su vez, reducen los efectos secundarios de otros fármacos, sobre todo de los opiáceos fuertes, al permitir la administración de una dosis menor. Entre los fármacos coadyuvantes se incluyen los siguientes:

- Antidepresivos.
- Antiepilépticos: carbamazepina.
- Ansiolíticos, relajantes musculares: benzodiazepinas.
- Corticoides.

Fisioterapia

La fisioterapia tiene como objetivo facilitar el desarrollo, el mantenimiento y la recuperación de la máxima funcionalidad y movilidad del individuo.

Las dolencias que con mayor frecuencia llevan a los pacientes a la consulta son el dolor de espalda y otros dolores varios del sistema musculoesquelético, a menudo relacionados con problemas posturales o esfuerzos físicos, pero en otras ocasiones asociados con estrés y otros problemas psicosociales.

La fisioterapia es ampliamente requerida para el tratamiento del dolor. Para ello pueden emplearse masajes, estimulación vibratoria, manipulación y movilización articulares e, incluso, criomasaje.

Terapia ocupacional

Este tipo de terapia ayuda a las personas a realizar actividades físicas más adecuada a su dolencia.

PUNTOS CLAVE

- El dolor es una respuesta fisiológica normal del cuerpo ante una lesión, que puede ser física o emocional.
- El dolor es una percepción subjetiva, con gran variabilidad interindividual. Ante una misma lesión, la percepción del dolor puede ser completamente diferente en distintas personas.
- El manejo del dolor es un aspecto importante de la atención médica e influye de forma significativa en la calidad de vida del paciente.
- El tratamiento del dolor incluye aspectos farmacológicos, fisioterapia y terapia ocupacional.

BIBLIOGRAFÍA

Kumar V, Abbas AK, Aster JC. Robbins y Cotran. Patología estructural y funcional. Madrid: Elsevier Health Sciences Spain, 2015.
Leppert B, Kelly CR. Netter. Un abordaje integrado de la medicina. Londres: Elsevier, 2022.
Pastrana Delgado J, García de Casasola Sánchez G. Fisiopatología y patología general básicas para ciencias de la salud. Madrid: Elsevier Health Sciences Spain, 2013.
Porth CM, Gaspard KJ, Noble KA. Fundamentos de fisiopatología: alteraciones de la salud, conceptos básicos. Barcelona: Wolters Kluwer-Lippincott Williams & Wilkins, 2011.
Zelman M. Fisiopatología. Madrid: Pearson, 2018.

 AUTOEVALUACIÓN

Fisiopatología del aparato respiratorio

II

Exploración torácica

14

L. Sánchez Cortés y M. Wagmann Otero

OBJETIVOS DE APRENDIZAJE

- Identificar las diferentes fases de la exploración abdominal.
- Correlacionar los hallazgos en la exploración física con una presunción diagnóstica.
- Conocer la metodología de la exploración mamaria.

SÍNTESIS CONCEPTUAL

La exploración torácica consiste en una evaluación detallada de la superficie del tórax, con el objetivo de encontrar alguna patología relacionada con su forma o movilidad, entre otras. A su vez, se subdivide en exploración del aparato respiratorio y cardíaca. La mama es una estructura localizada en la parte anterior del tórax y debe incluirse dentro del examen torácico, siendo especialmente relevante en la mujer.

DEFINICIÓN

La exploración torácica consiste en una evaluación de la superficie del tórax, con el objetivo de encontrar alguna patología de los órganos incluidos dentro de la cavidad torácica. Incluye la examinación del aparato respiratorio y cardíaca. También puede incluirse el examen mamario, como glándula que se encuentra en la parte anterior del tórax.

Al igual que la evaluación física en todo el organismo, la exploración torácica se divide en: inspección, palpación, percusión y auscultación.

FASES DE LA EXPLORACIÓN TORÁCICA

Inspección

La inspección se divide en dos fases: una estática y una dinámica, en la que se aprecian los movimientos respiratorios. Un tórax normal es simétrico tanto en la forma como en el volumen, aunque es variable en función de la edad y del sexo.

En ocasiones, en la inspección se aprecian hundimientos o sobreelevaciones de la caja torácica, denominados *pectum excavatum* o tórax en embudo, caracterizado por una depre-

sión en la región esternal, y *pectum carinatum* o tórax en quilla, caracterizado por una protrusión de la región esternal.

Además, es posible observar desviaciones del eje vertebral, denominadas escoliosis (curvatura del eje vertebral en forma de «S») y cifosis (aumento de la curvatura dorsal de la columna vertebral) (**Fig. 14-1**).

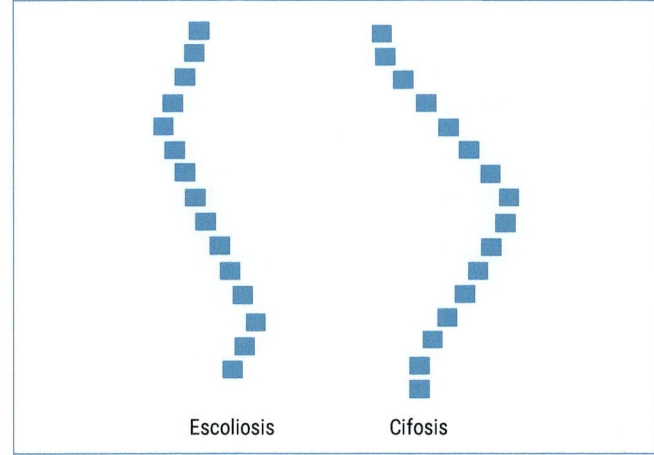

Escoliosis   Cifosis

Figura 14-1. Esquema de desviación del eje de la columna vertebral en escoliosis (visión anteroposterior) y cifosis (visión lateral).

La inspección dinámica permite evaluar las características de los movimientos respiratorios, en cuanto a frecuencia, ritmo, amplitud y simetría.

La frecuencia respiratoria normal de un adulto está entre 12 y 20 respiraciones por minuto, mientras que los recién nacidos y los niños presentan frecuencias respiratorias superiores. En el adulto, se considera una frecuencia respiratoria alta o taquipnea más de 20 respiraciones por minuto, y una frecuencia respiratoria baja o bradipnea menos de 12 respiraciones por minuto. La batipnea está caracterizada por un aumento en la amplitud de los movimientos respiratorios sin modificación ostensible de la frecuencia.

Palpación

Tras la inspección, se procede a realizar la palpación. Este proceso se lleva a cabo con el paciente de espaldas y el médico con las manos a nivel de la línea escapular. Durante su desarrollo se examina la movilidad torácica, a fin de observar si existen fracturas costales o volet costal. Pueden detectarse enfisemas subcutáneos, que es la presencia de aire subcutáneo en el tórax, el cuello y la cara. Normalmente se produce por extensión de la salida de aire del espacio pleural (denominado neumotórax) o el mediastino (denominado neumomediastino).

Las vibraciones vocales se exploran de manera sistémica y siempre comparando con el lado contralateral, y se realiza en todas las caras del tórax. La transmisión de las vibraciones de las cuerdas vocales durante el habla, a través de los bronquios, parénquima pulmonar, pleura y pared torácica, produce vibraciones en la pared torácica; estas se perciben mediante la sensibilidad táctil de la mano. Esta maniobra consiste en que el individuo repita con voz bien articulada, con intensidad moderada y lentamente una palabra que contenga «u» y «o» (como la palabra «uno»). En las ocasiones en las que estas vibraciones están alteradas puede deberse a una condensación pulmonar, que aumenta las vibraciones vocales; en cambio, en las lesiones de faringe, cuando existe un cuerpo extraño en la vía aérea y en el neumotórax las vibraciones están disminuidas (**Fig 14-2**).

Percusión

La exploración continúa con la percusión. Para ello, se utiliza la transmisión de onda sonora y su reflexión, para obtener información del tórax más en profundidad. Esta maniobra consiste en golpear suavemente la superficie del tórax, con el fin de detectar sonidos cuyas características permitan reconocer la naturaleza física de la alteración y los límites del pulmón subyacente.

La percusión en la parte delantera produce un sonido sordo (matidez), que corresponde al área cardíaca. Sin embargo, la percusión en el área de Traube (corresponde al aire de la cámara gástrica) en el lado izquierdo genera un sonido más intenso y agudo (timpanismo). La percusión sobre la base del hemitórax derecho también da un sonido de matidez, ya que corresponde al área. La percusión del resto de los campos pulmonares debe dar lugar a un sonido más timpánico. Es preciso comparar ambos lados. En situaciones patológicas,

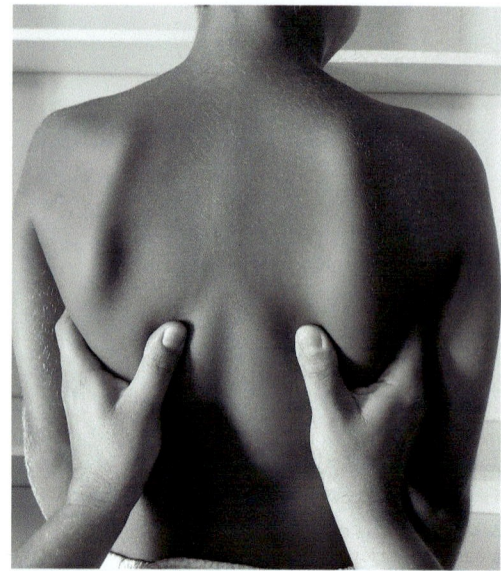

Figura 14-2. Palpación. Colocación de las manos en forma simétrica a nivel de la línea infraescapular.

la matidez es propia del derrame pleural, atelectasia o condensación pulmonar, mientras que la hiperclaridad pulmonar puede ser consecuencia de un enfisema o un neumotórax (**Fig. 14-3**).

Auscultación

El proceso finaliza con la auscultación, que se divide en pulmonar y cardíaca y se lleva a cabo con un fonendoscopio.

Auscultación pulmonar

Se realiza en la espalda y se inicia en la región supraescapular izquierda; a partir de este punto se sigue una secuencia descendente, por las regiones interescapulares, infraescapulares y axilares, y siempre hay que comparar, en la misma localización, entre el lado derecho y el izquierdo (**Fig. 14-4**).

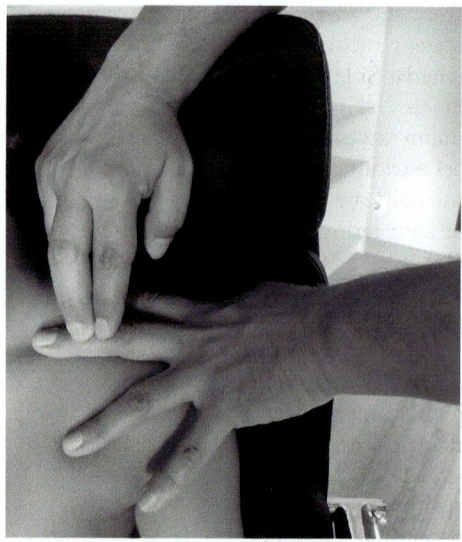

Figura 14-3. Realización del proceso de percusión.

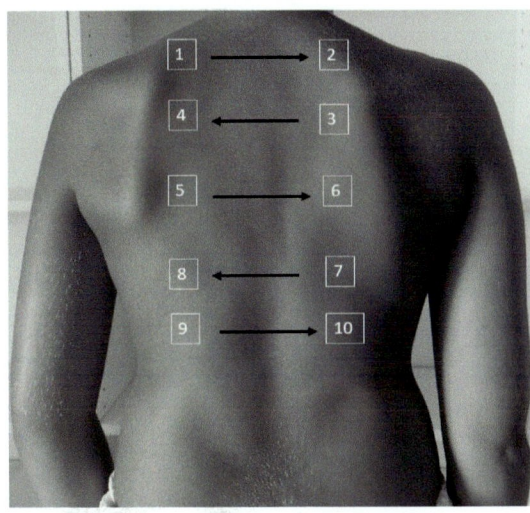

Figura 14-4. Secuencia que hay que seguir para realizar la auscultación de la cara posterior del tórax.

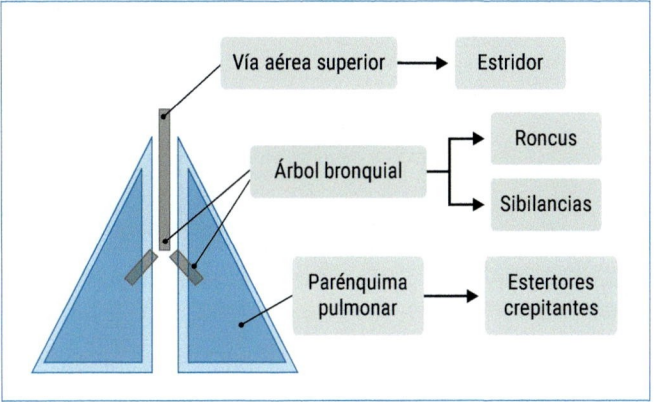

Figura 14-5. Auscultación patológica, en las diferentes secciones de las vías aéreas.

En la auscultación normal, el murmullo vesicular se percibe en todos los sitios en los que el tejido pulmonar está en contacto con la pared torácica. Se oye con mayor claridad en las axilas, debajo de las clavículas, y en las regiones infraescapulares. Se percibe como un soplo muy suave y un ruido respiratorio continuo, ya que es el resultado del movimiento del aire dentro de los espacios alveolares durante los movimientos respiratorios. Durante el proceso de espiración, este ruido es más suave (menos intenso) que durante la inspiración.

En situaciones patológicas, la disminución de la intensidad del murmullo vesicular está presente en casos como el enfisema pulmonar o por la disminución de la transmisión del ruido como resultado de la presencia de líquido o aire en la cavidad pleural.

Es posible detectar también la presencia de ruidos patológicos:

- Estridor: es un ruido sobreañadido, típicamente inspiratorio, que se debe a una estenosis de la tráquea o de la vía aérea superior, y a veces se puede percibir a distancia. Consiste en un sonido vibratorio agudo y fuerte que se genera por el paso del aire a través de la vía aérea obstruida o estrechada. Si la obstrucción se encuentra en la vía aérea extratorácica, el estridor se produce durante la inspiración y generalmente es focal y de tonalidad alta *(croup)*; en cambio, si el estridor es de tono medio o bajo, se debe a hipertrofia adenoidea o amigdalar. Las causas más frecuentes del estridor son: laringitis, presencia de cuerpo extraño en la laringe, parálisis de cuerdas vocales o compresión traqueal.
- Roncus: se deben a la presencia de secreciones en los bronquios de mediano y gran calibre (suelen ser inspiratorios y espiratorios, y se modifican por la tos). Los roncus se producen por secreciones o inflamación de la pared bronquial, como en la bronquitis crónica o la neumonía.
- Sibilancias: se producen por las mismas causas que los roncus, pero las sibilancias se deben a que además existe un broncoespasmo (sobre todo en las espiratorias). Suelen ser de carácter bilateral, no cambian al toser y generan sonidos agudos.

- Estertores crepitantes: son debidos a la presencia de líquido en los alvéolos (edema pulmonar y neumonía) (**Fig. 14-5**).

Auscultación cardíaca

Se realiza desde la cara anterior del tórax y se exploran los movimientos de las válvulas cardíacas, tricúspide, mitral, aórtica y pulmonar, auscultándose cada una en su foco específico (**Fig. 14-6**):

- Foco aórtico: se localiza en el 2º espacio intercostal, en el borde esternal derecho.
- Foco pulmonar: se encuentra en el 2º espacio intercostal, en el borde esternal izquierdo.
- Foco tricuspídeo: se halla en el borde esternal inferior izquierdo, a nivel de la apófisis xifoides.
- Foco mitral: se localiza en el 5º espacio intercostal, en la línea medioclavicular.

La auscultación cardíaca normal incluye dos ruidos, que se corresponden con los ruidos de cierre de las válvulas auri-

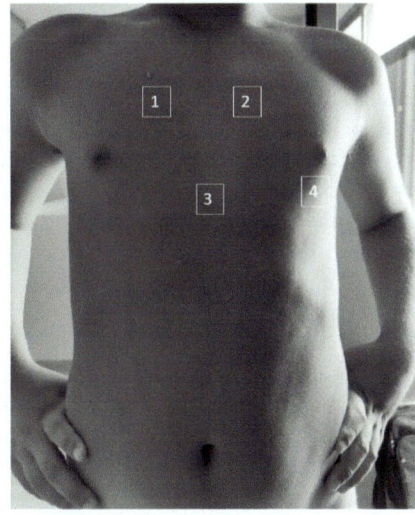

Figura 14-6. Focos de auscultación cardíaca. 1. Aórtico. 2. Pulmonar. 3. Tricuspídeo. 4. Mitral.

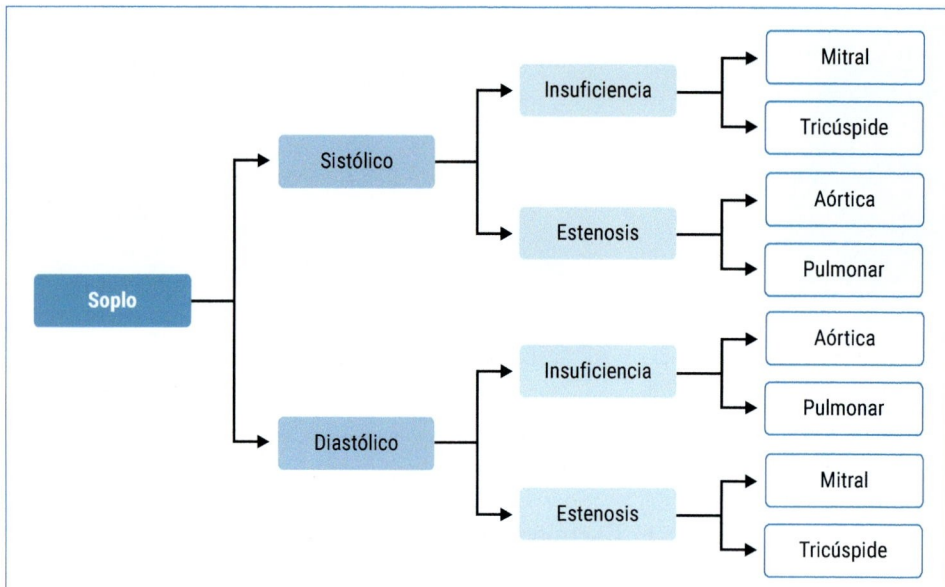

Figura 14-7. Algoritmo diagnóstico de los soplos cardíacos.

culoventriculares (primer ruido) y de las válvulas semilunares (segundo ruido). El tiempo entre el primero y el segundo ruido se corresponde a la sístole, y entre el segundo ruido y el primer ruido del siguiente latido, a la diástole.

Si hay alteraciones en los movimientos valvulares o en el flujo sanguíneo a través de ellas, se generan ruidos adicionales, denominados soplos. Los soplos son vibraciones originadas por flujo turbulento o desproporcionado cuando la sangre atraviesa un orificio pequeño (estenosis valvulares o comunicaciones) o cuando el flujo es demasiado cuantioso para el tamaño del orificio (insuficiencia valvular, fiebre, estados hiperdinámicos, etc.).

Los soplos se clasifican en sistólicos o diastólicos, en función del momento en el que se perciben (**Fig. 14-7**).

EXPLORACIÓN MAMARIA

La exploración mamaria se basa en la observación y análisis de las mamas en busca de alguna alteración que pueda ser patológica y la realiza tanto el médico como la paciente (autoexploración). Todas las mujeres, especialmente a partir de los 40 años, deben realizar este control una vez al mes y, en el caso de tener la menstruación, antes y después de esta, a fin de detectar cualquier cambio significativo en las mamas.

La exploración mamaria consta solo de inspección y palpación; en este caso, la auscultación y la percusión no aportan información adicional.

La inspección consiste en la observación de las mamas en busca de alguna irregularidad. Existen dos tipos y es necesario realizar ambos:

- Inspección estática: con la paciente sentada en posición relajada con ambos brazos colgando a los lados del tronco, se inspeccionan las mamas, aréolas y pezones observando la forma, el volumen y la simetría. Se busca la presencia de red venosa, bultos, cambios de coloración de la piel y hundimientos de la piel. El color de los pezones debe ser similar al de la aréola con una superficie lisa o rugosa.

La retracción del pezón no tiene importancia si está presente desde el principio del desarrollo mamario, pero, en el caso de tratarse de una nueva aparición, es sugestivo de malignidad. La secreción por el pezón, espontánea o a la presión, también es un signo sugestivo de patología, a excepción de la mujer lactante.

- Inspección dinámica: se realiza en tres posiciones sentadas distintas (**Fig. 14-8**):
  - Con ambos brazos elevados: para observar signos cutáneos retráctiles.
  - Con ambas manos en la cadera y los hombros hacia atrás: para detectar desviaciones del contorno y de la simetría.
  - Inclinada hacia delante desde la cintura: para inspeccionar el contorno y la simetría.

La palpación consiste en tocar las mamas, axilas y regiones supraclavicular y subclavicular, con la yema de los dedos o con la palma de la mano, en busca de lesiones. En caso de encontrar una tumoración, es necesario determinar su tamaño, forma, consistencia, movilidad, bordes, superficie, dolor, bilateralidad y posición, este último mediante el uso de la posición de las horas en un reloj y su distancia a la aréola. La palpación se realiza en dos posiciones, sentada y decúbito supino:

- Sentada:
  - Barrido: el brazo del lado que hay que explorar debe estar en reposo al costado del tronco. La palma de la mano se coloca entre el esternón y la clavícula y se desliza hasta llegar al pezón, en busca de alguna alteración. Se realiza el mismo movimiento por toda la pared torácica, en ambos lados.
  - Palpación digital manual: la mano izquierda se posiciona debajo de la mama derecha, con la palma hacia arriba. La mano derecha comprime el tejido de la mama entre sus dedos para localizar posibles bultos.
- Decúbito supino: la paciente debe tener el brazo levantado por detrás de la cabeza y con una toalla o almohada

Figura 14-8. Exploración dinámica de la mama.

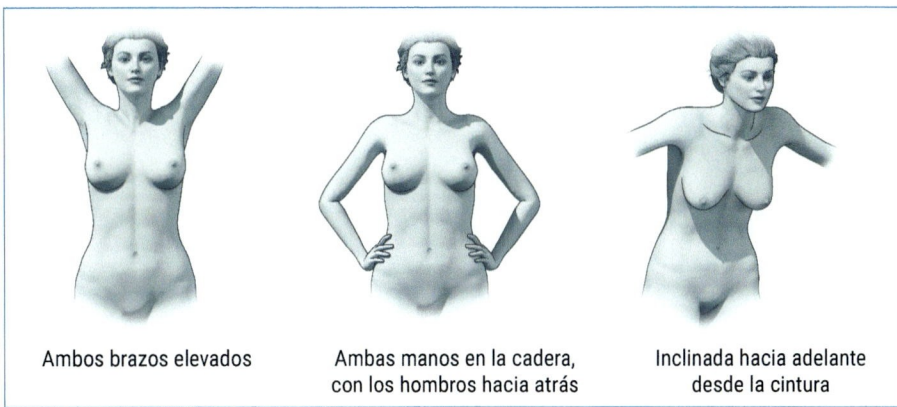

Ambos brazos elevados   Ambas manos en la cadera, con los hombros hacia atrás   Inclinada hacia adelante desde la cintura

bajo el hombro para que el tejido mamario esté extendido uniformemente. La presión que debe hacerse durante la palpación tiene que ser suave pero firme, a tres profundidades (leve, media y profunda) y realizarse con la yema de los dedos 2°, 3° y 4° ligeramente flexionados. Es importante estar siempre en contacto con el tejido para evitar pasar por alto alguna alteración. A la hora de palpar, el pecho debe dividirse en cuatro cuadrantes divididos por una línea longitudinal y otra transversal, pasando ambas por el pezón. Así, se divide la mama en los cuadrantes superoexterno, inferoexterno, superointerno e inferointerno. Al investigar la parte externa del pezón, la paciente debe rotar sobre la cadera opuesta con la mano en la frente y ambos hombros apoyados en la camilla. En cuanto a la parte interna, la paciente tiene que poner la mano en el cuello y elevar ambos hombros. El pezón también debe palparse, pero de forma más meticulosa, ya que es más complicado identificar las alteraciones. Además, es necesario «exprimirlo», por si hay alguna excreción extraña que deba ser analizada mediante un estudio citológico.

PUNTOS CLAVE

- La exploración torácica consta de cuatro fases: inspección, auscultación, percusión y palpación.
- La auscultación torácica debe incluir tanto la auscultación pulmonar como la cardíaca.
- La exploración torácica debe ser, junto con la anamnesis, la primera herramienta diagnóstica.
- A partir de los 40 años es recomendable la autoexploración mamaria en busca de posibles alteraciones que permitan un diagnóstico precoz de cualquier patología, sobre todo del cáncer de mama.

BIBLIOGRAFÍA

Balibrea Cantero JL. Patología quirúrgica. Madrid: Marban, 2003.
Ball JW, Dains JE, Flynn JA et al. Guía Seidel de exploración física, 9ª ed. Barcelona: Elsevier, 2022.
Cecil RL, Goldman L, Ausiello DA et al. Cecil-Goldman. Tratado de medicina interna. Londres: Elsevier Health Sciences Spain, 2013.
Leppert B, Kelly CR. Netter. Un abordaje integrado de la medicina. Londres: Elsevier, 2022.
Sabiston DC. Tratado de cirugía. Fundamentos biológicos de la práctica quirúrgica. Barcelona: Elsevier, 2005.

 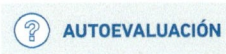 **AUTOEVALUACIÓN**

Neumonía 15

A. Henar Izquierdo e I. Olazabal Olarreaga

OBJETIVOS DE APRENDIZAJE

- Tomar conciencia del grave problema de salud que supone la neumonía en nuestro medio.
- Conocer las causas de la neumonía.
- Revisar los mecanismos fisiopatológicos que condicionan la aparición de esta enfermedad.
- Determinar los principios del tratamiento de la neumonía.

SÍNTESIS CONCEPTUAL

La neumonía es la primera causa de muerte por infección y afecta a muchas personas de edades tanto tempranas como tardías. Es una enfermedad con una etiología infecciosa que se divide en una gran variedad de tipos según el patrón de afectación pulmonar, donde se haya infectado el paciente y el tipo de patógeno infeccioso; además, se transmite principalmente por vía aérea. Las manifestaciones clínicas consisten en fiebre elevada con escalofríos, tos y otros síntomas respiratorios que están causados por la acumulación de material inflamatorio/infeccioso en el tejido pulmonar. Otra característica de la neumonía es que suele tener buen pronóstico con la terapia, excepto en personas con factores de riesgo, como pueden ser la edad o el estado del sistema inmunitario. El tratamiento se basa sobre todo en la antibioterapia y es comúnmente empírico; existen varias maneras de disminuir el riesgo de padecer la enfermedad, como por ejemplo mediante algunas vacunas.

DEFINICIÓN

La neumonía se describe como un proceso infeccioso que afecta predominantemente a las vías respiratorias bajas (alvéolos, bronquiolos distales e intersticio pulmonar). No debe confundirse con la neumonitis, puesto que esta no conlleva un proceso infeccioso, sino que se define como inflamación alveolar de origen no infeccioso.

EPIDEMIOLOGÍA

La incidencia de la neumonía está influida por varios factores, como la edad (más común en niños < 5 años y en ancianos > 70 años), las condiciones crónicas previas (enfermedades pulmonares crónicas, inmunodeficiencias, etc.), la situación geográfica (más común en EE.UU. que en Europa), el sexo (más prevalente en hombres que en mujeres) y el estilo de vida.

En cuanto a la mortalidad, esta aumenta con la edad. La neumonía es la primera causa de muerte por enfermedad infecciosa, superando a la infección por el virus de la inmunodeficiencia humana (VIH) y la tuberculosis. Además, la mortalidad es mayor en países subdesarrollados, debido principalmente a los medios insuficientes de tratamiento (antibióticos, vacunas, etc.). Tanto la incidencia como la mortalidad son mayores en pacientes inmunodeprimidos.

CLASIFICACIÓN

La neumonía se puede clasificar de dos formas distintas: según la localización y según donde se contraiga la enfermedad.

Según la localización:

- Neumonía lobar o típica: afectación de un solo lóbulo pulmonar completo (**Fig. 15-1**).

Figura 15-1. **A)** Radiografía de tórax en proyección posteroanterior. Neumonía lobar. Consolidación en la base pulmonar derecha, que borra el borde cardíaco, lo que indica que se localiza en el lóbulo medio. **B)** Radiografía de tórax en proyección lateral. El infiltrado inflamatorio está delimitado posteriormente por la mitad inferior de la cisura mayor derecha.

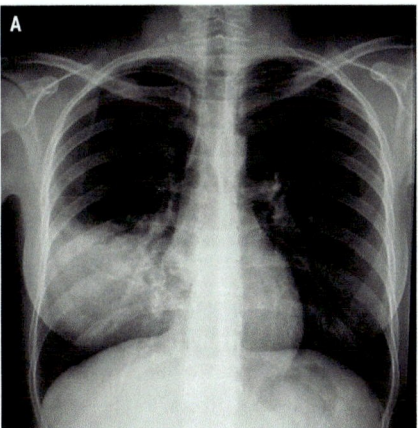
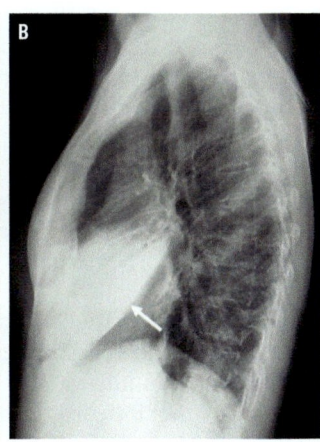

- Neumonía intersticial o atípica: afectación del tejido intersticial (**Fig. 15-2**).
- Neumonía segmentaria o bronconeumonía: afectación «algodonosa» de varios lóbulos, sobre todo en los bronquios y bronquiolos.

Según donde se contraiga la enfermedad:

- Neumonía comunitaria: se adquiere en un ambiente extrahospitalario.
- Neumonía nosocomial: se adquiere en el hospital.

ETIOLOGÍA

La neumonía puede estar provocada por una gran variedad de microorganismos como bacterias, virus y hongos. Sin embargo, los microorganismos causantes más comunes difieren bastante según el tipo de neumonía y según la persona afectada:

- Neumonía comunitaria: los principales causantes son *Streptococcus pneumoniae* (neumococo), virus respiratorios (citomegalovirus, influenza, virus respiratorio sincitial) y *Haemophilus influenzae*, y con menor frecuencia *Mycoplasma pneumoniae* y *Chlamydia pneumoniae*.

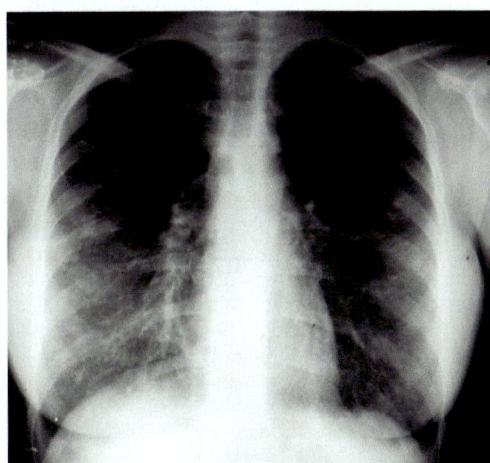

Figura 15-2. Radiografía de tórax en proyección posteroanterior. Neumonía intersticial o atípica. Patrón reticular difuso bilateral, más evidente en ambas regiones perihiliares.

- Neumonía nosocomial: principalmente *Staphylococcus aureus* (tanto la cepa resistente a meticilina como la sensible), enterobacterias, *Pseudomonas aeruginosa* y hongos.

En el caso de los pacientes inmunodeprimidos, las infecciones por hongos como los del género *Pneumocystis* o *Candida* y las infecciones por tuberculosis son más comunes.

En los niños, los patógenos más comunes son *S. pneumoniae* y *M. pneumoniae*.

Durante el año 2020 se produjo una pandemia mundial a causa de la infección por el virus SARS-COV-2 (COVID-19). Esta infección originaba sobre todo una patología respiratoria e inicialmente fue considerada como causante de neumonía. Hoy en día, hay tendencias que indican que el concepto de neumonía por COVID-19 es erróneo, dado que la afectación pulmonar no cumple los criterios típicos de neumonía (hay evidencia de fenómenos protrombóticos).

FISIOPATOLOGÍA

La vía de transmisión más común es a través de microaspiración de gotitas, ya sean propias o provenientes de otras personas.

En los pacientes con alteraciones de la deglución (secundarias a demencias, patologías neuromusculares, etc.) puede producirse el paso de alimentos, vómito o saliva a la vía aérea y esto puede ocasionar una infección (neumonía aspirativa).

La neumonía también se puede dar por vía hematógena desde un foco infectado en otra parte del cuerpo, aunque es menos común.

Para que se desarrolle una neumonía, primero se produce un paso previo de colonización del epitelio respiratorio de la nasofaringe hacia la vía aérea inferior. De manera normal, el cuerpo elimina estos patógenos y no se origina neumonía. Sin embargo, en los casos en que el inóculo es demasiado grande, el patógeno es muy virulento y/o existe una inmunodepresión, los patógenos son capaces de infectar las vías respiratorias inferiores, provocando así una neumonía.

El desarrollo y la gravedad de la neumonía dependerán sobre todo de la reacción del sistema inmunitario frente al patógeno. Aun así, hay algunos casos en los que el patógeno libera moléculas que dañan el tejido pulmonar:

- *Streptococcus pneumoniae:* libera neumolisina, que forma poros en las membranas de las células.
- *Staphylococcus aureus:* libera α-hemolisina, que también forma poros y produce muerte celular por activación del inflamasoma.
- *Pseudomonas aeruginosa:* al entrar en contacto con las células huésped del epitelio respiratorio, induce la síntesis y liberación de toxinas de secreción tipo III (con muchos efectos tóxicos).

Sin embargo, en muchos casos, la gravedad y el desarrollo de la enfermedad vendrán definidos por el equilibrio entre la respuesta inmunitaria y la resiliencia tisular (es decir, el correcto mantenimiento de la homeostasis pulmonar) (**Recuadro 15-1**). Así pues, en la neumonía, la infección por el patógeno provoca un exceso de material infeccioso-inflamatorio en los alvéolos que aumenta la distancia alveolocapilar y la difusión de gases, lo que altera el proceso de intercambio gaseoso, produciendo una alteración en la relación ventilación/perfusión, que a su vez puede inducir la aparición de cortocircuitos (efecto *shunt*).

Además, en algunas ocasiones, la infección local deriva en complicaciones sistémicas o extrapulmonares y se desarrollan cuadros infecciosos generalizados (como sepsis, que puede derivar en un *shock* séptico) o afectaciones cardiovasculares.

MANIFESTACIONES CLÍNICAS

Es común que, antes de sufrir una neumonía, los pacientes hayan tenido algún tipo de infección vírica respiratoria de la vía aérea superior (sobre todo gripes o catarros), que predispone a la aparición de la enfermedad.

En cuanto a los síntomas, los más comunes son los siguientes:

- Fiebre elevada con escalofríos (lo más común).
- Disnea: dificultad para respirar.
- Taquipnea: respiración rápida y agitada.
- Dolor torácico.
- Tos con expectoración purulenta o hemoptisis (expulsión de sangre por la boca).
- Fatiga.

DIAGNÓSTICO

El diagnóstico de sospecha es clínico y se basa en los síntomas que refiere el paciente. En la exploración física se percibe matidez en la percusión torácica y disminución del murmullo vesicular y estertores crepitantes en la auscultación pulmonar. Sin embargo, la confirmación del diagnóstico siempre se lleva a cabo a través de pruebas de imagen, concretamente a través de radiografías de tórax, que aportan información valiosa acerca del sitio de infección, el tipo de neumonía, la extensión de esta y complicaciones asociadas. En ocasiones, la radiografía simple de tórax no tiene suficiente sensibilidad y es preciso realizar una tomografía computarizada torácica con mayor rendimiento diagnóstico (**Fig. 15-3**).

Las pruebas microbiológicas para determinar el agente causal de la neumonía son de gran relevancia. Sin embargo, solo se realizan en el 50 % de los pacientes. La principal fuente para la obtención de material para cultivo microbiológico es el esputo, si bien a veces puede obtenerse material tras un lavado bronquioalveolar o incluso una biopsia.

Existen marcadores analíticos de utilidad para diferenciar sobre todo entre infecciones bacterianas, infecciones víricas o inflamación por otra causa no infecciosa (neumonitis). Los biomarcadores más utilizados son la proteína C reactiva

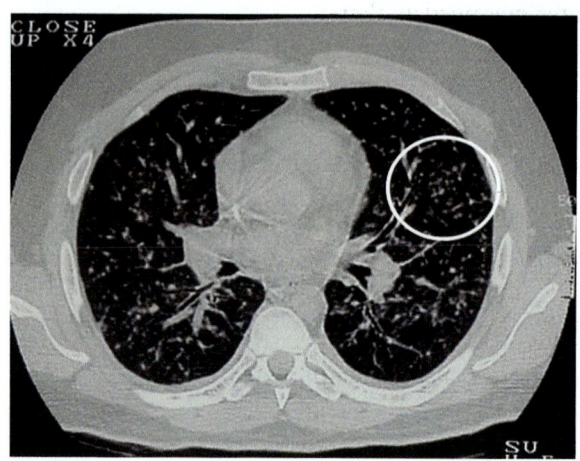

Figura 15-3. Tomografía computarizada torácica. Micronódulos en ambos pulmones en un paciente inmunodeprimido con neumonía por citomegalovirus.

RECUADRO 15-1. Respuesta inmunitaria y resiliencia tisular en la neumonía

La respuesta inmunitaria varía según el tipo de microorganismo patógeno causante de la neumonía. De manera general, en el inicio de la infección se activan los receptores de reconocimiento de patrones (RRP), como los receptores análogos de *Toll* (TLR, *Toll-like receptors*), que inducen la liberación de varias citoquinas, como interleuquina 17 (IL-17) o IL-22, las cuales se encargan de la activación (para la liberación de moléculas antimicrobianas) y de la proliferación (para la regeneración), respectivamente, del epitelio respiratorio. También se produce una secreción de las citoquinas típicas de la respuesta inmunitaria, como IL-1 o IL-2 (según el tipo de microorganismo), de otras citoquinas proinflamatorias, como factor de necrosis tumoral alfa (TNF-α) por parte de células como las células linfoides innatas, y de otras células que promueven la migración de neutrófilos principalmente. En cuanto a la respuesta adaptativa en el pulmón, es bastante estándar pero necesaria en casos graves y para la generación de memoria inmunitaria.

La resiliencia tisular la forman, por un lado, los macrófagos alveolares (macrófagos que están en la luz alveolar), que se encargan de secretar citoquinas antiinflamatorias y de fagocitar a leucocitos apoptóticos (lo que inhibe la liberación de moléculas que también promueven la inflamación) y, por otro, proteínas relacionadas con la integridad estructural de la barrera epitelial del tracto respiratorio, como pueden ser la β-catenina o la proteína M1 de la caja *forkhead* (FOXM1). Además, hay otras células que contribuyen a la resiliencia tisular, como los linfocitos Treg o las células supresoras de origen mieloide.

(PCR) y la procalcitonina (PCT). Tanto la PCR como la PCT se elevan en todos los procesos inflamatorios; la PCR se eleva tras unos 2-3 días en respuesta a cualquier tipo de inflamación, mientras que la PCT aumenta más rápidamente en respuesta a toxinas microbianas (por lo que es un biomarcador más específico de neumonía bacteriana). Por otro lado, tanto la PCR como la PCT tienen un menor aumento cuando hay una infección vírica.

TRATAMIENTO

La principal medida de tratamiento es la antibioterapia. Puesto que en el 50 % de los casos ni siquiera se descubre el agente patógeno, el tratamiento es sobre todo empírico, es decir, primero se utilizan antibióticos contra los microorganismos más comúnmente implicados en el desarrollo de neumonías. Si no hay una respuesta clínica adecuada, la identificación del agente causal se vuelve esencial y, por lo tanto, se requiere la obtención de material para cultivo microbiológico, que permita administrar un tratamiento antibiótico dirigido frente a ese microorganismo.

Entre los factores que hay que tener en cuenta al elegir el tratamiento empírico, además de los patógenos más comunes, destacan los factores de riesgo del propio paciente, si este está tomando alguna medicación u otros factores relevantes que puedan alterar el tratamiento. Por otra parte, como en toda infección, es fundamental determinar el grado de gravedad de esta; ante cuadros más graves se utilizarán de entrada antibióticos más potentes y de mayor espectro antimicrobiano.

PRONÓSTICO

Si bien la neumonía es la infección hospitalaria más común que causa la muerte, la mayoría de las neumonías se suelen estabilizar antes del período de una semana y los síntomas desaparecen al cabo de pocas semanas, tras la instauración de un tratamiento antibiótico adecuado. No obstante, en pacientes ancianos y en aquellos con otros problemas de salud subyacentes es más común que se produzca una mala evolución de la enfermedad, que acabe siendo mortal.

PREVENCIÓN

En cuanto a la prevención, las principales medidas son:

- Dejar de fumar y no beber alcohol en exceso.
- Mantener una buena higiene en general.
- Si es posible, no tomar inmunosupresores o sedantes como los opioides, ya que inducen depresión respiratoria y pueden empeorar la insuficiencia respiratoria originada por la propia neumonía.
- Vacunación anual frente al virus de la gripe.
- Vacunación anual frente al neumococo.

PUNTOS CLAVE

- La neumonía es la primera causa de muerte por infección.
- Se transmite principalmente por vía aérea.
- Las manifestaciones clínicas consisten en fiebre elevada con escalofríos, tos y otros síntomas respiratorios que están causados por la acumulación de material inflamatorio/infeccioso en el tejido pulmonar.
- El tratamiento se basa sobre todo en la antibioterapia y es comúnmente empírico.
- Existen algunas vacunas útiles para disminuir el riesgo de padecer la enfermedad, sobre todo en personas de riesgo (ancianos, inmunodeprimidos).

BIBLIOGRAFÍA

Cecil RL, Goldman L, Ausiello DA et al. Cecil-Goldman. Tratado de medicina interna. Londres: Elsevier Health Sciences Spain, 2013.

Cillóniz C, Ewig S, Polverino E et al. Microbial aetiology of community-acquired pneumonia and its relation to severity. Thorax 2011; 66: 340-6.

Pastrana Delgado J, García de Casasola Sánchez G. Fisiopatología y patología general básicas para ciencias de la salud. Barcelona: Elsevier, 2013.

Torres A, Cilloniz C, Niederman MS et al. Pneumonia. Nat Rev Dis Primers 2021; 7: 25.

Torres A, Peetermans WE, Viegi G, Blasi F. Risk factors for community-acquired pneumonia in adults in Europe: a literature review. Thorax 2013; 68: 1057-65.

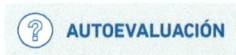
AUTOEVALUACIÓN

Absceso de pulmón y bronquiectasias

16

A. Caro Sanz y J. Ruiz-Tovar Polo

OBJETIVOS DE APRENDIZAJE

- Conocer las complicaciones que pueden derivarse de una neumonía.
- Entender el concepto de absceso pulmonar.
- Determinar la fisiopatología de las bronquiectasias.

SÍNTESIS CONCEPTUAL

La neumonía es la infección del parénquima pulmonar. A menudo, las neumonías se resuelven con tratamiento antibiótico, pero en ocasiones evolucionan hacia complicaciones como abscesos pulmonares o bronquiectasias. Los abscesos pulmonares consisten en la necrosis del parénquima pulmonar causada por una infección microbiana. La mayoría se producen como complicación de una neumonía por aspiración. Las bronquiectasias se definen como una dilatación irreversible de la luz bronquial, por destrucción de la pared bronquial.

INTRODUCCIÓN

La neumonía es la infección del parénquima pulmonar. A menudo, las neumonías se resuelven con tratamiento antibiótico, pero en ocasiones evolucionan hacia complicaciones como abscesos pulmonares o bronquiectasias.

ABSCESO PULMONAR

Definición

Un absceso es una cavidad donde se acumula pus. Los abscesos pulmonares se definen como necrosis del parénquima pulmonar causada por una infección microbiana. La mayoría se producen como complicación de una neumonía por aspiración y se deben a microorganismos anaerobios, que se localizan en condiciones normales en los fondos de saco gingivales.

Etiología

Los principales factores que predisponen al desarrollo de un absceso pulmonar son los que aumentan el volumen y/o la frecuencia de la aspiración, condicionan una mayor colonización bacteriana de las secreciones orofaríngeas o alteran los mecanismos de defensa pulmonar. La lesión inicial es una neumonitis sin características distintivas con respecto a una neumonía convencional, salvo por la tendencia a localizarse en los segmentos gravitacionales del pulmón. Si tras 1-2 semanas de evolución el paciente no recibe un tratamiento antimicrobiano adecuado, esta neumonitis inicial progresa a una neumonía necrosante o a un absceso pulmonar.

Una causa común de esta enfermedad es la aspiración de bacterias anaerobias, agentes etiológicos de una neumonía ya instaurada en el paciente. Entre estos microorganismos que sobreviven en ausencia de oxígeno, los más comunes en los abscesos de pulmón son *Peptostreptococcus*, *Prevotella*, *Bacteroides* y *Fusobacterium*.

Habitualmente, el material purulento del absceso encuentra salida a través del árbol bronquial, por lo que en la radiografía de tórax suele observarse una cavidad con un nivel hidroaéreo (**Fig. 16-1**).

La neumonía necrosante es una causa poco común del absceso de pulmón. Puede desarrollarse a partir de la siembra hematógena de los pulmones debido a una embolia séptica o endocarditis de cavidades derechas. A diferencia de la aspira-

Figura 16-1. Radiografía de tórax en proyecciones posteroanterior **(A)** y lateral **(B)**. Cavidad con nivel hidroaéreo en la base pulmonar derecha.

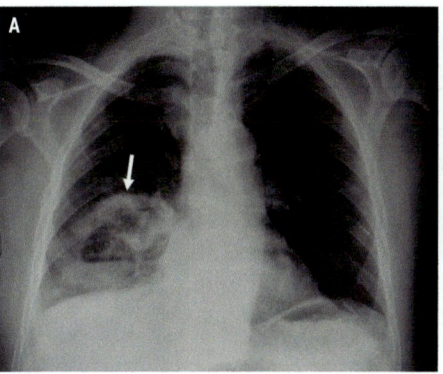
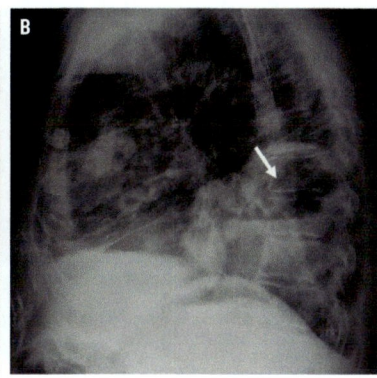

Figura 16-1. Radiografía de tórax en proyecciones posteroanterior **(A)** y lateral **(B)**. Cavidad con nivel hidroaéreo en la base pulmonar derecha.

ción, estas enfermedades suelen causar abscesos pulmonares múltiples en vez de aislados.

Manifestaciones clínicas

El cuadro clínico habitual es el de una neumonía aguda con fiebre alta, escalofríos y sudoración. Puede haber dolor pleurítico (originado por irritación de terminaciones nerviosas en la pleura), lo que sugiere la asociación de empiema. Casi todos los pacientes con abscesos pulmonares debidos a bacterias anaerobias comienzan con síntomas indolentes, malestar, febrícula, tos productiva e, incluso, hemoptisis, adelgazamiento y anemia, que evolucionan en semanas o meses. Esto obliga a establecer el diagnóstico diferencial con una neoplasia. Una vez producida la cavitación, en la mitad de los casos se puede observar la presencia de expectoración fétida y abundante, especialmente en infecciones por anaerobios productores de gases (*Prevotella* spp., *Porphyromonas* spp. y *Bacteroides* spp.). En algunos casos, la expectoración viene precedida de un cuadro de vómica (expulsión súbita de una cantidad importante de pus), lo que indicaría que existe comunicación bronquial.

Durante la exploración física, si está en fase inicial, se pueden percibir signos de consolidación pulmonar con participación pleural o sin ella. Cuando el absceso se abre al árbol bronquial, en la auscultación se puede oír un soplo anfórico o cavernoso (semejante al producido al soplar aire a través de una botella, es decir, ruido ausente debido a la ausencia de parénquima pulmonar que lo transmita).

Diagnóstico

La radiografía de tórax suele mostrar infiltrados inflamatorios con destrucción de tejidos, lo que forma una cavidad, a menudo en un segmento del pulmón, que queda declive en posición de decúbito. Se puede conseguir una mejor definición anatómica mediante tomografía computarizada (TC), que es especialmente útil cuando no es posible definir con claridad la cavidad en la radiografía simple de tórax o se sospecha una posible masa asociada; además, permite distinguir entre una lesión parenquimatosa y una colección pleural (**Fig. 16-2**).

El esputo no es una muestra válida para el diagnóstico etiológico debido a la gran cantidad de microorganismos anaerobios que colonizan la boca. El hemocultivo es poco sensible, porque este tipo de infecciones suele cursar sin bacteriemia. La punción transtorácica o el lavado broncoalveolar pueden ser técnicas de utilidad para la obtención de muestras en estos pacientes, aunque solo estarían indicadas en caso de evolución desfavorable, ya que son técnicas invasivas. Si existe derrame pleural, debe hacerse una toracocentesis con cultivo del líquido. Todas las muestras deben cultivarse en condiciones de anaerobiosis y en un medio de cultivo adecuado inmediatamente después de su extracción.

En el análisis sanguíneo suele detectarse leucocitosis con neutrofilia. También puede darse trombocitosis, anemia y elevación de la velocidad de sedimentación globular (VSG) y de la PCR.

Tratamiento

El tratamiento antibiótico inicial de los abscesos pulmonares es empírico. Los regímenes empíricos deberían acceder al parénquima pulmonar y antagonizar tanto los gérmenes anaerobios como los estreptococos anaerobios facultativos. Los fármacos que pueden emplearse razonablemente son cualquier combinación de β-lactámico con un inhibidor de β-lactamasa o un carbapenémico. El tratamiento se puede ir modificando en función de la respuesta del paciente.

Durante el tratamiento es posible recurrir a la broncoscopia para facilitar el drenaje de la cavidad mediante el cateterismo

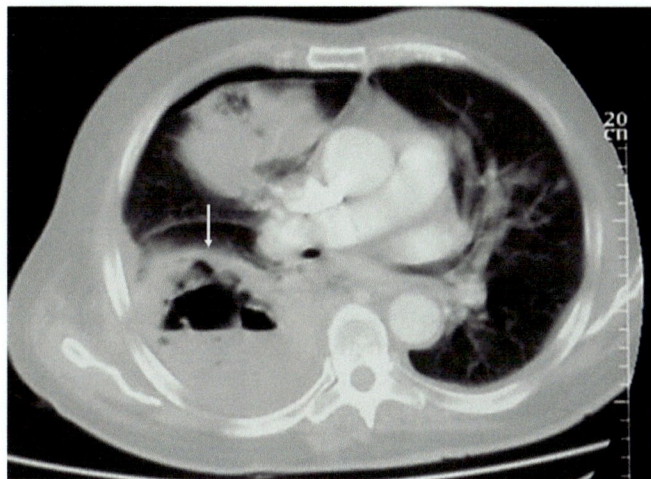

Figura 16-2. Tomografía computarizada. Gran cavidad de pared gruesa en el lóbulo inferior derecho.

directo o transbronquial de esta. La mayoría de los pacientes (> 85 %) responden al tratamiento médico con una disminución rápida del líquido y el colapso de las paredes del absceso; la curación completa se logra en 3-4 meses. Los pacientes con síntomas durante más de 3 meses antes del tratamiento o con cavidades de más de 4-6 cm suelen responder peor.

La cirugía no es de elección en pacientes con un absceso pulmonar no complicado. El tratamiento quirúrgico está indicado en las siguientes situaciones: persiste la cavidad (≥ 2 cm y paredes gruesas); la sepsis no desaparece después de ocho semanas de tratamiento médico, o el paciente manifiesta hemoptisis y es necesario descartar una neoplasia.

Pronóstico

Es importante administrar tratamiento antimicrobiano lo antes posible y que sea el adecuado porque la enfermedad puede extenderse con rapidez y provocar la destrucción del parénquima pulmonar e inducir gangrena tisular. Las principales complicaciones que pueden aparecer en la evolución de un absceso pulmonar son las mencionadas antes (empiema y diseminación broncógena). El absceso pulmonar por anaerobios conlleva una mortalidad global del 1-8,7 %, siendo mayor cuando son de gran tamaño, los pacientes afectados son de edad avanzada o inmunodeprimidos, si coexisten con una neoplasia o si están implicados *Staphylococcus aureus*, *Klebsiella* spp. o *Pseudomonas aeruginosa*.

BRONQUIECTASIAS

Definición

Las bronquiectasias se definen como una dilatación irreversible de la luz bronquial. Se trata de una enfermedad respiratoria crónica caracterizada por el síndrome clínico de tos, producción de esputo e infecciones bronquiales y, desde un punto de vista radiológico, por una dilatación permanente y anormal de los bronquios.

Etiología

Existen numerosos factores predisponentes, como la fibrosis quística, la deficiencia de α_1-antitripsina, los estados de inmunodeficiencia, el síndrome ciliar primario, la obstrucción bronquial por cuerpos extraños, ganglios linfáticos extrínsecos que comprimen el bronquio, neoplasias o tapones mucosos.

Fisiopatología

La patogenia de la enfermedad se caracteriza por la dilatación crónica, con destrucción irreversible y habitualmente progresiva de la pared bronquial como consecuencia del círculo vicioso patogénico compuesto por la infección, la inflamación, la lesión del sistema mucociliar y la reparación cíclica de la vía aérea.

La inflamación en las bronquiectasias se asocia a la infección bacteriana persistente. Se vincula con un aumento de la frecuencia de exacerbaciones y un deterioro rápido de la

función pulmonar por degradación de la elastina en la vía aérea y otros mecanismos. La limpieza mucociliar se altera por las bronquiectasias estructurales, la deshidratación de la vía aérea, el excesivo volumen de moco y la viscosidad. Las exacerbaciones de las bronquiectasias se relacionan con un aumento de la inflamación de la vía aérea y sistémica y lesiones pulmonares progresivas, con deterioro de la función pulmonar y mortalidad. La infección crónica de la vía aérea estimula y mantiene la inflamación pulmonar.

Manifestaciones clínicas

Las manifestaciones clínicas clásicas de las bronquiectasias son la tos y la expectoración crónica o intermitente. Otros síntomas descritos son la disnea según el grado de afectación de la función pulmonar, la expectoración hemoptoica de intensidad variable, el dolor torácico pleurítico, la hiperreactividad bronquial, la astenia y la pérdida de peso. En la exploración respiratoria puede haber estertores crepitantes, roncus y/o sibilancias.

Diagnóstico

Dado que el concepto de las bronquiectasias es eminentemente morfológico, las técnicas de imagen tienen un papel fundamental en su identificación. Hoy en día, la elevada fiabilidad de la tomografía computarizada de alta resolución (TCAR) de tórax ha hecho que se haya convertido en el diagnóstico de elección de las bronquiectasias (**Fig. 16-3**).

Un análisis sanguíneo mostrará marcadores de inflamación sistémica (elevación de la PCR y de la VSG, número de neutrófilos periféricos), niveles de inmunoglobulinas, proteinograma, inmunoglobulina E (IgE) total y α_1-antitripsina, entre otros. Es importante recoger cultivos de esputo antes de iniciar el tratamiento, con el objetivo de identificar los microorganismos potencialmente patógenos. Los más habituales son *Haemophilus influenzae*, *P. aeruginosa*, *Streptococcus pneumoniae*, *Moraxella catharralis* y *S. aureus*. Las infecciones por *P. aeruginosa* son las que tienen peor pronóstico.

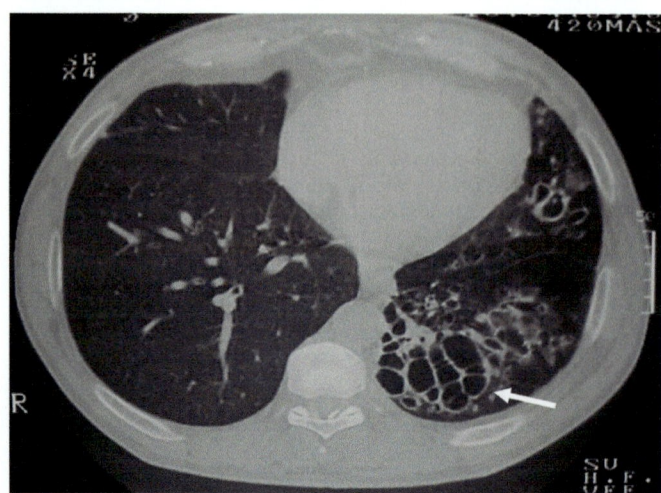

Figura 16-3. Tomografía computarizada. Dilataciones cilíndricas de los bronquios y engrosamiento de su pared.

Tratamiento

El objetivo del tratamiento es detener la progresión de la enfermedad, aliviar las manifestaciones clínicas y la calidad de vida del paciente. Puede orientarse a controlar la obstrucción del flujo aéreo (broncodilatadores), aumentar la capacidad de esfuerzo (rehabilitación pulmonar) o extirpar quirúrgicamente el segmento pulmonar afectado. El tratamiento se basa, sobre todo, en los principios de prevenir la infección bronquial aguda y crónica, mejorar la limpieza mucociliar y reducir la repercusión de la enfermedad pulmonar estructural.

El tratamiento antibiótico empírico debe iniciarse en base a un cultivo previo, valorando el riesgo de colonización por microorganismos multirresistentes, ya que las infecciones son recurrentes y el riesgo de desarrollar resistencias bacterianas es muy elevado. En condiciones normales, se pautan dosis antibióticas durante 10-14 días. La vía de administración dependerá de la gravedad y de la presencia de aislamiento previo de microorganismos multirresistentes. Si se aíslan estos últimos, deben utilizarse combinaciones de antibióticos con diferentes mecanismos de acción. Los broncodilatadores y los corticoides son útiles en las exacerbaciones que cursan con broncoespasmo. Asimismo, debe favorecerse la expulsión de la mayor cantidad de moco, fluidificando las secreciones y realizando fisioterapia respiratoria. Algunos pacientes requieren oxigenoterapia y/o ventilación mecánica no invasiva.

Para la extirpación quirúrgica se seleccionan pacientes con una enfermedad localizada y una elevada frecuencia de exacerbaciones, a pesar de la optimización de todos los demás aspectos del tratamiento. El fundamento del tratamiento quirúrgico de las bronquiectasias es romper el círculo vicioso extirpando los segmentos de pulmón que ya no son funcionantes y prevenir la contaminación de las zonas del pulmón adyacentes. La cirugía es también la técnica de elección en los casos de hemoptisis masiva refractaria a la embolización de la arteria bronquial, pero la cirugía de urgencia en pacientes inestables se asocia a una morbimortalidad más alta.

Pronóstico

Los cambios estructurales en el pulmón asociados a la enfermedad incluyen la dilatación bronquial, el engrosamiento de la pared bronquial y la formación de tapones de moco, además de enfermedad de la vía aérea pequeña y enfisema. Más de un 50 % de los pacientes desarrolla obstrucción del flujo aéreo, pero también es frecuente encontrar un patrón ventilatorio restrictivo, mixto e incluso una función pulmonar conservada.

Existen varias escalas pronósticas multidimensionales para valorar el pronóstico y la gravedad de las bronquiectasias. Una de ellas es la escala FACED, que incluye cinco variables dicotómicas: volumen espiratorio máximo en el primer segundo (FEV_1) (< 50 % o ≥ 50 %), edad (< 70 años o ≥ 70 años), presencia de colonización crónica por *P. aeruginosa*, gravedad de la disnea y número de lóbulos pulmonares afectados en la TC de tórax (1-2 lóbulos o ≥ 2 lóbulos).

PUNTOS CLAVE

- En ocasiones, las neumonías no se resuelven con tratamiento antibiótico y evolucionan hacia complicaciones, como abscesos pulmonares o bronquiectasias.
- Los abscesos pulmonares consisten en la necrosis del parénquima pulmonar. Se caracterizan por la destrucción del parénquima y la acumulación de pus en su interior.
- Las bronquiectasias son una dilatación irreversible de la luz bronquial, por destrucción de la pared bronquial, secundaria a la perpetuación de un proceso inflamatorio.
- Es importante el diagnóstico y tratamiento precoz de las complicaciones para evitar o disminuir las secuelas de la función pulmonar.

BIBLIOGRAFÍA

Farreras P, Rozman C. Medicina interna. Barcelona: Elsevier, 2020.
Girón R, Martínez-Vergara A, Oscullo G, Martínez-García MA. Las bronquiectasias como enfermedad compleja. Open Resp Arch 2020; 2: 226-34.

Lawrence H. Lo esencial en neumología. Barcelona: Elsevier, 2020.
Romero S, Graziani D. Bronchiectasis. Medicine 2018; 12: 3691-8.
Townsend CM, Beauchamp R, Evers B, Mattox KL. Tratado de cirugía. Barcelona: Elsevier, 2022.

 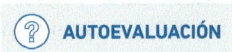 **AUTOEVALUACIÓN**

Cáncer de pulmón

17

I. Macías Gamero y J. Ruiz-Tovar Polo

OBJETIVOS DE APRENDIZAJE

- Tomar conciencia del grave problema de salud que supone el cáncer de pulmón en nuestro medio.
- Conocer los factores causantes de esta enfermedad, principalmente el tabaquismo.
- Revisar los mecanismos fisiopatológicos que condicionan la aparición de esta enfermedad.
- Determinar las bases moleculares del cáncer de pulmón.

SÍNTESIS CONCEPTUAL

El cáncer de pulmón es una neoplasia que se origina en los pulmones. Es la principal causa de muerte por cáncer en todo el mundo, con más de 1,7 millones de muertes por año. Hay dos tipos principales de cáncer de pulmón: cáncer de pulmón de células no pequeñas y cáncer de pulmón de células pequeñas. Los síntomas del cáncer de pulmón incluyen tos persistente, dolor en el pecho, dificultad para respirar y pérdida de peso. Los factores de riesgo abarcan el tabaquismo, la exposición a ciertos productos químicos y contaminantes, y los antecedentes familiares de cáncer de pulmón. Las opciones de tratamiento consisten en cirugía, radioterapia, quimioterapia, terapia dirigida e inmunoterapia. El pronóstico para el cáncer de pulmón depende de la estadificación del cáncer en el momento del diagnóstico, así como de la salud general del paciente. La detección y el diagnóstico precoces son cruciales para una mayor probabilidad de supervivencia.

DEFINICIÓN

El cáncer de pulmón es la proliferación de células neoplásicas en la vía aérea inferior o en el parénquima pulmonar. Las células tumorales suelen ser de origen epitelial (carcinomas). Hay dos tipos principales de cáncer de pulmón: de células no pequeñas (CPCNP) y de células pequeñas (CPCP); según el tipo de cáncer, el tratamiento será diferente.

EPIDEMIOLOGÍA

En 2020, el cáncer de pulmón fue el segundo cáncer más prevalente después del cáncer de mama en todo el mundo. El cáncer de pulmón contribuye a un 12,2 % del total de todos los cánceres. Es el primero en incidencia en hombres y el tercero en mujeres, siendo la frecuencia más del doble en hombres que en mujeres.

También en 2020, la mortalidad por cáncer de pulmón fue de 1.796.144 personas. Esta tasa de mortalidad está disminuyendo gracias a programas de detección precoz, al acceso a mejores tratamientos y a campañas de prevención. Aunque la mortalidad entre los hombres esté disminuyendo en los países occidentales, la tasa de mortalidad en las mujeres está aumentando debido al incremento de mujeres fumadoras.

ETIOLOGÍA

El cáncer de pulmón tiene una etiología multifactorial, aunque el tabaquismo es la causa principal conocida. Alrededor del 80-90 % de los cánceres de pulmón se pueden atribuir al tabaquismo. Los fumadores tienen un riesgo de 10 a 20 veces mayor de desarrollar cáncer de pulmón que los no fumadores. El daño causado por el tabaco es acumulativo: cuanto más tabaco se fume y durante más tiempo, mayor es el riesgo. Dejar de fumar reduce el riesgo, pero no a los niveles de las personas que nunca han fumado, y este riesgo se mantiene alto durante los cinco primeros años tras dejar de fumar. Los cigarrillos bajos en alquitrán o «light» aumentan el riesgo de cáncer de pulmón al igual que los cigarrillos normales.

Los no fumadores se ven afectados por el humo del tabaco, si lo inhalan; así, estos fumadores pasivos tienen un riesgo de cáncer de pulmón mayor que las personas que no inhalan humo del tabaco. No obstante, el riesgo de desarrollar cáncer de pulmón es menor que el de los fumadores.

El radón es un gas radioactivo que se produce como consecuencia de la descomposición del uranio en las rocas y la tierra. Según la Agencia de Protección Ambiental de los Estados Unidos, el radón es la primera causa de cáncer de pulmón en no fumadores y la segunda en fumadores.

El asbesto o amianto conforma un grupo de minerales fibrosos que son resistentes al calor y la corrosión, razón por la cual se usa en numerosos productos comerciales. La exposición a estos materiales incrementa el riesgo de cáncer de pulmón. Las personas que han sido expuestas a cantidades considerables de asbesto tienen una probabilidad mucho más alta de desarrollar mesotelioma (un tipo de cáncer que se origina en la pleura). La exposición profesional a otras sustancias cancerígenas incluye: uranio, arsénico, azufre, cloruro de vinilo, berilio, cadmio, sílice, compuestos de níquel, compuestos de cromo, productos hulleros (carbón), gas mostaza y éteres clorometílicos.

La contaminación atmosférica en ciudades por contaminantes como el dióxido de azufre también juega un papel en la incidencia de cáncer de pulmón.

La predisposición al cáncer de pulmón se ve también afectada por factores genéticos. Si un familiar cercano es o fue diagnosticado con cáncer de pulmón, en especial si el diagnóstico fue a temprana edad, los familiares cercanos tendrán mayor riesgo de desarrollar este tumor. Entre otros, se ha identificado un *locus* en el cromosoma 6q que afecta a la susceptibilidad de desarrollar cáncer de pulmón en personas no fumadoras.

Se han podido identificar mutaciones comunes en el cáncer de pulmón. Estas mutaciones afectan a las vías de señalización y contribuyen a la transformación tumoral de las células normales. La detección de este tipo de mutaciones ayuda en la elección de la terapia. Las mutaciones más destacadas son: *PTEN, PIK3CA, TP53, CDKN2A, K-RAS* y *MYC*. Otras mutaciones son específicas para cada tipo de cáncer, por ejemplo, las mutaciones en el gen *EGFR* se han identificado en adenocarcinomas pulmonares.

CLASIFICACIÓN HISTOLÓGICA

Hay muchos tipos de neoplasias de pulmón, pero se pueden clasificar comúnmente en dos tipos: microcíticas o CPCP y no microcíticas o CPCNP. La distinción entre estos dos tipos es importante a la hora de realizar el diagnóstico, ya que proliferan, crecen, se diseminan y son tratados de forma distinta.

Los CPCP abarcan alrededor del 10-15 % de los cánceres de pulmón. Este tipo es el más agresivo y presenta el crecimiento más rápido de todos. Causa habitualmente metástasis tempranas y muy extendidas. Muchas veces se detecta primero la metástasis a distancia que el tumor primario.

Los CPCNP constituyen el 85 % de los cánceres de pulmón. Estos, a su vez, se clasifican en varios subtipos:

• Adenocarcinoma: 40 % de los casos.

• Carcinomas de células escamosas: 25-30 % de los casos.
• Carcinoma de células grandes: 10-15 % de los casos.
• Otros: carcinoma adenoescamoso, carcinoma sarcomatoide, carcinoide bronquial, etcétera.

BASES MOLECULARES

Las bases moleculares del cáncer de pulmón se exponen en el **recuadro 17-1.**

DISEMINACIÓN

Con respecto a la propagación de las neoplasias pulmonares, se distinguen tres vías principales:

• Propagación local: el cáncer se expande a tejidos y órganos vecinos mediante un proceso de invasión y puede infiltrar corazón, esófago, cuerdas vocales, grandes vasos, etcétera.
• Propagación linfática: está presente en el momento del diagnóstico en el 50 % de los casos (diagnóstico tardío). Se puede diseminar por el hilio pulmonar y los ganglios subcarinales, paratraqueales o extratorácicos (supraclaviculares, cervicales, abdominales, axilares). Estos últimos no son una vía de drenaje directa de los pulmones; por ello, si se encuentran afectados, se consideran como metástasis a distancia. Si la diseminación es a los ganglios próximos, se denomina metástasis ganglionar, pero no metástasis a distancia, lo que es completamente diferente tanto en relación a la estadificación tumoral como al pronóstico.
• Propagación hematógena: esta diseminación ocurre a través de los vasos sanguíneos. Las áreas más comunes de propagación son los huesos, el cerebro, el hígado, los riñones y las glándulas suprarrenales, pero el cáncer se puede diseminar a cualquier parte del cuerpo. La diseminación hematógena se da en los CPCNP en un 40 % de los casos y en un 70 % en los CPCP.

Se ha identificado la ligasa E3 HUWE1 como un regulador importante de la diseminación de las células neoplásicas de pulmón. En las células epiteliales (incluidas las células de carcinoma de pulmón), HUWE1 aborda la ubiquitinación y la posterior degradación del proteasoma de una proteína clave en el proceso de adhesión de cadherina, la TAM1 (proteína 1 inductora de invasión y metástasis en el linfoma T), tras la estimulación mediante el factor de crecimiento de hepatocitos (HGF). Si el proceso de degradación de TAM1 fracasa o si las células son privadas de HUWE1, el desmantelamiento de las estructuras epiteliales se ve impedido de la adquisición del potencial migratorio e invasivo de las células estimuladas con HGF. Esto da vía a nuevas dianas farmacológicas para prevenir la diseminación metastásica.

MANIFESTACIONES CLÍNICAS

La mayoría de las neoplasias de pulmón no dan a conocer síntomas hasta que el tumor se ha diseminado; sin embargo,

RECUADRO 17-1. Bases moleculares

Las mutaciones que contribuyen a la transformación tumoral de las células normales se denominan *driver mutations* o mutaciones conductoras. La detección de estas mutaciones puede ser de gran ayuda a la hora de elegir la terapia. Las mutaciones que suelen observarse en el cáncer de pulmón son: *PTEN, PIK3CA, TP53, CDKN2A, EGFR, KRAS* y *ALK*.

Algunos cánceres de pulmón de células no pequeñas (CPCNP) producen la proteína receptor del factor de crecimiento epidérmico (EGFR) en exceso (que proviene de un gen *EGFR* mutado). Esta mutación en específico se observa con mayor frecuencia en adenocarcinomas. El exceso de proteína EGFR también se ha observado en más del 60 % de los CPCNP metastásicos. Se

cree que las mutaciones en genes, como por ejemplo el gen supresor de tumores *p16* y el oncogén K-RAS, son importantes en el desarrollo de los CPCNP. Las mutaciones en el gen de supresión tumoral *TP53* pueden observarse tanto en los CPCNP como en los CPCP. No todos los cánceres de pulmón comparten las mimas mutaciones.

El oncogén de fusión *EML4-ALK* se da en muchos cánceres de pulmón. Fomenta la activación de las vías que estimulan la supervivencia y proliferación de las células cancerosas y es el resultado de una mutación por inversión en el cromosoma 2p. Esta inversión acerca a dos proteínas distintas, que crean una proteína de fusión que hiperactiva la vía (**Fig. 17-1**).

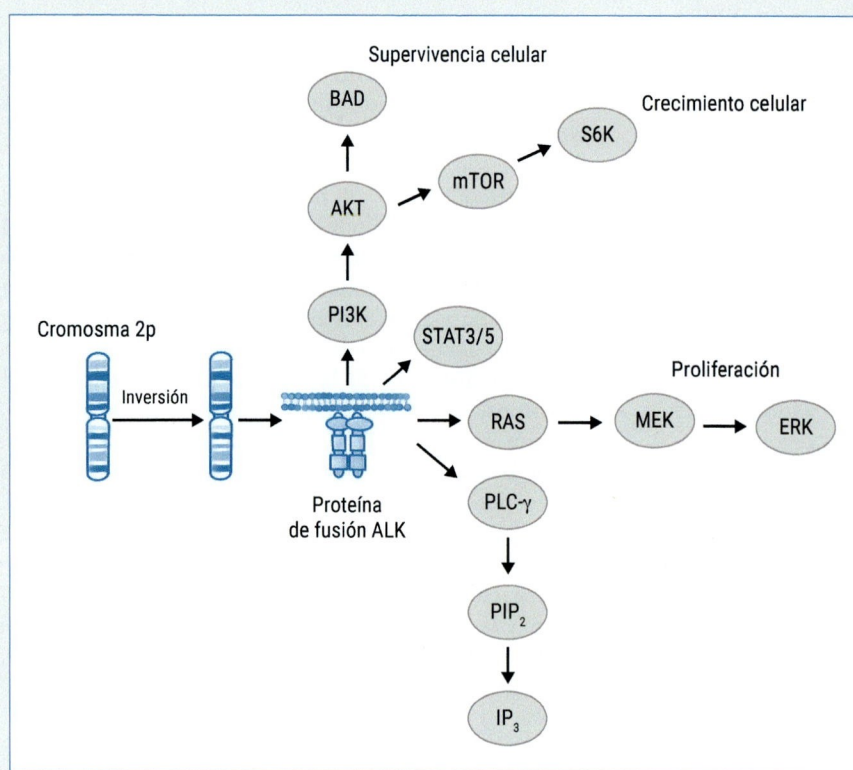

Figura 17-1. Mecanismos de acción del oncogén de fusión *EML4-ALK*. AKT: proteína quinasa B; BAD: inductor de muerte asociado a BCL-2; ERK: quinasa regulada por señal extracelular; IP_3: inositol-1,4,5-trifosfato; MEK: proteína quinasa activada por mitógeno; mTOR: proteína quinasa diana de la rapamicina de mamíferos; PI3K: fosfatidilinositol-3-quinasa; PIP_2: fosfatidilinositol-4,5-bisfosfato; PLC-γ: fosfolipasa C gamma; RAS: virus del sarcoma de rata; S6K: quinasa S6 de los ribosomas; STAT3/5: transductor de señales y activador de la transcripción 3/5.

en algunos casos sí se manifiestan síntomas de forma temprana. Los síntomas más comunes del cáncer de pulmón incluyen:

- Disnea.
- Tos persistente, en algunos casos hemoptoica.
- Dolor torácico.
- Pérdida de peso (síndrome constitucional).
- Ronquera (infiltración del tumor a las cuerdas vocales).
- Hinchazón en el cuello y la cara (síndrome de vena cava superior).

DIAGNÓSTICO

Es muy importante diagnosticar la extensión (afectación de otros órganos, si hay) y el tipo histológico de cáncer de pul-

món, a fin de elegir el tratamiento adecuado para cada paciente. Por ello, el proceso de diagnóstico es importante y, en ocasiones, se requieren múltiples pruebas diagnósticas, que se describen a continuación.

Radiografía de tórax. Detecta alteraciones hasta en el 98 % de los casos de cáncer de pulmón (**Fig. 17-2**). No es útil para el diagnóstico de neoplasias en fases tempranas. En ocasiones es difícil diferenciar un proceso neoplásico de un nódulo o granuloma benigno.

Tomografía computarizada (TC). Tiene mayor sensibilidad y especificidad que la radiografía simple y permite hacer un estudio de extensión a ganglios linfáticos cercanos o a órganos próximos, siendo la prueba de elección para la estadificación del tumor (**Fig. 17-3**).

Figura 17-2. Radiografía de tórax. Masa pulmonar en lóbulo superior derecho. **A)** Proyección posteroanterior. **B)** Proyección lateral.

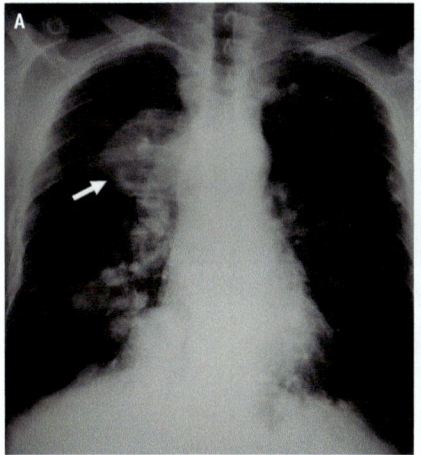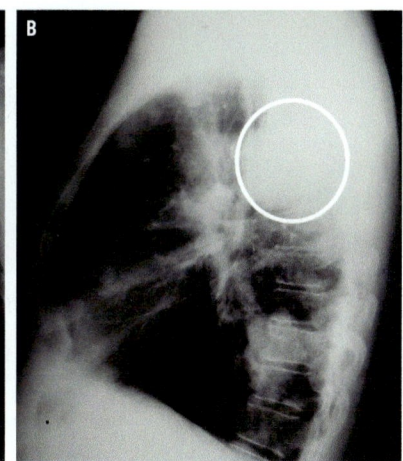

Broncoscopia. En este procedimiento se usa un fibrobroncoscopio, que permite una visualización del árbol bronquial, llegando a territorios periféricos. Ofrece una imagen directa del tumor, ya que la mayoría de estos son centrales y accesibles mediante esta técnica. Posibilita la toma de biopsias, cuyo estudio histopatológico otorga el diagnóstico de certeza de neoplasia de pulmón y de su tipo histológico.

Citología y biopsia. Mediante las citologías y las biopsias se puede comprobar al microscopio si el tejido o muestra tiene células neoplásicas. Las citologías del esputo son especialmente útiles para cánceres de pulmón de células escamosas, pero no lo son tanto para otros subtipos histológicos. La punción aspirativa con aguja fina (PAAF) se realiza para lesiones periféricas, no accesibles mediante fibrobroncoscopia, pero sí susceptibles de punción guiada por TC. La biopsia transbronquial se lleva a cabo cuando la lesión está próxima a un bronquio. Si esta lesión protruye sobre la luz bronquial, se puede puncionar a través de la pared del bronquio; en cambio, si no es visible, es posible utilizar un dispositivo de ecografía endoscópica para obtener imágenes a través de la pared de los bronquios y localizar así la lesión y tomar una muestra histológica. La mediastinoscopia es un procedimiento quirúrgico para obtener una biopsia de las adenopatías mediastínicas (ganglios patológicos en el mediastino). Si hay derrame pleural, se puede practicar una toracocentesis, que es la punción y aspiración del líquido pleural para iden-

tificar en él células neoplásicas. Esta prueba informa de la propagación del tumor a la pleura.

Otras pruebas. Incluyen la gammagrafía ósea (permite ver si hay metástasis ósea), la espirometría (da a conocer la capacidad funcional pulmonar y prevé si se podrá realizar la operación, lo que se conoce como criterio de operabilidad), los análisis sanguíneos con marcadores tumorales y la tomografía por emisión de positrones (PET).

ESTADIFICACIÓN

La estadificación del cáncer de pulmón se realiza a través de la clasificación TNM, que informa de la invasión local del tumor (T), así como de la presencia de adenopatías metastásicas (N) y de metástasis a distancia (M). En función de esta estadificación, que representa el factor pronóstico más importante para estimar la supervivencia del paciente, se decidirá el tratamiento más apropiado para cada estadio.

TRATAMIENTO

El único tratamiento curativo para el cáncer de pulmón es la cirugía, en la que se extirpa el tumor primario y parte del tejido sano circundante (márgenes libres), además de realizar una linfadenectomía regional (extracción de ganglios linfáticos) para analizarlos y determinar la extensión del tumor.

Hay diferentes tipos de intervenciones quirúrgicas:

- Resección en cuña: una pequeña parte del pulmón.
- Resección segmentaria: un segmento del pulmón.
- Lobectomía: un lóbulo entero.
- Neumonectomía: un pulmón entero. Este tipo de cirugía se realiza poco hoy en día, debido a que cuando es necesario resecar el pulmón completo, posiblemente el tumor esté en una fase tan avanzada que sea irresecable; además deja al paciente con una capacidad pulmonar demasiado pequeña como secuela de la cirugía (**Fig. 17-4**).

La mortalidad operatoria de estas cirugías ronda el 4,4 %. Por ello, se establecen unos criterios de irresecabilidad y de inoperabilidad estrictos.

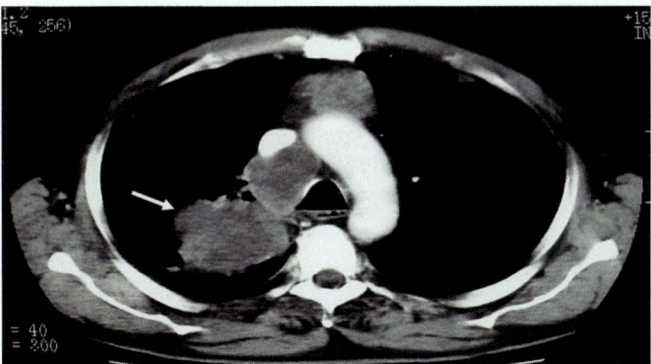

Figura 17-3. Tomografía computarizada. Masa pulmonar en lóbulo superior derecho.

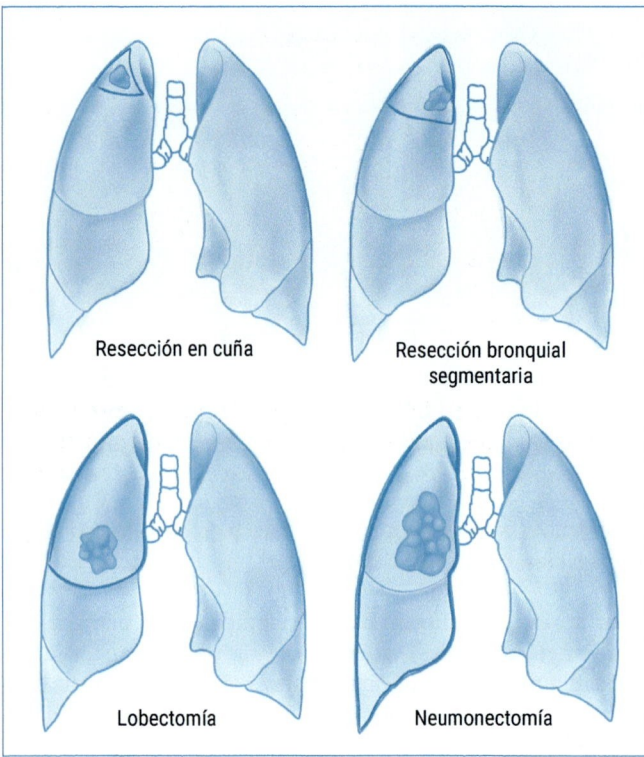

Figura 17-4. Tipos de intervenciones quirúrgicas.

Los criterios de irresecabilidad indican que el tumor está extendido y la cirugía no puede ser curativa o, en otras palabras, la resección del tumor no va a mejorar el pronóstico del paciente. Estos criterios de irresecabilidad para el cáncer de pulmón incluyen:

- Metástasis a distancia, incluida la afectación de adenopatías cervicales o en otro territorio ganglionar fuera del mediastino (ganglios supraclaviculares).
- Síndrome de la vena cava superior, ya sea por infiltración o por compresión de la vena cava superior.
- Afectación extensa de la pared torácica o derrame pleural que contiene células neoplásicas.
- Cualquier estadio T4.
- Afectación del nervio laríngeo recurrente demostrada por parálisis de las cuerdas vocales durante la broncoscopia.

Los criterios de inoperabilidad son determinados por la salud del paciente; es decir, por ejemplo, la cirugía podría ser curativa, pero el paciente no la soportaría o las secuelas postoperatorias serían tan graves que se volverían incompatibles con la vida o al menos con una calidad de vida aceptable. Los criterios no son absolutos y la decisión final debe tomarse de forma personalizada, según las características generales del individuo y la función respiratoria.

Según las características generales del individuo:

- Edad > 75-80 años.
- Enfermedad cardiovascular importante.
- Estado clínico general igual o inferior al 50 % de la escala de Karnofsky (irreversible).

- Comorbilidades no asociadas y mal controladas: coagulopatías, insuficiencia renal, cirrosis, etcétera.
- Malnutrición.
- Enfermedad mental grave no controlada.

Según la función respiratoria:

- Volumen espiratorio máximo en el primer segundo (VEMS) preoperatorio < 1 l.
- VEMS postoperatorio calculado < 800 ml; la resección impediría al paciente llevar una actividad física normal, porque tendría disnea de reposo.
- Capacidad vital forzada < 45-50 %.
- Difusión < 50 %.
- Paciente con enfisema, bronquitis crónica, con patrón radiológico obstructivo, restrictivo o mixto y capacidad funcional disminuida.
- Insuficiencia respiratoria: PO_2 < 60 mmHg y PCO_2 > 45 mmHg.

La quimioterapia y la radioterapia se emplean sobre todo como tratamientos neoadyuvantes (antes de la cirugía) y adyuvantes (tras la cirugía). El tratamiento neoadyuvante se plantea en casos de tumores localmente avanzados y que en ocasiones muestran criterios de irresecabilidad, pero cuando se produce una respuesta al tratamiento, el tumor disminuye de tamaño y puede dejar de infiltrar órganos vecinos que contraindicaban la cirugía. De esta manera es posible resca-

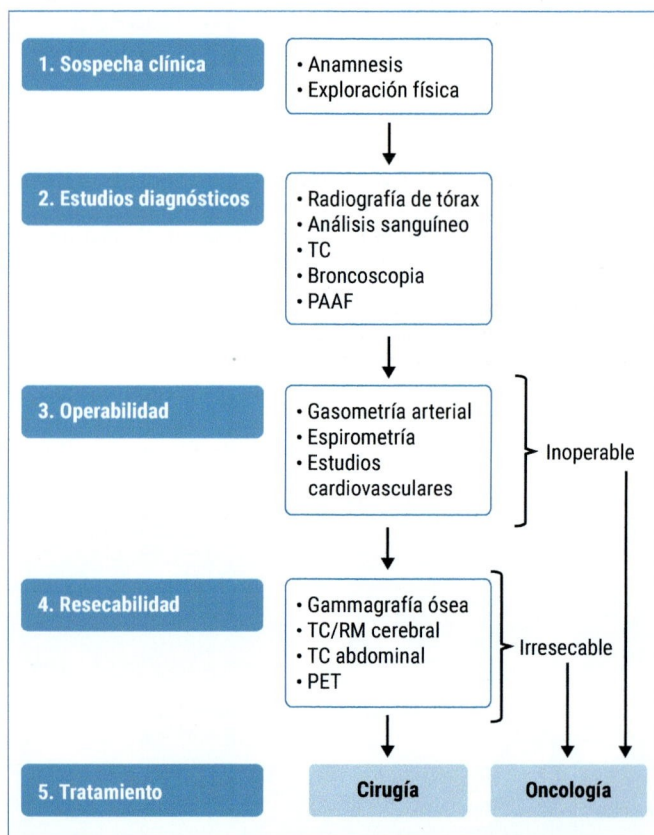

Figura 17-5. Algoritmo de manejo del cáncer de pulmón. PAAF: punción aspirativa con aguja fina; PET: tomografía por emisión de positrones; RM: resonancia magnética; TC: tomografía computarizada.

tar para cirugía a algunos pacientes con tumores que inicialmente eran considerados irresecables.

La inmunoterapia es un enfoque prometedor para tratar el cáncer. Este tipo de tratamientos funcionan potenciando la inmunidad natural del paciente.

En el tratamiento del cáncer de pulmón, la terapia personalizada está mostrando en los últimos años unos avances significativos (**Recuadro 17-2**).

El algoritmo de manejo del paciente con sospecha de cáncer de pulmón se describe en la **figura 17-5**.

PRONÓSTICO

El pronóstico depende del estadio del tumor, el cual se basa en su tamaño, extensión y la presencia de metástasis ganglionares y a distancia.

Desafortunadamente, el pronóstico para los pacientes que han sido diagnosticados con cáncer de pulmón no es muy prometedor. Más del 50 % de los pacientes mueren antes del primer año tras el diagnóstico, y la supervivencia media

> **RECUADRO 17-2. Terapia personalizada**
>
> En la terapia personalizada, los fármacos usados para tratar el cáncer se enfrentan específicamente a las células que tienen mutaciones determinadas que se producen en el cáncer de pulmón (quinasa del linfoma anaplásico [ALK], gen *BRAF*, receptor del factor de crecimiento epidérmico [EGFR], receptor 2 del factor de crecimiento epidérmico humano [HER2], etc.). Por ejemplo, los fármacos inhibidores de tirosinquinasa del EGFR solo se usan en pacientes con el gen *EGFR* mutado.

a los cinco años es del 15 %. El problema con este tipo de cáncer es que dos tercios de los pacientes son diagnosticados en estadios avanzados, cuando el tumor ya no es resecable, y el tratamiento ya no va a ser curativo.

El pronóstico también depende del tipo de cáncer; así, el CPCP tiene peor pronóstico y se caracteriza por una gran tendencia a metastatizar.

PUNTOS CLAVE

- El cáncer de pulmón es la primera causa de mortalidad por cáncer en todo el mundo.
- Hay dos tipos histológicos principales de cáncer de pulmón: cáncer de pulmón de células no pequeñas (CPCNP) y cáncer de pulmón de células pequeñas (CPCP).
- El factor de riesgo más importante para desarrollar cáncer de pulmón es el tabaco.
- Las opciones de tratamiento incluyen cirugía, radioterapia, quimioterapia e inmunoterapia. La terapia dirigida o individualizada está ganado mucha importancia en los últimos años.

BIBLIOGRAFÍA

Amos CI, Pinney SM, Li Y et al. A Susceptibility locus on chromosome 6q greatly increases lung cancer risk among light and never smokers. Cancer Res 2010; 70: 2359-67.

Coleman WB, Tsongalis GJ. Molecular pathology: the molecular basis of human disease. London: Academic Press, 2018.

Lung cancer statistics. World Cancer Research Fund International [Internet]. WCRF International. 2020. Disponible en: https://www.wcrf.org/cancer-trends/lung-cancer-statistics/

Vaughan L, Tan C-T, Chapman A et al. HUWE1 ubiquitylates and degrades the RAC activator TIAM1 promoting cell-cell adhesion disassembly, migration, and invasion. Cell Rep 2015; 10: 88-102.

World Cancer Research Fund International. Worldwide cancer data. World Cancer Research Fund International [Internet]. WCRF International. 2020. Disponible en: https://www.wcrf.org/cancer-trends/worldwide-cancer-data/

 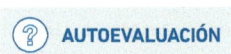 AUTOEVALUACIÓN

Enfermedad pulmonar obstructiva crónica

18

S. Carrascosa Corrochano y R. Martín Holguera

OBJETIVOS DE APRENDIZAJE

- Tomar conciencia del grave problema de salud que supone la enfermedad pulmonar obstructiva crónica (EPOC) en nuestro medio.
- Conocer los factores causantes de esta enfermedad, principalmente el tabaquismo.
- Revisar los mecanismos fisiopatológicos que condicionan la aparición de EPOC.
- Determinar las bases moleculares de esta enfermedad.

SÍNTESIS CONCEPTUAL

Las siglas EPOC hacen referencia a la enfermedad pulmonar obstructiva crónica. Se trata de una enfermedad respiratoria responsable de millones de muertes en todo el mundo.

La principal causa de esta enfermedad es el tabaquismo. Esta y otras causas son evitables con cambios de conducta en el paciente.

En el concepto de EPOC se incluyen dos procesos que, aunque tienen mecanismos fisiopatológicos muy distintos, suelen coincidir en el mismo paciente: la bronquitis crónica y el enfisema. El diagnóstico de EPOC se realiza inicialmente con la espirometría, en la que se observa un patrón ventilatorio obstructivo.

En la actualidad se distinguen varias formas clínicas de EPOC, con manejos terapéuticos diferentes.

DEFINICIÓN

La enfermedad pulmonar obstructiva crónica (EPOC) es definida por la Organización Mundial de la Salud (OMS) como «una enfermedad frecuente, evitable y tratable, que se caracteriza por síntomas respiratorios persistentes y limitación del flujo aéreo, debida a anomalías en las vías respiratorias y/o en los alvéolos, generalmente producidas por una exposición significativa a partículas o gases nocivos». Así, se trata de un trastorno pulmonar que produce una obstrucción de las vías respiratorias irreversible y progresiva.

EPIDEMIOLOGÍA

La EPOC es una de las patologías respiratorias más frecuentes. Su prevalencia se estima en torno al 9-10 % de los adultos > 40 años de todo el mundo.

Es una enfermedad con una alta trascendencia clínica, ya que es la quinta causa de muerte en hombres y la octava en mujeres, siendo de tres a cuatro veces más frecuente en los primeros.

En España mueren alrededor de 18.000 personas cada año por esta causa: su prevalencia es del 9,1 % en adultos, que varía desde el 14,3 % en hombres hasta el 3,9 % en mujeres.

Se estima que en España hay unos tres millones de personas que padecen EPOC, de los cuales muchos no están correctamente diagnosticados.

Es importante destacar que, en la prevalencia de la enfermedad, el tabaco juega un papel importante, ya que esta se cuadriplica en el caso de los fumadores. A pesar del gran número de fumadores que hay en España, esta enfermedad sigue siendo una gran desconocida por parte de la población general.

ETIOLOGÍA

Los principales factores etiológicos de la EPOC son:

- Tabaco: humo de leña.
- Contaminación ambiental.
- Exposición laboral y ambiental a productos químicos y contaminantes como el dióxido de azufre y el dióxido de nitrógeno.
- Infecciones causadas por bacterias y virus como por ejemplo el adenovirus (virus responsable de muchos cuadros gripales que pueden favorecer la aparición posterior de EPOC).

La exposición a estos agentes etiológicos ocasiona una disfunción ciliar y de los macrófagos alveolares; esto provoca un aumento de las glándulas mucosas con la consiguiente producción de moco. La inflamación ocasionada genera a su vez la liberación de citoquinas y enzimas que destruyen el parénquima pulmonar.

Otros factores etiológicos de la EPOC incluyen:

- Factores familiares y genéticos: algunos genes que predisponen a esta enfermedad son los relacionados con α_1-antitripsina, glutatión-transferasa, alteraciones en el factor de necrosis tumoral alfa (TNF-α), regulador transmembrana de fibrosis quística, etcétera.
- Asma con inicio en la infancia.

- Alteraciones durante los primeros años de vida, ya sea por infecciones que provocan un incorrecto desarrollo de los pulmones o por nacimientos prematuros.

FISIOPATOLOGÍA

Las manifestaciones clínicas de la EPOC engloban dos procesos que con frecuencia coexisten en un mismo paciente: la bronquitis crónica y el enfisema. Ambos van a ocasionar, principalmente, una alteración obstructiva de la ventilación, pero por mecanismos fisiopatológicos muy diferentes, que se describen a continuación.

Bronquitis crónica

En la bronquitis crónica, la obstrucción es debida a la inflamación cronificada de la mucosa bronquial y al aumento de producción de moco denso causada por agentes irritantes, fundamentalmente el humo del tabaco.

Dado que la respuesta inflamatoria ante los agentes irritantes es la principal causa de daño tisular, futuras líneas de investigación deberán ir orientadas hacia una modulación de la respuesta inflamatoria (**Recuadro 18-1**).

Enfisema

El enfisema consiste en la destrucción de los tabiques interalveolares en ausencia de fibrosis, con lo que varios alvéolos

---

RECUADRO 18-1. Bases moleculares de la enfermedad

La enfermedad pulmonar obstructiva crónica (EPOC) implica una respuesta inmunitaria con la consiguiente liberación de células inflamatorias, entre las que se incluyen los macrófagos alveolares, neutrófilos y linfocitos.

El pulmón tiene principalmente dos maneras de defenderse de agentes lesivos externos: el sistema proteasa-antiproteasa y el sistema antioxidante-oxidante.

Sistema proteasa-antiproteasa. En este sistema tiene lugar la producción de proteasas por células epiteliales e inflamatorias, cuya función es degradar la matriz extracelular del pulmón. Las principales proteasas segregadas por los neutrófilos son las elastasas y, por parte de los macrófagos, las metaloproteinasas (MMP). Estas enzimas se liberan tanto en respuesta a irritantes como de forma homeostática en tejidos sanos para reparar y mantener la matriz.

Con el fin de evitar que el pulmón sea degradado de forma masiva, el hígado produce las antiproteasas. Las principales antiproteasas segregadas por los macrófagos son los inhibidores tisulares de metaloproteinasas (TIMP).

El correcto balance proteasa-antiproteasa mantiene la integridad del tejido pulmonar, de forma que su desregulación hacia un exceso de proteasas genera la enfermedad. Sin embargo, este desequilibrio no es el mismo en los diferentes tipos de enfisema:

- En el *enfisema centroacinar*, la exposición al humo del tabaco hace que se genere una respuesta inflamatoria en la que los macrófagos y neutrófilos liberan proteasas, las cuales degradan la elastina que rodea los capilares, y los fragmentos de elastina resultantes tienen la capacidad de atraer a más

células inflamatorias, si bien también se ha visto que en este último proceso pueden influir la nicotina y los radicales libres de oxígeno. El estímulo para activar estas células inflamatorias puede estar mediado por el factor de transcripción NF-κB (factor nuclear kappa de linfocitos B), el cual conduce a la producción de factor de necrosis tumoral alfa (TNF-α), que interviene en la inflamación.

- En el *enfisema panacinar*, en cambio, hay una desregulación de las antiproteasas. Esto normalmente está causado por una deficiencia de estas. La más común es la deficiencia de α_1-antitripsina, que inhibe las elastasas. Se han descrito más de cien mutaciones en el gen *Serpina 1*, que codifica la α1-antitripsina. Estas mutaciones producen alelos nulos o con defectos en el plegamiento y polimerización de la proteína, lo que hace que la proteína no se exprese o se retenga en hígado y no circule por la sangre. Como consecuencia, puede haber un exceso de proteasas que causen la destrucción de la matriz.

Sistema oxidante-antioxidante. Este sistema está formado por enzimas antioxidantes, como la catalasa o glutatión-peroxidasa, que protegen frente a los radicales libres de oxígeno. No obstante, el humo hace que se produzca un desequilibrio, que incrementa la fabricación de especies reactivas de oxígeno (ROS) por las diferentes células inflamatorias (macrófagos, neutrófilos y eosinófilos), así como por las células del epitelio pulmonar.

Al igual que en el sistema proteasa-antiproteasa, la acumulación de ROS en estas células activa el NF-κB, el cual induce la producción de TNF-α y otras interleuquinas (IL-1, IL-6, IL-8), lo que genera más respuesta inflamatoria y daño en el tejido.

quedan comunicados dilatándose los espacios aéreos dentro del pulmón. La destrucción se debe fundamentalmente a un aumento de la actividad de proteasas, en especial de la tripsina. Se verá dificultado sobre todo el vaciado de esos espacios aéreos dilatados durante la espiración, por lo que en el enfisema el problema fundamental es la salida del aire, que queda atrapado dentro del pulmón. Por ello, en el enfisema, a diferencia de en la bronquitis crónica, se observa un aumento del volumen residual y de la capacidad pulmonar total en las pruebas funcionales, así como un descenso de la capacidad vital.

La difusión de gases está disminuida en el enfisema, ya que se reduce la superficie total de la membrana alveolocapilar.

En general se observan dos tipos de enfisema:

- Enfisema centroacinar: suele deberse al humo del tabaco y asociarse a bronquitis crónica. El humo del tabaco inactiva la α_1-antitripsina.
- Enfisema panlobulillar: en general es hereditario, por déficit heredado de α_1-antitripsina. Es un enfisema «más puro» (no se asocia a bronquitis crónica). Debe sospecharse cuando un paciente joven y no fumador presenta disnea y un patrón obstructivo en la espirometría.

CLASIFICACIÓN

En la actualidad se clasifica a los pacientes con EPOC en función de su perfil clínico o fenotípico y de su gravedad. La guía española de la EPOC reconoce cuatro fenotipos, que determinan un tratamiento diferenciado:

- No agudizador, con enfisema o bronquitis crónica: son los pacientes con EPOC que presentan dos o menos agudizaciones moderadas o graves al año.
- Mixto EPOC-asma: se define como una obstrucción no completamente reversible al flujo aéreo, acompañada de síntomas o signos de una reversibilidad aumentada de la obstrucción.
- Agudizador con enfisema: son pacientes con criterios clínicos, radiológicos y funcionales de enfisema que presentan disnea e intolerancia al ejercicio como síntomas predominantes.
- Agudizador con bronquitis crónica: la hipersecreción bronquial en la EPOC se ha asociado a una mayor inflamación en la vía aérea y a un riesgo más elevado de infección respiratoria, lo que puede explicar que los pacientes con

bronquitis crónica presenten una frecuencia más alta de agudizaciones que los pacientes sin expectoración crónica.

La guía GOLD (*Global Initiative for Chronic Obstructive Lung Disease*), por su parte, hace una clasificación multidimensional de la enfermedad atendiendo a la disnea, la calidad de vida, las agudizaciones en el año anterior y la gravedad de la limitación al flujo aéreo. También establece cuatro grupos:

- Grupo A: bajo riesgo con pocos síntomas.
- Grupo B: bajo riesgo con más síntomas.
- Grupo C: alto riesgo con menos síntomas.
- Grupo D: alto riesgo con más síntomas.

MANIFESTACIONES CLÍNICAS

Los síntomas característicos de la EPOC son la tos, con expectoración o sin ella, y la disnea.

La tos crónica y la expectoración mucosa de predominio matutino deben considerarse síntomas tempranos de la enfermedad.

La disnea es un síntoma que se presenta en fases más avanzadas. Ante la progresión de la disnea, los pacientes adoptan un estilo de vida sedentario, y la reducción de la actividad física se asocia progresivamente a disfunción muscular.

La fatiga, la pérdida de peso y la anorexia son síntomas muy comunes en los estadios avanzados de la enfermedad. Otros síntomas frecuentes son la ansiedad y la depresión.

Durante las exacerbaciones, los síntomas se incrementan y la expectoración puede cambiar a purulenta, viscosa y más abundante. De hecho, el mejor indicador para iniciar un tratamiento con antibioterapia durante una exacerbación es el cambio de coloración del esputo: un aspecto verdoso se relaciona con aumento del contenido purulento.

En la **tabla 18-1** se recogen algunas características distintivas de las manifestaciones más habituales de los pacientes en los que predomina el enfisema y de aquellos en los que predomina la bronquitis crónica.

DIAGNÓSTICO

La prueba de elección para el diagnóstico de la EPOC, tanto en su expresión como bronquitis crónica como en la de enfisema pulmonar, es la espirometría. En ella se puede constatar la presencia de una obstrucción al flujo aéreo. Con esta técnica es posible calcular el FEV_1 y la capacidad vital forzada (CVF).

Tabla 18-1. Diferencias entre bronquitis crónica y enfisema pulmonar

Características	Enfisema	Bronquitis crónica
Disnea	Precoz, aguda	Retardada, ligera
Tos	Retardada con escasa expectoración	Precoz con abundante expectoración
Infecciones	Inusual	Usual
Insuficiencia respiratoria	Terminal	Temprana y regular
Resistencia de vías respiratorias	Poco alterada	Incrementada
Aspecto	Soplador rosado	Azul abotargado
Radiografía	Hiperinsuflación con corazón normal	Corazón y vasos grandes

El cociente FEV_1/CVF (índice de Tiffeneau) indica la proporción de CVF que es expulsada en el primer segundo durante una espiración forzada, siendo habitual la obtención de un valor < 70 %. De acuerdo con los resultados obtenidos, se puede clasificar la EPOC en diferentes grados, según su gravedad:

- EPOC leve: FEV_1 posbroncodilatador < 80 %.
- EPOC moderada: FEV_1 del 50-80 %.
- EPOC grave: FEV_1 del 30-50 %.
- EPOC muy grave: FEV_1 < 30 %.

Diversas pruebas de imagen también pueden orientar el diagnóstico de EPOC. Así, por ejemplo, en radiografías simples de tórax pueden observarse bullas e hiperinsuflaciones (**Figura 18-1**), así como un diafragma aplanado y pulmones con mayor penetración de rayos (más ennegrecidos) por exceso de aire.

La TC permite diagnosticar las bullas en un paciente con enfisema. Estas son visibles como áreas negras dentro del pulmón, debido a la pérdida de parénquima (**Fig. 18-2**).

TRATAMIENTO

El tratamiento de la EPOC engloba distintas alternativas. A pesar de tratarse de una enfermedad que no tiene cura, es imprescindible su rápido diagnóstico para intentar reducir en la medida de lo posible los síntomas y mejorar la calidad y la esperanza de vida.

La principal medida tanto preventiva como durante el tratamiento es dejar de fumar, ya que es uno de los principales factores de riesgo para el desarrollo y progresión de la enfermedad.

Respecto al tratamiento farmacológico, son comúnmente usados los broncodilatadores de acción prolongada junto con corticosteroides inhalados. Los más habituales son el salbutamol (un broncodilatador usado en crisis agudas), el bromuro de ipratropio (un anticolinérgico que inhibe la secreción mucosa) y los corticoides tópicos (reducen la respuesta inflamatoria).

En algunos casos se considera la realización de cirugía, como la bullectomía o cirugía de reducción del volumen pulmonar para eliminar los alvéolos no funcionales.

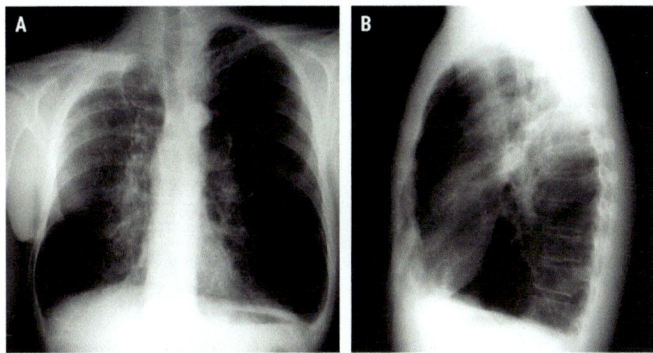

Figura 18-1. Radiografías posteroanterior **(A)** y lateral **(B)** del tórax de un paciente con enfisema. Se observa un aplanamiento diafragmático y una mayor penetración de los rayos por destrucción alveolar.

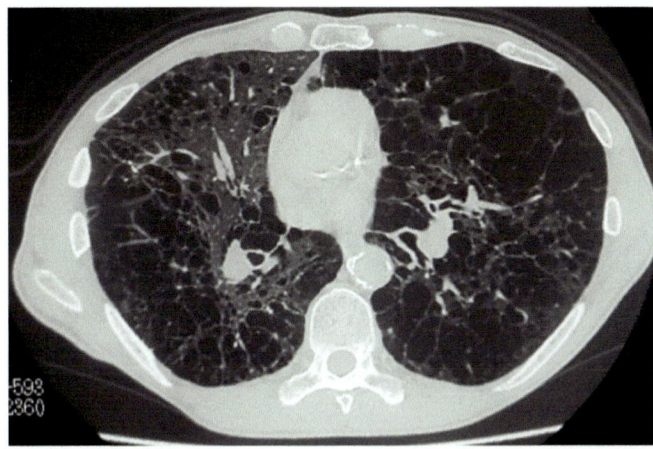

Figura 18-2. Tomografía computarizada de tórax que muestra las destrucciones alveolares típicas del enfisema pulmonar.

Otras opciones son la aplicación de oxigenoterapia continua, en pacientes en estadios avanzados de la enfermedad y con hipoxemia grave (muy bajos niveles de oxígeno en sangre). La fisioterapia respiratoria ayuda a eliminar las secreciones mucosas y mejora la función ventilatoria. Es recomendable la vacunación anual frente a la gripe y el neumococo, a fin de evitar posibles infecciones que pueden desencadenar una reagudización de la enfermedad con empeoramiento de la insuficiencia respiratoria.

PUNTOS CLAVE
- La EPOC se produce por una respuesta inflamatoria ante un agente irritativo que la mucosa identifica como una agresión. Como consecuencia de esto aumenta la producción de moco, que conduce a una obstrucción de la vía aérea y a una destrucción del tejido alveolar.
- La EPOC con enfisema pulmonar suele manifestarse principalmente con disnea (sensación de falta de aire), mientras que el tipo bronquitis crónica se caracteriza por tos y expectoración abundante.

BIBLIOGRAFÍA

Cecil RL, Goldman L, Ausiello DA et al. Cecil-Goldman. Tratado de medicina interna. Londres: Elsevier Health Sciences Spain, 2013.

Chen H, Li P, Li N et al. Rehabilitation effects of land and water-based aerobic exercise on lung function, dyspnea, and exercise capacity in patients with chronic obstructive pulmonary disease: a systematic review and meta-analysis. Medicine (Baltimore) 2021; 100: e26976.

Chen X, Zhou CW, Fu YY et al. Global, regional, and national burden of chronic respiratory diseases and associated risk factors, 1990-

2019: results from the Global Burden of Disease Study 2019. Front Med (Lausanne) 2023; 10: 1066804.

Leppert B, Kelly CR. Netter. Un abordaje integrado de la medicina. Londres: Elsevier, 2022.

Silva D, Oliveira MJ, Guimarães M et al. Alpha-1-antitrypsin (SERPINA1) mutation spectrum: three novel variants and haplotype characterization of rare deficiency alleles identified in Portugal. Respir Med 2016; 116: 8-18.

 **AUTOEVALUACIÓN**

Tuberculosis pulmonar

19

C. Rodríguez Obispo y J. Ruiz-Tovar Polo

OBJETIVOS DE APRENDIZAJE

- Tomar conciencia del grave problema de salud que supone la infección por tuberculosis.
- Conocer los microorganismos causantes de esta enfermedad.
- Revisar los mecanismos fisiopatológicos que condicionan la aparición de tuberculosis.
- Identificar sus diferentes formas clínicas.

SÍNTESIS CONCEPTUAL

La tuberculosis es una infección crónica progresiva y contagiosa causada por bacilos aerobios pequeños del género *Mycobacterium* (*M. tuberculosis*, *M. bovis* y *M. africanum*), especialmente *M. tuberculosis* o bacilo de Koch. Esta enfermedad compromete principalmente a los pulmones.

Se trata de una infección que causa gran morbilidad y mortalidad en adultos, sobre todo en países con nivel socioeconómico medio-bajo. Es una de las enfermedades más prevalentes en el mundo. Tiene un diagnóstico complicado, basado en las manifestaciones clínicas, las radiografías de tórax y la demostración microbiológica de la existencia del bacilo (aunque su cultivo es muy lento).

DEFINICIÓN

La tuberculosis (TBC) es causada por uno de los cuatro miembros del complejo *Mycobacterium tuberculosis*: *M. tuberculosis*, *M. africanum*, *M. orygis* o *M. bovis*. Es un bacilo delgado, inmóvil, no formador de esporas ni productor de toxinas que puede tener aspecto arrosariado. Se trata de un aerobio facultativo de crecimiento lento (tiempo de duplicación: 18-24 horas), que persiste intracelularmente durante períodos largos. Es un bacilo ácido-alcohol resistente.

EPIDEMIOLOGÍA

Se estima que alrededor de una cuarta parte de la población mundial está infectada con TBC, aunque en la mayoría de los casos cursa de forma asintomática y la enfermedad no llega a ser diagnosticada. En 2020 se estimaron 9,9 millones de nuevos casos de TBC, la mayoría en el sudeste asiático, África y el Pacífico occidental. Las incidencias de casos varían según el país, la edad, la raza, el sexo y el estado socioeconómico.

El riesgo de TBC se incrementa para las personas que viven en zonas hiperpobladas, como refugios, geriátricos o correccionales, y para las personas que han estado sin hogar en el último año. En estas poblaciones de alto riesgo, la incidencia de casos puede ser similar a la de las personas que viven en partes del mundo con mayor prevalencia.

En algunas partes de Estados Unidos y en otros países desarrollados se observó un resurgimiento de la TBC entre 1985 y 1992, que se asoció con la coinfección por VIH, el aumento de las personas sin techo, el deterioro de la salud pública y la aparición de la TBC resistente. La incidencia sigue aumentando en el mundo, pero la tasa de mortalidad y la prevalencia están disminuyendo.

ETIOLOGÍA

El principal reservorio de *M. tuberculosis* es el ser humano. Existe una enfermedad similar debida a una infección por micobacterias relacionadas, como *M. bovis*, *M. africanum* y *M. microti*. Estas tres bacterias, junto con *M. tuberculosis* y otras micobacterias menos comunes, se conocen como complejo *Mycobacterium tuberculosis*.

La mayoría de las personas se recupera de la infección de TBC primaria sin manifestación de la enfermedad. Sin embargo, la infección puede permanecer latente y, en algunas personas, se reactiva con el paso del tiempo. Los pacientes que presentan síntomas de TBC suelen haber sido infectados por primera vez en el pasado.

La TBC afecta principalmente a los pulmones, pero puede afectar también a:

- Sistema nervioso central.
- Sistema linfático.
- Sistema circulatorio.
- Sistema genitourinario.
- Aparato digestivo.
- Huesos.
- Articulaciones.
- Piel.

TRANSMISIÓN

La TBC suele propagarse de persona a persona por gotitas de Flügge (que contienen al bacilo infeccioso) transmitidas por la tos, los estornudos o hablando. Las gotitas pueden permanecer suspendidas en el aire durante varias horas. La enfermedad es transmitida por individuos con TBC pulmonar o laríngea activa y con esputo cargado de un número significativo de microorganismos. La inhalación de una sola de las bacterias puede causar una infección.

Los factores ambientales son importantes. La transmisión aumenta ante la exposición frecuente, prolongada o intensa a individuos no tratados en espacios cerrados superpoblados y poco ventilados, por lo que las personas que viven hacinadas o en instituciones tienen mayor riesgo de contagiarse.

La TBC aparece con mucha mayor frecuencia en personas con enfermedades predisponentes como la infección por el VIH, diabetes, inmunosupresión, malnutrición, etc. El tabaquismo también favorece la infección.

El contagio disminuye rápidamente una vez que comienza la terapia antituberculosa efectiva; la tos disminuye y los microorganismos no son infecciosos, aunque persistan en el esputo. Después de dos semanas con dicho tratamiento, los pacientes con TBC activa y no resistente dejan de ser contagiosos.

FISIOPATOLOGÍA

Los bacilos que llegan a los alvéolos son fagocitados por los macrófagos alveolares. Si no son destruidos, se multiplican en su interior, lisan los macrófagos y se propagan (estadios I y II). Los macrófagos infectados pueden transportar bacilos a los ganglios linfáticos y, desde ellos, favorecer la diseminación.

A las 2-4 semanas tras la infección, se produce una respuesta inmunitaria mediada por linfocitos T, que destruye los macrófagos que contienen bacilos en multiplicación (estadio III). Se pueden formar granulomas, los cuales consisten en una reacción inflamatoria local que pretende delimitar el proceso infeccioso (estadio IV).

A pesar de que se observe una aparente curación, en el interior de los macrófagos y en el material necrótico de los granulomas pueden persistir bacilos viables durante años (TBC latente) y desarrollarse la enfermedad tiempo después del contagio inicial.

En la TBC se distinguen tres etapas:

- Infección primaria.
- Infección latente.
- Infección activa.

Los bacilos *M. tuberculosis* causan inicialmente una infección primaria, que en la mayoría de los casos es asintomática. Un porcentaje desconocido de infecciones primarias se resuelve de manera espontánea, pero la mayoría evoluciona a una fase latente. Un porcentaje variable de las infecciones latentes se reactiva de forma sintomática. La infección no suele transmitirse durante el estadio primario y no contagia en la fase latente.

La TBC lesiona los tejidos a través de una reacción de hipersensibilidad retardada, que provoca necrosis granulomatosa e histológicamente se ve como una necrosis caseosa. Las lesiones pulmonares suelen ser cavitarias, sobre todo en pacientes inmunodeficientes.

MANIFESTACIONES CLÍNICAS

Si el paciente no padece VIH u otro tipo de inmunodeficiencia, la TBC se limita al pulmón en más del 80 % de los casos. La infección primaria casi siempre es asintomática, pero cuando aparecen síntomas, estos suelen ser inespecíficos: fiebre leve, fatiga, falta de apetito, pérdida de peso, depresión, sudoración nocturna, disnea (en casos avanzados). Si hay tos y expectoración purulenta durante más de 15 días se debe descartar la TBC.

La hemoptisis solo aparece si hay TBC cavitaria (debido al daño granulomatoso de los vasos o, a veces, a la proliferación de hongos en una cavidad).

Si el infectado presenta coinfección con el VIH, las manifestaciones clínicas suelen ser atípicas debido a la predisposición a la hipersensibilidad retardada. Además, los pacientes con SIDA tienen más probabilidades de presentar síntomas de enfermedad extrapulmonar o generalizada.

Tuberculosis primaria

La mayoría de los casos de TBC primaria no se reconocen clínicamente, excepto por conversión de la prueba cutánea de la tuberculina. Puede haber fiebre, disnea, tos no productiva y, en ocasiones, eritema nodoso. Las radiografías de tórax muestran pequeñas opacidades parcheadas en los campos pulmonares medios y atelectasia del lóbulo pulmonar superior o medio como consecuencia de la compresión bronquial por hipertrofia ganglionar o derrame pleural transitorio.

En la mayoría de las personas (salvo en las inmunodeprimidas), las manifestaciones de la TBC primaria remiten sin tratamiento, por el desarrollo de la respuesta inmunitaria adaptativa.

Tuberculosis primaria progresiva

La falta de desarrollo de inmunidad adaptativa es común en niños pequeños, ancianos e inmunodeprimidos. La TBC primaria progresiva se manifiesta en forma de meningitis por TBC, TBC miliar o TBC diseminada. La infección primaria también puede evolucionar a TBC pulmonar, en cuyo caso suele afectar al lóbulo superior y es cavitada. Clínicamente, la TBC primaria progresiva y la TBC «posprimaria» o de reactivación son indistinguibles.

Tuberculosis de reactivación o posprimaria

Tras la TBC primaria, hay un período variable (unos 2 años) de latencia clínica, después del cual la TBC aparece y se desarrolla por hipersensibilidad retardada/inmunidad adaptativa.

La TBC pulmonar es la forma más común de la TBC de reactivación y se manifiesta con tos productiva, sudoración nocturna, anorexia, pérdida de peso y fiebre. También puede ocurrir que los pacientes sean asintomáticos y el diagnóstico sea incidental a partir de una radiografía de tórax realizada por otro motivo. El esputo puede ser purulento, con estrías de sangre o francamente hemoptoico. Por lo general, las lesiones se encuentran en los segmentos apical y posterior de los lóbulos superiores y en el segmento superior (dorsal) del lóbulo inferior. Hay progresión de opacidades parcheadas y consolidación a cavitación que indica licuefacción y caseificación.

La rotura de lesiones, la evacuación al interior de los bronquios y la diseminación intrabronquial pueden causar enfermedad en múltiples áreas, incluido el otro pulmón (la llamada bronconeumonía tuberculosa). A veces hay afectación de la laringe y del oído medio.

Neumonía tuberculosa

Es una infección de las vías respiratorias bajas (afecta al pulmón). Es frecuente la sudoración nocturna, la pérdida de peso, la tos persistente y, a veces, se acompaña también de esputos hemoptoicos. Los síntomas de esta infección pueden confundirse con los de cáncer de pulmón. Es muy contagiosa, por lo que los infectados deben estar aislados durante dos semanas desde el inicio del tratamiento.

Pleuritis tuberculosa

Aparece generalmente en personas jóvenes y suele hacerlo de forma aguda y unilateral (afecta a un solo pulmón). El signo principal es un exudado en el espacio pleural, en el que puede detectarse la enzima adenosindesaminasa elevada, lo cual siempre es signo de pleuritis tuberculosa.

El tipo celular predominante en el exudado son los linfocitos, mientras que las células mesoteliales son escasas (lo que lo diferencia con el cáncer de pulmón, donde se observan muchas células mesoteliales).

Tuberculosis extrapulmonar

La TBC extrapulmonar, que puede afectar a cualquier órgano, provoca diversas manifestaciones sistémicas y localizadas, según los órganos afectados. Las afecciones extrapulmonares aparecen en el contexto de una TBC miliar, la reactivación de un foco pulmonar o en ausencia de enfermedad clínica pulmonar.

Las formas de afectación de la TBC extrapulmonar incluyen:

- Adenopatías en distintas localizaciones (escrófula).
- Afectación pleural (derrame pleural).
- Enfermedad renal u ósea (TBC osteoarticular).
- TBC meníngea: cursa con dolor de cabeza, rigidez de nuca y déficits neurológicos.
- TBC oftálmica.
- TBC cardiovascular: pericarditis constrictiva (cursa con un cuadro similar a la insuficiencia cardíaca).
- TBC genitourinaria.

Tuberculosis miliar

Se trata de una forma de TBC debida a la diseminación sanguínea del bacilo, que origina pequeños granulomas diseminados con síntomas poco específicos y que puede afectar a distintos órganos. Suele ocurrir en personas que tienen gravemente afectado el sistema inmunitario. Es más frecuente en ancianos.

Las manifestaciones clínicas de la TBC son inespecíficas; a menudo las personas solo presentan fiebre y síntomas constitucionales. Se diagnostica a través de cultivos del esputo, orina, jugo gástrico o médula ósea. El problema del cultivo es que *M. tuberculosis* crece muy lento, por lo que, al descartar el cáncer de pulmón, lo más probable es que se trate de TBC.

DIAGNÓSTICO

El diagnóstico de TBC se confirma ante la detección de *M. tuberculosis* en cualquier muestra del tracto respiratorio o fuera de él. Son necesarios estudios radiológicos (radiografía de tórax, TC) y es imprescindible confirmar el diagnóstico con la demostración microbiológica del bacilo.

Pruebas de imagen

En la radiografía de tórax se observan lesiones típicas en el hemitórax derecho, en segmentos posteriores y, por lo general, formando cavidades (**Fig. 19-1**). En ocasiones mediante la TC pueden verse lesiones de menor tamaño, pero con características similares de cavitación (**Fig. 19-2**). La afectación pleural se manifiesta como un engrosamiento de esta serosa, lo que se detecta radiológicamente como un aumento de densidad (**Fig. 19-3**).

Estudio microbiológico

El bacilo puede detectarse en muestras de esputo o de otros productos orgánicos (p. ej., jugos gástricos, aspirado bronquial por broncoscopia, biopsias, etc.) mediante tinción de Ziehl-Neelsen. El problema de esta técnica es que para poder visualizar los bacilos al microscopio debe existir una

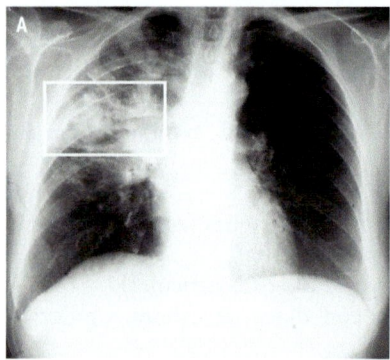
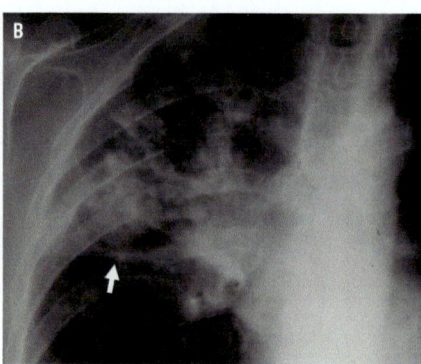

Figura 19-1. Radiografía de tórax posteroanterior. A) Tuberculosis cavitada en pulmón derecho. B) Detalle de la imagen A, a mayor aumento, donde se aprecia la cavidad.

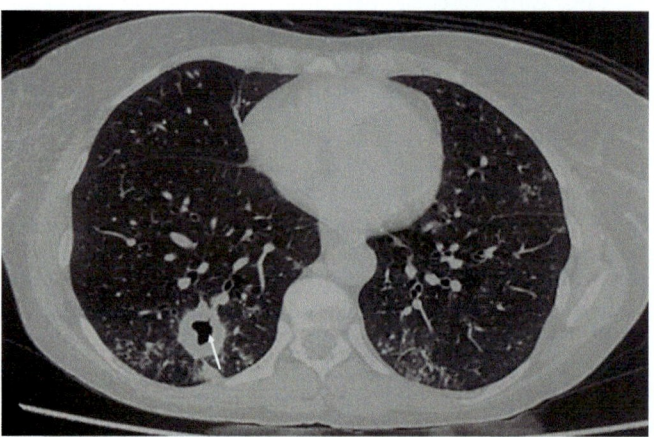

Figura 19-2. Tomografía computarizada torácica que muestra una imagen de cavidad.

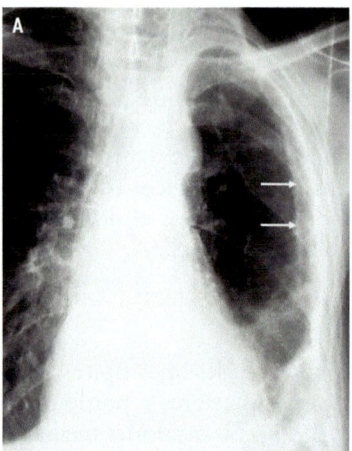
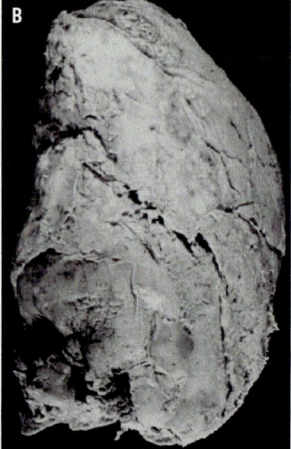

Figura 19-3. A) Radiografía de tórax posteroanterior: paquipleuritis calcificada. B) Correlación con la imagen de un pulmón procedente de autopsia, con paquipleuritis tuberculosa.

concentración alta de muestra. Por este motivo es importante hacer cultivos de las muestras, lo cual se lleva a cabo en un medio específico (medio de Löwenstein). Su inconveniente es que el crecimiento de las colonias tarda varias semanas.

En la actualidad se dispone de técnicas de identificación rápidas basadas en la ampliación genética de secuencias de las micobacterias (reacción en cadena de la polimerasa), que permiten establecer el diagnóstico en menos de 24 horas, por baja que sea la concentración de bacilos.

Prueba de la tuberculina (Mantoux)

Es una prueba cutánea (intradermorreacción) para detectar la infección tuberculosa. Consiste en la inoculación intradérmica de una pequeña muestra de un extracto obtenido de cultivos líquidos de *M. tuberculosis* con una aguja de insulina. A las 48-72 horas se mide la induración que pueda producirse. La prueba es positiva cuando la induración es de 5 mm o superior. Con esta prueba se pretende poner de manifiesto la hipersensibilidad retardada frente al bacilo que persiste durante muchos años después del contacto. Un resultado positivo indica que ha existido infección previa o contacto con el bacilo tuberculoso, por lo que, aunque el resultado sea positivo, no tiene por qué haber una infección activa.

TRATAMIENTO

El tratamiento de la TBC se realiza con combinaciones de fármacos antituberculosos, siendo eficaces las pautas de 10 meses de tratamiento. Si se trata de TBC latente, por ejemplo, quizás solo se necesite tomar uno o dos tipos de medicamentos para tratar la enfermedad. En cambio, la TBC activa, especialmente si se trata de una cepa resistente a los medicamentos, requerirá varios medicamentos a la vez.

Los fármacos más empleados en el tratamiento de la TBC se dividen en:

- Fármacos de primera línea: isoniazida, rifampicina, pirazinamida, etambutol o estreptomicina.
- Fármacos de segunda línea: cicloserina, etionamida, ciprofloxacino, etc. Se utilizan en los casos de TBC resistentes o cuando los de primera línea producen efectos secundarios.

PRONÓSTICO

La TBC causa la muerte o contribuye a esta en aproximadamente un 10 % de los casos, con frecuencia en individuos debilitados por otras razones. La TBC generalizada y la meningitis tuberculosa pueden ser fatales en hasta el

25 % de los casos, aunque se aplique el tratamiento óptimo. Además, se produce una morbilidad significativa como resultado del daño tisular residual, producido por la respuesta inmunitaria a la infección. Así, si bien el daño tisular inducido por el sistema inmunitario es un problema importante, la falta de respuesta inmunitaria constituye un problema más grave. La TBC progresa de manera más rápida y extensa en pacientes inmunocomprometidos y, si no se trata de forma apropiada y agresiva, puede ser letal en 2 meses.

Se han observado resultados más desfavorables en pacientes con TBC extensamente resistente a los fármacos, debido a que el tratamiento es menos eficaz.

PREVENCIÓN

Las principales medidas de prevención son las siguientes:

- La persona infectada debe protegerse siempre que tosa con pañuelos desechables, a fin de evitar el efecto aerosol.
- Lavarse las manos después de toser.
- Ventilar de forma adecuada el lugar de residencia.
- Limpiar el domicilio con paños húmedos.
- Utilizar mascarilla en zonas comunes.
- Restringir las visitas a personas no expuestas a la enfermedad.
- Garantizar la adherencia al tratamiento.

PUNTOS CLAVE

- La TBC es una infección crónica muy contagiosa causada, sobre todo, por *M. tuberculosis*.
- Compromete principalmente a los pulmones, aunque puede afectar a muchos otros órganos.
- Es una infección que provoca una gran morbilidad y mortalidad en adultos, en especial en países con nivel socioeconómico medio-bajo.
- El diagnóstico se basa en las manifestaciones clínicas, las pruebas de imagen y la demostración microbiológica de la existencia del bacilo.

BIBLIOGRAFÍA

Carr W, Kurbatova E, Starks A et al. Interim guidance: 4-month rifapentine-moxifloxacin regimen for the treatment of drug-susceptible pulmonary tuberculosis – United States, 2022. MMWR Recommend Rep 2022; 71: 285-9.

Conradie F, Diacon AH, Ngubane N et al. Treatment of highly drug-resistant pulmonary tuberculosis. N Engl J Med 2020; 382: 893-902.

Deutsch-Feldman M, Pratt RH, Price SF et al. Tuberculosis – United States, 2020. MMWR Surv Summaries 2021; 70: 409-14.

Dorman SE, Nahid P, Kurbatova EV et al. Four-month rifapentine regimens with or without moxifloxacin for tuberculosis. N Engl J Med 2021; 384: 1705-18.

Hauk L. Tuberculosis: guidelines for diagnosis from the ATS, IDSA, and CDC. Am Fam Physician 2018; 97: 56-8.

 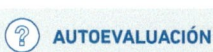 AUTOEVALUACIÓN

Síndrome de apnea/hipopnea del sueño

20

P. Sánchez Zarzalejo e I. Olazabal Olarreaga

OBJETIVOS DE APRENDIZAJE

- Tomar conciencia del grave problema de salud que supone el síndrome de apnea/hipopnea del sueño en nuestro medio
- Conocer los factores causantes de esta enfermedad, principalmente la obesidad.
- Revisar los mecanismos fisiopatológicos que condicionan la aparición de la enfermedad.
- Determinar los métodos de prevención y las posibilidades terapéuticas.

SÍNTESIS CONCEPTUAL

El síndrome de apnea/hipopnea del sueño es un trastorno respiratorio caracterizado por la obstrucción intermitente de la vía aérea superior durante el sueño. Esto condiciona despertares frecuentes y sueño no reparador, por lo que el paciente refiere somnolencia diurna. Se ha demostrado que esta patología es un factor de riesgo cardiovascular independiente.

DEFINICIÓN

Los trastornos respiratorios del sueño, en general, y el síndrome de apnea/hipopnea del sueño (SAHS) se conocen como la obstrucción intermitente y repetitiva de la vía aérea superior, que limita el paso de aire hacia los pulmones durante el sueño por más de diez segundos de duración. Este colapso puede condicionar la reducción (hipopnea) o la detención completa (apnea) del flujo de aire hacia los pulmones. Como consecuencia hay una disminución de los niveles de oxígeno (hipoxemia) y un aumento de CO_2 en la sangre (hipercapnia). Estos factores condicionan un pequeño despertar, a menudo subconsciente, que permite recuperar la respiración normal, a veces con un ronquido, hasta que se produce el siguiente episodio de apnea o hipopnea. La duración de las pausas puede variar entre unos pocos segundos hasta varios minutos y, normalmente, suceden entre 5-30 veces por hora.

Entre los síntomas más comunes que se han descrito se encuentran la excesiva somnolencia diurna, las alteraciones metabólicas, respiratorias y cardíacas, los ronquidos intensos y el sueño no reparador.

EPIDEMIOLOGÍA

Numerosos estudios llevados a cabo en Europa, Australia y Estados Unidos han demostrado que el SAHS es un trastorno muy frecuente en la población general, con una prevalencia del 3-7 % en hombres y del 2-5 % en mujeres. Se da con mayor frecuencia en hombres que en mujeres, pero se ha comprobado que tras la menopausia se equipara la incidencia.

En España hay más de 7 millones de personas con factores de riesgo para padecer esta enfermedad, siendo el principal la obesidad. La mayoría de las personas que sufren SAHS son obesas, y se sabe que por cada unidad de índice de masa corporal (IMC) que se aumente, el riesgo de padecer SAHS se incrementa en un 14 %. La edad es otro factor de riesgo predisponente, al perder tono la musculatura orofaríngea. Así, estudios demuestran que el 4-7 % de la población general española > 40 años cumple los criterios para presentar SAHS grave.

Aunque esta afección se asocia íntimamente con la obesidad y, por consiguiente, con todas las enfermedades asociadas a esta, el SAHS ha demostrado ser un factor de riesgo independiente para enfermedades como la cardiopatía isquémica, la hipertensión arterial y el ictus (**Recuadro 20-1**). En cuanto a la vida diaria, el SAHS se asocia a accidentes de tráfico, domésticos y laborales. Según la Dirección General de Tráfico, se estima que el 30 % de los accidentes están relacionados con la hipersomnia; por ello, las personas con somnolencia durante el día derivada de un SAHS no tratado presentan un mayor riesgo a sufrir accidentes tanto de tráfico como laborales. Los accidentes de tráfico suelen ser los más graves, ya que tienen mayor mortalidad y secuelas. Se calcula que el SAHS aumenta el riesgo de sufrir accidentes de tráfico entre 3 y 7 veces, y de padecer siniestros laborales en, al menos, un 50 %.

El SAHS se vincula con un exceso de riesgo de mortalidad, condicionado, por un lado, por el incremento de la mortalidad de los trastornos asociados y, por otro, por la somnolencia diurna, que, como se ha mencionado antes, es la mayor responsable de los accidentes en este marco.

Hoy en día, un porcentaje bajo de la población está diagnosticada y se trata de manera correcta, por lo que se está bastante lejos de alcanzar una situación óptima.

CLASIFICACIÓN

El SAHS no presenta un cuadro único, es decir, está acompañado de diferentes subtipos de acontecimientos, entre los que se encuentran los recogidos en la **tabla 20-1**.

FISIOPATOLOGÍA

Los mecanismos patogénicos y fisiopatológicos del SAHS siguen sin conocerse bien, aunque es muy probable que tengan una estructura multifactorial, donde exista una interacción de factores funcionales y anatómicos. El cierre de la vía aérea superior se produciría como efecto de un desequilibrio entre las fuerzas que tienden a colapsar la faringe y las que tienden a mantenerla abierta durante el sueño, que son los músculos dilatadores de la faringe. Acto seguido, el paciente entraría en un bucle de trastornos fisiopatológicos, como se observa en la **figura 20-1**, que provocarían los síntomas y las consecuencias clínicas propias del SAHS. Cada vez resulta más evidente la predisposición genética del SAHS. Además, es muy posible que en los próximos años se descubran algunos genes implicados en el origen de esta enfermedad y, por lo tanto, nuevas posibilidades para regular la expresión del fenotipo.

Las apneas e hipopneas, los esfuerzos respiratorios asociados con microdespertares, así como los cambios bruscos de la presión intratorácica, entre otros, condicionan la aparición de períodos repetidos de hipoxemia, reoxigenación, hipercapnia, microdespertares y segmentación del sueño. Como consecuencia, se desencadena una amplia respuesta antiinflamatoria, además de cambios en la presión arterial y en la frecuencia cardíaca. De esta forma se activa el sistema simpático, aumentan las catecolaminas plasmáticas y urinarias y se produce una alteración del sistema renina-angiotensina-aldosterona.

A partir de este ciclo y como consecuencia de la activación del sistema nervioso simpático y del sistema renina-angiotensina-aldosterona, pueden desarrollarse distintas enfermedades, como la hipertensión arterial, la cardiopatía isquémica o el ictus.

Tabla 20-1. Cuadros de presentación del síndrome de apnea/hipopnea del sueño	
Apnea obstructiva	Es la ausencia o reducción > 90 % de la respiración durante > 10 segundos. Se produce cuando los músculos que sostienen los tejidos blandos de la faringe se relajan de forma temporal. Al relajarse, la vía respiratoria se estrecha o se cierra y la respiración se corta durante un tiempo
Apnea central	Ocurre cuando el cerebro no envía las señales adecuadas a los músculos respiratorios, por lo que no hay un esfuerzo respiratorio detectado
Apnea mixta	Es una mezcla entre las apneas obstructiva y central, es decir, cuando se combina la obstrucción de la vía respiratoria con la falta de esfuerzo respiratorio. Este acontecimiento dura > 10 segundos, comienza con la apnea central y termina con la obstructiva
Hipopnea	Es la reducción perceptible > 30 % y < 90 % de la amplitud de la señal respiratoria durante > 10 segundos y que se acompaña de una desaturación ≥ 3 %, un microdespertar o ambos
Esfuerzos respiratorios asociados con microdespertares	Consisten en el incremento progresivo del esfuerzo respiratorio durante > 10 segundos. Ocurre por un aumento de la presión esofágica, que conlleva un microdespertar. Aun así, también puede detectarse una limitación del flujo aéreo por un período corto de tiempo

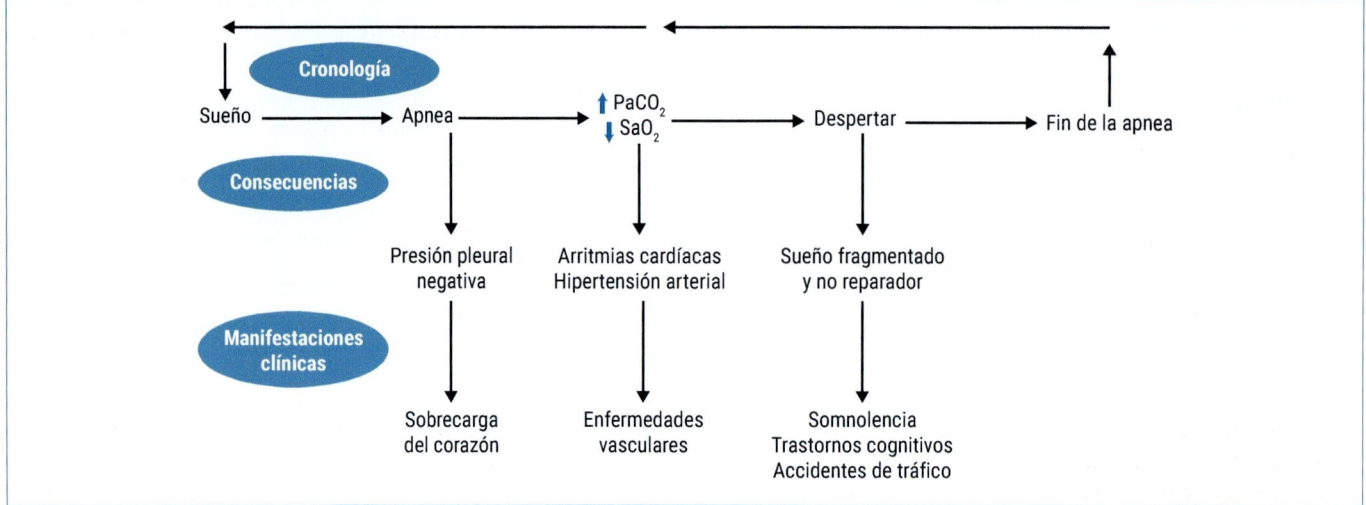

Figura 20-1. Fisiopatología de la apnea del sueño. Se muestra el ciclo de los procesos que ocurren mientras se duerme durante el síndrome de apnea/hipopnea del sueño: sueño, apneas, despertares transitorios, y así repetidamente, conducen a alteraciones fisiopatológicas que tienen consecuencias clínicas. $PaCO_2$: presión arterial de dióxido de carbono; SaO_2: saturación arterial de oxígeno.

MANIFESTACIONES CLÍNICAS

Los despertares temporales son responsables de la segmentación del sueño, que suele condicionar tanto alteraciones neuropsiquiátricas como la somnolencia diurna excesiva y los trastornos de la conducta, la memoria y la personalidad. Como puede observarse en la **tabla 20-2**, las manifestaciones clínicas más comunes son la somnolencia diurna excesiva, los ronquidos y las apneas repetidas durante el sueño. Por lo general, la pareja de la persona enferma es la que confirma estos comportamientos. En los casos graves, puede existir retraso, dificultad para concentrarse o cansancio matutino (sobre todo en mujeres). Además, como se ha descrito antes, es habitual que los individuos que padecen SAHS hayan tenido accidentes de tráfico, presenten cardiopatía isquémica o hipertensión arterial, además de impotencia o que se despierten con sensación de fatiga.

DIAGNÓSTICO

En la detección del SAHS juega un papel fundamental la pareja del paciente, ya que este, por lo general, no es consciente de la gravedad del problema. Suele ser el acompañan-te el que observa la existencia de un ronquido estrepitoso, movimientos corporales frecuentes y paradas en la respiración habituales, que terminan con un ronquido mayor de lo habitual.

El diagnóstico definitivo se realiza mediante polisomnografía. En ella se realizan registros del flujo del aire, el esfuerzo ventilatorio, la oxigenación sanguínea, la frecuencia cardíaca y las fases del sueño por las que pasa el paciente. Además de diagnosticar el trastorno, este estudio permite clasificar la gravedad de la apnea según el número de pausas respiratorias, la duración de estas, la desoxigenación que producen y su asociación con la frecuencia cardíaca.

TRATAMIENTO

El tratamiento del SAHS consta de varios puntos sobre los que intervenir, que se describen a continuación.

Estilos de vida

Las modificaciones del estilo de vida constituyen la primera fase del tratamiento. Estas incluyen:

- Evitar el alcohol y los sedantes.
- Disminuir el peso en situaciones de sobrepeso u obesidad.
- Dejar de fumar.

También se recomienda el uso de almohadas especiales y de mecanismos que impidan que el paciente duerma en decúbito supino.

Dispositivos

Entre las técnicas e instrumentos disponibles destacan los aparatos de presión positiva continua en la vía aérea (CPAP), los cuales consisten en una máquina que expulsa aire a presión y que está conectada a un tubo con una mascarilla facial.

Tabla 20-2. Manifestaciones clínicas del síndrome de apnea/hipopnea del sueño ordenadas por frecuencia de aparición	
Manifestaciones nocturnas	**Manifestaciones diurnas**
• Ronquidos • Apneas repetidas • Episodios asfícticos • Movimientos musculares anormales • Diaforesis • Constantes despertares • Pesadillas • Insomnio	• Somnolencia diurna excesiva • Cansancio crónico • Cefalea matutina • Irritabilidad • Apatía • Depresión • Dificultad para concentrarse • Pérdida de memoria

Estos aparatos utilizan la presión del aire para empujar la lengua hacia adelante y, así, abrir la vía aérea.

Procedimientos quirúrgicos

La cirugía se realiza sobre el paladar o sobre el maxilar, y en ocasiones constituye una alternativa para aquellas personas que no son capaces de adaptarse al tratamiento con CPAP o que tienen una mala adherencia a él. También es útil en pacientes que presentan claras alteraciones anatómicas. Se pueden realizar dos procedimientos, según las necesidades del paciente:

- Si la mandíbula o el maxilar son de tamaño reducido, puede optarse por el avance maxilar, que consiste en adelantar el maxilar y/o la mandíbula, así como la musculatura de la lengua insertada en la mandíbula y el hueso hioides. De esta forma, se deja espacio suficiente en la parte posterior, que evita la obstrucción de la vía.

- Si los tejidos blandos –como el paladar blando o la úvula– son muy grandes, estaría indicada la uvulopalatofaringoplastia. Este procedimiento consiste en la resección de la úvula y el paladar blando.
- Si la base de la lengua es la que obstruye la vía, también puede eliminarse la parte sobrante.

Dispositivo de avance mandibular

Hay varios tipos de dispositivos, pero los más comunes son los dispositivos de avance mandibular fijos y ajustables. Su colocación aumenta el área faríngea y evita el colapso de la vía durante el sueño. Si bien la CPAP parece ser más eficaz en la mejora de los trastornos respiratorios del sueño que los dispositivos de avance mandibular, se recomienda el tratamiento con estos últimos en los pacientes con apnea leve a moderada, así como en aquellos que no están dispuestos a usar o no toleran la terapia con CPAP.

PUNTOS CLAVE
- El SAHS se caracteriza por la obstrucción intermitente de la vía aérea superior durante el sueño.
- Esta obstrucción condiciona despertares frecuentes y sueño no reparador, por lo que el paciente refiere somnolencia diurna.
- La obesidad es el factor de riesgo de SAHS más importante en nuestro medio.
- El SAHS constituye un factor de riesgo cardiovascular independiente.

BIBLIOGRAFÍA

Cumpston E, Chen P. Sleep apnea syndrome. Treasure Island (FL): StatPearls Publishing, 2022.

Mediano O, González Mangado N, Montserrat JM et al. Documento internacional de consenso sobre apnea obstructiva del sueño. Arch Bronconeumol 2022; 58: 52-68.

Medical Advisory Secretariat. Polysomnography in patients with obstructive sleep apnea: an evidence-based analysis. Ont Health Technol Assess Ser 2006; 6: 1-38.

Montserrat Canal JM, Puertas Cuesta FJ. Patología básica del sueño. Barcelona: Elsevier, 2015.

Roncero A, Castro S, Herrero J et al. Obstructive sleep apnea. Open Res Arch 2022; 4: 100185.

Yu J, Zhou Z, McEvoy RD et al. Association of positive airway pressure with cardiovascular events and death in adults with sleep apnea: a systematic review and meta-analysis. JAMA 2017; 318: 156-66.

 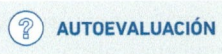 **AUTOEVALUACIÓN**

Asma

21

J. Dorta Díez de la Lastra y M. B. Arnalich Jiménez

OBJETIVOS DE APRENDIZAJE

- Tomar conciencia del grave problema de salud que supone el asma.
- Reconocer el asma como una enfermedad crónica, que se agudiza.
- Revisar los mecanismos fisiopatológicos que condicionan la aparición de la enfermedad.
- Conocer los diferentes escalones de tratamiento disponibles hoy en día.

SÍNTESIS CONCEPTUAL

El asma es una enfermedad caracterizada por la inflamación difusa de las vías aéreas causada por una variedad de estímulos desencadenantes que conducen a una broncoconstricción reversible.

Es una de las enfermedades más prevalentes en España, pero, a pesar de los grandes avances diagnósticos y terapéuticos, se estima que hasta el 80 % de los pacientes no tendrían el asma bien controlada. Para el mejor manejo del paciente es necesario un diagnóstico acertado, un seguimiento adecuado y un tratamiento correcto, en el cual desde hace unos años se ha incorporado la terapia biológica con anticuerpos monoclonales.

DEFINICIÓN

Según la Guía Española para el Manejo del Asma (GEMA 5.3), el asma se define como un síndrome que incluye diversos fenotipos clínicos que comparten manifestaciones clínicas comunes, pero de etiologías probablemente diferentes. Es conocida clásicamente como una enfermedad inflamatoria crónica de las vías respiratorias, en la cual participan distintas células y mediadores de la inflamación. Está condicionada, en parte, por factores genéticos y cursa con hiperreactividad bronquial y obstrucción variable al flujo aéreo, total o parcialmente reversible, ya sea por la acción medicamentosa o espontáneamente.

EPIDEMIOLOGÍA

La prevalencia del asma varía de forma notable en el mundo: oscila entre el 2 % en Estonia y el 11,9 % en Australia. El Estudio Europeo de Salud Respiratoria en España constató unas tasas de 4,7 % en Albacete, 3,5 % en Barcelona, 1,1 % en Galdácano y 1,7 % en Huelva.

Otros estudios recientes realizados en España observaron prevalencias muy dispares en función de diferentes variables, como por ejemplo la edad. Un estudio realizado en Navarra mostró una prevalencia del 10,6 % en adolescentes.

CLASIFICACIÓN

El asma se clasifica en función de la gravedad y el control. La gravedad es una propiedad intrínseca de la enfermedad que puede variar a lo largo del tiempo. Se evalúa en función de las necesidades del tratamiento de mantenimiento que se requiere para el control de la enfermedad. Según la gravedad, el asma puede clasificarse en escalones: intermitente (escalón 1) y persistente, que a su vez se subdivide en persistente leve (escalón 2), persistente moderada (escalón 3 o 4) y persistente grave (escalón 5 o 6).

El control es el grado en que las manifestaciones de la enfermedad están ausentes o reducidas al máximo. Según la GEMA 5.3, si se considera el grado en que los síntomas están controlados, el asma se divide en asma bien controlada, asma parcialmente controlada y asma mal controlada.

Cuando se habla de asma grave no controlada, se distinguen dos patrones inflamatorios: T2 (presente en el asma alérgica y eosinofílica) y no T2.

ETIOLOGÍA

El asma tiene una etiología heterogénea resultante de la interacción entre diferentes factores. Es posible diferenciar los factores asociados a la aparición del síndrome asmático de aquellos que son desencadenantes de síntomas o de agudizaciones de asma.

Los factores asociados a la aparición de asma son sobre todo perinatales y factores genéticos. También hay factores ambientales que pueden ser muy variables; así, en los últimos años está adquiriendo una gran importancia la contaminación ambiental, que puede ser un factor asociado a la aparición de asma como un desencadenante de síntomas.

Los agentes desencadenantes son mayoritariamente infecciones víricas de la vía respiratoria superior como, por ejemplo, el rinovirus. También destacan la exposición alergénica, los antiinflamatorios no esteroideos (AINE) en pacientes susceptibles, el ejercicio o el aire frío. La intensidad de la respuesta a estos últimos se relaciona con la inflamación subyacente.

FISIOPATOLOGÍA

En respuesta a los diferentes estímulos mencionados se producirá una obstrucción de las vías respiratorias. Esta obstrucción se ocasiona principalmente por contracción del músculo liso bronquial, presente en la vía aérea, en la que están implicados diferentes mediadores y neurotransmisores con efecto broncocronstrictor. Esta broncoconstricción es reversible con la medicación broncodilatadora.

En la obstrucción también están implicados la hipersecreción de moco y el edema de la vía respiratoria. En el epitelio de estos pacientes se produce un aumento tanto de las células caliciformes como del tamaño de las glándulas submucosas, que pueden llegar a ocasionar tapones de moco. Además, cuando hay agudizaciones, en respuesta a los mediadores inflamatorios, se genera un exudado microvascular que origina edema de la vía respiratoria.

Los pacientes con asma también pueden sufrir un fenómeno denominado remodelación de las vías respiratorias, que incluye: engrosamiento de la capa reticular de la membrana basal, fibrosis subepitelial, hipertrofia e hiperplasia de la musculatura lisa bronquial, proliferación y dilatación de los vasos, lo cual puede conducir a una obstrucción bronquial, en ocasiones irreversible.

En las investigaciones actuales, cada vez se reconoce más el papel del epitelio como origen de la inflamación (**Recuadro 21-1**).

MANIFESTACIONES CLÍNICAS

Los signos y síntomas de sospecha de asma son: sibilancias (el más característico), disnea o dificultad respiratoria, tos y opresión torácica. Estas manifestaciones son variables en tiempo e intensidad, de predominio nocturno o de madrugada y provocadas por los desencadenantes mencionados antes.

El asma es una enfermedad crónica, pero que a su vez se caracteriza por presentar crisis, que son episodios de deterioro de la situación clínica basal del paciente que implican la necesidad de administrar un tratamiento específico. Estas crisis pueden instaurarse de forma rápida o lenta y se caracterizan por un aumento de los síntomas o de la necesidad de medicación de rescate o por deterioro de la función pulmonar, con respecto a la variación diaria habitual de un paciente determinado.

PRUEBAS DE DIAGNÓSTICO

Para diagnosticar a un paciente de asma es necesario reunir síntomas de sospecha junto con una alteración compatible en las pruebas de función pulmonar.

RECUADRO 21-1. Bases moleculares del asma

El epitelio inicia la respuesta a sustancias inhaladas secretando citoquinas como la linfopoyetina estromal tímica, interleuquina 33 (IL-33) e IL-25, que son cruciales para la activación del sistema inmunitario innato de tipo 2. Una vez activadas las células linfoides innatas de tipo 2, secretan citoquinas proinflamatorias de tipo 2, como la IL-4, la IL-5 y la IL-13, que asumen el rol de iniciar y mantener la respuesta T2. De esta forma se activa una cascada inflamatoria en la que participan diferentes citoquinas que, por distintas vías, promueven la inflamación de la enfermedad. Estudios recientes muestran que no todos los pacientes desarrollan asma de tipo 2, sino que también hay otras moléculas, como la IL-17 y el interferón gamma (IFN-γ), que intervendrían en la denominada asma con baja respuesta de tipo 2.

Se han definido dos patrones inflamatorios: T2 (presente en el asma alérgica y eosinofílica) y no T2. A la hora de tomar decisiones terapéuticas, puede dividirse el asma en tres fenotipos:

- Asma alérgica (T2): tiene una base atópica, orquestada por la activación de las células T colaboradoras de tipo 2 (Th2), la producción de IL-4, IL-5 e IL-13 y el cambio de isotipo en los linfocitos B hacia la producción de inmunoglobulina E (IgE). El diagnóstico requiere la demostración de la sensibilización a un alérgeno y el desencadenamiento de la sintomatología con exposición a este.
- Asma eosinofílica (T2): se caracteriza por la presencia de eosinófilos en las biopsias bronquiales y en el esputo, a pesar de la administración de un tratamiento con dosis altas de glucocorticoides. Puede cursar con rinosinusitis crónica y pólipos nasales. En su patogenia están implicadas alteraciones en el metabolismo del ácido araquidónico. Una elevada producción de IL-5 puede explicar la inflamación eosinofílica en ausencia del clásico mecanismo T2 mediado por la alergia.
- Asma no T2: cursa sin eosinofilia. Con frecuencia muestra un perfil paucigranulocítico, neutrofilia, escasa eosinofilia local, niveles bajos de fracción exhalada de óxido nítrico (FENO) y una pobre respuesta a los glucocorticoides.

La espirometría es la prueba diagnóstica de primera elección. Los principales parámetros para determinar son FEV_1 y la capacidad vital forzada (FVC); los valores de referencia dependen principalmente de la edad y la etnia/raza de cada paciente. La obstrucción se define como un cociente FEV_1/FVC por debajo de 0,7. Un paciente que presente una obstrucción será sometido a una prueba broncodilatadora, que consiste en administrar cuatro inhalaciones sucesivas de salbutamol y repetir la espirometría a los 15 minutos. Se considera como respuesta positiva el aumento del $FEV_1 \geq 12\%$ y ≥ 200 ml con respecto al valor basal o $> 10\%$ del valor teórico de referencia de FEV_1 o FVC. Una prueba broncodilatadora positiva, tanto si se parte de una obstrucción como si no, establece el diagnóstico de asma.

Hay otras pruebas que sirven para el diagnóstico, como son la variabilidad domiciliaria del flujo espiratorio máximo, la fracción exhalada del óxido nítrico y las pruebas de broncoconstricción con sustancias como la metacolina (agonista colinérgico).

TRATAMIENTO

El objetivo principal del tratamiento del asma es lograr y mantener el control de la enfermedad lo antes posible, además de prevenir las exacerbaciones y la obstrucción crónica al flujo aéreo y reducir al máximo la mortalidad. Las medidas incluyen: tratamiento farmacológico ajustado a cada paciente, medidas de supervisión, control ambiental y educación para el asma. El tratamiento debe ajustarse con frecuencia; si el asma está controlada, el tratamiento puede reducirse paulatinamente.

Los medicamentos para tratar el asma se clasifican en fármacos de control o mantenimiento y fármacos de alivio, también llamados «de rescate». En la **tabla 21-1** se muestran los escalones de tratamiento en función de la clasificación del asma. Los medicamentos de alivio se utilizan a demanda para tratar de forma rápida o prevenir la broncoconstricción; entre ellos se encuentran los agonistas β_2-adrenérgicos de acción corta inhalados y los anticolinérgicos de acción corta inhalados. Se consideran también de rescate las combinaciones de agonistas β_2-adrenérgicos de acción prolongada con glucocorticoides inhalados, como budesonida/formoterol, beclometasona/formoterol o beclometasona/salbutamol.

Los medicamentos de control o mantenimiento, que deben administrarse de forma continua durante períodos prolongados, incluyen glucocorticoides inhalados o sistémicos, antagonistas de los receptores de los leucotrienos, agonistas β_2-adrenérgicos de acción prolongada, tiotropio (anticolinérgico de acción prolongada) y anticuerpos monoclonales. Las cromonas y la teofilina de liberación retardada han caído en desuso debido a su menor eficacia.

En los casos de asma grave no controlada se dispone de diferentes anticuerpos monoclonales, que corresponden al escalón 6 del tratamiento. En la actualidad, en España están comercializados los siguientes fármacos:

- Omalizumab: anticuerpo monoclonal anti-IgE. Para pacientes con asma T2 alérgica.
- Mepolizumab y reslizumab (anticuerpos monoclonales anti-IL-5) y benralizumab (anticuerpo monoclonal dirigido frente a la cadena alfa del receptor de la IL-5): para pacientes con asma T2 (alérgica y eosinofílica).
- Dupilumab: anticuerpo monoclonal humano dirigido contra la cadena alfa del receptor de la IL-4 que bloquea los efectos de la IL-4 y la IL-13. Para pacientes con asma T2 (alérgica y eosinofílica).
- Tezepelumab: se trata del último fármaco comercializado y es un anticuerpo monoclonal humano dirigido frente a la linfopoyetina estromal tímica. Es el único autorizado para el tratamiento tanto del asma T2 como del no T2.

La última opción terapéutica, frente al fracaso de las medidas anteriores, consiste en la administración de glucocorticoides sistémicos, aunque conlleva efectos adversos muy graves.

Tabla 21-1. Escalón terapéutico del asma

Escalón terapéutico	Clasificación del asma	Primera opción de tratamiento	Alternativas terapéuticas
1	Intermitente	A demanda: SABA, GCI/formoterol, GCI/salbutamol	
2	Persistente leve	GCI en dosis bajas	ARLT
3	Persistente moderada	GCI en dosis bajas + LABA	GCI en dosis medias o GCI en dosis bajas + ARLT
4	Persistente moderada	GCI en dosis medias + LABA	GCI en dosis medias + ARLT o GCI en dosis medias + LABA + LAMA
5	Persistente grave	GCI en dosis altas + LABA	Si no se logra controlar la enfermedad, añadir: • LAMA • ARLT • Azitromicina
6	Persistente grave	Tratamiento del escalón anterior más fármacos biológicos en función del fenotipo (omalizumab, mepolizumab, reslizumab, benralizumab, dupilumab, tezepelumab)	Si fracasan las opciones previas: • Termoplastia endobronquial • Glucocorticoides por vía oral

ARLT: antagonistas de los receptores de los leucotrienos; GCI: glucocorticoides inhalados; LABA: agonistas β_2-adrenérgicos de acción prolongada; LAMA: anticolinérgico de acción prolongada; SABA: agonistas β_2-adrenérgicos de acción corta.

PUNTOS CLAVE

- El asma es un síndrome inflamatorio con diversos fenotipos clínicos, que, si bien comparten manifestaciones clínicas, son de etiologías probablemente diferentes.

- La gravedad del asma no es una característica necesariamente constante, por lo que es preciso reevaluarla de forma periódica.

- La educación del paciente con asma es un elemento básico del tratamiento.

- El fenotipo clínico de los pacientes con asma, especialmente el asma grave, es de gran importancia a la hora de decidir un tratamiento modificador de la enfermedad, como pueden ser los fármacos biológicos para el asma.

- El uso de biomarcadores como los eosinófilos en sangre y esputo, la FENO o la IgE ayudan a elegir el fármaco adecuado para cada paciente.

BIBLIOGRAFÍA

Bateman ED, Boushey HA, Bousquet J et al.; GOAL Investigators Group. Can guideline-defined asthma control be achieved? The Gaining Optimal Asthma ControL study. Am J Respir Crit Care Med 2004; 170: 836-44.

Grupo Español del Estudio Europeo en Asma. Estudio europeo del asma. Prevalencia de hiperreactividad bronquial y asma en jóvenes en 5 regiones de España. Med Clin (Barc) 1996; 106: 761-7.

NAEPP-EP 2007. Nacional Asthma Education and Prevention Program. Expert Panel Report Guidelines for the diagnosis and management of asthma. Bethesda: National Institutes of Health, National Heart, Lung, and Blood Institute, 2007. Disponible en: https://www.nhlbi.nih.gov/science/national-asthma-education-and-prevention-program-naepp

Plaza Moral V, Alobid I, Álvarez Rodríguez C et al. GEMA 5.3. Spanish guideline on the management of asthma. Open Respir Arch 2023; 5: 100277.

Taylor DR, Bateman ED, Boulet LP et al. A new perspective on concepts of asthma severity and control. Eur Respir J 2008; 32: 545-54.

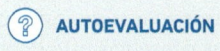
AUTOEVALUACIÓN

Fibrosis quística

22

A. Ruiz Marín e I. Olazabal Olarreaga

OBJETIVOS DE APRENDIZAJE

- Identificar la afectación pulmonar y de otros órganos.
- Conocer los factores causantes de la fibrosis quística.
- Revisar los mecanismos fisiopatológicos que condicionan la aparición de esta enfermedad.
- Determinar las bases moleculares de la enfermedad.

SÍNTESIS CONCEPTUAL

La fibrosis quística es una enfermedad hereditaria que afecta principalmente a los pulmones, pero puede producir también alteraciones en otros órganos. Su causa es la alteración genética para un canal de cloro transmembrana que condiciona que las secreciones de todo el organismo sean más espesas, lo que determina las complicaciones multisistémicas que origina.

DEFINICIÓN

La fibrosis quística es una enfermedad pulmonar crónica y hereditaria, que provoca daños graves en diversos órganos, sobre todo en los pulmones y el sistema digestivo. Consiste en la alteración de células que producen moco, sudor y jugos digestivos. Es una enfermedad potencialmente mortal.

EPIDEMIOLOGÍA

La fibrosis quística es una enfermedad autosómica recesiva que afecta normalmente a la población de origen caucásico, variando su incidencia de 1 entre 3.000 a 1 entre 8.000 nacidos vivos. Se estima que 1 de cada 25 personas es portadora del gen de la enfermedad.

Este gen está situado en el cromosoma 7, y se han descrito más de 1.000 mutaciones del gen asociadas con la enfermedad, siendo la más frecuente la AF508, que produce la pérdida del aminoácido fenilalanina.

ETIOLOGÍA

La enfermedad es ocasionada por la mutación en el gen que codifica una proteína de las células epiteliales que se encarga de la regulación del paso de cloro a través de las membranas celulares. Esta proteína se denomina regulador de la conductancia transmembrana de la fibrosis quística (CFTR). Esta mutación condiciona una modificación en la proporción de agua y sal que se excreta en las distintas secreciones, de forma que se origina un moco espeso y pegajoso en los órganos, taponándolos. Afecta sobre todo al sistema respiratorio y a los aparatos digestivo y reproductor, y ocasiona un aumento de la concentración de sal en el sudor (afecta a las glándulas sudoríparas). Según el tipo de mutación, la afección será más o menos grave, generando infecciones pulmonares mortales y serios problemas digestivos en los peores casos. Al ser una enfermedad autosómica recesiva, para manifestar la enfermedad se debe haber heredado dos genes defectuosos, tanto de la madre como del padre; si solo se hereda uno de los genes mutado, el individuo es portador asintomático. Se puede detectar la enfermedad hacia los 2 años de edad.

FISIOPATOLOGÍA

La proteína CFTR es una glucoproteína transportadora de membrana dependiente del AMP cíclico (AMPc). Su función principal es controlar las vías de transporte de iones cloro en células epiteliales y coordinar otras proteínas que se encargan

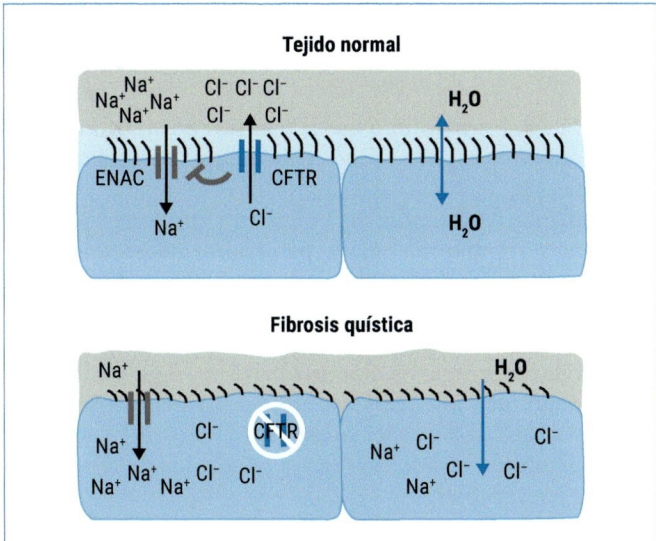

Figura 22-1. Esquema de funcionamiento del canal de cloro. CFTR: regulador de la conductancia transmembrana de la fibrosis quística; ENAC: canales de Na⁺ epiteliales.

de canales menos importantes de cloro y sodio. La alteración de esta proteína provoca la imposibilidad de transportar cloruro y, al situarse en la membrana apical de células epiteliales de las vías aéreas, glándulas submucosas gastrointestinales, hígado, vesícula biliar y páncreas, provoca consecuentemente alteraciones en los respectivos órganos, incluidos la glándulas sudoríparas y el aparato genital masculino (**Fig. 22-1**).

MANIFESTACIONES CLÍNICAS

Según la gravedad de la fibrosis quística, los primeros síntomas pueden manifestarse de forma más temprana (en recién nacidos) o más tardía (durante la adolescencia). Los síntomas más comunes son: tener un nivel de sal superior al normal en el sudor y alteraciones respiratorias y digestivas.

Los casos que afectan al sistema respiratorio suelen presentar tos persistente con moco espeso, sibilancias, intolerancia al ejercicio, infecciones pulmonares recurrentes, fosas nasales inflamadas o congestión nasal que puede derivar en una sinusitis (**Fig. 22-2**).

Los síntomas relacionados con el sistema digestivo son esteatorrea (heces grasientas y con mal olor), poco aumento de peso y crecimiento retardado en niños, obstrucción intestinal y estreñimiento crónico y grave, que puede causar un prolapso rectal.

Dependiendo de la edad, los síntomas también varían. En casos de edad adulta pueden aparecer también síntomas atípicos, como pancreatitis, infertilidad en los hombres (obstrucción de los conductos espermáticos) y cirrosis hepática secundaria a obstrucción biliar. En casos de recién nacidos, los síntomas típicos son retraso en el crecimiento, ausencia de deposiciones durante las primeras 24 a 48 horas de vida, meteorismo, abdomen distendido, náuseas e inapetencia. Al ser los casos más graves los que se presentan en recién nacidos, estos suelen tener muchas complicaciones derivadas de la afectación de los sistemas respiratorio y digestivo.

DIAGNÓSTICO

El diagnóstico de fibrosis quística empieza con una correcta anamnesis y una exploración física. El diagnóstico se confirma a través de pruebas complementarias:

- Análisis para detección y diagnóstico en recién nacidos: en primer lugar, se realiza un examen de detección, con una muestra de sangre, a fin de detectar los niveles de tripsinógeno inmunorreactivo (liberado por el páncreas). Los niveles elevados de esta sustancia pueden deberse a otros factores, como un nacimiento prematuro o un parto estresante, por lo que no es un análisis definitivo y se necesitarán más estudios para confirmar el diagnóstico. En segunda instancia, cuando el recién nacido tiene al menos dos semanas de vida, se realiza la prueba del sudor. El estudio más fiable consiste en una prueba genética para detectar defectos específicos en el gen *CFTR*.
- Diagnóstico en niños mayores y adultos: los protocolos diagnósticos son iguales que en los recién nacidos. Por lo general se indican las pruebas complementarias ante la presencia de síntomas de inflamación del páncreas, pólipos nasales, infecciones crónicas de los senos paranasales o los pulmones, bronquiectasias o infertilidad masculina.

TRATAMIENTO

Existen muchos tratamientos para la fibrosis quística que pueden aliviar los síntomas y aumentar la calidad y esperanza de vida del paciente. Aunque hoy en día no existe una cura definitiva, la intervención lo antes posible es clave para mejorar la respuesta al tratamiento y retrasar la progresión de la fibrosis quística. El tratamiento debe ser multidisciplinar y estar orientado a controlar las infecciones pulmonares y tratar la obstrucción intestinal.

Tratamiento farmacológico

El tratamiento farmacológico incluye:

- Antibióticos para tratar las infecciones pulmonares.
- Mucolíticos para fluidificar las secreciones.

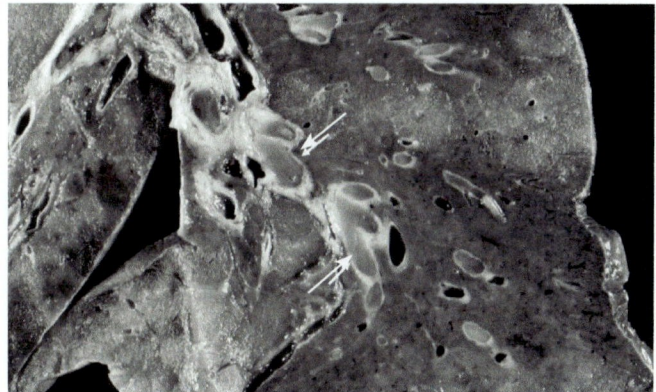

Figura 22-2. Imagen macroscópica de un pulmón proveniente de una autopsia. Se observan tapones de moco espeso dentro del árbol bronquial.

- Broncodilatadores que relajan la vía aérea y aumentan la permeabilidad a pesar de la acumulación de moco.
- Suplementos de enzimas pancreáticas orales para mejorar la absorción de nutrientes.
- Laxantes para tratar el estreñimiento.
- Reductores de ácido gástrico (inhibidores de la bomba de protones).

Fisioterapia respiratoria

Incluye técnicas de fisioterapia torácica, para facilitar la eliminación del moco, así como también la *terapia de chalecos*, que consiste en un chaleco inflable que lleva el paciente, para promover la tos y la eliminación de las obstrucciones por mucosidad. Por último, pueden aplicarse métodos de ventilación mecánica con insuflación de oxígeno con presión positiva, usados normalmente mientras se duerme, utilizando una mascarilla para garantizar una presión positiva en las vías respiratorias, aumentar el intercambio gaseoso, disminuir el trabajo de la respiración y despejar las vías respiratorias.

Otros tipos de procedimientos, cirugías y trasplantes

Existen otros tipos de procedimientos, que se describen a continuación:

- Cirugía nasal y de senos paranasales: se extirpan los pólipos nasales que obstruyen la respiración, para tratar la sinusitis crónica.
- Cirugía de intestino: en ocasiones, las obstrucciones intestinales se deben a invaginaciones intestinales (una parte del intestino se pliega dentro de otra parte del intestino adyacente), como consecuencia del aumento de peristal-

tismo para intentar propulsar el moco espeso. A menudo requiere la apertura intestinal para la extracción de moco o, con mayor frecuencia, la resección intestinal del segmento invaginado.
- Sonda de alimentación: usada para administrar nutrición enteral en pacientes con desnutrición y/o pancreatitis aguda.
- Trasplante de pulmón: se realiza en situaciones de insuficiencia respiratoria grave, habitualmente secundaria a bronquiectasias (dilataciones alveolares con destrucción de los tabiques interalveolares por infecciones de repetición). Esto mejora la sintomatología pulmonar, pero no así la de otros órganos. Por otra parte, los órganos implantados también pueden verse afectados en el futuro por la misma patología que los originales.
- Trasplante de hígado: se reserva para casos de cirrosis biliares irreversibles.

PRONÓSTICO

El pronóstico de los pacientes con fibrosis quística es cada vez mejor, pero su esperanza de vida sigue siendo menor que la de una persona sana. Hace décadas, la esperanza de vida de estos pacientes era de 20-25 años; en cambio, en la actualidad, se habla de 40-45 años o incluso más. Esta mejoría del pronóstico vital se debe a que cada vez se diagnostica antes la enfermedad y, por lo tanto, se puede tratar antes de que se produzcan alteraciones irreversibles. Estos pronósticos más positivos suelen darse en casos menos graves. En las situaciones en que el paciente requiere un trasplante pulmonar, este conlleva el riesgo añadido de la inmunodepresión, por lo que la esperanza de vida tras el trasplante se estima en 5-10 años.

PUNTOS CLAVE

- La fibrosis quística es una enfermedad hereditaria que afecta sobre todo a los pulmones, pero que puede producir también alteraciones en otros órganos.
- Su causa es la alteración genética para un canal de cloro transmembrana (CFTR).
- La fisiopatología de esta enfermedad viene condicionada por las secreciones espesas de todo el organismo.
- La principal afectación es la pulmonar, aunque también se producen con frecuencia alteraciones digestivas.

BIBLIOGRAFÍA

Farreras P, Rozman C, Cardellach F et al. Farreras Rozman. Medicina Interna. Barcelona: Elsevier, 2020.
Goldman L, Schafer AI. Goldman-Cecil. Tratado de medicina interna. Barcelona: Elsevier, 2021.
Pastrana Delgado J, García de Casasola Sánchez G. Fisiopatología y patología general básicas para ciencias de la salud. Barcelona: Elsevier, 2013.
Sisinio de Castro J, Pérez Arellano JL. Manual de patología general. Barcelona: Elsevier, 2020.
Townsend CM, Beauchamp D, Evers BM, Mattox KL. Sabiston. Tratado de cirugía. Barcelona: Elsevier, 2022.

 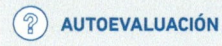 **AUTOEVALUACIÓN**

Derrame pleural

23

S. Bérgamo Vázquez y J. Trapé Pujol

OBJETIVOS DE APRENDIZAJE

- Revisar las bases fisiopatológicas del derrame pleural.
- Comprender la diferencia entre los distintos tipos de derrames pleurales y su significado clínico.
- Conocer la utilidad de las diferentes pruebas diagnósticas.

SÍNTESIS CONCEPTUAL

Una gran cantidad de patologías pueden causar un derrame pleural, por lo que para poder establecer la causa de dicho proceso es necesario valorar la historia clínica del paciente, los estudios por imagen y las pruebas analíticas, a fin de realizar un diagnóstico diferencial. En la mayoría de los casos se requerirá llevar a cabo una toracocentesis diagnóstica para clasificar el tipo de derrame pleural a partir de los resultados del análisis del líquido pleural; esta prueba, junto con las pruebas de imagen y la historia clínica del paciente, permitirá establecer un diagnóstico final.

DEFINICIÓN

Un derrame pleural se define como la acumulación anormal de líquido en el espacio pleural, es decir, se trata de un cúmulo patológico de líquido entre las pleuras visceral y parietal que forman parte de los pulmones y la pared torácica.

En condiciones fisiológicas, en el espacio pleural hay una pequeña cantidad de líquido pleural, que es un ultrafiltrado del plasma. Su principal función es lubricar el epitelio y disminuir la fricción. El exceso de la acumulación de líquido provocado por diferentes patologías da lugar al derrame pleural (**Fig. 23-1**).

EPIDEMIOLOGÍA

El derrame pleural es una patología frecuente diagnosticada en los servicios de urgencia y neumología. Su incidencia anual se estima en 350-360 casos por 100.00 habitantes en Europa y Estados Unidos, lo que genera un gasto importante al sistema sanitario. Las causas más frecuentes de derrame pleural son: insuficiencia cardíaca congestiva (ICC) (37 %), neumonía (22 %), neoplasia (15 %) y tromboembolismo pulmonar (TEP) (11 %).

ETIOLOGÍA

Aunque hay más de 60 causas reconocidas que pueden provocar un derrame pleural, el 85 % de los casos se producen como consecuencia de ICC, neumonía, TBC, neoplasias y TEP. En la **tabla 23-1** se describen las principales causas del derrame pleural. En algunos pacientes pueden darse dos o más causas concomitantes.

FISIOPATOLOGÍA

La cantidad de líquido pleural fisiológico contenido en el espacio pleural es de alrededor de 10 ml en ambos pulmones. Esta cantidad de líquido está estrechamente regulada por los procesos de producción y reabsorción. El líquido pleural se produce por un proceso continuo de ultrafiltración desde los capilares, impidiendo el paso de células sanguíneas y moléculas de alto peso molecular al espacio pleural. A través de los vasos linfáticos, el líquido se reabsorbe por el sistema linfático. Este equilibrio entre la filtración y la reabsorción se mantiene gracias a la regulación de las presiones hidrostáticas y coloidosmóticas, así como por la correcta permeabilidad de las membranas. Sin embargo, cualquiera de los siguientes

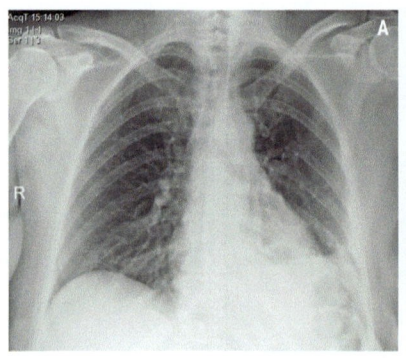
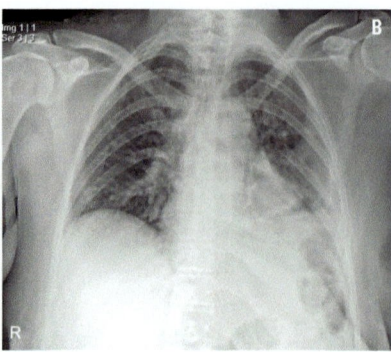

Figura 23-1. Radiografías de tórax en proyección posteroanterior durante la inspiración **(A)** y la espiración **(B)** de un paciente con derrame pleural.

Tabla 23-1. Causas del derrame pleural	
Trasudado	**Aumento de la presión hidrostática** Insuficiencia cardíaca congestiva (37 %) Síndrome nefrótico (1 %) **Disminución de la presión intrapleural** Atelectasia pulmonar (2 %) **Disminución de la presión oncótica** Desnutrición Hepatopatía crónica, cirrosis (3 %) Síndrome nefrótico
Trasudado o exudado	**Rotura del conducto torácico** Traumatismo, cirugía (1 %) **Aumento de la permeabilidad** Tromboembolismo pulmonar (11 %)
Exudado	**Aumento de la permeabilidad** Neumonía: infecciones bacterianas, víricas, parasitosis (22 %) Tuberculosis (1 %) Mesotelioma, neoplasias (15 %) Otras (4 %) • Enfermedad autoinmunitaria (artritis, lupus eritematoso sistémico) • Fármacos (metotrexato, amiodarona, ciclofosfamida) • Pancreatitis, quilotórax

mecanismos puede provocar una alteración de este equilibrio y generar un derrame pleural: *a)* aumento de la presión hidrostática; *b)* aumento de la permeabilidad de la circulación microvascular; *c)* disminución de la presión oncótica; *d)* aumento del fluido pulmonar intersticial; *e)* disminución del drenaje linfático pleural; *f)* disminución de la presión negativa del espacio pleural; *g)* movimiento de líquido desde otras cavidades; *h)* ruptura vascular, e *i)* ruptura del conducto torácico.

Si el mecanismo causante del derrame pleural es el que ocasiona un desequilibrio entre las presiones oncótica e hidrostática, se producirá un derrame pleural tipo trasudado (bajo contenido de proteínas). En cambio, si el mecanismo causante de la alteración se debe a cambios en la permeabilidad capilar o de la superficie pleural, el derrame pleural será de tipo exudado (alto contenido de proteínas) **(Fig. 23-2)**.

CLASIFICACIÓN

Los derrames pleurales se clasifican en trasudados o exudados. Es relevante clasificarlos de forma correcta ya que la di-

ferencia es importante. En un derrame pleural trasudado, la pleura está sana, por lo que cumple su función de ultrafiltrado y la acumulación de líquido se produce por alteración en las presiones hidrostáticas o coloidosmóticas; sin embargo, en los derrames de tipo exudado, la membrana pleural está afectada, por lo que hay un paso de macromoléculas, junto con el líquido, en el espacio pleural. La clasificación se realiza según los criterios de Light, mediante la determinación en el líquido pleural y la sangre de las concentraciones de proteínas y lactato-deshidrogenasa (LDH). Un derrame pleural se clasifica como exudado si cumple uno o más de las siguientes condiciones:

• Relación de concentración de proteínas entre el líquido pleural y el suero > 0,5.
• Cociente entre la LDH del líquido pleural y el suero > 0,6.
• Si la LDH en el líquido pleural es superior a las dos terceras partes del límite superior de normalidad para la LDH plasmática.

La principal limitación de los criterios de Light en la práctica clínica es que, aunque identifican de forma correcta casi todos los exudados, clasifican incorrectamente como exudados alrededor de un 20 % de trasudados. Ante esta situación se utiliza el gradiente como criterio extra para clasificar el derrame pleural.

Si el gradiente entre la albúmina en el suero (AlbS) y en el líquido pleural (AlbLp) es < 1,2 g/dl (sAlb-LpAlb < 1,2 g/dl), indicará que es un derrame pleural tipo exudado, y si el gradiente es > 1,2 g/dl, el líquido es realmente un trasudado. También se puede utilizar el gradiente de proteína, en cuyo caso si este es > 2,5 g/dl también indica trasudado (proteínas séricas [ProtS]-proteínas en líquido pleural [ProtLp] < 2,5 g/dl) (v. **Tabla 23-1**).

MANIFESTACIONES CLÍNICAS

Los síntomas clásicos son disnea, tos y dolor torácico o dolor pleurítico, pero hasta el 25 % de los pacientes son asintomáticos y el derrame se detecta por un hallazgo anormal en la radiografía de tórax. Debe interrogarse al paciente sobre enfermedades previas o actuales, como cardiopatías, cuadros respiratorios infecciosos, etc. Los síntomas son variables dependiendo de la etiología del derrame y de su magnitud.

Figura 23-2. Mecanismo del proceso de filtración y de reabsorción del líquido pleural.

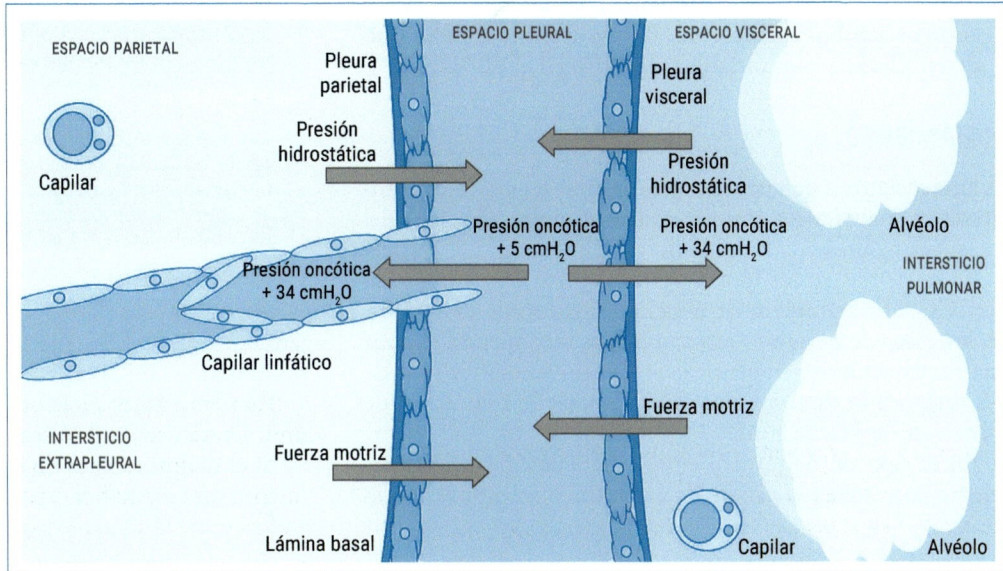

DIAGNÓSTICO

Después de la evaluación inicial del paciente, el diagnóstico de derrame pleural se realiza por técnicas de imagen y análisis del líquido pleural mediante una toracocentesis diagnóstica.

Técnicas de imagen

Existen diferentes técnicas de imagen:

- Radiografía: la radiografía posteroanterior por lo general confirma la presencia de derrame pleural de más de 75 ml.
- Ecografía: la ecografía torácica es un procedimiento no invasivo de bajo coste. Tiene utilidad previa a la toracocentesis para disminuir el riesgo de complicaciones, ya que permite evaluar el sitio de la punción, determinar el volumen del derrame y valorar si existen masas o engrosamientos que puedan dificultar el procedimiento.
- TC de tórax: debe realizarse antes de eliminar todo el líquido pleural, para evaluar la pleura. Permite sospechar malignidad e, incluso, el origen del tumor primario.
- RM: solo se usa para ver si hay infiltración tumoral de tejidos adyacentes, como diafragma o pared torácica.
- Biopsia pleural: es un procedimiento invasivo para extraer una muestra de pleura.
- Toracoscopia y pleuroscopia: son procedimientos que permiten examinar los pulmones, las vías aéreas y la pleura. Consisten en la introducción, a través de la nariz o la boca o de una incisión en el tórax, de un tubo delgado (toracoscopio). Este último lleva en su punta una luz, una cámara de vídeo y unas pinzas, lo que permite ver en un monitor de televisión las imágenes y recoger muestras.

Estudio del líquido pleural

Existen diferentes procedimientos para estudiar el líquido pleural:

- Toracocentesis: es el procedimiento por el cual se obtiene líquido pleural. Se realiza mediante la inserción de una aguja a través del espacio intercostal para obtener líquido pleural. Se trata de un procedimiento rápido y sencillo, pero no exento de complicaciones importantes, como neumotórax o hemorragias. Se lleva a cabo con el propósito diagnóstico de establecer la diferencia entre trasudados y exudados en los derrames que presentan más de 10 mm por ecografía o radiografía, sin causa conocida.
- Análisis físico: el estudio inicial del líquido pleural debe valorar su aspecto y olor. Estas características permiten clasificarlo como acuoso (amarillo claro), seroso (amarillo), hemático (rojo), turbio, purulento (pus) y lechoso (blanquecino). El acuoso corresponde a líquidos de tipo trasudado; el turbio suele contener abundante celularidad; el purulento está provocado por empiemas (cúmulos de pus en el espacio pleural), y el lechoso es característico de quilotórax (se produce por rotura del conducto torácico, que es el canal de desembocadura del sistema linfático a la circulación sanguínea). Para diferenciar el resto será necesario un estudio más extenso mediante técnicas bioquímicas.
- Análisis químico: las pruebas más utilizadas son la determinación de glucosa, proteínas, LDH, PCR y, en algunos casos, marcadores tumorales.
- Biología molecular: véase el **recuadro 23-1**.
- Recuento celular: consiste en realizar el recuento celular, ya que orienta el diagnóstico diferencial. Un predominio de polimorfonucleares indica procesos bacterianos, paraneumónicos o empiemas, mientras que un predominio de linfocitos sugiere neoplasias, TBC, infecciones víricas, ICC o la mayoría de las causas restantes.
- Citología: es el examen menos invasivo para determinar malignidad. Tiene una sensibilidad del 60 % y su rendimiento diagnóstico depende de la habilidad del patólogo, de la muestra obtenida y de la capacidad de descamación celular del tumor.

- Estudio microbiológico: comienza con tinción de Gram y cultivos aerobio y anaerobio. El rendimiento de este tipo de estudios es muy variable (suele rondar el 60 %).

TRATAMIENTO

La toracocentesis terapéutica guiada por ecografía está indicada para aliviar los síntomas (disnea, dolor torácico) del paciente que presenta un gran derrame pleural.

En pacientes en los que el derrame pleural es provocado por ICC, el tratamiento de elección es el uso de diuréticos. En los casos de derrames refractarios, se recomienda realizar una toracocentesis terapéutica. Si fuesen necesarias más de 1-2 toracocentesis al mes, se debe plantear la colocación de un catéter de evacuación.

En el caso de derrame pleural paraneumónico, el tratamiento consiste en el uso de un antibiótico empírico. El tratamiento de la TBC pleural es el mismo que para la TBC pulmonar.

Para empiemas suele utilizarse tubos torácicos, junto con un tratamiento antibiótico adecuado.

Si el diagnóstico es de derrame pleural maligno, el tratamiento será específico para cada tipo de tumor.

> **RECUADRO 23-1. Diagnóstico mediante pruebas de biología molecular en el líquido pleural**
>
> Las nuevas técnicas desarrolladas permiten abrir un campo de búsqueda de microorganismos, ácidos nucleicos para bacterias, virus y hongos ya utilizados en la práctica clínica, así como de nuevos biomarcadores, DNA tumoral circulante (ctDNA) o micro-RNA para el diagnóstico de tumores.

PUNTOS CLAVE

- El derrame pleural es una patología secundaria desarrollada como consecuencia de otros procesos patológicos, como ICC, neumonía, TBC, neoplasias y TEP.
- La acumulación anormal de líquido en el espacio pleural es la responsable de las manifestaciones clínicas del derrame pleural.
- El diagnóstico se realiza por técnicas de imagen y mediante el análisis del líquido pleural.

BIBLIOGRAFÍA

Porcel JM, Esquerda A, Vives M, Bielsa S. Etiología del derrame pleural: análisis de más de 3.000 toracocentesis consecutivas. Arch Bronconeumol 2014; 50: 161-5.

Porcel JM, Light RW. Pleural effusions. Dis Mon 2013; 59: 29-57.

Trapé J, Bérgamo S, González-García L, González-Fernández C. Lung cancer tumor markers in serous effusions and other body fluids. Tumor Biol 2024; 46: S99-S110.

Trapé J, Sant F, Franquesa J et al. Evaluation of two strategies for the interpretation of tumour markers in pleural effusions. Respir Res 2017; 18: 1-8.

Villena Garrido V, Cases Viedma E, Fernández Villar A, de Pablo Gafas A, Pérez Rodríguez E, Porcel Pérez JM et al. Recommendations of diagnosis and treatment of pleural effusion. Update [Normativa sobre el diagnóstico y tratamiento del derrame pleural. Actualización]. Arch Bronconeumol 2014; 50: 235-49.

 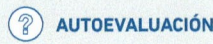 **AUTOEVALUACIÓN**

Enfermedad pulmonar intersticial difusa

24

R. Martín Holguera

OBJETIVOS DE APRENDIZAJE

- Distinguir los múltiples procesos que se agrupan dentro del concepto de enfermedad pulmonar intersticial difusa (EPID).
- Comprender las alteraciones fisiopatológicas a las que da lugar la EPID.
- Reconocer los síntomas más habituales y las pruebas utilizadas en el proceso diagnóstico de la EPID.
- Conocer el pronóstico y el tratamiento actual de las enfermedades que provocan EPID.

SÍNTESIS CONCEPTUAL

El concepto de enfermedad pulmonar intersticial difusa (EPID) agrupa una gran cantidad de procesos, con diferentes etiologías, que provocan pérdida de elasticidad del intersticio pulmonar y de las paredes de los alvéolos, dando lugar fundamentalmente a una alteración restrictiva de la ventilación, y en fases evolucionadas, a insuficiencia respiratoria. Los síntomas más habituales son la tos seca y la disnea, que comienza siendo de grandes esfuerzos y puede llegar a ser de reposo. Las principales pruebas para el diagnóstico de la EPID son la espirometría, en la que se observa un patrón restrictivo, y la TC de alta resolución, con signos radiológicos característicos. El pronóstico es variable, pero muchas EPID no tienen curación y abocan al paciente a la necesidad de un trasplante pulmonar. En la actualidad se utilizan para su tratamiento fármacos antifibróticos, con resultados prometedores.

DEFINICIÓN

Bajo el concepto de enfermedad pulmonar intersticial difusa (EPID) se agrupan gran cantidad de procesos pulmonares con etiologías muy diversas, que tienen en común la ocupación del intersticio pulmonar y las paredes de los alvéolos por tejidos patológicos, en general de origen inflamatorio, lo que determina que dicho intersticio pierda elasticidad. Aunque no es muy correcto, clásicamente las EPID son conocidas con el término de fibrosis pulmonares.

EPIDEMIOLOGÍA

De forma individual, la mayoría de las EPID son enfermedades muy poco frecuentes, pero colectivamente suponen más del 15 % de las consultas en neumología. Las que se diagnostican con mayor frecuencia son la fibrosis pulmonar idiopática y la sarcoidosis, con una incidencia de 7 a 15 por

100.000 habitantes, seguidas de la neumonitis por hipersensibilidad y las EPID asociadas a enfermedades autoinmunitarias sistémicas. Las menos habituales son la proteinosis alveolar y la microlitiasis alveolar.

CLASIFICACIÓN

En los últimos años se han propuesto diferentes clasificaciones de los procesos que provocan EPID, desde distintos puntos de vista. En la **figura 24-1** se expone la clasificación actual, que diferencia entre las EPID de etiología conocida y las idiopáticas.

ETIOLOGÍA

Las etiologías son muy diversas y en la actualidad se conocen más de 200 enfermedades que pueden provocar EPID, siendo las más habituales las siguientes:

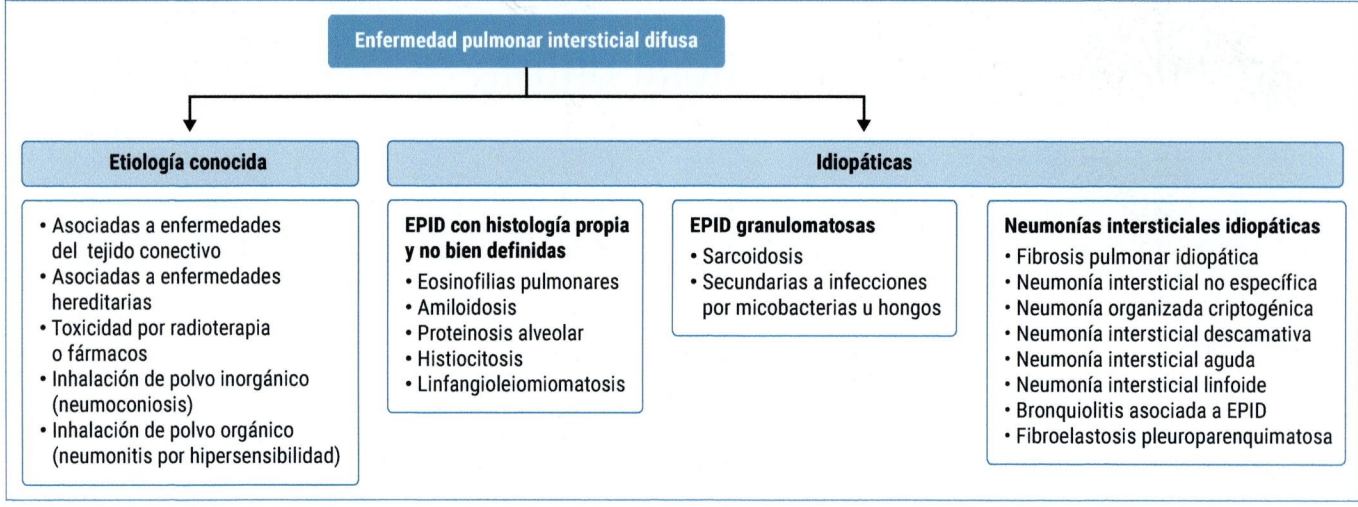

Figura 24-1. Clasificación de la enfermedad pulmonar intersticial difusa (EPID).

- Inhalación de polvo inorgánico de manera continuada, muchas veces en ambientes laborales: por ejemplo, las neumoconiosis y la silicosis.
- Inhalación de polvo orgánico: por ejemplo, la neumonitis por hipersensibilidad (alveolitis alérgica extrínseca), que es una inflamación en los alvéolos por reacción exagerada a un producto orgánico inhalado.
- Radiaciones ionizantes: se puede generar EPID como efecto secundario a tratamientos continuados de radioterapia en pacientes con neoplasias.
- Fármacos: la administración de varios fármacos, como bleomicina o metotrexato, puede causar, como efecto secundario, fibrosis pulmonar.
- EPID asociadas a enfermedades reumáticas: pueden aparecer en el contexto de la artritis reumatoide, la esclerodermia, etcétera.
- Idiopáticas: existe un grupo de EPID en las que se desconoce la causa de su aparición. Entre ellas, destacan la llamada fibrosis pulmonar idiopática y las neumonías intersticiales.

FISIOPATOLOGÍA

Desde el punto de vista fisiopatológico, la afectación intersticial supone una alteración de todos los procesos de la respiración:

- Se produce una alteración restrictiva de la ventilación, debido a la disminución de la distensibilidad pulmonar, es decir, los pulmones se «hinchan» menos de lo normal, debido a que se fibrosa el intersticio entre los alvéolos y las paredes de estos.
- Se altera la difusión de gases, ya que hay un engrosamiento de las membranas alveolocapilares.
- Se genera también una hipertensión pulmonar, ya que algunos vasos sanguíneos pulmonares quedan atrapados en la fibrosis, con lo que se produce una reducción del lecho vascular pulmonar y, consecuentemente, un aumento de las resistencias pulmonares. En fases avanzadas, la hiper-

tensión pulmonar puede acabar provocando una insuficiencia cardíaca derecha.

MANIFESTACIONES CLÍNICAS

A pesar de las distintas causas de EPID, las manifestaciones clínicas y la forma de evolución suelen ser comunes entre ellas. Los síntomas más característicos son la tos seca y la disnea progresiva (inicialmente de grandes esfuerzos, pudiendo llegar a ser de reposo). En fases avanzadas, el paciente presentará las manifestaciones características de la insuficiencia respiratoria, así como las de la insuficiencia cardíaca derecha.

En la exploración, lo más característico son los estertores crepitantes secos a la auscultación. En fases avanzadas también es frecuente observar acropaquias.

PRUEBAS DE DIAGNÓSTICO

Una historia cínica compatible, así como un patrón restrictivo en la espirometría, hacen sospechar el diagnóstico de EPID. Es característica también la disminución de la capacidad pulmonar total y de la capacidad de difusión (disminución de la capacidad de difusión del monóxido de carbono [DLCO]).

En la radiografía de tórax (**Fig. 24-2**) y en la TC de alta resolución (TCAR) se observa un patrón reticular, con imágenes lineales, o un patrón miliar, con pequeños nódulos. En fases avanzadas se percibe el llamado patrón en «panal de abeja», característico de la destrucción del parénquima pulmonar (**Fig. 24-3**).

Mediante lavado broncoalveolar y/o biopsia pulmonar transbronquial se puede obtener material citológico para análisis anatomopatológico, que puede determinar la causa concreta de la EPID (**Recuadro 24-1**).

TRATAMIENTO

Las diferentes enfermedades que cursan con EPID tienen un pronóstico variable, así como una respuesta distinta al tratamiento. Posiblemente, las de peor evolución sean las formas

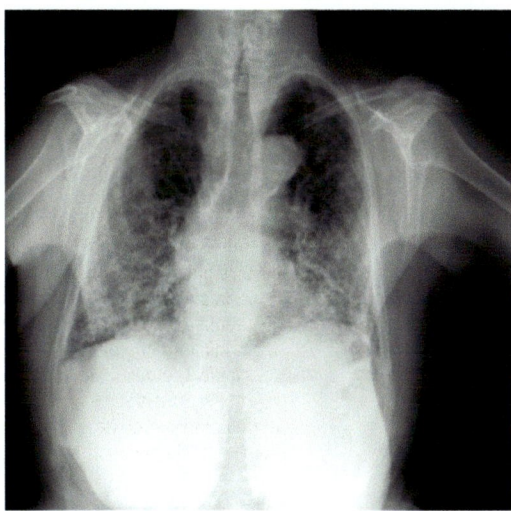

Figura 24-2. Radiografía posteroanterior de tórax, en la que se observa un patrón intersticial nodular en un paciente con enfermedad pulmonar intersticial difusa.

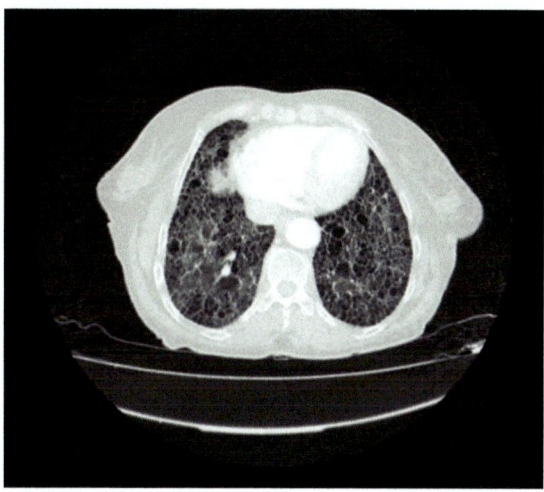

Figura 24-3. Tomografía computarizada de alta resolución en una paciente con artritis reumatoide, en la que se aprecia un patrón radiológico en «panal de abeja», característico de las fases avanzadas de la enfermedad pulmonar intersticial difusa.

idiopáticas, sobre todo la neumonía intersticial aguda y la fibrosis pulmonar idiopática. Para esta última no existe un tratamiento curativo, y suele evolucionar hasta insuficiencia respiratoria en relativamente poco tiempo, requiriendo el paciente un trasplante pulmonar.

Clásicamente, los fármacos utilizados en las EPID son antinflamatorios (corticoides) e inmunosupresores, que no han demostrado beneficios. En la actualidad, se empiezan a utilizar fármacos antifibróticos, como pirfenidona y nintedanib, con resultados prometedores.

RECUADRO 24-1. Análisis anatomopatológico

La biopsia transbronquial mediante fibrobroncoscopia permite el diagnóstico anatomopatológico de algunas enfermedades pulmonares intersticiales difusas de distribución centrolobulillar o perilinfática, como la sarcoidosis, la neumonitis por hipersensibilidad o la proteinosis alveolar. Sin embargo, muchas veces se debe realizar una biopsia quirúrgica, si el paciente no tiene edad avanzada o contraindicaciones, para llegar a dicho diagnóstico. Por lo general

se obtienen muestras para biopsias de dos zonas pulmonares diferentes, preferiblemente de distintos lóbulos. Los sustratos anatomopatológicos que se observan con mayor frecuencia son los de neumonía intersticial usual y neumonía intersticial no específica. También son habituales las alteraciones anatomopatológicas características de la neumonía organizada criptogenética y de las enfermedades granulomatosas, como la sarcoidosis.

PUNTOS CLAVE

- Se conocen más de 200 procesos diferentes que pueden dar lugar a EPID.
- La principal alteración fisiopatológica que causa la EPID es una alteración restrictiva de la ventilación.
- Un patrón espirométrico restrictivo hace sospechar la existencia de EPID, confirmándose con alteraciones características en la TCAR.
- Muchas de las EPID tienen mal pronóstico y suponen un deterioro progresivo que conduce a insuficiencia respiratoria grave, necesitando los pacientes un trasplante pulmonar.

BIBLIOGRAFÍA

Corral Peñafiel J, Hernández Borge L, Martín Martín L et al. Algoritmos diagnósticos y tratamiento en EPID. En: Corral Peñafiel J, ed. Algoritmos en neumología, 3ª ed. Toledo: Aula Médica, 2017; p. 159-84.

Giménez Palleiro A, Franquet T. Patrones radiológicos en la enfermedad pulmonar intersticial. Semin Fund Esp Reumatol 2013; 14: 97-105.

Gómez Carrera L, Bonilla Hernán G. Manifestaciones pulmonares de las enfermedades del colágeno. Arch Bronconeumol 2013; 49: 249-60.

Santos G, Fabiano A, Mota PC et al. The impact of nintedanib and pirfenidone on lung function and survival in patients with idiopathic pulmonary fibrosis in real-life setting. Pulm Pharmacol Ther 2023; 83: 102261.

Xaubet Mir A. Enfermedades intersticiales difusas. Fibrosis pulmonar idiopática. En: Martín Escribano P, Ramos Seisdedos G, Sanchís Aldás J, eds. Medicina respiratoria, 2ª ed. Madrid: Aula Médica, 2006; p. 953-70.

 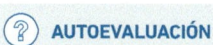 **AUTOEVALUACIÓN**

Fisiopatología del sistema cardiovascular

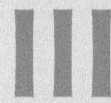

Hipertensión arterial

25

N. Benítez Naranjo e I. Olazabal Olarreaga

OBJETIVOS DE APRENDIZAJE

- Tomar conciencia del grave problema sanitario que supone la hipertensión arterial en nuestro medio.
- Conocer los factores causantes de esta enfermedad.
- Revisar los mecanismos fisiopatológicos que condicionan la aparición de la enfermedad.
- Determinar los principios del tratamiento.

SÍNTESIS CONCEPTUAL

La hipertensión arterial es una enfermedad muy frecuente, asociada con una morbilidad cardiovascular y una mortalidad elevadas. Las cifras de la presión arterial aumentan progresivamente con la edad, haciendo que hasta el 80 % de los ancianos desarrollen esta enfermedad. La hipertensión arterial se asocia con numerosas enfermedades cardiovasculares.

DEFINICIÓN

La hipertensión arterial es una enfermedad crónica que se caracteriza por una elevación continua de la presión arterial diastólica, sistólica o de ambas. El límite superior de normalidad de la presión arterial es 135/85 mmHg.

EPIDEMIOLOGÍA

La hipertensión arterial es una enfermedad muy frecuente, asociada con una elevada morbilidad cardiovascular y mortalidad. Las cifras de presión aumentan progresivamente con la edad, haciendo que hasta el 80 % de los ancianos desarrollen esta enfermedad, si bien es muy poco prevalente en personas < 30 años. Afecta por igual a todos los grupos étnicos.

Se calcula que más de 1.000 millones de individuos en todo el planeta son hipertensos y se prevé un incremento del 15-20 % en los próximos años. En Europa, la prevalencia de hipertensión arterial en adultos es aproximadamente del 30-40 % y supera el 60 % en > 60 años, siendo la principal causa de muerte en el mundo, lo que la convierte en un importante problema de salud pública, sobre todo en los países desarrollados.

Varios de los hábitos más cruciales para el desarrollo de hipertensión arterial están relacionados con el consumo excesivo de sal o dietas hipercalóricas. Existe una estrecha relación entre el índice de masa corporal y la hipertensión, como también con otros síndromes metabólicos (resistencia a la insulina, adiposidad abdominal, etc.).

FACTORES DE RIESGO

Factores genéticos

Para los factores genéticos asociados a la hipertensión arterial, véase el **recuadro 25-1**.

Factores ambientales

Existen varios factores relacionados con la aparición de la enfermedad, que se deben a cambios dietéticos (como la mayor ingesta de sodio, grasas saturadas o café) y de hábitos de vida (como el sedentarismo, el estrés, el hábito tabáquico o la ingesta de alcohol), así como a las elevadas ingestas calóricas, lo que deriva en un estado de sobrepeso u obesidad. También influye la reducción del número de nefronas y ciertas alteraciones genéticas. Estos factores, que actúan a través del

La influencia genética en la hipertensión arterial se debe a una agregación familiar. Así, los familiares de primer grado tienen mayor riesgo de desarrollar hipertensión arterial. Existe poco conocimiento sobre los genes implicados en la aparición y el progreso de esta enfermedad, ya que depende en gran medida de una variabilidad geográfica, lo que implica que los factores genéticos pueden estar modificados o verse afectados por factores ambientales, haciendo que varíe el fenotipo.

Se han identificado unos 150 *locus* cromosómicos que albergan genes relacionados con la hipertensión arterial. Estos codifican proteínas que actúan en diversos procesos fisiopatológicos determinantes en la enfermedad. Los genes más importantes son los relacionados con el sistema renina-angiotensina-aldosterona, los vinculados con la síntesis y metabolización de los esteroides adrenales, así como los que afectan al tono vascular, el transporte iónico y el manejo renal del sodio, entre otros. Ciertos polimorfismos de estos genes se encuentran con mayor frecuencia en la población hipertensa que en la normotensa, por lo que son considerados alelos de riesgo (**Tabla 25-1**).

La identificación de estos genes es importante para desarrollar terapias individualizadas en un futuro. Una vez que se conoce cuál es la proteína codificada por estos genes, pueden desarrollarse dianas terapéuticas que inactiven o bloqueen la acción de este producto proteico. Esto podría formar parte de la medicina de precisión para el tratamiento de la hipertensión arterial en un futuro.

Tabla 25-1. Algunos genes relacionados con la hipertensión arterial primaria (esencial)

Símbolo	Observaciones	Locus
AGT	Angiotensinógeno	1q42
REN	Renina	1q32
AGTR1	Receptor 1 de la angiotensina	3q21-25
AGTR2	Receptor 2 de la angiotensina	Xq22
ECA (ACE)	Enzima convertidora de la angiotensina	17q23
ATP6AP2	Receptor de renina	Xp11
ERK1 (MAPK3)	Proteinquinasa activada por renina	16p11
ERK2 (MAPK1)	Proteinquinasa activada por renina	22q11
CYP11B2	Aldosterona sintasa	8q21
NEDD4L	Ligasa de ubiquitina	18q21
ECE1	Enzima convertidora de la endotelina	1q36
ATP1B1	ATPasa B1-transporte Na⁺/K⁺	1q22
ADD1	Aducina 1 alfa	4p16

sistema nervioso autónomo, producen hiperactividad simpática y generan anomalías en el transporte transmembrana de sodio y alteraciones en la capacidad excretora renal, así como un aumento de la liberación de insulina (hiperinsulinemia) (**Fig. 25-1**).

En los países subdesarrollados, la hipertensión arterial es una enfermedad poco prevalente, debido a que el consumo energético es más escaso y la actividad física es elevada, junto con una dieta rica en alimentos vegetales y pobre en grasas y sal. Así, los hábitos de vida poco saludables parecen ser los principales desencadenantes de esta patología.

FISIOPATOLOGÍA

Hipertensión arterial primaria (esencial)

La hipertensión primaria se dice que es de origen «desconocido», a diferencia de la secundaria, que viene dada por otro motivo u enfermedad, y suele aparecer en pacientes que tienen exceso de peso y un hábito de vida sedentario, lo que genera (**Fig. 25-2**):

- Aumento del gasto cardíaco: a causa del exceso de tejido adiposo se necesita un incremento extra del flujo sanguíneo, a fin de mantener su aporte de oxígeno y nutrientes. Por otro lado, también se eleva el flujo sanguíneo en el corazón, los riñones, el aparato digestivo y el músculo esquelético, debido al incremento del gasto metabólico basal.
- Incremento de la actividad nerviosa simpática: hay estudios que sugieren que el aumento excesivo de peso hace que los adipocitos liberen hormonas, como la leptina, estimulando directamente diferentes regiones del hipotá-

lamo. También existen diferentes evidencias con respecto a la reducción de la sensibilidad de los barorreceptores arteriales, así como a la activación de los quimiorreceptores.
- Aumento de las concentraciones de aldosterona y angiotensina II: se debe al incremento de la estimulación nerviosa simpática.
- Alteraciones en la eliminación renal: como consecuencia de dichas alteraciones se excreta sal y agua en cantidades inadecuadas, lo que genera una retención de estas, con la consiguiente hipervolemia.

Sistema renina-angiotensina-aldosterona

Las enfermedades vasculares se desarrollan principalmente mediante la activación del sistema renina-angiotensina-aldosterona. El sistema inicia su actividad a partir de la hidrólisis del péptido angiotensinógeno, producido por la enzima renina, convirtiendo la molécula en angiotensina I. Esta, a través de la enzima convertidora de angiotensina, se convierte en angiotensina II, la cual a través de receptores específicos en diferentes lugares produce vasoconstricción. Además, la angiotensina II estimula la liberación de aldosterona, que favorece la retención de agua y sodio.

Disfunción y lesión endotelial

Los daños y las disfunciones en las células endoteliales son provocados por las diferentes alteraciones causadas en la hipertensión arterial. Estas alteraciones funcionales se deben al desequilibrio entre la producción de sustancias vasodilatadoras y antiinflamatorias (óxido nítrico) y la producción de

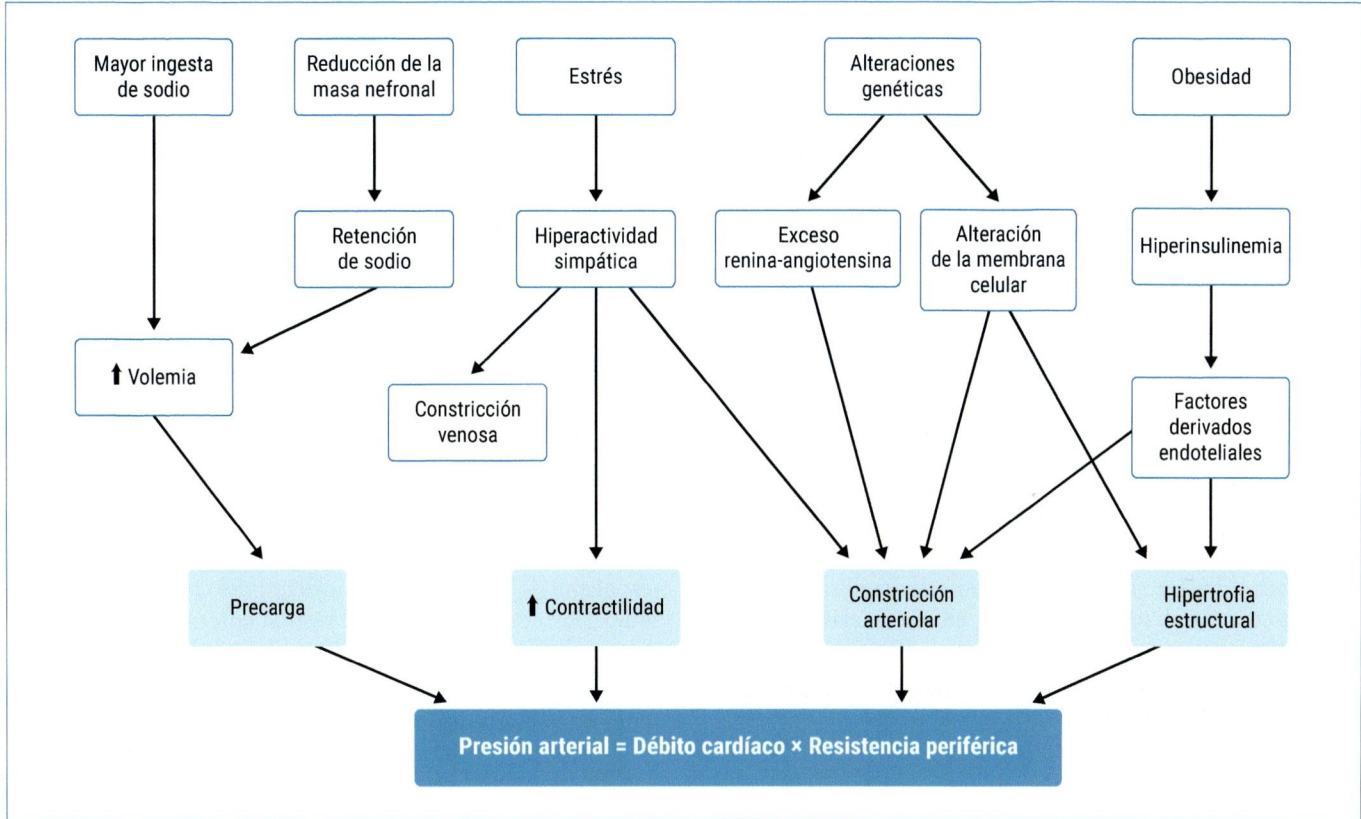

Figura 25-1. Factores favorecedores del desarrollo de hipertensión arterial.

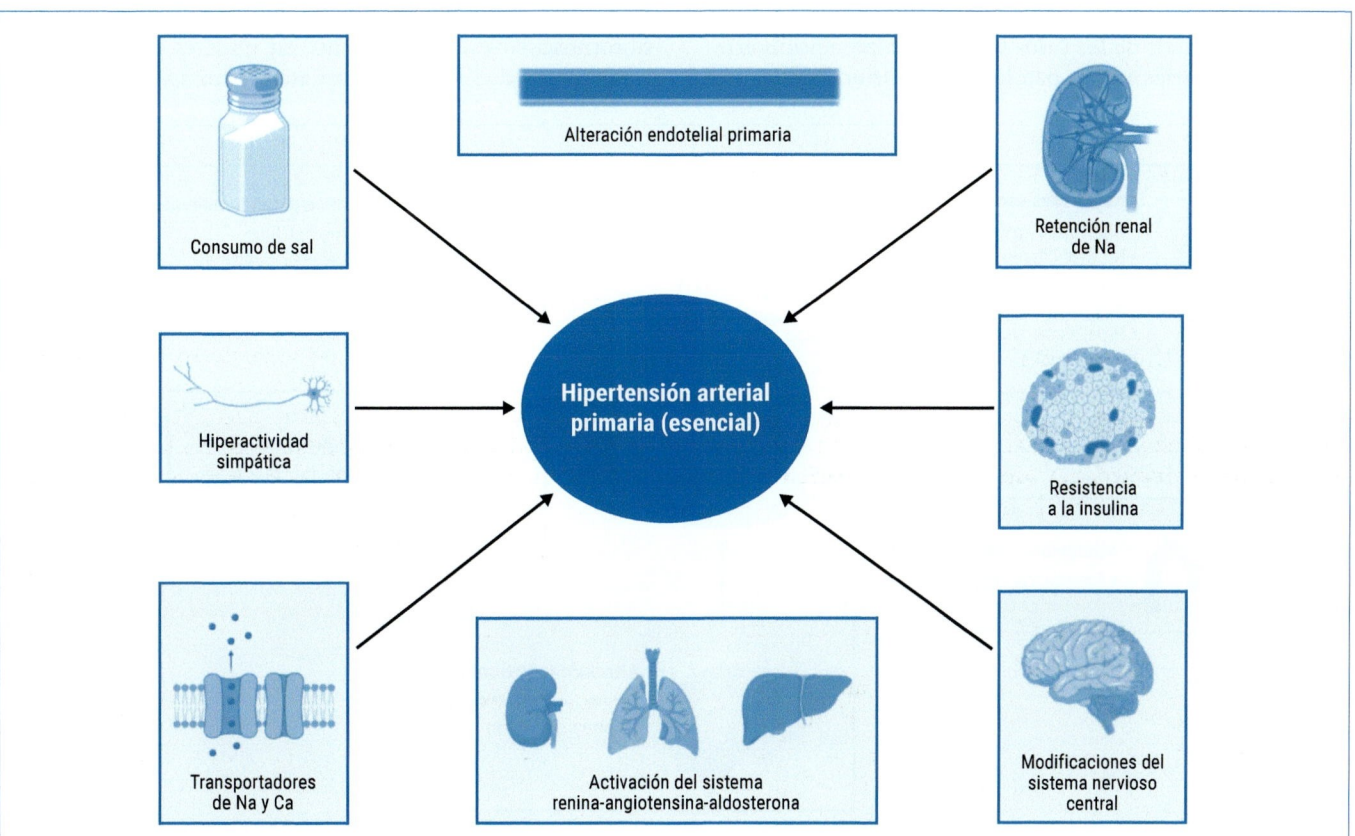

Figura 25-2. Afectaciones de la hipertensión arterial primaria (esencial).

sustancias vasoconstrictoras y proinflamatorias (endotelina y especies reactivas de oxígeno).

Cambios estructurales en las arterias

Existen tres tipos de cambios en la hipertensión arterial: rarefacción capilar, hipertrofia de la capa media de las arterias de resistencia y rigidez de las grandes arterias.

La rarefacción capilar está presente en los pacientes con hipertensión, normalmente cuando estos padecen obesidad, entre otras alteraciones metabólicas. Esta rarefacción afecta al músculo esquelético y a los genes de resistencia a la insulina, lo que favorece el desarrollo de diabetes mellitus.

La hipertrofia de la capa media genera una disminución de la luz arterial. En las personas jóvenes se desarrolla un aumento en el tono contráctil de las arterias, lo que produce un incremento de las resistencias periféricas. A causa de esto se eleva la presión arterial media sistólica y diastólica.

En cambio, en pacientes de edad avanzada, la hipertrofia es menos acusada, pero, por degeneración de las fibras elásticas de la pared arterial, se produce una pérdida de elasticidad de las grandes arterias, como la aorta. Esto deriva en una menor distensibilidad y capacidad de reserva funcional ante situaciones de estrés. Como consecuencia, se genera un aumento del componente sistólico y una disminución del componente diastólico, lo que causa ondas de pulso más rápidas, que hacen que la reflexión se produzca de forma anticipada y con una elevada intensidad, aumentando así la presión sistólica.

Hipertensión arterial secundaria

Un bajo porcentaje de los casos totales de hipertensión arterial son secundarios a otras patologías. Sus principales causas son las alteraciones renales parenquimatosas o vasculares, endocrinas, aórticas y neurológicas, y algunos síndromes con afectación multisistémica (**Fig. 25-3**).

Hipertensión arterial de origen renal

La gran mayoría de los pacientes con nefropatías crónicas presentan hipertensión arterial. Las alteraciones parenquimatosas son las de más difícil control e incluyen las glomerulopatías, las vasculitis y las nefropatías tubulointersticiales. La hipertensión arterial puede causar un empeoramiento de la nefropatía, generando una insuficiencia renal avanzada, y su tratamiento es esencial para mejorar la función renal o evitar la progresión de la enfermedad de base.

La poliquistosis renal y la esclerodermia sistémica se asocian a menudo con hipertensión arterial. También la retención de sal generada por una elevada actividad en el transportador de sodio tubular da lugar a algunas tubulopatías monogénicas. En el síndrome de Gordon o seudohipoaldosteronismo de tipo II hay un aumento del cotransportador de sodio-cloro del túbulo distal, y en la enfermedad de Liddle, del canal epitelial de sodio del túbulo colector.

Hipertensión arterial vasculorrenal

Existen dos causas principales de la hipertensión arterial vasculorrenal: la estenosis ateromatosa y la displasia fibromuscular. La primera es más frecuente en varones y su incidencia aumenta con la edad debido al desarrollo de diabetes u otros problemas vasculares, lo que afecta al tercio proximal de la arteria renal y a sus bifurcaciones principales. La displasia fibromuscular es más frecuente en mujeres jóvenes, siendo una enfermedad idiopática no ateromatosa y no inflamato-

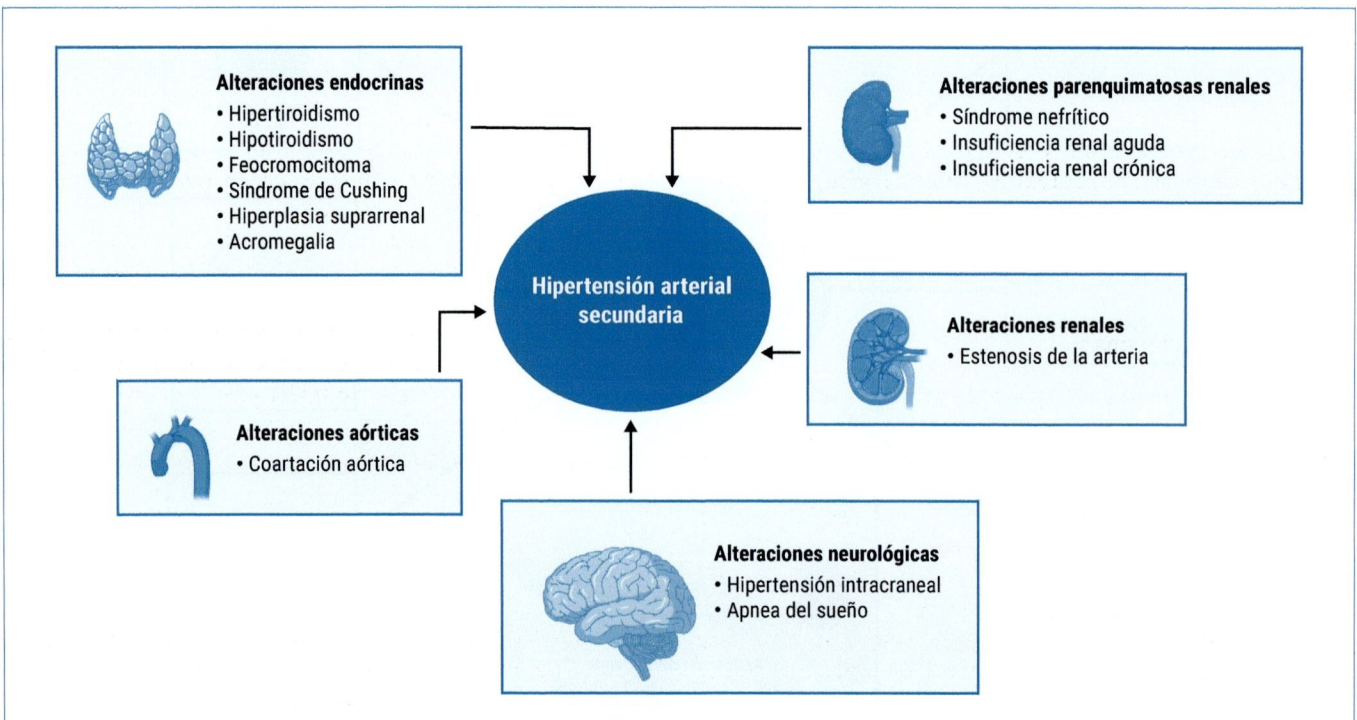

Figura 25-3. Causas de la hipertensión arterial secundaria.

ria, que con frecuencia ocasiona dilatación de arterias medias y pequeñas. Puede presentar un patrón multifocal o unifocal y las lesiones afectan al tercio medio de la arteria renal y, en ocasiones, a otros territorios vasculares.

Las manifestaciones clínicas son un inicio de la hipertensión arterial antes de los 30 años, resistente al tratamiento farmacológico incluso con combinación de fármacos, excesiva respuesta hipotensora ante inhibidores del sistema renina-angiotensina, soplo abdominal, hipopotasemia no inducida por diuréticos y asimetría renal repentina.

Es aconsejable realizar una ecografía Doppler de las arterias renales y una angiotomografía para evaluar la permeabilidad y el flujo de las arterias renales.

Hipertensión arterial endocrina

La hipertensión arterial de origen endocrino hace referencia a que su causa es una alteración hormonal. En la mayoría de los pacientes, esta enfermedad se desarrolla a partir de hormonas liberadas por la glándula suprarrenal, tanto por hormonas secretadas por la corteza como por la médula suprarrenal. No obstante, la gran mayoría son corticales y están relacionadas con las hormonas de acción mineralocorticoide.

La hipertensión se desarrolla por exceso de síntesis de desoxicorticosterona, causada por dos formas de hiperplasia suprarrenal congénita: la deficiencia de 11-β-hidroxilasa (relacionada con la virilización) y de 17-α-hidroxilasa (relacionada con el retraso de la maduración sexual).

Algunos ejemplos son el síndrome de Cushing, el hiperaldosteronismo primario (síndrome de Conn), la hiperplasia suprarrenal congénita, el feocromocitoma y tumores afines, el hipotiroidismo, el hipertiroidismo, el hiperparatiroidismo y la acromegalia por exceso de producción de hormona de crecimiento.

Hipertensión arterial de causa cardiológica

Este tipo de hipertensión se desarrolla en el ventrículo izquierdo, a causa de una sobrecarga, ya que el ventrículo tiene que desarrollar más fuerza de la normal para expulsar la sangre. Una repercusión indirecta es la isquemia miocárdica por insuficiencia coronaria.

Hipertensión neurógena

La hipertensión neurógena aguda se produce por una intensa estimulación del sistema nervioso simpático; como consecuencia de esto se origina una vasoconstricción periférica en algunas partes del cuerpo y se desarrolla la hipertensión arterial. También puede aparecer cuando se reducen los nervios de los barorreceptores o al destruirse el tracto solitario del bulbo raquídeo. Un corte repentino en las señales nerviosas de los barorreceptores afecta de igual manera a los mecanismos nerviosos que controlan la presión arterial en la aorta y la carótida, por lo cual el centro vasomotor genera un repentino incremento de la presión.

Ejemplos de hipertensión neurógena son el síndrome de la apnea-hipopnea del sueño, la ansiedad, la hiperventila-

ción, el aumento brusco de la presión intracraneal, la encefalitis, los tumores cerebrales, el síndrome de Guillain-Barré, el síndrome de Riley-Day y el saturnismo, entre otros.

El síndrome de apnea-hipopnea del sueño es una causa habitual que, junto con los ronquidos, provoca la aparición de cefalea y arritmias. La hipertensión arterial se debe a la liberación de catecolaminas durante las apneas.

Neoplasias

Tumores secretores de renina

Son tumores de células yuxtaglomerulares secretoras de renina. Se caracterizan por hipertensión grave en individuos jóvenes con incremento de renina e hiperaldosteronismo secundario en ausencia de estenosis de las arterias renales.

Feocromocitoma

Se trata de tumores derivados de las células cromafines en la médula suprarrenal, que secretan catecolaminas, causando hipertensión a través del aumento de la resistencia arterial periférica. Los feocromocitomas justifican menos del 0,1 % de todos los casos de hipertensión arterial. El 10 % de los feocromocitomas se localizan fuera de la glándula suprarrenal, denominándose paragangliomas. Los síntomas que causan son cefalea, sudoración y palpitaciones.

Puede asociarse con diferentes tipos de neoplasias endocrinas múltiples, en combinación con carcinoma medular de tiroides, hiperparatiroidismo, neurofibromatosis o enfermedad de Von Hippel-Lindau. También pueden aparecer feocromocitomas o paragangliomas hereditarios que desarrollan mutaciones en los genes de la succinildeshidrogenasa y se relacionan con tumores multifocales y metastásicos.

MANIFESTACIONES CLÍNICAS

La hipertensión arterial tiene una naturaleza asintomática, haciendo que se retrase su diagnóstico. La hipertensión no tratada causa un daño silencioso en los vasos sanguíneos, el corazón, el cerebro y los riñones.

Las principales manifestaciones clínicas, cuando aparecen, están relacionadas con el daño de órganos diana, especialmente cardiopatía isquémica, ictus e insuficiencia cardíaca. Los síntomas más habituales son disnea, síncope, palpitaciones, edemas, ortopnea y dolor torácico. También pueden presentarse otros síntomas más inespecíficos, como cefalea, mareo, fatiga, cambios anímicos, disfunción eréctil, trastornos visuales, etcétera.

COMPLICACIONES DE LA HIPERTENSIÓN ARTERIAL

Complicaciones sobre el sistema nervioso central

La hipertensión aumenta la incidencia de daño cerebral, que puede desarrollarse como un ataque isquémico transitorio o un ictus. Sin embargo, las lesiones cerebrales pueden ser asintomáticas, pasar desapercibidas y solo detectarse mediante resonancia magnética cerebral como hiperintensidades de la sustancia blanca (leucoaraiosis), microinfartos, microhemorragias y atrofia cerebral.

La encefalopatía hipertensiva es una forma especial de enfermedad del sistema nervioso central. Su desarrollo está asociado con la velocidad y el volumen de aumento de la presión arterial, que excede el límite superior de autorregulación. Esto conduce a vasodilatación, incremento de la permeabilidad capilar y edema. El aumento del flujo sanguíneo cerebral en algunas regiones se presenta junto con isquemia, microinfartos y hemorragias petequiales en otras.

Complicaciones renales

La nefroangiosclerosis es la segunda causa principal de enfermedad renal crónica, después de la diabetes. La nicturia es el síntoma renal más temprano y refleja la pérdida de concentración de la orina. La albuminuria elevada (> 30 mg/24 horas) es el signo más temprano de nefroangiosclerosis, refleja cambios en la barrera de filtración glomerular y es en sí misma un factor de riesgo cardiovascular. Los cambios vasculares característicos de la hipertensión conducen a un aumento de la resistencia vascular renal, reducción del flujo plasmático renal y posterior filtración glomerular debido a la autorregulación renal.

TRATAMIENTO

Los objetivos de la terapia antihipertensiva son dos: reducir la mortalidad y la morbilidad cardiovascular relacionadas con la hipertensión y prevenir la progresión para lograr la regresión.

Dos estrategias comprobadas para reducir la presión arterial son los cambios en la forma de vida y la terapia con medicamentos antihipertensivos.

Tratamiento no farmacológico

Los individuos hipertensos deben adoptar medidas no farmacológicas dirigidas a la modificación del estilo de vida, ya sea como tratamiento inicial o complementario en la terapia con medicamentos antihipertensivos. Perder peso, hacer ejercicio, seguir una dieta sana, limitar el consumo de sal y dejar de fumar son las medidas más eficaces.

Fármacos antihipertensivos

Existen cuatro grupos de fármacos considerados principales: diuréticos, inhibidores de la enzima convertidora de la angiotensina (IECA), antagonista de los receptores de la angiotensina II (ARA-II) y bloqueantes de los canales de calcio. Aunque los bloqueantes β también se usan comúnmente como agentes principales, hoy en día están reservados para pacientes con indicaciones específicas.

Diuréticos

Se componen de tres subgrupos: tiazidas y sus derivados, diuréticos del asa de Henle y ahorradores de potasio.

Las tiazidas ejercen su efecto principalmente sobre el túbulo distal y aumentan la excreción urinaria de sodio y potasio. Su efecto natriurético disminuye y desaparece a medida que se deteriora la función renal y son de uso preferente en la hipertensión arterial.

Los diuréticos del asa de Henle actúan sobre la rama ascendente del asa, en cuyo nivel se inhibe la reabsorción de sodio. Su efecto natriurético es más fuerte que el de las tiazidas y provoca una mayor pérdida de potasio por la orina.

Los ahorradores de potasio inhiben la reabsorción de sodio en los túbulos colectores. Estos incluyen los antagonistas de los receptores de mineralocorticoides, amilorida y triamtereno.

Entre los efectos secundarios de los diuréticos se encuentran la hipopotasemia, la hiponatremia, la hipomagnesemia, la hiperuricemia, la hiperglucemia, la hiperlipidemia, la disfunción eréctil y la pérdida de la libido.

Antagonistas del calcio

El efecto de estos fármacos implica la inhibición de los canales de calcio dependientes del potencial de membrana y el posterior bloqueo de la entrada de calcio en las células del músculo liso vascular.

Para la terapia combinada, estos fármacos constituyen algunas de las mejores opciones, ya que poseen un efecto sinérgico, especialmente junto con bloqueantes del sistema renina-angiotensina (inhibidor de la ECA [IECA] o ARA-II) y las dihidropiridinas con bloqueantes β.

Bloqueantes del sistema renina-angiotensina

Los dos principales grupos que inhiben el sistema renina-angiotensina son los IECA y los ARA-II, evitando la formación de angiotensina II y bloqueando la unión de angiotensina II a sus receptores específicos, respectivamente. Son los fármacos más utilizados para tratar la hipertensión, ya que sus beneficios se han observado en estudios de pacientes con enfermedades cardiovasculares o renales. Su efecto protector fue similar en pacientes con cardiopatía isquémica, insuficiencia cardíaca y enfermedad renal crónica. No deben usarse juntos o en combinación con otros bloqueantes del sistema renina-angiotensina. En cambio, su combinación con antagonistas del calcio y/o diuréticos tiazídicos es la combinación preferida para el tratamiento de la hipertensión arterial.

Los efectos adversos son poco frecuentes, pero entre ellos se encuentra la hiperpotasemia. Estos fármacos están contraindicados en el embarazo y la lactancia.

PUNTOS CLAVE
- La hipertensión arterial se asocia con una elevada morbilidad cardiovascular y mortalidad.
- Es una enfermedad que aumenta con la edad y es muy prevalente en ancianos.

- En la mayoría de los casos, la hipertensión arterial es primaria, sin una causa clara que la origine, aunque se han observado alteraciones en el sistema renina-angiotensina, disfunción endotelial y alteraciones en la pared de las arterias, entre otros factores.
- La hipertensión arterial es habitualmente asintomática, pero puede originar complicaciones cardiovasculares y renales, así como en el sistema nervioso central.

BIBLIOGRAFÍA

Farreras P, Rozman C, Cardellach F et al. Farreras Rozman. Medicina interna. Barcelona: Elsevier, 2020.

Goldman L, Schafer AI. Goldman-Cecil. Tratado de medicina interna. Barcelona: Elsevier, 2021.

Kliegman N, Robert M, Blum NJ et al. Tratado de pediatría. Barcelona: Elsevier, 2020.

Laso Guzmán FJ. Introducción a la medicina clínica. Barcelona: Elsevier, 2020.

Sisinio de Castro J, Pérez Arellano JL. Manual de patología general. Barcelona: Elsevier, 2020.

AUTOEVALUACIÓN

26

Cardiopatía isquémica

L. Martín de Bernardo García y J. R. Romero Pozuelo

OBJETIVOS DE APRENDIZAJE

- Identificar el grave problema de salud que supone la cardiopatía isquémica en nuestro medio.
- Conocer los factores causantes de esta enfermedad.
- Revisar los mecanismos fisiopatológicos que condicionan la aparición de cardiopatía isquémica.
- Determinar las bases moleculares de la enfermedad.

SÍNTESIS CONCEPTUAL

La cardiopatía isquémica es la situación en la que las demandas de oxígeno del miocardio superan el aporte que le llega a través de las arterias coronarias, lo que habitualmente se debe a una disminución del flujo sanguíneo coronario. La principal causa de cardiopatía isquémica es la ateroesclerosis (placas de ateroma) de las arterias coronarias; por ello, también se la conoce como enfermedad arterial coronaria. Se trata de una de las principales patologías causantes de mortalidad en todos los países desarrollados.

En este capítulo se describen los mecanismos y las causas de la cardiopatía isquémica, así como los cuatro síndromes clínicos principales: angina de pecho estable, infarto agudo de miocardio, angina de pecho inestable y muerte súbita cardíaca. También se tratan las bases moleculares de esta enfermedad y algunas de las consecuencias que produce.

DEFINICIÓN

La cardiopatía isquémica es la situación en la que las demandas de oxígeno del miocardio superan el aporte que le llega a través de las arterias coronarias, lo que por lo general se debe a una disminución del flujo sanguíneo coronario. La cardiopatía isquémica está causada principalmente por la enfermedad coronaria aguda, que se debe sobre todo a una ateroesclerosis. Su desarrollo conlleva una obstrucción progresiva de las arterias coronarias, lo que dará lugar a una isquemia miocárdica. Si la obstrucción que se produce es parcial, generará una angina de pecho. Sin embargo, si la obstrucción es total y no hay circulación colateral a la zona o es insuficiente, se originará una necrosis y, tras ello, un infarto de miocardio.

FISIOPATOLOGÍA

Existen dos mecanismos causantes de cardiopatía isquémica (**Fig. 26-1**):

- Disminución del aporte de oxígeno: se produce bien por descenso del contenido arterial de oxígeno, debido a una anemia o una hipoxemia, bien por reducción del flujo sanguíneo coronario. Esta reducción del flujo sanguíneo coronario puede deberse a una disminución de la perfusión coronaria producida por una insuficiencia aórtica (desciende la presión de la aorta en diástole), por taquicardia (disminuye el tiempo diastólico), insuficiencia circulatoria aguda *(shock)* o por una obstrucción de las arterias coronarias. Esta última puede ser crónica, como ocurre en la ateroesclerosis o la vasculitis, o aguda, como en el espasmo coronario y la trombosis sobre una placa de ateroma.
- Aumento de las necesidades de oxígeno por mayor consumo del miocardio: se produce en situaciones de incremento de la tensión en el ventrículo izquierdo, producido por valvulopatías aórticas y por insuficiencia mitral, o cuando aumenta la frecuencia cardíaca (esfuerzos, emociones).

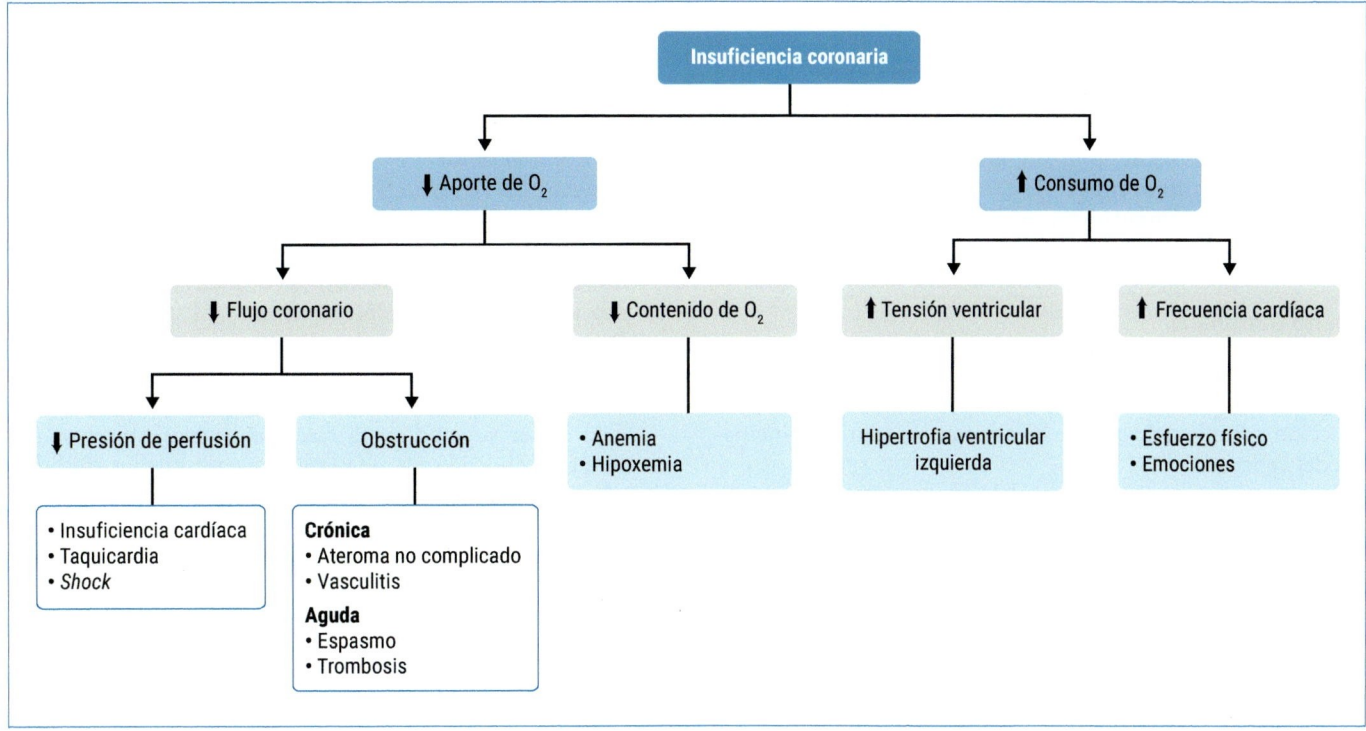

Figura 26-1. Esquema de las causas y los mecanismos fisiopatológicos de la cardiopatía isquémica (insuficiencia coronaria).

SÍNDROMES CLÍNICOS

Existen cuatro síndromes clínicos principales asociados con la cardiopatía isquémica, que se describen a continuación.

Angina de pecho estable

Es el conjunto de síntomas que se generan por episodios paroxísticos, a menudo recurrentes y breves, de isquemia miocárdica reversible. Estos son debidos al aumento de la carga sobre el corazón, principalmente ante una estenosis de una arteria coronaria por una placa de ateroma. Por lo tanto, en estos casos de incremento de la demanda de oxígeno por el miocardio, la perfusión de este es insuficiente, ya que el flujo sanguíneo arterial se ve limitado por la placa de ateroma (obstrucción parcial). Es una patología que, si aumenta la obstrucción ateromatosa o se genera una trombosis sobre la placa, puede condicionar la obstrucción completa de la arteria coronaria y dar lugar a un infarto agudo de miocardio (IAM).

Sintomatología

Los pacientes muestran un dolor que describen como opresión que se localiza en la región retroesternal o en toda la cara anterior del tórax y que es irradiado hacia los brazos, el cuello o la mandíbula. Son episodios que se inician de forma gradual y que rápidamente alcanzan su intensidad máxima, desapareciendo de manera paulatina en menos de 5 minutos. Por lo general, estos síntomas tienen relación con el ejercicio, las emociones y las digestiones pesadas. Si cesa la actividad, se guarda reposo o se administra nitroglicerina (vasodilatador), la sintomatología desaparece.

Diagnóstico

Consiste en un diagnóstico clínico basado en cómo se manifiesta el dolor. El electrocardiograma (ECG) durante el reposo y sin episodio de dolor puede ser normal. Sin embargo, a lo largo de una crisis puede haber un descenso del segmento ST, así como cambios en el voltaje y en la polaridad de la onda T. Cuando haya sospecha de angina de pecho, debe realizarse el ECG en combinación con pruebas de esfuerzo o estudios de imagen (ergometría, resonancia magnética [RM] cardíaca, etc.).

Pronóstico

El pronóstico es variable y depende esencialmente de la edad, el número, la localización y la gravedad de las lesiones coronarias, el estado de la función ventricular, la presencia y la extensión de la isquemia miocárdica durante una prueba de estrés, y la comorbilidad asociada.

La mortalidad de estos pacientes es del 1-2 % al año.

Tratamiento

Los objetivos son aliviar el dolor, prevenir crisis nuevas y frenar el progreso de la ateroesclerosis coronaria. El tratamiento inicial es cambiar el estilo de vida. Para tratar las crisis, se utiliza la nitroglicerina sublingual o en aerosol, que se administra nada más aparece el dolor. Para prevenir las crisis, se usan los bloqueantes β-adrenérgicos. Para aquellos pacientes que tienen la angina estable, el ácido acetilsalicílico en dosis bajas (100 mg/día) reduce la incidencia de muerte e IAM, por su efecto antiagregante plaquetario.

Infarto agudo de miocardio

El IAM es la expresión de insuficiencia coronaria total que persiste por más de 20 minutos, debido por lo general a una trombosis que asienta sobre una placa de ateroma previa y que ocluye totalmente la luz de la arteria coronaria, dando lugar a necrosis miocárdica. Se distinguen dos formas anatomopatológicas: infarto transmural e infarto de miocardio subendocárdico o no transmural o sin onda Q.

Infarto transmural

Se trata de una forma que afecta a todo el grosor de un segmento de la pared del ventrículo y está asociado con la obstrucción completa de una de las arterias coronarias principales del ventrículo.

Las posibles complicaciones del infarto transmural agudo son las siguientes: muerte súbita, arritmia cardíaca, aneurisma ventricular, disfunción valvular aguda o pericarditis.

Infarto de miocardio subendocárdico o no transmural o sin onda Q

En este caso, la necrosis del miocardio queda limitada a las células del tercio interno de la pared del ventrículo, es decir, a la zona subendocárdica. La patogénesis de este tipo de infarto es debida a la existencia de una limitación del flujo de las arterias terminales que irrigan la parte interna de la pared del ventrículo, en lugar de una obstrucción completa de los troncos arteriales principales.

Diagnóstico

El 25 % de los infartos no se diagnostican en el momento agudo porque no se expresan clínicamente o porque muestran manifestaciones atípicas. El dolor suele ser más intenso y prolongado que el de la angina. Durante este episodio, el paciente se encuentra pálido, sudoroso e intranquilo. El pulso suele ser rápido. Además, la respuesta clínica a la administración de nitroglicerina es menor, porque la simple vasodilatación coronaria no es suficiente para vencer la obstrucción completa causada por el trombo.

El ECG es esencial para su diagnóstico. Hay tres elementos característicos:

- Inversión de la onda T (representa la isquemia).
- Elevación del segmento ST.
- Onda Q ancha y profunda (indica necrosis).

Por otro lado, se necesitan marcadores bioquímicos para confirmar el diagnóstico. Esta patología ocasiona un aumento en la actividad sérica de ciertas enzimas que son liberadas al torrente circulatorio como consecuencia de la necrosis. Hoy en día, las enzimas más usadas son las tropinas cardíacas T e I, que se elevan a partir de las 2 horas y permanecen elevadas entre 2 y 7 días, según sea el tamaño del infarto. También se puede medir la mioglobina, así como enzimas específicas, como por ejemplo la isoforma MB de la creatinquinasa (CK-MB).

Tratamiento

Dependiendo de la fase del tratamiento, los objetivos serán diferentes. En la fase aguda, los objetivos son:

- Suprimir el dolor.
- Prevenir las arritmias (sobre todo la fibrilación ventricular).
- Minimizar la necrosis, mediante mecanismos de revascularización (angioplastia coronaria transluminal percutánea y eventual colocación de *stents*).
- Prevenir y tratar las complicaciones mecánicas (sobre todo la insuficiencia cardíaca y el *shock* cardiogénico).

Tras haber superado esta fase, los nuevos objetivos son evaluar el pronóstico a largo plazo, prevenir nuevos episodios isquémicos y realizar una rehabilitación funcional, social y laboral del paciente.

Cuando el paciente presenta sintomatología grave, debe ser trasladado lo más rápido posible a una unidad de cuidados coronarios. Si el individuo ha sido ingresado durante las primeras 4-6 horas posteriores al infarto, está indicado el tratamiento trombolítico. A la hora de administrar el tratamiento, es muy importante actuar con rapidez para conseguir una reperfusión lo más completa posible y disminuir así la mortalidad. Asimismo, es conveniente administrar ácido acetilsalicílico para que actúe como antiagregante plaquetario.

Angina de pecho inestable e infarto sin elevación del segmento ST

Consiste en un síndrome que se caracteriza por una isquemia coronaria transitoria que no cursa con necrosis y es progresiva e imprevisible. La causa más frecuente es la trombosis sobre una placa de ateroma, pero de duración menor de 20 minutos. Los desencadenantes son los mismos que en el IAM.

A diferencia del IAM con elevación del segmento ST, el trombo es de tipo plaquetario y no obstruye totalmente la luz del vaso. Además, este trombo puede desplazarse (émbolo) e inducir una obstrucción arteriolar y micronecrosis. La activación plaquetaria y la disfunción endotelial que acompañan a estos fenómenos provocan vasoconstricción y contribuyen a la fisiopatología de este síndrome.

Síntomas

A diferencia de la angina de pecho, en este caso, el dolor torácico suele ser más prolongado. Además, aparece en reposo, repentinamente o empeora con el tiempo.

Diagnóstico

Durante la crisis de dolor, suelen observarse alteraciones en el segmento ST y en la onda T, pero no hay ningún cambio en la onda Q. Para determinar si es una angina inestable, es necesario que no existan marcadores bioquímicos de necrosis. Si se da el caso contrario, se trata de un IAM. En la mayoría de estos pacientes está indicada la coronariografía, que informa de la presencia de una placa ateromatosa complicada, es decir, con rotura y ulceración de la íntima, hemorragia y, a menudo, trombosis. La coronariografía, además de ser un método diagnóstico, también puede ser terapéutica, ya que permite la realización de dilataciones de arterias coronarias estenóticas (angioplastia transluminal percutánea), la administración de fármacos intracoronarios o la colocación de *stents*.

Muerte súbita cardíaca

Se trata de un infarto de miocardio letal de forma inmediata, por una arritmia debida a isquemia aguda (una parte importante de las muertes súbitas se deben a fibrilación ventricular desencadenada por la insuficiencia coronaria) o por necrosis extensa y rotura de cavidades cardíacas o músculos papilares, lo que causa la muerte.

CONSECUENCIAS GENERALES DE LA CARDIOPATÍA ISQUÉMICA

Cambios bioquímicos

Este tipo de cambios son dependientes de la duración de la hipoxia; así, cuanto más tiempo permanezca el tejido en este estado, más graves serán los cambios. Los trastornos bioquímicos son responsables del dolor debido a que se libera una serie de metabolitos que estimulan las terminaciones nerviosas.

Repercusión eléctrica

La actividad eléctrica sufre modificaciones a través de dos mecanismos:

- Alteraciones electrolíticas.
- Aumento del tono simpático en respuesta al estrés.

Las consecuencias que se generan son:

- Alteraciones en el ECG características de isquemia.
- Promoción de arritmias en la fase aguda y también en fases posteriores.

El mecanismo por el cual se producen las arritmias es la despolarización espontánea (K y Ca), que dará lugar al desarrollo de focos ectópicos.

Repercusión mecánica

- «Aturdimiento miocárdico» o *stunning*: la función mecánica del miocardio queda alterada durante días o semanas.
- «Hibernación miocárdica»: las alteraciones mecánicas que se producen son reversibles. Las células disminuirán su consumo para evitar la muerte celular. En caso de que haya restauración del flujo sanguíneo, la función sistólica se recuperará de forma lenta.
- Necrosis: se origina la respuesta inflamatoria, que ocasionará la infiltración por polimorfonucleares y posteriormente por macrófagos, de la zona necrosada. Tras ello, aparecerán fenómenos de remodelado.

El hecho de que haya una disfunción mecánica producirá:

- Fallo en la contractilidad del miocardio: la zona acinética se expande en sístole y no solo no participa en la eyección de sangre, sino que crea flujos turbulentos que alteran la eyección de sangre por la contracción del resto del miocardio no afectado; además se favorece el remanso de sangre y la formación de coágulos intraventriculares, que pueden salir del ventrículo y originar embolias periféricas.
- Fallo en la distensibilidad del miocardio: se produce un descenso del gasto cardíaco debido a la reducción del llenado.

Ambos fallos pueden provocar insuficiencia circulatoria que, a su vez, puede causar insuficiencia cardíaca congestiva y *shock* cardiogénico.

BASES MOLECULARES DE LA CARDIOPATÍA ISQUÉMICA

En la cardiopatía isquémica se produce una serie de fenómenos en los cardiomiocitos durante la isquemia (**Recuadro 26-1**).

RECUADRO 26-1. Bases moleculares de la cardiopatía isquémica

En la cardiopatía isquémica se produce una serie de fenómenos en los cardiomiocitos durante la isquemia:

- La falta de riego sanguíneo da lugar a una carencia de oxígeno, que provoca depleción de energía en forma de fosfatos en los miocardiocitos.
- Como hay ausencia de oxígeno, se produce el cambio inmediato a glucólisis anaerobia, lo que hace que disminuya el pH citosólico.
- La falta de adenosintrifosfato (ATP) y de fosfocreatina hace que se reduzca la contractilidad, además de impedir la actividad de bombas iónicas que se encuentran en la membrana plasmática y que son dependientes del ATP. Esto ocasiona un aumento del calcio intracelular.

- Si la isquemia perdura en el tiempo, se produce la pérdida de integridad en las membranas, la rotura de orgánulos celulares y la acumulación de agua y electrólitos, lo que conduce a la muerte celular.
- Comienza la respuesta inflamatoria en la zona infartada, que puede extenderse a zonas remotas a la del inicio del infarto.
- Puede haber reperfusión:
  - Temprana: la fibrinólisis del trombo puede producirse de forma espontánea o mediante intervenciones terapéuticas. Si esto ocurre, normalmente se recupera la función miocárdica.
  - Si la duración de la isquemia es más larga, la reperfusión da lugar a una cascada de fenómenos que promueven la muerte directa o la apoptosis de los cardiomiocitos.

→

RECUADRO 26-1. Bases moleculares de la cardiopatía isquémica *(cont.)*

Tras la reperfusión se produce una serie de fenómenos en los cardiomiocitos:

- En los tejidos reoxigenados, enseguida se generan especies reactivas de oxígeno (ROS).
- Estas ROS dañan el endotelio porque producen la liberación de citoquinas y expresan moléculas de adhesión por células endoteliales vasculares. Esto provoca infiltración de células inflamatorias (linfocitos, monocitos, macrófagos, etc.) en el miocardio dañado.
- Las ROS también promueven la generación de ceramida desde la esfingomielina que activa la apoptosis mediada por la vía JNK.
- La activación del complemento se encarga de reclutar más células inflamatorias, que pueden taponar la microvasculatura de territorios reperfundidos y comprometer el flujo sanguíneo.

Por otro lado, la respuesta inmunitaria que se produce tras la génesis de un infarto es un proceso clave en el posterior proceso de remodelación. Las células inmunitarias en el área de infarto pueden alterar el remodelado de la matriz extracelular, es decir, pueden producir un exceso de cicatrización que dará lugar a una fibrosis o pueden promover la angiogénesis y la reparación tisular.

En modelos animales se ha observado que los daños del infarto pueden reducirse si se precondiciona con breves períodos de isquemia. Este mecanismo de cardioprotección está principalmente mediado por el factor inducible por hipoxia (HIF) 1α, el cual activa la expresión de:

- Óxido nítrico sintasa inducible (iNOS), que da lugar al óxido nítrico (NO) y que se traduce en supervivencia celular.
- Eritropoyetina, que tiene efectos antiapoptóticos (mediados por la proteína quinasa B [PKB]).
- Factor de crecimiento endotelial vascular (VEGF) y factor de crecimiento transformante (TGF), que se encargan de la remodelación y la regeneración tisulares.

Por otro lado, la molécula HSP1 (factor de transcripción de choque térmico 1) se encarga de activar la expresión de proteínas de choque térmico, que previenen los efectos tóxicos de la isquemia facilitando la eliminación y degradación de las proteínas dañadas. Por último, cabe destacar el incremento de las defensas antioxidantes que median la protección frente a las ROS, como el aumento de la expresión y la actividad de la superóxido-dismutasa.

PUNTOS CLAVE

- La cardiopatía isquémica es una de las principales patologías causantes de mortalidad en todos los países desarrollados.
- La principal causa de la cardiopatía isquémica es la ateroesclerosis (placas de ateroma) de las arterias coronarias.
- Hay cuatro síndromes clínicos principales englobados dentro del término cardiopatía isquémica: angina de pecho estable, IAM, angina de pecho inestable y muerte súbita cardíaca.
- La prevención, el diagnóstico precoz y el tratamiento adecuado son medidas básicas para reducir la mortalidad o las consecuencias de la cardiopatía isquémica.

BIBLIOGRAFÍA

Dundas JA, Hassanabad AF, Zarzycki AN et al. Ischemic heart disease: cellular and molecular immune contributions of the pericardium. Int J Biochem Cell Biol 2021; 140: 106076.

Hampton Jo, Adlam D. ECG en pacientes con dolor torácico. En: Hampton Jo, Adlam D, eds. ECG en la práctica. Barcelona: Elsevier, 2020.

O'Dowd G, Bell S, Wright S. Infarto. En: O'Dowd G, Bell S, Wright S, eds. Wheater. Anatomía patológica. Barcelona: Elsevier, 2020.

Rozman C, Cardellach F. Cardiología. En: Rozman C, Cardellach F, eds. Compendio de medicina interna. Barcelona: Elsevier, 2021.

Sharma E, Morrison AR. Pruebas y técnicas diagnósticas en el paciente con enfermedad cardiovascular. En: Wing E, Schiffman FJ, eds. Cecil. Principios de medicina interna. Barcelona: Elsevier, 2022.

 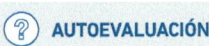 **AUTOEVALUACIÓN**

Arritmias

27

A. López Guirado y J. Ruiz-Tovar Polo

OBJETIVOS DE APRENDIZAJE

- Tomar conciencia del grave problema de salud que suponen las arritmias cardíacas.
- Conocer los factores causantes de esta enfermedad.
- Revisar los mecanismos fisiopatológicos que condicionan la aparición de las arritmias cardíacas.
- Determinar las consecuencias de las arritmias sobre la función del corazón.

SÍNTESIS CONCEPTUAL

El corazón es un órgano vital. Cualquier fallo en su actividad mecánica como bomba de la sangre del organismo acaba generando patologías graves que pueden llegar a comprometer la vida del paciente. La actividad como bomba depende, en gran parte, de las contracciones rítmicas del corazón y estas están relacionadas con los impulsos eléctricos periódicos que condicionan la sístole y la diástole cardíacas.

Las arritmias constituyen uno de los trastornos cardíacos más frecuentes en nuestra sociedad, representando el 40 % del total de los pacientes atendidos en una unidad de cardiología. Se trata de una alteración en las secuencias de contracción y relajación (sístole y diástole) del corazón, es decir, una irregularidad en el ritmo cardíaco.

Las arritmias pueden no causar daño o incrementar el riesgo de padecer otro tipo de enfermedades, por lo que es muy importante establecer el diagnóstico y el tratamiento lo más temprano posible.

DEFINICIÓN

El corazón es el órgano principal del sistema cardiovascular; pesa unos 280-340 g en hombres y 230-280 g en mujeres y funciona de manera autónoma. Actúa a modo de bomba para impulsar la sangre por el sistema arterial y la recoge desde el sistema venoso.

El corazón está formado por cuatro cavidades: dos espacios superiores, llamados aurículas, y dos inferiores, los ventrículos. La aurícula y el ventrículo derechos están comunicados, al igual que ocurre en el lado izquierdo, a través de las válvulas auriculoventriculares (AV): tricúspide y mitral.

El ritmo cardíaco es iniciado por una estructura especializada denominada nódulo sinusal o «marcapasos natural del corazón» (ubicado en la parte superior de la aurícula derecha), que marca el impulso cardíaco normal. Desde allí, parte un impulso eléctrico que estimula la contracción de las aurículas y que se irradia hasta el nódulo AV. En este punto,

la señal se detiene por un instante y se propaga por las fibras musculares de los ventrículos (las ramas derecha e izquierda del haz de His), provocando la contracción ventricular (despolarización ventricular).

Los impulsos eléctricos que estimulan el latido del corazón (la contracción) son transmitidos al músculo cardíaco: el miocardio. La correcta circulación del impulso eléctrico por el miocardio es fundamental para que se produzca la despolarización de las fibras musculares y la contracción cardíaca.

La frecuencia cardíaca varía entre 60 y 100 latidos por minuto en reposo en un adulto normal, según la edad, los niveles de composición física, el ser fumador o no, las posibles enfermedades cardiovasculares, la diabetes, las emociones, etcétera.

La arritmia se define como una alteración de la frecuencia cardíaca, ya sea porque se acelere (> 100 lpm se considera taquicardia), disminuya (< 60 lpm se considera bradicardia) o se torne irregular.

Las situaciones de taquicardia o bradicardia pueden deberse a un proceso fisiológico o patológico y son producidas por anomalías en el sistema de conducción eléctrica del corazón.

CLASIFICACIÓN

Existen varios tipos de arritmias, según la zona del corazón afectada:

- Arritmias sinusales: el nódulo sinusal es el que está afectado. Se subdivide en tres tipos:
  - Bradicardia sinusal.
  - Taquicardia sinusal.
  - Arritmia sinusal.
- Arritmias supraventriculares: el ritmo no se inicia en el nódulo sinusal, sino en otra localización de la aurícula. Se distinguen cuatro clases:
  - Fibrilación auricular.
  - Aleteo o flúter auricular.
  - Taquicardia ventricular paroxística.
  - Síndrome del nódulo enfermo.
- Ritmos de la unión AV: el nódulo AV es el encargado de generar el impulso que se transmitirá por todo el corazón. Incluye dos tipos:
  - Taquicardia de la unión.
  - Ritmo acelerado de la unión.
- Contracciones prematuras o latidos cardíacos ectópicos: son las llamadas extrasístoles, que consisten en impulsos eléctricos independientes del ritmo normal del corazón. La presencia de extrasístoles de forma esporádica es normal en personas sanas, pero, cuando aparecen con una frecuencia elevada, pueden provocar una alteración del ritmo cardíaco en las siguientes formas:
  - Contracción auricular prematura.
  - Contracción prematura de la unión.
  - Contracción ventricular prematura.
- Arritmias ventriculares sostenidas: el impulso eléctrico es generado por focos dentro del ventrículo, que pueden originar:
  - Taquicardia ventricular.
  - Fibrilación ventricular.
- Bloqueos AV: se trata de bloqueos en la transmisión del impulso eléctrico generado en el nódulo sinusal, en su paso a través del nódulo AV o en alguna de las ramas del haz de His. Así, algunos impulsos no llegan al ventrículo y, por lo tanto, no se produce una sístole ventricular adecuada.

PRINCIPALES TIPOS DE ARRITMIA

Fibrilación auricular

Se trata de la arritmia más frecuente en el adulto. Se caracteriza por múltiples orígenes de despolarización dentro de la aurícula, descontrolados, los cuales envían un gran número de impulsos erráticos en dirección al nódulo AV. Este nódulo frena la mayor parte de dichos impulsos, pero, dado que algunos pasan a través de él, mientras que otros son frenados al estar el nódulo AV en período refractario, la respuesta ventricular es irregular y, por lo tanto, lo característico de esta arritmia es una frecuencia cardíaca irregular. La frecuencia cardíaca dependerá del número de impulsos que logran ser conducidos a través del nódulo AV.

Al haber múltiples focos de despolarización en la aurícula, la contracción de esta es irregular e inefectiva, por lo que queda sangre remanente dentro de esta cavidad, lo cual favorece la formación de trombos dentro de ella, que pueden ser conducidos a la circulación sistémica en forma de émbolos. Por ello, esta arritmia predispone a sufrir un ictus por embolia cerebral, así como otras complicaciones cardiovasculares. De igual modo, la contracción anómala de la aurícula dificulta el llenado ventricular y esto puede afectar al gasto cardíaco, desembocando en situaciones de insuficiencia cardíaca.

En un ECG es característico observar la ausencia de onda P y la irregularidad del ritmo, calculada por las diferentes distancias entre los complejos QRS, que son las ondas de despolarización ventricular (**Fig. 27-1**).

La fibrilación auricular puede ser ocasional (los síntomas aparecen y desaparecen), persistente (el ritmo cardíaco necesita ayuda para volver a la normalidad mediante cardioversión o medicamentos), persistente y a largo plazo (dura > 12 meses) o permanente (el ritmo no puede restaurarse).

El tratamiento de este tipo de arritmia consiste en:

- Cardioversión eléctrica: ante un paciente con fibrilación auricular de reciente aparición o con inestabilidad hemodinámica, este es el tratamiento más indicado. Consiste en aplicar una descarga eléctrica sobre el corazón para abolir los focos eléctricos ectópicos e intentar que el ritmo del nódulo sinusal vuelva a tomar el mando de la conductividad cardíaca.
- Control de la respuesta ventricular: es lo más importante que hay que controlar. Si el nódulo AV no frena de forma suficiente los estímulos eléctricos que llegan a él desde los múltiples focos auriculares, se producirá una respuesta ventricular rápida, que puede derivar en taquicardia supraventricular, pero también en una despolarización ventricular masiva y desordenada (fibrilación ventricular), que es la antesala del paro cardíaco. Los fármacos bloqueantes β ayudan a frenar la conducción eléctrica a través del nódulo AV.
- Anticoagulación: para evitar la formación de trombos y embolias.

Taquicardia ventricular

Esta alteración del ritmo cardíaco suele aparecer asociada con IAM, insuficiencia cardíaca (se produce una dilatación de las cavidades) o hipopotasemia. En este tipo de arritmia hay un aumento de la frecuencia cardíaca a expensas de la despolarización proveniente de un foco ventricular, que suele corresponderse con las áreas dañadas por el IAM o con zonas

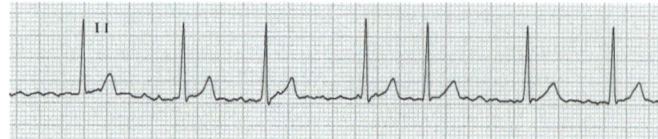

Figura 27-1. Electrocardiograma de fibrilación auricular.

malfuncionantes en los ventrículos dilatados. Dado que el origen del foco eléctrico no es auricular, no se produce sístole auricular y, por lo tanto, el llenado ventricular se ve afectado y finalmente se reduce el gasto cardíaco, lo que conduce a una mayor insuficiencia cardíaca.

La taquicardia ventricular suele ser de duración variable y se manifiesta clínicamente por palpitaciones, desmayos (flujo sanguíneo cerebral insuficiente) y dolor torácico (flujo sanguíneo coronario insuficiente).

El tratamiento se basa en la aplicación de antiarrítmicos (la amiodarona da buenos resultados) y del desfibrilador autoimplantable.

En cuanto al pronóstico, la taquicardia ventricular puede evolucionar a fibrilación ventricular (antesala de la asistolia) y muerte súbita, por lo que su tratamiento constituye una urgencia.

En el estudio del ECG se observa un patrón asimétrico (ritmo único) con los complejos QRS atípicos y anchos, además de no haber onda P (**Fig. 27-2**).

Fibrilación ventricular

Esta clase de arritmia constituye una emergencia médica, ya que se trata de una contracción ventricular muy rápida y descontrolada, por lo que no hay latido cardíaco efectivo. Esta situación conduce a la muerte inminente, a menos que se logre restablecer de inmediato un ritmo efectivo, ya que el corazón no bombea sangre al resto del cuerpo (situación de *shock* cardiogénico).

En la fibrilación ventricular se observan síntomas parecidos a los de las restantes arritmias y las causas pueden ser varias, como una interrupción del suministro de sangre al miocardio o un problema en las propiedades eléctricas del corazón.

La reanimación cardiopulmonar está indicada en todo aquel que presente una fibrilación ventricular , incluyendo ventilación mecánica, compresión cardíaca y tratamiento con fármacos y eléctrico (desfibrilación).

En el ECG de la fibrilación ventricular no hay ondas reconocibles (**Fig. 27-3**).

Bloqueo auriculoventricular

Se trata de un trastorno en la conducción eléctrica entre las aurículas y los ventrículos a través del nódulo AV. Se suele manifestar como bradicardia.

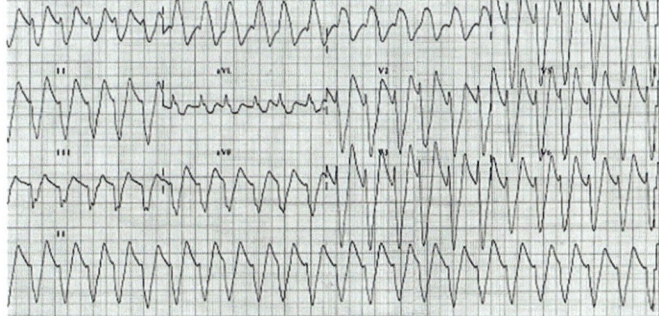

Figura 27-2. Electrocardiograma de taquicardia ventricular.

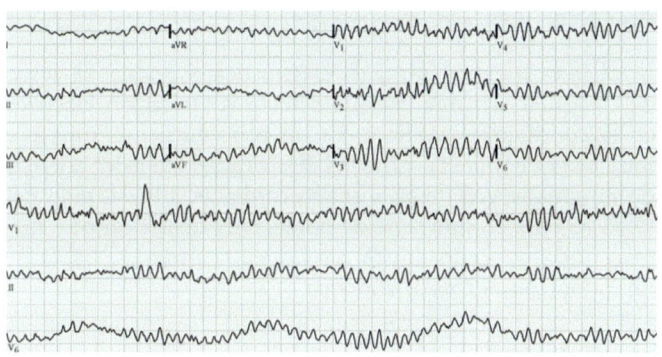

Figura 27-3. Electrocardiograma de fibrilación ventricular.

Los bloqueos AV pueden clasificarse según su gravedad en:

- Bloqueo AV de primer grado: los impulsos que pasan desde las aurículas hasta los ventrículos disminuyen su velocidad. El intervalo PR (el tiempo de conducción a través del nódulo AV) se encuentra alargado por encima de 0,20 segundos.
- Bloqueo AV de segundo grado: los impulsos parten desde las aurículas a los ventrículos, pero algunos se bloquean. Existen dos presentaciones:
  - Mobitz 1: se trata de una prolongación progresiva del intervalo PR hasta generar una onda P bloqueada que luego se acompaña de un intervalo PR normal o más corto que los anteriores. Este alargamiento progresivo se denomina fenómeno de Wenckebach (llega un momento en que el impulso auricular no despolariza a los ventrículos, lo que crea una pausa). No suele requerir tratamiento.
  - Mobitz 2: en este caso no hay prolongación del intervalo PR. Los intervalos PR son normales antes de la presencia de una onda P bloqueada (hay impulsos que de repente no pasan). Está asociado con antecedentes de IAM. Suele requerir la colocación de un marcapasos.
- Bloqueo AV de tercer grado o completo: cuando todos los impulsos de las aurículas se interrumpen, los impulsos no pasan.

MANIFESTACIONES CLÍNICAS

Las arritmias pueden ser sintomáticas o asintomáticas. Cuando los pacientes presentan síntomas, suelen ser comunes las palpitaciones, tanto esporádicas como frecuentes o continuas, y los mareos o desmayos. Estos últimos se deben a un insuficiente flujo sanguíneo al cerebro.

Por otro lado, existen algunas arritmias que son asintomáticas y no son peligrosas (extrasístoles). Sin embargo, hay arritmias asintomáticas que se asocian con fenómenos adversos, como por ejemplo el riesgo de formación de trombos en el corazón y embolismos (comunes en la fibrilación auricular), la aparición de insuficiencia cardíaca o, incluso en adultos, la muerte súbita cardíaca (taquicardia ventricular, que desemboca en fibrilación ventricular, paro cardíaco y muerte).

DIAGNÓSTICO

El ECG es la mejor forma de diagnosticar y evaluar el riesgo de cualquier arritmia, ya que detecta la alteración eléctrica en la conducción cardíaca. Es un procedimiento simple e indoloro que mide la actividad eléctrica del corazón, además de su tamaño y el de las cámaras cardíacas. El resultado del ECG se basa en una serie de potenciales de acción que forman ondas y, según donde estas se encuentren, se habla de una situación normal o anómala.

TRATAMIENTO

Los pacientes que padecen de arritmias deben llevar un estilo de vida saludable, limitar el consumo de alcohol, hacer ejercicio (salvo en algunas excepciones concretas) y seguir el tratamiento indicado, a fin de mejorar o eliminar por completo la enfermedad.

Las arritmias pueden resolverse con medicación (fármacos antiarrítmicos), mediante cardioversión eléctrica o desfibrilación (aplicación de una corriente eléctrica externa para intentar que el nódulo sinusal vuelva a tomar el mando del impulso cardíaco) o con la implantación de un marcapasos (hay diversos tipos según el problema que ha de tratarse).

PRONÓSTICO

El pronóstico de esta enfermedad dependerá del tipo de arritmia y de su evolución. Las bradicardias son las de mejor pronóstico, y las arritmias ventriculares, las peores.

PUNTOS CLAVE

- Las arritmias constituyen uno de los trastornos cardíacos más frecuentes en nuestro medio, siendo la fibrilación auricular el tipo más frecuente.
- Consisten en una alteración en las secuencias de contracción y relajación (sístole y diástole) del corazón, es decir, una irregularidad en el ritmo cardíaco.
- Pueden ser asintomáticas o aumentar el riesgo de padecer otro tipo de enfermedades.
- Las arritmias ventriculares (taquicardia y fibrilación ventriculares) son las de peor pronóstico, requieren un tratamiento de urgencia y pueden derivar en paro cardíaco y la muerte del paciente.

BIBLIOGRAFÍA

Cecil RL, Goldman L, Ausiello DA et al. Cecil-Goldman. Tratado de medicina interna. Londres: Elsevier Health Sciences Spain, 2013.
Cortés Ramírez JL. Manual de arritmias cardíacas: diagnóstico y tratamiento. Saarbrucken: Editorial Académica Española, 2015.
Pérez-Villacastín Domínguez J. Arritmias: manejo práctico. Madrid: Sociedad Española de Cardiología, 2007.
Torralba Sánchez A, López Espallardo RM. Método diagnóstico de arritmias. Madrid: Publicación Independiente, 2022.
Wesley K. Huszar. Arritmias: guía práctica para la interpretación y el tratamiento. Barcelona: Elsevier, 2012.

AUTOEVALUACIÓN

Insuficiencia cardíaca

28

A. Díaz Torres, I. Zapata Martínez y A. R. Camuña Salido

OBJETIVOS DE APRENDIZAJE

- Reconocer la gravedad de la insuficiencia cardíaca en nuestro entorno.
- Identificar los factores causantes de la enfermedad.
- Revisar los mecanismos fisiopatológicos que condicionan la aparición de la enfermedad.
- Conocer los métodos diagnósticos de la insuficiencia cardíaca y las bases de su tratamiento.

SÍNTESIS CONCEPTUAL

La insuficiencia cardíaca es el resultado de trastornos estructurales o funcionales, que interfieren con la función cardíaca. Como consecuencia de ello, el corazón es incapaz de perfundir adecuadamente los tejidos. La tasa de pacientes que sufren de insuficiencia cardíaca está incrementando, siendo la principal causa de hospitalización en personas > 65 años. Su supervivencia global está aumentando, sin bien los pacientes suelen mostrar un empeoramiento progresivo.

DEFINICIÓN

La insuficiencia cardíaca es la incapacidad del corazón de llenar o bombear sangre en los volúmenes adecuados para satisfacer las demandas del metabolismo celular. Es el resultado de trastornos estructurales o funcionales, que interfieren con la función del corazón.

La insuficiencia cardíaca aguda se ha convertido en un problema de salud pública de primera magnitud, siendo la principal causa de urgencias e ingresos hospitalarios en pacientes > 65 años.

EPIDEMIOLOGÍA

En los países desarrollados, alrededor del 2 % de los adultos sufren de insuficiencia cardíaca, prevalencia que aumenta en los individuos > 65 años hasta un 6-10 %. Representa la principal causa de hospitalización en personas > 65 años y se asocia con una significativa reducción de la calidad de vida.

El trastorno por lo general empeora con el paso del tiempo. Si bien algunas personas sobreviven durante muchos años, la progresión de la enfermedad se asocia con una tasa de mortalidad general anual del 10 %.

Lo normal es que un corazón funcione al 80 % de su capacidad (cuando se está en reposo), dejando una reserva funcional para situaciones de ejercicio intenso.

En situaciones de insuficiencia cardíaca, el porcentaje de funcionamiento disminuye y esto limita la capacidad de esfuerzos del individuo, debido a que no puede recurrir a una reserva funcional en situaciones de esfuerzo. Se habla de insuficiencia cardíaca compensada cuando el paciente ajusta su nivel de esfuerzo a la capacidad funcional del corazón. Sin embargo, ante determinadas situaciones, el paciente puede descompensarse y, como consecuencia de esto, limitar aún más la capacidad de funcionamiento del corazón, hasta llegar a impedir actividades rutinarias o incluso funciones vitales básicas. Las mayores descompensaciones de la insuficiencia cardíaca ocurren sobre todo en invierno o asociadas con neumonías (no hay sangre suficientemente oxigenada circulando y, con la limitación del gasto cardíaco implícita en la insuficiencia cardíaca, el corazón no es capaz de cumplir los requisitos mínimos para llevar una vida normal).

CLASIFICACIÓN

La insuficiencia cardíaca tiene una clasificación principalmente funcional o, lo que es lo mismo, se clasifica su gravedad en función de la capacidad del corazón para realizar determinadas actividades:

- Grado I (asintomático): no aparecen síntomas con la actividad física rutinaria, a pesar de haber cierta disfunción ventricular.
- Grado II (sintomático con esfuerzo): presenta una ligera limitación al ejercicio, aparecen los síntomas con la actividad física diaria ordinaria. Se manifiesta como fatiga, disnea, palpitaciones y angina.
- Grado III (sintomático con actividades del día a día): se caracteriza por una marcada limitación del ejercicio. Aparecen los síntomas con las actividades físicas menores (como caminar) y desaparecen con el reposo.
- Grado IV: la limitación al ejercicio suele ser grave o completa, presentando incapacidad para realizar cualquier actividad física. Aparecen los síntomas aún en reposo.

Cuanto mayor sea el grado funcional, mayor será la afectación cardíaca y peor el pronóstico vital.

ETIOLOGÍA

El corazón es un órgano único, pero presenta diferentes síntomas según si está afectado un lado u otro del corazón, lo cual implica que difiera la causa de la insuficiencia cardíaca:

- Insuficiencia cardíaca izquierda: su principal causa es la hipertensión arterial, aunque también una valvulopatía aórtica o mitral.
- Insuficiencia cardíaca derecha: sus principales causas son la hipertensión pulmonar (debida a enfermedad pulmonar obstructiva crónica [EPOC]) o alguna valvulopatía pulmonar o tricúspide.

También puede haber afectación de ambos lados como consecuencia de cardiopatía isquémica, arritmias crónicas, miocardiopatía, anemia (la sangre transporta menos oxígeno y no cumple los requerimientos del organismo) o una enfermedad del tiroides (hipertiroidismo e hipotiroidismo).

FISIOPATOLOGÍA

En la insuficiencia cardíaca izquierda se produce un aumento de la presión en el ventrículo izquierdo o en la aurícula izquierda, que se transmite de forma retrógrada hacia las venas y los capilares pulmonares.

Un incremento de la presión en el territorio venocapilar pulmonar produce el paso de líquido al espacio alveolar y origina un edema agudo de pulmón. Por otra parte, la salida de líquido al espacio extracelular en la membrana alveolocapilar dificulta la difusión de gases (O_2 y CO_2) y, por lo tanto, empeora la relación ventilación-perfusión (**Fig. 28-1**).

La insuficiencia cardíaca derecha está causada principalmente por una insuficiencia cardíaca izquierda (el aumento

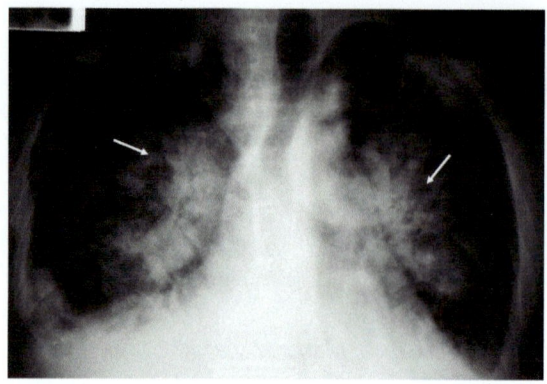

Figura 28-1. Radiografía simple de tórax. Edema agudo de pulmón. Se observa acumulación de líquido en los alvéolos pulmonares.

antes mencionado de presión en los capilares alveolares acaba produciendo una hipertensión pulmonar, con incremento de la presión en la arteria pulmonar y de forma más retrógrada en el ventrículo derecho).

En la insuficiencia cardíaca derecha está aumentada la presión del ventrículo derecho y, de forma retrógrada, la presión de la aurícula derecha y de las venas cavas. Todo esto altera la presión venosa de la circulación sistémica y de los territorios capilares.

El incremento de la presión venosa de retorno sistémico produce edema generalizado (más acusado en los miembros inferiores por efecto de la fuerza de la gravedad) (**Fig. 28-2**), hepatomegalia o esplenomegalia (aumenta la presión de las venas suprahepáticas, por lo que se incrementa también en los sinusoides hepáticos, haciendo que el hígado retenga mayor cantidad de sangre. Al aumentar la presión en las ramas portales, la sangre busca salida hacia otros órganos, como puede ser el bazo, y se produce la esplenomegalia).

La insuficiencia cardíaca derecha también puede estar causada por la EPOC. Esta entidad produce un aumento en la resistencia al paso de la sangre por los vasos pulmonares por cambios en la arquitectura del pulmón. La insuficiencia cardíaca derecha secundaria a patología pulmonar se denomina *cor pulmonale*.

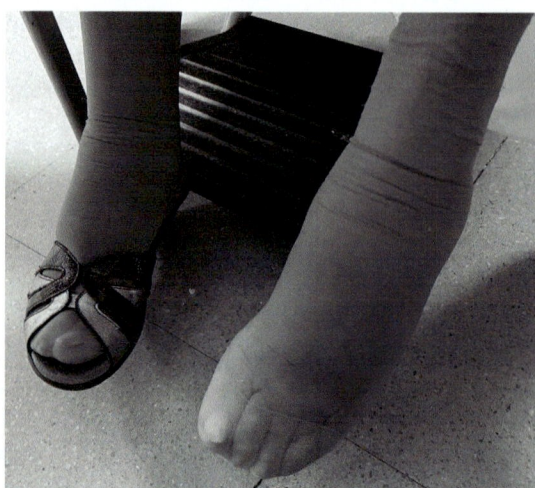

Figura 28-2. Edema de miembros inferiores. Se aprecia edema maleolar bilateral en paciente con insuficiencia cardíaca descompensada.

- Tromboembolismo pulmonar: en pacientes encamados o inmovilizados, la sangre queda retenida o enlentecida en las venas de los miembros inferiores. Esta estasis venosa puede favorecer la formación de trombos locales, pero que pueden migrar por el torrente circulatorio (los trombos migratorios se denominan embolias). Desde las venas de los miembros inferiores, el émbolo pasa a las cavidades cardíacas derechas y es bombeado por la arteria pulmonar, pudiendo quedar atrapado en las arteriolas pulmonares de menor calibre. Esto condiciona zonas de isquemia en los segmentos pulmonares. Más allá de esto, el hecho de tener una obstrucción en las ramas de la arteria pulmonar genera un cuadro de hipertensión pulmonar. Por último, las zonas pulmonares no perfundidas no son útiles para el intercambio gaseoso, por lo que se altera también la relación ventilación-perfusión del pulmón.
- Hipertensión pulmonar primaria: se produce un aumento de la presión en la arteria pulmonar sin identificarse una causa obstructiva ni ser secundario a enfermedad pulmonar.

Otras causas de insuficiencia cardíaca derecha se describen en el **recuadro 28-1**.

MANIFESTACIONES CLÍNICAS

Las manifestaciones clínicas de la insuficiencia cardíaca dependen del lado que esté afectado. En el caso de la insuficiencia cardíaca derecha, se manifiesta como edemas, sobre todo en miembros inferiores. En casos de insuficiencia cardíaca grave pueden haber extravasación de líquido en el peritoneo (ascitis) o, incluso, edemas generalizados por todo el cuerpo (anasarca). Además, puede producirse hepatomegalia y esplenomegalia por aumento de la presión retrógrada en la cava inferior e incremento de la presión en las ramas de la vena porta.

Un paciente con insuficiencia cardíaca izquierda presenta disnea como seña de identidad. También puede haber ortopnea (dificultad de respiración en decúbito) y disnea nocturna (dificultad nocturna para respirar). Todo esto suele ser consecuencia de un edema pulmonar.

DIAGNÓSTICO

El diagnóstico inicial y la valoración de la progresión de la insuficiencia cardíaca son muy importantes para el inicio del tratamiento, a fin de mejorar la calidad de vida. El diagnóstico no va solo orientado a determinar la disfunción del corazón como bomba y su grado de afectación, sino también a identificar la causa de esta disfunción. El tratamiento de la causa puede mejorar la insuficiencia cardíaca o, al menos, enlentecer su progresión. Existen diversas pruebas para el diagnóstico de la insuficiencia cardíaca:

- Ecocardiograma: suele ser la prueba de elección. Consiste en la obtención de imágenes ecográficas de las estructuras cardíacas. Además, unido a la función Doppler, que identifica la dirección de los flujos sanguíneos, permite cuantificar la disfunción miocárdica. Detecta morfológicamente la hipertrofia ventricular, la dilatación de cavidades, así como los movimientos paradójicos del miocardio durante la sístole o la diástole. También permite valorar las alteraciones anatómicas o funcionales de las válvulas.
- Radiografía de tórax: esta prueba identifica:
  - Cardiomegalia (agrandamiento visible del corazón).
  - Edema agudo de pulmón.
  - Derrame pleural (acumulación de líquido en la cavidad pleural) (**Fig. 28-3**).
- Tomografía computarizada (TC) de tórax: detecta las líneas B de Kerley, que son líneas horizontales en la periferia pulmonar que se extienden hasta la superficie pleural y denotan tabiques interlobulillares edematosos engrosados, a menudo debidos a edema pulmonar (**Fig. 28-4**).

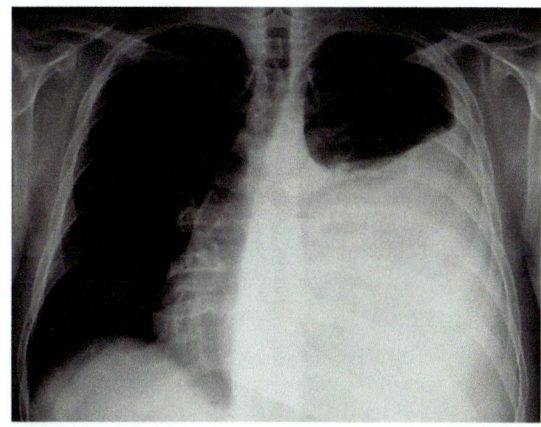

Figura 28-3. Radiografía simple de tórax. Se observa opacidad homogénea en hemitórax izquierdo, sugestivo de derrame pleural.

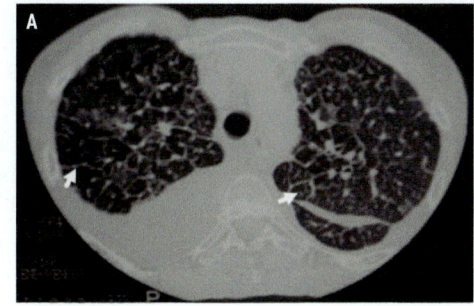
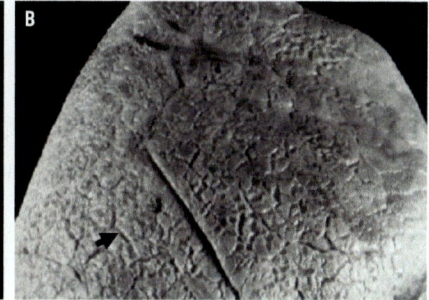

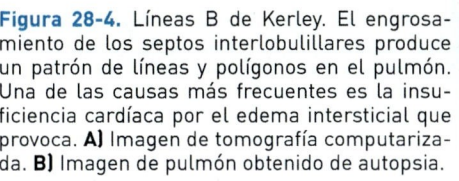

Figura 28-4. Líneas B de Kerley. El engrosamiento de los septos interlobulillares produce un patrón de líneas y polígonos en el pulmón. Una de las causas más frecuentes es la insuficiencia cardíaca por el edema intersticial que provoca. **A)** Imagen de tomografía computarizada. **B)** Imagen de pulmón obtenido de autopsia.

- ECG: el ECG de un paciente con insuficiencia cardíaca puede mostrar signos eléctricos de hipertrofia ventricular por sobrecarga. No obstante, el mayor valor diagnóstico del ECG radica en detectar arritmias o una cardiopatía isquémica como causas de la insuficiencia cardíaca.
- Cateterismo cardíaco: consiste en la introducción de un catéter a través de los vasos femorales, hasta canalizar las arterias coronarias o los ventrículos. Es una prueba invasiva, que se realiza con fines diagnósticos, pero también terapéuticos, al permitir dilataciones de estenosis valvulares.

TRATAMIENTO

El tratamiento de la insuficiencia cardíaca debe ir orientado inicialmente a sus causas. No obstante, a menudo las causas son irreversibles y, en ese caso, el tratamiento debe ir encaminado a reducir la mortalidad y mejorar la calidad de vida de los pacientes.

Se distinguen dos tipos de tratamiento: farmacológico y no farmacológico:

- Tratamiento no farmacológico: está orientado a la mejoría de los hábitos de vida (actividad física y dieta). Incluye las siguientes medidas:
  - Realizar una actividad física moderada: la actividad física intensa puede desencadenar cuadros de isquemia coronaria, arritmias, etc., que descompensarían la insuficiencia cardíaca y empeorarían el cuadro clínico del paciente. El ejercicio moderado se incluye dentro de la rehabilitación miocárdica, para mejorar su contractilidad, además de tener un efecto metabólico beneficioso.
  - Restringir el consumo de sal en la dieta: la ingesta de sodio aumenta la presión osmótica en el torrente circulatorio y esto incrementaría la presión venosa central y, de forma retrógrada, las presiones capilares, lo que condicionaría mayor extravasación de líquido a terceros espacios (edemas).
  - Controlar el peso corporal: una reducción de peso implica también una disminución del gasto metabólico basal y, por lo tanto, de los requerimientos de perfu-

sión. Además, también mejora el perfil metabólico en pacientes con insuficiencia cardíaca secundaria a cardiopatía isquémica, lo que reduce el riesgo de nuevos episodios isquémicos.
  - Eliminar el tabaco: el tabaquismo es un factor contribuyente esencial de la arterioesclerosis y, por lo tanto, aumenta las resistencias vasculares periféricas y empeora la hipertensión arterial.
  - Limitar la ingesta de alcohol: el consumo de alcohol en cantidades moderadas se ha considerado beneficioso por su efecto vasodilatador. Sin embargo, en cantidades elevadas, su efecto tóxico supera cualquier beneficio potencial.
- Tratamiento farmacológico: entre los fármacos empleados para el tratamiento de la insuficiencia cardíaca se incluyen:
  - IECA: reducen el efecto vasoconstrictor de la angiotensina y disminuyen la presión arterial. Al reducirse la poscarga, disminuyen también los requerimientos sobre el corazón.
  - Diuréticos: eliminan el volumen intravascular, reducen la presión venosa central (disminuye la precarga) y favorecen el retorno del líquido extravasado hacia el torrente circulatorio.
  - Bloqueantes β: su principal beneficio es disminuir las resistencias vasculares periféricas y, por lo tanto, reducir la hipertensión arterial. Además, tienen efecto cronotrópico negativo (disminuyen el número de latidos cardíacos): al reducir los latidos, disminuyen también las necesidades energéticas y de oxígeno del miocardio.
  - Inotrópicos positivos (digoxina): aumentan la contractilidad del miocardio y, así, incrementan el gasto cardíaco.
  - Vasodilatadores: reducen las resistencias vasculares periféricas.

Estos fármacos han mostrado estar asociados con una disminución de la mortalidad por insuficiencia cardíaca. No obstante, su principal función es mejorar la sintomatología, evitar descompensaciones y aumentar la calidad de vida.

PUNTOS CLAVE

- La insuficiencia cardíaca es la incapacidad del corazón de bombear sangre en los volúmenes adecuados para satisfacer las demandas del metabolismo celular.
- Puede ser consecuencia de trastornos estructurales o funcionales, que interfieren en la función del corazón.
- La insuficiencia cardíaca es la principal causa de urgencias e ingresos en pacientes > 65 años en nuestro medio.
- Su diagnóstico y tratamiento adecuados son fundamentales para aumentar la supervivencia y mejorar la calidad de vida de estos pacientes.

BIBLIOGRAFÍA

Aguirre Tejedo A, Miró Ò. Factores precipitantes de fallo miocárdico: una revisión. Emergencias 2017; 29: 185-93.
Ashley EA, Niebauer J. Cardiology explained. London: Remedica, 2004.

Jardim SI, Ramos dos Santos L, Araújo I et al. An overview of diuretic resistance in heart failure. Rev Portug Cardiol 2018; 37: 935-45.
O'Dowd G, Bell S, Wright S. Infarto. En: O'Dowd G, Bell S, Wright S, eds. Wheater. Anatomía patológica. Barcelona: Elsevier, 2020.
Rozman C, Cardellach F. Cardiología. En: Rozman C, Cardellach F, eds. Compendio de medicina interna. Barcelona: Elsevier, 2021.

 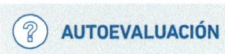 **AUTOEVALUACIÓN**

Valvulopatías

29

P. Alcaraz Marín e I. Olazabal Olarreaga

OBJETIVOS DE APRENDIZAJE

- Entender el concepto de enfermedad de las válvulas cardíacas.
- Conocer los factores causantes de esta enfermedad.
- Revisar los mecanismos fisiopatológicos que condicionan la aparición de la enfermedad.
- Determinar las bases del diagnóstico y el tratamiento de las valvulopatías.

SÍNTESIS CONCEPTUAL

Las valvulopatías son enfermedades que afectan a las válvulas cardíacas: aórtica y mitral en el lado izquierdo y pulmonar y tricúspide en el lado derecho. Las valvulopatías pueden clasificarse en estenosis (estrechamientos que dificultan el paso de la sangre a través de la válvula) o insuficiencias (la función de compuerta de la válvula falla y la sangre retorna a la cavidad de la que procede). Como consecuencia de las valvulopatías se desarrollan una serie de mecanismos compensatorios en el corazón que a la larga acaban desembocando en insuficiencia cardíaca.

DEFINICIÓN

Las válvulas cardíacas son estructuras que permiten el correcto funcionamiento del corazón al regular el flujo sanguíneo de una cavidad cardíaca a otra o hacia la circulación sistémica o pulmonar, impidiendo que la sangre refluya o retorne a la cavidad cardíaca de la que procede.

Las valvulopatías son enfermedades que afectan a las válvulas cardíacas: aórtica y mitral en el lado izquierdo y pulmonar y tricúspide en el lado derecho. Pueden afectar a la estructura del órgano o a su función. Las que afectan a la estructura se denominan valvulopatías estructurales y revisten mayor importancia clínica. Están causadas por una alteración de la estructura valvular o de las cuerdas tendinosas y los músculos papilares que las soportan.

Por otro lado, las valvulopatías pueden ser de distinto origen:

- Congénitas: están asociadas con malformaciones desde el nacimiento.
- Adquiridas: se deben a una degeneración o una inflamación de la válvula.

Sin embargo, en las valvulopatías funcionales, la estructura de estas válvulas no se ve alterada, sino que pueden sufrir un estrechamiento, conocido como estenosis, o dejar de cumplir su función como compuerta y provocar una insuficiencia valvular.

EPIDEMIOLOGÍA

Predominan las valvulopatías leves sobre las moderadas y graves, siendo la principal la insuficiencia mitral por causas degenerativas, con mayor incidencia en el sexo femenino.

Alrededor del 1 % de los recién nacidos presentan una válvula aórtica bicúspide congénita, con mayor incidencia en el sexo masculino. Estas anomalías no causan trastornos hemodinámicos en los primeros años de vida, pero comienzan a aparecer con la edad.

Las valvulopatías suelen presentarse entre los 40-70 años. Un tercio de estas anomalías son estenosis valvulares; otro tercio insuficiencias, y el restante provoca trastornos hemodinámicos.

La valvulopatía reumática, que afecta sobre todo a las válvulas mitral y aórtica, es hoy en día una causa infrecuente de estenosis valvular en países desarrollados, pero su prevalencia aumenta de forma significativa en países en vías de desarrollo.

CLASIFICACIÓN

Se distinguen dos tipos de valvulopatías funcionales: la estenosis valvular y la insuficiencia valvular.

Estenosis valvular

La estenosis valvular consiste en la disminución del área del orificio valvular por calcificación senil de la válvula, que provoca una obstrucción a partir de la sexta década de vida. Sin embargo, también aparece como un trastorno congénito detectado en la edad pediátrica, aunque en algunos casos pasa desapercibido hasta la edad adulta.

Produce una obstrucción del flujo sanguíneo, lo que conduce a una sobrecarga de presión de la cavidad contigua a la válvula afectada, aumentando la presión de esta cavidad, así como la de toda la circulación de forma retrógrada. Este incremento de presión dentro de la cavidad tiene como consecuencia un aumento en la tensión de la pared miocárdica, que implica una remodelación de los miocitos, desarrollándose finalmente una hipertrofia miocárdica concéntrica, lo que ocurre sobre todo en las estenosis de las válvulas semilunares. Las estenosis en las válvulas auriculoventriculares provocan principalmente dilatación de las cavidades auriculares, sin tanto componente de hipertrofia.

La hipertrofia miocárdica actúa compensando la sobrecarga de la cavidad al permitir una mayor fuerza contráctil.

La estenosis reumática es una causa infrecuente en países desarrollados, pero sus síntomas y secuelas constituyen un gran problema en países en vías de desarrollo. Una estenosis aórtica reumática no ocurre de forma aislada; por lo general está acompañada de una estenosis mitral.

Insuficiencia valvular

En la insuficiencia valvular se produce una regurgitación de sangre de vuelta a la cámara de procedencia, ya sea aurícula o ventrículo; además, cierta cantidad de sangre permanece retenida en la cavidad de origen, lo que conduce a desarrollar una sobrecarga de volumen. Ante la incapacidad de la válvula, hay un exceso del flujo sanguíneo, junto con un incremento de la presión en la cavidad afectada y, por lo tanto, también de la tensión de la pared.

Este mecanismo se ve compensado por una hipertrofia miocárdica excéntrica, que permite acoger mayor volumen en la cavidad sin un aumento de la presión, lo que facilita la expulsión de sangre en exceso.

Con el paso del tiempo, la remodelación cardíaca pierde eficacia como mecanismo compensatorio al sufrir alteraciones estructurales miocárdicas, que conllevan una disminución en la contractibilidad y la distensibilidad, lo que desemboca en una insuficiencia cardíaca.

Por otro lado, tanto la insuficiencia como la estenosis provocan la aparición de soplos cardíacos debidos al flujo sanguíneo turbulento, signo clínico esencial en la detección de valvulopatías.

ETIOLOGÍA

Los factores genéticos y la epigenética de las valvulopatías cardíacas se muestra en el **recuadro 29-1**.

FISIOPATOLOGÍA

Por tener mayor relevancia clínica, este capítulo se centra en la fisiopatología de las valvulopatías izquierdas (mitral y aórtica), si bien los mecanismos fisiopatológicos pueden extrapolarse a las valvulopatías de las cavidades derechas. La fisiopatología de las valvulopatías izquierdas se resume en la **tabla 29-2**. Para entender mejor su mecanismo fisiopatológico, a continuación se describe su correlación con las manifestaciones clínicas.

MANIFESTACIONES CLÍNICAS

Valvulopatías aórticas

Estenosis aórtica

La estenosis aórtica consiste en la apertura incompleta de la válvula aórtica, lo que obstaculiza el flujo sanguíneo durante la sístole ventricular hacia la aorta. Se produce una sobrecarga sistólica del ventrículo izquierdo. Esto es debido a que se requiere una mayor presión para expulsar la sangre ante una válvula obstruida, lo que produce un aumento de la presión sistólica intraventricular izquierda. Esta presión se vuelve más elevada que la de la aorta, desarrollándose así una hipertrofia concéntrica del ventrículo izquierdo, como mecanismo compensatorio.

Por lo general es asintomática durante un período de tiempo largo, debido a su mecanismo compensatorio. Si la estenosis de la válvula aórtica no se corrige a tiempo, los pacientes acaban desarrollando insuficiencia cardíaca. Una vez instaurada esta, el 50 % fallece al cabo de 1-2 años sin la corrección valvular. Entre las manifestaciones clínicas más comunes se encuentran las siguientes:

- Disnea, debida a una congestión pulmonar pasiva.
- Síncope de esfuerzo, a causa de la disminución de la perfusión encefálica.
- Angina de pecho, por el aumento de la tensión de la pared del miocardio.

Insuficiencia aórtica

La insuficiencia aórtica consiste en el reflujo de la sangre desde la aorta hacia el ventrículo izquierdo, durante la diástole ventricular, es decir, cuando los ventrículos se relajan. Cuando la presión en el ventrículo izquierdo cae por debajo de la presión de la aorta, la válvula aórtica no es capaz de cerrarse por completo y se produce una incompetencia valvular. Tras el cierre incompleto de la válvula, hay un regreso de la sangre localizada en la aorta, hacia el ventrículo izquierdo. Dicho ventrículo acaba recibiendo el reflujo de sangre procedente de la aorta, así como la sangre procedente de la aurícula izquierda.

RECUADRO 29-1. Factores genéticos y epigenética de las valvulopatías cardíacas

Las malformaciones valvulares cardíacas se cree que tienen cierta relación con la composición de la matriz extracelular. Estudios recientes muestran cierta evidencia de relación entre las malformaciones congénitas y la reactivación de vías de desarrollo embrionario de las valvulopatías adquiridas. Entre las valvulopatías más frecuentes se encuentran la válvula aórtica bicúspide, la calcificación de la válvula aórtica y la enfermedad mixomatosa de la válvula mitral.

Varias mutaciones en genes se asocian con la válvula aórtica bicúspide, tanto en seres humanos como en ratones (*NOTCH1*, *GATA5* y *GATA6*) (**Tabla 29-1**).

Con respecto a la calcificación de la válvula aórtica, el calcio forma nódulos en el lado fibroso de la válvula, lo que deteriora la función ventricular. La matriz extracelular también se ve afectada con una desorganización en su estratificación a capas con una mayor deposición de colágeno y proteoglicanos. Este trastorno está asociado con genes del desarrollo valvular, como *NOTCH1*. Se ha demostrado que ratones heterocigotos para mutaciones en el gen *NOTCH1* presentaban un mayor riesgo de desarrollar una

calcificación valvular aórtica, si bien no está claro si la relación con el gen *NOTCH1* se debe a un error en la vía genética o a la incapacidad de la válvula para responder ante cambios en el flujo sanguíneo.

La enfermedad mixomatosa de la válvula mitral se cree que es debida a mutaciones genéticas que causan defectos estructurales, a la reactivación de vías de desarrollo embrionario o a una combinación de ambas. Este trastorno se caracteriza por una disrupción de colágeno, una acumulación de proteoglicanos, un engrosamiento valvular y una insuficiencia mitral. Se asocia con defectos en el desarrollo de los cilios primarios. Estudios con ratones mutantes para el gen *DZIP1* desarrollaron un fenotipo similar a los pacientes que padecen de enfermedad mixomatosa. Dicha enfermedad está asociada también con mutaciones en genes codificantes de los componentes de la matriz extracelular y en la filamina A, que actúan mediante la activación de la vía de las proteínas quinasas activadas por mitógenos (RAS-MEK-ERK) y la inhibición de moduladores transcripcionales de múltiples vías de señalización celular (pSMAD2/3), junto con la producción de matriz extracelular.

En epigenética, tres son los mecanismos que destacan en las enfermedades cardíacas:

Tabla 29-1. Genes implicados en las valvulopatías

Gen	Región	Asociación
NOTCH1 (receptor Notch 1)	9q34.3	Enfermedad de la válvula aórtica
GATA5 FT	20q13.33	Válvula aórtica bicúspide
GATA6 FT	18q11.2	Comunicación interauricular, comunicación interventricular, tetralogía de Fallot

- Metilación del DNA: en pacientes con malformaciones cardíacas se han comunicado formaciones de grupos metilo en el extremo 5′ en citosinas localizadas en regiones donde existe una gran concentración de pares de citosina y guanina enlazados por fosfatos (islas CpG).
- Modificaciones de las histonas: mutaciones en las modificaciones de las histonas durante el desarrollo cardíaco influyen en la respuesta del corazón al estrés patológico.
- RNA no codificantes: la expresión de micro-RNA-1 disminuye en pacientes con enfermedades cardíacas.

Tabla 29-2. Fisiopatología de las valvulopatías izquierdas

Valvulopatías izquierdas	Sobrecarga	Mecanismo compensatorio
Estenosis aórtica	Sistólica de presión ventricular	Hipertrofia concéntrica ventricular
Insuficiencia aórtica	Diastólica de volumen ventricular y sistólica de volumen arterial	Hipertrofia excéntrica ventricular
Estenosis mitral	Diastólica de presión auricular	Dilatación patológica auricular
Insuficiencia mitral	Sistólica de volumen auricular y diastólica de volumen ventricular	Hipertrofia miocárdica excéntrica auricular y ventricular

Los pacientes desarrollan una sobrecarga diastólica de volumen del ventrículo izquierdo (que causa una *hipertrofia excéntrica ventricular izquierda*, como mecanismo compensatorio), acompañada de una sobrecarga de volumen en las arterias de la circulación sistémica, debido al mayor volumen que eyecta inicialmente el ventrículo hacia la aorta. No obstante, a causa del reflujo de sangre desde la aorta al ventrículo, también hay una disminución del flujo sanguíneo anterógrado.

El 50 % de los casos son debidos a la dilatación del anillo y de la raíz aórtica. La dilatación puede ser de naturaleza idiopática, en más del 80 % de los casos, o por degeneración producida por el envejecimiento y la hipertensión.

Las manifestaciones clínicas más comunes de la insuficiencia aórtica son:

- Palpitaciones, debidas al aumento del volumen sistólico.

- Angina de pecho, como consecuencia del reflujo sanguíneo hacia el ventrículo izquierdo. Las arterias coronarias nacen de la aorta, justo por encima de la válvula aórtica, y su irrigación se produce en diástole. En la insuficiencia aórtica, como queda menos sangre retenida por la válvula, el flujo coronario puede verse afectado, sobre todo ante un aumento de las demandas miocárdicas, y provocar isquemia.

Los pacientes con insuficiencia aórtica generalmente acaban desarrollando un cuadro de insuficiencia cardíaca.

Las exploraciones complementarias más útiles son la radiografía de tórax, que permite observar la cardiomegalia, y el ECG, que muestra un patrón de crecimiento del ventrículo izquierdo. Sin embargo, la prueba diagnóstica de elección para todas las valvulopatías es el ecocardiograma, que permite ver la morfología y los movimientos de las válvulas cardíacas;

a su vez, mediante el efecto Doppler, es posible determinar los flujos de sangre.

Valvulopatías mitrales

Estenosis mitral

La estenosis mitral es la apertura incompleta de la válvula mitral en la diástole, lo que obstruye el flujo sanguíneo hacia el ventrículo. En casos graves se reduce de forma significativa el gasto cardíaco.

En la estenosis mitral se produce una sobrecarga diastólica de la presión de la aurícula izquierda por el estancamiento de la sangre y su dilatación, que conducen al aumento de la presión intracavitaria y, de forma retrógrada, hacia las venas pulmonares. La hipertrofia es ineficaz como mecanismo compensatorio en las aurículas en caso de estenosis mitral.

El aumento de la presión en la aurícula izquierda se transmite de manera retrógrada hacia la circulación pulmonar, lo que produce una congestión pulmonar.

La congestión pulmonar es más intensa durante el ejercicio o en cualquier otra situación que cause taquicardia; esto se debe a que el aumento de la frecuencia cardíaca acorta la duración de la diástole y, al disminuir el tiempo de llenado ventricular, se reduce aún más el flujo auriculoventricular y se intensifica el estancamiento de sangre en la aurícula izquierda.

Las manifestaciones clínicas más comunes en la estenosis mitral son:

- Disnea, por la congestión pulmonar.
- Tromboembolismo arterial, debido al estancamiento de la sangre en la aurícula.

Insuficiencia mitral

Las principales causas de regurgitación mitral primaria son las siguientes:

- Tumor benigno (mixoma), que ocasiona cambios degenerativos (anormalidad genética, que afecta a la composición de colágeno de la válvula mitral y las cuerdas tendinosas).
- Prolapso o insuficiencia degenerativa de la válvula mitral.
- Endocarditis infecciosa.
- Valvulotomía con balón de la válvula mitral.

La insuficiencia mitral secundaria se debe a la dilatación del ventrículo izquierdo, que causa que el anillo valvular se dilate y, por lo tanto, se produce un cierre incompleto de la válvula mitral durante la sístole.

La regurgitación mitral conduce a una sobrecarga diastólica del volumen del ventrículo izquierdo. El volumen regurgitado, a su vez, causa una sobrecarga diastólica del volumen y de la presión de la aurícula izquierda.

El aumento de la presión de la aurícula izquierda se transmite de forma retrógrada hacia la circulación pulmonar, lo produce una congestión pulmonar.

El mecanismo compensatorio es la hipertrofia excéntrica auricular y ventricular, junto con la dilatación de ambas cavi-

dades. Sin embargo, la adaptabilidad de la aurícula izquierda frente al exceso de volumen depende de otro factor importante: la distensibilidad de la pared auricular. Si la distensibilidad es alta, la aurícula se adaptará al aumento de volumen sin un incremento de la presión ni la tensión de la cavidad. Por otro lado, si la distensibilidad es baja, la aurícula no se adaptará a los nuevos cambios por exceso de volumen, aumentando así tanto la presión en la aurícula como en las venas pulmonares, lo que desembocará en una congestión pulmonar pasiva.

Las manifestaciones clínicas más comunes de la insuficiencia mitral son:

- Disnea por la congestión pulmonar.
- Edema pulmonar.

El síndrome del prolapso es una forma de insuficiencia mitral cuya causa es la degeneración mixomatosa de la válvula, que consiste en la acumulación de mucopolisacáridos en el tejido de la válvula mitral y en las cuerdas tendinosas. Como consecuencia, los tejidos afectados sufren un alargamiento, lo que permite el paso de sangre regurgitante desde el ventrículo hasta la aurícula.

DIAGNÓSTICO

Durante los últimos 40 años, la introducción de la ecocardiografía Doppler ha facilitado el diagnóstico de las valvulopatías. El ecocardiograma es la prueba diagnóstica de elección para todas las alteraciones valvulares. Además, permite valorar la hipertrofia del ventrículo izquierdo en las valvulopatías izquierdas, que son las más frecuentes, la anatomía valvular y la fracción de eyección sistólica. La exploración con Doppler se utiliza para valorar la gravedad de la estenosis de la válvula aórtica mediante el aumento de la velocidad del flujo sanguíneo desde el ventrículo izquierdo a través de dicha válvula. Esta técnica se basa en la ecuación de Bernoulli modificada, que permite calcular el área de la válvula y el aumento en la velocidad del flujo. Además, la velocidad máxima del flujo sanguíneo a través de la válvula corresponde a un valor clínico útil para determinar el pronóstico.

El ECG puede llegar a identificar la hipertrofia del ventrículo izquierdo; sin embargo, en algunos casos, esta técnica no es muy específica y puede conducir a un diagnóstico erróneo, debido a la dilatación de la cavidad.

Hoy en día se relaciona la extensión de la calcificación valvular con la gravedad de la estenosis aórtica, por lo que la cuantificación del calcio valvular está comenzando a ser aceptada como prueba complementaria en estos trastornos cardíacos.

TRATAMIENTO

El tratamiento dependerá de la gravedad del trastorno e incluye los tratamientos farmacológico e intervencionista, así como la cirugía mediante la reparación de la válvula afectada por prótesis metálicas o biológicas. En este capítulo se aborda únicamente el tratamiento de las valvulopatías izquierdas.

Tratamiento farmacológico

Estenosis aórtica

Para la estenosis aórtica sintomática no existe un tratamiento médico eficaz, pero suelen emplearse ciertos fármacos para aliviar la sintomatología de aquellos pacientes que están a la espera de cirugía (**Tabla 29-3**).

Los IECA constituyen un tratamiento útil para pacientes con insuficiencia cardíaca, pero no para la estenosis valvular, ya que puede provocar síncopes al disminuir la presión. Aquellos pacientes en los que la cirugía no cambiaría el pronóstico de la enfermedad o sea imposible de realizar se tratan con diuréticos, que aliviarán los síntomas.

Estenosis mitral

Los pacientes asintomáticos no requieren tratamiento; en cambio, aquellos que presenten síntomas leves, como disnea y ortopnea, serán tratados con diuréticos. Se recomienda una corrección mecánica para los síntomas graves con el propósito de alargar la vida del paciente y mejorar el pronóstico.

Insuficiencia mitral

El objetivo del tratamiento es disminuir el reflujo de sangre y aumentar el gasto cardíaco anterógrado. Los vasodilatadores arteriales incrementan la salida del flujo por la aorta, a la vez que disminuyen la resistencia del flujo y, por lo tanto, reducen la regurgitación y la hipertensión auricular. No están indicados en pacientes con hipotensión.

Insuficiencia aórtica

En la insuficiencia aórtica, la poscarga del ventrículo se encuentra aumentada, pero disminuye ante el efecto de los antagonistas del calcio y los IECA, mejorando el estado del paciente a corto plazo.

Tratamiento intervencionista

Estenosis aórtica

El único tratamiento invasivo eficaz para la estenosis aórtica consiste en la sustitución valvular, con resultados positivos en la mayoría de los pacientes, incluso en aquellos de edad avanzada.

Estenosis mitral

La valvulotomía percutánea con balón es una opción terapéutica cuando los síntomas son graves y el recambio valvular implica un alto riesgo quirúrgico. La dilatación con balón provoca una comisurotomía y un aumento del área valvular, que pueden llegar a durar hasta una década. Está especialmente recomendada en pacientes con escasa calcificación valvular, válvulas flexibles y con mínima afección del aparato subvalvular.

Tabla 29-3. Fármacos en el tratamiento de la estenosis aórtica

Fármaco	Utilidad
Diuréticos	Edema pulmonar
Nitratos	Angina de pecho
Vasodilatadores (inhibidores de la enzima convertidora de la angiotensina)	Insuficiencia cardíaca

Sin embargo, en una estenosis por calcificación, el único tratamiento mecánico eficaz es la cirugía, mediante una valvuloplastia mitral o un recambio protésico.

Insuficiencia mitral

La opción de elección es la reparación de la válvula mitral en aquellos pacientes en los que sea viable, a fin de evitar los riesgos de colocar una prótesis.

Insuficiencia aórtica

La insuficiencia aórtica cuyos síntomas son graves y su mortalidad es elevada obliga a instaurar un tratamiento quirúrgico urgente: la valvuloplastia.

Cirugía

Prótesis de válvulas cardíacas

Se trata de prótesis fabricadas a partir de materiales sintéticos cuya durabilidad es de por vida. Sin embargo, los pacientes con estas prótesis necesitan estar anticoagulados para evitar la formación de émbolos en las cavidades cardíacas, si bien la anticoagulación aumenta el riesgo de hemorragias. Los materiales sintéticos presentan menos inconvenientes que los biomateriales naturales, ya que sus propiedades son completamente modificables (porcentaje de porosidad, tamaño de los poros y estructura 3D). Las limitaciones en sus aplicaciones se deben a los problemas relacionados con la inflamación, junto con el riesgo de padecer endocarditis, biocompatibilidad, tromboembolismo y toxicidad de los materiales en caso de materiales biodegradables.

Hoy en día, las prótesis de válvulas bivalvas con pirolato (biomaterial) son las más utilizadas debido a la mejora de sus características hemodinámicas. Por otro lado, los materiales más utilizados son elastómeros, titanio y carbón pirolítico.

Bioprótesis de válvulas cardíacas

Se trata de prótesis formadas parcial o completamente por materiales biológicos procedentes de humanos o animales, con buenas características hemodinámicas y que no requieren la administración de anticoagulantes. Por lo general consisten en la utilización de los componentes de la matriz extracelular o de tejidos descelularizados como la pared arterial, el pericardio, la submucosa del intestino o las válvulas cardíacas.

El reemplazamiento de las válvulas por xenotrasplante permite una gran variedad de opciones para el paciente y, entre las más comunes, se encuentran las válvulas de cerdo y de pericardio de vaca. No obstante, la presencia de nuevos epítopos en antígenos no humanos puede disminuir la durabilidad de la bioprótesis, como por ejemplo el epítopo α-Gal, que reacciona con el anticuerpo anti-Gal, presente en el 1 % de las inmunoglobulinas humanas, dando lugar a un rechazo. Estudios recientes investigan la posibilidad de producir animales genéticamente modificados para reducir sus niveles de α-Gal y evitar así la reactividad.

Ingeniería tisular en las válvulas cardíacas

El objetivo de ciertos investigadores en este campo es el desarrollo de válvulas capaces de regenerarse, a fin de alargar la vida del paciente y mejorar la biocompatibilidad utilizando biomateriales y biotecnología de tejidos. Varias estrategias se han desarrollado para fabricar estas prótesis: recolección de células del paciente, siembra celular en una estructura 3D, generación del tejido *in vitro* y, finalmente, implantación del tejido generado en el mismo paciente, es decir, en el propio donante de células.

PUNTOS CLAVE

- Las valvulopatías son enfermedades que afectan a las válvulas cardíacas: aórtica y mitral en las cavidades izquierdas, pulmonar y tricúspide en las cavidades derechas.
- Las valvulopatías pueden clasificarse en estenosis (estrechamientos que dificultan el paso de la sangre a través de la válvula) o insuficiencias (la función de compuerta de la válvula falla y la sangre retorna a la cavidad de la que procede).
- Las valvulopatías no tratadas acaban desembocando en insuficiencia cardíaca.
- La prueba diagnóstica de elección para el diagnóstico de las valvulopatías es el ecocardiograma.
- El tratamiento debe ser inicialmente farmacológico para intentar evitar la progresión hacia insuficiencia cardíaca. Pueden emplearse también procedimientos mínimamente invasivos, sobre todo en las estenosis, pero en algunos casos es necesario acudir al recambio valvular.

BIBLIOGRAFÍA

Bahena-López E, Loya-Centurión J. Policondritis recurrente, una rara causa de valvulopatía: revisión de las publicaciones médicas. Arch Cardiol Mex 2020; 90: 189-92.

Laso Guzman FJ. Introducción a la medicina clínica: fisiopatología y semiología. Barcelona: Elsevier Masson, 2015.

Otto-Bruc A, Baron A, Redoules F et al. Improving valvulopathy prediction by qualifying 5-HT2B functional assay technologies. J Pharmacol Toxicol Methods 2020; 105: 106789.

Taghizadeh B, Ghavami L, Derakhshankhah H et al. Biomaterials in valvular heart diseases. Front Bioeng Biotechnol 2020; 8: 529244.

Wu Y, Jin X, Zhang Y, Zheng J, Yang R. Genetic and epigenetic mechanisms in the development of congenital heart diseases. World J Pediatr Surg 2021; 4: e000196.

 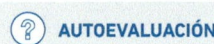 AUTOEVALUACIÓN

Miocardiopatías

30

J. Ruiz-Tovar Polo y E. M. López Torre

OBJETIVOS DE APRENDIZAJE

- Identificar los diferentes tipos de miocardiopatías.
- Conocer los factores asociados con esta enfermedad.
- Revisar los mecanismos fisiopatológicos que condicionan la aparición de miocardiopatías.
- Determinar las bases moleculares de la enfermedad.

SÍNTESIS CONCEPTUAL

Las miocardiopatías, tanto de tipo primario como secundario, constituyen la causa más frecuente de insuficiencia cardíaca crónica. El síndrome de esta insuficiencia es un proceso complejo, en el cual la fisiopatología primaria queda oculta por diversos procesos superpuestos de adaptación secundaria y defectuosa y contrarreguladores. A pesar de la mejoría en el tratamiento de la insuficiencia cardíaca observada en los últimos 10 años, incluidos la disponibilidad general de trasplante cardíaco y un mejor tratamiento médico, los resultados clínicos después del inicio de los síntomas no han cambiado de forma sustancial. Las cifras de mortalidad son todavía elevadas; la evolución natural es progresiva; el costo es excesivo, y la discapacidad y la morbilidad se sitúan entre las más altas de todas las enfermedades o síndromes patológicos.

DEFINICIÓN

La miocardiopatía es una enfermedad del miocardio, que implica un deterioro de su función. Las personas que padecen miocardiopatía presentan un riesgo más elevado que la población general de sufrir una muerte súbita por paro cardíaco, con frecuencia asociada con la aparición de arritmias.

Existen varias enfermedades que afectan directamente al miocardio y condicionan un estado inflamatorio del músculo cardíaco, mientras que otras miocardiopatías son consecuencia de isquemia miocárdica, valvulopatías o hipertensión arterial.

CLASIFICACIÓN

La Organización Mundial de la Salud (OMS) clasifica las miocardiopatías en dos grupos, en función de su origen: miocardiopatías extrínsecas y miocardiopatías intrínsecas.

Miocardiopatías extrínsecas

Las miocardiopatías extrínsecas son aquellas en las que la patología primaria se encuentra fuera del miocardio. La mayoría de las miocardiopatías son extrínsecas. Entre ellas se incluyen las siguientes:

- Miocardiopatía hipertensiva.
- Miocardiopatía valvular.
- Miocardiopatía isquémica: la más frecuente (secundaria a coronariopatía).
- Miocardiopatía inflamatoria.
- Miocardiopatía metabólica.
- Miocardiopatía alcohólica.

Miocardiopatías intrínsecas

Una miocardiopatía intrínseca es una alteración del miocardio sin causa externa identificable. Puede estar causada por drogas y alcohol, ciertas infecciones y alteraciones genéticas o ser de origen idiopático.

Las miocardiopatías intrínsecas se clasifican principalmente en los siguientes tipos:

- Miocardiopatía dilatada: es la forma más común y una de las principales causas de trasplante cardíaco. En este tipo de miocardiopatía, el corazón, en especial el ventrículo izquierdo, está aumentado de tamaño, lo que implica una reducción de su función contráctil. Alrededor del 40 % de los casos son congénitos, pero la condición genética no es tan clara como en la miocardiopatía hipertrófica.
- Miocardiopatía hipertrófica: se trata de una condición genética causada por varias mutaciones en genes que codifican proteínas del sarcómero. En esta clase de miocardiopatía, el músculo cardíaco está hipertrofiado, lo que obstruye el llenado de los ventrículos.
- Displasia arritmogénica del ventrículo derecho: consiste en un trastorno eléctrico del corazón, en el que el músculo cardíaco es reemplazado por tejido fibroso cicatrizante. El ventrículo derecho es, por lo general, el más afectado.
- Miocardiopatía restrictiva: es un trastorno poco frecuente, en el que las paredes del ventrículo se vuelven rígidas y pierden su distensibilidad, sin que necesariamente estén hipertrofiadas, resistiendo el llenado diastólico de las cavidades.
- Miocardiopatía espongiforme: en este tipo de miocardiopatía, el ventrículo izquierdo no ha crecido de forma apropiada desde el nacimiento y tiene una apariencia esponjosa al visualizarlo mediante ecocardiograma.

A pesar de que las miocardiopatías dilatada e hipertrófica se han incluido entre las miocardiopatías intrínsecas, la expresión de muchas miocardiopatías extrínsecas es también en forma de miocardiopatía dilatada y miocardiopatía hipertrófica. Así, cuando más adelante se describen estas dos miocardiopatías, se incluyen tanto las de origen intrínseco como extrínseco.

ETIOLOGÍA

Las miocardiopatías extrínsecas tienen una causa clara. Sin embargo, algunas miocardiopatías intrínsecas presentan un componente genético y/o molecular establecido (**Recuadro 30-1**).

MIOCARDIOPATÍAS DILATADAS

Miocardiopatía isquémica

Se define como una miocardiopatía dilatada secundaria a un infarto de miocardio o a arteriopatía coronaria, en la que el grado de disfunción del miocardio y la dilatación ventricular no se explican solo por la magnitud del infarto ocurrido. Hasta en el 40 % de los pacientes se desarrolla una dilatación del ventrículo izquierdo y presentan una disminución de la fracción de eyección, 1-2 años tras un infarto de miocardio. Las alteraciones macroscópicas de la miocardiopatía isquémica incluyen cicatrices transmurales o subendocárdicas.

Miocardiopatía hipertensiva

La hipertensión es un factor importante de riesgo de insuficiencia cardíaca y su expresión fenotípica es muy variable. Comprende la miocardiopatía hipertrófica con hipertrofia excéntrica o concéntrica, y cierto grado de disfunción diastólica, pero también la miocardiopatía dilatada hipertensiva, con dilatación ventricular y disminución de la función sistólica, que puede persistir incluso después de corregir la hipertensión.

Miocardiopatía dilatada idiopática

La miocardiopatía dilatada idiopática se diagnostica al descartar la arteriopatía coronaria grave, anormalidades valvulares y otras causas. La miocardiopatía dilatada es una causa relativamente frecuente de insuficiencia cardíaca y su prevalencia calculada es de 0,04 %. La incidencia de la miocardiopatía dilatada idiopática aumenta conforme la persona envejece y los varones se ven afectados con mucha mayor frecuencia que las mujeres.

Los signos histológicos son inespecíficos e incluyen hipertrofia de miocardiocitos y grados variables de fibrosis intersticial intensificada.

La miocardiopatía dilatada idiopática puede mostrar agregación familiar en 35-50 % de los casos. Por esta razón, es esencial obtener los antecedentes familiares y someter a pruebas de detección a los familiares de primer grado. Se han detectado, en la miocardiopatía dilatada, algunas anormalidades de la regulación inmunitaria (**Recuadro 30-2**). Además, puede aparecer después de la resolución de una miocarditis vírica.

El pronóstico de la miocardiopatía dilatada idiopática es casi siempre mejor que el de la miocardiopatía dilatada secundaria, sobre todo de la isquémica. El tratamiento es similar al de cualquier otra forma de insuficiencia sistólica del corazón y debe incluir la administración de bloqueantes β, el uso prudente de diuréticos y un tratamiento adecuado de las arritmias, si están presentes.

Miocardio posparto

La miocardiopatía posparto o periparto se define como la aparición de disfunción sistólica e insuficiencia clínica del corazón en el último trimestre del embarazo. La miocardiopatía posparto incluye un grupo heterogéneo de trastornos, que varía desde la mayor carga hemodinámica del embarazo hasta otros cuadros miocárdicos primarios, como la cardiopatía hipertensiva, la miocardiopatía dilatada familiar o idiopática y la miocarditis. La incidencia de la miocardiopatía periparto varía entre 1-5 casos por cada 15.000 embarazos en Estados Unidos. Se observa una incidencia mucho mayor en África (1 caso cada 3.000 embarazos) y en Haití (1 caso cada 350 embarazos). Entre los factores predisponentes figuran los siguientes: raza negra, obesidad, gestación múltiple, preeclampsia, hipertensión crónica y edad inferior a 30 años.

En algunos casos, el parto puede tener carácter curativo, pero la evolución clínica es muy variable, pudiendo la miocardiopatía dilatada persistir y evolucionar hasta llegar a requerir un trasplante cardíaco. Las personas con mayores

---

RECUADRO 30-1. Mecanismos moleculares de las miocardiopatías

La alteración de la expresión génica, que ocasiona disfunción del miocardio, se debe a tres mecanismos generales:

- Defecto de un gen, como las mutaciones del gen *lamina A/C* o la cadena pesada de la miosina β (miocardiopatía hipertrófica).
- Variación polimórfica en los genes modificadores, como la que aparece en muchos componentes de los sistemas renina-angiotensina, adrenérgico y endotelina.
- Expresión regulada de desadaptación de genes normales, como en el caso de las miocardiopatías dilatadas secundarias.

Se han identificado defectos en múltiples genes que culminan en algunas miocardiopatías dilatadas en los humanos. Incluyen mutaciones de genes que codifican a proteínas del citoesqueleto, como la miosina β del corazón y la cadena pesada de la miosina α; conductos iónicos, como mutaciones en la subunidad del canal de Na^+ del corazón (SCN5A); desmosoma, y vías

de señales, como los reguladores de transcripción y del ciclado de calcio.

Los genes presentan variaciones polimórficas. Por ejemplo, en la población existen variantes normales de los genes que muestran un tamaño o un orden un poco diferentes. Algunos polimorfismos génicos se acompañan de diferencias funcionales del producto proteico expresado, y algunas diferencias explican la variación biológica que aparece de manera sistemática en estudios poblacionales de susceptibilidad a enfermedades o de respuesta clínica al tratamiento.

Entre los ejemplos de genes modificadores que pueden influir en la evolución natural de una miocardiopatía dilatada figura el genotipo DD de la enzima convertidora de la angiotensina (ECA), en el que las personas son homocigotas para la variante de deleción, que se acompaña de una mayor actividad de la ECA circulante y en el tejido cardíaco. El genotipo DD constituye, al parecer, un factor de riesgo de la remodelación temprana después del infarto de miocardio y de la aparición de miocardiopatía isquémica terminal y dilatada idiopática.

RECUADRO 30-2. Alteraciones genéticas en la miocardiopatía dilatada idiopática

El análisis del fenotipo identifica una gran variedad de formas clínicas y patológicas que denotan heterogeneidad genética. Se han identificado mecanismos de herencia autosómica dominante y un fenotipo que se caracteriza por penetrancia pequeña, que depende de la edad. Se ha calculado que solo el 20 % de los portadores de un gen alterado, con menos de 20 años de edad, muestra síntomas de la enfermedad.

Las miocardiopatías dilatadas de tipo familiar pueden deberse a mutaciones de un gran número de genes que intervienen en diversas funciones del miocardio y que incluyen el sarcómero, el citoesqueleto/sarcolema/cubierta nuclear, los conductos iónicos, el desmosoma y las vías de señalización. Las características específicas del fenotipo son útiles para la identificación del gen de la enfermedad. La detección de alteración en la concentración de creatinquinasa denota la existencia de una miocardiopatía de fibra estriada subclínica. En los pacientes de esta categoría, un mecanismo de herencia ligado al cromosoma X sugiere mutaciones en el gen de distrofina (como la distrofia muscular). La

transmisión autosómica dominante y la presencia de defectos de conducción, arritmias y mayores concentraciones de creatinquinasa sugieren mutaciones en el gen *lamina A/C*. En las laminopatías, el fenotipo de los familiares afectados es muy variable, desde miocardiopatía dilatada pura hasta la distrofia muscular similar a la de Emery-Dreifuss o a la de las cinturas escapular y pélvica. Las laminopatías, causadas por la mutación del gen *lamina A/C*, se han asociado con una evolución que culmina en un plazo breve en la muerte, de forma que las pruebas genéticas se transforman en un instrumento importante para el tratamiento clínico de estos pacientes.

La transmisión autosómica recesiva de la miocardiopatía dilatada puede observarse en caso de mutaciones de genes de sarcoglicanos que codifican las proteínas del complejo de la distrofina. Los defectos en otras proteínas estructurales, como la desmoplaquina, pueden originar miocardiopatía dilatada sindrómica (como el síndrome de Carbajal, que incluye cabello «ensortijado» y queratodermia).

---

fracciones de eyección y menores dilataciones ventriculares en el momento del diagnóstico presentan un mejor pronóstico a largo plazo. Por lo general se recomienda a la mujer evitar nuevos embarazos.

Miocardiopatía alcohólica

La miocardiopatía alcohólica se establece cuando se han descartado otras causas de miocardiopatía dilatada y se tiene certeza de ingestión intensa y sostenida de bebidas alcohólicas (80 g de alcohol al día en los hombres y 40 g en las mujeres durante años). Sin embargo, en personas susceptibles, es posible que cantidades menores de alcohol produzcan una miocardiopatía. Los signos histológicos de este tipo de miocardiopatía son inespecíficos y no difieren de los de la miocardiopatía dilatada idiopática. El único signo diferencial posible entre la miocardiopatía dilatada idiopática y la miocardiopatía alcohó-

lica es que esta última puede aparecer con un gasto cardíaco relativamente grande. En apariencia, la fisiopatología de la miocardiopatía alcohólica se vincula con los efectos tóxicos del alcohol, y en algunas personas, con la adición de componentes nutricionales, como la deficiencia de tiamina. Los factores genéticos pueden predisponer a este tipo de miocardiopatía, como el polimorfismo del gen DD de la ECA.

El tratamiento de la miocardiopatía alcohólica no difiere del que se instaura en la miocardiopatía dilatada, con la excepción de que es necesaria la abstinencia total de alcohol. Sin embargo, la recuperación de la función del miocardio no es segura, incluso con la abstinencia.

MIOCARDIOPATÍA HIPERTRÓFICA

En casos de miocardiopatía hipertrófica, el estudio histopatológico del corazón indica la presencia de hipertrofia asimétrica del tabique interventricular con reducción de la cavidad del ventrículo izquierdo, así como aumento de la cavidad auricular del mismo lado, como consecuencia de la dificultad para el llenado ventricular. Histológicamente, se advierte un «desorden» de los componentes del miocardio, que consiste en tramos cortos de miofibrillas hipertróficas no paralelas distribuidas de manera desorganizada e interrumpidas por tejido conjuntivo, con lo cual aparece la imagen característica de «remolino». Se piensa que dichas zonas de desorganización y fibrosis son el punto de origen de las arritmias ventriculares que aparecen en la miocardiopatía hipertrófica.

Las arterias coronarias intramurales pueden reducir su calibre como efecto de la hiperplasia de la íntima, lo cual engrosa sus paredes y disminuye el diámetro interior. Dichas anormalidades en las arterias coronarias intramurales pueden contribuir a la angina microvascular en ausencia de ateroesclerosis coronaria epicárdica.

Las dos principales variantes de miocardiopatía hipertrófica son la hipertrofia excéntrica de regiones fuera del tabique interventricular (como la hipertrofia apical) y la hipertrofia concéntrica con afectación tanto del tabique interventricular como de las paredes miocárdicas libres.

MANIFESTACIONES CLÍNICAS

Entre las manifestaciones que se observan en personas con miocardiopatías figuran la disnea, la angina de pecho, el presíncope/síncope y la muerte súbita. El síntoma más común es la disnea, como consecuencia de la rigidez y la falta de distensibilidad del ventrículo, con lo cual aumenta la presión telediastólica del ventrículo derecho y la relajación ventricular anormal. Se observa a menudo también angina de pecho. Asimismo, es frecuente que los pacientes pierdan el conocimiento (síncope, cuasi síncope o mareo) y tengan palpitaciones y, algunas veces, ortopnea o disnea paroxística nocturna, cuando el trastorno evoluciona a etapas más avanzadas de insuficiencia cardíaca. El síncope es un signo frecuente, efecto de anormalidades hemodinámicas o perturbaciones del ritmo cardíaco. Cerca del 20 % de los ancianos con miocardiopatías pueden presentar fibrilación auricular, que puede culminar en deterioro clínico y agravar el peligro de embolización sistémica.

DIAGNÓSTICO

Tras una anamnesis y una exploración física correctas, las pruebas complementarias que se describen a continuación pueden ser de ayuda para el diagnóstico de miocardiopatías.

Electrocardiograma

El ECG de 12 derivaciones es muy útil para la detección de miocardiopatías, sobre todo de miocardiopatías hipertróficas. Los signos comunes en el ECG comprenden hipertrofia del ventrículo izquierdo; auriculomegalia izquierda; hemibloqueo anterior izquierdo; bloqueo de la rama izquierda del haz de His; desviación del eje eléctrico a la izquierda; ondas Q anormales, o aumento progresivo de onda R en toda el área precordial. En ocasiones se detecta fibrilación auricular.

Sin embargo, en los trazados del ECG, no existe un perfil patognomónico de miocardiopatía.

Radiografía de tórax

Los signos de la radiografía de tórax pueden ser completamente normales en un individuo asintomático. En ocasiones aparecen auriculomegalia izquierda, ingurgitación de la arteria pulmonar y edema cuando aumentan las presiones de llenado del ventrículo izquierdo. A menudo hay un agrandamiento de la silueta cardíaca, y el borde izquierdo del corazón puede sobresalir como consecuencia de la hipertrofia ventricular izquierda o la dilatación de sus cavidades sin engrosamiento miocárdico. Algunas veces se observa calcificación del anillo mitral. Es útil confirmar que no existe dilatación de la base de la aorta y depósito de calcio en la válvula aórtica, con objeto de diferenciar a estos pacientes de los que tienen estenosis valvular aórtica.

Ecocardiografía

La ecocardiografía bidimensional se ha considerado el método de elección para el diagnóstico de las miocardiopatías. Entre las características de la miocardiopatía hipertrófica sobresalen la hipertrofia ventricular izquierda (por lo general asimétrica) en un ventrículo izquierdo no dilatado, cuya función sistólica es normal y que muestra deficiencia de la función diastólica. La hipertrofia septal asimétrica es el tipo morfológico más común de miocardiopatía hipertrófica, pero existe considerable variabilidad en el perfil de la hipertrofia, que incluye afectación de la pared libre, el vértice del ventrículo izquierdo y las paredes posterior y de la válvula mitral hacia adelante como consecuencia de la prominencia posterior del tabique.

En el caso de la miocardiopatía dilatada, hay un aumento de las cavidades ventriculares sin clara evidencia de hipertrofia de las capas miocárdicas.

Pruebas de esfuerzo

Las pruebas de esfuerzo son útiles para cuantificar de forma objetiva la tolerancia al ejercicio y algunas veces ayuda en la valoración pronóstica. Durante el esfuerzo pueden aparecer arritmias como fibrilación auricular, taquicardia ventricular y taquicardia ventricular no sostenida. Puede haber una reacción anormal de la presión arterial al ejercicio. Mediante estudios de perfusión del miocardio con talio-201 o tecnecio-99m pueden reconocerse defectos fijos o reversibles del riego sanguíneo.

Resonancia magnética

Las imágenes por RM constituyen el método de elección actual para definir las características patológicas propias de la miocardiopatía. La RM es en particular útil para demostrar la hipertrofia cuando hay limitación visual en las imágenes ecocardiográficas, planear vías quirúrgicas y cuantificar el volumen de cicatrices que pudiera anticipar la posibilidad de una muerte repentina.

Pruebas hemodinámicas

Es importante realizar un cateterismo cardíaco y una angiografía, si se planea alguna intervención mecánica o si hay duda de que haya enfermedad coronaria concomitante.

TRATAMIENTO

El tratamiento inicial debe ser mejorar el estilo de vida, incluido limitar la realización de ejercicios físicos extenuantes, que pueden condicionar el desarrollo de una crisis aguda de insuficiencia cardíaca. En pacientes sintomáticos, en situaciones habituales de la vida diaria, puede optarse por el tratamiento farmacológico, incluidos los bloqueantes β y los antagonistas del calcio.

En las miocardiopatías hipertróficas, entre las alternativas médicas figuran la miectomía septal quirúrgica, la ablación con alcohol y, en raras ocasiones, la estimulación eléctrica externa bicameral. En caso de que se desarrolle una insuficiencia cardíaca, el tratamiento irá enfocado a su manejo. Algunos pacientes terminan por necesitar un trasplante de corazón.

PUNTOS CLAVE

- Las miocardiopatías, tanto intrínsecas como sobre todo extrínsecas, constituyen las causas más frecuentes de insuficiencia cardíaca crónica.
- Las miocardiopatías extrínsecas incluyen las de causa isquémica y las secundarias a hipertensión arterial y valvulopatías.
- A efectos prácticos e independientemente de que sean de origen primario o secundario a otra patología, las miocardiopatías se clasifican en miocardiopatía dilatada y miocardiopatía hipertrófica.
- En las miocardiopatías dilatadas hay dilatación ventricular sin engrosamiento del miocardio, mientras que en las hipertróficas hay engrosamiento del músculo cardíaco, lo que reduce el volumen de las cavidades cardíacas.

BIBLIOGRAFÍA

Kumar V, Abbas AK, Aster JC. Robbins y Cotran. Patología estructural y funcional. Madrid: Elsevier Health Sciences Spain, 2015.
Leppert B, Kelly CR. Netter. Un abordaje integrado de la medicina. Londres: Elsevier, 2022.
Pastrana Delgado J, García De Casasola Sánchez G. Fisiopatología y patología general básicas para ciencias de la salud. Madrid: Elsevier Health Sciences Spain, 2013.
Porth CM, Gaspard KJ, Noble KA. Fundamentos de fisiopatología: alteraciones de la salud, conceptos básicos. Barcelona: Wolters Kluwer-Lippincott Williams & Wilkins, 2011.
Zelman M. Fisiopatología. Madrid: Pearson, 2018.

 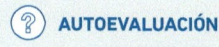 AUTOEVALUACIÓN

Endocarditis

31

N. Longares Ibáñez e I. Olazabal Olarreaga

OBJETIVOS DE APRENDIZAJE

- Tomar conciencia del grave problema de salud que supone la endocarditis en nuestro medio.
- Conocer los factores causantes de esta enfermedad.
- Revisar los mecanismos fisiopatológicos que condicionan la aparición de endocarditis y sus complicaciones.

SÍNTESIS CONCEPTUAL

La endocarditis consiste en la inflamación del endocardio, que es la superficie que reviste las cavidades internas y las válvulas del corazón. Esta inflamación es debida principalmente a la infección por un microorganismo que circula por el torrente sanguíneo, se adhiere al endocardio, prolifera y forma vegetaciones. Es una enfermedad más común en hombres > 65 años y los síntomas más característicos son: fiebre, escalofríos, sudoración, fatiga, edemas generalizados y presencia de soplos cardíacos.

Otros factores de riesgo son poseer dispositivos cardíacos implantados, tener válvulas cardíacas dañadas o ser adicto a drogas por vía parenteral. El diagnóstico de esta enfermedad se realiza con un hemocultivo para detectar el patógeno y un ecocardiograma para observar la presencia de vegetaciones en el endocardio y la alteración en la función cardíaca derivada de ello. El tratamiento consiste inicialmente en antibioterapia y medidas de soporte para mantener la función cardíaca. En ocasiones se requiere cirugía para sustituir las válvulas dañadas.

DEFINICIÓN

La endocarditis es la inflamación aguda o crónica del endocardio, que es la superficie celular que tapiza las cavidades del corazón, y está formado por dos capas: una exterior de tejido conjuntivo y otra interior de endotelio (**Fig. 31-1**).

La endocarditis es una enfermedad grave que todavía está asociada con una elevada mortalidad. Consiste en una inflamación del revestimiento interno de las cavidades y las válvulas del corazón, debida principalmente a una infección por microorganismos. Estos microorganismos generalmente son bacterias gramnegativas, como *Haemophilus influenzae, Aggregatibacter actinomycetemcomitans, Cardiobacterium hominis, Eikenella corrodens* y *Kingella kingae*, que se encuentran presentes como flora saprófita en la boca y el tracto respiratorio superior. Microorganismos grampositivos, como enterococos, estreptococos y estafilococos, también son causa frecuente de endocarditis. Es menos probable que lo produzca una infección fúngica.

Cuando estos patógenos circulan por el torrente sanguíneo, pueden adherirse a diversas zonas del corazón y crecer formando vegetaciones compuestas sobre todo por pla-

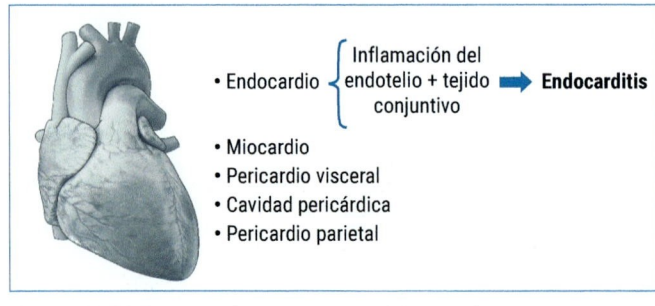

Figura 31-1. Descripción de las capas del corazón.

quetas, los mismos microorganismos y fibrina. Estas vegetaciones pueden desprenderse parcial o completamente de su adherencia al endocardio y causar embolismos en otros órganos, como los riñones o los pulmones. Estas embolias sépticas, si no se recibe un tratamiento adecuado, pueden causar la muerte.

Se pueden distinguir cuatro tipos de endocarditis dependientes del origen de la infección o adherencia del patógeno: protésica (microorganismo adherido a una válvula cardíaca protésica); sobre válvula nativa; sobre marcapasos o desfibriladores implantables, y con origen de la infección por vía parenteral.

EPIDEMIOLOGÍA

La endocarditis tiene una incidencia anual de 3 a 10 casos por cada 100.000 habitantes. Es dos veces más común en hombres que en mujeres y el pico máximo de incidencia se produce en > 65 años. Esto se debe a que los factores de riesgo de esta enfermedad, como poseer válvulas artificiales o estar en tratamiento con hemodiálisis, son más frecuentes en la edad avanzada.

La mortalidad varía entre el 13 y el 25 % y un dato que se ha observado últimamente es que entre el 9 y el 20 % de los pacientes fallecen durante el primer año tras el alta. Estos datos varían dependiendo del país, siendo la mortalidad en los países africanos > 26 %, debido a que la disponibilidad de antibióticos adecuados para su tratamiento es limitada.

La incidencia de endocarditis ha mostrado un aumento progresivo en las dos últimas décadas y, por lo tanto, la mortalidad global por esta causa también se está incrementando, a pesar de la mejora de los tratamientos. La causa de este aumento de la incidencia se debe a que cada vez se realiza un mayor número de manipulaciones instrumentales invasivas que pueden ser vía de entrada de los microorganismos al torrente circulatorio.

ETIOLOGÍA

La endocarditis se produce por la entrada de microorganismos a través del torrente sanguíneo y la fijación de estos al endocardio. Tienen mayor predisposición a fijarse sobre una válvula cardíaca y comienzan a multiplicarse formándose vegetaciones. La respuesta inmunitaria para controlar la infección implica un edema local, que puede alterar las funciones de las válvulas. Si un fragmento de la vegetación se suelta, forma un émbolo séptico que circula libremente por el torrente sanguíneo y puede impactarse en un vaso sanguíneo distal, comprometiendo la vascularización de esa zona del cuerpo.

Los microorganismos pueden entrar al torrente sanguíneo en diversas situaciones, como por ejemplo: procedimientos dentales con sangrado, del tracto respiratorio (amigdalectomía, broncoscopia) o genitourinarios (cistoscopias, sondaje uretral); cirugías del tracto gastrointestinal, así como por vía parenteral en adictos a drogas. En estos últimos es característica la mayor predisposición a desarrollar endocarditis de las válvulas auriculoventriculares (tricúspide y mitral).

Hay diversos tipos de microorganismos que pueden causar una endocarditis y, según la agresividad de estos patógenos, la endocarditis puede ser aguda (evoluciona muy rápido en días o semanas porque el patógeno es muy agresivo) o subaguda (los patógenos son menos agresivos y la enfermedad evoluciona lentamente durante semanas o meses).

FACTORES DE RIESGO

Los factores de riesgo para desarrollar endocarditis se resumen en el **recuadro 31-1**.

MANIFESTACIONES CLÍNICAS

Los síntomas de la endocarditis pueden variar según el tipo de patógeno y la extensión del tejido afectado. Además, existe una gran variabilidad interindividual y los síntomas pueden desarrollarse de forma lenta o repentina.

Los síntomas más comunes son fiebre, escalofríos y sudoración de varios días de evolución, y pueden aparecer y desaparecer o ser más notorios durante la noche. También suele haber dolores articulares y musculares, fatiga, falta de apetito, debilidad, disnea, dolor torácico y edemas de miembros inferiores o incluso generalizados.

Otros síntomas menos frecuentes son:

- Pérdida de peso sin causa aparente.
- Hematuria.
- Hipersensibilidad en la zona del bazo.
- Pequeñas hemorragias lineales subungueales.
- Lesiones de Janeway (manchas de color rojo, morado o marrón indoloras en las plantas de los pies o las manos).
- Nódulos de Osler (bultos de color rojo o morado o hiperpigmentación que provocan dolor en la punta de los dedos de los pies y de las manos).

RECUADRO 31-1. Factores de riesgo de la endocarditis

La endocarditis puede ocurrir en personas sanas, pero existen determinados factores de riesgo que aumentan las probabilidades de desarrollarla. Dichos factores de riesgo son los siguientes:

- Edad avanzada (> 65 años).
- Válvulas cardíacas artificiales y dispositivos cardíacos implantados (los microorganismos se adhieren mejor a ellos).
- Válvulas cardíacas dañadas.
- Defectos cardíacos congénitos.
- Consumo de drogas por vía intravenosa (infección por una aguja contaminada).
- Mala higiene dental (las bacterias de la boca pueden pasar a la sangre por alguna herida).
- Uso de catéteres a largo plazo.
- Manipulaciones instrumentales: procedimientos dentales, sobre el tracto respiratorio (amigdalectomía, broncoscopia) o genitourinarios (cistoscopias, sondaje uretral), así como cirugías gastrointestinales. En estos pacientes se indica una profilaxis antibiótica previa a la realización del procedimiento, con el objetivo de reducir el riesgo de endocarditis.

- Petequias (manchas redondas pequeñas moradas, rojas o marrones en la piel, en la parte blanca de los ojos o en el interior de la boca).

En la auscultación cardíaca suelen aparecer soplos cardíacos por alteración del flujo sanguíneo a través de la válvula afectada.

Las manifestaciones clínicas de la endocarditis se deben a la bacteriemia, que se traduce en fiebre, escalofríos y sudoración, y a la insuficiencia cardíaca, que se manifiesta como disnea, debilidad y edemas.

DIAGNÓSTICO

Se sospecha de endocarditis cuando existe un proceso infeccioso con presencia de fiebre, pero no se detecta un foco visible de la infección. Además, hay que tener en cuenta otros síntomas que suelen estar asociados, como los mencionados antes, así como la presencia de factores de riesgo.

Primero hay que detectar la presencia de microorganismos en la sangre (bacteriemia). Para ello se realizan hemocultivos, que permiten identificar el patógeno y su sensibilidad a antibióticos.

Una vez evidenciada la bacteriemia, debe hacerse un ecocardiograma para identificar la presencia de vegetaciones y la afectación funcional de las válvulas del corazón. En una primera instancia, el ecocardiograma se realiza por vía transtorácica, que permite visualizar adecuadamente las válvulas de las cavidades izquierdas. Sin embargo, para una mejor visualización de las válvulas de las cavidades derechas, el ecocardiograma por vía transesofágica podría estar indicado. Este consiste en la introducción de un endoscopio con ecógrafo incorporado en la punta que, a través de la pared esofágica, obtiene imágenes de las cavidades cardíacas derechas y sus válvulas, con mayor sensibilidad para la identificación de patologías en estas localizaciones, en comparación con la vía transtorácica. Sin embargo, el ecocardiograma transesofágico es un procedimiento invasivo y no se realiza de forma sistemática, sino solo cuando existe una gran sospecha de endocarditis y no se ha detectado patología alguna mediante el ecocardiograma transtorácico.

TRATAMIENTO

El tratamiento inicial consiste en la administración de un antibiótico empírico. En función del resultado del hemocultivo y su antibiograma, así como de la evolución clínica del paciente, se decide si continuar con la misma pauta antibiótica o modificarla.

Por otro lado, deben tratarse todas las complicaciones derivadas (insuficiencia cardíaca, embolias, abscesos, etc.), cada una con su tratamiento específico. Puede requerirse un tratamiento quirúrgico para: sustituir una válvula cardíaca afectada por una prótesis; drenar un absceso, o resolver o prevenir una embolia.

COMPLICACIONES

Las vegetaciones formadas en la endocarditis pueden afectar a la función valvular y condicionar una estenosis o una insuficiencia valvular, que pueden desencadenar un cuadro de insuficiencia cardíaca. Por otra parte, el desprendimiento de émbolos sépticos puede desplazarse hacia otros órganos y producir complicaciones como ictus o tromboembolismos pulmonares, así como diseminación hematógena de bacterias que forman abscesos en el corazón, el cerebro, el bazo, los pulmones y los riñones, aunque pueden llegar a afectar a cualquier órgano.

PRONÓSTICO

La endocarditis es una enfermedad grave que, incluso con un tratamiento adecuado, puede resultar mortal. El pronóstico dependerá de las características del paciente, si presenta factores de riesgo u otras enfermedades asociadas. También dependerá de la agresividad y el tipo de microorganismo causante, así como de lo avanzada que esté la enfermedad en el momento de tratarla.

El 50 % de los pacientes tiene semejante afectación valvular tras la endocarditis que puede acabar requiriendo una cirugía para recambio valvular. No obstante, a pesar de ser una enfermedad grave, en muchos pacientes es posible la curación sin secuelas con el tratamiento adecuado.

PREVENCIÓN

Se recomienda a toda la población conocer los signos y síntomas de la endocarditis para detectarla temprano, cuidarse los dientes y las encías para reducir el riesgo de que los microorganismos de la boca pasen al torrente sanguíneo y no consumir drogas por vía intravenosa.

Además, se aconseja profilaxis a ciertos pacientes con factores de riesgo cuando van a someterse a diversos procedimientos que pueden favorecer la endocarditis. La indicación de profilaxis antibiótica y del tipo de antibiótico recomendado debe ser individualizada, en función de las características del paciente y el factor de riesgo que presente.

PUNTOS CLAVE

- La endocarditis se produce por un microorganismo que circula por el torrente sanguíneo, se adhiere al endocardio, prolifera y forma vegetaciones.
- Poseer dispositivos cardíacos implantados, tener válvulas cardíacas dañadas o ser adicto a drogas por vía parenteral constituyen factores de riesgo.
- El diagnóstico de la endocarditis se realiza mediante hemocultivo (para detectar el patógeno) y ecocardiograma (para observar la presencia de vegetaciones en el endocardio y la alteración en la función cardíaca derivada de ello).
- El tratamiento consiste en antibioterapia, aunque en ocasiones se requiere cirugía para sustituir las válvulas dañadas.

BIBLIOGRAFÍA

Baddour LM, Wilson WR, Bayer AS et al. Infective endocarditis. Circulation 2005; 111: e394-434.

Chen E, Smith BJ, Marschalk N et al. Epidemiology and pathophysiology of infective endocarditis. En: Kilic A, ed. Infective endocarditis. Londres: Academic Press, 2022; p. 1-139.

Chopra T, Kaatz GW. Treatment strategies for infective endocarditis. Expert Opin Pharmacother 2010; 11: 345-60.

Khaledi M, Sameni F, Afkhami H et al. Infective endocarditis by HACEK: a review. J Cardiothorac Surg 2022; 17: 185.

Rajani R, Klein JL. Infective endocarditis: a contemporary update. Clin Med 2020; 20: 31-5.

AUTOEVALUACIÓN

Pericarditis

32

S. El Ghazi y J. Ruiz-Tovar Polo

OBJETIVOS DE APRENDIZAJE

- Reconocer la importancia clínica de la pericarditis.
- Conocer los factores causantes de esta enfermedad.
- Revisar los mecanismos fisiopatológicos que condicionan la aparición de las complicaciones derivadas de la pericarditis.
- Conocer el manejo terapéutico de esta enfermedad.

SÍNTESIS CONCEPTUAL

La pericarditis es una enfermedad caracterizada por la inflamación del pericardio. En función de su evolución puede clasificarse en pericarditis aguda, crónica o recurrente. La principal causa de la pericarditis son las infecciones víricas. Es importante realizar un diagnóstico precoz, dado que las complicaciones derivadas de esta enfermedad pueden suponer una amenaza para la vida del paciente.

DEFINICIÓN

La pericarditis es una enfermedad caracterizada por la inflamación del pericardio, que es la membrana delgada en forma de saco que rodea el corazón. Esta membrana consta de dos hojas: pericardio parietal y pericardio visceral (Fig. 32-1).

El pericardio actúa como protección mecánica del corazón y los grandes vasos, y también como lubricante para reducir la fricción entre el corazón y las estructuras circundantes. La inflamación de esta membrana puede suponer una alteración de la función del corazón, sobre todo de la cantidad de sangre que bombea el ventrículo izquierdo en cada latido, lo que se denomina fracción de eyección.

EPIDEMIOLOGÍA

La pericarditis afecta habitualmente tanto a hombres como a mujeres, con similar incidencia, entre los 20 y los 50 años. Suele aparecer con frecuencia después de que se presentan infecciones de las vías respiratorias. También puede darse en niños, donde por lo general está causada por infecciones ví-

ricas, aunque también es una manifestación clínica habitual del lupus eritematoso sistémico de la infancia.

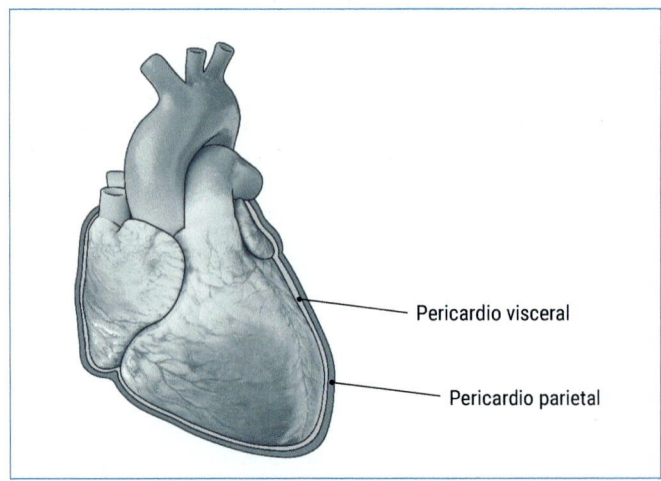

Figura 32-1. Anatomía normal del pericardio con sus dos hojas (visceral y parietal). Entre ambas se delimita una cavidad pericárdica, que está lubricada por una mínima cantidad de líquido pericárdico.

ETIOLOGÍA

Hasta en el 90 % de los casos se desconoce la causa de la pericarditis. Es lo que se denomina pericarditis idiopática. Entre las causas conocidas se incluyen las siguientes:

- Complicación de una infección vírica: en la mayoría de los casos, un virus gastrointestinal provoca una pericarditis vírica.
- Una infección bacteriana, incluida la tuberculosis, que causa una pericarditis bacteriana.
- Una infección fúngica que ocasiona una pericarditis fúngica.
- Una infección parasitaria que provoca una pericarditis parasitaria.
- Algunas enfermedades autoinmunitarias, como el lupus eritematoso sistémico, la artritis reumatoide y la esclerodermia, pueden causar pericarditis.
- Las lesiones torácicas, por ejemplo, tras traumatismo torácico, ocasionan pericarditis traumática.
- La insuficiencia renal provoca pericarditis urémica.
- Tumores, como el linfoma, causan pericarditis neoplásicas.

El riesgo de pericarditis aumenta tras:

- Un infarto agudo de miocardio.
- Cirugía cardíaca (síndrome pospericardiotomía).
- Radioterapia.
- Tratamientos cardíacos endovasculares, entre los que se incluyen el cateterismo cardíaco o la ablación por radiofrecuencia.

CLASIFICACIÓN

La pericarditis se clasifica en los siguientes tipos:

- Pericarditis aguda: inflamación del pericardio que se desarrolla de forma súbita, junto con la aparición repentina de síntomas.
- Pericarditis crónica: inflamación del pericardio que dura tres meses o más después del ataque agudo inicial.
- Pericarditis constrictiva: forma grave de pericarditis, en la que las capas inflamadas del pericardio se endurecen, desarrollan tejido cicatricial, se espesan y se pegan entre sí. La pericarditis constrictiva interfiere en el funcionamiento normal del corazón. Suele producirse tras múltiples episodios de pericarditis aguda a lo largo del tiempo.
- Pericarditis infecciosa: se desarrolla como consecuencia de una infección vírica, bacteriana, fúngica o parasitaria.
- Pericarditis idiopática: pericarditis que no tiene una causa conocida.
- Pericarditis traumática: aparece como consecuencia de una lesión traumática en el tórax.
- Pericarditis urémica: se produce como consecuencia de una insuficiencia renal.
- Pericarditis maligna: se desarrolla como consecuencia de un cáncer que crece en el organismo.

FISIOPATOLOGÍA

La pericarditis supone un engrosamiento del pericardio, la serosa que recubre el corazón. Como consecuencia de ello, puede producirse un exudado en el interior de la cavidad pericárdica, lo que implica un aumento del líquido dentro de esta cavidad. Esto puede condicionar que el corazón no sea capaz de expandirse lo suficiente durante la diástole, lo que causa una falta de llenado de las cavidades cardíacas, que desemboca en un cuadro de insuficiencia cardíaca.

Por otra parte, al igual que todas las membranas serosas del organismo, el pericardio tiene terminaciones nerviosas. El roce de esta membrana inflamada con los latidos cardíacos provoca un dolor de características viscerales.

MANIFESTACIONES CLÍNICAS

El síntoma inicial de la pericarditis es el dolor torácico agudo y punzante, como consecuencia del roce del pericardio durante los latidos cardíacos. Puede empeorar al toser, tragar, respirar profundamente o tumbarse, y suele mejorar al sentarse e inclinarse hacia delante.

Otros síntomas de la pericarditis son:

- Dolor en la espalda, el cuello o el hombro izquierdo (dolor referido).
- Tos seca (por irritación de terminaciones vagales).
- Palpitaciones (sensación de que el corazón se acelera o late de forma irregular). La inflamación del miocardio puede alterar la contractilidad del miocardio y generar arritmias.
- Fiebre.
- Edemas en miembros inferiores y disnea. Son indicativos de un cuadro de insuficiencia cardíaca y suelen aparecer en las pericarditis constrictivas, en las que el pericardio se endurece o engrosa. Cuando esto ocurre, el miocardio no puede expandirse, lo que impide el llenado de las cavidades cardíacas, por lo que aumenta la presión de forma retrógrada hacia las venas pulmonares o las venas cavas. Esto condiciona la aparición de una insuficiencia cardíaca congestiva.

DIAGNÓSTICO

El diagnóstico de la pericarditis debe basarse en la anamnesis, la exploración física y los resultados de las pruebas complementarias.

Anamnesis

Hay que investigar si el paciente ha tenido una infección respiratoria reciente, un infarto de miocardio o un traumatismo torácico en las últimas semanas. El paciente referirá un cuadro de dolor torácico y deben indagarse sus características, intensidad, localización, erradicación, así como si empeora cuando se tumba, respira o tose.

Exploración física

Cuando el pericardio está inflamado, aumenta el líquido entre las dos capas del pericardio (visceral y parietal). Un signo frecuente es el roce pericárdico durante la auscultación. Es el sonido del pericardio parietal rozando el pericardio visceral o el epicardio. El médico lo auscultará con un fonendoscopio. De igual forma, este líquido en la cavidad pericárdica (derrame pericárdico) puede dificultar la transmisión de los ruidos cardíacos valvulares (atenuación de ruidos cardíacos).

Pruebas complementarias

Existen varias pruebas complementarias que ayudan a detectar la presencia de pericarditis:

- ECG: detecta y registra la actividad eléctrica del corazón, y ciertos resultados de esta prueba sugieren la presencia de pericarditis. Igualmente puede detectar alteraciones de la conductividad eléctrica o la aparición de focos eléctricos ectópicos (arritmias).
- Radiografía de tórax: puede mostrar un aumento del tamaño del corazón, lo que puede ser un signo de exceso de líquido en el pericardio. Si hay un cuadro de insuficiencia cardíaca secundaria, se apreciarán signos de edema agudo de pulmón.
- Ecocardiografía: utiliza ondas sonoras para crear imágenes del corazón que muestran su tamaño y forma, así como su funcionamiento. Puede mostrar la acumulación de líquido en el pericardio. Es la prueba de elección para el diagnóstico de la pericarditis, al detectar el engrosamiento de las membranas y la acumulación de líquido en la cavidad pericárdica. Con el efecto Doppler pueden apreciarse alteraciones del flujo sanguíneo, reducción del llenado de cavidades cardíacas y reflujo hacia las venas cavas y venas pulmonares.
- TC y RM cardíacas: sirven para caracterizar mejor la afectación del pericardio y de las estructuras vecinas, así como para descartar otras causas de dolor torácico.

TRATAMIENTO

El tratamiento de la pericarditis depende de la gravedad y la causa subyacente de la enfermedad. El tratamiento farmacológico incluye:

- Antiinflamatorios no esteroideos (AINE): estos medicamentos, como el ibuprofeno o el naproxeno, ayudan a aliviar el dolor y la inflamación asociados a la pericarditis.
- Colchicina: este fármaco puede ayudar a reducir la inflamación y prevenir las recidivas de la pericarditis. Suele utilizarse en combinación con AINE.
- Corticosteroides: si los AINE y la colchicina no son eficaces, pueden utilizarse corticosteroides para reducir la inflamación, si bien su uso prolongado puede tener efectos secundarios.
- Antibióticos: se emplean cuando la pericarditis está causada por una infección bacteriana.

Sin embargo, hay situaciones en las que es necesario recurrir a procedimientos invasivos o incluso quirúrgicos:

- Pericardiocentesis: se trata de un procedimiento en el que se introduce una aguja en el saco pericárdico para drenar

el exceso de líquido acumulado. Suele realizarse en casos graves, en los que existe riesgo de taponamiento cardíaco, que es cuando el exceso de líquido pericárdico ejerce presión sobre el corazón e impide su llenado de forma drástica.
- Cirugía (pericardiectomía o realización de una ventana pericárdica): en raras ocasiones, puede ser necesaria una intervención quirúrgica para extirpar el pericardio, total o parcialmente, si este se engrosa y se vuelve restrictivo, dando lugar a una afección denominada pericarditis constrictiva.

COMPLICACIONES

Aunque la pericarditis suele ser un proceso leve y autolimitado, en algunos casos puede dar lugar a complicaciones graves. Algunas de las complicaciones de la pericarditis son:

- Derrame pericárdico: la pericarditis puede hacer que se acumule líquido en el saco pericárdico, dando lugar a una afección denominada derrame pericárdico. Los derrames pericárdicos grandes pueden comprimir el corazón y afectar a su funcionamiento, lo que provoca una insuficiencia cardíaca (**Fig. 32-2**).
- Taponamiento cardíaco: se produce cuando el derrame pericárdico es tan grande que comprime el corazón y le impide funcionar de forma correcta. Esto puede provocar un descenso de la presión arterial potencialmente mortal, que requiere un drenaje pericárdico inmediato.
- Pericarditis constrictiva: en algunos casos, la inflamación del pericardio puede conducir al desarrollo de tejido cicatricial, lo que puede hacer que el pericardio se vuelva rígido y constriña el corazón. Esta afección se denomina pericarditis constrictiva y puede causar síntomas de insuficiencia cardíaca crónica.
- Arritmias: la pericarditis puede producir anomalías en el ritmo cardíaco, lo que provoca arritmias, que pueden ser mortales en algunos casos.
- Miocarditis: la pericarditis también puede originar inflamación del músculo cardíaco, una afección denominada

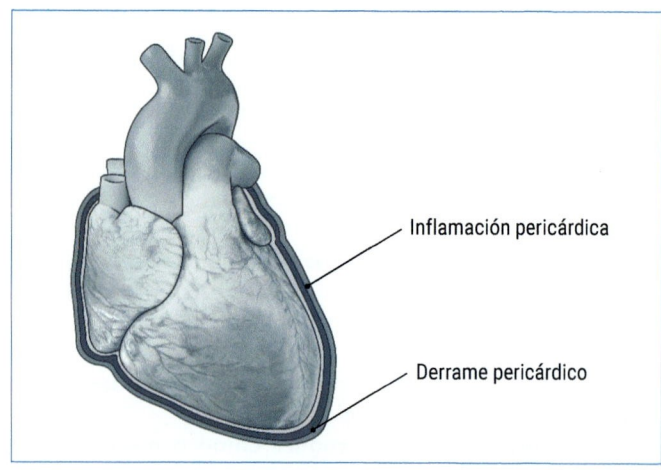

Figura 32-2. Pericarditis aguda, con engrosamiento de las membranas pericárdicas, que condiciona un exudado y una acumulación de líquido en la cavidad pericárdica (derrame pericárdico).

Inflamación pericárdica

Derrame pericárdico

miocarditis. Esto puede alterar la contractilidad del corazón y causar síntomas como dolor torácico, disnea o edemas periféricos.

- Pericarditis recurrente: algunas personas tienen episodios recurrentes de pericarditis, que pueden dar lugar a complicaciones a largo plazo, como la pericarditis constrictiva.

PUNTOS CLAVE

- La pericarditis es la inflamación de la membrana serosa que recubre el corazón.
- Suele estar causada por infecciones víricas, por lo que hay que investigar los antecedentes de infecciones respiratorias recientes.
- El principal síntoma es el dolor torácico.
- Aunque normalmente es un proceso leve y autolimitado, en ocasiones pueden aparecer complicaciones potencialmente mortales, como el taponamiento cardíaco.

BIBLIOGRAFÍA

Brook I. Pericarditis caused by anaerobic bacteria. Int J Antimicrob Agents 2009; 33: 297-300.
Cecil RL, Goldman L, Ausiello DA et al. Cecil-Goldman. Tratado de medicina interna. Londres: Elsevier Health Sciences Spain, 2013.
Doctor NS, Shah AB, Coplan N, Kronzon I. Acute pericarditis. Prog Cardiovasc Dis 2017; 59: 349-59.

Imazio M, Gaita F, LeWinter M. Evaluation and treatment of pericarditis: a systematic review. Clin Rev Educ 2015; 314: 1498-506.
LeWinter MM, Tischler MD. Pericardial diseases. En: Bonow RO, Mann DL, Zipes DP et al., eds. Braunwald's heart disease: a textbook of cardiovascular medicine. Philadelphia: Saunders Elsevier, 2011: 1651-71.

 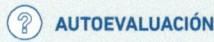 AUTOEVALUACIÓN

Exploración de la enfermedad vascular periférica

33

A. Sánchez Gollarte, C. Guijarro Moreno y E. Ovejero Merino

OBJETIVOS DE APRENDIZAJE

- Conocer las características de la enfermedad arterial periférica.
- Conocer las características de la enfermedad venosa periférica.
- Reconocer las situaciones de gravedad que precisan tratamiento urgente.

SÍNTESIS CONCEPTUAL

El término «enfermedad vascular periférica» engloba una serie de entidades clínicas que afectan al sistema arterial periférico y/o a la red venosa periférica. Sin embargo, la enfermedad arterial periférica tiene una fisiopatología, unas manifestaciones clínicas y unas consecuencias para el paciente sustancialmente diferentes a la enfermedad de la red venosa periférica y, por lo tanto, el tratamiento también va a ser diferente. Algunos pacientes pueden presentar coexistencia de afectación arterial y venosa, pero por lo general una predomina sobre la otra.

En este capítulo se abordará de forma individualizada las exploraciones vasculares arterial y venosa, ya que cada una de ellas tiene características propias que son esenciales para reconocer cuál es el sistema afectado e instaurar el tratamiento correcto.

ENFERMEDAD ARTERIAL PERIFÉRICA

El diagnóstico de la enfermedad arterial periférica (EAP) se basa en tres pilares fundamentales: conocer los factores de riesgo que predisponen a su desarrollo; realizar una adecuada historia clínica, y llevar a cabo una exploración minuciosa que identifique las lesiones y oriente hacia el grado de afectación.

Epidemiología

La EAP afecta fundamentalmente a los miembros inferiores y suele debutar en pacientes > 50-60 años. Se estima que la prevalencia de esta enfermedad es de alrededor del 15-20 % en pacientes > 70 años.

Etiología y factores de riesgo

En el 90 % de los casos, la EAP obedece a una arterioesclerosis ateromatosa/obstructiva, que condiciona el estrechamiento y endurecimiento de las arterias que llevan la sangre a los miembros inferiores, lo que genera una disminución del flujo sanguíneo, que puede progresar hasta la oclusión total de los vasos arteriales. La segunda causa de EAP es la tromboangeítis obliterante o enfermedad de Buerger, que consiste en la inflamación de la capa íntima de los vasos distales de los pies y las manos, lo que ocluye lentamente la luz vascular.

Aunque el envejecimiento es un factor de riesgo fundamental para el desarrollo de la EAP, otros factores se han asociado al desarrollo y a una mayor gravedad de esta enfermedad.

El tabaquismo y su intensidad se asocian de forma importante con la EAP. En los últimos años, la diabetes se ha posicionado como uno de los factores de riesgo más prominentes para el desarrollo de la EAP. La hipertensión arterial y la hiperlipidemia constituyen otros dos factores de riesgo fundamentales asociados al desarrollo de esta enfermedad.

Presentación clínica

Inicialmente, los pacientes pueden ser asintomáticos o paucisintomáticos. Con el envejecimiento progresivo pueden presentar síntomas atípicos en los miembros inferiores enmascarados por procesos, como la enfermedad vertebral lumbar, la neuropatía, la enfermedad articular degenerativa o las miopatías, o síntomas típicos, como la claudicación vasculógena, el dolor en reposo y las lesiones tróficas (úlceras isquémicas y gangrena).

Los síntomas típicos de la claudicación vasculógena se caracterizan por dolor o calambres en la región posterior de los miembros inferiores (glúteo, muslo o pantorrilla), que aparecen al caminar y se alivian con el reposo. La localización de los síntomas suele correlacionarse con el nivel anatómico de la enfermedad; así, la afectación aortoilíaca produce dolor en glúteos y muslos, mientras que la afectación femoropoplítea provoca claudicación de la pierna (**Tabla 33-1**).

La claudicación vasculógena a menudo se confunde o incluso coexiste con la claudicación neurógena, por lo que una buena anamnesis y exploración física son indispensables para diferenciarlas. Típicamente, la claudicación vascular se inicia al caminar y se resuelve con un período de reposo corto, en el que se reducen las necesidades metabólicas musculares. En cambio, la claudicación neurógena no tiene un inicio variable ni necesita un cambio de postura para que se alivien los síntomas.

Los signos y síntomas de la arteriopatía periférica se han agrupado en cuatro estadios evolutivos, en la conocida como clasificación de Fontaine (**Tabla 33-2**).

Exploración física

Inspección

La inspección del paciente con sospecha de EAP es el primer paso en la exploración física (**Recuadro 33-1**), ya que puede orientar tanto a si la afectación es arterial o venosa como al grado de afectación en función del tipo de lesiones que presente el paciente:

- Color de la piel: los pacientes con EAP a menudo presentan cambios en la coloración de la piel, que pueden incluir enrojecimiento, palidez o incluso cianosis (**Fig. 33-1**). Habitualmente, estos pacientes muestran palidez con la elevación del miembro y rubor en declive. En pacientes con claudicación puede no haber palidez, la cual sí es frecuente cuando existe isquemia crítica, que puede acompañarse o no de cianosis o eritrosis en declive.
- Temperatura de la piel: en presencia de EAP, la mala perfusión distal suele producir frialdad en el área afectada.
- Pérdida de anejos: en la pierna enferma se pierde el pelo, las uñas están malnutridas y la piel está seca.
- Lesiones isquémicas: por lo general aparecen sobre planos óseos en el tercio distal de la pierna (pie, antepié, maléolos y talón) y, con menos frecuencia, en sectores cercanos a la articulación de la rodilla. Morfológicamente, las úlceras arteriales tienen matices según la patología de base, pero en general se caracterizan por su tamaño pequeño y por tener bordes delimitados no sangrantes y con fondo costroso.
- Las úlceras arteriales se clasifican en los siguientes grupos, cada uno con características específicas:
  - Úlceras hipertensivas: aparecen en pacientes con hipertensión de larga evolución. Típicamente se localizan en

Tabla 33-1. Sintomatología de la claudicación vasculógena según la localización de la lesión

Localización de la lesión	Cuadro clínico
Aortoilíaca	Claudicación glúteo-muslo-gemelo. Puede haber impotencia sexual en el varón
Femoropoplítea	Claudicación gemelar con claudicación plantar o sin ella
Infrapoplítea	Claudicación plantar

Tabla 33-2. Clasificación de Fontaine de los signos y síntomas de la arteriopatía periférica

Estadio	Definición
I	Asintomático
IIa	Claudicación a más de 200 m
IIb	Claudicación a menos de 200 m
III	Dolor en reposo
IV	Necrosis/gangrena

RECUADRO 33-1. Regla mnemotécnica de la exploración de la enfermedad arterial

La exploración física en la enfermedad arterial es esencial para diferenciar los casos de enfermedad arterial periférica aguda o crónica. La isquemia arterial aguda es una emergencia vascular que debe sospecharse cuando en el paciente aparecen de forma brusca los siguientes signos exploratorios, conocidos como las 6 «P»:

- Dolor (*pain*)
- **P**alidez/cianosis en estadios avanzados
- Ausencia de pulsos (*pulselessness*)
- **P**oiquilotermia
- **P**arestesias
- **P**arálisis

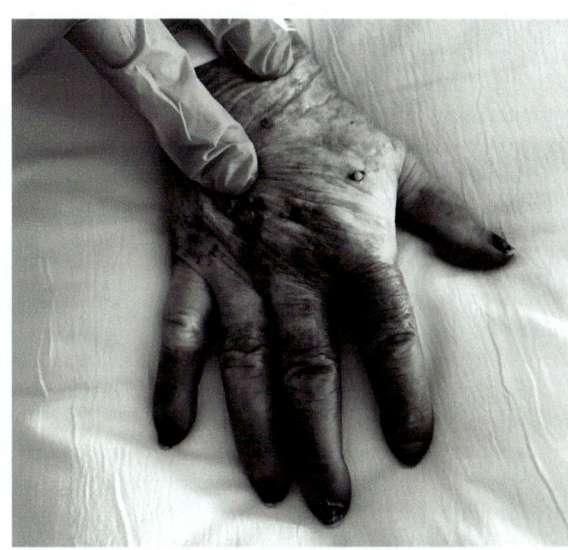

Figura 33-1. Cambios cianóticos en miembro superior.

la cara anteroexterna del tercio inferior de la pierna y se caracterizan por ser bilaterales, superficiales, de tamaño reducido, bordes irregulares e hiperémicos con fondo necrótico y de difícil cicatrización. Estas lesiones son especialmente dolorosas, sobre todo cuando el paciente se encuentra en posición de decúbito.

– Úlceras arterioescleróticas: producen por lo general un dolor lacerante, agudo y de difícil control. No suelen ser exudativas y presentan forma plana y tamaño variable. Tienen bordes geográficos con placa necrótica seca, así como piel perilesional intacta y no sangrante. Suelen ser unilaterales y se acompañan de isquemia del pie. La extremidad presenta piel pálida, delgada, brillante, seca y sin vello. Es típica la ausencia de pulsos en las extremidades inferiores.

– Úlceras angeíticas: se producen como consecuencia de la tromboangeítis obliterante, íntimamente asociada con el hábito tabáquico. Los pacientes suelen manifestar ausencia de pulsos distales, pero con conservación del pulso poplíteo. Son lesiones de tamaño pequeño, aspecto plano y bordes irregulares con fondo atrófico. Son sumamente dolorosas y los pacientes pueden tener brotes sucesivos en el transcurso de su vida, que pueden afectar tanto a los miembros inferiores (más frecuente) como a los superiores (manos del fumador).

– Úlceras diabéticas: el pie diabético es un tipo especial de isquemia crónica que se produce en los pacientes diabéticos con microangiopatía o macroangiopatía secundarias a la diabetes. Se caracteriza por lesiones isquémicas generalmente de pequeño tamaño, que tienden a localizarse en los dedos, los bordes medial y lateral del pie o la planta del pie (**Figs. 33-2** y **33-3**).

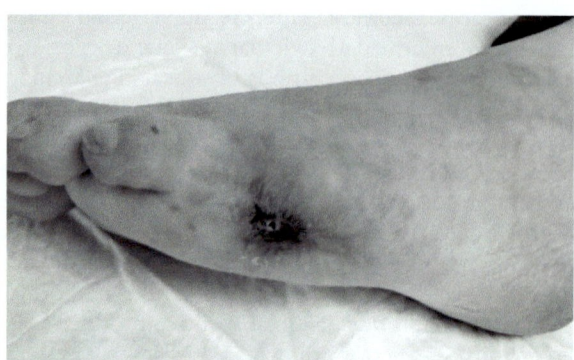

Figura 33-2. Lesión típica del paciente diabético.

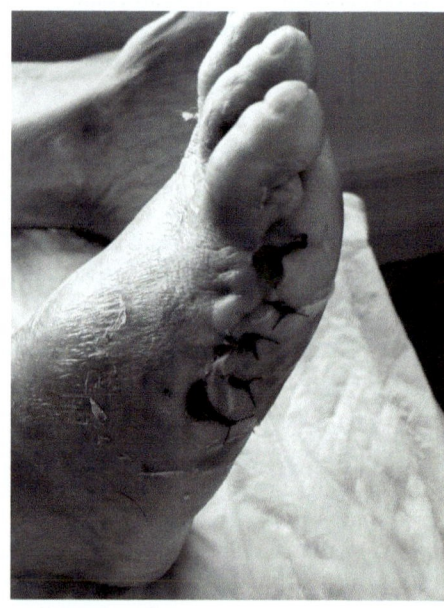

Figura 33-3. Amputación en paciente diabético.

Palpación

Durante la palpación de los miembros de un paciente con sospecha de EAP es importante explorar los dos miembros de forma simultánea y comparar uno con el otro. Hay que valorar:

• Presencia de cambios en la consistencia de la piel.
• Existencia de edema.
• Temperatura cutánea: debe explorarse con el dorso de la mano. Pueden identificarse zonas de frialdad por isquemia o de aumento de la temperatura por flebitis superficiales, linfangitis u otros procesos inflamatorios. En pacientes con claudicación no suele apreciarse una disminución de la temperatura o palidez, que sí es habitual en pacientes con isquemia crítica.
• Pulsos: la evaluación de los pulsos es crucial para el diagnóstico de la EAP, así como para poder aproximar el nivel de afectación. La exploración de los pulsos debe practicarse de forma suave, con el pulpejo de los dedos para evitar la compresión de la arteria durante la exploración. Debe determinarse si el pulso está ausente o presente y si está aumentado o disminuido con respecto al pulso contralateral. Los pulsos que hay que explorar en cualquier paciente con sospecha de EAP son:

– Humeral: en la cara interna del tercio medio del brazo.
– Braquial: por dentro del tendón del bíceps en la flexura del codo.
– Radial y cubital: por dentro de las apófisis estiloides respectivas.
– Femoral: por debajo del ligamento inguinal.
– Poplíteo: con la rodilla flexionada a 90° y con las dos manos en la zona media del hueco poplíteo o inmediatamente por fuera de ella.
– Pedio: en el dorso del pie, por fuera del tendón del extensor largo del dedo gordo, en la parte superior del espacio metatarsiano, entre el primero y el segundo metatarsianos.
– Tibial posterior: por detrás del maléolo interno, entre este y el tendón de Aquiles.
– Otros pulsos: para una evaluación más exhaustiva que no se centre únicamente en la EAP, deben palparse los pulsos carotídeos, subclavio, axilar y aórtico en el abdomen.

• Relleno capilar o perfusión distal: consiste en observar el relleno de los vasos distales subungueales después de haberlos vaciado por presión sobre la punta del dedo.

Auscultación

Debe auscultarse el área cardíaca y luego continuar en las carótidas, la aorta abdominal y las regiones inguinales en busca de posibles soplos.

Otras exploraciones

Signos exploratorios

Se estudian mediante las siguientes pruebas:

- Prueba postural de Ratschow: la palidez al elevar los pies y las alteraciones en la duración de la hiperemia reactiva al colocarlos en declive son de ayuda en el diagnóstico de la isquemia de las extremidades.
- Prueba de Allen: se realiza para evaluar la existencia de EAP en el miembro superior. El paciente debe mantener el puño cerrado durante 30 segundos mientras se comp'rimen las arterias radial y cubital, tras lo cual se libera una de las arterias y se comprueba el relleno o no de sangre en toda la mano; a continuación, se repite el procedimiento, liberando la otra arteria. Se considera que la prueba es positiva si el tiempo de relleno es > 10 segundos.

Índice tobillo-brazo

Para medir el índice tobillo-brazo se requiere un esfigmomanómetro convencional, una sonda de Doppler continuo manual y una pequeña cantidad de gel conductor. Para su cálculo debe determinarse la presión sistólica en las arterias braquial, tibial posterior y dorsal del pie de las cuatro extremidades. El índice tobillo-brazo de cada extremidad se obtiene de dividir la presión arterial sistólica máxima de esa extremidad inferior (la mayor de la arteria tibial posterior o dorsal del pie) por la mayor de las dos arterias braquiales. La medición de las presiones debe realizarse después de que el paciente haya permanecido tumbado en reposo durante 5-10 minutos. Los resultados de la medición del índice tobillo-brazo indican el grado de EAP (**Tabla 33-3**).

Pruebas complementarias

Destacan las siguientes pruebas:

- Ecografía Doppler: es una técnica útil y ampliamente usada en el estudio de la enfermedad vascular periférica, tanto

carotídea como de las extremidades. Permite la visualización dinámica de la pared y la luz arteriales e identificar de forma fácil calcificaciones y/o dilataciones. Si se combina con el estudio mediante Doppler, es posible llevar a cabo el análisis de los gradientes, que permite estimar la gravedad de la obstrucción con notable fiabilidad (sensibilidad: 92-95 %; especificidad: 97-99 %).
- Arteriografía: la arteriografía es la prueba de referencia para el diagnóstico de la lesión vascular. Sin embargo, tiene como limitación el hecho de ser una prueba invasiva a la que, en general, no se tiene acceso de forma urgente en la mayoría de los centros.

ENFERMEDAD VENOSA PERIFÉRICA

La enfermedad venosa periférica afecta casi exclusivamente a los miembros inferiores, siendo casi anecdótica la afectación del miembro superior.

La red venosa de los miembros inferiores se organiza en dos sistemas venosos principales: el sistema venoso superficial, compuesto fundamentalmente por las venas safena mayor y menor, y el sistema venoso profundo, integrado por la vena ilíaca, las venas femorales superficial y profunda y la vena poplítea. Estos dos sistemas venosos se conectan entre sí mediante las venas perforantes.

El sistema venoso superficial está implicado en la mayoría de las enfermedades venosas, aunque el sistema venoso profundo puede ser origen de patología potencialmente más grave y compleja.

La enfermedad venosa periférica hace referencia, sobre todo, a dos entidades: la insuficiencia venosa crónica y la trombosis venosa profunda. Cada una de ellas tiene una fisiopatología diferente y, por lo tanto, sus manifestaciones clínicas tendrán matices propios.

INSUFICIENCIA VENOSA CRÓNICA

Fisiopatología

Las venas son las encargadas de devolver la sangre al corazón. Para ello, cuentan con válvulas que hacen que la sangre ascienda al abrirse e impiden el reflujo retrógrado al cerrarse. Si la capacidad de cierre-apertura de las válvulas es insuficiente, se genera un reflujo retrógrado de sangre hacia los tramos más inferiores, lo que a largo plazo produce una dilatación por hiperpresión que generalmente afecta al sistema venoso superficial; es lo que se conoce como insuficiencia venosa crónica.

Características clínicas

La insuficiencia venosa crónica se manifiesta por dilatación de las venas superficiales (comúnmente conocidas como varices), junto con edemas maleolares vespertinos y dolor y pesadez en las extremidades inferiores. De forma característica, estos síntomas empeoran durante el día, se vuelven más intensos al anochecer, ceden con el reposo y la elevación de las extremidades inferiores, mejoran con el frío y empeoran con el calor.

La insuficiencia venosa crónica puede manifestarse en forma de varices únicamente, acompañadas en mayor o menor

Tabla 33-3. Correlación del índice tobillo-brazo con su significación clínica	
Índice tobillo-brazo	**Significación clínica**
> 1,3	Vaso no compresible (calcificado)
1-1,29	Normal
0,91-0,99	Resultado equívoco
0,41-0,89	Enfermedad arterial periférica ligera-moderada
0-0,4	Enfermedad arterial periférica grave

medida de los síntomas mencionados antes, o asociar además cambios en la piel e, incluso, complicaciones ulcerosas en estadios más avanzados de la enfermedad. La sucesión de síntomas y manifestaciones dermatológicas van apareciendo de forma ordenada, de manera que pueden distinguirse los siguientes estadios evolutivos:

- Estadio o grado I: se produce un aumento del relieve y el dibujo venoso, lo que permite visualizar las varices cilíndricas, saculares y reticulares.
- Estadio o grado II: aparece el edema, que en su inicio es de tipo blando, más acentuado por la tarde y que mejora con el decúbito supino y el descanso nocturno.
- Estadio o grado III: aparecen las manifestaciones de la piel, el picor, la pigmentación ocre, la alteración de los capilares y la atrofia cutánea.
- Estadio o grado IV: se instaura la úlcera varicosa.

Exploración física

La exploración física del sistema venoso periférico debe ir enfocada a diagnosticar la insuficiencia venosa crónica, así como a confirmar o descartar la presencia de una trombosis venosa profunda.

Los pacientes con sospecha de insuficiencia venosa crónica deben ser explorados inicialmente de pie, con las piernas ligeramente separadas, y los miembros deben ser inspeccionados por delante y por detrás.

Inspección

- Inspección varicosa: las varices pueden observarse como simples varículas (comúnmente conocidas como «arañas vasculares»), que no entrañan gran repercusión clínica, o como dilataciones venosas tortuosas, las cuales indican una enfermedad más evolucionada con probable afectación de los venas perforantes.
- Coloración de la piel: en los pacientes con insuficiencia venosa crónica es típica la alteración en la coloración de la dermis, lo que da lugar a la conocida como dermatitis ocre, que se caracteriza por una hiperpigmentación de la piel típicamente en el tercio inferior del miembro.
- Presencia de edema: el aumento de la permeabilidad capilar provoca edema del miembro, que será el causante de la necrosis tisular, con la consiguiente aparición de úlceras en los estadios más avanzados.
- Lesiones ulcerosas: las úlceras venosas representan la complicación más grave de la insuficiencia venosa crónica. Se definen como una pérdida de sustancia dermoepidérmica de las partes declives de la pierna. Pueden aparecer en cualquier localización del tercio distal de la extremidad inferior, pero en la mayoría de los casos se observan en la cara lateral interna, en las zonas supramaleolar y pretibial, así como en la cara lateral externa de la pierna.
- Pueden aparecer de forma espontánea o tras un traumatismo y su aparición suele estar precedida de un dolor puntiforme o prurito.
- Morfológicamente se caracterizan por ser lesiones de gran tamaño, por lo general unilaterales, con bordes excavados,

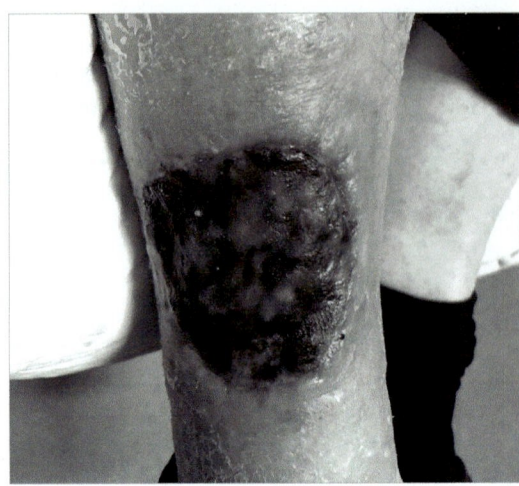

Figura 33-4. Úlcera por insuficiencia venosa crónica con signos de infección.

forma ovalada y fondo regenerativo (**Fig. 33-4**). La piel que rodea a la úlcera suele tener todos los signos de la dermatosis por insuficiencia venosa crónica: pigmentación ocre, lipoesclerosis e incluso cianosis o induración.

Palpación

En la palpación debe seguirse el trayecto venoso de la safena interna y de las dilataciones varicosas, a fin de valorar la posible existencia de una tromboflebitis. La temperatura del miembro suele ser normal en casos de insuficiencia venosa crónica y puede estar alterada si existe trombosis.

Pruebas funcionales

- Maniobra de Schwartz o prueba de percusión: se realiza con el paciente de pie y en dos fases. En la primear fase se percute sobre una dilatación varicosa y se recoge la onda de percusión en el pliegue inguinal (cayado de la safena interna). En la segunda fase se realiza la percusión en la parte alta de la safena interna (cayado de la safena interna) y se palpa la onda de percusión en la porción inferior. Si el sistema valvular es suficiente, dicha onda no debe percibirse. Por el contrario, en caso de válvulas insuficientes, se palpa toda la onda de percusión propagada en sentido centrífugo.
- Prueba de Trendelenburg: con el paciente en decúbito supino y el miembro inferior elevado a 45°, el explorador vacía las dilataciones frotándolas. Una vez vaciadas totalmente, se le coloca al paciente una cincha compresiva en la vena safena mayor por debajo de su unión con la vena femoral, cerca del ligamento inguinal. A continuación, se invita al paciente a levantarse y se comprueban las varices colapsadas unos 30 segundos, para a continuación retirar la compresión y observar lo que sucede:
  - Negativo-negativo: se aprecia congestión a lo largo del trayecto venoso de la vena safena durante los 30 segundos de la compresión por debajo del cayado, y llenado continuo lento después de retirar la compresión. Estos hallazgos indican competencia de las venas perforantes y de la vena safena interna.

– Negativo-positivo: se observa congestión a lo largo del trayecto venoso de la vena safena durante los 30 segundos de la compresión por debajo del cayado; retirada la compresión se produce un llenado rápido desde la parte proximal de la vena safena. Esto indica funcionalidad de las venas perforantes e insuficiencia valvular de la vena safena.

– Positivo-negativo: durante los 30 segundos de la compresión por debajo del cayado, se observa llenado rápido de la vena safena desde la parte distal, causado por venas perforantes insuficientes o por anastomosis con la vena safena menor insuficiente. Retirada la compresión se suma un llenado continuo lento, que indica competencia de la vena safena interna.

– Positivo-positivo: cuando las varices se rellenan rápidamente tanto desde distal como tras la eliminación de la compresión desde proximal, se produce insuficiencia de la vena safena mayor y de la unión con el sistema venoso profundo.

• Prueba de Gerson: se coloca la mano en la región inguinal, por encima de la vena safena mayor, y se pide al paciente que tosa. Si se palpa sobre la vena el aumento de volumen, significa que la válvula del cayado de la safena no funciona correctamente.

Ecografía Doppler

La valoración de la insuficiencia venosa crónica mediante ecografía Doppler debe hacerse en bipedestación. Esta técnica permite una adecuada valoración de las venas del sistema venoso tanto profundo como superficial.

TROMBOSIS VENOSA

Generalidades

La trombosis venosa puede afectar tanto al sistema venoso superficial (tromboflebitis) como al sistema venoso profundo (trombosis venosa profunda). Ambas entidades tienen características exploratorias que permiten diferenciarlas de la insuficiencia venosa crónica.

En la tromboflebitis superficial se dan todos los signos clásicos de la inflamación (calor, dolor, tumefacción y rubor). Tiene tendencia a ir desde la periferia hacia el centro y no da lugar a un síndrome postrombótico.

La tromboflebitis del sistema venoso profundo es una patología relativamente frecuente, sobre todo en aquellos pacientes con antecedentes quirúrgicos recientes, encamamiento prolongado o enfermedades oncológicas y protrombóticas.

Exploración física

Inspección

En la exploración de un paciente con sospecha de tromboflebitis deben valorarse los siguientes parámetros:

• Coloración de la piel: eritema, palidez, cianosis.

• Edema: aumento del diámetro del miembro por extravasación de líquido al espacio intersticial.
• Presencia de cordones indurados, enrojecidos y sobreelevados: cuando se trata de una trombosis venosa profunda, lo más frecuente es que estos cordones aparezcan en la parte posterior de la pierna.
• Debe sospecharse una trombosis venosa profunda, cuando en la inspección se observa:
 – Edema de la extremidad.
 – Cianosis cutánea.
 – Aparición de circulación colateral.

Palpación

• La induración del trayecto de las venas es uno de los signos típicos de la flebitis.
• Hay que valorar la consistencia del edema y el aumento de la consistencia muscular.
• La palpación dolorosa en el recorrido de la vena afectada puede ser un signo precoz de trombosis.
• Debe sospecharse una trombosis venosa profunda, cuando en la palpación se aprecia:
 – Dolor al bamboleo pasivo de la pantorrilla (signo de Ducuing).
 – Dolor a la palpación de la cara interna del muslo.
 – Dolor a la palpación de la ingle, cuando se invita al paciente a toser de manera voluntaria.
 – Aumento de la temperatura cutánea.

Pruebas funcionales

• Prueba de Homans: se emplea como signo precoz de la trombosis venosa profunda de la pierna. El paciente debe estar en decúbito supino y el explorador procede atendiendo a las siguientes fases: en la primera fase se flexiona la cadera, se extiende la rodilla y se flexiona dorsalmente el pie de forma secuencial; en la segunda fase se lleva a cabo el mismo procedimiento, pero flexionando la rodilla y palpando la cara posterior de la pierna. Si durante la flexión dorsal del pie aparece dolor en la cara posterior de la pierna, tanto en flexión como en extensión de la rodilla, es indicativo de trombosis.
• Prueba de Lowenberg: se emplea también como indicador de trombosis. Se coloca el manguito de un esfigmomanómetro en ambas piernas y se hincha hasta 100 mmHg. Si existe trombosis, la pierna sana podrá tolerar presiones considerablemente superiores. Por lo general aparecen disestesias cuando se llega a una presión de 180 mmHg.

Ecografía Doppler

Es el método de elección en el diagnóstico de la trombosis venosa profunda. La exploración debe comprender la valoración de la compresibilidad de los sectores femoral y poplíteo, así como el drenaje proximal de las venas del sóleo y el músculo gastrocnemio. En presencia de trombosis venosa femoral o ausencia de flujo venoso espontáneo modulado por la respiración, es necesaria la exploración del sector ilíaco-cava.

El signo más directo y fiable de trombosis venosa profunda es la imposibilidad del colapso completo de las paredes venosas cuando se comprime la vena con la sonda ecográfica en proyección transversal. En ocasiones es posible visualizar directamente el trombo intraluminal. Pueden producirse falsos positivos en pacientes con gran hipertensión venosa (insuficiencia cardíaca derecha o hepatopatías), obesidad o edema subcutáneo.

PUNTOS CLAVE

- La exploración de los pulsos periféricos es clave en la exploración de la EAP. La ausencia de pulsos, junto con una historia clínica compatible con lesiones isquémicas o sin ellas, permite una primera aproximación diagnóstica hacia la isquemia arterial.

- La isquemia arterial aguda es una patología emergente, que requiere un alto índice de sospecha clínica, pero que puede diagnosticarse de forma relativamente sencilla mediante una buena historia clínica y una exploración compatibles.

- La enfermedad venosa periférica es muy frecuente, pero en general entraña menor gravedad para el paciente que la patología arterial.

- En relación a la enfermedad venosa periférica, la mayor urgencia la constituye la trombosis venosa profunda. El diagnóstico de esta enfermedad se basa en una historia clínica y una exploración compatibles y se confirma mediante la ausencia de compresibilidad venosa en la ecografía Doppler (con visualización del trombo intravascular o sin ella).

BIBLIOGRAFÍA

Gómez Ayala AE. Úlceras vasculares: factores de riesgo, clínica y prevención. Farm Prof 2008; 22: 33-8.

Melón Lozano O, Miñana Climent JC, San Cristóbal Velasco E. Patología vascular periférica. En: Sociedad Española de Geriatría y Gerontología, ed. Tratado de geriatría para residentes. Madrid: IM&C, 2006; p. 355-61.

Mills JL, Pallister Zachary S. Enfermedad arterial periférica. En: Courtney M, ed. Sabiston. Tratado de cirugía. Barcelona: Elsevier, 2022; p. 1767-91.

Pascarella L, Marston W. Enfermedades venosas. En: Courtney M, ed. Sabiston. Tratado de cirugía. Barcelona: Elsevier, 2022; p. 1812-33.

Serrano Hernando FJ, Martín Conejero A. Enfermedad arterial periférica: aspectos fisiopatológicos, clínicos y terapéuticos. Rev Esp Cardiol 2007; 60: 969-82.

AUTOEVALUACIÓN

Enfermedades venosa y linfática

34

R. Hernández Molina

OBJETIVOS DE APRENDIZAJE

- Tomar conciencia de la enfermedad venosa y linfática y de su relación con el deterioro cardiovascular.
- Conocer de manera científica la causa y las consecuencias del deterioro vascular.
- Entender que muchas personas tienen problemas vasculares y conocer las distintas medidas para evitarlos o, al menos, atenuarlos.

SÍNTESIS CONCEPTUAL

Las enfermedades venosa y linfática se refiere a las entidades médicas relacionadas con el sistema circulatorio venoso y linfático. En el caso de la enfermedad venosa, las venas pueden experimentar problemas como insuficiencia venosa crónica, varices o trombosis venosa profunda. La insuficiencia venosa crónica, por ejemplo, ocurre cuando las válvulas en las venas no funcionan correctamente, lo que dificulta el retorno de la sangre al corazón.

En cuanto a la enfermedad linfática, se centra en el sistema linfático, que es responsable de la circulación de la linfa, líquido que transporta nutrientes y desechos celulares. Trastornos como el linfedema pueden aparecer cuando hay obstrucciones o daño en los vasos linfáticos, lo que resulta en la acumulación de líquido e hinchazón en las extremidades.

Tanto la enfermedad venosa como la linfática pueden causar síntomas como dolor, edema, cambios en la piel y, en casos más graves, complicaciones como úlceras o infecciones. El diagnóstico y el tratamiento de ambas entidades pueden incluir métodos como ecografías, terapia de compresión, medicamentos o, en algunos casos, procedimientos quirúrgicos.

ENFERMEDAD VENOSA

Definición

La enfermedad venosa consiste en trastornos que afectan al sistema venoso, incluidas entidades como la insuficiencia venosa crónica, las varices y la trombosis venosa profunda. Involucra la comprensión de las alteraciones de las venas y sus efectos en la circulación sanguínea y la salud vascular.

Epidemiología

El aumento del sedentarismo en la sociedad occidental, la elevada esperanza de vida, la obesidad y el ortostatismo prolongado hacen que las enfermedades venosas registren una gran incidencia en la actualidad.

Las enfermedades venosas afectan a entre el 10 y el 40 % de la población adulta, sobre todo en las extremidades inferiores, según los últimos estudios. La insuficiencia venosa crónica afecta al 50 % de la población que tiene más de 50 años.

Etiología

La insuficiencia venosa crónica puede estar causada por diversas condiciones, entre las que destacan las siguientes:

- Deterioro de las válvulas venosas: las venas tienen válvulas que permiten que la sangre fluya en una sola dirección, de vuelta al corazón. Si estas válvulas se dañan o debilitan, la sangre puede retroceder y acumularse en las venas, lo que causa insuficiencia venosa.

- Obstrucción venosa: cualquier obstrucción que impida el flujo normal de sangre en las venas contribuye a la insuficiencia venosa crónica. Esto podría deberse a coágulos sanguíneos (trombosis venosa profunda), estrechamiento de las venas o compresión externa.
- Factores genéticos: la predisposición genética puede influir en la probabilidad de desarrollar insuficiencia venosa. Si hay antecedentes familiares de varices o de insuficiencia venosa crónica, puede aumentar el riesgo.
- Envejecimiento: con el envejecimiento, las venas pueden perder elasticidad y las válvulas pueden debilitarse, lo que aumenta el riesgo de insuficiencia venosa.
- Estilo de vida: factores como el sedentarismo, la obesidad y estar de pie o sentado durante períodos de tiempo prolongados pueden contribuir al desarrollo de la insuficiencia venosa crónica.
- Embarazo: las venas pueden experimentar una presión adicional durante el embarazo, debido al aumento del volumen sanguíneo y la presión del útero en expansión, lo que puede incrementar el riesgo de insuficiencia venosa crónica.
- Lesiones traumáticas: lesiones en las venas debido a traumatismos o cirugías pueden afectar a la circulación sanguínea y contribuir a la insuficiencia venosa.
- Inflamación: la inflamación de las venas (flebitis) puede dañar las válvulas y contribuir al desarrollo de la insuficiencia venosa crónica.

Fisiopatología

La insuficiencia venosa crónica implica cambios en el funcionamiento normal del sistema venoso, principalmente en las venas de las extremidades inferiores.

- Deterioro de las válvulas venosas: la insuficiencia venosa a menudo comienza con el daño o debilitamiento de las válvulas venosas. Estas válvulas tienen la función de evitar que la sangre fluya en retroceso, asegurando que se mueva hacia el corazón. Factores como la presión sanguínea elevada, la inflamación crónica o la trombosis pueden contribuir a este deterioro.
- Estasis venosa: a medida que las válvulas pierden su capacidad para cerrarse correctamente, la sangre puede retroceder (reflujo) y acumularse en las venas de las extremidades inferiores. Esta estasis venosa conduce a un aumento de la presión en las venas, lo que provoca la dilatación y distensión de estas.
- Daño endotelial: el flujo sanguíneo retrógrado y la presión constante pueden causar daño en el revestimiento interno de las venas, conocido como endotelio. Esto contribuye a la inflamación y a la liberación de sustancias químicas que promueven la adhesión de células sanguíneas y la formación de trombos.
- Infiltración de sangre y componentes inflamatorios: la acumulación de sangre en las venas y el daño endotelial pueden llevar a la filtración de componentes sanguíneos, como proteínas y células inflamatorias, hacia los tejidos circundantes.
- Cambios en la microcirculación: la insuficiencia venosa afecta a la microcirculación en los tejidos, comprometiendo la entrega de oxígeno y nutrientes. Esto contribuye a la aparición de síntomas como pesadez en las piernas, dolor y sensación de piernas cansadas.
- Formación de varices: la presión venosa elevada y la debilidad de las paredes venosas pueden dar lugar a la formación de varices (venas dilatadas y retorcidas que son visibles en la superficie de la piel).
- Cambios cutáneos y úlceras venosas: la progresión de la insuficiencia venosa puede causar cambios en la piel, como hiperpigmentación, dermatitis y, en casos avanzados, la formación de úlceras venosas.
- Complicaciones trombóticas: la estasis venosa y el daño endotelial aumentan el riesgo de trombosis venosa profunda y tromboflebitis, complicaciones potencialmente graves.

Manifestaciones clínicas

Las manifestaciones clínicas abarcan una variedad de síntomas y signos, que reflejan el compromiso del sistema venoso, especialmente en las extremidades inferiores:

- Sensación de piernas pesadas: uno de los síntomas más comunes es la sensación de pesadez en las piernas, que se intensifica al final del día o después de estar de pie durante mucho tiempo.
- Edema (hinchazón): la acumulación de líquido en los tejidos circundantes, conocida como edema, es frecuente en la insuficiencia venosa. Por lo general, afecta a los tobillos y a la parte inferior de las piernas.
- Dolor o malestar: los pacientes pueden experimentar dolor en las piernas, que a menudo se describe como dolor sordo, quemante o punzante. Este dolor puede empeorar al estar de pie y mejorar con el reposo y la elevación de las piernas.
- Calambres nocturnos: algunas personas con insuficiencia venosa pueden experimentar calambres musculares durante la noche, especialmente en las pantorrillas.
- Prurito y cambios en la piel: la piel sobre las venas afectadas puede volverse seca, pruriginosa (con picazón) y desarrollar cambios en la pigmentación, como hiperpigmentación o manchas oscuras.
- Varices: la presencia de venas varicosas es un signo característico. Estas venas son dilatadas, retorcidas y a menudo visibles en la superficie de la piel.
- Cambios cutáneos: a medida que progresa la insuficiencia venosa, la piel puede volverse más delgada, frágil y propensa a lesiones. La dermatitis venosa, caracterizada por enrojecimiento e inflamación de la piel, también puede desarrollarse.
- Úlceras venosas: en casos avanzados, puede ocurrir la formación de úlceras venosas, que son heridas abiertas en la piel, generalmente en la región inferior de la pierna o en el tobillo.
- Cambios en la temperatura de la piel: la piel sobre las áreas afectadas puede sentirse más caliente que otras áreas del cuerpo.
- Complicaciones trombóticas: la insuficiencia venosa aumenta el riesgo de trombosis venosa profunda y trombo-

flebitis, lo que puede causar dolor, hinchazón y enrojecimiento en la zona afectada.

Diagnóstico

El diagnóstico de la enfermedad venosa es un proceso clínico que implica la evaluación de signos y síntomas, así como la realización de pruebas diagnósticas para confirmar la presencia y la gravedad del proceso.

- Evaluación clínica: consiste en una historia clínica detallada, que incluye síntomas como el dolor, la hinchazón, la fatiga o los cambios en la piel. Debe atenderse a los factores de riesgo, como los antecedentes familiares, la edad, el género, los embarazos previos y la ocupación.
- Exploración física: se examinan las extremidades para identificar signos visuales de insuficiencia venosa, como varices, edema y cambios en la pigmentación de la piel. Pueden realizarse maniobras específicas, como la palpación de venas y la elevación de las piernas, para evaluar la respuesta vascular.
- Pruebas no invasivas:
  - Pletismografía: mide los cambios en el volumen sanguíneo para valorar la función venosa.
  - Termografía: puede usarse para medir los cambios térmicos, como el reflejo indirecto del flujo sanguíneo.
  - Ecografía Doppler: proporciona imágenes en tiempo real de las venas y permite evaluar la presencia de coágulos sanguíneos o de insuficiencia valvular.
  - Índices venosos y presión venosa: pueden medirse los índices venosos y la presión venosa para valorar la función venosa y la gravedad de la insuficiencia.
  - Flebografía: se utiliza un medio de contraste para obtener imágenes radiográficas de las venas, especialmente cuando se sospecha trombosis venosa profunda.

Tratamiento

El tratamiento de la insuficiencia venosa se basa en abordar los síntomas, mejorar la circulación sanguínea y prevenir las complicaciones.

- Cambios en el estilo de vida: fomentar la actividad física regular para mejorar el tono muscular y promover el retorno venoso.
- Elevación de las piernas: elevar las piernas por encima del nivel del corazón, cuando sea posible, para reducir la hinchazón.
- Compresión:
  - Medias de compresión: utilizar medias de compresión graduada para mejorar el tono venoso y reducir la hinchazón.
  - Vendajes de compresión: en casos más graves, pueden usarse vendajes de compresión.
- Tratamiento farmacológico:
  - Fármacos flebotónicos: sustancias que mejoran la función venosa y reducen la permeabilidad capilar.
  - Fármacos anticoagulantes: se emplean en casos de trombosis venosa profunda.

- Procedimientos mínimamente invasivos:
  - Escleroterapia: inyección de una solución esclerosante para ocluir las venas varicosas.
  - Ablación por radiofrecuencia o láser: aplicación de calor para ocluir las venas varicosas.
  - Flebectomía ambulatoria: extracción de varices a través de pequeñas incisiones.
- Cirugía de *by-pass* o ligadura: en casos más graves, puede considerarse la cirugía para redirigir el flujo sanguíneo y aislar de este las venas defectuosas.
- Gestión de las complicaciones:
  - Tratamiento de las úlceras venosas: si hay úlceras en la piel debido a la insuficiencia venosa, pueden utilizarse apósitos especiales y terapia local.
  - Manejo de la trombosis venosa profunda: administrar anticoagulantes y medidas para prevenir las complicaciones pulmonares.

Seguimiento y prevención

El seguimiento y la prevención de la enfermedad venosa incluyen las siguientes medidas:

- Monitoreo regular: realizar un seguimiento a largo plazo para evaluar la efectividad del tratamiento y prevenir las recurrencias.
- Educación del paciente: brindar educación sobre la importancia del manejo continuo y la prevención de las complicaciones.

ENFERMEDAD LINFÁTICA

Definición

La enfermedad linfática comprende los trastornos que afectan al sistema linfático. Incluye procesos como el linfedema, que se caracteriza por la acumulación anormal de líquido linfático y la consiguiente hinchazón. La enfermedad linfática engloba las obstrucciones, lesiones y disfunciones en los vasos y los ganglios linfáticos, así como sus implicaciones en la circulación de la linfa y el bienestar del paciente.

Epidemiología

La filariasis es la principal causa mundial del linfedema. Se estima que alrededor de 120 millones de personas padecen esta enfermedad, mayoritariamente en Asia. El 25 % presenta linfedema en los órganos reproductores externos, mientras que el 15 % sufre linfedema en las extremidades inferiores. En Europa y en Norteamérica, la causa más común de los linfedemas son las neoplasias y su correspondiente tratamiento. A medida que aumenta la incidencia de neoplasias, también se incrementa la prevalencia del linfedema ocasionado por la resección quirúrgica de ganglios linfáticos y/o la radioterapia.

Entre el 25 y el 40 % de las mujeres que reciben tratamiento contra el cáncer de mama presentan edema en el miembro superior. La biopsia del ganglio centinela está ayudando a disminuir la incidencia de esta complicación.

Etiología

Las causas comunes de linfedema incluyen la extirpación de los ganglios linfáticos durante la cirugía, infecciones, traumatismos o condiciones genéticas.

Fisiopatología

El linfedema es una condición médica compleja que implica una alteración en el sistema linfático, que es una parte crucial del sistema circulatorio. Su fisiopatología puede entenderse en varios niveles.

Obstrucción o daño en el sistema linfático. El linfedema a menudo resulta de una obstrucción o daño en el sistema linfático. Esto puede ocurrir por diversas razones, como la extirpación de ganglios linfáticos durante cirugías, traumatismos, infecciones o condiciones genéticas que afectan a la estructura o función del sistema linfático.

Acumulación de líquido en los tejidos. Cuando el flujo normal de la linfa se ve obstaculizado, el líquido linfático se acumula en los tejidos circundantes, provocando hinchazón. Esta acumulación de líquido no solo causa una hinchazón visible, sino que también puede comprometer la nutrición celular y aumentar el riesgo de infecciones.

Respuesta inflamatoria y fibrosis. La acumulación sostenida de líquido desencadena una respuesta inflamatoria en los tejidos afectados. Además, puede llevar a la formación de tejido fibroso (fibrosis), lo que contribuye a la cronicidad de la condición y dificulta aún más el drenaje linfático normal.

Manifestaciones clínicas

El linfedema se manifiesta con hinchazón persistente, cambios en la textura de la piel, sensación de pesadez y, en algunos casos, dolor.

Las infecciones recurrentes constituyen otra complicación potencial, debido a la disminución de la capacidad del sistema inmunitario para combatir las infecciones en la presencia de linfedema.

Las manifestaciones clínicas de la enfermedad linfática pueden variar según la gravedad y la causa subyacente:

- Hinchazón: acumulación de líquido linfático que resulta en hinchazón, generalmente en las extremidades, aunque puede afectar a otras áreas.
- Cambios en la piel: piel engrosada y firme, que puede experimentar cambios en la pigmentación.
- Infecciones recurrentes: mayor susceptibilidad a infecciones cutáneas, sobre todo celulitis, debido a la disminución de la función del sistema linfático para combatir las infecciones.
- Dolor: sensación de dolor o malestar en las áreas afectadas, debido a la enfermedad linfática.
- Sensación de pesadez: sensación de peso o incomodidad en las extremidades, debido a la acumulación de líquido.

- Cambios en las uñas: engrosamiento y cambios en la forma de las uñas.
- Pérdida de cabello: puede ocurrir en las áreas afectadas.
- Foliculitis (inflamación de los folículos pilosos): puede haber foliculitis recurrente en las áreas afectadas.
- Cambios en el sistema linfático superficial:
  - Varices linfáticas: dilataciones de los vasos linfáticos superficiales.
  - Eritema y edema: enrojecimiento y hinchazón en las áreas afectadas.
- Complicaciones crónicas: en casos graves, puede haber un engrosamiento extremo de la piel y los tejidos, conocido como elefantiasis.
- Limitación del movimiento articular y debilidad muscular: la acumulación de líquido puede afectar a la función muscular y a la movilidad articular.

Diagnóstico

El diagnóstico de la enfermedad linfática implica una evaluación clínica integral, así como la utilización de pruebas específicas para confirmar la presencia de la enfermedad y determinar su alcance.

Historia clínica

- Antecedentes médicos: se recopila información detallada sobre la historia médica del paciente, que debe incluir cualquier cirugía, lesión, infección previa o tratamiento de radioterapia.
- Síntomas actuales: se investigan síntomas como hinchazón, dolor, cambios en la piel, infecciones recurrentes y limitaciones en la movilidad.

Exploración física

- Inspección visual: se evalúa la presencia de hinchazón, cambios en la piel, varices linfáticas y cualquier signo externo de enfermedad linfática.
- Palpación: se examinan los ganglios linfáticos y se valora la consistencia y la presencia de dolor.

Pruebas de imagen

- Ecografía: puede utilizarse para evaluar la estructura y la función de los vasos linfáticos y para detectar la presencia de líquido linfático anormal.
- Linfografía: prueba de imagen que utiliza un medio de contraste para visualizar los vasos linfáticos y detectar obstrucciones o malformaciones.
- RM o TC: pueden proporcionar imágenes detalladas de la anatomía linfática.

Pruebas funcionales

- Linfogammagrafía: se usa un radiofármaco para evaluar el flujo de líquido linfático y detectar posibles obstrucciones.
- Pletismografía: mide los cambios en el volumen de la extremidad para valorar la función linfática.

Biopsia

En las situaciones en las que se sospeche malignidad, puede realizarse una biopsia del ganglio linfático para examinar el tejido linfático.

Tratamiento

El tratamiento de la enfermedad linfática es multifacético y depende de la causa subyacente, la gravedad de los síntomas y las complicaciones asociadas. A continuación se describen algunos aspectos clave del tratamiento de la enfermedad linfática:

- Terapia física y ejercicio:
  - Drenaje linfático manual: técnica de masaje especializado que estimula el flujo linfático y ayuda a reducir la hinchazón.
  - Ejercicio terapéutico: programas de ejercicios adaptados para mejorar la circulación y fortalecer los músculos, lo que facilita el drenaje linfático.
- Compresión: uso de medias, vendajes u otras prendas de compresión graduada para reducir la hinchazón y mejorar la circulación linfática.
- Medicamentos:
  - Fármacos flebotónicos: sustancias que pueden mejorar la función linfática y venosa.
  - Antibióticos: para el tratamiento de las infecciones asociadas.
- Tratamiento rápido de las infecciones: administración de antibióticos u otros medicamentos para controlar las infecciones y prevenir su propagación.
- Cirugía (en casos seleccionados):
  - Microcirugía vascular: técnica quirúrgica que puede utilizarse para mejorar el drenaje linfático en casos de linfedema.
  - Linfadenectomía: extracción de ganglios linfáticos afectados o dañados.
- Terapias de reducción del volumen: en casos de linfedema crónico, la liposucción puede ayudar a reducir el volumen de tejido adiposo acumulado.
- Apoyo psicosocial: los pacientes con enfermedad linfática crónica pueden beneficiarse de apoyo psicológico para lidiar con aspectos emocionales y psicosociales de la enfermedad.
- Educación del paciente: instrucción de técnicas de autocuidado, como ejercicios específicos y precauciones para prevenir infecciones.

- Seguimiento médico regular: evaluación de la progresión de la enfermedad y ajuste del plan de tratamiento, según sea necesario.

Prevención

La prevención de la enfermedad linfática implica estrategias para reducir el riesgo de desarrollar trastornos del sistema linfático y, en algunos casos, para prevenir la progresión de la enfermedad. A continuación se describen algunas medidas clave de prevención:

- Mantenimiento de un peso saludable: mantener un índice de masa corporal (IMC) dentro de un rango saludable ayuda a reducir el riesgo de desarrollar linfedema y otras afecciones relacionadas con el sistema linfático.
- Estimulación del flujo linfático: la actividad física regular (incluidos los ejercicios aeróbicos y de resistencia) estimula el flujo linfático y contribuye a una circulación saludable.
- Prevención de las lesiones traumáticas: deben evitarse las lesiones que puedan afectar directamente a los vasos linfáticos, ya que el trauma puede contribuir al desarrollo de la enfermedad linfática.
- Prácticas de cuidado de la piel:
  - Mantener la piel limpia y bien hidratada.
  - Evitar cortes y abrasiones, a fin de reducir el riesgo de infecciones.
- Manejo de las infecciones: deben tratarse rápidamente las infecciones cutáneas y otras infecciones para prevenir su progresión a trastornos linfáticos más graves.
- Uso de prendas de compresión: en personas con riesgo elevado, como aquellas con antecedentes familiares de enfermedad linfática, el uso de prendas de compresión puede ayudar a prevenir la hinchazón y otros síntomas.
- Protección solar: hay que evitar la exposición excesiva al sol y utilizar protector solar para prevenir daños cutáneos que puedan afectar al sistema linfático.
- Manejo de los factores de riesgo genéticos: las personas con antecedentes familiares de enfermedad linfática pueden beneficiarse de un seguimiento médico más cercano y de estrategias preventivas adicionales.
- Educación del paciente: debe proporcionarse educación sobre los riesgos y las medidas preventivas específicas, según la situación clínica de cada individuo.
- Seguimiento médico regular: las revisiones médicas periódicas ayudan a detectar de forma temprana los signos de la enfermedad linfática, lo que permite la intervención preventiva.

PUNTOS CLAVE

- La enfermedad venosa incluye entidades como la insuficiencia venosa crónica, las varices y la trombosis venosa profunda.
- El aumento del sedentarismo en la sociedad occidental, la edad, la obesidad y el ortostatismo prolongado favorecen el desarrollo de la enfermedad vascular.
- Determinados cambios en el estilo de vida y la actividad física mejoran el tono muscular y restauran el retorno venoso.
- Las causas comunes de linfedema incluyen la extirpación de ganglios linfáticos durante la cirugía, infecciones, traumatismos o condiciones genéticas.

BIBLIOGRAFÍA

Azcona L. Insuficiencia venosa. Prevención y tratamiento. Rev Farm Prof 2008; 22: 36-40.

Langford CA. Vasculitis. J Allergy Clin Immunol 2010; 125 (2 Suppl 2): S216-25.

Plante GE. Impact of aging on the body's vascular system. Metabolism 2003; 52 (10 Suppl 2): 31-5.

Plante GE. Vascular response to stress in health and disease. Metabolism 2002; 51 (6 Suppl 1): 25-30.

Virdis A, Schiffrin EL. Vascular inflammation: a role in vascular disease in hypertension? Curr Opin Nephrol Hypertens 2003; 12: 181-7.

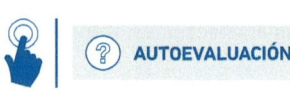

AUTOEVALUACIÓN

Fisiopatología del aparato digestivo

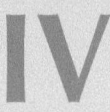

Exploración abdominal

35

L. Sánchez Cortés, M. Wagmann Otero, A. Sánchez Gollarte y E. Ovejero Merino

OBJETIVOS DE APRENDIZAJE

- Conocer la nomenclatura de las distintas regiones abdominales.
- Identificar las diferentes fases de la exploración abdominal.
- Correlacionar los hallazgos en la exploración física con una presunción diagnóstica.

SÍNTESIS CONCEPTUAL

Las procesos patológicos abdominales son muy frecuentes, por lo que es importante saber diagnosticarlas, relacionando las diferentes regiones anatómicas del abdomen con las estructuras internas a las que se asocian. La exploración abdominal consta de cuatro fases: inspección, auscultación, percusión y, por último, palpación, que permiten diagnosticar diferentes afecciones, como la apendicitis, la pancreatitis o la úlcera gástrica.

DEFINICIÓN

La exploración abdominal consiste en examinar los órganos y estructuras que se encuentran en la zona del abdomen. Después de la información obtenida a través de una anamnesis detallada, hay que confirmar o descartar la sospecha diagnóstica inicial a través de la exploración física. En ocasiones, tras la exploración física, puede haber todavía dudas diagnósticas, por lo que deben prescribirse pruebas complementarias para orientar el diagnóstico de la enfermedad.

NOMENCLATURA DE LAS REGIONES ABDOMINALES

Existen dos tipos de clasificaciones en cuanto a las diferentes regiones del abdomen. La clasificación europea divide la región abdominal en nueve cuadrantes, que se crean mediante cuatro líneas imaginarias: dos horizontales, una que une ambos rebordes costales inferiores y otra las dos crestas ilíacas, y dos verticales, que salen de cada línea media clavicular, siguen los bordes de los músculos abdominales y llegan al ligamento de Poupart (**Fig. 35-1**). En la parte superior se distinguen el hipocondrio derecho (cuadrante superior derecho), el hipocondrio izquierdo (cuadrante superior izquierdo) y el epigastrio (cuadrante superior central);

en la región media se encuentran el flanco o vacío derecho (cuadrante medio derecho), el flanco o vacío izquierdo (cuadrante medio izquierdo) y, por último, el mesogastrio o región umbilical (cuadrante medio central), y finalmente, en la parte inferior, se hallan la fosa ilíaca derecha (por arriba de la cresta ilíaca y ubicada en el cuadrante inferior derecho), la fosa ilíaca izquierda (por arriba de la cresta ilíaca y ubicada en el cuadrante inferior izquierdo) y el hipogastrio (ubicado por encima del pubis, en el cuadrante inferior medio) (v. **Fig. 35-1**).

La clasificación anglosajona es una división más simplicista (**Fig. 35-2**). Diferencia solo cuatro cuadrantes: dos cuadrantes

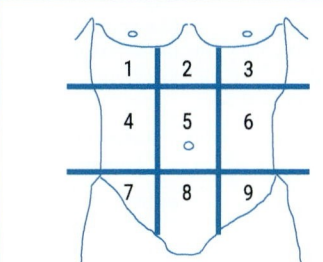

1. Hipocondrio derecho
2. Epigastrio
3. Hipocondrio izquierdo
4. Flanco derecho
5. Región periumbilical
6. Flanco izquierdo
7. Fosa ilíaca derecha
8. Hipogastrio
9. Fosa ilíaca izquierda

Figura 35-1. Clasificación europea de las regiones del abdomen.

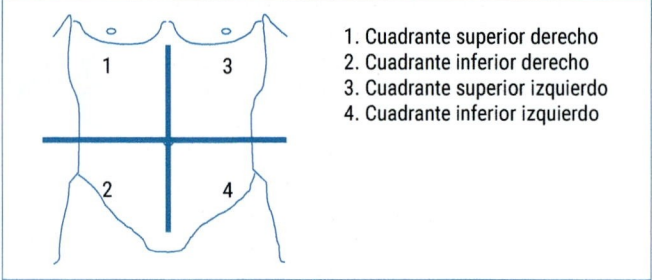

1. Cuadrante superior derecho
2. Cuadrante inferior derecho
3. Cuadrante superior izquierdo
4. Cuadrante inferior izquierdo

Figura 35-2. Clasificación anglosajona de las regiones del abdomen.

superiores (izquierdo y derecho) y dos cuadrantes inferiores (derecho e izquierdo), divididos por dos líneas perpendiculares que se cruzan en el ombligo. Uno de los problemas de esta segunda división es que, al no contemplar cuadrantes centrales, no es posible especificar los hallazgos que se encuentren en ellos, como ocurre por ejemplo con las afecciones del ombligo, que no pueden ubicarse específicamente en ninguno de los cuatro cuadrantes descritos.

La división del abdomen en regiones es de gran importancia, debido a que las estructuras internas pueden presentar signos y síntomas que se pongan de manifiesto a través de la exploración física y que se localizan en distintas regiones anatómicas del abdomen. Por ello, en función del cuadrante donde se perciba el dolor, las patologías serán diferentes, como se muestra en la **tabla 35-1**.

FASES DE LA EXPLORACIÓN ABDOMINAL

Como en cualquier tipo de exploración física, la exploración abdominal consta también de cuatro pasos importantes. Se comienza con la inspección, seguida de la auscultación y la percusión, y se termina con la palpación.

Tabla 35-1. Correspondencia de la localización de los hallazgos exploratorios con posibles afecciones subyacentes

Hipocondrio derecho	Epigastrio	Hipocondrio izquierdo
• Cálculos biliares • Úlcera gastroduodenal • Pancreatitis	• Úlcera gástrica • Acidez • Indigestión • Pancreatitis • Cálculos biliares • Hernia epigástrica	• Úlcera duodenal • Cólico biliar • Pancreatitis
Flanco derecho	**Mesogastrio**	**Flanco izquierdo**
• Cálculos renales • Infección de orina • Estreñimiento • Hernia lumbar	• Pancreatitis • Apendicitis temprana • Úlcera gástrica • Inflamación intestinal • Hernia umbilical	• Cálculos renales • Enfermedad diverticular • Estreñimiento • Inflamación intestinal
Fosa ilíaca derecha	**Hipogastrio**	**Fosa ilíaca izquierda**
• Apendicitis • Estreñimiento • Hernia inguinal	• Infección de orina • Apendicitis • Enfermedad diverticular • Inflamación intestinal	• Enfermedad diverticular • Dolor pélvico • Hernia inguinal

Inspección

La inspección consiste en realizar un examen visual, a fin de detectar algún rasgo patológico que lleve a sospechar alguna patología. Simplemente con la inspección es posible obtener una impresión diagnóstica, que permitirá orientar el resto de las fases de la exploración para confirmar este diagnóstico. Para ello se observan aspectos como el contorno del abdomen, su aspecto, su forma (la cual varía dependiendo de la edad, el peso y la constitución de la persona), traumatismos, cicatrices umbilicales y/o quirúrgicas, así como patrones del movimiento respiratorio.

Existen varias patologías que se sospechan simplemente con la inspección:

- La protrusión en la zona umbilical puede orientar al diagnóstico de hernia umbilical, si bien es cierto que algunas personas muestran un ombligo evertido sin tener ninguna patología subyacente (**Fig. 35-3**).
- Una protrusión en la región inguinal puede ser sospechosa de una hernia inguinal. La localización del ligamento inguinal se realiza trazando una línea desde la espina ilíaca anterosuperior hasta el pubis. Las hernias inguinales son protrusiones que aparecen por debajo de esta línea, con mayor frecuencia en varones, dado que la región inguinal se considera un punto de debilidad dentro de la pared abdominal. Durante el desarrollo embrionario se produce el descenso del testículo desde el abdomen hasta el escroto a través del conducto inguinal, que posteriormente se oblitera al nacimiento. No obstante, debido a la debilidad de las estructuras anatómicas asociada al envejecimiento, al ejercicio físico intenso o a la propia presión intraabdominal sobre la región pélvica durante la bipedestación, este conducto puede llegar a abrirse nuevamente y protruir una estructura intraperitoneal a través de él. A la simple inspección, las hernias no complicadas suelen reducirse de forma espontánea cuando el paciente se tumba en decúbito supino. Cuando esto no ocurre, hay que sospechar que la hernia se encuentre

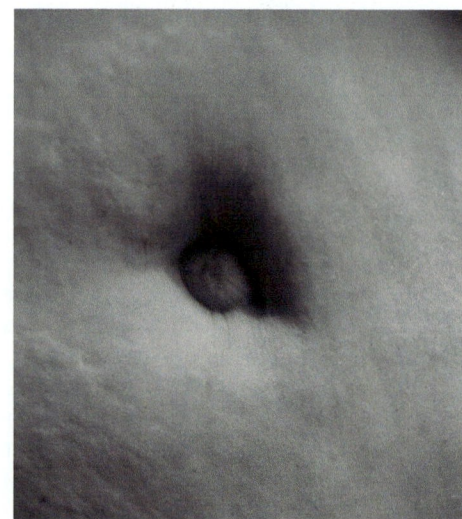

Figura 35-3. Eversión del ombligo, sospechosa de hernia umbilical a la simple inspección.

incarcerada. A menudo estas situaciones se acompañan de eritema u otros cambios de coloración de la piel que recubre la protrusión inguinal.

- A la inspección deben identificarse también cicatrices de cirugías previas. El tejido cicatricial nunca alcanza el grado de resistencia que presentaba el tejido original, por lo que las cicatrices de la piel pueden indicar zonas de debilidad de la pared abdominal. Si se aprecia una protrusión en una cicatriz, hay que sospechar una hernia ventral, también denominada hernia incisional o eventración. Por otra parte, la cicatriz es indicativa de que el paciente ya ha sido intervenido previamente de alguna patología abdominal. Conocer el motivo puede orientar hacia el diagnóstico correcto (**Fig. 35-4**).

- La presencia de vasos tortuosos y dilatados en la piel del abdomen es un signo de circulación colateral. Si esto además se acompaña de ascitis (acumulación de líquido en la cavidad peritoneal), debe sospecharse una patología hepática, siendo la más frecuente la cirrosis hepática (**Fig. 35-5**).

Auscultación

La segunda fase de la exploración abdominal es la auscultación, que consiste en percibir los ruidos abdominales. La auscultación tiene dos objetivos principales. El primero de

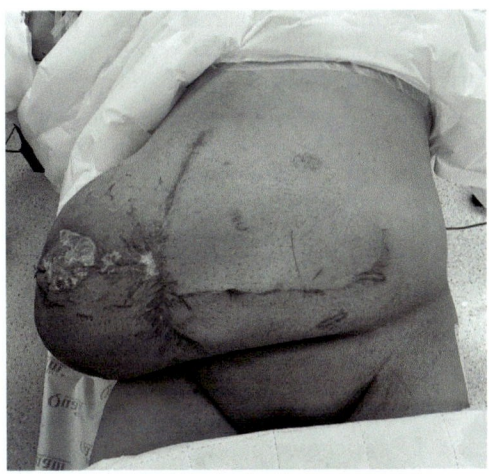

Figura 35-4. Protrusión bajo una cicatriz abdominal, sospechosa de hernia ventral.

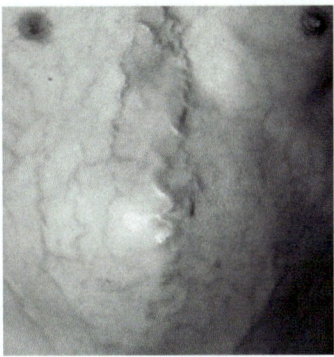

Figura 35-5. Circulación colateral y ascitis, signos sugestivos de cirrosis hepática.

ellos es la auscultación del pulso, que se hace principalmente en la aorta abdominal y sus ramas principales (ilíacas, femorales y renales). La auscultación del pulso en la aorta abdominal permite oír soplos, lo que puede ser sugestivo de un aneurisma de cualquiera de estas arterias.

El segundo objetivo de la auscultación abdominal es percibir los ruidos hidroaéreos, que son los ruidos del peristaltismo intestinal. Como se ha mencionado antes, la auscultación constituye el segundo componente de la exploración abdominal y debe hacerse previamente a la percusión y la palpación, dado que estas maniobras inducen movimientos peristálticos y pueden reflejar ruidos hidroaéreos no presentes en condiciones habituales.

Los ruidos hidroaéreos pueden ser normales, estar aumentados o disminuidos e, incluso, ausentes. Es importante saber que no siempre los ruidos se incrementan de forma fisiológica durante la digestión. Los ruidos hidroaéreos se producen por el choque de un flujo líquido (bolo intestinal) contra las paredes intestinales, que además de líquido también contienen gas, producto de la ingesta de este durante la deglución y de la producción de metano por la flora intestinal.

En relación con los ruidos intestinales, estos pueden clasificarse en los siguientes tres grupos:

Ruidos intestinales aumentados. Pueden aparecer en cuadros de gastroenteritis, principio de obstrucción intestinal y en situación de hambre. En la gastroenteritis y especialmente en la colitis, hay un aumento de los movimientos peristálticos por un tránsito intestinal acelerado. Este es el motivo principal por el que las gastroenteritis se manifiestan en forma de diarrea, dado que la aceleración del tránsito intestinal impide la absorción de agua del bolo intestinal en el colon. En los cuadros de obstrucción intestinal se produce inicialmente un incremento de los movimientos peristálticos para intentar vencer la obstrucción. Con el paso del tiempo, el intestino se cansa (claudica) y estos ruidos aumentados acaban disminuyendo o incluso desapareciendo en fases avanzadas de obstrucciones intestinales. Por último, en situaciones de ayuno, hay una liberación de hormonas gastrointestinales que estimulan los movimientos peristálticos con el fin de preparar al intestino para la digestión. Por lo tanto, la digestión puede iniciarse incluso antes de haber ingerido alimento.

Ruidos intestinales disminuidos. Durante el sueño se produce un enlentecimiento del metabolismo basal y esto reduce las actividades que el organismo identifica como secundarias, entre ellas la digestión. Por ello, durante el sueño, hay un enlentecimiento del tránsito intestinal. El estreñimiento también es producto de un peristaltismo intestinal reducido, en el que el bolo intestinal se mantiene durante más tiempo en contacto con el tubo digestivo y se origina una mayor absorción de agua, lo que conduce a la formación de heces más duras y a una emisión menos frecuente de estas. El íleo paralítico es un proceso en el que se paraliza la motilidad intestinal por diversos motivos (fisiológicos o patológicos). Puede producirse como mecanismo de defensa ante una agresión abdominal (cirugía, traumatismo, infección, etc.) o puede estar derivado de la acción de fármacos, como los opiáceos.

Ausencia de ruidos intestinales. Sucede en pacientes con íleos paralíticos prolongados o agresiones graves sobre el peritoneo, como en la peritonitis. En estos casos, no hay ningún tipo de tránsito intestinal.

Percusión

La tercera fase de la exploración abdominal es la percusión, que consiste en golpear suavemente el abdomen con los dedos de ambas manos con el fin de que se genere un sonido que indique la predominancia de gas en el interior del abdomen (timpanismo) o de líquido (matidez) y poder elaborar en base a ello una sospecha de patología. Hay timpanismo abdominal en presencia de meteorismo (exceso de gas dentro del tubo digestivo) y se localiza sobre todo en las fosas ilíacas derecha (en el ciego) e izquierda (en el sigma). En estas dos localizaciones es donde mayor cantidad de gas se acumula dentro del colon. El hipocondrio izquierdo también puede presentar una zona timpánica, correspondiente a la burbuja gástrica. El timpanismo patológico se da en situaciones de sobrecrecimiento bacteriano, con exceso de producción de gas por las bacterias de la flora intestinal.

La matidez intestinal se produce cuando hay una acumulación de líquido en la cavidad peritoneal, por ejemplo, en situaciones de ascitis.

La técnica de la percusión abdominal se realiza apoyando el dedo corazón de la mano izquierda sobre la piel del abdomen y golpeando con suavidad sobre él con los dedos índice y corazón de la otra mano a modo de martillo, como se muestra en la **figura 35-6**.

Palpación

La cuarta y última fase de la exploración abdominal es la palpación. Esta fase se considera la más importante y es con la que más información se obtiene. La palpación se realiza con toda la mano y los dedos extendidos, ya que esto aumenta tanto la superficie de contacto con el paciente como la

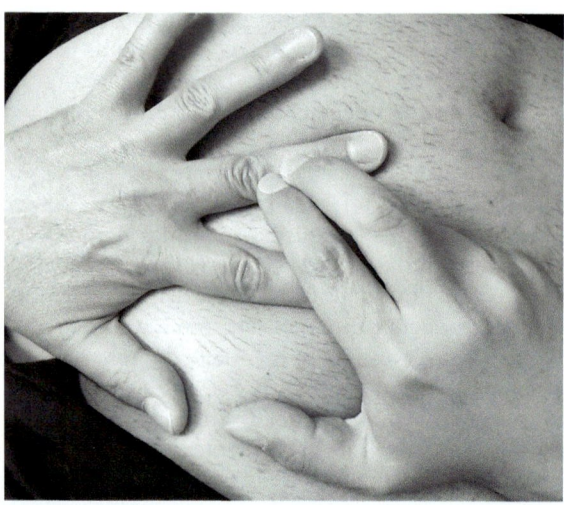

Figura 35-6. El proceso de percusión abdominal se produce apoyando el dedo corazón de la mano izquierda sobre la piel del abdomen y golpeando sobre él con los dedos índice y corazón de la otra mano a modo de martillo.

sensibilidad del tacto para detectar posibles anormalidades. Se comienza con una palpación superficial, que consiste en palpar con una presión inferior a un centímetro en toda la región abdominal. Mediante esta técnica puede observarse resistencia muscular voluntaria en situaciones de abdomen agudo con presencia de irritación peritoneal (como mecanismo de defensa para evitar el dolor del contacto con vísceras intraabdominales inflamadas, la musculatura del abdomen se contrae). El principal objetivo de este tipo de palpación es la localización de las áreas dolorosas.

Acto seguido se realiza una palpación moderada, a fin de valorar visceromegalias, especialmente del hígado y el bazo. Palpando por debajo del reborde costal derecho, el hígado normal no sobrepasa el límite de la última costilla; si lo hace, es indicativo de hepatomegalia. De igual modo, al palpar el reborde costal izquierdo y pidiendo al paciente que haga una inspiración profunda, no debe palparse el bazo; así pues, palpar el borde inferior del bazo mediante esta maniobra denota esplenomegalia.

Por último se lleva a cabo una palpación profunda de todas las estructuras del abdomen, hasta llegar a palpar el retroperitoneo e, incluso, la aorta.

Todo tipo de palpación debe comenzar siempre por el extremo opuesto al lugar donde el paciente refiere el dolor e ir acercándose de forma paulatina hacia el punto doloroso. Por el contrario, si se palpa inicialmente sobre el punto doloroso, todo el abdomen quedará dolorido y no podrá discriminarse el punto de máximo dolor, su irradiación, etc. A su vez, el dolor desencadenaría una contracción abdominal involuntaria por parte del paciente, que dificultaría la exploración del resto de las estructuras abdominales.

Para finalizar la fase de palpación se puede pedir al paciente que realice movimientos como levantar la pierna y la cabeza para tensar diferentes músculos, así como que estimule la tos (maniobra de Valsalva), a fin de identificar posibles herniaciones.

Existen ciertas maniobras semiológicas que ayudan a diagnosticar distintas enfermedades:

- **Signo de Murphy:** se sitúan ambos pulgares yuxtapuestos por debajo del reborde costal derecho en la línea media clavicular. El paciente debe realizar una inspiración forzada y, si durante este proceso siente dolor y detiene la inspiración, se considera un signo de Murphy positivo. Este signo es característico de la colecistitis aguda.
- **Signo de McBurney:** se dibuja una línea invisible entre el ombligo y la espina ilíaca anterosuperior derecha y se realiza presión con el dedo en el tercio externo de dicha línea. Si esta acción despierta dolor, es posible que el paciente padezca de apendicitis aguda.
- **Signo del obturador:** se flexiona el muslo derecho y se rota la cadera hacia adentro. Si esta acción despierta dolor, es probable que el paciente presente una apendicitis aguda, de posible localización retrocecal.
- **Signo del psoasilíaco:** con el paciente en decúbito supino, se le pide que intente elevar la pierna derecha contra una resistencia que hace el médico con su mano. Si esta maniobra genera dolor en la fosa ilíaca derecha, es un signo sugestivo de apendicitis aguda.

• Maniobra de Rovsing: se realiza presión sobre la fosa ilíaca izquierda del paciente; si esto despierta dolor en la fosa ilíaca derecha, constituye también un signo sugestivo de apendicitis.

PUNTOS CLAVE

• Es importante relacionar las diferentes regiones anatómicas del abdomen con las estructuras internas a las que se asocian.
• La exploración abdominal consta de cuatro fases: inspección, auscultación, percusión y palpación.
• La exploración abdominal debe ser, junto con la anamnesis, la primera herramienta diagnóstica.

BIBLIOGRAFÍA

Balibrea Cantero JL. Patología quirúrgica. Madrid: Marban, 2003.
Ball JW, Dains JE, Flynn JA et al. Guía Seidel de exploración física, 9ª ed. Barcelona: Elsevier, 2022.
Cecil RL, Goldman L, Ausiello DA et al. Cecil-Goldman. Tratado de medicina interna. Londres: Elsevier Health Sciences Spain, 2013.
Leppert B, Kelly CR. Netter. Un abordaje integrado de la medicina. Londres: Elsevier, 2022.
Sabiston DC. Tratado de cirugía. Fundamentos biológicos de la práctica quirúrgica. Barcelona: Elsevier, 2005.

 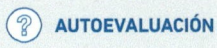
AUTOEVALUACIÓN

Reflujo gastroesofágico

36

J. Castro Cernadas y A. Galván Pérez

OBJETIVOS DE APRENDIZAJE

- Entender el concepto de hernia de hiato.
- Conocer los factores causantes de esta enfermedad.
- Revisar los mecanismos fisiopatológicos que condicionan la aparición de la enfermedad.
- Analizar los síntomas clínicos, los métodos diagnósticos y las opciones de tratamiento.

SÍNTESIS CONCEPTUAL

El reflujo gastroesofágico es un fenómeno fisiológico en el cual se produce un movimiento retrógrado anormal y sin esfuerzo del contenido ácido del estómago hacia el esófago. Si este reflujo se vuelve crónico y hay presencia de síntomas de daño en la mucosa del esófago, se habla de un proceso patológico, denominado enfermedad por reflujo gastroesofágico.

DEFINICIÓN

El reflujo gastroesofágico se define como el paso de contenido gástrico de forma retrógrada hacia el esófago. Contribuye a ello la incompetencia del esfínter esofágico inferior o el aumento de la presión intraabdominal, que vence la resistencia del esfínter.

EPIDEMIOLOGÍA

La enfermedad por reflujo gastroesofágico (ERGE) es el trastorno gastrointestinal más frecuente en Estados Unidos y está asociado con una gran morbilidad. Se ha observado que hay una serie de factores de riesgo vinculados a complicaciones de la ERGE, siendo el principal la obesidad. Se ha demostrado que, en pacientes obesos, hay un aumento de la presión intraabdominal que favorece el mecanismo fisiopatológico de la ERGE. Además, estos pacientes son más propensos a consumir alimentos (grasas, chocolate, café) que relajan la presión basal del esfínter esofágico inferior y favorecen así el reflujo y la aparición de síntomas. La ingesta de bebidas carbonatadas produce una distensión del fundus gástrico, así como un incremento de la presión intraabdominal, por lo

que también favorece la ERGE. Con el aumento de la edad, va disminuyendo progresivamente la presión del cardias, lo que también predispone al desarrollo de la enfermedad. El consumo de tabaco, por otro lado, provoca relajación de la presión del esfínter. No se ha demostrado que el sexo o la raza constituyan factores de riesgo de la ERGE.

FISIOPATOLOGÍA

El gradiente de presión transdiafragmático comprende la presión negativa del esófago (tórax) y la presión positiva del estómago (abdomen), y debe estar balanceado por el esfínter esofágico inferior (EEI). El EEI coordina el paso de comida al estómago y la salida de gas después de comer, pero también previene el reflujo de los ácidos estomacales hacia el esófago.

En la mayoría de los pacientes se observa un EEI hipotónico. La causa más común de la ERGE es la relajación transitoria del EEI. Se trata de un proceso fisiológico natural, pero, ante un EEI anormal, estos períodos de relajación ocurren con mayor frecuencia y un incremento de la presión abdominal (obesidad) puede sobrepasar la presión ejercida durante las relajaciones transitorias del EEI.

Otra causa de la ERGE son las hernias de hiato, relacionadas con las manifestaciones clínicas más graves. En estos casos, la parte superior del estómago y, con ello, la unión gastroesofágica, se desplazan hacia el tórax. Parte del mecanismo esfinteriano depende de las fibras musculares que forman los pilares del diafragma y que tienen que estar situadas en la unión gastroesofágica. Cuando el estómago migra hacia el tórax, este mecanismo esfinteriano se pierde por completo. Por otra parte, la configuración anatómica normal del estómago hace que entre el fundus gástrico y el esófago se forme un ángulo (ángulo de His), que también es un mecanismo antirreflujo. En las hernias de hiato cambia esta configuración anatómica.

Como consecuencia de todo esto, la exposición de la mucosa del esófago a los ácidos gástricos es más prolongada, ya que las relajaciones transitorias del EEI son más frecuentes y de mayor duración. Una mayor exposición a los ácidos gástricos hace que se asocien las hernias de hiato con síntomas más frecuentes y complicaciones más graves.

MANIFESTACIONES CLÍNICAS

La pirosis, la regurgitación y el reflujo ácido constituyen los tres síntomas esofágicos típicos de la ERGE. La pirosis y la regurgitación son los síntomas más comunes en el momento de la presentación. La pirosis es específica de la ERGE y se describe como una sensación cáustica o de ardor epigástrico o retroesternal.

Pueden presentarse síntomas extraesofágicos en las vías respiratorias, tanto laríngeos como pulmonares, producidos por dos mecanismos. En el más frecuente, el reflujo esofágico proximal y la aspiración del contenido gástrico causan lesiones directas en la laringe (laringitis) y en las vías respiratorias inferiores, por el paso de contenido gástrico hacia la vía aérea inferior (neumonías aspirativas, neumonitis, etc.). El otro mecanismo se debe a la exposición del esófago distal al ácido, que desencadena un reflejo del nervio vago, que produce broncoespasmo y tos. A diferencia de la pirosis, la regurgitación y el reflujo ácido, los síntomas extraesofágicos no son específicos de la ERGE, pero esta debe aparecer en el diagnóstico diferencial.

DIAGNÓSTICO

La exploración física no suele contribuir a la confirmación del diagnóstico de ERGE, ya que no hay signos exploratorios característicos. Por lo tanto, ante la sospecha clínica de ERGE, deben realizarse pruebas tanto funcionales como de imagen para confirmar el diagnóstico.

Los estudios radiológicos con contraste permiten valorar la presencia de una hernia de hiato (**Fig. 36-1**). Estas pruebas tienen baja sensibilidad y especificidad para el diagnóstico de la ERGE. No obstante, al ser pruebas dinámicas, en ocasiones puede evidenciarse el regreso de contraste desde el estómago hacia el esófago.

La monitorización del pH esofágico (pH-metría) es la prueba de elección para el diagnóstico de la ERGE. Cuantifica el tiempo de exposición del esófago distal al ácido.

La manometría esofágica constituye la forma más eficaz de evaluar la motilidad del cuerpo del esófago y las presiones del

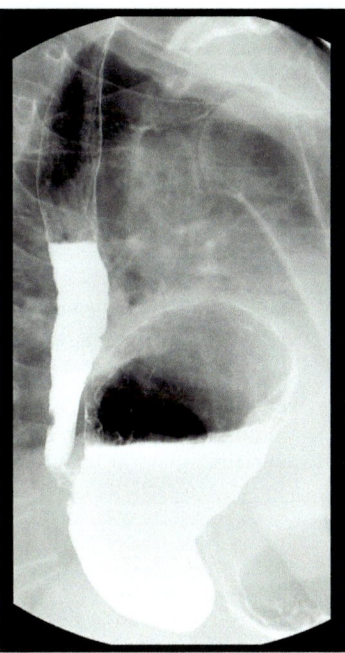

Figura 36-1. Tránsito esofagogástrico con contraste. Se aprecia hernia de hiato con parte del fundus gástrico dentro del tórax.

EEI. En la ERGE, la motilidad esofágica suele ser normal (salvo en casos de espasmo esofágico por irritación del ácido). Lo que es más característico es el tono basal disminuido del EEI.

La esofagoscopia permite el diagnóstico de la esofagitis erosiva y de otras complicaciones que afectan a la mucosa, como el esófago de Barrett.

TRATAMIENTO

El tratamiento de la ERGE tiene tres variantes: cambios en los hábitos de vida y la dieta, tratamiento farmacológico y tratamiento quirúrgico.

Los cambios dietéticos incluyen el cese o reducción de la ingesta de alimentos asociados con el reflujo, como la comida picante o ácida, las grasas, la cafeína, el té, el chocolate y las bebidas con gas. También se recomienda no realizar comidas o cenas copiosas, y en caso de hacerlas, no hay que tumbarse inmediatamente después. Elevar la cabecera de la cama también es beneficioso, ya que reduce el paso del ácido hacia el esófago por efecto de la fuerza de la gravedad.

El tratamiento farmacológico incluye la reducción de la acidez gástrica con antagonistas del receptor de la histamina 2 o inhibidores de la bomba de protones. Los fármacos procinéticos también se emplean, y su objetivo terapéutico es aumentar los movimientos esofágicos propulsivos y acelerar el vaciamiento gástrico distal, para reducir la exposición de los tejidos al ácido.

La cirugía antirreflujo se ofrece a pacientes con ERGE con mal control sintomático a pesar del tratamiento farmacológico, o a aquellos pacientes que no quieran tomar medicación antirreflujo durante toda la vida. También está indicada ante situaciones de afectación de la ERGE hacia la vía aérea o en casos de esófago de Barrett sin remisión a pesar del tratamiento farmacológico.

COMPLICACIONES

La ERGE puede dar lugar a una serie de complicaciones asociadas a su vez con patologías más graves. La acción del ácido gástrico sobre la mucosa esofágica, que no está preparada para soportar un pH tan bajo, puede conducir a una esofagitis por reflujo con consecuencias variadas, como eritemas, erosiones y úlceras.

Los pacientes con reflujo persistente tienen riesgo de desarrollar esófago de Barrett, una metaplasia intestinal del esófago. La presencia de esófago de Barrett es un factor de riesgo para el desarrollo de adenocarcinoma de esófago.

PUNTOS CLAVE

- La ERGE se define como el paso de contenido gástrico de forma retrógrada hacia el esófago de forma patológica.
- Contribuye a ello la incompetencia del EEI o el aumento de la presión intraabdominal, que vence la resistencia del esfínter.
- La obesidad es el principal factor de riesgo para desarrollar ERGE.
- El tratamiento incluye cambios en los hábitos de vida, medicación y, en ocasiones, cirugía, para reparar una hernia de hiato asociada y generar un nuevo mecanismo esfinteriano.
- La principal complicación de la ERGE es la esofagitis con esófago de Barrett, que es una lesión preneoplásica.

BIBLIOGRAFÍA

Calvet X, Ponce J. Enfermedad por reflujo gastroesofágico: epidemiología, diagnóstico y tratamiento. Gastroenterol Hepatol 2008; 31 Suppl 4: 29-34.

Clarrett DM, Hachem C. Gastroesophageal reflux disease (GERD). Mo Med 2018; 115: 214-8.

Lee YY, McColl KEL. Pathophysiology of gastroesophageal reflux disease. Best Pract Res Clin Gastroenterol 2013; 27: 339-51.

Maqbool A, Ryan MJ. Gastroesophageal reflux disease and aerodigestive disorders. Curr Probl Pediatr Adolesc Health Care 2018; 48: 85-98.

Ruiz-Tovar J, Llavero C. Gastroesophageal reflux disease (GERD): update in the surgical approach and long-term outcome. En: Cornett LP, ed. Gastroesophageal reflux disease (GERD): clinical characteristics, management and long-term outomes. New York: Nova Science Publishers, 2016; p. 53-62.

AUTOEVALUACIÓN

Enfermedad ulceropéptica

37

S. Martín Santos y A. B. Vega López

OBJETIVOS DE APRENDIZAJE

- Conocer las causas de la enfermedad ulceropéptica y su tratamiento médico.
- Comprender la fisiopatología de la infección por *Helicobacter pylori*.
- Saber cuáles son las complicaciones de la enfermedad ulceropéptica y su tratamiento.

SÍNTESIS CONCEPTUAL

La enfermedad ulceropéptica es una lesión en la mucosa gastrointestinal (estómago o duodeno) que se extiende mas allá de la capa muscular y que permanece como consecuencia de la actividad de la secreción ácida del jugo gástrico. Las dos causas más frecuentes de úlcera péptica son la infección por *Helicobacter pylori* y el consumo de antiinflamatorios no esteroideos.

La prevalencia actual de la enfermedad ulceropéptica se estima entre el 5 y el 10 % de la población general (10-20 % en las personas infectadas por *H. pylori*). La incidencia es de alrededor del 1 % anual entre las personas *H. pylori* positivas. Clínicamente, el dolor abdominal localizado en el epigastrio que aparece 2-3 horas tras la ingesta y que se alivia con alimentos o con antiácidos/antisecretores es el síntoma más frecuente de la enfermedad ulceropéptica.

Las complicaciones más frecuentes son la hemorragia digestiva (15-20 %), la perforación (2-14 %) y la obstrucción intestinal (5-8 %).

DEFINICIÓN

La enfermedad ulceropéptica se caracteriza por la presencia de una erosión de la capa mucosa del epitelio, que llega hasta la capa muscular del epitelio gástrico, causada por la secreción de ácido y pepsina. Aunque puede afectar a diversas partes del tracto gastrointestinal, las localizaciones más frecuentes son el estómago y el duodeno proximal. Otras localizaciones son la porción inferior del esófago, el duodeno distal o el yeyuno.

La enfermedad ulceropéptica en ausencia de diagnóstico y tratamiento puede ocasionar varias complicaciones que pueden ser graves y comprometer la vida del paciente. La hemorragia digestiva alta y la perforación son las complicaciones más frecuentes de la enfermedad ulceropéptica. Por último, esta enfermedad puede llevar a la obstrucción del contenido gástrico en el antro pilórico o el duodeno.

EPIDEMIOLOGÍA

La incidencia de la enfermedad ulceropéptica ha ido en descenso en las últimas cuatro décadas gracias al conocimiento de *H. pylori* y su tratamiento. Actualmente se sitúa entre el 0,1 y el 0,3 % anual.

Entre el 10 y el 20 % de los pacientes con enfermedad ulceropéptica presentan en su evolución una complicación de la enfermedad. Entre ellas, la hemorragia digestiva es la complicación que más frecuentemente presentan los pacientes con esta patología, observándose en el 15-20 % de ellos. De hecho, las úlceras pépticas sangrantes son la causa más frecuente de hemorragia digestiva alta no varicosa (40 %) y su origen puede ser una úlcera duodenal (35 %) o una úlcera gástrica (20 %). El tratamiento de esta patología es habitualmente endoscópico (en el 80 % de los casos) y solo el 20 % de los pacientes requerirán cirugía.

La perforación es la segunda complicación más frecuente y se produce en el 2-14 % de los pacientes con úlcera péptica. Pese a que su incidencia es mucho menor que la hemorragia, la úlcera péptica perforada constituye la causa más frecuente de indicación de cirugía urgente en pacientes con enfermedad ulceropéptica.

Por último, la prevalencia de la obstrucción de la salida del estómago secundaria a enfermedad ulceropéptica es del 5-8 %. La causa más común de la obstrucción gastroduodenal es la patología maligna, siendo la enfermedad ulceropéptica la causante de la obstrucción solo en el 5 % de los casos.

ETIOLOGÍA

Se han implicado muchos factores en la génesis de la úlcera péptica. Sin embargo, la infección por *H. pylori* y el consumo de fármacos son las etiologías más frecuentes. Así, entre el 95 y el 99 % de las úlceras duodenales y aproximadamente entre el 80 y el 90 % de las úlceras gástricas pueden atribuirse a la infección por *H. pylori* de forma aislada, o bien asociada al consumo de fármacos inhibidores de la ciclooxigenasa.

La expresión de citoquinas por parte de *H. pylori* (sobre todo la citotoxina A [cagA]) y la respuesta inmunitaria distinta de cada individuo frente a la presencia de *H. pylori* pueden explicar por qué únicamente un porcentaje de los pacientes infectados (se calcula que alrededor del 10-20 %) presentan patología ulcerosa.

El consumo de fármacos es la segunda causa de úlceras en cuanto a la frecuencia. El consumo de los inhibidores de la ciclooxigenasa incluye no solo los antiinflamatorios no esteroideos (AINE) y la aspirina, sino también otros analgésicos, como el metamizol o el paracetamol. Otros fármacos implicados como posible causa de la úlcera péptica son el uso aislado de esteroides y los nuevos antidepresivos que inhiben la recaptación de la serotonina.

La existencia del síndrome de Zollinger-Ellison asociado a la producción tumoral de gastrina por un gastrinoma debe sospecharse en aquellos pacientes con enfermedad ulcerosa que no presenten infección por *H. pylori* y no consuman fármacos inhibidores de la ciclooxigenasa.

Las demás etiologías de la úlcera péptica son excepcionales. En pacientes con infección por *H. pylori*, el tabaquismo y, probablemente, el alcohol en dosis altas pueden contribuir tanto a la aparición como a la refractariedad de la úlcera péptica, pero no son causa de úlcera en pacientes con *H. pylori* negativos.

Finalmente, determinadas enfermedades, como la cirrosis hepática o la enfermedad pulmonar obstructiva crónica, parecen también relacionarse con una mayor prevalencia de úlcera duodenal.

FISIOPATOLOGÍA

La enfermedad ulceropéptica es el resultado de un desequilibrio entre los factores lesivos y los mecanismos de protección de la mucosa gástrica. Al producirse una erosión en la capa mucosa, las capas más profundas están expuestas al ácido gástrico y, a su vez, la capacidad de las células de la mucosa para producir bicarbonato está comprometida.

La colonización de la mucosa gástrica por parte de *H. pylori* causa inflamación crónica y alteración de la secreción de bicarbonato, lo que provoca el descenso del pH gástrico y metaplasia. En relación con la infección por *H. pylori*, tras la entrada del patógeno al tubo digestivo y gracias a los flagelos de este, se produce una entrada a la superficie de la capa mucosa que recubre las células epiteliales de la mucosa gástrica del fundus y el antro pilórico. Gracias a adhesinas que contienen *H. pylori*, se adhiere a las células foveolares superficiales y, mediante la inhibición de la producción de ácido clorhídrico y la neutralización de este por la ureasa bacteriana, se produce la colonización de las células de la mucosa gástrica.

Helicobacter pylori produce citotoxicidad en la mucosa gástrica y, a su vez, posee fosfolipasas que hidrolizan las membranas celulares con la consecuente liberación de lisolecitinas con factor ulcerogénico. La **tabla 37-1** muestra las bases moleculares implicadas en la colonización y la citotoxicidad de *H. pylori*.

Por último, varias moléculas secretadas por *H. pylori* producen un importante efecto quimiotáctico, lo que favorece el reclutamiento y la proliferación de eosinófilos y neutrófilos, provocando la liberación de citoquinas y la consecuente respuesta inflamatoria con liberación de mediadores inflamatorios que lesionan la mucosa.

El tratamiento con AINE (dosis-dependiente), el nivel socioeconómico bajo, el uso de anticoagulantes, el paciente con enfermedad grave y la edad avanzada son, además de la infección por *H. pylori*, factores de riesgo específicos de la hemorragia digestiva por enfermedad ulceropéptica. La afectación de los vasos de la submucosa por la ulceración secundaria a *H. pylori* o a los factores de riesgo expuestos antes es la causa de la hemorragia digestiva. Si la ulceración es transmural puede afectar a vasos de mayor calibre y provocar hemorragia de mayor gravedad.

En el caso de la perforación por enfermedad ulceropéptica, la prevalencia publicada de *H. pylori* es muy variable, con diagnóstico histopatológico confirmado de entre el 50 y el 80 %. Las diferencias interpersonales en la respuesta a la infección crónica, la virulencia del patógeno, la respuesta inmunitaria o la capacidad de defensa de la mucosa podrían explicar la distinta evolución clínica a la perforación en pacientes con enfermedad ulceropéptica y *H. pylori*.

Existe un porcentaje no despreciable de pacientes con perforación en los que no existe infección por *H. pylori*. Se ha demostrado que el uso de AINE y la presencia de síndrome de Zollinger-Ellison son factores de riesgo de perforación en la enfermedad ulceropéptica.

La obstrucción asociada a la enfermedad ulceropéptica se debe al edema, la inflamación, la fibrosis y la cicatrización secundarias a la ulceración. Se asocia con una atonía gástrica que provoca estasis y distensión gástrica, creando un círculo vicioso en el que aumenta el pH gástrico y, por lo tanto, se incrementa la secreción de ácido y gastrina, lo que a su vez provoca mayor inflamación, fibrosis y cicatrización.

MANIFESTACIONES CLÍNICAS

Los signos y síntomas de la enfermedad ulceropéptica incluyen epigastralgia, distensión abdominal y sensación de pleni-

Tabla 37-1. Bases moleculares de la infección por *Helicobacter pylori*

Molécula	Mecanismo de acción	Implicaciones
Factores de virulencia de *Helicobacter pylori*		
Colonización		
Ureasa	Hidroliza la urea [$CO(NH_2)_2$] en amonio (NH_4) y gas carbónico (CO_2)	• Producción de amonio y bicarbonato, que crea un microambiente que protege a la bacteria del ácido circundante • Irritación e inflamación por parte del amonio, que promueve una reacción inflamatoria local persistente • El amonio afecta a la microcirculación y las células epiteliales superficiales, provocando necrosis del tejido
Superóxido-dismutasa	Cataliza la transformación del superóxido a peróxido de hidrógeno (H_2O_2) (sistema antioxidante)	• Durante la colonización, *H. pylori* produce una fuerte respuesta inflamatoria mediada por neutrófilos y macrófagos, lo que genera metabolitos reactivos al oxígeno • *H. pylori* cuenta con un sistema antioxidante, compuesto por mecanismos para la detoxificación de los metabolitos y también para la reparación de daños, facilitando su supervivencia en el contexto de reacción inflamatoria local
Catalasa	Cataliza la transformación del peróxido de hidrógeno en agua y oxígeno gaseoso	
Peroxirredoxinas	Catalizan la reducción de peróxido de hidrógeno, peroxinitrito y otros peróxidos orgánicos	
MdaB	NADPH quinona-reductasa: compensa la pérdida de antioxidantes	
NAP	Bacterioferritina: capta los iones ferrosos libres intracelulares con acción genotóxica	• Evita el daño al DNA de *H. pylori*, protegiéndolo del estrés oxidativo
Flagelos	Facilitan la penetración dentro de la capa de moco y la adherencia	
Mucinasa	Permite desplazarse en la capa mucosa	
HpaA	Media la unión a glucoconjugados con ácido siálico	• Adhesinas: favorecen la unión de *H. pylori* con receptores de las uniones estrechas entre células epiteliales
BabA	Facilita la adhesión y colonización del patógeno al antígeno B y al antígeno Lewis. Relacionada con la aparición de úlcera y cáncer gástrico	
SabA	Proteína de adhesión al ácido siálico	
OipA	Proteína inflamatoria externa, producción de citoquinas proinflamatorias (IL-8). Relacionada con el desarrollo de úlcera duodenal y gastritis crónica	
Daño en la mucosa		
CagPAI	*Locus* genómico que codifica un sistema de secreción de tipo IV	• Inyecta CagA y peptidoglicanos en las células epiteliales del hospedador • Aumento de la producción de citoquinas como IL-1β, TNF-α y NF-κB
CagA	Principal factor de virulencia de *H. pylori*	• Oncoproteína que aumenta la producción de IL-8 • Cambios proliferativos e inflamatorios asociados con el desarrollo de úlcera y cáncer • No todas las cepas de *H. pylori* presentan CagA
VacA	Segundo factor de virulencia de *H. pylori*	• Induce la formación de vacuolas dentro de la célula • Impide la fagocitosis • Altera la presentación antigénica • Promueve la apoptosis de la célula epitelial • Interrumpe la formación de fagosomas en los macrófagos • Inhibe la activación de NFAT, haciendo que *H. pylori* evite la respuesta inmunitaria celular adaptativa • Todas las cepas de *H. pylori* presentan VacA • Asociada con úlcera y adenocarcinoma gástrico

BabA: adhesina de unión al antígeno B; CagA: proteína codificadora por el gen A asociado a citotoxina; CagPAI: islote de patogenicidad de CagA; HpaA: adhesina A de *Helicobacter pylori*; IL: interleuquina; MdaB: mevaldato-reductasa B; NAP: proteína activadora de neutrófilos; NFAT: factor nuclear de células T activadas; NF-κB: factor nuclear kappa de linfocitos B; OipA: proteína inflamatoria de membrana externa; SabA: adhesina de unión al ácido siálico; TNF-α: factor de necrosis tumoral alfa; VacA: citotoxina vacuolizante.

tud precoz, náuseas y vómitos o alteraciones en el peso. Estos síntomas varían en función de la localización de la úlcera, así como de la edad. Las úlceras gástricas y duodenales pueden diferenciarse clínicamente mediante la aparición de dolor y su relación con la ingesta. En los pacientes con úlcera gástrica, el dolor epigástrico suele producirse unos 15-30 minutos tras la ingesta.

En cambio, en los pacientes con úlcera duodenal, el dolor suele ocurrir a las 2-3 horas después de ingerir alimento o asociarse con dolor nocturno.

Los síntomas de la hemorragia digestiva alta, como la aparición de hematemesis y/o melenas, son típicos de la hemorragia por enfermedad ulceropéptica. También puede asociarse con síncope, anemia e inestabilidad hemodinámica.

En el caso de la perforación, las manifestaciones clínicas y la exploración típica pueden dividirse en tres fases. En la fase inicial se produce un dolor brusco epigástrico que puede irradiar a los hombros y que evoluciona a un dolor generalizado y a rigidez abdominal, asociados con hipotensión, taquicardia y disminución de la temperatura. En la segunda fase, entre 2-12 horas tras la perforación, el dolor es generalizado y empeora con los movimientos, pudiendo ser más intenso en el hipogastrio y la fosa ilíaca derecha. En una tercera fase, después de 12 horas, aparecen fiebre, distensión abdominal e hipotensión, asociadas a un cuadro séptico en el 30-35 % de los pacientes.

Las manifestaciones clínicas predominantes en los pacientes con obstrucción gastroduodenal secundaria a enfermedad ulceropéptica constituyen un cuadro de larga duración, que incluye anorexia, distensión abdominal, náuseas, vómitos y pérdida de peso. Algunos pacientes no presentan las manifestaciones clínicas típicas, sino que mantienen el apetito y la ingesta, pero tienen vómitos posprandiales cuantiosos de comida no digerida.

DIAGNÓSTICO

La prueba de referencia para el diagnóstico de la enfermedad ulceropéptica es la endoscopia digestiva alta, con una sensibilidad próxima al 90 %, dependiendo de la ubicación de la úlcera (**Fig. 37-1**). Si el estudio endoscópico evidencia una úlcera gástrica, será imprescindible la toma de biopsia para descartar malignidad. La tomografía computarizada (TC) de abdomen no se recomienda para el diagnóstico debido a su baja sensibilidad y especificidad en el diagnóstico de la enfermedad ulceropéptica, pero en ocasiones constituye la prueba diagnóstica, ya que es la primera opción en el estudio de pacientes con dolor abdominal.

En el paciente con sospecha de úlcera sangrante, se recomienda la realización de endoscopia digestiva alta en las primeras 24 horas.

La exploración física asociada con una radiografía simple de tórax en bipedestación con evidencia de neumoperitoneo

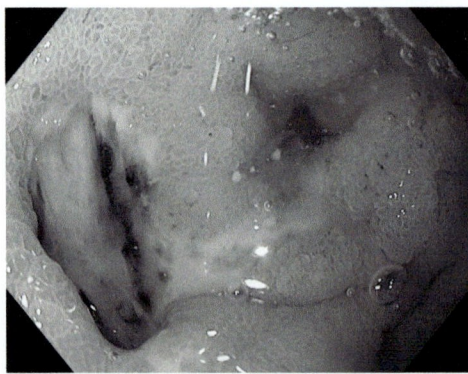

Figura 37-1. Úlcera de Forrest III, localizada en la cara anterior duodenal con base limpia.

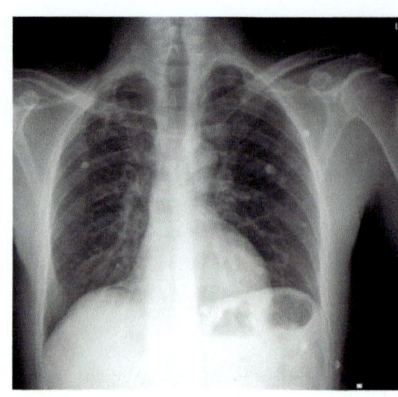

Figura 37-2. Radiografía de tórax en bipedestación, en la que se evidencia neumoperitoneo secundario a perforación de víscera hueca.

puede ser diagnóstica en el 85 % de los casos de perforación (**Fig. 37-2**). La TC permite valorar el abordaje conservador en perforaciones cubiertas sin neumoperitoneo o en los casos de duda diagnóstica, siendo diagnóstica en el 95 % de los casos.

En el diagnóstico diferencial de la obstrucción gastroduodenal hay que descartar la patología maligna, ya que es la causa más frecuente de obstrucción gastroduodenal. Para ello, el estudio endoscópico con biopsia será el estudio de elección.

La TC completará el estudio al permitir la evaluación de la dilatación gástrica y de la región biliopancreática para descartar neoplasias del área periampular.

TRATAMIENTO

Tratamiento médico de la enfermedad ulceropéptica

Se basa en dos pilares: por un lado, el tratamiento de erradicación de la infección por *H. pylori* y, por otro, el tratamiento antisecretor con inhibidores de la bomba de protones (IBP).

Con la cura de la infección por *H. pylori*, no solo se logra cicatrizar la úlcera, sino que, fundamentalmente, desaparece la posibilidad de recidiva y de complicaciones. Se recomienda realizar un tratamiento de erradicación en todos los pacientes con úlcera péptica, tanto gástrica como duodenal, que sean portadores de la infección por *H. pylori*, tanto en pacientes con un primer brote como en aquellos con múltiples recidivas. Es particularmente importante instaurar un tratamiento de erradicación en los pacientes con úlcera complicada con hemorragia o perforación, ya que presentan un riesgo elevado de nuevas complicaciones de su patología ulcerosa. Por el contrario, este riesgo se reduce casi a cero si se erradica *H. pylori*.

Los IBP forman parte del tratamiento en pacientes con *H. pylori* positivos y constituyen el tratamiento de elección en pacientes con enfermedad ulceropéptica sin infección por *H. pylori*. También pueden utilizarse tras el diagnóstico de úlcera como tratamiento sintomático y para iniciar la cicatrización mientras se esperan los resultados de las pruebas para *H. pylori*.

Tabla 37-2. Tratamiento médico de la enfermedad ulceropéptica

Tratamiento de elección
- Terapia cuádruple clásica con bismuto (10 días)
  - IBP: en dosis altas/12 h
  - Subcitrato de bismuto potásico, metronidazol y clorhidrato de tetraciclina: 3 cápsulas/6 h
- Terapia cuádruple concomitante (14 días)
  - IBP: en dosis altas/12 h
  - Amoxicilina: 1 g/12 h
  - Claritromicina: 500 mg/12 h
  - Metronidazol: 500 mg/12 h

Tratamiento de rescate (fallo del tratamiento inicial)
- Terapia cuádruple con levofloxacino (14 días)
  - IBP: en dosis altas/12 h
  - Levofloxacino: 500 mg/24 h
  - Amoxicilina: 1 g/12 h
  - Subcitrato de bismuto: 120 mg/12 h

Tratamiento tras dos fracasos (replantear indicación y evaluar adherencia)
- Terapia cuádruple con levofloxacino (14 días)
  - IBP: en dosis altas/12 h
  - Levofloxacino: 500 mg/24 h
  - Amoxicilina: 1 g/12 h
  - Subcitrato de bismuto: 120 mg/12 h
- Terapia cuádruple con rifabutina (14 días)
  - IBP: en dosis altas/12 h
  - Rifabutina: 150 mg/12 h
  - Amoxicilina: 1 g/12 h
  - Subcitrato de bismuto: 120 mg/12 h

IBP: inhibidores de la bomba de protones.

Tabla 37-3. Clasificación de Forrest de las úlceras pépticas

Hemorragia	Tipo	Descripción	Resangrado (%)
Activa	IA	Hemorragia «en chorro»	90
	IB	Hemorragia «en babeo»	20-30
Reciente	IIA	Vaso visible no sangrante	30-51
	IIB	Coágulo adherido	25-41
	IIC	Hematina	0-5
Ausencia	III	Base de fibrina	0-2

Tabla 37-4. Tratamiento endoscópico de la úlcera sangrante

Métodos térmicos
- Electrocoagulación bipolar/multipolar
- Termocoagulación: sonda de calor
- Microondas
- Gas argón

Métodos de inyección
- Adrenalina
- Suero fisiológico hipertónico
- Polidocanol
- Alcohol absoluto
- Etanolamina
- Inductores del coágulo (trombina, fibrina)

Métodos mecánicos
- Clips
- Bandas elásticas
- *Endoloops*

Agentes hemostáticos tópicos
- Aerosoles criogénicos
- Hemostático compuesto por extractos naturales de plantas (solución ABS)
- Polvo hemostático mineral

En el caso de que el agente etiológico sea la utilización de AINE, debe valorarse la necesidad de mantener el tratamiento con estos fármacos. Los IBP constituyen, actualmente, el fármaco de elección como profilaxis de la úlcera en pacientes de alto riesgo que requieran tratamiento continuado con AINE. En estos pacientes deberá añadirse el tratamiento de erradicación, en caso de *H. pylori* positivo.

Los dos tratamientos de elección que se recomiendan para la erradicación de *H. pylori* son la terapia cuádruple concomitante o la terapia cuádruple clásica con bismuto (subcitrato de bismuto potásico, metronidazol y clorhidrato de tetraciclina). Se aconseja utilizar un IBP en dosis altas cada 12 horas, ya que cuanto más intensa es la inhibición ácida, más efectivo es el tratamiento de la infección por *H. pylori*. En la **tabla 37-2** se detalla el tratamiento médico de erradicación de *H. pylori*.

Tratamiento endoscópico de la hemorragia digestiva por úlcera sangrante

La endoscopia digestiva alta permite, por un lado, estratificar el riesgo de la hemorragia desde el punto de vista endoscópico (clasificación de Forrest; **Tabla 37-3**) y, por otro, realizar un tratamiento de la lesión sangrante, con lo que se reduce el riesgo de recidiva, la necesidad de cirugía y la mortalidad. La **tabla 37-4** recoge las distintas opciones terapéuticas endoscópicas de la úlcera sangrante.

Tratamiento de la úlcera perforada

El manejo quirúrgico mediante abordaje laparoscópico es el tratamiento de elección en la úlcera perforada. La técnica quirúrgica dependerá del tamaño y la localización de la perforación, así como del riesgo de malignidad. El tratamiento de la úlcera duodenal suele ser el cierre primario, pero en caso de localización gástrica, la cirugía debe incluir biopsia, resección local o resección gástrica.

Tratamiento de la obstrucción secundaria a enfermedad ulceropéptica

El tratamiento de esta complicación incluye: reanimación con fluidos, optimización del estado nutricional, tratamiento de la causa (p. ej., *H. pylori*) o tratamiento con AINE e IBP. No obstante, el manejo conservador no suele ser efectivo en un estadio tan avanzado de la úlcera, por lo que suele requerir tratamiento intervencionista con dilataciones endoscópicas o, incluso, cirugía, indicada en pacientes refractarios al tratamiento endoscópico o en aquellos en los que se ha producido una complicación de este.

PUNTOS CLAVE

- La infección por *H. pylori* es la primera causa de úlcera gastroduodenal y está presente en prácticamente el 100 % de las úlceras duodenales no asociadas a AINE y en el 80-90 % de las úlceras pépticas gástricas.

- La terapia cuádruple con bismuto o sin él es el tratamiento de elección para la erradicación de *H. pylori*. Se recomienda tratar mediante esta terapia a todos los pacientes con infección por *H. pylori* y úlcera péptica activa o antecedentes de enfermedad ulcerosa.

- La fibrogastroscopia es la prueba de referencia para el diagnóstico de la enfermedad ulceropéptica, reservándose la TC para casos de sospecha de complicación, como la perforación o la obstrucción.

BIBLIOGRAFÍA

Asociación Española de Cirujanos; Parrilla Paricio P, García-Granero Ximénez E, Martín Pérez E et al. Cirugía AEC, 3ª ed. Madrid: Editorial Médica Panamericana, 2022.

Gralnek IM, Stanley AJ, Morris AJ et al. Endoscopic diagnosis and management of nonvariceal upper gastrointestinal hemorrhage (NVU-GIH): European Society of Gastrointestinal Endoscopy (ESGE) Guideline. Update 2021. Endoscopy 2021; 53: 300-32.

Kamada T, Satoh K, Itoh T et al. Evidence-based clinical practice guidelines for peptic ulcer disease 2020. J Gastroenterol 2021; 56: 303-22.

Torres Jiménez F, Torres Bayona C. Fisiopatología molecular en la infección por Helicobacter pylori. Salud, Barranquilla [Internet]. 2016. Disponible en: http://www.scielo.org.co/scielo.php?script=sci_arttext&pid=S0120-55522016000300013

Wang A, Yerxa J, Agarwal S et al. Surgical management of peptic ulcer disease. Curr Probl Surg 2020; 57: 100728.

Pancreatitis aguda

38

E. Gómez Fernández y M. E. Fernández Contreras

OBJETIVOS DE APRENDIZAJE

- Tomar conciencia del riesgo para la salud que supone la pancreatitis aguda.
- Conocer los factores causantes de esta enfermedad, principalmente el alcoholismo y la colelitiasis.
- Revisar los mecanismos fisiopatológicos que condicionan la aparición de la enfermedad.
- Identificar los fundamentos para el tratamiento de la enfermedad.

SÍNTESIS CONCEPTUAL

La pancreatitis aguda consiste en una inflamación aguda del páncreas. El mecanismo principal que desencadena la inflamación es la obstrucción de la secreción enzimática hacia el duodeno, que queda retenida en los conductos pancreáticos, produciendo una autodigestión de la glándula. Los principales agentes causales de la pancreatitis aguda son la litiasis biliar y el alcoholismo.

DEFINICIÓN

La pancreatitis aguda consiste en una inflamación aguda del páncreas, de inicio repentino e intensidad variable. El mecanismo principal que desencadena esta inflamación es la obstrucción de la secreción enzimática hacia el duodeno. Estas secreciones, que incluyen gran cantidad de enzimas digestivas, quedan retenidas en los conductos pancreáticos, produciendo una autodigestión del páncreas. Puede comprometer otros órganos y sistemas, además de ser una patología mortal.

EPIDEMIOLOGÍA

La pancreatitis aguda se ha convertido en una de las patologías gastrointestinales agudas más importantes a nivel mundial. La incidencia de este trastorno ha aumentado en los últimos 10 años, debido a una alta prevalencia de obesidad, consumo de alcohol y colelitiasis.

Típicamente afecta a pacientes de entre 40 y 60 años y se estima que ocurren de 10 a 40 casos por cada 100.000 habitantes por año en el mundo. Varios estudios epidemiológicos han demostrado que las hospitalizaciones por pancreatitis aguda han aumentado un 13,3 % en todo el mundo.

ETIOLOGÍA

En la mayoría de los casos, la pancreatitis aguda ocurre debido a que las enzimas pancreáticas se vuelven activas dentro del páncreas por obstrucción en su salida hacia el duodeno y digieren el tejido pancreático, causando edema, inflamación, hemorragia y necrosis parenquimatosa. Los principales agentes causales de la pancreatitis aguda son la litiasis biliar y el alcoholismo.

Otras afecciones que provocan el desarrollo de la pancreatitis son:

- Problemas autoinmunitarios.
- Daño a los conductos o el páncreas durante una cirugía.
- Altos niveles de triglicéridos en sangre (suele asociarse con valores > 1.000 mg/dl).
- Traumatismo pancreático.
- Después de realizar una colangiopancreatografía retrógrada endoscópica (CPRE).

- Fibrosis quística.
- Glándula paratiroidea hiperactiva.
- Síndrome de Reye.
- Uso de ciertos medicamentos (estrógenos, corticosteroides, sulfamidas, diuréticos tiazídicos y azotioprina).
- Ciertas infecciones víricas que afectan al páncreas, como el virus de la inmunodeficiencia humana (VIH), citomegalovirus, parotiditis, Coxsackie, Epstein-Barr, rubéola, varicela, adenovirus; bacterias: *Mycoplasma*, *Salmonella*, *Campylobacter*, *Legionella*, *Leptospira*; tuberculosis y parásitos como áscaris, fasciola hepática.

FISIOPATOLOGÍA

Las enzimas proteolíticas y la fosfolipasa A son secretadas como zimógenos y proenzimas inactivas. Los zimógenos de las enzimas proteolíticas están separados de las proteínas celulares por medio de membranas de retículo endoplásmico.

Existen inhibidores de las enzimas proteolíticas, tanto en la secreción pancreática como en el tejido glandular; estos son, por ejemplo, el inhibidor pancreático de la tripsina, y otros inhibidores, como la α_1-antitripsina y la α_2-macroglobulina, que se encuentran presentes en el plasma.

El pH alcalino de la secreción pancreática protege al páncreas de la acción de sus propias enzimas. En primer lugar, el tripsinógeno se autoactiva a pH bajo, y esta tripsina activada, a su vez, activa a todos los demás precursores enzimáticos.

En segunda instancia, el inhibidor proteico de la tripsina en pH alcalino permanece unido de manera más estable y durante mayor tiempo a las tripsinas activas que se encuentran en el fluido pancreático.

La tripsina, además de causar la destrucción proteolítica del parénquima pancreático, convierte el calicreinógeno en calicreína, produciendo en forma indirecta bradiquinina. Esta influye sobre los sistemas de coagulación y del complemento mediante la activación del factor de Hageman. Así, estos factores contribuyen a incrementar la inflamación local con aparición de trombosis capilar, lesión tisular por hipoperfusión e hipoxia, hemorragia y las demás manifestaciones sistémicas de la pancreatitis aguda.

La lipasa provoca necrosis grasa; además, existe alguna evidencia de que cumple una función importante cuando la cascada de alteraciones bioquímicas se ha iniciado.

La salida de elastasa del sistema ductal determina la destrucción de las fibras elásticas de los vasos sanguíneos, lo que fomenta la aparición de hemorragia. La fosfolipasa A, por otro lado, favorece la destrucción de la membrana celular y, al actuar sobre la lecitina de la bilis, produce lisolecitina (elemento altamente tóxico para la barrera del sistema ductal del páncreas).

MANIFESTACIONES CLÍNICAS

Los síntomas más habituales que suelen presentarse en la pancreatitis aguda son:

- Dolor abdominal grave y constante: por lo general de inicio súbito, localizado en el epigastrio, pero que puede irradiar hacia la espalda.

- Náuseas y vómitos (en el 80 % de los casos).
- Fiebre: constituye un síntoma ocasional. Las pancreatitis agudas son habitualmente procesos inflamatorios asépticos y, por lo tanto, se caracterizan por la ausencia de pirógenos secretados por las bacterias.
- Distensión abdominal: aunque el páncreas es una víscera retroperitoneal, el dolor que causa puede provocar un íleo adinámico intestinal y esto puede condicionar la distensión abdominal. Por otra parte, el edema peripancreático puede difundir hasta la cavidad peritoneal y provocar cierto componente de ascitis.

Estos síntomas tienen un comienzo brusco y progresivo y duran desde horas hasta semanas o meses, según la gravedad del cuadro.

DIAGNÓSTICO

El diagnóstico de la pancreatitis aguda tiene tres pilares. En primer lugar, una exploración física que sugiera dicha patología (dolor abdominal en el epigastrio irradiado a la espalda). Para ello, hay que buscar las manifestaciones clínicas mencionadas antes. No obstante, cabe destacar que muchos procesos patológicos tienen síntomas clínicos similares, por lo que hay que distinguir entre las siguientes enfermedades agudas:

- Colecistitis aguda.
- Perforación de víscera hueca.
- Obstrucción intestinal.
- Isquemia-infarto mesentérico.
- Infarto agudo de miocardio de cara diafragmática.
- Aneurisma disecante de aorta.
- Neumonía basal.
- Cólico renal.

Las pruebas de laboratorio pueden confirmar el diagnóstico. El aumento de los valores de amilasa sérica en sangre es un parámetro con alta sensibilidad para el diagnóstico de la pancreatitis aguda, pero con baja especificidad. Sin embargo, la elevación de lipasa en sangre es poco sensible, pero muy específica para la pancreatitis aguda. Por lo tanto, la determinación de ambas enzimas ayuda al diagnóstico.

Por último, las pruebas de imagen mostrarán cambios en la forma o el tamaño del páncreas o alteraciones en su vecindad. Entre las pruebas de imagen, la TC es la técnica de elección (**Fig. 38-1**). La ecografía puede dar datos indirectos que sugieran el diagnóstico, pero se trata de una prueba operador-dependiente y, a menudo, las imágenes obtenidas del retroperitoneo se ven con artefactos por interposición del gas intestinal.

TRATAMIENTO

El tratamiento de la pancreatitis aguda va a depender de la gravedad de la enfermedad y de la presencia, o no, de complicaciones. El manejo inicial incluye varias medidas y se debe individualizar cada caso. En todos los casos, el tratamiento debe incluir:

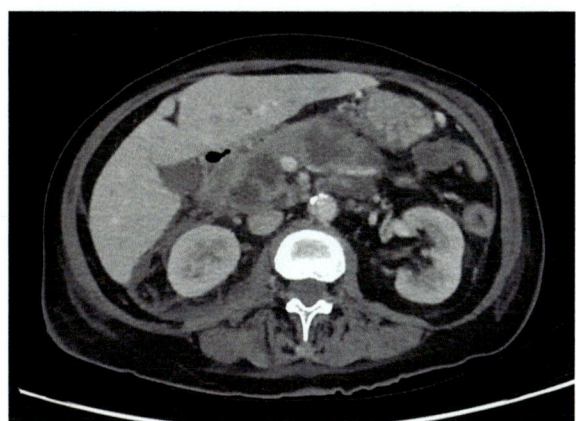

Figura 38-1. Tomografía computarizada abdominal. Se observa inflamación de la glándula pancreática, compatible con pancreatitis aguda.

- Fluidoterapia: el síndrome de respuesta inflamatoria sistémica (SIRS) asociado con la pancreatitis aguda implica un aumento de la permeabilidad vascular y una extravasación de líquidos hacia terceros espacios. Esto puede derivar en un *shock* distributivo. La primera medida para tratarlo es la infusión de líquidos para intentar mantener la volemia.
- Antibióticos: los antibióticos inicialmente no están indicados, dado que la pancreatitis suele ser un proceso aséptico. Sin embargo, cuando hay necrosis pancreática extensa, es fácil que se produzca la sobreinfección. La antibioterapia estará indicada si se evidencia un microorganismo bien en hemocultivos, bien en cultivos del líquido ascítico o del absceso pancreático.
- Analgesia: la pancreatitis aguda es un proceso muy doloroso. La analgesia a menudo incluye la administración de opioides. Varios estudios han demostrado que el dolor perpetúa y empeora el SIRS, por lo que una correcta analgesia no solo mejora la calidad de vida, sino también el pronóstico de la enfermedad.
- Reposo intestinal y soporte nutricional: hay que evitar la alimentación por vía oral, para evitar estimulaciones de la glándula pancreática con mayor secreción de enzimas y mayor daño parenquimatoso. Sin embargo, cuando el reposo intestinal vaya a prolongarse más allá de una semana, debe plantearse pautar un soporte nutricional para evitar el catabolismo. En estas situaciones, la nutrición enteral distal al duodeno es el método de elección. Por lo general se coloca una sonda nasoyeyunal, que permite este tipo de alimentación con liberación directamente en yeyuno.
- CPRE: cuando la causa de la pancreatitis es un cálculo enclavado en la papila duodenal, la desobstrucción del conducto pancreático de forma precoz puede mejorar el pronóstico. Esto puede realizarse por vía endoscópica mediante CPRE. No obstante, como se ha comentado antes, la CPRE también puede provocar una lesión pancreática y empeorar la pancreatitis aguda. Por lo tanto, la decisión de realizar el drenaje debe individualizarse.
- Colecistectomía electiva: en aquellos pacientes con pancreatitis biliar de origen litiásico, la colecistectomía electiva es obligatoria para reducir el riesgo de nuevos episodios de pancreatitis futuras. Este procedimiento habitualmente no se realiza durante la fase aguda de la pancreatitis aguda, dado que esta implica una distorsión de la anatomía del árbol biliar y aumenta el riesgo de lesiones accidentales de la vía biliar.

PRONÓSTICO

El daño que origina la pancreatitis aguda está mediado por la respuesta inflamatoria sistémica. La autodigestión del páncreas genera un SIRS, en ausencia de agente infeccioso causante. Este SIRS puede condicionar un fallo multiorgánico, así como complicaciones locales y sistémicas.

La presencia de factores de mal pronóstico de la pancreatitis aguda influye en la gravedad del cuadro y en su evolución (**Recuadro 38-1**). Existen varias escalas que cuantifican estos y otros parámetros y establecen un pronóstico de gravedad. Entre ellas, una de las más utilizadas es la escala APACHE-II.

La afectación pancreática en las pruebas de imagen también orienta al pronóstico de la enfermedad. Cuanto mayores sean la afectación de la glándula y el grado de necrosis glandular, mayor será el riesgo de mortalidad asociada.

La evolución de la pancreatitis aguda puede variar desde una recuperación completa en dos semanas en casos de pancreatitis leves, hasta alcanzar una tasa de mortalidad > 70 % en pancreatitis graves.

RECUADRO 38-1. Factores de mal pronóstico de la pancreatitis aguda

- Edad ≥ 60 años.
- Comorbilidades previas.
- Obesidad.
- Alcoholismo de larga evolución.
- Presencia de síndrome de respuesta inflamatoria sistémica.
- Marcadores de laboratorio de hipovolemia (p. ej., hematócrito elevado).
- Presencia de derrames pleurales y/o infiltrados en la radiografía de tórax al ingreso.
- Cambios en el estado mental.

 PUNTOS CLAVE

- La pancreatitis aguda es una inflamación aguda de la glándula pancreática.
- El mecanismo fisiopatológico es la obstrucción de los conductos pancreáticos y la acumulación de la secreción enzimática, que produce una autodigestión de la glándula.
- Los principales agentes causales de la pancreatitis aguda son la litiasis biliar y el alcoholismo.

→

- El diagnóstico se realiza mediante pruebas analíticas con elevación de enzimas pancreáticas en plasma (amilasa y lipasa), así como mediante TC abdominal, para evaluar la afectación de la glándula.
- Los antibióticos inicialmente no están indicados en el tratamiento, dado que la pancreatitis suele ser un proceso aséptico. Sin embargo, deben añadirse cuando aparecen complicaciones o signos de infección.

BIBLIOGRAFÍA

Bartel M. Pancreatitis aguda. En: Falk SJ, ed. Manual MSD versión para profesionales. Rahway: Merck, 2022.
De-Madaria E. Pancreatitis aguda. Gastroenterol Hepatol 2011; 34: 89-94.

Garro Urbina V, Thuel Gutiérrez M. Diagnóstico y tratamiento de pancreatitis aguda. Rev Medica Sinerg 2020; 5: e537.
Leppert B, Kelly CR. Netter. Un abordaje integrado de la medicina. Londres: Elsevier, 2022.

Apendicitis aguda

39

A. Rodríguez Ochoa y A. Sánchez Gollarte

OBJETIVOS DE APRENDIZAJE

- Tomar conciencia de la alta incidencia de apendicitis aguda en nuestro medio.
- Conocer los factores causantes de esta enfermedad.
- Revisar los mecanismos fisiopatológicos que condicionan la aparición de la enfermedad.
- Determinar el manejo diagnóstico y terapéutico de la apendicitis aguda.

SÍNTESIS CONCEPTUAL

La apendicitis aguda es una inflamación del apéndice cecal. La función exacta del apéndice no está completamente clara, pero hay algunas teorías que sugieren que podría tener una función en el sistema inmunológico. Su inflamación puede producir dolor abdominal intenso (localizado en la fosa ilíaca derecha), fiebre, náuseas y vómitos. Si no se trata, el apéndice se puede necrosar y perforar, lo que puede provocar una infección intraabdominal grave y potencialmente mortal. En España, se estima que entre el 0,4 y el 1,1 % de la población padece de apendicitis aguda en algún momento de su vida. En el año 2016, en España se registraron alrededor de 54.500 casos de apendicitis aguda.

En este capítulo se describe esta afección, sus síntomas, complicaciones y riesgos, la patogenia y los factores genéticos y medioambientales asociados y, por último, su pronóstico y tratamiento.

DEFINICIÓN

El apéndice cecal es un segmento del intestino grueso, en forma de fondo de saco, localizado en la parte inferior derecha del abdomen, desembocando en el ciego. Aunque, clásicamente se ha considerado como un vestigio embrionario, actualmente se considera que puede tener una función inmunológica y de regulación de la microbiota intestinal, al contener una gran cantidad de bacterias dentro de su luz. No obstante, la función evolutiva del apéndice cecal es aún en parte desconocida. Algunos autores creen que el apéndice era un órgano digestivo adaptado para procesar plantas con fibras dietéticas duras. Otros opinan que el apéndice sirvió como almacén para bacterias benéficas cercanas a la flora intestinal. Algunos estudios han demostrado que los animales más primitivos tienen un apéndice estructuralmente distinto al humano, por lo que el apéndice humano se habría desarrollado durante el proceso de evolución. Hoy en día, el apéndice no está generalmente considerado un órgano de importancia vital y, en un porcentaje considerable de la población que ha desarrollado una apendicitis aguda, este ha sido extirpado. Algunas teorías recientes sugieren que el apéndice cecal ayuda a regular la microbiota intestinal para promover el equilibrio entre las distintas familias bacterias saprófitas del intestino. Se desconoce aún, por lo tanto, el impacto que la apendicectomía podría tener sobre la salud.

EPIDEMIOLOGÍA

La apendicitis aguda es una inflamación del apéndice cecal, que puede afectar a personas de todas las edades, aunque es más frecuente en jóvenes de entre 18 y 25 años. Es la causa más frecuente de cirugía abdominal de urgencia en todo el mundo, con una incidencia de 10 casos por cada 10.000 habitantes por año.

La incidencia de apendicitis aguda es mucho menor en países en vías de desarrollo, sobre todo en algunas partes de África y en los grupos de menor nivel socioeconómico. Se desconoce si esto se debe a que se diagnostican menos casos por menor accesibilidad a la asistencia sanitaria o si realmente la incidencia es menor por cuestiones dietéticas y hábitos de vida.

La incidencia de apendicitis aguda está mostrando un ligero aumento en los últimos años. A pesar de la aparición de nuevas y mejoradas técnicas de diagnóstico, la apendicitis se diagnostica erróneamente en el 15 % de los casos, lo que significa que hay un 15 % de sospechas diagnósticas de apendicitis que no se confirman en los hallazgos intraoperatorios ni en el examen histopatológico de la pieza resecada.

FACTORES DE RIESGO

Entre los factores de riesgo se destaca que los individuos entre los 10 y los 30 años son los más afectados por la apendicitis aguda, y las personas del sexo masculino presentan una mayor incidencia que las mujeres. Las personas con un familiar cercano que haya tenido apendicitis tienen un ligero aumento del riesgo. Además, los pacientes con una historia clínica de enfermedades gastrointestinales, como colitis, diverticulitis agudas, infecciones intestinales, etc., presentan un mayor riesgo de desarrollar esta afección. La presión interna ejercida durante el embarazo también incrementa el riesgo de apendicitis aguda, así como una dieta alta en grasas o baja en fibra. El uso de anticonceptivos hormonales también se asocia con un ligero aumento del riesgo. Otros factores asociados con el incremento del riesgo son la obesidad y el aumento del estrés.

FISIOPATOLOGÍA

La apendicitis aguda comienza cuando el apéndice se inflama y se obstruye. Esto suele ocurrir cuando algo obstruye el orificio de salida del apéndice, lo que impide que el material fecal y los desechos salgan del órgano. Esta obstrucción a menudo puede estar causada por una inflamación de la pared apendicular (por hiperplasia de los folículos linfoides), una masa fecal o una cáscara de alimento. La obstrucción de la luz apendicular incrementa la presión intraluminal y favorece la extravasación de líquido hacia la pared apendicular y los tejidos periapendiculares. En el material fecal retenido hay sobrecrecimiento bacteriano y se produce translocación bacteriana, lo que desencadena una respuesta inflamatoria.

La inflamación provoca el aumento de la permeabilidad vascular y la extravasación de líquido, lo que se conoce como edema intersticial.

A continuación se producen cambios inflamatorios moleculares, como el incremento de la síntesis de mediadores proinflamatorios, como endotoxinas y leucotrienos. Estos últimos cumplen una función destacada en el aumento de la inflamación y la lesión tisular. También se origina una respuesta inmunitaria, en la cual se produce la activación de células T y B, así como el incremento de citoquinas que contribuyen al aumento del edema intersticial, de la permeabilidad vascular y de la síntesis de proteínas necesarias para la formación de fibrina. Las células epiteliales dañadas liberan compuestos, como las prostaglandinas, que estimulan la producción de interleuquina que a su vez impulsa la liberación de mioquinas, que desempeñan un papel importante en el desarrollo de la inflamación y la lesión tisular.

El aumento de la presión intraluminal, el edema intersticial y la liberación de factores protrombóticos dificultan la circulación sanguínea local, comprometiendo primero la circulación venosa y, por último, el flujo arterial. Esto provoca un estado de isquemia de la pared del apéndice, que desemboca en necrosis y finalmente en perforación de la pared apendicular.

Factores genéticos asociados

Los factores genéticos asociados con la apendicitis aguda se describen en el **recuadro 39-1**.

Factores ambientales asociados

Los factores ambientales asociados con la apendicitis aguda incluyen el consumo de alimentos grasos, la alimentación inadecuada y el estrés crónico. Se ha descubierto que el abuso de alimentos procesados con un alto contenido de sal, azúcares refinados y aditivos artificiales puede promover el sobrecrecimiento de ciertas cepas bacterianas, lo que deriva en un estado de disbiosis. La exposición a determinadas bacterias patógenas, virus y tóxicos químicos también pueden contribuir al desarrollo de la enfermedad. Otras influencias ambientales que aumentan el riesgo de apendicitis aguda incluyen la obesidad, el tabaquismo, la contaminación am-

---

RECUADRO 39-1. Factores genéticos asociados con la apendicitis aguda

Los factores genéticos asociados con la apendicitis aguda son por lo general desconocidos, aunque hay algunas áreas concretas que se han identificado y se estudian. Estas áreas incluyen el tamaño del apéndice, la predisposición a la inflamación, la capacidad para reparar el daño celular, las alteraciones congestivas y las mutaciones genéticas susceptibles a una respuesta inmunitaria exagerada. Estudios recientes han demostrado que ciertos polimorfismos en genes que codifican determinadas citoquinas inflamatorias podrían estar asociados con una mayor predisposición a la apendicitis aguda.

Se han identificado mutaciones en algunos genes reparadores del DNA, como el gen *ATM*. Estas mutaciones genéticas afectan a la capacidad del cuerpo para detectar y reparar muta-

ciones del DNA, lo que puede resultar en una mayor sensibilidad frente a ciertas cepas bacterianas. La expresión de estos genes también desempeña un papel en la susceptibilidad genética a la apendicitis aguda. Las personas con ciertas variantes genéticas pueden tener un mayor riesgo de desarrollar la afección. Además, ciertos genotipos relacionados con la inflamación pueden aumentar el riesgo de apendicitis aguda. Esta condición puede ser heredada en las familias, lo que sugiere un papel potencial para la predisposición genética.

Por otro lado, otra huella genética relacionada con la apendicitis aguda es el gen *TLR-7*, que se encuentra en el tejido del apéndice (así como de otros órganos) y controla la respuesta inflamatoria.

biental o la agricultura industrial y la exposición a los pesticidas. Por último, el uso indebido de los antibióticos puede ocasionar apendicitis aguda al interferir con la función de barrera de la flora saprófita.

MANIFESTACIONES CLÍNICAS

Los síntomas de la apendicitis aguda se presentan de forma abrupta e intensa como dolor fuerte y sordo localizado en la región periumbilical o en los cuadrantes inferiores del abdomen. El dolor puede empeorar con el movimiento, el toser o los movimientos rápidos, lo que sugiere la inflamación del peritoneo visceral (signos de irritación peritoneal). Otros síntomas incluyen náuseas, vómitos, pérdida del apetito, estreñimiento o diarrea, fatiga y fiebre con escalofríos.

En la exploración física destaca un dolor a la palpación en la fosa ilíaca derecha, con signos de irritación peritoneal (aumento del dolor a la descompresión brusca del abdomen). En algunos casos, el área afectada puede ponerse dura, ya que la irritación peritoneal puede provocar una contracción involuntaria de la musculatura de la pared abdominal suprayacente.

DIAGNÓSTICO

El diagnóstico de la apendicitis aguda es eminentemente clínico. Por lo tanto, las pruebas complementarias solo ayudan al diagnóstico en caso de dudas.

En el análisis de sangre destaca la presencia de leucocitosis con neutrofilia y elevación de las proteínas reactantes de fase aguda (proteína C reactiva y procalcitonina), lo que sugiere la presencia de un proceso inflamatorio-infeccioso en el organismo.

En caso de dudas diagnósticas puede recurrirse a las pruebas de imagen, como la ecografía y la tomografía computarizada (**Fig. 39-1**). Las pruebas de imagen son especialmente útiles para establecer el diagnóstico diferencial con otras patologías que pueden presentar síntomas parecidos, como adenitis mesentéricas, afecciones ginecológicas (enfermedad inflamatoria pélvica, rotura del folículo ovárico, etc.), cólico nefrítico, neoplasia de ciego, obstrucción intestinal, isquemia mesentérica, etcétera.

Si no se trata adecuadamente, la apendicitis aguda puede acabar perforando la pared apendicular y provocar una peritonitis y una sepsis secundaria.

TRATAMIENTO

El pronóstico de la apendicitis aguda es por lo general bueno si se diagnostica y se trata de forma precoz. Se recomienda

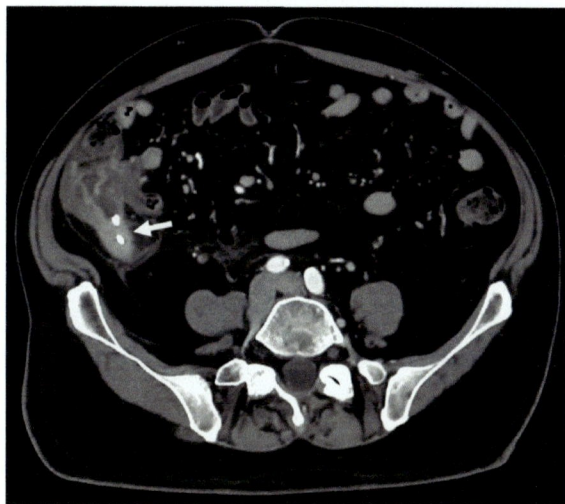

Figura 39-1. Tomografía computarizada abdominal. Imagen compatible con apendicitis aguda. Engrosamiento del apéndice cecal con obstrucción de su luz por dos apendicolitos calcificados.

realizar una cirugía urgente, en este caso una apendicectomía.

La apendicectomía es una intervención quirúrgica habitual, en la que se extirpa el apéndice. El abordaje laparoscópico se ha convertido en el método de elección. A través de una cámara se puede visualizar toda la cavidad abdominal y descartar otras alternativas diagnósticas. El tiempo de recuperación tras la operación depende de los factores individuales del paciente y del tipo de procedimiento. La recuperación completa normalmente lleva varias semanas y el proceso completo puede extenderse durante meses.

Además del control del foco infeccioso, hay que instaurar un tratamiento antibiótico. Este se establece inicialmente de forma empírica, cubriendo los microorganismos implicados con mayor frecuencia en la apendicitis aguda (bacilos gramnegativos, anaerobios y cocos grampositivos). Además, deberá tenerse en cuenta la gravedad del cuadro clínico y el riesgo de participación de bacterias multirresistentes, para la elección de los antibióticos y la duración del tratamiento. Se deberán tomar muestras intraoperatorias para cultivo microbiológico y, en función de los resultados, se decidirá si debe cambiarse o no el antibiótico pautado inicialmente.

Si la apendicitis se diagnostica y se trata tarde, el pronóstico puede no ser tan bueno. Hay riesgo de que se produzca una perforación apendicular en el apéndice inflamado, lo que podría desembocar en una peritonitis y/o absceso intraabdominal, con riesgo de sepsis abdominal. Estas afecciones pueden ser graves y necesitar tratamiento antibiótico a largo plazo.

PUNTOS CLAVE

- La apendicitis aguda es la inflamación del apéndice cecal.
- Constituye la urgencia quirúrgica más frecuente en nuestro medio.
- Clínicamente se manifiesta como un dolor abdominal intenso, localizado en la fosa ilíaca derecha.
- La apendicitis aguda puede evolucionar hacia necrosis y perforación y ocasionar una peritonitis aguda potencialmente mortal.

BIBLIOGRAFÍA

Di Saverio S, Podda M, De Simone B et al. Diagnosis and treatment of acute appendicitis: 2020 update of the WSES Jerusalem guidelines. World J Emerg Surg 2020; 15: 27.

Ferris M, Quan S, Kaplan BS et al. The global incidence of appendicitis: a systematic review of population-based studies. Ann Surg 2017; 266: 237-41.

Guo MY, Antonsen AN, Wiseman SM. The pathogenesis of appendicitis in 2022: more than just a fecalith. Am J Surg 2023; 225: 597-8.

Hori T, Machimoto T, Kadokawa Y et al. Laparoscopic appendectomy for acute appendicitis: how to discourage surgeons using inadequate therapy. World J Gastroenterol 2017; 23: 5849.

Moris D, Paulson EK, Pappas TN. Diagnosis and management of acute appendicitis in adults: a review. JAMA 2021; 326: 2299-311.

AUTOEVALUACIÓN

Diverticulitis aguda

40

M. Trayling Jiménez, A. Sánchez Gollarte, I. Zapata Martínez y J. Castro Rodríguez

OBJETIVOS DE APRENDIZAJE

- Conocer qué son los divertículos del colon y su inflamación, denominada diverticulitis aguda.
- Identificar los factores causantes de esta enfermedad.
- Revisar los mecanismos fisiopatológicos que condicionan la diverticulitis aguda.
- Determinar el manejo más adecuado de los diferentes modos de presentación de la enfermedad.

SÍNTESIS CONCEPTUAL

La diverticulitis aguda se define como la inflamación de los divertículos del tracto digestivo, principalmente los divertículos del colon. Es más frecuente en personas de edad avanzada y en países desarrollados. Su etiología incluye distintos factores, entre ellos los hábitos dietéticos y los factores ambientales o genéticos. Su inflamación puede ocasionar complicaciones potencialmente graves, como perforación y peritonitis secundaria. Por ello, su diagnóstico y tratamiento precoces son fundamentales para el pronóstico de la enfermedad.

DEFINICIÓN

La diverticulitis aguda se caracteriza por la inflamación aguda de uno o varios divertículos del colon. Afecta sobre todo al sigma y el colon descendente. La diverticulitis cursa con un cuadro de dolor abdominal similar a una apendicitis, pero focalizado en la fosa ilíaca izquierda.

A la hora de hablar de diverticulitis aguda, deben conocerse varios conceptos (**Fig. 40-1**):

- Divertículo: pequeño saco que aparece en el revestimiento mucoso del tracto gastrointestinal. Histológicamente, la mayoría son seudodivertículos o divertículos de pulsión (producidos al hacer mucho esfuerzo al defecar), ya que solo son una hernia de la mucosa y la submucosa localizada en la pared muscular del colon.
- Diverticulosis: presencia de varios divertículos en el intestino, normalmente en el colon. Suelen ser asintomáticos.
- Diverticulitis: inflamación de uno o más divertículos. Afecta sobre todo al sigma y el colon descendente.

EPIDEMIOLOGÍA

La diverticulosis afecta al 20-60 % de la población general. En cambio, la diverticulitis aguda solo aparece en el 10-25 % de los pacientes con diverticulosis.

La incidencia aumenta con la edad. El 65 % de los pacientes son mayores de 80 años. Por ello está considerada la enfermedad de colon más frecuente en las personas mayores.

Aparece con mayor frecuencia en hombres jóvenes, pero la tendencia se invierte al ir aumentando la edad, de forma que en mayores de 60 años es más frecuente en mujeres.

Esta afección incrementa principalmente en los países desarrollados o con nivel económico elevado. En los países occidentales, la incidencia de diverticulitis se encuentra en el sigma y el colon descendente, mientras que en Asia se observa en el colon ascendente y el ciego.

En las últimas décadas, la incidencia de diverticulitis aguda ha aumentado sobre todo en los países occidentales por la sustitución de alimentos ricos en fibra, como frutas, verduras o cereales, por alimentos procesados, harinas refinadas y azúcares.

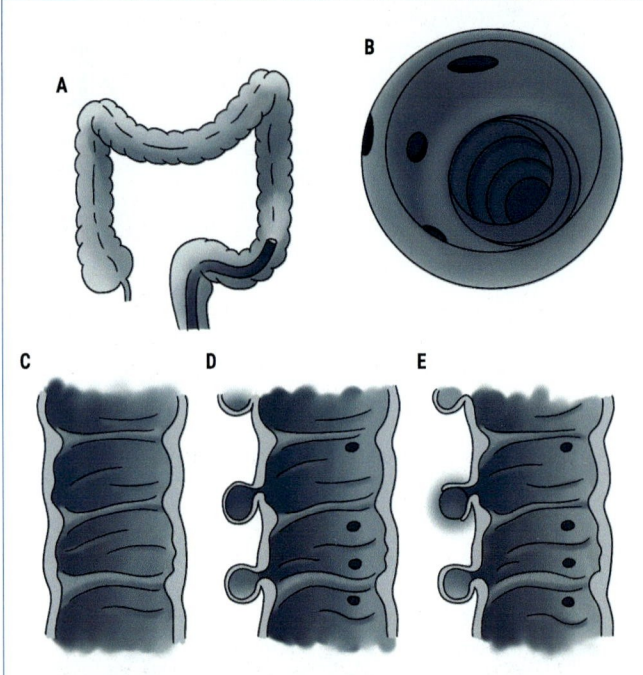

Figura 40-1. Descripción esquemática de los divertículos. **A)** Esquema del colon, a través del cual se introduce un endoscopio. **B)** Esquema de las imágenes obtenidas mediante endoscopia, en las que los divertículos se ven como agujeros en la pared colónica. **C)** Corte longitudinal de colon normal. **D)** Corte longitudinal de colon con diverticulosis. **E)** Corte longitudinal de colon con divertículo inflamado (diverticulitis).

ETIOLOGÍA

Las causas más comunes de la diverticulitis aguda son la dieta, los factores ambientales y la predisposición genética.

El estilo de vida moderno se caracteriza por el sedentarismo. La falta de actividad física predispone al estreñimiento y este está íntimamente asociado con la diverticulosis. De igual modo, las dietas pobres en fibra también causan que haya un mayor riesgo de desarrollar diverticulitis aguda. Por ello, los pacientes obesos menores de 40 años son más propensos a presentar diverticulitis aguda por la mala alimentación y la actividad física reducida.

No obstante, también hay factores genéticos y moleculares que predisponen a la aparición de diverticulitis aguda (**Recuadro 40-1**).

FISIOPATOLOGÍA

El aumento de la presión intraluminal, para favorecer la progresión del material fecal espesado, puede erosionar la pared diverticular, causando inflamación y necrosis. Esto puede acabar desembocando en una microperforación o macroperforación.

La gravedad del proceso inflamatorio depende del tamaño de la perforación y de cómo responda el organismo. Las diverticulitis agudas pueden complicarse más allá de una simple inflamación local y formar:

- Abscesos: son perforaciones con salida de material fecal a la región peridiverticular. Sin embargo, la extravasación de material contaminado queda limitada por la formación de una membrana piógena, de forma que no se produce una contaminación de toda la cavidad peritoneal.
- Estenosis (estrechamiento de parte del colon): tras un episodio inflamatorio, se puede producir una reparación en forma de tejido fibroso retráctil, que reduce la luz del colon en ese segmento afectado.
- Peritonitis: consiste en la salida de material fecal hacia el peritoneo de forma libre, contaminando toda la cavidad. En función del tamaño de la perforación, puede que la afectación peritoneal sea solo en forma de pus (peritonitis purulenta) o, cuando la perforación es de mayor tamaño, que haya salida de heces hacia la cavidad (peritonitis fecaloidea).
- Fístula: es la conexión anormal entre el colon y la vejiga, el intestino delgado, la vagina o la piel. Se produce como consecuencia de la perforación diverticular y la erosión de la pared de una víscera que se sitúa adyacente a la zona colónica inflamada.

La mayoría de las diverticulosis son asintomáticas, pero cuando aparecen síntomas, estos pueden presentarse en forma de cuadros clínicos como los que se describen a continuación.

MANIFESTACIONES CLÍNICAS

Diverticulitis aguda no complicada

En la diverticulitis aguda no complicada se produce una inflamación de los divertículos sin perforación, obstrucción

---

RECUADRO 40-1. Bases moleculares de la diverticulitis aguda

Se ha podido observar que mutaciones en los genes *FAM155A*, *ARHGAP15*, *COLQ* y *TNFSF15* están relacionadas con la diverticulitis aguda.

La ingesta crónica de corticoides orales, analgésicos opiáceos, antiinflamatorios no esteroideos (AINE) o aspirina se asocia con la diverticulitis aguda:

- Los AINE son inhibidores de la ciclooxigenasa, por lo que reducen la síntesis de prostaglandinas, las cuales son necesarias para que la barrera mucosa pueda mantener su función.

- El consumo de opiáceos hace que la presión del colon sea mayor y el tránsito intestinal más lento, lo que causa estreñimiento.
- Los corticoides suponen un estado de inmunosupresión y, ante cualquier traumatismo directo de la mucosa, facilitan la translocación bacteriana, la infección y la inflamación.

Cualquier tipo de estado de inmunosupresión no solo predispone a la aparición de episodios de diverticulitis aguda, sino que también aumenta el riesgo de tener perforaciones diverticulares.

intestinal, absceso o fístula. Se manifiesta como dolor en la fosa ilíaca izquierda con signos de irritación peritoneal, fiebre, náuseas o vómitos. En ocasiones, los pacientes refieren sintomatología urinaria (disuria, polaquiuria, tenesmo miccional), si la inflamación se localiza próxima a la vejiga. Se denomina también apendicitis izquierda porque tiene los mismos signos que la apendicitis, pero en la fosa ilíaca izquierda. En el diagnóstico diferencial deben incluirse apendicitis, gastroenteritis, colitis isquémica, cáncer de colon, oclusión intestinal o enfermedades pélvicas inflamatorias.

Diverticulitis aguda complicada

La diverticulitis aguda complicada se caracteriza por divertículos perforados que producen abscesos, fístulas o peritonitis. Solo ocurre en el 25 % de los pacientes que sufren diverticulitis aguda.

La diverticulitis aguda complicada puede presentarse en forma de diversos cuadros clínicos:

- Los abscesos se sospechan cuando no hay una mejoría tras tres días con tratamiento antibiótico. Se trata de una perforación del divertículo contenida que produce una masa abdominal.
- Las perforaciones se asocian clínicamente con mayor afectación sistémica y alteraciones analíticas más graves. Producen el vertido del contenido intestinal a la cavidad peritoneal, lo que causa peritonitis purulenta o fecaloidea. Pueden originarse también por la rotura de un absceso hacia la cavidad peritoneal.
- La peritonitis se produce por la perforación del divertículo y la salida del contenido intestinal hacia la cavidad peritoneal, lo que causa una inflamación del peritoneo. Causan cuadros de abdomen agudo y pueden llegar a provocar un *shock* séptico.
- Las fístulas se generan cuando el divertículo se comunica con las vísceras circundantes. La más frecuente es la fístula colovesical, donde se produce disuria, fecaluria, neumaturia e infecciones urinarias de repetición. La fístula colovaginal puede causar leucorrea, vaginitis y salida de heces por la vagina. Otras fístulas menos frecuentes son la colocólica y enterocólica.

DIAGNÓSTICO

Los pacientes con diverticulosis normalmente son asintomáticos y se descubren divertículos cuando se realiza una colonoscopia por otra razón.

En los cuadros de diverticulitis aguda, en la exploración física se observa defensa muscular en el cuadrante inferior izquierdo. También se puede sentir una masa a la palpación en la fosa ilíaca izquierda ante la presencia de un absceso.

Entre las pruebas complementarias, los análisis de sangre muestran datos inespecíficos de inflamación, como elevación de la proteína C reactiva y la procalcitonina, leucocitosis y neutrofilia.

El diagnóstico más certero se obtiene con pruebas de imagen:

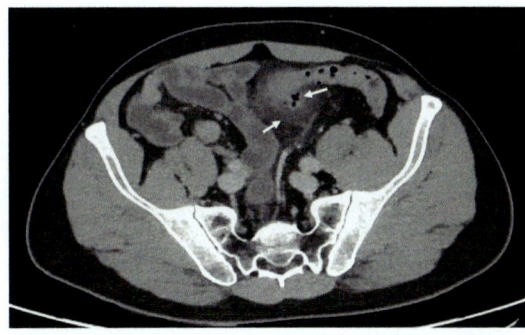

Figura 40-2. Engrosamiento localizado de la pared intestinal y aumento de la densidad de la grasa pericolónica, próxima a una zona de divertículos, sugestivos de diverticulitis aguda.

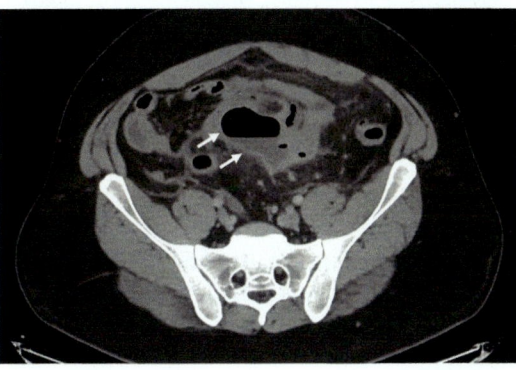

Figura 40-3. Absceso peridiverticular. Se aprecia la colección líquida y el nivel hidroaéreo, indicativo de perforación de un divertículo y extravasación de material fecal.

- La TC con contraste es la prueba de elección con una sensibilidad y especificidad del 99 %. Permite observar engrosamientos localizados de la pared intestinal, aumento de la densidad de la grasa pericolónica y de los tejidos blandos adyacentes por inflamación, así como presencia de divertículos en el colon (**Fig. 40-2**). También permite la visualización de complicaciones, como perforaciones, abscesos (**Fig. 40-3**), necrosis, fístulas o líquido en el peritoneo. Una ventaja de esta prueba es que ofrece la posibilidad de una intervención terapéutica en pacientes con abscesos grandes, ya que se puede realizar el drenaje percutáneo guiado por la TC.
- En la ecografía abdominal se puede observar lo mismo que en la TC, pero suele ser menos específica y sensible, ya que los hallazgos dependen de las habilidades del radiólogo que realiza la prueba.
- La colonoscopia se debe evitar en casos de diverticulitis aguda por el riesgo de perforación de los divertículos al insuflar aire dentro del colon. Sin embargo, es obligatorio realizarla una vez que pase la fase inflamatoria aguda, para descartar la presencia de neoplasia o isquemia (**Fig. 40-4**).
- La resonancia magnética (RM) tiene niveles altos de sensibilidad y especificidad y con ella se puede observar lo mismo que con la TC. La RM tiene la ventaja de la ausencia de exposición a la radiación, algo que debe tenerse en cuenta cuando las exploraciones repetidas son necesarias. Por otro lado, esta técnica no suele estar disponible en la

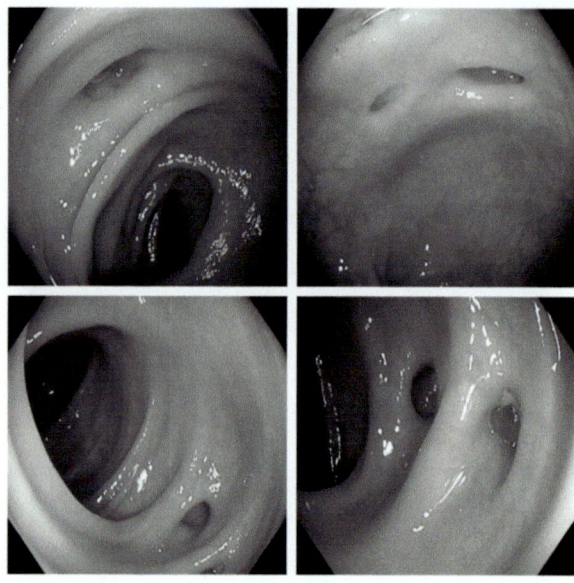

Figura 40-4. Imagen de colonoscopia donde se visualizan divertículos colónicos, así como protrusiones saculares de la mucosa y la serosa fuera del lumen del colon.

mayoría de los servicios de urgencia y, además, no permite drenar abscesos de forma percutánea.

TRATAMIENTO

La diverticulitis aguda no complicada se puede tratar de forma ambulatoria con un ciclo corto de antibióticos, así como con dieta líquida sin residuos durante una semana.

La diverticulitis aguda complicada requiere ingreso hospitalario. Si el paciente tiene un absceso, además del tratamiento antibiótico, se debe realizar un control del foco infeccioso, preferiblemente mediante un drenaje percutáneo.

En cambio, puede ser necesaria la cirugía en pacientes con peritonitis, sepsis no controlada, hemorragia digestiva persistente, obstrucción o que no responden al tratamiento mínimamente invasivo.

El tratamiento quirúrgico clásico consistía en la realización de la técnica de Hartmann, consistente en resecar el segmento del colon afectado por la diverticulitis y abocar el extremo colónico proximal a la pared abdominal en forma de colostomía. Conceptualmente, no se recomendaba realizar anastomosis intestinales (reconstrucciones del tránsito) en los focos sépticos. Una vez recuperado el paciente del proceso agudo, se reconstruía el tránsito en una segunda operación.

Hoy en día se intenta evitar la técnica de Hartmann, ya que la segunda intervención también conlleva un elevado riesgo quirúrgico, sobre todo de dehiscencia anastomótica (fuga por el empalme). Por ello, en pacientes jóvenes con poca contaminación y buen estado general, puede optarse por resecar el colon afectado y empalmar en el mismo acto quirúrgico. Otras opciones de tratamiento también incluyen la exploración peritoneal laparoscópica, lavado de la cavidad con abundante suero fisiológico para eliminar la contaminación, suturar la perforación y colocar drenajes en la proximidad de la zona afectada. Esta última es la menos agresiva y en un porcentaje de pacientes se consigue la resolución del cuadro agudo. No obstante, se ha asociado con una elevada recurrencia y una necesidad de reintervenciones añadidas.

PREVENCIÓN

La alimentación rica en fibra ayuda a evitar el estreñimiento y a reducir el riesgo de desarrollar diverticulosis. Estos alimentos incluyen granos enteros, frutas y verduras.

Igualmente, es importante no hacer abuso de los AINE, ni usarlos de forma prolongada.

 PUNTOS CLAVE

- La diverticulitis aguda se produce principalmente en el colon sigmoide.
- Es una afección asociada al envejecimiento y es más frecuente en los países desarrollados.
- La diverticulitis aguda es una causa de abdomen agudo.
- La inflamación diverticular puede causar complicaciones potencialmente graves, como perforación y peritonitis secundaria.

BIBLIOGRAFÍA

Cascales PA, Quiñonero JM, Ramírez P. Medicina y cirugía del aparato digestivo. Barcelona: Elsevier, 2020.
García-Marín A, Ruiz-Tovar J. Diverticular disease: colonic epidemy of the 21st century. Hauppauge: Nova Science Publishers, 2019.

Thompson AE. Diverticulosis and diverticulitis. JAMA 2016; 316: 1124.
Townsend CM, Beauchamp D, Evers BM, Mattox KL. Sabiston. Tratado de cirugía. Barcelona: Elsevier, 2022.
Wing EJ, Schiffman FJ. Cecil. Principios de medicina interna. Barcelona: Elsevier, 2022.

 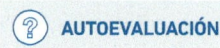 **AUTOEVALUACIÓN**

Enfermedad hepática

41

A. Rodríguez Leal, C. Hermida Rodríguez, I. Zapata Martínez y J. Castro Rodríguez

OBJETIVOS DE APRENDIZAJE

- Identificar las principales enfermedades hepáticas en nuestro medio: la hepatitis, la cirrosis y los tumores hepáticos.
- Conocer los factores causantes de estas enfermedades.
- Revisar los mecanismos fisiopatológicos que condicionan la aparición de la cirrosis hepática y sus consecuencias.
- Determinar las opciones de tratamiento y sus fundamentos científicos.

SÍNTESIS CONCEPTUAL

Las enfermedades hepáticas son afecciones que afectan al hígado, el órgano de mayor tamaño de nuestro cuerpo, y uno de los órganos que más funciones lleva a cabo en nuestro organismo. Estas enfermedades constituyen actualmente algunas de las principales causas de muerte y de pérdida de años de vida en los países occidentales, en especial en personas obesas y/o con síndromes metabólicos. Su incidencia parece estar en aumento, por lo que hay que mejorar la concienciación social en torno a ellas y reforzar los conocimientos de que se dispone como investigadores y trabajadores del ámbito de la salud.

Constituyen un conjunto de afecciones muy heterogéneas, desde enfermedades causadas por virus como las hepatitis A o B, enfermedades provocadas por el abuso de sustancias hepatotóxicas (drogas o alcohol, entre otras), hasta la cirrosis o algunos tipos de esteatosis e, incluso, enfermedades hereditarias y tumores. Debido a la gran diversidad de sus causas, los síntomas a menudo pueden ser específicos de una enfermedad en concreto, aunque en numerosas ocasiones presentan una sintomatología común, como la ictericia, el cambio en el color de las heces y de la orina e, incluso, edemas y hematomas. En este capítulo se describen las principales afecciones del hígado, sus características propias, las diferencias que existen entre ellas, así como tratamientos más comunes utilizados para cada una de ellas.

INTRODUCCIÓN

El hígado se sitúa en la parte superior derecha abdominal y es una víscera intraperitoneal. Se encuentra en el hipocondrio derecho (lóbulo derecho) y en el epigastrio (lóbulo izquierdo), debajo del diafragma en su cúpula derecha, anterior a la vesícula biliar y encima del riñón derecho, el estómago y el intestino.

El hígado posee dos caras, la cara visceral y la cara diafragmática. Se distingue también entre la región anterior y la posterior, donde se observan el lóbulo cuadrado, los conductos cístico y colédoco, la vena porta, la vesícula biliar y el ligamento redondo. Principalmente se divide en dos lóbulos, el izquierdo y el derecho, siendo este último de mayor tamaño. Se trata de una víscera sólida. Su estroma se conforma de un tejido conjuntivo que da lugar a la cápsula de Glisson y divide su parénquima en lobulillos hepáticos hexagonales, que son las unidades morfofuncionales hepáticas.

Cada lobulillo contiene sinusoides hepáticos (capilares contenidos entre los cordones de los hepatocitos), una vena central y las tríadas portales en sus vértices. A su vez, cada tríada portal contiene un conducto biliar, una rama de la vena porta y una rama de la arteria hepática. El hígado posee una distribución anatómica característica. El centro del lobulillo está menos oxigenado que la zona portal, lo que afectará al desarrollo de diversas afecciones. Los tipos celulares presentes en este órgano son:

- 60 % de hepatocitos (células parenquimatosas). Aproximadamente, el 80 % de la masa hepática.
- 40 % de células no parenquimatosas: células endoteliales del hígado, células estrelladas, células biliares epiteliales (colangiocitos), células de Kupffer (macrófagos) y otras células inmunitarias.

El hígado es un órgano con diversas funciones, sobre todo metabólicas y de excreción. Entre ellas se incluyen:

- Secreción de la bilis.
- Excreción de sustancias de desecho, como la detoxificación mediante la secreción de metabolitos de los fármacos.
- Metabolismo de proteínas, lípidos, glúcidos y fármacos.
- Hematopoyesis en el embrión y potencialmente en el adulto.
- Almacén de lípidos, vitaminas y glúcidos.
- Fagocitosis.
- Síntesis de proteínas como fibrinógeno, globulinas, albúmina y protrombina.

HEPATITIS

Se trata de un proceso inflamatorio, por lo que habrá linfocitos infiltrados entre los hepatocitos. Puede tener un origen autoinmunitario, estar inducida por la infección de agentes patógenos (como virus o bacterias) o, incluso, deberse a un daño hepático producido por la administración de fármacos, el uso de alcohol o la ingesta de hongos venenosos. En países tropicales puede darse también debido a la infección por parásitos.

Algunos tipos de hepatitis pueden tener su origen en enfermedades hereditarias, como la fibrosis quística: la mutación del gen *CFTR* se traduce en una alteración del funcionamiento de los canales de cloro, para los cuales codifica este gen, y que intervienen en la homeostasis de los líquidos corporales. Al perderse esta homeostasis, el moco se vuelve menos líquido, y en el hígado se traduce en la obstrucción de los canalículos biliares y en la retención de la excreción de la bilis, lo que genera la inflamación de este órgano.

Otras enfermedades genéticas pueden también ser su origen, como la enfermedad de Wilson, que genera una acumulación de cobre depositado en los tejidos, que al acumularse en el hígado produce una reacción inflamatoria.

Por otro lado, según la duración y las características fisiopatológicas de la enfermedad, se distingue entre dos tipos de hepatitis:

- Hepatitis aguda: los síntomas comienzan y se resuelven de forma rápida.
- Hepatitis crónica: la enfermedad es prolongada y sus síntomas progresivos. En ocasiones, esta cronicidad provoca daño hepático gradual, insuficiencia hepática e, incluso, puede iniciar un proceso neoplásico. Esto ocurre típica-

mente en la hepatitis por infección del virus de la hepatitis C (VHC), en la que, tras una fase aguda, comienza una fase crónica que causa daño hepático. Si esta situación se mantiene, se produce displasia, metaplasia y finalmente se puede desarrollar un hepatocarcinoma.

En cuanto a la gravedad de la hepatitis, esta depende de las comorbilidades del paciente y de la etiología de la enfermedad. Los factores de riesgo más comunes son, entre otros, la adicción a drogas por vía parenteral, los comportamientos sexuales de riesgo, viajar a un área donde estas enfermedades son endémicas, el abuso de alcohol, tatuarse, estar infectado por el VIH y trabajar en el ámbito sanitario (por el riesgo de contagio al manipular muestras biológicas). Es posible que la hepatitis se transmita durante el parto de una madre infectada con hepatitis B o C a un hijo sano, por el paso transplacentario del virus. También es un factor de riesgo haber recibido una transfusión de sangre antes de 1990, cuando no se disponía de exámenes de sangre para diagnosticar la infección por el VHC.

En cuanto a los síntomas de la hepatitis, los más comunes son:

- Dolor o distensión abdominal.
- Ginecomastia: es el desarrollo de las mamas en hombres (el término ginecomastia no es aplicable a mujeres). Esto se produce debido a que el hígado metaboliza hormonas esteroideas en condiciones normales, pero al estar inflamado y disminuir su funcionalidad, no metaboliza correctamente la testosterona y se produce una actividad similar a la que ocurre en presencia de hormonas esteroideas femeninas.
- Coluria (orina oscura) y acolia (deposiciones pálidas), debido a que no llega bilirrubina al tubo digestivo.
- Fatiga e inapetencia, incluso fiebre.
- Prurito generalizado: la bilirrubina depositada en la piel produce picor.
- Ictericia: coloración amarilla de la piel y de la esclera de los ojos.
- Náuseas y vómitos asociados con la pérdida de peso.

Existen personas que, al infectarse con el virus de la hepatitis B (VHB) o el VHC, no presentan síntomas cuando se produce la primoinfección, pero pueden desarrollar síntomas de insuficiencia hepática *a posteriori*. Por otra parte, todos los alcohólicos crónicos desarrollan hepatitis en mayor o menor medida, pero no tienen síntomas hasta que aparece la insuficiencia hepática.

Diagnóstico

El diagnóstico se basa principalmente en dos métodos: la exploración física y las pruebas complementarias.

En la exploración física se aprecian signos como ictericia, hepatomegalia (aumento del tamaño del hígado) y ascitis (acumulación de líquido en la cavidad peritoneal). El dolor en el hipocondrio derecho es otro síntoma característico. El hígado es un órgano recubierto por la cápsula de Glisson, que es una capa fibrosa rígida rodeada de peritoneo visceral.

En la hepatitis, al aumentar el tamaño del hígado, se distiende la cápsula de Glisson y el peritoneo, que tiene terminaciones nerviosas que detectan la distensión de las cubiertas que envuelven al hígado y lo traducen en una señal dolorosa.

En cuanto a las pruebas complementarias, las principales son las siguientes: serologías para virus de la hepatitis, pruebas de la función hepática (albúmina, coagulación), marcadores de citólisis del hepatocito (aspartato-aminotransferasa [GOT], alanina-aminotransferasa [GPT], γ-glutamiltransferasa [GGT], lactato-deshidrogenasa [LDH], fosfatasa alcalina), marcadores autoinmunitarios, ecografía abdominal y, por último, biopsia hepática para cuantificar el daño hepático.

La biopsia, al ser una prueba invasiva, se reserva para casos con diagnóstico dudoso. El problema de la biopsia es que, en ausencia de una lesión objetivable en las pruebas de imagen, recoge una muestra de un punto del hígado escogido al azar. Sin embargo, en las hepatitis, la afectación del parénquima suele ser parcheada, por lo que puede suceder que esa zona biopsiada no muestre alteraciones histopatológicas y dé resultados falsos negativos. Hoy en día, la RM asociada o no a la espectroscopia aporta mucha información, ya que evalúa el hígado de forma completa y da información sobre su composición e, incluso, sobre el daño existente.

Tratamiento y pronóstico

El tratamiento dependerá de la causa (retirada de tóxicos, alcohol, etc.). El pronóstico también dependerá de la causa, pues las hepatitis crónicas desembocan en otras complicaciones, como hepatocarcinomas o cirrosis. Influyen otros factores como las comorbilidades. Muchas personas se recuperan completamente, pero el hígado puede tardar meses en recuperar la normalidad.

Prevención

Para la prevención de las hepatitis de origen vírico, existen varias vacunas según la etiología, como las vacunas contra la hepatitis A o contra la hepatitis B. La inmunoglobulina también puede prevenir la infección, incluso tras haber estado expuesto. Puede administrarse después de haber tenido contacto cercano con un paciente con hepatitis activa en las últimas dos semanas, y debe administrarse junto con la vacuna contra la hepatitis B a un recién nacido de madre con hepatitis B.

Hepatitis A

Se produce por la infección por el virus de la hepatitis A (VHA), un pequeño virus RNA monocatenario de la familia *Picornaviridae*. El virus se transmite por vía fecal-oral o a través de la sangre. Las relaciones sexuales de riesgo también pueden transmitir la hepatitis A. Cuando una persona se infecta es contagiosa entre 15-45 días antes de que se presenten los síntomas, y durante la primera semana de la enfermedad. Entre las conductas y factores de riesgo para padecerla destacan beber aguas o comer alimentos contaminados, entrar en contacto con heces de una persona infectada, viajar a países en los que la enfermedad es endémica (Latinoamérica y Asia) y consumir drogas por vía intravenosa. Puede darse de forma esporádica o epidémica. En países desarrollados se han producido brotes, sobre todo en personas de riesgo.

Es la hepatitis menos grave y nunca cronifica. Los síntomas son los propios de las hepatitis, pero generalmente son leves y autolimitados. Se diagnostica mediante pruebas serológicas de anticuerpos de inmunoglobulina M (IgM) e IgG y el período de incubación dura de 2 a 6 semanas. En niños de hasta 6 años suele cursar de forma asintomática.

El virus no permanece en el cuerpo después de que remite la infección, que suele durar entre 3 y 6 meses, con una mortalidad muy baja (puede ser peligrosa en ancianos y personas con hepatopatías crónicas).

Para prevenir se debe, entre otras cosas, mantener una buena higiene tras ir al aseo o entrar en contacto con sangre, evitar los alimentos no cocinados y recibir las dosis correctas de vacunación (la segunda dosis aproximadamente 6 meses después de la primera).

Hepatitis B

Se trata de un virus formado por una doble cadena de DNA de la familia de *Hepadnaviridae*. Sus componentes estructurales principales son: antígeno de superficie del VHB (HBsAg), antígeno central del VHB (HBcAg) y antígeno *e* del VHB (HBeAg). Se han descubierto 10 genotipos diferentes. El VHB se propaga a través de la sangre y los flujos corporales, como el semen o los flujos vaginales. Los factores de riesgo para padecer esta afección son las transfusiones de sangre o hemodiálisis, el contacto con la sangre o material contaminado, las relaciones sexuales de riesgo con personas infectadas, los tatuajes, compartir objetos personales como cepillos de dientes o máquinas de afeitar, etc. El virus puede atravesar la placenta e infectar al feto.

Por otro lado, la hepatitis B puede ser aguda, desarrollándose la enfermedad desde los 3 a los 6 meses tras haber sido infectado, o crónica, permaneciendo el virus en el organismo por más de 6 meses. Este último caso es el de las personas portadoras, que pueden sufrir daño gradual en el hígado, aunque son asintomáticas hasta que se desarrolla una insuficiencia hepática.

El diagnóstico se realiza con pruebas que reaccionan ante los diferentes antígenos del virus (de superficie, centrales) o los anticuerpos contra estos. Los principales marcadores serológicos son HBsAg, anti-HBs, HBeAg, anti-HBe, anti-HBc IgM y anti-HBc IgG. HBsAg es el principal antígeno presente en el proceso infeccioso.

En relación al tratamiento, se busca principalmente reducir el riesgo de fibrosis y cirrosis asociado con su cronicidad, e incluso de hepatocarcinoma. Se alivian los síntomas y se reduce la carga vírica con fármacos, y puede recurrirse al trasplante hepático ante una insuficiencia hepática grave e irreversible. El pronóstico depende de la cronicidad de la enfermedad, ya que aumenta el riesgo de daño hepático y procesos tumorales. Las hepatitis B agudas desaparecen en 2-3 semanas, y en 4-6 meses el hígado vuelve a la normalidad. Puede ser mortal en el 1 % de los casos.

La prevención es similar a la del VIH. Se debe evitar compartir elementos personales, así como las relaciones sexuales de riesgo. La vacunación de los recién nacidos y de los adultos en situaciones de riesgo (como el personal sanitario) es un muy buen método.

Hepatitis C

Está causada por la infección por el virus de la hepatitis C (HCV), un virus de RNA envuelto y que pertenece a la familia *Flaviviridae*. Se han descubierto 8 genotipos, pero el 1 y el 3 son los más prevalentes (hasta en el 76 % de los casos). Las personas en riesgo de padecer esta enfermedad son aquellas que han estado en diálisis durante mucho tiempo; mantienen contacto frecuente con sangre en su lugar de trabajo; practican encuentros sexuales de riesgo; abusan de sustancias por vía parenteral, o se tatúan, entre otras.

Al igual que la hepatitis B, esta enfermedad también presenta una forma aguda y otra crónica, aunque la mayoría de los pacientes desarrollan la forma crónica. Muchas personas infectadas sufren una enfermedad asintomática, y en algunos casos pueden acabar padeciendo cirrosis, dándose casos donde los síntomas no aparecen hasta que el estado de la cirrosis está establecido y la funcionalidad del hígado está alterada.

En el diagnóstico se busca detectar anticuerpos contra la hepatitis C e, incluso, analizar el material genético para determinar la carga vírica (factor pronóstico como en el VIH). Cuanta mayor sea la carga vírica, mayor será la probabilidad de desarrollar cirrosis hepática y de contagiar la infección.

Dependiendo del genotipo del virus, el pronóstico y la respuesta al tratamiento son diferentes, si bien no existe cura para la enfermedad (solo puede inhibirse el virus durante un período de tiempo prolongado). Si un paciente desarrolla cirrosis o un hepatocarcinoma, el trasplante hepático puede ser una opción de tratamiento. La mayoría de los pacientes con infección por el VHC sufren la forma crónica, aunque los pacientes con los genotipos 2 y 3 tienen tres veces más de probabilidad de responder al tratamiento que los del genotipo 1. No existe una vacuna.

CIRROSIS HEPÁTICA

Se produce cuando el hígado normal sufre daño por enfermedades (como la hepatitis), traumatismos o alcohol y cicatriza en forma de tejido fibroso en lugar de regenerar los hepatocitos dañados. Este tejido fibroso altera la estructura de los sinusoides hepáticos, lo que dificulta el flujo sanguíneo portal, que a su vez produce hipertensión portal. Las ramas arteriales se ven menos afectadas, ya que presentan una capa muscular en su pared, lo que las hace menos susceptibles de ser afectadas por la compresión extrínseca de los nódulos cirróticos. Al incrementarse la presión en la vena porta, aumenta de forma retrógrada en las venas esplénica y mesentéricas y se desarrolla una circulación venosa colateral, que permite el retorno de la sangre hacia las venas cavas.

El tejido fibroso que conforma los nódulos cirróticos no tiene la misma funcionalidad que el parénquima hepático original. Por lo tanto, el hígado funciona de manera deficiente en la síntesis de proteínas y factores de coagulación, así como en sus diferentes funciones metabólicas y de detoxificación.

Etiología

La cirrosis hepática puede producirse tras un proceso infeccioso debido a otras enfermedades, como las hepatitis víricas (hepatitis B o C), hepatitis autoinmunitaria, enfermedades genéticas (p. ej., la enfermedad de Wilson), tras el daño producido por medicación o, incluso, por alteraciones en la excreción de la bilis, como ocurre en la cirrosis biliar primaria o la colangitis esclerosante primaria.

La esteatosis hepática consiste en la acumulación de lípidos dentro de los hepatocitos. Esto genera una respuesta inflamatoria, denominada esteatohepatitis, que hasta en el 1 % de los casos desemboca en una cirrosis hepática. Cuando se observa macroscópicamente un hígado esteatósico precirrótico, se aprecian una serie de puntos rojos, que representan la respuesta inflamatoria. La esteatosis presenta una localización pericentral en los lobulillos, debido a que es en esta zona donde se produce la lipogénesis principalmente, con ausencia de β-oxidación.

Manifestaciones clínicas

Los síntomas que caracterizan a la cirrosis son:

- Dolor abdominal, náuseas y vómitos con debilidad generalizada.
- Impotencia y ginecomastia en hombres.
- Arañas vasculares y hemorragia nasal y en las encías: se producen por déficit de síntesis de factores de coagulación.
- Rectorragia por hemorroides: la hipertensión portal hace que se desarrollen vías colaterales y, entre ellas, se encuentra el paso de la sangre venosa procedente de las venas mesentéricas a las venas hemorroidales inferiores, que drenan a la vena cava inferior sin pasar por la circulación portal. Por ello se produce una dilatación de estas venas, lo que origina hemorroides.
- Hemorragia digestiva alta por varices esofágicas y gástricas: estas varices causan hemorragias masivas y son la primera causa de muerte en los pacientes cirróticos. Estas varices tienen el mismo mecanismo de producción que las hemorroides, por la hipertensión portal.
- Acolia, coluria e ictericia.
- Edemas y ascitis, que hacen que la pérdida de peso sea asintomática (**Fig. 41-1**).
- Encefalopatía hepática: el hígado no es capaz de metabolizar tóxicos, que atraviesan la barrera hematoencefálica. Entre estos tóxicos, destacan los productos nitrogenados. Causa confusión, temblores (asterixis), etcétera.

Diagnóstico

El diagnóstico de la cirrosis hepática se efectúa a través de:

- Pruebas analíticas de la función hepática:
  - Alteraciones de la coagulación (aumento del tiempo de protrombina y cefalina) por déficit de síntesis de factores de coagulación.
  - Hipoalbuminemia.

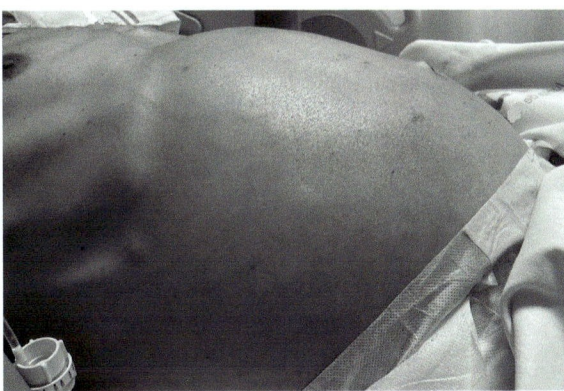

Figura 41-1. Ascitis. Paciente con hepatopatía crónica con ascitis a tensión y signos de circulación colateral en la pared del abdomen.

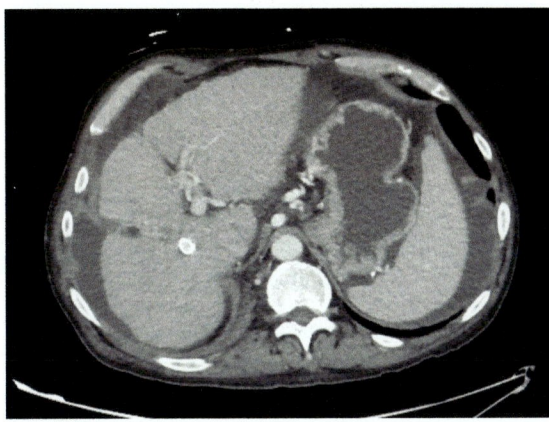

Figura 41-2. Tomografía computarizada abdominal. Se observa una superficie hepática irregular, sugestiva de cirrosis hepática. La presencia de líquido libre perihepático es indicativa de ascitis.

- Pruebas de imagen: TC (**Fig. 41-2**), RM y ecografía.
- Biopsia hepática: es la prueba de elección para confirmar el diagnóstico de cirrosis hepática.

Evolución

La cirrosis hepática es irreversible. No obstante, se puede mejorar la calidad de vida cambiando los hábitos, a fin de evitar o retrasar la progresión de la enfermedad.

Los pacientes cirróticos se consideran inmunodeprimidos, por lo que deben recibir vacunas (gripe, neumococo, hepatitis B). Si los pacientes desarrollan cirrosis terminal, pueden ser candidatos para recibir un trasplante de hígado.

La cirrosis hepática puede evolucionar hacia:

- Insuficiencia renal: la combinación de cirrosis e insuficiencia renal se denomina síndrome hepatorrenal.
- Carcinoma hepatocelular.
- Peritonitis bacterianas espontáneas: no se producen por perforación de las vísceras huecas (peritonitis secundarias), sino por sobrecrecimiento y translocación bacterianos de la flora saprófita hasta el líquido ascítico. Las peritonitis bacterianas espontáneas suelen ser mono-microbianas (frecuentemente por *Escherichia coli*) y su tratamiento es antibiótico, mientras que las peritonitis secundarias son polimicrobianas y requieren tratamiento quirúrgico.

TUMORES HEPÁTICOS

Se distingue principalmente entre tumores benignos, como el adenoma hepático (frecuente en mujeres jóvenes y asociado con la toma de anticonceptivos y que requiere de su extirpación quirúrgica) y tumores malignos, como los metastáticos o los hepatocarcinomas.

Los hepatocarcinomas o carcinomas hepatocelulares no tienden a metastatizar, pero requieren de extirpación quirúrgica para evitar su progresión local. Dependiendo de su tamaño, en lugar de plantear una cirugía de resección, puede llevarse a cabo un trasplante hepático. En el 95 % de los casos, el hepatocarcinoma se asocia con cirrosis, pero puede deberse a hepatitis crónicas (VHB y VHC) sin necesidad de estar en fase de cirrosis. También predisponen al desarrollo de hepatocarcinomas las enfermedades hereditarias, como por ejemplo la enfermedad de Wilson. Por otro lado, la α-fetoproteína constituye un marcador tumoral muy útil para su diagnóstico, junto con los hallazgos en técnicas de imagen.

El hígado es el órgano más afectado por metástasis hepáticas, lo que implica un tumor en fase avanzada (estadio IV) y mal pronóstico. En ocasiones se plantea la cirugía de resección de las metástasis con el fin de mejorar la supervivencia, como ocurre en las metástasis procedentes del cáncer colorrectal, el cáncer de mama o los tumores neuroendocrinos. La metastasectomía se plantea solo en casos seleccionados, cuando el volumen de hígado remanente tras la resección es suficiente para mantener la funcionalidad hepática y siempre que el tumor primario esté controlado y no haya extensión de la enfermedad en otras localizaciones.

PUNTOS CLAVE

- Las enfermedades hepáticas constituyen algunas de las principales causas de muerte y de pérdida de años de vida en los países occidentales.
- Las principales causas de las enfermedades hepáticas son las infecciones por virus (hepatitis) y el abuso de sustancias hepatotóxicas (drogas y alcohol).
- Los síntomas de los trastornos hepáticos suelen ser comunes, en forma de ictericia, edemas y alteraciones de la coagulación.
- La mayoría de los tumores hepáticos malignos son metastásicos, siendo el hígado el principal órgano de asiento de metástasis a distancia de numerosos tumores.

BIBLIOGRAFÍA

Cecil RL, Goldman L, Ausiello DA et al. Cecil-Goldman. Tratado de medicina interna. Londres: Elsevier Health Sciences Spain, 2013.

Nagra N, Kozarek RA, Burman BE. Therapeutic advances in viral hepatitis A-E. Adv Ther 2022; 39: 1524-52.

Rozman C, Cardellach F. Farreras-Rozman. Compendio de medicina interna. Barcelona: Elsevier, 2020.

Townsend CM, Beauchamp D, Evers BM, Mattox KL. Sabiston. Tratado de cirugía. Barcelona: Elsevier, 2022.

Wing EJ, Schiffman FJ. Cecil. Principios de medicina interna. Barcelona: Elsevier, 2022.

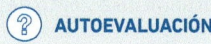

AUTOEVALUACIÓN

Colelitiasis y complicaciones

42

M. Alonso Estrada y C. Guijarro Moreno

OBJETIVOS DE APRENDIZAJE

- Conocer qué es la colelitiasis y sus causas.
- Identificar las diferentes complicaciones que pueden derivarse de la colelitiasis.
- Revisar los mecanismos fisiopatológicos que condicionan la aparición de las complicaciones de la colelitiasis.
- Determinar las pruebas diagnósticas y los métodos terapéuticos más apropiados para cada situación.

SÍNTESIS CONCEPTUAL

La colelitiasis es la presencia de cálculos dentro de la vesícula biliar. Aunque en la mayoría de los casos estos cálculos son asintomáticos y a menudo son solo un hallazgo diagnóstico durante la realización de pruebas de imagen por otra causa, la colelitiasis también puede ser sintomática y causar una serie de complicaciones derivadas de la migración de los cálculos por la vía biliar y la obstrucción al flujo normal de la bilis. En este capítulo se describen las complicaciones derivadas de la colelitiasis.

DEFINICIÓN

La litiasis biliar o colelitiasis se define como la presencia de cálculos en la vesícula biliar. Constituye uno de los procesos patológicos más frecuentes en nuestro medio y se prevé que la prevalencia vaya aumentando. La composición de los cálculos suele ser de compuestos derivados del colesterol y la bilirrubina.

EPIDEMIOLOGÍA

La colelitiasis es más frecuente en mujeres. Sin embargo, cuando se presenta en hombres, suele asociarse con mayor riesgo de desarrollar complicaciones y mayor gravedad.

FISIOPATOLOGÍA

El aumento de la concentración de compuestos derivados del colesterol y la bilirrubina en la bilis condiciona que precipiten en forma de cristales y creen grumos en la vesícula, que se agrupan formando cálculos.

Algunos de los factores que pueden predisponer a la formación de estos cálculos son un mal vaciamiento de la vesícula, la obesidad, la edad avanzada, el embarazo, algunas enfermedades hepáticas, una rápida pérdida de peso, las dietas ricas en grasas y calorías, etcétera.

MANIFESTACIONES CLÍNICAS

En la mayoría de los pacientes, la litiasis biliar es asintomática. Muchas personas presentan colelitiasis y lo desconocen, por lo que los estudios de prevalencia de esta entidad posiblemente infraestimen la prevalencia real.

En aquellos pacientes con litiasis biliar sintomática, las manifestaciones clínicas dependerán de la complicación que esté originando la litiasis, que puede variar desde un simple dolor tipo cólico en el hipocondrio derecho autolimitado en los cólicos biliares, hasta episodios de obstrucción del flujo de la bilis e infección en diferentes localizaciones, y que pueden desencadenar cuadros sépticos o síndromes de respuesta inflamatoria sistémica (colecistitis, colangitis o pancreatitis).

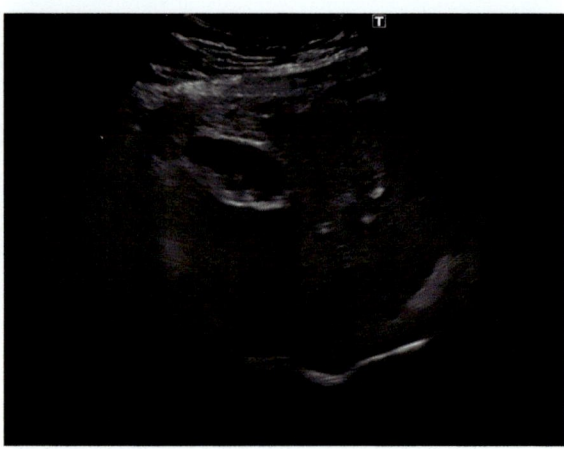

Figura 42-1. Colelitiasis evidenciada mediante ecografía abdominal. El paciente se posiciona en decúbito supino, por lo que las piedras se depositan en el extremo inferior de la vesícula biliar. Las ondas de ultrasonidos no pasan a través de los cálculos, por lo que se aprecia una sombra acústica posterior a la localización de los cálculos.

DIAGNÓSTICO

La prueba diagnóstica de elección para el estudio de la colelitiasis y la mayoría de sus complicaciones es la ecografía abdominal, si bien en ocasiones es necesario completar el estudio con otras técnicas de imagen no invasivas (colangio-RM) o incluso invasivas (CPRE) (**Fig. 42-1**).

TRATAMIENTO

El tratamiento de la colelitiasis dependerá de si el paciente es sintomático, o no. Las colelitiasis sintomáticas tienen indicación quirúrgica, siempre que el paciente no presente un riesgo quirúrgico tan elevado que supere el riesgo potencial de aparición de complicaciones de la colelitiasis. Por lo tanto y como norma general, la colelitiasis sintomática tiene siempre indicación quirúrgica.

El tratamiento de elección es la colecistectomía por vía laparoscópica, es decir, la resección de la vesícula completa, incluidos los cálculos, mediante una cámara y realizando 3-4 pequeños orificios en la pared abdominal < 1,5 cm. La simple extracción de los cálculos no se considera actualmente una opción terapéutica, ya que esta vesícula desarrollaría nuevos cálculos.

El tratamiento de la coledocolitiasis consiste en la extracción de los cálculos de la vía biliar. El método de elección para dicha extracción es a través de una CPRE. Una vez extraídos los cálculos, deberá programarse una colecistectomía de forma electiva.

En los casos en los que no puedan extraerse los cálculos mediante una CPRE, deberá hacerse quirúrgicamente, aprovechando esa intervención para realizar la colecistectomía.

Si el paciente es asintomático, no suele estar indicada la intervención quirúrgica, excepto en los siguientes casos:

- Expectativa de vida > 20 años: ante la elevada probabilidad de desarrollar complicaciones durante el tiempo de vida que el paciente tiene por delante, se puede plantear la colecistectomía de forma profiláctica.

- Vesícula «en porcelana» (paredes vesiculares completamente calcificadas): la vesícula «en porcelana» se produce por el depósito de barro en las paredes de la vesícula, que acaba calcificándose. Presenta un alto riesgo de desarrollar cáncer de vesícula.
- Pólipos vesiculares: los pólipos vesiculares pueden ser lesiones precursoras del cáncer de vesícula. Ante el hallazgo de un pólipo vesicular, está indicado el seguimiento ecográfico y, ante cualquier aumento de tamaño del pólipo, se decidirá la colecistectomía. Aquellos pólipos que miden más de 2 cm tienen indicación quirúrgica directamente, por el mayor riesgo de malignidad.
- Cálculos de más de 3 cm: su salida de la vesícula biliar puede ocasionar una obstrucción en cualquier punto del árbol biliar y causar complicaciones graves.

COMPLICACIONES DE LA COLELITIASIS

En el 15 % de los pacientes con colelitiasis, los cálculos migran desde la vesícula hacia las vías biliares, lo que origina otros procesos patológicos.

Cólico biliar

Se produce cuando los cálculos se movilizan desde la vesícula biliar y obstruyen el conducto cístico (**Fig. 42-2**). La respuesta del organismo ante esto es contraer el conducto cístico para intentar que el cálculo salga de ahí.

El cólico biliar se manifiesta clínicamente por dolor en el hipocondrio derecho de tipo cólico (intermitente), asociado con náuseas y vómitos. La causa de este dolor son los espasmos (contracciones) que produce el músculo liso del conducto cístico al intentar vencer el obstáculo.

El método diagnóstico de elección para diagnosticar esta afección es la ecografía. La principal información que aporta esta prueba de imagen consiste en descartar otras complicaciones relacionadas y con similar sintomatología, como la colecistitis aguda o la coledocolitiasis, que se describen a continuación.

El cólico biliar se trata con analgesia y espasmolíticos. El fármaco de elección en estos casos es la escopolamina. Nor-

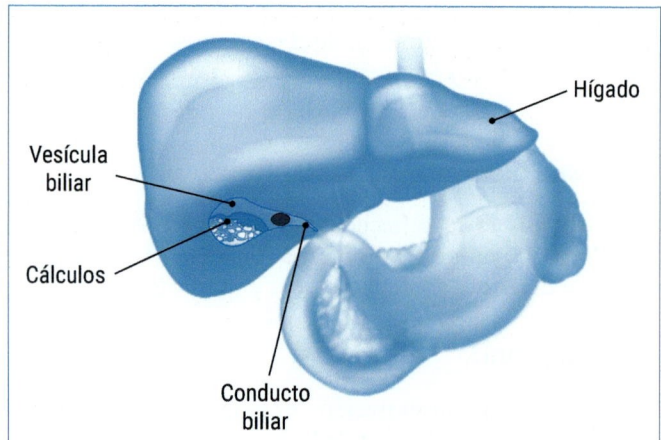

Figura 42-2. Esquema del cólico biliar con cálculo anclado en el conducto cístico.

malmente, con este tratamiento, el proceso remite de forma espontánea en pocas horas. No obstante, esta afección es indicación de cirugía programada, debido a la probabilidad de volver a sufrirla o de presentar otras complicaciones relacionadas y de mayor gravedad.

Colecistitis aguda

Aparece cuando se obstruye el conducto cístico por un cálculo, al igual que se produce en el cólico biliar, pero en este caso el cuadro obstructivo se mantiene durante más tiempo y las sales biliares irritan la pared vesicular. Se origina inicialmente un proceso inflamatorio, pero luego hay translocación bacteriana e infección de la bilis retenida dentro de la vesícula biliar.

La colecistitis aguda causa, por lo general, dolor agudo en el hipocondrio derecho y el epigastrio, que puede irradiarse también entre las escápulas. A diferencia del cólico biliar, en la colecistitis aguda el dolor es continuo, no tipo cólico, y de mayor intensidad. En casos evolucionados, la vesícula puede perforarse y salir bilis a la cavidad peritoneal. La propia extravasación de bilis causa un cuadro denominado bilioperitoneo; la bilis irrita el peritoneo y origina un cuadro de peritonitis. Si la bilis extravasada al peritoneo está infectada, en ese caso se trata de una peritonitis infecciosa, de mayor gravedad.

Otros síntomas que también pueden aparecer en la colecistitis aguda son náuseas, vómitos o fiebre.

La colecistitis aguda se diagnostica generalmente mediante ecografía, donde se aprecia un engrosamiento de la pared de la vesícula biliar, que es indicativo de la inflamación de la vesícula. El análisis de sangre puede contribuir al diagnóstico, si se observa un aumento del recuento leucocitario y una elevación de las proteínas reactantes de fase aguda, como son la proteína C reactiva o la procalcitonina. Es también característica la elevación de transaminasas (GOT y GPT) y enzimas de colestasis (GGT, fosfatasa alcalina o LDH). En ocasiones puede aparecer elevada la bilirrubina sérica, sobre todo cuando la inflamación de la vesícula condiciona una obstrucción del colédoco.

El tratamiento es la cirugía urgente (colecistectomía), junto con antibiótico. No obstante, hay que tener en cuenta que, en cuadros inflamatorios de larga evolución (> 48 horas), la inflamación puede alterar la anatomía de la región biliar, lo que puede favorecer la lesión inadvertida de estructuras vecinas (lesión yatrogénica del colédoco, arteria hepática, vena porta, etc.). En esos casos, puede ser recomendable instaurar un tratamiento antibiótico, con el que a menudo el paciente evoluciona favorablemente, y pasadas unas semanas (cuando haya bajado la inflamación), programar una cirugía electiva. No obstante, hay casos en los que solo con antibioterapia el paciente no evoluciona bien y es necesario controlar el foco infeccioso, por lo que habría que recurrir a drenajes percutáneos de la vesícula o a la colecistectomía, asumiendo el riesgo de yatrogenia (**Fig. 42-3**).

Coledocolitiasis

La coledocolitiasis se debe a cálculos que migran desde la vesícula y quedan atrapados dentro del colédoco (**Fig. 42-4**).

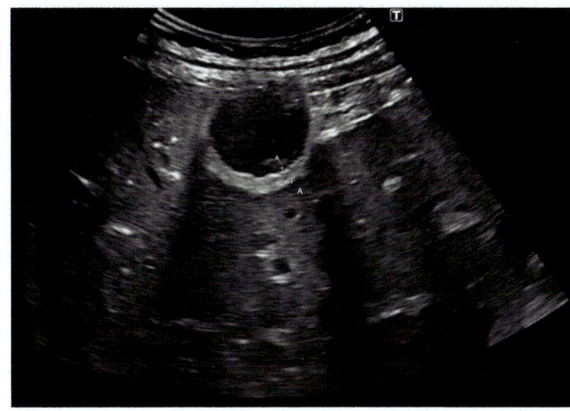

Figura 42-3. Ecografía de la vesícula biliar. Se observan las paredes engrosadas, lo que constituye un criterio diagnóstico de colecistitis aguda.

Las manifestaciones clínicas son muy parecidas a las del cólico biliar e incluyen principalmente dolor en el hipocondrio derecho por espasmo del músculo liso del colédoco al intentar vencer la obstrucción.

Cuando el cálculo obstruye por completo el colédoco y no permite la salida de bilis hacia el duodeno, provoca ictericia obstructiva. La bilis retenida en el árbol biliar no posibilita la eliminación de bilirrubina, que pasa a la sangre y se eliminará por la orina. Por ello, un paciente con este cuadro clínico presenta ictericia (piel y conjuntivas de color amarillo), acolia (heces blancas) y coluria (orina oscura).

En el análisis de sangre se observará la elevación de las enzimas de colestasis (GGT y fosfatasa alcalina) y de la bilirrubina directa (conjugada).

Los hallazgos en las pruebas de imagen incluyen:

- Ecografía: dilatación del colédoco y de todo el árbol biliar proximal a la obstrucción. En ocasiones podrá observarse el cálculo como causa obstructiva.
- Colangio-RM: permite visualizar con mayor claridad el lugar y la causa de la obstrucción. Suele ser la prueba de elección para el diagnóstico de certeza de la coledocolitiasis (**Fig. 42-5**).

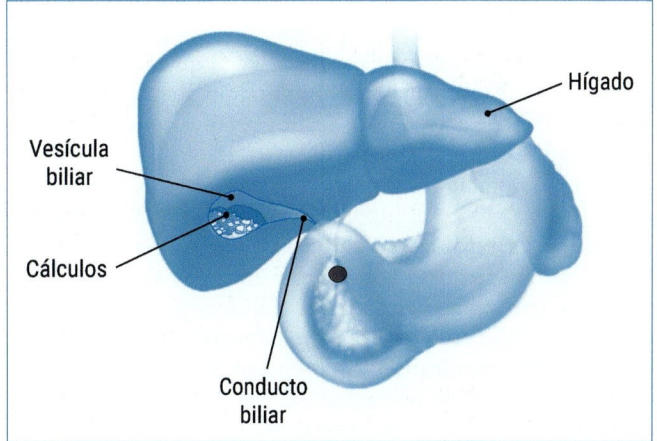

Figura 42-4. Esquema de la coledocolitiasis con cálculo anclado en el colédoco.

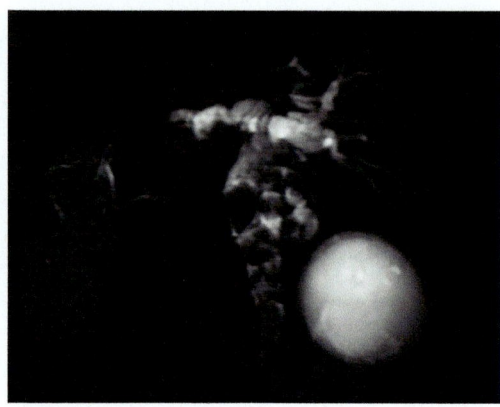

Figura 42-5. Colangio-RM. Se observa coledocolitiasis múltiple y dilatación de la vía biliar proximal.

Colangitis

La colangitis se define como la inflamación de la vía biliar, secundaria a la obstrucción del colédoco, al no poder drenar la bilis al intestino y producirse una sobreinfección bacteriana.

Las manifestaciones clínicas se presentan con fiebre, ictericia y dolor abdominal, lo que se conoce como la tríada de Charcot.

El tratamiento consiste en antibioterapia y drenaje de la vía biliar por vía quirúrgica o endoscópica (CPRE), de forma similar al tratamiento de la coledocolitiasis. No obstante, una vez instaurada la colangitis, el drenaje de la vía biliar constituye una urgencia, ya que puede acabar desembocando en un cuadro séptico en pocas horas.

Pancreatitis aguda

Es una de las complicaciones más graves que puede ocurrir en la colelitiasis. Se produce debido a que los cálculos pueden migrar desde la vesícula hasta el colédoco y, posteriormente, progresan hasta el duodeno obstruyendo el esfínter de Oddi, donde desembocan tanto el colédoco como el conducto pancreático de Wirsung (**Fig. 42-6**). Un cálculo enclavado en ese lugar dificulta el drenaje del jugo pancreático hacia el duodeno. Esto podría provocar que las enzimas pancreáticas retenidas autodigieran la propia glándula pancreática, lo que causaría una respuesta inflamatoria local, que aumentaría la permeabilidad vascular y se produciría una extravasación de líquido a terceros espacios. Se liberarían citoquinas localmente, que ocasionarían un SIRS.

Las manifestaciones clínicas más comunes son, entre otras, dolor abdominal en el hipocondrio derecho y el epigastrio, irradiado a la espalda (en cinturón) y de inicio rápido. En la exploración física se comprueba un dolor abdominal sin signos de irritación peritoneal (la glándula pancreática tiene una localización retroperitoneal). Además, puede haber signos de SIRS (taquicardia, hipotensión arterial, taquipnea), abdomen distendido por extravasación de líquido a terceros espacios (peritoneo) e, incluso, ictericia (cuando la obstrucción también dificulte el drenaje de la bilis desde el colédoco, de forma similar a una coledocolitiasis).

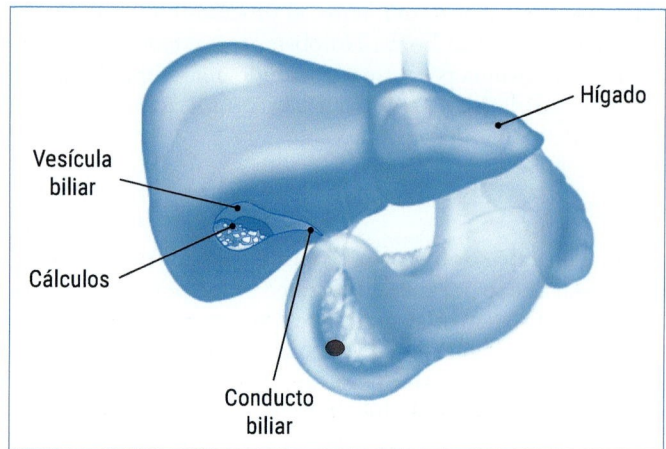

Figura 42-6. Esquema de un cálculo enclavado en el esfínter de Oddi, en la desembocadura de los conductos colédoco y de Wirsung al duodeno. La obstrucción al drenaje del jugo pancreático condiciona el desarrollo de una pancreatitis aguda.

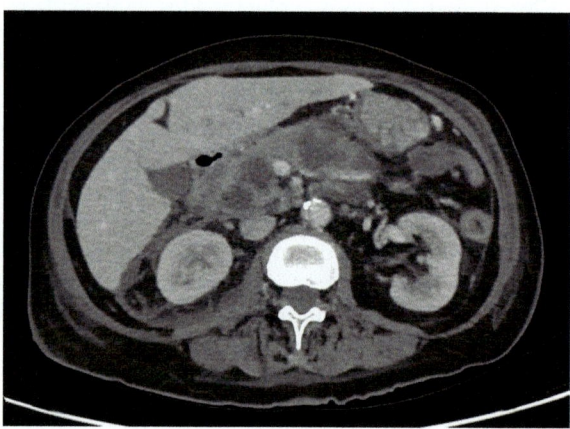

Figura 42-7. Tomografía computarizada abdominal. Se observa inflamación y necrosis de la glándula pancreática, compatible con la pancreatitis aguda.

La prueba de elección para diagnosticar una pancreatitis aguda es la TC abdominal, que permite evaluar el grado de afectación de la glándula pancreática y, en consecuencia, la gravedad del cuadro (**Fig. 42-7**).

El tratamiento de la pancreatitis aguda consiste en el reposo intestinal (para evitar la activación de enzimas pancreáticas) y la analgesia. En casos de pancreatitis graves en las que haya que mantener la glándula en reposo durante varias semanas, habrá que aportar suplementación nutricional, preferiblemente por vía enteral (mediante sonda nasoyeyunal) o parenteral. En el caso de la nutrición enteral, el aporte de nutrientes debe hacerse directamente al yeyuno, sin pasar por el duodeno, que activaría la secreción de enzimas pancreáticas.

En ocasiones se plantea realizar una esfinterotomía endoscópica mediante CPRE para la extracción del cálculo. Una vez resuelto el cuadro agudo, debe llevarse a cabo la correspondiente colecistectomía.

Íleo biliar

El íleo biliar se define como la obstrucción del intestino delgado causada por la impactación de cálculos biliares. Por norma general se produce cuando un cálculo de gran tamaño escapa de la vesícula biliar a través de una fístula hacia el tubo digestivo (fundamentalmente, las fístulas colecistoduodenales).

El cálculo progresa por la luz intestinal y suele detenerse en el íleon terminal, al no poder atravesar la válvula ileocecal. También se han descrito obstrucciones en otras localizaciones, como el duodeno, el yeyuno y el colon, aunque estas son menos frecuentes.

Las manifestaciones clínicas del íleo biliar son las de una obstrucción intestinal: dolor abdominal, distensión abdominal, náuseas y vómitos, así como ausencia de deposición.

El diagnóstico de certeza se realiza solo de forma intraoperatoria al extraer el cálculo de aspecto biliar localizado en el intestino. El diagnóstico preoperatorio es de un cuadro de obstrucción intestinal que no mejora con medidas conservadoras. La radiografía simple abdominal mostrará asas de intestino delgado dilatadas. En ocasiones, la TC abdominal muestra signos de aire dentro de la vesícula biliar, lo que sugiere una fístula entre la vesícula y algún segmento del tubo digestivo. Si a esto se suman los datos sugestivos de obstrucción intestinal, se obtiene una alta sospecha de íleo biliar.

El tratamiento consiste en la apertura del intestino delgado y la extracción del cálculo, así como en la extirpación de la vesícula.

Tumores de la vía biliar

Los tumores de la vía biliar se describen en el **recuadro 42-1**.

RECUADRO 42-1. Tumores de la vía biliar

Cáncer de vesícula biliar

El cáncer de la vesícula es poco frecuente. Tiene mayor prevalencia en las mujeres y se suele asociar con colelitiasis y pólipos vesiculares que midan más de 3 cm.

Su diagnóstico precoz es difícil, ya que, cuando empiezan a manifestarse los síntomas, es indicativo de que el tumor está avanzado. El pronóstico depende de cuán avanzado se encuentre el tumor en el momento del diagnóstico y, por lo tanto, suele ser un tumor de mal pronóstico por su detección tardía.

Los síntomas incluyen ictericia, dolor en el hipocondrio derecho, fiebre y vómitos.

El tratamiento consiste en la realización de una colecistectomía y en la resección de los segmentos hepáticos adyacentes a la vesícula biliar. A menudo el diagnóstico de cáncer de vesícula biliar no se sospecha de forma preoperatoria ni intraoperatoria, sino que se lleva a cabo una colecistectomía estándar ante la sospecha de otra afección (pólipo vesicular, colecistitis aguda, etc.) y

es en el análisis histopatológico que se encuentran los hallazgos neoplásicos en la vesícula biliar. En esos casos se programa una segunda cirugía para la resección de los segmentos hepáticos.

Colangiocarcinoma

Consiste en un tumor de la vía biliar. Al igual que el cáncer vesicular, su pronóstico depende del estadio en el que se encuentre el tumor, pero también suele diagnosticarse de forma tardía y, por lo tanto, implica un mal pronóstico. El tumor puede localizarse en la vía biliar intrahepática o extrahepática y su comportamiento es diferente.

Entre las manifestaciones clínicas más comunes se incluyen ictericia, dolor en el hipocondrio derecho y vómitos.

La prueba de imagen con mayor rentabilidad diagnóstica es la colangio-RM.

El tratamiento depende de la localización del tumor, es decir, si es intrahepático, extrahepático o intrapancreático.

PUNTOS CLAVE

- La colelitiasis es la presencia de cálculos dentro de la vesícula biliar.
- Es asintomática en la mayoría de los casos y su diagnóstico es incidental durante la realización de pruebas de imagen por otra causa.
- Cuando la colelitiasis es sintomática, puede causar una serie de complicaciones derivadas de la migración de los cálculos por la vía biliar y la obstrucción al flujo normal de la bilis.
- El tratamiento quirúrgico de elección de la colelitiasis sintomática es la colecistectomía por vía laparoscópica.

BIBLIOGRAFÍA

Echenique Elizondo M, Amondaraín Arratíbel JA, Lirón de Robles Sanz C. Íleo biliar. Rev Esp Enferm Dig 2007; 99: 674-6.

Jones MW, Weir CB, Ghassemzadeh S. Gallstones (cholelithiasis). Treasure Island (FL): StatPearls Publishing, 2022.

Mohseni S, Bass GA, Forssten MP et al. Common bile duct stones management: a network meta-analysis. J Trauma Acute Care Surg 2022; 93: e155-65.

Narula VK, Fung EC, Overby DW et al. Clinical spotlight review for the management of choledocholithiasis. Surg Endosc 2020; 34: 1482-91.

Shenoy R, Kirkland P, Hadaya JE et al. Management of symptomatic cholelithiasis: a systematic review. Syst Rev 2022; 11: 267.

 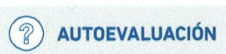 AUTOEVALUACIÓN

Cáncer de esófago

43

C. Mesquida Reig, E. Ovejero Merino y A. Sánchez Gollarte

OBJETIVOS DE APRENDIZAJE

- Tomar conciencia del grave problema de salud que supone el cáncer de esófago por su alta mortalidad.
- Conocer los factores causantes de esta enfermedad, principalmente el tabaco y el alcohol.
- Revisar los mecanismos fisiopatológicos que condicionan la aparición de la enfermedad.
- Determinar las bases moleculares de la enfermedad.

SÍNTESIS CONCEPTUAL

El cáncer de esófago se encuentra entre los siete tumores malignos con mayor frecuencia en el mundo y constituye la sexta causa de mortalidad relacionada con el cáncer. Su incidencia varía según la región. Se trata de tumores muy agresivos, con una mortalidad muy elevada y que cuentan con escasas opciones de tratamiento curativo. Los mayores factores de riesgo para su desarrollo son el consumo de tabaco y de alcohol.

DEFINICIÓN

El cáncer de esófago es un tumor de mal pronóstico, principalmente a causa de su diagnóstico tardío y en fases avanzadas. Junto con el cáncer de páncreas, es la neoplasia digestiva con peores índices de supervivencia. Se estima una supervivencia global a los 5 años en torno al 5-15 %, en estrecha correlación con la afectación ganglionar; del 3 %, si hay metástasis ganglionares, y del 42 % en su ausencia.

EPIDEMIOLOGÍA

El tipo más habitual de cáncer de esófago es un carcinoma. En países desarrollados, se ha visto que el carcinoma epidermoide se está sustituyendo por el adenocarcinoma, pero aun así el primero sigue siendo el más prevalente en el mundo. En los países de Europa occidental, hay alrededor de cinco casos por cada 100.000 habitantes, mientras que en zonas de África, Irán y China las tasas de incidencia aumentan hasta los 100 casos por 100.000 habitantes. Predomina en hombres, con una relación hombre/mujer 4:1, dependiendo de la zona, y tiene su pico de incidencia entre las personas de 60-80 años.

CLASIFICACIÓN

Según el tipo de células donde se origine, el cáncer puede ser:

- Carcinoma epidermoide o carcinoma de células escamosas: es el más frecuente. La mucosa esofágica está tapizada por un epitelio plano escamoso. A partir de estas células se origina el carcinoma epidermoide, que se localiza con mayor frecuencia en el esófago cervical y torácico. Predomina en la raza negra.
- Adenocarcinoma: este tumor se suele encontrar en el esófago distal, donde se origina a partir de una metaplasia intestinal que se produce en la parte distal del esófago ante la agresión del jugo gástrico en situaciones de reflujo gastroesofágico. A partir de este epitelio glandular metaplásico se origina la transformación a adenocarcinoma. Su incidencia está aumentando. Predomina en la raza blanca.
- Neoplasias infrecuentes en el esófago: incluyen linfomas, melanomas o sarcomas primarios de esófago.

La variedad histológica más frecuente es el carcinoma escamoso. Cabe recordar que el esófago no cuenta con una capa serosa, lo que facilita su propagación por contigüidad a estructuras adyacentes. Además, el esófago contiene una rica red linfática en toda su longitud, lo que favorece su propagación por vía linfática. El adenocarcinoma comenzaría a partir del esófago de Barrett, que se corresponde con la metaplasia intestinal antes mencionada, y se formaría a través de la secuencia metaplasia-displasia-adenocarcinoma.

La frecuencia de localización de las neoplasias esofágicas es la siguiente: 15 %, tercio proximal o cervical; 50 %, tercio medio, y 35 %, tercio distal.

FACTORES DE RIESGO

Ciertos hábitos dietéticos predisponen al desarrollo de cáncer de esófago, entre los que destacan los siguientes:

- Dietas ricas en nitrosaminas: estas contienen un alto potencial carcinógeno y se forman a partir de nitratos y nitritos, que se encuentran en el origen de algunos tipos de cáncer.
- Alimentos contaminados por hongos: se ha visto que algunos hongos producen una sustancia, la aflatoxina, que es causante de cáncer.
- Dietas con déficit en vitaminas A y C y riboflavina (B$_2$): alteran las superficies epiteliales o mucosas del cuerpo, volviéndolas más vulnerables a las agresiones.
- Bebidas muy calientes o alimentos mal masticados: se trata de costumbres alimentarias inadecuadas, que causan microtraumatismos de repetición sobre la mucosa esofágica.

El consumo de alcohol y de tabaco constituye el factor de riesgo más importante para el desarrollo de cáncer de células escamosas del esófago. Este factor se observa en el 80-90 % de los pacientes con cáncer de esófago en Europa occidental y Estados Unidos.

El cáncer de esófago se ha visto asociado con otras enfermedades, como por ejemplo:

- Esófago de Barrett (adenocarcinoma): el reflujo gastroesofágico produce una agresión continuada sobre la mucosa del tercio inferior del esófago.
- Acalasia (cáncer epidermoide): consiste en una alteración de la inervación de la musculatura esofágica y sobre todo del esfínter esofágico inferior, que no se relaja de forma adecuada durante la deglución. Esto hace que el alimento se acumule en el esófago, donde se producen fermentaciones y metabolitos carcinogénicos, cuando estos fenómenos suceden de forma repetida y prolongada en el tiempo.
- Esofagitis cáustica (cáncer epidermoide): la ingesta de cáusticos produce una quemadura química de la mucosa del esófago. Con el paso de los años, es más frecuente la aparición de carcinomas epidermoides en personas con antecedentes de ingesta de cáusticos en algún momento de su vida.
- Divertículos esofágicos (cáncer epidermoide): la estasis de alimentos dentro del divertículo y la irritación crónica secundaria predisponen al desarrollo de neoplasias.

- Gastrectomía por patología benigna: en el pasado, durante la gastrectomía se eliminaba el píloro como mecanismo valvular. Además, al resecar parte del estómago, se acercaba la bilis al esófago. El reflujo duodenogastroesofágico posquirúrgico, así como ciertas reconstrucciones del tránsito intestinal, facilitaban el contacto de la bilis sobre la mucosa del esófago, con la consiguiente irritación crónica secundaria.
- Enfermedad celíaca: de la misma forma que los pacientes con esta enfermedad presentan una mayor predisposición a desarrollar cáncer de colon, también tienen un riesgo más elevado de sufrir cáncer de esófago. El mecanismo etiopatogénico aún no está claro.
- Neoplasias de cabeza y cuello: el 2-4 % de estos pacientes desarrollarán cáncer de esófago. La causa puede ser tanto genética (los mismos oncogenes que inducen la aparición de tumores de cabeza y cuello pueden provocar el desarrollo de neoplasias esofágicas) como consecuencia del tratamiento de aquellos. En los tumores de cabeza y cuello, la radioterapia desempeña un papel importante en el tratamiento. La irradiación secundaria del esófago puede favorecer la transformación neoplásica.

FISIOPATOLOGÍA

Los epitelios, en su transformación patogénica, siguen una secuencia de epitelio normal-displasia-carcinoma. Las lesiones comienzan a partir de un epitelio pavimentoso (escamoso) estratificado no queratinizado que tapiza el esófago y presenta glándulas en la submucosa (**Recuadro 43-1**).

La principal forma de propagación tumoral es por contigüidad y por vía linfática, seguida en menor grado por la vía hemática:

- Vía directa o por contigüidad: desde el punto de origen, el tumor se extiende por la mucosa en sentido ascendente, descendente y circunferencial. Puede afectar a la aorta, el árbol traqueobronquial, el pericardio, algunos nervios e incluso el hígado. Cuando sobrepasa la capa muscular en profundidad se pueden formar fístulas; la fístula traqueoesofágica se observa en el 5-10 % de los casos, mientras que la fístula aortoesofágica se da con menor frecuencia.
- Vía linfática: en el momento del diagnóstico, entre el 60 y el 70 % de los pacientes muestran afectación ganglionar, que produce metástasis en los ganglios cervicales, mediastínicos y abdominales. La prevalencia de metástasis ganglionar depende de cuánto infiltre el tumor; si afecta solo a la mucosa y la submucosa, la posibilidad de metástasis estaría entre el 2 y el 20 %, pero cuando alcanza la capa muscular o la sobrepasa, la prevalencia sería del 50 % o más. Las rutas linfáticas preferenciales son:
  - Esófago cervical: cadena yugular interna.
  - Esófago torácico supracarinal: ganglios paraesofágicos, paratraqueales, traqueobronquiales y subcarinales.
  - Esófago torácico infracarinal: ganglios paraesofágicos y mediastínicos posteriores.
  - Unión gastroesofágica: ganglios de las arterias coronaria estomáquica, esplénica, hepática y tronco celíaco (similar al cáncer gástrico).

RECUADRO 43-1. Bases moleculares del cáncer de esófago

Entre los genes que actúan en la patogenia de los carcinomas del esófago se distinguen dos grupos: los involucrados en la regulación del ciclo celular y los involucrados en la reparación del DNA.

Genes en la regulación del ciclo celular

Los genes regulatorios más implicados en las neoplasias del esófago son:

- *p53*: es un gen supresor de tumores que induce apoptosis y actúa en presencia de daños al DNA. *p53* mutado se suele encontrar en el 35-80 % de los cánceres de esófago. La pérdida de heterocigosidad del gen origina una sobreexpresión de *p53* en el adenocarcinoma del esófago.
- *APC-β-catenina*: se trata de un gen supresor de tumores que controla la entrada en G_1 y la división mitótica. Cuando *APC* está mutado no forma el complejo β-catenina, por lo que la β-catenina libre aumenta y podría activar la transformación celular en el esófago de Barrett. La hipermetilación del gen provocaría una expansión clonal de células en la metaplasia.
- Genes para la vía TGF-β-SMAD: son capaces de suprimir el crecimiento celular. TGF-β promueve el crecimiento de células de cáncer de esófago en cultivo de manera autocrina. Alteraciones en los genes de las proteínas SMAD podrían constituir otra causa de la transformación maligna del esófago de Barrett. En localizaciones metastásicas de adenocarcinoma de la unión gastroesofágica, vasos sanguíneos y linfáticos, se ha observado un aumento en TGF-β.
- Gen *COX-2*: estas ciclooxigenasas sintetizan prostaglandinas que inhiben la apoptosis y estimulan la angiogénesis y la invasión de tejidos. Es un marcador sensible de la displasia de alto grado del epitelio pavimentoso del esófago. La proteína COX-2 está presente en la mayoría de los adenocarcinomas y los carcinomas de células escamosas del esófago. Un aumento de la proteína se correlaciona con los avances en la secuencia metaplasia-displasia-carcinoma. También está involucrada en el mantenimiento del crecimiento del tejido esofágico. Por último, es una diana farmacológica mediante la ingesta de inhibidores de COX-2, que reducen la incidencia de ambas neoplasias.

Genes en la reparación del DNA

Los errores de replicación se acumulan en secuencias repetitivas (microsatélites). Cuando hay mutaciones en los genes *hMSH* y *hMLH*, se produce una inestabilidad de microsatélites que, a su vez, conduce a una inestabilidad genómica, lo que se traduce en el desarrollo de un proceso tumoral. En la displasia de alto grado y los carcinomas se han encontrado mutaciones con pérdida de heterocigosidad en los genes *hMSH* o *hMLH*.

- Vía hemática: es menos frecuente y más tardía. Solo el 50 % de los pacientes que fallecen tienen metástasis a distancia. Sus localizaciones más frecuentes son el hígado, el pulmón, las glándulas suprarrenales, los huesos y el sistema nervioso central.

MANIFESTACIONES CLÍNICAS

Las etapas iniciales del cáncer de esófago son asintomáticas.

Los síntomas más frecuentes asociados con el cáncer de esófago y por los cuales el paciente acude al médico son:

- Disfagia: es la dificultad para tragar. Constituye el motivo de consulta principal, pero cuando aparece la enfermedad, la disfagia suele estar muy evolucionada.
- Pérdida de peso: por incapacidad de mantener la ingesta.
- Odinofagia: es el dolor al tragar. Indica ulceración del tumor.
- Hemorragia digestiva (5-10 %): por lo general se trata de pérdidas leves. Una fístula aortoesofágica condicionará una hemorragia digestiva fulminante.
- Sialorrea: es la regurgitación de saliva, por la obstrucción de la luz esofágica.
- Síntomas respiratorios: broncoaspiración, fístula traqueobronquial, neumonitis, abscesos de pulmón, etcétera.
- Alteraciones paraneoplásicas: acantosis *nigricans*, hipercalcemia, secreción ectópica de hormona adrenocorticotropa, seudohiperparatiroidismo, etcétera.
- Dolor torácico: traduce la extensión del tumor más allá de la pared esofágica.
- Adenopatías cervicales, supraclaviculares y axilares.
- Voz bitonal o afonía por infiltración o compresión de los nervios laríngeos recurrentes.

- Sintomatología por afectación de los distintos órganos en las metástasis a distancia.

DIAGNÓSTICO

El diagnóstico precoz es difícil, ya que la aparición de disfagia supone la existencia de un tumor avanzado. Se pueden realizar diferentes pruebas diagnósticas:

- Tránsito baritado: es la primera exploración que se realiza y confirma el diagnóstico en el 80 % de los casos. Se trata de un estudio radiológico con contraste, habitualmente bario (**Fig. 43-1**). Un resultado negativo no autoriza a des-

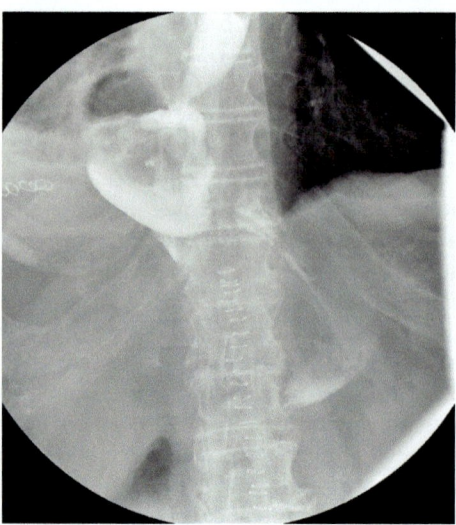

Figura 43-1. Radiografía esofagogástrica con contraste. Se observa una alteración en la mucosa, sugestiva de cáncer de esófago.

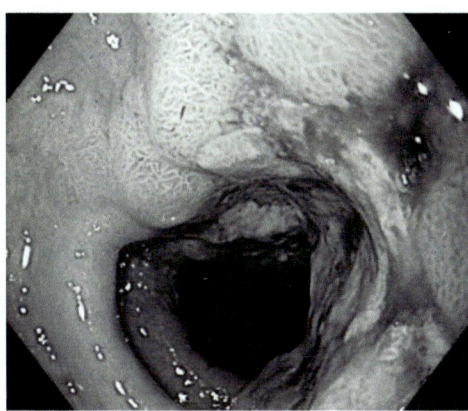

Figura 43-2. Endoscopia digestiva alta. Se aprecia una lesión mucosa, sugestiva de neoplasia de esófago.

cartar el cáncer de esófago, ya que, en el cáncer incipiente, el esofagograma es normal hasta en el 50 % de los casos.

- Esofagoscopia con toma de biopsias: es la exploración fundamental para el diagnóstico del cáncer de esófago. Permite explorar la luz del esófago y, en caso de encontrar lesiones sospechosas, tomar una biopsia para estudio histológico (**Fig. 43-2**).

Algunas pruebas diagnósticas permiten evaluar el nivel de afectación del tumor y, por lo tanto, establecer la estadificación tumoral, que se realiza mediante la clasificación TNM. Destacan las siguientes pruebas diagnósticas:

- Radiografía simple de tórax: para observar/descartar metástasis pulmonares.
- Tránsito esofagogástrico: para estudiar la relación del tumor con la vía aérea (fístulas).
- TC: es la prueba de elección para la estadificación. Descarta metástasis viscerales, aunque tiene baja rentabilidad para evaluar la afectación ganglionar (60 %) y de estructuras adyacentes (< 80 %).
- Ecografía endoscópica (ecoendoscopia): es el mejor método para la estadificación de la extensión local del tumor (T) y la afectación ganglionar regional (N).
- Tomografía por emisión de positrones (PET): permite detectar hasta el 20 % de los casos con metástasis a distancia, en los que la TC y la ecoendoscopia dan falsos negativos.
- Broncoscopia en tumores del tercio superior y medio: para descartar la invasión traqueobronquial, que contraindica la cirugía.

TRATAMIENTO

Tratamiento quirúrgico

La cirugía de resección es el único recurso terapéutico con posibilidad real de curar el cáncer de esófago, pero esta cirugía es muy agresiva y tiene una elevada morbimortalidad postoperatoria y pobres resultados oncológicos. Por ello, cada vez aparecen criterios más estrictos para determinar los pacientes que potencialmente puedan beneficiarse de la cirugía. En otras palabras, hay que seleccionar a aquellos pacientes en

los que el beneficio esperable en términos de supervivencia supere el riesgo de la operación. Por otro lado, existen una serie de contraindicaciones absolutas para la cirugía:

- Estadio IV: presencia de metástasis a distancia.
- Estadio III con localización supracarinal: hay parálisis de cuerdas vocales o infiltración del árbol traqueobronquial.
- Pérdida de peso > 20 % del peso original: indica un estado de desnutrición, y el riesgo de sufrir complicaciones postoperatorias (dehiscencias anastomóticas e infecciones, principalmente) es muy elevado.
- Volumen espiratorio máximo en el primer segundo (VEMS) < 1.000 ml/segundo: durante la cirugía de resección esofágica debe colapsarse un pulmón y, si el otro tiene una patología subyacente, se provocaría una situación de hipoxia grave intraoperatoria.
- Insuficiencia hepática y/o hipertensión portal: implica una síntesis de proteínas deficiente y factores de coagulación, por lo que el riesgo de dehiscencia y sangrado intraoperatorio y postoperatorio es muy alto.
- Insuficiencia cardíaca o angina inestable: la cirugía esofágica supone un gran estrés operatorio y el corazón puede claudicar ante esta situación de elevada demanda fisiológica.

La cirugía en un paciente con cualquiera de estas contraindicaciones no tendría buenos resultados.

Las vías de abordaje de la resección quirúrgica pueden ser:

- Esofagectomía por toracotomía.
- Esofagectomía transhiatal.
- Esofagectomía por toracoscopia.

Cuando se realiza una esofagectomía (**Fig. 43-3**) también se incluye la extirpación de los ganglios linfáticos regionales (ganglios periesofágicos y subcarinales, y de los

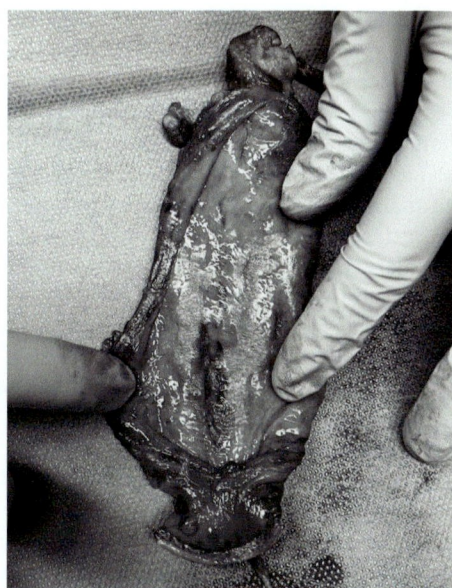

Figura 43-3. Pieza quirúrgica del esófago resecado. Al abrir la pieza y acceder a la luz esofágica, se aprecia una lesión compatible con una neoplasia esofágica.

territorios de la arteria gástrica izquierda, arteria hepática y tronco celíaco).

Una vez extirpado el esófago, para la reconstrucción del tránsito pueden utilizarse diferentes métodos:

- Estómago: se tubuliza a expensas de la curvatura mayor gástrica, preservando su vascularización, y se asciende al tórax para anastomosarlo con el borde proximal del esófago.
- Colon: se utiliza en caso de cirugía gástrica previa o de enfermedad gástrica concomitante. Las coloplastias (reconstrucción del tránsito utilizando un segmento de colon) implican seccionar el íleon terminal y el colon transverso y ascenderlos, manteniendo su vascularización a expensas de los vasos ileocólicos y cólicos derechos, hasta anastomosar el yeyuno con el esófago proximal y el colon con el segmento gástrico remanente. En este tipo de reconstrucción, además, hay que hacer una anastomosis adicional entre el íleon y el colon transverso, para reconstruir la continuidad del colon. Por lo tanto, esta cirugía implica un riesgo añadido.
- Yeyuno: se usa un segmento de yeyuno para anastomosar con el esófago, cuando ni el estómago ni el colon son opciones viables. En este caso, el injerto de yeyuno no se puede ascender al tórax manteniendo su vascularización original y, por lo tanto, hay que hacer un injerto con pedículo vascular, anastomosando este pedículo a los vasos sanguíneos del tórax. Por lo tanto, además de una anastomosis digestiva, hay que efectuar una anastomosis vascular mediante microcirugía, lo que es extremadamente complejo y susceptible de sufrir numerosas complicaciones añadidas, entre otras la trombosis vascular.

Las siguientes complicaciones son las más frecuentes tras una cirugía esofágica:

- Fístula o dehiscencia anastomótica: se trata de un fallo en la unión entre diferentes segmentos del tubo digestivo. Esto condiciona la salida de material digestivo a cavidades intratorácicas, lo que provoca mediastinitis o derrames pleurales. Se trata de una complicación séptica de extrema gravedad, que se asocia con una mortalidad elevada. Las dehiscencias anastomóticas pueden deberse a una mala técnica de sutura, pero en la mayoría de los casos son debidas a anastomosis con tensión o a una mala vascularización de los bordes que hay que empalmar.
- Necrosis de la plastia: se debe a una mala vascularización del segmento digestivo que se asciende al tórax. Provoca isquemia y necrosis tisular y, finalmente, perforación o dehiscencia anastomótica.
- Distrés respiratorio: la respuesta inflamatoria a la agresión quirúrgica puede afectar a los pulmones, alterando la función ventilatoria.
- Quilotórax: se produce por una lesión inadvertida del conducto torácico durante la cirugía. Condiciona la salida del quilo hacia la cavidad pleural. Suele ser autolimitado y responde habitualmente a una dieta baja en grasas y somatostatina.

- Atelectasia, neumonía: tras el período intraoperatorio con el pulmón colapsado, pueden quedar zonas alveolares con moco acumulado que no se reexpanden bien (atelectasias). Este moco puede sobreinfectarse y causar una neumonía.
- Hemotórax: consiste en una hemorragia postoperatoria con acumulación de sangre en la cavidad pleural.

Tratamiento neoadyuvante: radioterapia-quimioterapia

Consiste en administrar radioterapia y quimioterapia antes de la cirugía. Este tratamiento ha mejorado los resultados en comparación con la cirugía sola. Tiene como propósito:

- Disminuir el tamaño y el estadio del tumor (downstaging): permite hacer resecables tumores que inicialmente presentaban criterios de irresecabilidad.
- Mejorar la tasa de resecciones R0 (resecciones con radicalidad completa macroscópica y microscópica).
- Eliminar micrometástasis ocultas.
- Aumentar el control local y reducir las recidivas locales de la enfermedad.
- Evaluar la quimiosensibilidad para plantear quimioterapia adyuvante postoperatoria.

Tratamiento paliativo

El objetivo es mejorar la calidad de vida de los pacientes que no cuentan con la posibilidad de recibir un tratamiento curativo. Se realiza mediante:

- Cirugía: resección paliativa, by-pass, gastrostomía de alimentación, etc. Se intenta evitar al máximo la cirugía, ya que supone una agresión, puede tener complicaciones y favorece la progresión tumoral.
- Radioterapia-braquiterapia: la radioterapia puede ser externa o en forma de braquiterapia (semillas con sustancias radioactivas que se implantan dentro del tejido tumoral).
- Endoscopia:
  - Ablación por láser: para el control de las hemorragias.
  - Prótesis: en tumores obstructivos permite la apertura de la luz esofágica para que el paciente pueda seguir alimentándose por vía oral. En caso de fístulas, las prótesis recubiertas taparían la comunicación.

Inmunoterapia

El tratamiento con inmunoterapia del cáncer de esófago se describe en el **recuadro 43-2**.

PRONÓSTICO

Los factores pronósticos aportan información sobre la enfermedad, lo que permite conocer el comportamiento y escoger el tratamiento más adecuado. Los factores pronósticos más importantes del cáncer de esófago son:

- Clasificación por estadios según la clasificación TNM.
- Afectación ganglionar: empeora el pronóstico cuando el tumor no sobrepasa la muscular del esófago.

RECUADRO 43-2. Inmunoterapia en el tratamiento del cáncer de esófago

Se han creado terapias con inhibidores de puntos de control inmunitario en pacientes con cáncer de esófago en estadio avanzado, que bloquean proteínas de puntos de control y aumentan la capacidad de las células T de destruir las células cancerosas:

- Terapia con inhibidor de CTLA-4 (ipilimimab): la unión de CTLA-4 (antígeno 4 del linfocito T citotóxico) con B7 impide que la célula T se active. Por otra parte, el bloqueo de CTLA-4 permite que la célula T destruya la célula tumoral.
- Terapia con inhibidores de PD-L1 (nivolumab): la inactivación de PD-L1 (ligando 1 de muerte celular programada) permite la destrucción de las células cancerosas por las células T.

- Número de ganglios afectados, que se relaciona con la recidiva locorregional.
- Localización del tumor (la peor es supracarinal), longitud y características histológicas.

Por otra parte, también hay que tener en cuenta el estado general y nutricional del paciente a la hora de planificar la estrategia terapéutica.

PUNTOS CLAVE

- El cáncer de esófago es un tumor asociado con una elevada mortalidad.
- Hay dos subtipos principales: carcinoma epidermoide y adenocarcinoma. La incidencia del adenocarcinoma está aumentando en las últimas décadas.
- El adenocarcinoma suele aparecer en el contexto de un esófago de Barrett.
- Los principales factores de riesgo para el carcinoma epidermoide son el tabaco y el alcohol.
- El tratamiento quirúrgico es el único que es curativo, pero pocos pacientes son candidatos a él, ya que los tumores suelen estar avanzados en el momento del diagnóstico.

BIBLIOGRAFÍA

Jiménez AM, Copelli SB, Speroni AH, Meiss RP. Patogénesis molecular del carcinoma de esófago. Medicina (B Aires) 2003; 63: 237-48.
Leppert B, Kelly CR. Netter. Un abordaje integrado de la medicina. Londres: Elsevier, 2022.
Rozman C, Cardellach F. Farreras-Rozman. Compendio de medicina interna. Barcelona: Elsevier, 2020.
Townsend CM, Beauchamp D, Evers BM, Mattox KL. Sabiston. Tratado de cirugía. Barcelona: Elsevier, 2022.
Wing EJ, Schiffman FJ. Cecil. Principios de medicina interna. Barcelona: Elsevier, 2022.

 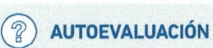 **AUTOEVALUACIÓN**

Cáncer de páncreas

44

O. Miranda Lozano y A. Sánchez Gollarte

OBJETIVOS DE APRENDIZAJE

- Tomar conciencia del grave problema de salud que supone el cáncer de páncreas.
- Conocer los factores causantes de esta enfermedad.
- Revisar los mecanismos fisiopatológicos que condicionan la aparición de la enfermedad.
- Determinar las bases moleculares de la enfermedad.

SÍNTESIS CONCEPTUAL

El cáncer de páncreas es uno de los tumores con mortalidad más elevada. Se trata de una proliferación de células malignas en los tejidos pancreáticos, principalmente del componente exocrino de la glándula, aunque también hay tumores de procedencia endocrina. Entre sus signos y síntomas, destacan sobre todo la ictericia, el dolor y la pérdida de peso.

Existen muchos tipos de pruebas para su diagnóstico, siendo la TC la más utilizada y la prueba de referencia para la estadificación de esta neoplasia. En ocasiones, esta enfermedad requerirá tratamiento quirúrgico, radioterapia, quimioterapia o tratamiento paliativo, según el estadio en el que se encuentre el paciente.

En este capítulo se describen la etiopatogenia, los factores de riesgo, los métodos diagnósticos y las bases moleculares de la enfermedad.

DEFINICIÓN

Se entiende por cáncer de páncreas a la proliferación de células malignas en los tejidos pancreáticos, principalmente del componente exocrino de la glándula. Por lo tanto, la gran mayoría de los tumores pancreáticos malignos son adenocarcinomas.

EPIDEMIOLOGÍA

El cáncer de páncreas es una enfermedad con muy mal pronóstico, debido a su retraso en el diagnóstico y su rápida diseminación. Es la cuarta causa de muerte por cáncer en varones y la quinta en mujeres. Además, se considera la segunda causa de muerte por tumores digestivos después del cáncer de colon.

Este tipo de cáncer posee una incidencia de 8,8/100.000 habitantes. La edad media de aparición está en torno a los 65 años; además, es más frecuente en la raza negra y en varones. Actualmente en España se diagnostican 4.000 casos de cáncer de páncreas al año, con una supervivencia del 5 % a los 5 años.

CLASIFICACIÓN

La clasificación de los tumores pancreáticos se recoge en la **tabla 44-1**.

ETIOLOGÍA

Existen factores de riesgo que pueden desencadenar esta enfermedad, entre ellos la pancreatitis crónica hereditaria y no hereditaria, el cáncer familiar, la diabetes mellitus de tipo 1, y mutaciones en oncogenes como *BRCA1*, *BRCA2* y *CDKN2A* (**Recuadro 44-1**). Destacan los factores ambientales como el tabaco, la obesidad, la dieta rica en grasas y

Tabla 44-1. Clasificación de los tumores pancreáticos

Tumores exocrinos
- Adenocarcinoma ductal (90 %)
- Carcinoma de células acinares (1 %)

Tumores neuroendocrinos
- Tumores funcionantes
  - Insulinoma
  - Glucagonoma
  - Gastrinoma
  - Somatostatinoma
  - VIPoma
  - Carcinoide, etc.
  - Tumores no funcionantes

Tumores quísticos
- Cistoadenoma seroso
- Cistoadenoma mucinoso
- Neoplasia mucinosa papilar intraductal
- Tumor sólido-quístico o seudopapilar

Tumores mesenquimales
- Liposarcomas
- Leiomiosarcomas
- Fibrosarcomas

Tumores hematopoyéticos
- Linfomas

la ingesta de ahumados, café y alcohol. Los antecedentes de gastrectomía parcial previa de causa no oncológica también predisponen a la aparición de este tumor.

FISIOPATOLOGÍA

Los tumores en la cabeza pancreática pueden comprimir la vía biliar principal en el colédoco intrapancreático. Esto condiciona un cuadro de ictericia obstructiva, en el que la bilis no puede excretarse al tubo digestivo, queda retenida y la bilirrubina que la compone pasa al plasma, donde acaba depositándose en la piel y la esclera del ojo, lo que condiciona una ictericia mucocutánea.

Por otra parte, los tumores localizados en la cabeza pueden comprimir y obstruir el tubo digestivo en el duodeno, lo que provoca cuadros de vómitos de repetición.

Los tumores localizados en el cuerpo y la cola del páncreas pasan mayor tiempo desapercibidos y solo dan manifestacio-

nes clínicas cuando son de gran tamaño e infiltran estructuras retroperitoneales o alguna otra víscera intraabdominal.

MANIFESTACIONES CLÍNICAS

Por lo general, entre el 80 y el 85 % de los pacientes afectados presentan dolor en el hemiabdomen superior, que se irradia hacia la espalda. La presencia de dolor se asocia con estadios avanzados del cáncer. También es frecuente una gran pérdida de peso en un período corto de tiempo, además de ictericia en tumores de cabeza pancreática.

Otras manifestaciones no tan comunes son: diabetes mellitus de reciente aparición, ascitis, pancreatitis aguda, depresión, náuseas, vómitos, hemorragia digestiva alta y tromboflebitis reciente. En la exploración física se puede detectar una masa abdominal, ascitis, adenopatía supraclavicular izquierda, ocupación del fondo de saco de Douglas, áreas subcutáneas de necrosis grasa de aspecto nodular o vesícula biliar distendida y palpable (signo de Courvoisier-Terrier).

DIAGNÓSTICO

En el análisis de sangre pueden verse elevados los valores de la bilirrubina total, fundamentalmente a expensas de la fracción conjugada, así como los niveles de fosfatasa alcalina, GGT y LDH. La hiperbilirrubinemia es característica de tumores localizados en la cabeza pancreática, que obstruyen la porción del colédoco intrapancreático. Además, como en muchos procesos neoplásicos, podrá observarse una anemia moderada normocítica normocrómica, característica de los trastornos crónicos, como son los procesos neoplásicos.

Los marcadores tumorales más asociados con el cáncer de páncreas son el antígeno carbohidrato 19-9 (CA19-9) y el antígeno carcinoembrionario (CEA). Los niveles de CA19-9 van incrementando a medida que el tumor aumenta de tamaño o se disemina, con una alta sensibilidad y especificidad (en torno al 80-90 %). El CEA posee una sensibilidad menor (25 %) y se encuentra elevado principalmente en los tumores grandes e irresecables.

En los pacientes que presenten ictericia, se llevará a cabo un estudio inicial mediante ecografía, que permite observar la dilatación de la vía biliar intrahepática y/o extrahepáti-

RECUADRO 44-1. Bases moleculares del cáncer de páncreas

El cáncer de páncreas se puede desarrollar a partir de lesiones precancerosas. Entre ellas destacan las neoplasias intraepiteliales pancreáticas, que son lesiones microscópicas sólidas, y las neoplasias papilares mucinosas intraductales, que son macroscópicas y quísticas.

Las neoplasias intraepiteliales pancreáticas consisten en una lesión pretumoral que puede progresar hacia un adenocarcinoma ductal debido a mutaciones escalonadas en vías de señalización, como por ejemplo:

- Mutaciones en *KRAS*: se encuentran en estadios más avanzados. El gen *KRAS* es el encargado de regular vías que están implicadas en la tumorgénesis.
- Activación de la vía TGF-β: puede dar como resultado un efec-

to promotor o inhibidor del crecimiento. Existe una sobreexpresión de inhibidores SMAD.
- Mutaciones en *p53*: se encuentran en aproximadamente el 50 % de los adenocarcinomas ductales. Aparecen en estadios tardíos. *p53* es el encargado de eliminar las células dañadas.
- Mutaciones en *INK4A*.

Otras mutaciones muy significativas en este cáncer son las mutaciones de los oncogenes *BRCA*. Estos oncogenes son los encargados de corregir cualquier daño que pueda ocurrir en el DNA durante la replicación. Si el paciente presenta una mutación en estos genes, será propenso a desarrollar cáncer, ya que el daño en el DNA no será corregido y se desarrollarán células con proliferación descontrolada.

ca. La ecografía tiene una especificidad muy alta (90-99 %), pero su sensibilidad desciende al 75-89 % para el diagnóstico de neoplasias pancreáticas. El páncreas es un órgano retroperitoneal y su exploración ecográfica se ve dificultada por la interposición del gas intestinal. No obstante, la rentabilidad del diagnóstico ecográfico depende en gran medida de las habilidades técnicas del radiólogo que realiza la prueba.

La TC se considera la prueba diagnóstica de elección para el cáncer de páncreas. No solo es útil para identificar una masa pancreática, sino que resulta esencial para la estadificación tumoral, ya que identifica la invasión de estructuras vecinas o la presencia de metástasis a distancia. Se realiza con contraste tanto oral como intravenoso y permite observar la dilatación de la vía biliar y el conducto de Wirsung, así como las masas en el páncreas, la diseminación extrapancreática y posibles afectaciones de grandes vasos (**Fig. 44-1**).

A la hora de decidir si el paciente se beneficiaría de una resección quirúrgica como tratamiento del tumor, debe establecerse si el tumor es resecable. En otras palabras, hay que determinar si se puede eliminar todo el tumor con márgenes suficientes, es decir, sin dejar células tumorales residuales, lo que mejoraría el pronóstico de la enfermedad.

La resecabilidad se puede predecir usando los criterios de irresecabilidad radiológicos, que se recogen en la **tabla 44-2**.

Otra prueba de imagen utilizada es la CPRE, cuya sensibilidad y especificidad ascienden al 90-95 %. Esta prueba consiste en introducir un endoscopio por vía oral hasta alcanzar la segunda porción duodenal, canalizar la ampolla de Vater e introducir contraste dentro del colédoco que dibuje la anatomía de la vía biliar. Permite hallar estrechamientos u obstrucciones del colédoco o del conducto de Wirsung, así como estrechamientos del conducto pancreático de más de 1 cm de longitud. Su utilización se ha visto disminuida por el uso de la colangio-RM, la cual posee la misma sensibilidad y especificidad, pero sin ser una prueba invasiva. Las principales ventajas que ofrece la CPRE frente a la colangio-RM son la posibilidad de obtener muestras citológicas o histológicas para estudio anatomopatológico, así como de actuar sobre la vía biliar principal con fines terapéuticos (colocación de prótesis temporales en la vía biliar principal o el conducto pancreático, cuando hay obstrucción completa de estos).

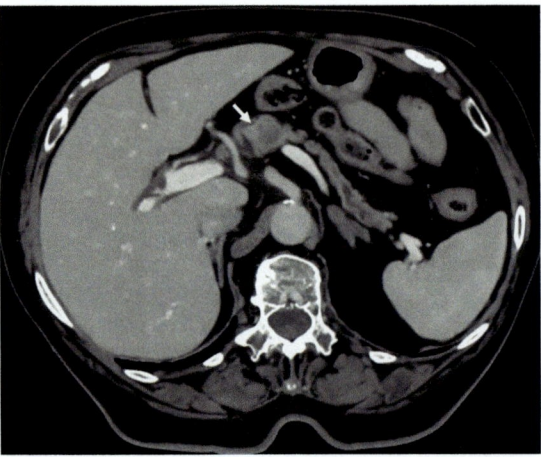

Figura 44-1. Tomografía computarizada abdominal. Se observa neoplasia de cabeza pancreática.

Tabla 44-2. Criterios de irresecabilidad radiológicos del cáncer de páncreas

Tumores resecables
- No hay metástasis a distancia
- Plano graso claro entre el tumor y el tronco celíaco y la AMS
- VMS y vena porta permeables
- Contacto con vena porta < 50 % o < 180°
- < 1,5-2 cm de afectación de longitud de VMS o vena porta

Tumores localmente avanzados, *borderline* o marginalmente resecables
- Contacto del tumor con AMS, tronco celíaco o arteria hepática en un punto
- Afectación grave de VMS o vena porta
- Englobamiento de la arteria gastroduodenal hasta su origen en la arteria hepática
- Invasión de colon o mesocolon

Tumores irresecables
- Metástasis a distancia
- Ascitis
- Trombosis completa de VMS o vena porta
- Englobamiento circunferencial de AMS, tronco celíaco o arteria hepática proximal
- Invasión o englobamiento de aorta o vena cava inferior
- Invasión de VMS por debajo del mesocolon transverso

AMS: arteria mesentérica superior; VMS: vena mesentérica superior.

La ecoendoscopia consiste en la realización de una ecografía a través de un endoscopio situado en el duodeno o el estómago. Es la prueba de imagen con más utilidad para la detección de tumores pequeños y es capaz de determinar la afectación ganglionar peripancreática y de grandes vasos, además del grado de infiltración de las paredes gástrica o el duodeno. Permite también el diagnóstico citológico al actuar de guía para la realización de la punción aspirativa con aguja fina (PAAF).

La PET es capaz de detectar tumores muy pequeños que no son visibles en la TC, con una sensibilidad de 94 % y una especificidad del 88 %.

El diagnóstico de confirmación del cáncer de páncreas requiere un análisis histológico o, al menos, citológico con presencia de células atípicas.

ESTADIFICACIÓN

La clasificación TNM de los tumores permite establecer tanto la indicación del tratamiento quirúrgico como, sobre todo, el pronóstico del cáncer de páncreas (**Tabla 44-3**).

TRATAMIENTO

Tratamiento quirúrgico

Los criterios de irresecabilidad descritos antes suponen contraindicaciones para la resección quirúrgica. Esto significa que la resección quirúrgica no mejoraría el pronóstico frente a la no resección e implicaría un alto riesgo operatorio.

La cirugía más utilizada para extirpar un cáncer localizado en la cabeza pancreática es la duodenopancreatectomía cefálica o técnica de Whipple, que consiste en la resección de la cabeza pancreática, el duodeno, los primeros 15 cm de yeyuno, el colédoco y la vesícula biliar y la parte distal del estómago. Este procedimiento se asocia con una mortalidad

Tabla 44-3. Clasificación TNM y estadificación del cáncer de páncreas del *American Joint Committee on Cancer*

Tumor primario (T)
- TX: tumor primario no puede evaluarse
- T0: no hay prueba de tumor primario
- Tis: carcinoma *in situ*
- T1: tumor limitado al páncreas y mide ≤ 2 cm
- T2: tumor limitado al páncreas y mide > 2 cm
- T3: tumor extendido más allá del páncreas, pero sin complicaciones en tronco celíaco o AMS
- T4: tumor comprende tronco celíaco y AMS

Ganglios linfáticos ganglionares (N)
- NX: ganglios linfáticos regionales no pueden evaluarse
- N0: no hay metástasis en los ganglios linfáticos regionales
- N1: existe metástasis en los ganglios linfáticos regionales

Metástasis a distancia (M)
- MX: la metástasis a distancia no puede evaluarse
- M0: no hay metástasis a distancia
- M1: existe metástasis a distancia

Estadio 0	Tis, N0, M0
Estadio IA	T1, N0, M0
Estadio IB	T2, N0, M0
Estadio IIA	T3, N0, M0
Estadio IIB	T1, N1, M0
	T2, N1, M0
	T3, N1, M0
Estadio III	T4, cualquier N, M0
Estadio IV	Cualquier T, cualquier N, M1

AMS: arteria mesentérica superior.

< 5 %, pero una elevada tasa de complicaciones, siendo necesarias las reintervenciones para tratarlas hasta en el 15 % de los pacientes operados. Las complicaciones postoperatorias más frecuentes son: hemorragia digestiva alta, dehiscencia anastomótica, sepsis intraabdominal, pancreatitis del remanente, infartos y abscesos hepáticos.

En los tumores localizados en el cuerpo o la cola, la cirugía consiste en pancreatectomías subtotales, preservando la cabeza pancreática, y esplenectomía.

Tratamiento adyuvante

En tumores localmente avanzados o con afectación ganglionar está indicado el tratamiento adyuvante con radioterapia y quimioterapia. En ocasiones, este tratamiento se realiza antes de la cirugía (neoadyuvancia), para reducir el tamaño tumoral y en casos de tumores inicialmente no resecables, ya que, al disminuir de tamaño y dejar de afectar a estructuras adyacentes, pueden acabar siendo candidatos a resección quirúrgica.

En aquellos pacientes con criterios de irresecabilidad, se administrará tratamiento quimioterápico para intentar aumentar la supervivencia.

Tratamiento paliativo

El tratamiento paliativo consiste en la aplicación de tratamientos sin fines curativos (ya que el paciente acabará falleciendo a corto plazo de forma irremediable), pero con el objetivo de mejorar la calidad de vida.

En los pacientes con obstrucción duodenal se hará uso de prótesis o de cirugía no resectiva (gastroenteroanastomosis). En aquellos pacientes que presenten dolor, se les administrarán opiáceos, radioterapia y neurólisis mediante inyección de alcohol en el plexo solar. En caso de ictericia, se colocará un *stent* al paciente o se realizará una derivación quirúrgica (hepaticoyeyunostomía). Si existe malabsorción y pérdida de peso, será necesaria la administración exógena de enzimas pancreáticas.

PRONÓSTICO

Si se considera que todos los cánceres de páncreas tienen mal pronóstico. Los tumores en la cabeza del páncreas presentan un mejor pronóstico que los del cuerpo y la cola, ya que estos últimos suelen diagnosticarse en fase avanzada o metastásica, debido a que no provocan obstrucción de la vía biliar.

La supervivencia global del cáncer de páncreas a los 5 años es del 5 %. La supervivencia aumenta tras la resección quirúrgica, llegando al 25-30 % en los tumores sin afectación ganglionar (N0) y al 10 % en los N1. Entre los factores pronósticos destacan la resecabilidad, el tamaño del tumor, el contenido de aneuploidias, la presencia de metástasis ganglionares y la posibilidad de realizar una resección quirúrgica con márgenes libres.

PUNTOS CLAVE
- El cáncer de páncreas es uno de los tumores con mortalidad más elevada.
- Entre sus signos y síntomas, destacan principalmente la ictericia, el dolor y la pérdida de peso.
- La TC abdominal es la prueba de elección, tanto para el diagnóstico como para la estadificación.
- En ocasiones, cáncer de páncreas requerirá tratamiento quirúrgico, radioterapia, quimioterapia o tratamiento paliativo, dependiendo del estadio en el que se encuentre el paciente.

BIBLIOGRAFÍA

Goldman L, Schafer AI. Goldman-Cecil. Tratado de medicina interna. Barcelona: Elsevier, 2021.
Leppert B, Kelly CR. Netter. Un abordaje integrado de la medicina. Londres: Elsevier, 2022.

Sánchez-Fayos Calabuig P, Martín Relloso MJ, Porres Cubero JC. Perfil genético y bases moleculares de la carcinogénesis pancreática. Gastroenterol Hepatol 2007; 30: 592-6.
Sabiston DC. Tratado de cirugía. Fundamentos biológicos de la práctica quirúrgica. Barcelona: Elsevier, 2005.
Sisinio de Castro J, Pérez Arellano JL. Manual de patología general. Barcelona: Elsevier, 2020.

 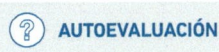 AUTOEVALUACIÓN

Pólipos y cáncer colorrectales

45

S. Polo Melado y C. Hermida Rodríguez

OBJETIVOS DE APRENDIZAJE

- Tomar conciencia del grave problema de salud que supone el cáncer colorrectal en nuestro medio.
- Conocer los factores de riesgo de esta enfermedad.
- Revisar los mecanismos fisiopatológicos que condicionan la aparición de la enfermedad.
- Determinar las bases moleculares de la enfermedad.

SÍNTESIS CONCEPTUAL

El cáncer colorrectal es el cuarto cáncer más frecuente en Estados Unidos y la segunda causa de muerte relacionada con el cáncer, después del cáncer de pulmón. La mayoría de los cánceres colorrectales son carcinomas y más del 90 % son adenocarcinomas; las variantes morfológicas de estos adenocarcinomas podrían indicar un peor pronóstico.

Los pólipos colorrectales podrían considerarse la antesala a desarrollar cáncer colorrectal, ya que, si no son extirpados, pueden transformarse en neoplasias siguiendo la secuencia adenoma-carcinoma. No obstante, no todos los pólipos se transforman en cáncer colorrectal (dependiendo de su histología mostrarán un tipo de crecimiento diferente).

En este capítulo se tratan tanto los pólipos como el cáncer colorrectal, su definición, clasificación, diagnóstico, tratamiento y enfermedades hereditarias asociadas con ambas afecciones.

PÓLIPOS COLORRECTALES

Definición

Se considera pólipo colorrectal a una protuberancia de tejido hacia la luz del colon por arriba de la mucosa intestinal circundante. Los pólipos suelen ser asintomáticos, aunque pueden producir síntomas obstructivos cuando son grandes. Algunos son lesiones precursoras de cáncer colorrectal si no son extirpados, lo que supone su principal relevancia clínica.

Clasificación

Los pólipos pueden clasificarse en función de su aspecto endoscópico. Se diferencian en pedunculados y sésiles. Los pólipos pedunculados tienen un pedúnculo o tallo, lo que hace que la transformación neoplásica de estos tarde más en llegar a la base para infiltrar las capas de la pared del colon,

por lo que tienen mejor pronóstico oncológico (**Fig. 45-1**). En cambio, los pólipos sésiles no tienen tallo y su degeneración es más rápida hacia la base, lo que conlleva una mayor capacidad de infiltración y peor pronóstico (**Fig. 45-2**).

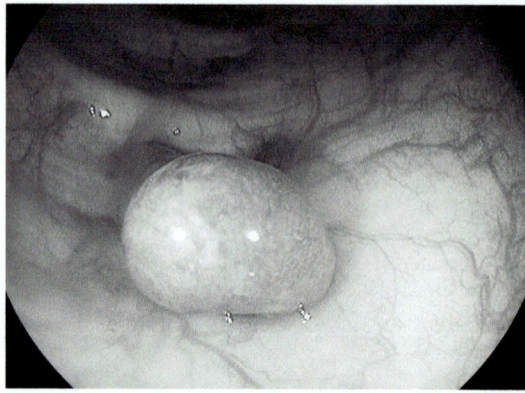

Figura 45-1. Imagen endoscópica. Pólipo pedunculado.

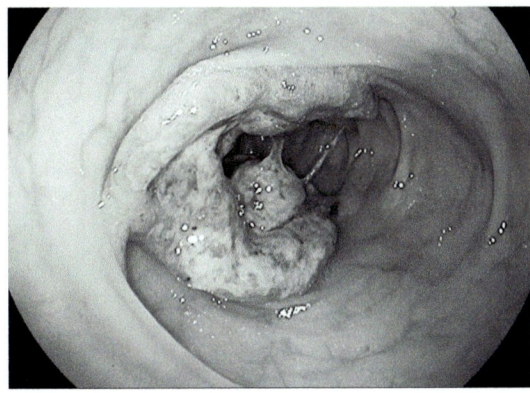

Figura 45-2. Imagen endoscópica. Pólipo sésil.

Tras su extirpación o biopsia, los pólipos pueden clasificarse, según sus características histológicas, en pólipos preneoplásicos o no neoplásicos (hiperplásicos, inflamatorios, hamartomas).

Los pólipos preneoplásicos son los adenomas, que tienen potencial de malignidad e incluyen varios tipos:

- Adenomas tubulares: se caracterizan por tener glándulas tubulares ramificadas y son los más frecuentes (65-80 %).
- Adenomas vellosos: presentan largas proyecciones digitiformes del epitelio de superficie y corresponden al 5-10 % de los pólipos extirpados (son los que tienen mayor riesgo de evolucionar a un cáncer colorrectal).
- Adenomas tubulovellosos: tienen elementos de ambos tipos y representan el 10-25 % de los pólipos extirpados.

Diagnóstico y tratamiento

El diagnóstico se establece por colonoscopia. Los pólipos del colon deben ser extirpados dado su potencial de transformación neoplásica. Los pacientes a los que se les ha extirpado un pólipo adenomatoso deben ser sometidos a controles endoscópicos periódicos cada 1-3 años, sobre todo si tenían más de un pólipo o antecedentes familiares de pólipos o cáncer de colon.

CÁNCER COLORRECTAL

Definición y epidemiología

El cáncer colorrectal es una neoplasia que va en aumento en todos los países y, actualmente, representa la segunda causa de muerte por cáncer (en varones después del cáncer de pulmón y en mujeres después del cáncer de mama). Es la neoplasia gastrointestinal más frecuente en los países desarrollados. El cáncer de colon es ligeramente más frecuente en mujeres, mientras que el de recto es algo más común en hombres.

En su etiopatogenia participan factores tanto genéticos como ambientales (dietas ricas en carne y pobres en fibra vegetal). El más frecuente es el tipo esporádico (65-70 %), en el que la edad constituye el factor de riesgo más importante, con un pico de aparición entre los 60 y los 70 años. El 25-30 % de los cánceres colorrectales suelen ser de índole familiar, incluso aunque no se identifique una relación genética clara. En cuanto a las asociaciones genéticas, se ha identificado que el 1 % es secundario a la poliposis cólica familiar, que tiene relación con el gen *APC*. El 2-6 % de los casos son consecutivos al cáncer colorrectal hereditario no ligado a la poliposis (también denominado síndrome de Lynch).

Factores de riesgo

Hay varios factores de riesgo asociados con el desarrollo de cáncer colorrectal, como la enfermedad inflamatoria intestinal, la presencia de pólipos colónicos, un cáncer de colon previo, un familiar de primer grado diagnosticado antes de los 50 años, la dieta baja en fibra, la ingesta de alcohol o la presencia de obesidad o diabetes. En algunos casos se ha detectado que el uso de la aspirina a largo plazo puede tener un papel protector contra el cáncer colorrectal, en particular en los pacientes con una predisposición genética.

Manifestaciones clínicas

Los pacientes en fase inicial pueden ser asintomáticos y diagnosticados únicamente por cribado, pero la mayoría de los casos se diagnostican tras la aparición de síntomas. Los síntomas más comunes son: dolor abdominal, sangrados digestivos, cambio en los hábitos intestinales, anemia ferropénica, tenesmo (en tumores del recto) y síndrome constitucional. En ocasiones se diagnostican ante la presencia de complicaciones, como la obstrucción intestinal o la perforación cólica, lo que se asocia con un peor pronóstico.

Los cánceres colorrectales localizados en el lado derecho del marco cólico se manifiestan frecuentemente con pérdidas de sangre; se detectan en pruebas de sangre oculta en heces o ante la presencia de una anemia ferropénica en un análisis de sangre de rutina. Los tumores del lado izquierdo se presentan más a menudo con estreñimiento, ya que las heces están más formadas y la luz es más pequeña. Uno de cada cuatro pacientes tendrá enfermedad metastásica en el momento de la presentación de síntomas, con localizaciones más comunes en ganglios linfáticos, hígado, pulmones y peritoneo (v. **Fig. 45-2**).

Diagnóstico

Aquellos pacientes que presenten cualquier tipo de hemorragia digestiva baja o anemia ferropénica deben someterse a una colonoscopia, que es la prueba de elección (**Fig. 45-3**). Otras pruebas con rentabilidad diagnóstica son el enema opaco o la colonoscopia virtual (TC con reconstrucción 3D, que simula imágenes de colonoscopia). Estas pruebas pueden orientar el diagnóstico, pero ante una imagen sospechosa, deberá procederse a la realización de una colonoscopia, que es la única técnica que permite la obtención de biopsias para el diagnóstico de certeza (diagnóstico histológico).

A continuación, se debe proceder a la estadificación del tumor mediante pruebas de imagen y, en función de ellas, se determina el estadio clínico, que es el indicador pronóstico más importante para establecer el enfoque del tratamiento. La estadificación se realiza habitualmente mediante la TC, que permite identificar la presencia de metástasis hepáticas, pulmonares, peritoneales, etc. Lo ideal es realizar esta prueba con contraste oral e intravenoso. Pruebas alternativas son la radio-

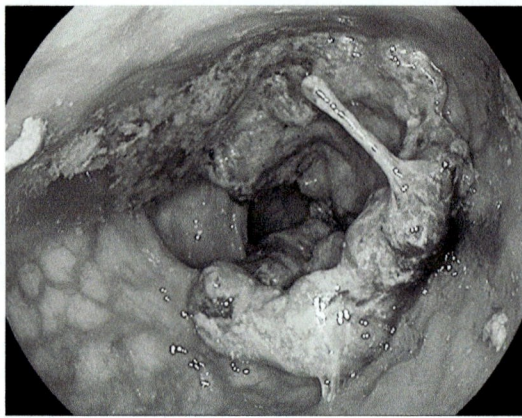

Figura 45-3. Imagen endoscópica. Imagen de bordes irregulares, friable y con restos de sangrado, sugestiva de neoplasia.

grafía simple de tórax (para identificar metástasis pulmonares) o la ecografía (para visualizar metástasis hepáticas), pero estas técnicas tienen menor rendimiento diagnóstico que la TC. En ocasiones, se realiza una PET-TC para determinar la captación de glucosa marcada por una imagen de TC de dudosa significación (la captación elevada es indicativa de tejido tumoral y puede ayudar al diagnóstico de metástasis a distancia).

En los tumores rectales, la ecografía endorrectal es la prueba con mayor rentabilidad diagnóstica para establecer la afectación de las distintas capas de la pared del recto (T) y la presencia de ganglios locorregionales (N). También puede realizarse esta estadificación mediante RM. Hoy en día, el sistema de estadificación TNM del *American Joint Committee on Cancer* es el más utilizado (**Tabla 45-1**). Existen otras clasificaciones más sencillas, pero actualmente menos usadas, como la clasificación de Dukes (**Tabla 45-2**).

Tratamiento

El tratamiento de elección del cáncer colorrectal es la resección quirúrgica del segmento de colon donde se localiza el tumor, asociando una linfadenectomía locorregional. En estadios iniciales, la cirugía es curativa como único tratamiento. Aquellos pacientes con tumores más avanzados o con características clinicopatológicas de alto riesgo, requerirán un tratamiento adyuvante. La terapia adyuvante se puede realizar con radioterapia y/o quimioterapia, lo que aumenta la supervivencia. También puede emplearse inmunoterapia con buenos resultados (**Recuadro 45-1**).

En tumores localmente avanzados puede plantearse un tratamiento neoadyuvante, es decir, administrar la radioterapia y/o quimioterapia antes de plantearse una cirugía. Esto no solo se ha asociado con un descenso de las recidivas locales, sino que permite hacer resecables tumores que inicialmente no lo eran por metástasis a distancia o infiltración tumoral de estructuras vecinas.

En ciertos estadios metastásicos, el cáncer colorrectal también puede ser susceptible de resección quirúrgica de las metástasis, a fin de mejorar la supervivencia. Así, puede plantearse la resección de metástasis hepáticas o pulmonares en pacientes que no presenten metástasis fuera de esta localización. Por otra parte, también hay evidencia de los bene-

Tabla 45-1. Clasificación TNM del cáncer colorrectal del *American Joint Committee on Cancer*

Tumor primario (T)
- TX: no se puede evaluar el tumor primario
- T0: no hay evidencia de tumor primario
- Tis: carcinoma *in situ* (intraepitelial o invasión de la lámina propia)
- T1: tumor invade la submucosa
- T2: tumor invade la muscular propia
- T3: tumor invade a través de la muscular propia la subserosa o hasta los tejidos pericólicos no peritonizados o tejidos perirrectales
- T4: tumor invade directamente otros órganos y estructuras y/o perfora el peritoneo visceral

Ganglios linfáticos (N)
- NX: no se pueden evaluar los ganglios
- N0: no hay indicios de metástasis a ganglios regionales
- N1: metástasis en uno a tres ganglios regionales
- N2: metástasis en cuatro o más ganglios regionales

Metástasis a distancia (M)
- MX: no se puede evaluar la metástasis
- M0: ausencia de metástasis a distancia
- M1: metástasis a distancia

Tabla 45-2. Clasificación de Dukes del cáncer colorrectal

Estadio A	Extensión limitada a la mucosa y la submucosa
Estadio B1	Penetración parcial de la muscular propia
Estadio B2	Penetración completa de la muscular propia
Estadio C1	Igual que B1, con mayor presencia de ganglios linfáticos metastásicos
Estadio C2	Igual que B2, con mayor presencia de ganglios linfáticos metastásicos
Estadio D1	Infiltración de órganos vecinos
Estadio D2	Metástasis a distancia

RECUADRO 45-1. Inmunoterapia en el tratamiento del cáncer colorrectal

Los anticuerpos frente al receptor del factor de crecimiento epidérmico (EGFR), cetuximab y panitumumab, han demostrado su eficacia como agentes únicos y en combinación con quimioterapia para pacientes con tumores tipo KRAS; estos pacientes presentan mutaciones en el gen *KRAS*, lo que conduce a una activación constitutiva independiente de la inhibición terapéutica del EGFR.

ficios de la peritonectomía con quimioterapia hipertérmica intraperitoneal en pacientes con carcinomatosis peritoneal.

Prevención

La *prevención primaria* en este tipo de afecciones consiste primero en realizar cambios en la dieta, reducir el consumo de grasa y aumentar el aporte de fibra. Si hay antecedentes familiares, se debería establecer el consejo genético de las formas hereditarias con el objetivo de diagnosticarlas en su fase presintomática. La administración crónica de AINE parece reducir la incidencia de adenomas y cáncer colorrectal.

La *prevención secundaria* consiste en programas de cribado destinados a diagnosticar adenomas o carcinomas en fase precoz (prueba de sangre oculta en las heces o colonoscopia).

Síndromes asociados con el cáncer colorrectal

Hay varios síndromes o enfermedades asociados con el cáncer colorrectal, que pueden ser hereditarios o no hereditarios.

Poliposis adenomatosa familiar

La poliposis adenomatosa familiar (PAF) es una enfermedad hereditaria autosómica dominante que aparece en 1:10.000 individuos y afecta por igual en sexo y raza. La PAF es un síndrome ocasionado por una mutación germinal en el antioncogén *APC*; este es el responsable de la regulación de la β-catenina. Según el tipo de mutación *APC*, las personas afectadas pueden presentar diferente rango de gravedad de la enfermedad.

Esta enfermedad se caracteriza por numerosos adenomas colorrectales (entre 100 y 1.000 adenomas). Se considera que los pacientes con menos de 100 adenomas padecen una PAF atenuada. Las mutaciones germinales de este gen se encuentran en el 80-90 % de los pacientes con PAF. El 25 % de los pacientes suelen sufrir una mutación *de novo*, por lo que no tienen antecedentes familiares.

Desde el punto de vista clínico, esta enfermedad se caracteriza por la aparición temprana de una gran cantidad de pólipos adenomatosos colorrectales y muchas manifestaciones extracolónicas. Los pacientes con PAF pueden ser asintomáticos o presentar hemorragia, diarrea, dolor abdominal o secreción mucosa por el recto. Otros síntomas, como anemia, obstrucción o pérdida de peso, suelen aparecer cuando los pólipos crecen de tamaño y pueden indicar la presencia de una neoplasia.

Se distinguen dos síndromes de poliposis que pertenecen al trastorno general de la PAF: el síndrome de Gardner (PAF con quistes de inclusión epidérmica, osteomas, tumores desmoides) y el síndrome de Turcot (PAF asociada con tumores malignos del sistema nervioso central).

La PAF puede ser diagnosticada desde dos puntos de vista: genético o clínico. Las pruebas genéticas muestran la mutación en el gen *APC* aproximadamente en el 80 % de los casos. Las pruebas de asesoramiento se suelen realizar cuando hay antecedentes familiares, antecedentes personales de adenomas y una manifestación extracolónica.

El tratamiento para pacientes con PAF tiene como finalidad evitar la muerte por cáncer y aumentar la calidad de vida. Por ello, se plantea realizar una colectomía total profiláctica. Las decisiones de operar dependen de la presencia de síntomas, la edad en el momento del diagnóstico y las características individuales.

Síndrome de Lynch

El síndrome de Lynch, también denominado cáncer colorrectal hereditario sin poliposis, supone el 3-5 % de todos los cánceres colorrectales. Se trata de un síndrome de herencia autosómica dominante caracterizado por la mutación en los genes de reparación de los errores de emparejamiento del DNA *(MMR)*; estos genes mantienen la fidelidad del DNA durante la replicación mediante la corrección de errores de emparejamiento de bases de nucleótidos o eliminaciones generadas por incorporaciones incorrectas o deslizamiento de DNA-polimerasa durante su replicación. Este síndrome se caracteriza por una mayor predisposición a la aparición de un cáncer colorrectal y otros tumores que se forman a edades tempranas.

El riesgo de este síndrome es del 70 % en hombres y del 40 % en mujeres.

En comparación con los pacientes con PAF, los pacientes con síndrome de Lynch presentan pocos adenomas colorrectales, y los que los presentan pueden evolucionar a un carcinoma en 2-3 años. Son frecuentes las características histológicas que muestran una escasa diferenciación, histología de células mucinosas, linfocitos que infiltran el tumor y respuesta linfoide del hospedador.

La secuenciación de la estirpe germinal de los genes *MMR* suele ser el método de referencia para confirmar la mutación, pero los pacientes también pueden ser detectados inicialmente utilizando los criterios de Amsterdam II:

- Tres o más familiares afectados de cáncer colorrectal u otras neoplasias relacionadas.
- Un paciente afectado es pariente de primer grado de los otros dos.
- Están afectadas dos o más generaciones sucesivas.
- El cáncer en uno o más familiares afectados se diagnostica antes de los 50 años.
- Se descarta la PAF.
- Se comprueba el diagnóstico anatomopatológico de cáncer.

Se recomienda el cribado de cáncer colorrectal mediante colonoscopia cada 1-2 años en las personas de riesgo o en aquellas afectadas por el síndrome de Lynch. En los pacientes con mutación positiva de la estirpe germinal de *MMR*, se deberá plantear la colonoscopia anual.

Para el tratamiento de este síndrome, se suele escoger el tratamiento quirúrgico, pero hay que evaluar los siguientes tres aspectos:

- Tratamiento apropiado del tumor primario.
- Consideración de la reducción del riesgo con extirpación profiláctica del colon sin tumor.
- Morbilidad y calidad de vida tras la colectomía.

No existe un consenso claro sobre este tratamiento; así, las opciones deberán ser analizadas con el paciente, teniendo en cuenta la edad, las enfermedades concomitantes y el estadio del cáncer. Se debería considerar una cirugía menos extensa en pacientes de 60 a 65 años y en aquellos con disfunción subyacente del esfínter.

Tras la resección segmentaria del cáncer de colon se debería llevar a cabo una colonoscopia anual para el seguimiento del paciente.

PUNTOS CLAVE

- El cáncer colorrectal es el cuarto cáncer más frecuente en los países occidentales y la segunda causa de muerte relacionada con el cáncer, después del cáncer de pulmón.
- Algunos pólipos colorrectales pueden considerarse lesiones precursoras del cáncer colorrectal. Si no son extirpados, pueden transformarse en neoplasias siguiendo la secuencia adenoma-carcinoma.
- El tratamiento principal del cáncer colorrectal es la resección quirúrgica, si bien en ocasiones pueden emplearse tratamientos adyuvantes con radioterapia y quimioterapia o inmunoterapia.
- Tanto la prevención primaria (mediante cambios en los hábitos dietéticos y de vida) como la prevención secundaria (con pruebas de cribado que posibiliten un diagnóstico precoz) permitirán disminuir la incidencia y la mortalidad asociadas con estos tumores.

BIBLIOGRAFÍA

Cecil RL, Goldman L, Ausiello DA et al. Cecil-Goldman. Tratado de medicina interna. Londres: Elsevier Health Sciences Spain, 2013.

Leppert BC. Netter. Un abordaje integrado de la medicina. De la patogenia al tratamiento. Barcelona: Elsevier, 2022.

Rozman C, Cardellach F. Compendio de medicina Interna. Barcelona: Elsevier, 2022.

Sabiston DC. Tratado de cirugía. Fundamentos biológicos de la práctica quirúrgica. Barcelona: Elsevier, 2005.

Townsend CM Jr., Beauchamp RD, Evers BM et al. Sabiston. Tratado de cirugía. Fundamentos biológicos de la práctica quirúrgica moderna. Barcelona: Elsevier, 2022.

 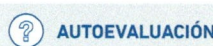 **AUTOEVALUACIÓN**

Enfermedad inflamatoria intestinal: enfermedad de Crohn y colitis ulcerosa

46

M. Martínez Orive y C. Hermida Rodríguez

OBJETIVOS DE APRENDIZAJE

- Identificar los principales tipos de enfermedad inflamatoria intestinal: la enfermedad de Crohn y la colitis ulcerosa.
- Conocer los factores causantes de la enfermedad inflamatoria intestinal.
- Revisar los mecanismos fisiopatológicos que condicionan la aparición de la enfermedad.
- Determinar las bases moleculares de la enfermedad.

SÍNTESIS CONCEPTUAL

La enfermedad inflamatoria intestinal es un proceso patológico crónico que afecta al tracto gastrointestinal y que engloba varias afecciones, entre las cuales destacan la enfermedad de Crohn y la colitis ulcerosa. Ambas se producen por el desarrollo de un proceso inflamatorio, asociado con diversas alteraciones genéticas que afectan a las vías de señalización que modulan el funcionamiento del sistema inmunitario. Las alteraciones en la microbiota y los factores ambientales influyen en la gravedad de la enfermedad.

La enfermedad inflamatoria intestinal puede manifestarse en cualquier etapa de la vida, aunque suele aparecer en la preadolescencia, la adolescencia o en jóvenes adultos, presentando el 25 % de los pacientes síntomas antes de los 20 años. La sintomatología difiere entre la enfermedad de Crohn y la colitis ulcerosa, aunque el diagnóstico y el tratamiento son similares. El diagnóstico de certeza se obtiene mediante una biopsia del segmento afectado del tubo digestivo.

DEFINICIÓN

La enfermedad inflamatoria intestinal es un proceso patológico crónico que afecta al tracto gastrointestinal y que engloba varias afecciones, entre las cuales destacan la enfermedad de Crohn y la colitis ulcerosa. Ambas se producen por el desarrollo de un proceso inflamatorio, asociado con diversas alteraciones genéticas, que afectan al funcionamiento del sistema inmunitario.

Las causas de la enfermedad inflamatoria intestinal son aún desconocidas a día de hoy. Algunos profesionales de la salud plantean varios factores hipotéticos que pueden iniciar su desarrollo, como por ejemplo, la presencia de un agente infeccioso o un antígeno alimentario como desencadenante de la respuesta inflamatoria que se prolonga en el tiempo. Según esta hipótesis, la predisposición genética convierte a las personas en susceptibles de padecer la enfermedad. Las bases moleculares de la enfermedad inflamatoria intestinal se exponen en el **recuadro 46-1**.

ENFERMEDAD DE CROHN

La enfermedad de Crohn afecta al tracto gastrointestinal en toda su extensión, siendo esta una característica diferencial frente a la colitis ulcerosa.

Etiología de la enfermedad de Crohn

La aparición de la enfermedad de Crohn se debe a:

- Factores genéticos e inmunitarios: se describen en el **recuadro 46-2**.
- Factores ambientales: la dieta o el consumo de alcohol y tabaco pueden iniciar un proceso inflamatorio intestinal.

Hoy en día se desconocen las causas principales de la aparición de la enfermedad inflamatoria intestinal. Aun así, gracias a la investigación biomédica, se han descubierto *locus* y vías de señalización que intervienen en la fisiopatología de la enfermedad. Los polimorfismos son un tipo de secuencias de genes que presentan variedad entre los individuos de una población y cuya frecuencia de aparición es > 1 %. No son indicativos de la enfermedad, de la misma forma que algunas mutaciones no constituyen la causa directa de la afección, pero sí otorgan cierta susceptibilidad a su desarrollo. En cambio, hay polimorfismos protectores que disminuyen la susceptibilidad de padecer la enfermedad.

Polimorfismos y mutaciones en la enfermedad de Crohn

- Receptor TLR-4: los polimorfismos genéticos del receptor 4 de tipo *Toll* se vinculan para ambos fenotipos de la enfermedad inflamatoria intestinal.
- Genes *DLG5* y *CARD15/NOD2*: el gen *DLG5* se localiza en el cromosoma 10 y participa en el desarrollo de la enfermedad de Crohn, junto con el gen *CARD15/NOD2*. El gen *DLG5* codifica una proteína estructural para el mantenimiento del tejido epitelial en distintos órganos. Puede establecer interacciones con el gen *CARD15/NOD2* y aumentar la susceptibilidad de la aparición de la enfermedad.
- Gen *OCTN1*: la mutación en el gen *OCTN1* interrumpe la síntesis, el procesamiento y la disposición de los canales iónicos (en condiciones normales, la función de este gen es el desarrollo de este tipo de canales). La alteración funcional de los transportadores iónicos y de la señalización intercelular conduce a la disfunción del epitelio y a la aparición de inflamación.
- *Locus NOD2*, *MHC* y *MST1 (3p21)*: estos *locus* se han asociado a los fenotipos de la enfermedad de Crohn que afectan específicamente a una parte del intestino grueso, como son el Crohn ileal y la enfermedad de Crohn colónica.

Polimorfismos y mutaciones en la colitis ulcerosa

- Interleuquina 23 (IL-23): los polimorfismos del receptor de la IL-23 y su vía de señalización se asocian con la colitis ulcerosa. Las células Th17 son estimuladas por la IL-23 y, junto con otras desregulaciones inmunitarias, causan la activación del proceso inflamatorio en la mucosa.
- Adenilciclasa 7 (ADCY7): una mutación en la ADCY7 condiciona la colitis ulcerosa. En condiciones celulares fisiológicas, la

ADCY7 pertenece a una familia de 10 enzimas que catalizan la reacción del ATP a AMPc, además de desarrollar una función citoprotectora en las células hematopoyéticas. La ADCY7 inhibe el factor de necrosis tumoral alfa (TNF-α), que, al unirse a su receptor TNFR, activa la cascada de señalización celular para la liberación de citoquinas inflamatorias. La pérdida de la función de ADCY7 reduce la síntesis de AMPc y causa una respuesta inflamatoria excesiva en el recto o el colón, dando lugar a la colitis ulcerosa.
- Antígeno leucocitario humano (HLA): los polimorfismos de clase II del HLA, en especial los tipos HLA-DR, otorgan mayor riesgo de padecer esta enfermedad.

Otras enfermedades asociadas con la enfermedad inflamatoria intestinal

La enfermedad inflamatoria intestinal se ha asociado con otras patologías de origen genético y algunas con afección inmunitaria:

- Síndrome de Turner.
- Espondilitis anquilosante.
- Psoriasis.
- Esclerosis múltiple.
- Anemia hemolítica autoinmunitaria.
- Cirrosis biliar primaria.
- Miastenia grave.
- Síndrome de Cogan.

Alteraciones en la microbiota y la enfermedad inflamatoria intestinal

Si se analizan otros factores etiológicos de la fisiopatología, se puede explicar la relación entre la enfermedad inflamatoria intestinal y los microorganismos y parásitos. La colitis ulcerosa se produce en un medio repleto de una gran variedad de microorganismos pertenecientes a la microbiota del paciente, aunque la enfermedad se inicia con la inducción de bacterias comensales, como se observó en modelos animales. Una observación de gran interés es que la infestación por helmintos protege a los ratones con mutaciones en el gen *NOD2*, debido a que los helmintos inhiben la colonización de una especie de bacteria inflamatoria denominada *Bacteroides*. Por otra parte, en pacientes con ileostomía, se ha visto que la desviación de la materia fecal fuera de la mucosa inflamada por la enfermedad disminuye la inflamación.

El tabaco no solo afecta a los pulmones, las vías respiratorias y las estructuras en contacto con el humo; la gran cantidad de componentes carcinogénicos y tóxicos del tabaco predisponen a la inflamación en el tubo digestivo, aumentando la gravedad y la evolución desfavorable de la enfermedad.

- Factores microbiológicos: la microbiota es el conjunto de microorganismos, bacterias, virus y hongos, entre otros, que habitan en todo nuestro organismo. La microbiota intestinal es de vital importancia para la extracción de nutrientes de los alimentos que sin las bacterias no se podrían obtener. La microbiota bacteriana de cada persona sigue un patrón prácticamente único y está adaptada a nuestra dieta y forma de vida. Por ello, alteraciones en la población de bacterias, como un descenso de la proporción de *Firmicutes* y un aumento de la de *Bacteroidetes*, pueden causar disbiosis y acabar favore-

ciendo la aparición de afecciones inflamatorias, algunas de ellas iniciadas por procesos infecciosos, como ocurre con la infección por *Mycobacterium avium paratuberculosis*, que predispone al desarrollo de la enfermedad de Crohn.

Histopatología

Histológicamente, el tubo digestivo está formado por cuatro capas: mucosa, submucosa, muscular y serosa o adventicia. La inflamación en la enfermedad de Crohn es transmural y multifocal.

Transmural hace referencia a la capacidad de extensión de la inflamación desde su inicio en la capa mucosa hasta la capa más externa (serosa o adventicia). Multifocal describe el patrón de afección en forma parcheada y en cualquier punto del tracto gastrointestinal. Los órganos más susceptibles son

RECUADRO 46-2. Factores genéticos e inmunitarios de la enfermedad de Crohn

La existencia de familiares de primer grado con enfermedad de Crohn está directamente relacionada con el desarrollo de esta, lo que avala un componente de trasmisión genética de la enfermedad. Hasta el 20 % de los pacientes tienen un familiar afectado. Una serie de investigaciones llevadas a cabo entre los años 2001 y 2008 consiguieron establecer la relación entre NOD (dominio de oligomerización de nucleótidos de unión al gen 2) y la inflamación que caracteriza la enfermedad inflamatoria intestinal. Se identificaron variantes genéticas de CARD15 (dominio de caspasas de reclutamiento 15), conocido como NOD2 y referido como CARD15/NOD2. La identificación de las variantes genéticas de CARD15/NOD2 fueron relacionadas con la mayor o menor susceptibilidad a la enfermedad. Un estudio determinó que la proteína NOD2 activa el factor nuclear kappa de linfocitos B (NF-κB) y aumenta su capacidad de desarrollar la respuesta inmunitaria ante los lipopolisacáridos bacterianos. Por medio de pruebas y análisis genéticos se determinó que las variantes del gen CARD15 p.(Arg702Trp), p.(Gly908Arg) y c.3020insC son causantes de la enfermedad de Crohn. De forma independiente, un grupo de investigadores mapeó el cromosoma 16, en concreto la región 16p12 (cromosoma 16, brazo p, banda 1 y subanda 2). El análisis de la región 16p12 por medio del genotipado de los polimorfismos de nucleótido simple (SNP, del inglés single-nucleotide polymorphism) detectó las mismas variantes de la secuencia que identificó el primer grupo mencionado.

En la actualidad, gracias a los estudios de asociación de genoma completo (GWAS, del inglés genome-wide association studies) se han podido identificar más de 200 locus que predisponen a la enfermedad inflamatoria intestinal, aunque confieren un fenotipo de la enfermedad más leve que las variantes CARD15.

Entre dichos locus, se descubrieron los de los genes IRGM y ATG16L, que relacionan esta enfermedad con alteraciones en el proceso celular de autofagia. Un estudio señaló que el gen IRGM de algunos pacientes con enfermedad inflamatoria intestinal presentaba una deleción de 20 kb localizada en el extremo 5' del gen. Esta alteración genética ocasiona un desequilibro de ligamento con el SNP asociado, lo que resulta en la alteración de los patrones de expresión génica y la incorrecta modulación de la autofagia. La mutación de CARD15/NOD2 en el cromosoma 16 es de tipo homocigota y eleva 30 veces el riesgo de padecer enfermedad de Crohn. Entre el conjunto de mutaciones que predisponen a los fenotipos de la enfermedad, se encuentran mutaciones específicas de la enfermedad de Crohn o de la colitis ulcerosa, mientras que hay mutaciones que pueden hallarse en pacientes de ambos fenotipos. Un metaanálisis confirmó la presencia de 47 locus asociados con la colitis ulcerosa, de los cuales 19 son específicos y 28 son comunes con la enfermedad de Crohn (Tabla 46-1).

Uno de los factores directos más proclives a la aparición de la enfermedad inflamatoria intestinal son las alteraciones en la barrera de la capa mucosa del tubo digestivo. El moco es una barrera fisiológica que recubre la capa mucosa de los órganos tubulares. Cumple diferentes funciones, como la protección, y acoge moléculas de HCO_3^- con función tamponadora frente al ácido clorhídrico en el estómago, evitando el contacto directo de las bacterias de la microbiota con las células epiteliales y facilitando el desplazamiento de los alimentos por el intestino. Las respuestas celulares y la producción de citoquinas inflamatorias en otras enfermedades autoinmunitarias pueden desencadenar respuestas inflamatorias patológicas en el tracto gastrointestinal.

Tabla 46-1. Conjunto de locus e implicaciones moleculares en el desarrollo de los fenotipos de la enfermedad inflamatoria intestinal

Nombre del gen	Implicación en la enfermedad
NOD2	Asociado con la enfermedad de Crohn Participa en el reconocimiento bacteriano y en la respuesta y la activación del NF-κB, la autofagia y la apoptosis
ATG16L1	Asociado con la enfermedad de Crohn Participa en vías de autofagia y apoptosis
ECM1, HNF4A, CDH1 y LAMB1	Disfunción de la barrera epitelial
DAP	Interacción con otras moléculas que sugiere un vínculo con la apoptosis y la autofagia
PRDM1, IRF5 y NKX2-3	Relacionados con defectos en la regulación transcripcional
HLA-DR y genes implicados en células Th1 y Th17	Son locus de riesgo asociados con enfermedades inmunitarias Codifican para IL-10, IL-7R, IL-23R e IFN-γ
IL23R	Activación de vías en la enfermedad de Crohn y la colitis ulcerosa Regulación inmunitaria, activación de vías proinflamatorias y regulación de proteínas de señalización JAK-STAT (JAK2 y STAT3) y PTPN2
MUC19	Asociado con la enfermedad de Crohn y la colitis ulcerosa Es la proteína mucina 19 formadora de gel en la barrera epitelial

IFN-γ : interferón gamma; IL: interleuquina; NF-κB: factor nuclear kappa de linfocitos B.

el íleon distal, el colon y la región perianal. El hecho de que la inflamación pueda llegar hasta las capas más profundas puede causar lesiones graves, como la fistulización y la cicatrización estenosante:

- La fistulización es la conexión patológica que se forma entre el órgano con inflamación extendida hasta las capas más profundas, y la pared de otro órgano con el que esté

en contacto. Entre ambos se forma un orificio por el que pueden filtrarse las heces.
- La cicatrización estenosante se produce por la fibrosis en el tejido cicatricial tras un proceso inflamatorio. Las cicatrices estenosantes aportan rigidez al tubo digestivo y disminuyen su movilidad. Por otra parte, el tejido fibroso suele ser de mayor grosor y, por lo tanto, estrecha la luz del segmento del tubo digestivo.

El examen histológico de tejido con enfermedad de Crohn presentará infiltración de linfocitos y células plasmáticas (indicativo de inflamación crónica), así como granulomas no caseosos (estructuras patológicas formadas por macrófagos y linfocitos alrededor de un patógeno que no sea *M. tuberculosis* o un agente causante de la inflamación, que no se han podido eliminar durante la respuesta inmunitaria).

Manifestaciones clínicas

La enfermedad de Crohn, al igual que la colitis ulcerosa, se manifiesta en forma de brotes o períodos de actividad, en los que el paciente sufre los síntomas, y de períodos de remisión o inactividad. Los síntomas son principalmente gastrointestinales, aunque también pueden ser extradigestivos.

Síntomas gastrointestinales

Los síntomas más frecuentes son diarrea de más de 6 semanas de duración, y emisión de heces con sangre o moco. Puede presentarse también como un cuadro de obstrucción intestinal, debido a las estenosis en algún segmento del tubo digestivo. En ocasiones aparece dolor abdominal, pérdida de peso y síntomas constitucionales: anorexia, astenia y fiebre. La afectación perianal suele ser en forma de fístulas o abscesos perianales. A la palpación de la región perianal puede percibirse una zona indurada, fluctuante y eritematosa, en ocasiones evidenciándose la salida de pus o heces por los orificios fistulosos.

Síntomas extragastrointestinales

Incluyen problemas osteoarticulares (como artritis o espondilitis), cutáneos, oculares y orales.

Diagnóstico

El diagnóstico de la enfermedad de Crohn se alcanza por medio de una colonoscopia con toma de biopsia. El análisis histopatológico determina la gravedad y la evolución de la enfermedad. Se debe tener en cuenta que esta prueba confirma el diagnóstico, pero, en el caso de no encontrar inflamación en la biopsia, no puede descartarla. Cabe la posibilidad de que la muestra haya sido tomada en una parte del tubo en la que no hay inflamación, dado que la afectación inflamatoria en la enfermedad de Crohn no afecta a toda la longitud del tubo digestivo, sino a segmentos de forma parcheada (**Fig. 46-1**).

Tratamiento

La enfermedad de Crohn es incurable. La finalidad del tratamiento es inducir la remisión de los brotes activos de la enfermedad y evitar las reactivaciones. Entre las opciones terapéuticas se incluyen las modificaciones dietéticas, el tratamiento farmacológico y la cirugía.

Modificaciones dietéticas

El inicio de cualquier tratamiento comienza con un cambio en la dieta. Los pacientes deben seguir una dieta que incluya mayor cantidad de fibra, frutas y verduras, las cuales reducen el riesgo de sufrir la enfermedad y de desarrollar brotes agudos. En cambio, deberán prescindir de dietas ricas en grasas, ácidos grasos poliinsaturados, carne y ácidos grasos omega-6, además de alimentos con gluten y caseína.

Tratamiento farmacológico

El tratamiento farmacológico consta de tres niveles:

- Primer nivel: se prescriben medicamentos como aminosalicilatos (ácido aminosalicílico [5-ASA]), metronidazol o esteroides tópicos (budesonida). El metronidazol es un antibiótico que pertenece al grupo los nitroimidazoles y que se emplea para tratar infecciones por gérmenes anaerobios. Actúa inhibiendo la síntesis de ácidos nucleicos, es decir, posee también características inmunomoduladoras, razón por la cual se incluye entre las opciones terapéuticas para la enfermedad de Crohn. Los esteroides tópicos, como la budesonida, presentan acción antiinflamatoria e inmunosupresora y, por lo tanto, reducen el proceso inflamatorio a nivel local, con escasa afectación sistémica.
- Segundo nivel: se indican corticoides sistémicos y se valora la administración conjunta de fármacos inmunosupresores, como la azatioprina o el metotrexato. Estos fármacos se utilizan para tratar brotes agudos. El objetivo de ambos fármacos es disminuir la inflamación y bloquear la respuesta inmunitaria que la acompaña.
- Tercer nivel: se empiezan a desarrollar fármacos biológicos o biofármacos en forma de anticuerpos monoclonales o proteínas de fusión. En los pacientes con enfermedad de Crohn puede administrarse infliximab, un tipo de anticuerpo monoclonal frente al factor de necrosis tumoral (TNF). La función de este anticuerpo es la de impedir que la molécula TNF-α se una a su receptor celular (TNFR), active las cascadas celulares de señalización que liberan citoquinas y se desarrolle el proceso inflamatorio.

Cirugía

La cirugía se emplea como tratamiento frente a complicaciones como obstrucciones o fístulas o para realizar una os-

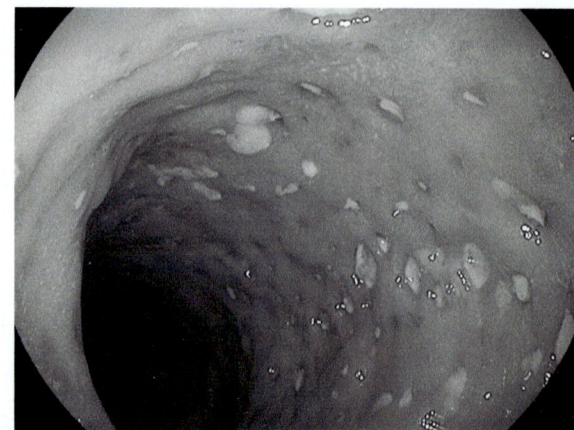

Figura 46-1. Imagen de colonoscopia de la enfermedad de Crohn. Afectación inflamatoria parcheada de la mucosa intestinal.

tomía. Las obstrucciones causadas por estenosis se tratan por medio de un procedimiento quirúrgico denominado estricturoplastias y evitar así las resecciones de partes del intestino. Las estricturoplastias consisten en la realización de un corte longitudinal en la zona estenosada y la sutura en forma transversal del corte. Los pacientes con enfermedad de Crohn pueden ser candidatos a varias cirugías a lo largo de su vida. Si se realizasen resecciones intestinales en cada intervención, con el paso de los años acabaría desarrollándose un síndrome de intestino corto.

COLITIS ULCEROSA

La colitis ulcerosa es una enfermedad inflamatoria crónica que afecta únicamente al colon y el recto, diferenciándose así de la enfermedad de Crohn, si bien, al igual que esta, se manifiesta en períodos de brotes y de remisión.

Etiología de la colitis ulcerosa

La etiología es similar a la de la enfermedad de Crohn. La causa específica se desconoce todavía, pero factores inmunológicos, genéticos y ambientales parecen estar implicados en su etiopatogenia.

Histopatología

La inflamación está limitada exclusivamente a la capa mucosa del colon, sin afectar a las capas más profundas, por lo que no llega a fistulizar. El proceso inflamatorio comienza en el recto y se propaga al resto del colon; puede afectar por vecindad al íleon.

Manifestaciones clínicas

Las manifestaciones clínicas más habituales son rectorragia, anemia, tenesmo (sensación de necesidad de defecar, pero no expulsar materia fecal) y diarrea. Otros síntomas menos inespecíficos son dolor abdominal, pérdida de peso y fiebre. En comparación con la enfermedad de Crohn, las fístulas, los abscesos, la afectación perianal y la esteatosis son síntomas infrecuentes.

Diagnóstico

El diagnóstico de la colitis ulcerosa se realiza por medio de una colonoscopia (**Fig. 46-2**) con toma de biopsia, al igual que en la enfermedad de Crohn. Al ser enfermedades con diferencias leves en cuanto a los síntomas, se emplea la biopsia para establecer el diagnóstico diferencial. En la biopsia, el patólogo observará que la afectación está limitada a la mucosa y que es continua, es decir, no se presenta en forma de «parches», como en la enfermedad de Crohn.

Tratamiento

El tratamiento de la colitis ulcerosa es similar al de la enfermedad de Crohn.

Modificaciones dietéticas

Los pacientes deben seguir una dieta sin gluten, que ha demostrado que mejora ligeramente los síntomas.

Tratamiento farmacológico

Se administran los mismos fármacos que en la enfermedad de Crohn:

- Primer nivel: 5-ASA.
- Segundo nivel: corticoides sistémicos e inmunosupresores (azatioprina).
- Tercer nivel: el certolizumab pegol es un fragmento de un anticuerpo monoclonal humanizado anti-TNF-α, que en ensayos clínicos ha mostrado mayor eficacia que el placebo y se considera una opción terapéutica.

Cirugía

La cirugía tiene un valor curativo en la colitis ulcerosa (no así en la enfermedad de Crohn). Se realiza un procedimiento quirúrgico denominado proctocolectomía, que consiste en la resección de todo el colon y el recto, dejando una ileostomía terminal. La ileostomía es un estoma de intestino delgado abocado a la pared abdominal, a través de la cual hay una pérdida importante de líquido y electrólitos, lo que puede conducir a comorbilidades asociadas graves.

Una alternativa terapéutica consiste en realizar una proctocolectomía, junto con anastomosis ileoanal con reservorio. Este procedimiento es técnicamente complejo, ya que anastomosa el íleon con el ano por medio de un reservorio formado con un asa intestinal que cumple la función del recto.

Por último, y en pacientes con escasa afectación rectal, puede plantearse realizar una colectomía subtotal con preservación del recto. Esta cirugía tiene mejores resultados funcionales que las anteriores. Sin embargo, los pacientes deben someterse a colonoscopias periódicas, ya que presentan un riesgo aumentado de desarrollar cáncer de recto en el futuro.

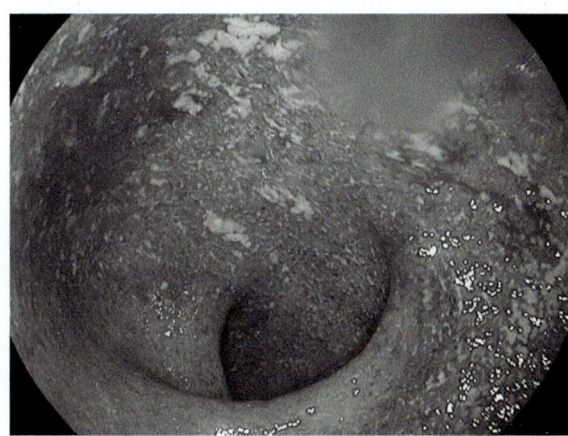

Figura 46-2. Imagen de colonoscopia de la colitis ulcerosa. Afectación inflamatoria continua de la mucosa del colon.

PUNTOS CLAVE

- Las dos principales formas de presentación de la enfermedad inflamatoria intestinal son la enfermedad de Crohn y la colitis ulcerosa.
- Ambas enfermedades se producen por el desarrollo de un proceso inflamatorio.
- La enfermedad inflamatoria intestinal suele diagnosticarse en la adolescencia o en jóvenes adultos.
- La sintomatología difiere entre la enfermedad de Crohn y la colitis ulcerosa, aunque el diagnóstico y el tratamiento son similares.
- El diagnóstico de certeza se obtiene mediante una biopsia del segmento afectado del tubo digestivo.

BIBLIOGRAFÍA

Brooke MA. Enfermedad inflamatoria intestinal. En: Harken AH, ed. Cirugía. Barcelona: Elsevier, 2019; p. 230-3.

Lichtenstein GR. Enfermedad inflamatoria intestinal. En: Goldman L, ed. Goldman-Cecil. Tratado de medicina interna. Barcelona: Elsevier, 2022; p. 900-6.

Stein RE, Baldassano RN. Enfermedad inflamatoria intestinal. En: Kliegman RM, ed. Tratado de pediatría. Barcelona: Elsevier, 2020; p. 1973-81.

Turnpenny PD. Enfermedades frecuentes, genética poligénica y multifactorial. En: Turnpenny PD, ed. Elementos de genética médica y genómica. Barcelona: Elsevier, 2022; p. 136-50.

Uribe Olivares RA. Síndromes colónicos. En: Uribe Olivares RA, ed. Fisiopatología. La ciencia del por qué y el cómo. Barcelona: Elsevier, 2018; p. 357-69.

Obstrucción intestinal

47

G. Sohrabi Gallegos y M. Medina Pedrique

OBJETIVOS DE APRENDIZAJE

- Identificar los diferentes tipos de obstrucción intestinal.
- Conocer los factores causantes de la obstrucción intestinal.
- Revisar los mecanismos fisiopatológicos que condicionan la aparición de la enfermedad.
- Determinar las bases del diagnóstico y del tratamiento.

SÍNTESIS CONCEPTUAL

La obstrucción intestinal se define como la interrupción parcial o total del flujo normal del bolo intestinal a través del intestino. Es una condición médica que puede ocurrir en cualquier parte del intestino y puede tener diversas causas, desde bloqueos físicos hasta trastornos funcionales.

La obstrucción intestinal tiene un impacto significativo en la salud. Los síntomas, que incluyen distensión abdominal, náuseas, vómitos y cólicos, pueden ser incómodos y dolorosos. Si no se trata adecuadamente puede conducir a complicaciones graves, como perforación intestinal, infecciones, desnutrición y desequilibrios electrolíticos.

Es importante comprender y abordar de forma correcta la obstrucción intestinal para prevenir complicaciones y mejorar la calidad de vida de los pacientes. El diagnóstico preciso y el tratamiento oportuno son fundamentales. En este capítulo se abordan su definición, causas, síntomas, diagnóstico, tratamiento y prevención, con el objetivo de aumentar la conciencia sobre esta condición y promover la atención médica adecuada.

DEFINICIÓN

La obstrucción intestinal se define como la interrupción parcial o total del flujo normal del bolo intestinal a través del intestino. Es una condición médica que puede ocurrir en cualquier parte del intestino y puede tener diversas causas, desde bloqueos físicos hasta trastornos funcionales.

La función principal del intestino es propulsar los alimentos a través de contracciones rítmicas, denominadas movimientos peristálticos. Estos movimientos permiten el avance progresivo de los alimentos y la mezcla adecuada con los jugos digestivos. Además, las paredes del intestino contienen vellosidades y microvellosidades que aumentan la superficie de absorción y permiten que los nutrientes se absorban de forma eficiente en el torrente sanguíneo.

La obstrucción intestinal puede afectar a cualquier parte de este sistema. Una obstrucción mecánica puede ser causada por la presencia de tumores, pólipos, hernias o adherencias que bloquean físicamente el paso de los alimentos. Por otro lado, una obstrucción funcional puede ser el resultado de alteraciones en la motilidad intestinal, como el íleo paralítico o los trastornos neuromusculares.

EPIDEMIOLOGÍA

Alrededor del 70 % de las obstrucciones intestinales afectan al intestino delgado, mientras que el 30 % afecta al colon. Las principales causas son las bridas posquirúrgicas, las hernias y los tumores de colon (**Recuadro 47-1**).

En Estados Unidos se realizan alrededor de 300.000 laparotomías urgentes al año por cuadros de obstrucción intestinal, en los que entre el 10 y el 40 % ya muestran isquemia y/o perforación intestinal, por lo que la obstrucción intestinal supone una afección con importante morbimortalidad.

CLASIFICACIÓN

La obstrucción intestinal puede clasificarse en dos categorías principales: obstrucción mecánica y obstrucción funcional.

Obstrucción mecánica

La obstrucción mecánica se produce cuando hay un bloqueo físico en el intestino que impide el flujo normal de los alimentos y los líquidos. Algunas causas comunes de la obstrucción mecánica incluyen:

- Adherencias: son bandas de tejido cicatricial que se forman después de una cirugía abdominal previa. Estas adherencias pueden enredarse y atrapar secciones del intestino, causando obstrucción. Constituyen la primera causa de obstrucción de intestino delgado en pacientes con cirugías abdominales previas.
- Hernias: una hernia se produce cuando una porción del intestino sale a través de un orificio en la pared abdominal. Si la hernia se incarcera, el intestino queda atrapado y puede causar obstrucción. Constituyen la primera causa de obstrucción de intestino delgado en pacientes sin cirugías abdominales previas.
- Tumores y pólipos: los tumores pueden desarrollarse en el intestino y bloquear parcial o completamente el paso de los alimentos. Los pólipos –crecimientos benignos en la pared intestinal– también pueden causar obstrucción si alcanzan un tamaño significativo. El cáncer de colon es la primera causa de obstrucción de intestino grueso.
- Invaginación intestinal: ocurre cuando una parte del intestino se pliega dentro de otra sección adyacente (**Fig. 47-1**). Esta condición puede provocar una obstrucción y, en casos graves, comprometer el flujo sanguíneo al intestino, lo que requiere una intervención urgente.

Obstrucción funcional

La obstrucción funcional se caracteriza por una alteración en la motilidad intestinal sin una causa física evidente de obstrucción. Algunas causas de la obstrucción funcional incluyen:

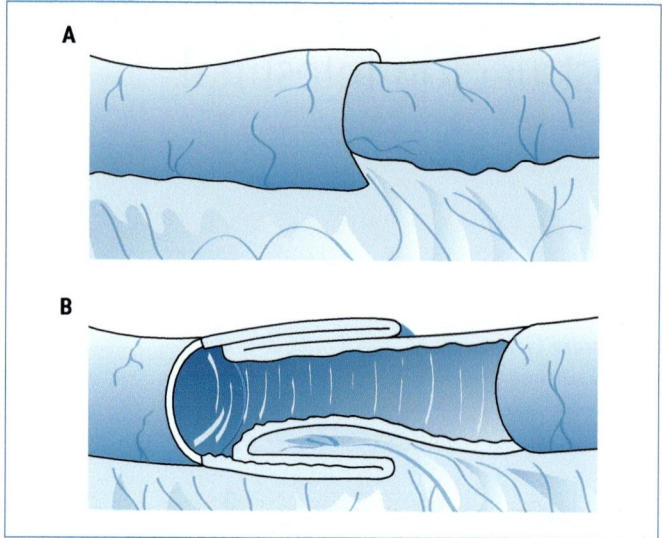

Figura 47-1. Esquema de la invaginación intestinal. **A)** Segmento intestinal invaginado. **B)** Corte longitudinal de intestino delgado, donde se aprecia la invaginación intestinal.

- Íleo paralítico: es una condición en la que el músculo liso del intestino no se contrae adecuadamente, lo que provoca una reducción o ausencia de peristaltismo intestinal. Puede ser causado por una cirugía abdominal, infecciones, fármacos u otras afecciones médicas.
- Trastornos neuromusculares: algunas enfermedades, como la enfermedad de Parkinson, la esclerosis múltiple u otros trastornos neuromusculares, pueden afectar a la función normal del músculo liso intestinal o a la inervación intestinal, lo que lleva a una obstrucción funcional.

La distinción entre las obstrucciones mecánica y funcional es crucial, ya que los enfoques de diagnóstico y de tratamiento pueden variar. Es fundamental identificar la causa subyacente de la obstrucción para proporcionar el manejo adecuado y aliviar los síntomas del paciente.

ETIOLOGÍA

La obstrucción intestinal puede estar causada por una variedad de factores; además, algunos factores de riesgo pueden aumentar la probabilidad de desarrollar esta condición. Entre los factores de riesgo asociados con la obstrucción intestinal se incluyen:

- Cirugía abdominal previa: las personas que han sido sometidas a cirugía abdominal tienen un mayor riesgo de desarrollar adherencias, que pueden provocar obstrucción intestinal.
- Enfermedad inflamatoria intestinal: condiciones como la enfermedad de Crohn o la colitis ulcerosa pueden aumentar el riesgo de obstrucción intestinal, debido a la inflamación crónica del intestino.
- Cáncer gastrointestinal: los tumores digestivos pueden causar obstrucción intestinal si bloquean la luz intestinal.
- Hernias abdominales: las hernias incarceradas pueden atrapar el intestino y causar obstrucción.

- Obstrucción intestinal previa: los pacientes que han experimentado una obstrucción intestinal en el pasado presentan un mayor riesgo de desarrollar obstrucción recurrente.

FISIOPATOLOGÍA

En la obstrucción mecánica se produce una interferencia mecánica en la progresión del bolo intestinal, mientras que, en la obstrucción funcional, el bolo queda retenido por falta de movimientos peristálticos que hagan progresar el contenido intestinal. En ambas situaciones va a aumentar la presión en la luz intestinal de forma retrógrada, lo que condiciona una dilatación del intestino proximal, mientras que distalmente habrá asas intestinales de calibre normal o incluso disminuido (colapsadas) por falta de contenido.

Al aumentar la presión hidrostática intraluminal, se va a producir una extravasación de líquido hacia la pared intestinal, condicionando un edema de las asas intestinales, lo que determina una alteración de la absorción de nutrientes y un secuestro de líquido en terceros espacios. Esto, junto con la falta de absorción, puede llegar a ocasionar un cuadro de hipovolemia.

En las obstrucciones del intestino delgado, el contenido intestinal retenido de forma retrógrada acaba acumulándose en el estómago, el cual, cuando alcanza cierto volumen, origina vómitos de dicho contenido intestinal para evacuarlo y disminuir la presión en todo el tubo digestivo. En las obstrucciones del colon, se producirá primero una dilatación del colon proximal al punto de obstrucción o la detención del contenido intestinal. Si la válvula ileocecal es incompetente, se generará un aumento de presión en todo el intestino delgado, así como una dilatación de sus asas hasta incluso alcanzar el estómago. Sin embargo, si la válvula ileocecal es competente, impedirá el paso de contenido fecal hacia el intestino delgado y aumentará la presión de forma exagerada en todo el colon, pero especialmente en el ciego, que puede llegar a reventar y perforarse, originando un cuadro de peritonitis aguda.

MANIFESTACIONES CLÍNICAS

La obstrucción intestinal se caracteriza por una serie de síntomas que pueden variar en intensidad y presentación, dependiendo de la ubicación y la causa de la obstrucción. A continuación se describen los síntomas comunes y la presentación clínica asociada con la obstrucción intestinal:

- Dolor abdominal y cólicos: el dolor abdominal es uno de los síntomas más característicos de la obstrucción intestinal. Puede ser intermitente o constante y suele localizarse inicialmente alrededor del área donde se encuentra la obstrucción, si bien se vuelve generalizado a medida que el cuadro obstructivo va progresando. La causa del componente constante del dolor abdominal es la dilatación de las asas intestinales. Los cólicos abdominales son contracciones dolorosas del intestino, que se producen con el fin de intentar vencer la obstrucción a través de movimientos peristálticos más intensos. Los dolores cólicos son típicos de las obstrucciones mecánicas, pero no

de las alteraciones funcionales, en las que hay ausencia de peristaltismo.
- Distensión abdominal: a medida que se acumula gas y líquido de forma retrógrada, el abdomen se va distendiendo como signo de asas intestinales llenas de contenido.
- Náuseas y vómitos: la obstrucción intestinal puede provocar náuseas y vómitos, para evacuar el contenido intestinal almacenado. Los vómitos suelen ser persistentes y pueden contener bilis, contenido intestinal o incluso material fecal, si la obstrucción está presente en el intestino grueso.
- Ausencia de deposición: al no haber progresión del bolo intestinal, no se produce evacuación por el ano.
- Pérdida de apetito y de peso: la obstrucción intestinal puede reducir el apetito, debido a los síntomas digestivos y al malestar abdominal. Esto puede llevar a una pérdida de peso involuntaria, sobre todo cuando los cuadros obstructivos son recurrentes.

Es importante destacar que la gravedad de los síntomas puede variar, según el grado de obstrucción y la duración de esta. En algunos casos, la obstrucción intestinal puede causar una emergencia médica que requiere atención inmediata, como la presencia de dolor abdominal intenso, vómitos persistentes o distensión abdominal grave.

DIAGNÓSTICO

El diagnóstico de la obstrucción intestinal implica una evaluación integral que combina la historia clínica del paciente, la exploración física y una variedad de pruebas complementarias:

- Historia clínica y exploración física: el médico recopilará información sobre los síntomas del paciente, su historial médico y cualquier cirugía abdominal previa. Se realizará una exploración física para detectar signos de distensión abdominal, irritación peritoneal, masas o hernias.
- Pruebas de laboratorio: se pueden realizar pruebas de laboratorio para evaluar los niveles de electrólitos, la función renal, los marcadores inflamatorios y el recuento leucocitario. Estas pruebas ayudan a detectar posibles complicaciones y a descartar otras causas de los síntomas. La insuficiencia renal y muchas alteraciones hidroelectrolíticas pueden condicionar un cuadro de obstrucción funcional. Suele haber una leucocitosis moderada y una ligera elevación de reactantes de fase aguda, pero en situaciones de isquemia intestinal o de perforación, estos valores aumentan de forma muy significativa.
- Radiografía abdominal: la radiografía simple de abdomen puede revelar signos de obstrucción intestinal, como dilatación de las asas intestinales y niveles hidroaéreos (líquido y aire acumulados) (**Figs. 47-2** y **47-3**). En las obstrucciones del colon se observará inicialmente la distensión de todo el marco cólico (**Fig. 47-4**).
- TC abdominal: la TC es una herramienta de diagnóstico más sensible y específica para evaluar la obstrucción intestinal. Permite una visualización detallada del intestino y puede identificar la causa y la ubicación precisa de la obstrucción (**Fig. 47-5**).

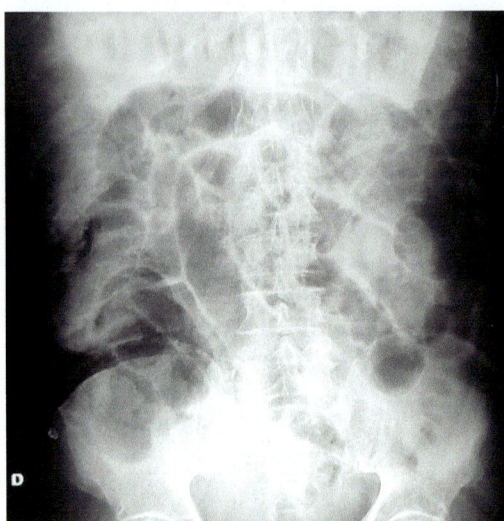

Figura 47-2. Radiografía de abdomen en decúbito supino. Se observa dilatación de las asas del intestino delgado, sugestiva de obstrucción del intestino delgado.

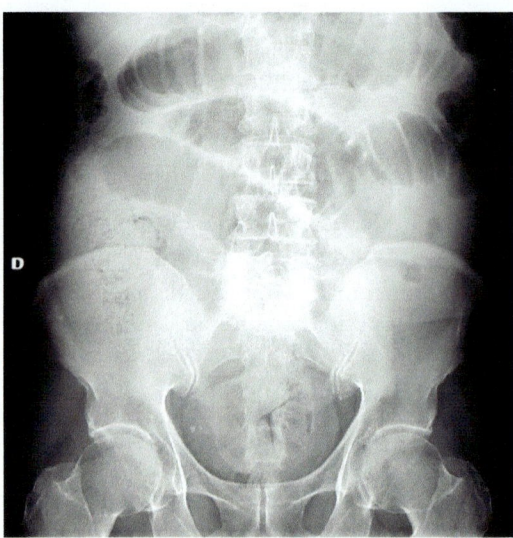

Figura 47-4. Radiografía de abdomen en decúbito supino. Se observa dilatación del colon, sugestiva de obstrucción en el sigma.

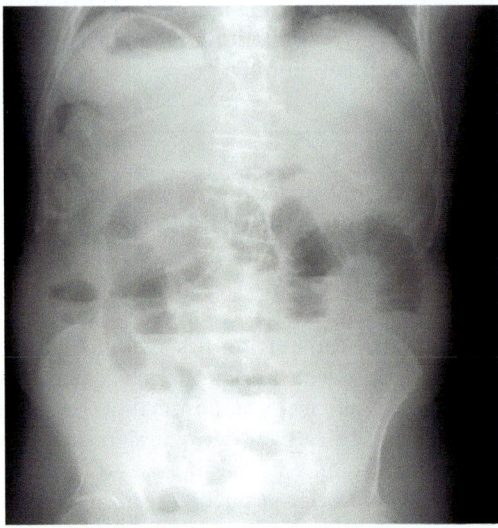

Figura 47-3. Radiografía de abdomen en bipedestación. Se aprecia dilatación de las asas del intestino delgado y niveles hidroaéreos, sugestivos de obstrucción del intestino delgado.

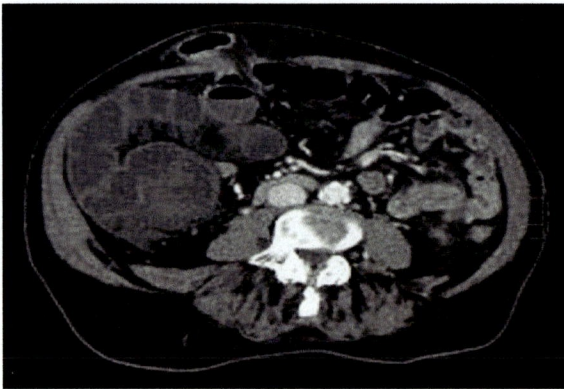

Figura 47-5. Tomografía computarizada abdominal. Se aprecia obstrucción del intestino delgado secundaria a hernia incarcerada.

- Estudios contrastados: implican el uso de un medio de contraste para visualizar el intestino y detectar obstrucciones. El tránsito gastrointestinal superior y el enema opaco proporcionan información sobre la presencia y el grado de obstrucción en el intestino delgado y el colon (**Fig. 47-6**).
- Endoscopia: en algunos casos, se puede realizar una endoscopia para examinar directamente el interior del intestino y determinar la presencia de obstrucción, tumores u otras anomalías.

TRATAMIENTO

El tratamiento de la obstrucción intestinal depende de la causa y la gravedad de la obstrucción. En algunos casos, se puede instaurar un manejo conservador, mientras que en otros puede ser necesaria la intervención quirúrgica:

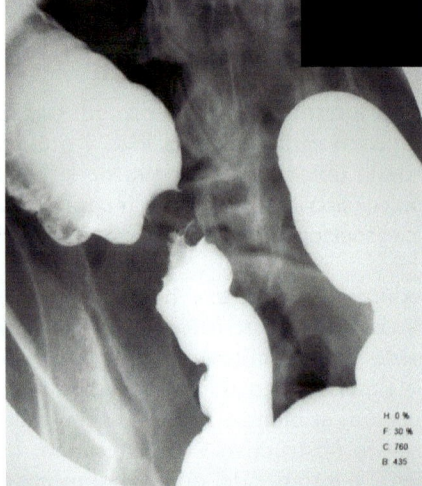

Figura 47-6. Enema opaco. Se observa obstrucción del colon, posiblemente por un tumor.

- Manejo conservador: en casos leves de obstrucción intestinal, se puede intentar un enfoque conservador, que incluye ayuno y reposición de líquidos intravenosos. Este enfoque permite que no aumente la presión en el intestino, lo que a menudo es suficiente para que el propio peristaltismo intestinal venza la obstrucción y se recupere el tránsito normal.

- Colocación de una sonda nasogástrica: si hay acumulación significativa de líquido y gases en el estómago y el intestino, o el paciente presenta vómitos, se puede colocar una sonda nasogástrica para drenar el contenido del estómago y aliviar la distensión abdominal. Esto puede ayudar a reducir los síntomas, a fin de que el intestino se recupere.
- Fármacos: en algunos casos se pueden usar procinéticos que ayuden a mejorar el peristaltismo. Están especialmente indicados en caso de obstrucción funcional.
- Cirugía: si la obstrucción es grave, recurrente o se trata de una obstrucción mecánica que no puede resolverse de forma conservadora, puede ser necesaria una intervención quirúrgica. La cirugía puede implicar la eliminación de la causa de la obstrucción, la reparación de hernias o la resección de tumores. En algunas ocasiones, cuando hay isquemia de asas intestinales asociada, puede requerirse la resección de un segmento del intestino.

COMPLICACIONES

La obstrucción intestinal puede conducir a diversas complicaciones que pueden ser potencialmente graves si no se manejan de forma adecuada. El pronóstico de la obstrucción intestinal depende de varios factores, como la causa subyacente, la prontitud del diagnóstico y el inicio del tratamiento, así como la presencia de complicaciones. Entre las posibles complicaciones de la obstrucción intestinal se encuentran:

- Isquemia intestinal: en casos graves de obstrucción intestinal, puede haber una reducción significativa del flujo sanguíneo intestinal, lo que puede provocar isquemia. La falta de oxígeno y de nutrientes puede causar daño tisular y, en casos extremos, llevar a la necrosis intestinal.
- Perforación intestinal: si la obstrucción no se trata a tiempo, puede ejercer presión excesiva sobre las paredes intestinales, lo que puede ocasionar su ruptura o perforación. Esto puede resultar en la salida de contenido intestinal a la cavidad peritoneal, causando una infección grave denominada peritonitis aguda.
- Desnutrición y desequilibrios electrolíticos: la obstrucción intestinal prolongada puede interferir con la absorción adecuada de nutrientes y electrólitos, lo que puede provocar desnutrición, desequilibrios electrolíticos y deficiencias nutricionales. En situaciones que se prolonguen en el tiempo, puede ser necesario instaurar una nutrición parenteral total para mantener el estado nutricional del paciente.

PUNTOS CLAVE

- La obstrucción intestinal se refiere al bloqueo parcial o completo del flujo normal de alimentos, líquidos y gases a través del intestino, lo que puede resultar en una variedad de síntomas y complicaciones.
- Los síntomas comunes de la obstrucción intestinal incluyen dolor abdominal, distensión abdominal, náuseas, vómitos, alteraciones en los movimientos intestinales y pérdida de apetito y de peso.
- El diagnóstico de la obstrucción intestinal se basa en una evaluación integral que combina la historia clínica, la exploración física y distintas pruebas diagnósticas como radiografías, TC, estudios contrastados y endoscopia.
- El tratamiento de la obstrucción intestinal puede variar desde medidas conservadoras, como el ayuno y la reposición de líquidos, hasta la cirugía para aliviar la obstrucción mecánica o tratar la causa subyacente.
- Las complicaciones de la obstrucción intestinal pueden incluir isquemia intestinal, perforación y desequilibrios electrolíticos. La prevención de estas complicaciones implica un manejo adecuado de la obstrucción y una atención médica oportuna.

BIBLIOGRAFÍA

Abbas MA. Intestinal obstruction. En: Yeo CJ, ed. Shackelford's surgery of the alimentary tract, 8ª ed. Amsterdam: Elsevier, 2018; p. 791-814.

Chouillard E, Maggiori L, Ata T et al. Prevention of postoperative abdominal adhesions: a review of the literature. Am J Surg 2016; 211: 660-70.

Di Saverio S, Coccolini F, Galati M et al. Bologna guidelines for diagnosis and management of adhesive small bowel obstruction (ASBO): 2017 update of the evidence-based guidelines from the world society of emergency surgery ASBO working group. World J Emerg Surg 2018; 13: 24.

Feldman M, Friedman LS, Brandt LJ. Sleisenger and Fordtran's gastrointestinal and liver disease: pathophysiology, diagnosis, management. Philadelphia, PA: Elsevier Saunders, 2015.

Markogiannakis H, Messaris E, Dardamanis D et al. Acute mechanical bowel obstruction: clinical presentation, etiology, management and outcome. World J Gastroenterol 2007; 13: 432-7.

 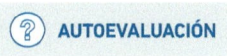 AUTOEVALUACIÓN

Isquemia intestinal

48

G. Rincón Andeyro, J. F. Sallaberry Vega e I. Olazabal Olarreaga

OBJETIVOS DE APRENDIZAJE

- Conocer los factores causantes de la isquemia intestinal.
- Identificar los distintos tipos de isquemia intestinal.
- Revisar los mecanismos fisiopatológicos que condicionan la aparición de esta enfermedad.
- Determinar las bases del diagnóstico y el tratamiento.

SÍNTESIS CONCEPTUAL

La isquemia intestinal es una afección médica grave que se produce cuando el flujo sanguíneo al intestino se reduce o se detiene completamente, lo que puede provocar daño tisular y, en casos graves, la muerte del tejido intestinal. La isquemia intestinal puede afectar a cualquier parte del tracto intestinal, desde el estómago hasta el recto, y puede ser aguda o crónica.

DEFINICIÓN

La isquemia intestinal es una afección médica grave que se produce cuando el flujo sanguíneo al intestino se reduce o se detiene completamente, lo que puede provocar daño tisular y, en casos graves, la muerte del tejido intestinal. La isquemia intestinal puede afectar a cualquier parte del tracto intestinal, desde el estómago hasta el recto, y puede ser aguda o crónica.

La isquemia intestinal aguda se produce cuando el flujo sanguíneo al intestino se interrumpe repentinamente, lo que puede causar necrosis intestinal en cuestión de horas. Se trata de una emergencia que requiere atención médica inmediata para prevenir complicaciones graves y posiblemente fatales, como la sepsis y el *shock* séptico.

La isquemia intestinal crónica, por otro lado, se produce cuando el flujo sanguíneo al intestino se reduce gradualmente durante un período de tiempo, lo que puede provocar dolor abdominal y otros síntomas, así como daño tisular a largo plazo. Este tipo de isquemia puede estar causado por la ateroesclerosis, que condiciona un estrechamiento de las arterias que irrigan el intestino.

Existen varios factores que pueden contribuir al desarrollo de la isquemia intestinal, como la ateroesclerosis, la trombosis arterial, la embolia y la hipotensión arterial. La ateroesclerosis es una enfermedad que causa la acumulación de placa en la pared arterial, lo que puede reducir el flujo sanguíneo al intestino. La trombosis arterial ocurre cuando se forma un coágulo de sangre en una arteria que suministra sangre al intestino, lo que puede bloquear el flujo sanguíneo. La embolia se produce cuando un coágulo de sangre se desprende de otra parte del cuerpo y viaja por el torrente circulatorio, quedando enclavado en una de las arterias encargadas de la vascularización del intestino, lo que obstruye el flujo sanguíneo intestinal.

El diagnóstico de la isquemia intestinal puede incluir pruebas de imagen, como la TC, la angiografía y la ecografía Doppler, así como pruebas de laboratorio para detectar signos de inflamación y daño tisular. El tratamiento depende de la causa subyacente de la afección y puede incluir la administración de anticoagulantes o fibrinolíticos, la revascularización de los vasos obstruidos y, en casos graves con necrosis intestinal, la cirugía para extirpar el tejido intestinal no viable.

ETIOLOGÍA

La obstrucción de las arterias puede deberse a una variedad de factores, incluidos la arterioesclerosis, la trombosis y la embolia:

- La arterioesclerosis es una enfermedad en la que las arterias se estrechan (estenosis) y se endurecen debido al depósito de placas de ateroma en las paredes, así como a causa del daño endotelial por el envejecimiento o la hipertensión arterial. Esto puede condicionar una reducción del flujo sanguíneo a través de las arterias.
- La trombosis es la formación de un coágulo sanguíneo dentro de una arteria, que también obstruye el flujo sanguíneo y causa isquemia intestinal.
- La embolia es la obstrucción de una arteria por un coágulo sanguíneo que se forma en otro lugar del cuerpo y se desplaza a través del torrente circulatorio hasta quedar anclado en una arteria mesentérica.
- Otra causa de isquemia intestinal es la hipoperfusión, que se produce cuando hay una disminución generalizada del flujo sanguíneo en todo el cuerpo, como puede ocurrir en casos de insuficiencia cardíaca, *shock* y deshidratación. La hipoperfusión puede causar una reducción del flujo sanguíneo al intestino e isquemia.
- Las enfermedades inflamatorias intestinales, como la enfermedad de Crohn y la colitis ulcerosa, pueden ocasionar inflamación y estrechamiento de las arterias intestinales. La enfermedad diverticular, una afección en la que se forman bolsas en la pared del intestino, también puede aumentar el riesgo de isquemia intestinal.

Existen diversos factores de riesgo que pueden aumentar la probabilidad de desarrollar isquemia intestinal, algunos de los cuales son modificables y otros no.

Entre los factores de riesgo no modificables se encuentran:

- Edad avanzada: las arterias pierden elasticidad y tienen tendencia a la estenosis.
- Comorbilidades: las cardiopatías y la diabetes mellitus provocan una arteriopatía con daño endotelial, que predispone a la arterioesclerosis.

Entre los factores de riesgo modificables destacan:

- Tabaquismo.
- Consumo excesivo de alcohol.
- Obesidad.
- Sedentarismo.
- Hipertensión arterial.
- Hipercolesterolemia.

FISIOPATOLOGÍA

La causa más común de la isquemia intestinal es la obstrucción arterial, que sucede cuando hay una reducción del flujo sanguíneo debido a la obstrucción de las arterias que suministran sangre al intestino. Las arterias que irrigan el intestino son las arterias mesentéricas superior e inferior, que nacen de forma unilateral desde la aorta abdominal. Cuando se produce la obstrucción de estos troncos arteriales principales o de alguna de sus ramas, se produce una falta de riego sanguíneo de las asas intestinales tributarias de ese vaso ocluido, con el consiguiente déficit de oxígeno y nutrientes, que acabará provocando un daño celular, isquemia y necro-sis de las asas intestinales afectadas. Si se necrosa la pared intestinal, puede producirse una perforación con salida de líquido intraluminal al peritoneo, condicionando una peritonitis aguda.

MANIFESTACIONES CLÍNICAS

Los síntomas de la isquemia intestinal pueden variar dependiendo de la gravedad y la ubicación del problema, así como de la afectación aguda o crónica del cuadro clínico, pero en general incluyen dolor abdominal, náuseas, vómitos, diarrea, sangrado rectal y fiebre.

El dolor abdominal es uno de los síntomas más comunes de la isquemia intestinal. En los cuadros crónicos, el dolor puede ser intenso y localizado en una zona específica del abdomen y puede empeorar después de comer. El dolor puede ser descrito como una sensación de ardor, presión o pinchazo. En algunos casos, el dolor puede ser constante o intermitente, mientras que en los procesos agudos es continuo, muy intenso y a menudo generalizado o difuso.

Las náuseas y los vómitos también son síntomas comunes de la isquemia intestinal. En los cuadros crónicos, estos síntomas pueden empeorar después de comer y pueden acompañarse de una sensación de plenitud o hinchazón abdominal.

La diarrea es otro síntoma común de la isquemia intestinal. La diarrea puede ser acuosa y frecuente y puede contener sangre o moco. Puede estar presente tanto en cuadros agudos como crónicos.

El sangrado rectal constituye otro síntoma de la isquemia intestinal. Puede ser de intensidad variable y suele estar asociado con la isquemia de la mucosa intestinal.

En la exploración física, en los cuadros isquémicos agudos es típica la presencia de un dolor abdominal muy intenso (similar a un cuadro de peritonitis aguda), pero sin signos de irritación peritoneal. También puede apreciarse distensión abdominal y ruidos intestinales disminuidos. En los cuadros crónicos, el paciente puede estar asintomático fuera de los episodios desencadenantes.

DIAGNÓSTICO

El diagnóstico de la isquemia intestinal puede ser difícil, ya que los síntomas pueden ser similares a los de otras enfermedades gastrointestinales.

La anamnesis es un factor importante en el diagnóstico de la isquemia intestinal. Las características de los síntomas pueden orientar hacia un cuadro de isquemia intestinal agudo o crónico. Es importante investigar la presencia de procesos patológicos concomitantes o antecedentes personales de interés, como enfermedad cardiovascular, enfermedad arterial periférica, coagulopatías o enfermedades protrombóticas, hipertensión arterial o diabetes mellitus. De igual modo, debe indagarse sobre cualquier medicamento que el paciente esté tomando, ya que algunos fármacos pueden aumentar el riesgo de desarrollar isquemia intestinal.

La exploración física también es importante en el diagnóstico de la isquemia intestinal. En los cuadros isquémicos agudos es típica la presencia de un dolor abdominal muy intenso,

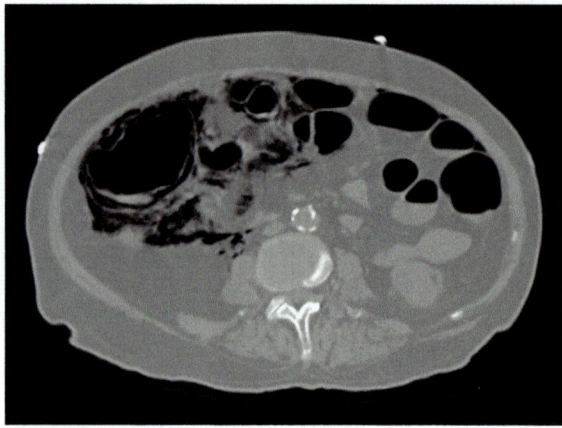

Figura 48-1. Tomografía computarizada abdominal con contraste intravenoso. Se observa neumatosis intestinal (gas en la pared intestinal), sugestiva de isquemia intestinal.

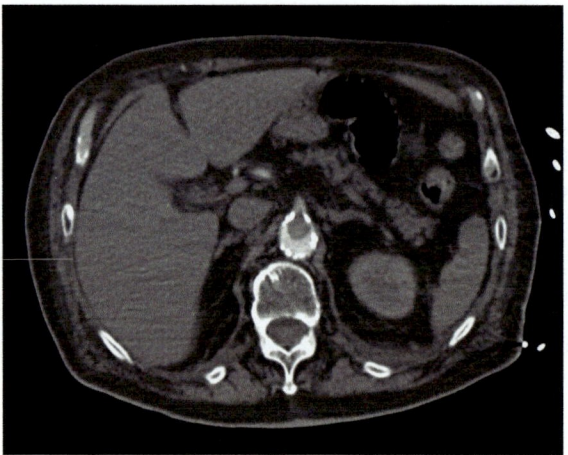

Figura 48-2. Tomografía computarizada abdominal con contraste intravenoso. Se aprecia embolia arterial en la raíz de la arteria mesentérica superior.

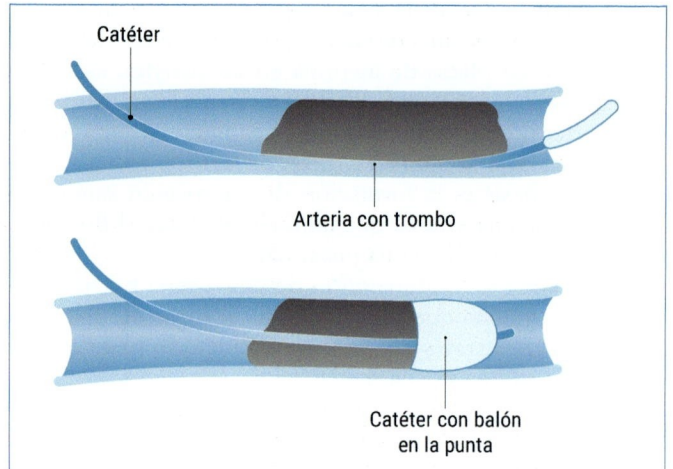

Figura 48-3. Esquema de funcionamiento del catéter (balón para eliminación de coágulos obstructivos por vía intravascular).

pero sin signos de irritación peritoneal. En el paciente crónico puede ser característica una constitución delgada, ya que el paciente cuenta incluso situaciones de «miedo a comer» ante el temor de que el dolor aparezca en fase posprandial.

Las pruebas de diagnóstico por imagen, como la TC, la RM, la angiografía o la ecografía Doppler, pueden utilizarse para visualizar el intestino y determinar la causa subyacente del problema. La TC es la prueba de elección ante la sospecha de una isquemia mesentérica aguda, pudiendo mostrar falta de flujo sanguíneo o isquemia en áreas intestinales. Para ello es fundamental que la prueba se realice con contraste intravenoso (**Figs. 48-1** y **48-2**).

La angiografía es otra herramienta de diagnóstico que puede usarse para detectar isquemia intestinal, sobre todo utilizada en cuadros crónicos, ya que puede evidenciar la estenosis de las arterias mesentéricas.

TRATAMIENTO

El tratamiento de la isquemia intestinal depende del tipo y la gravedad de la enfermedad. En casos leves, los síntomas pueden ser controlados con cambios en la dieta y tratamiento

farmacológico. En casos graves, se debe recurrir a la cirugía para revascularizar el área comprometida. La revascularización puede realizarse mediante métodos endovasculares mínimamente invasivos, como por ejemplo endarterectomías, embolectomías con catéter-balón (**Fig. 48-3**), angioplastias (dilataciones de zonas arteriales estenóticas) o colocación de endoprótesis *(stents)*, que aseguren el flujo sanguíneo por el área estenosada u obstruida. Cuando esta vía no es posible, debe recurrirse a la revascularización mediante cirugía abierta o, incluso, la realización de derivaciones *(by-pass)* con implantación de injertos vasculares o sin ellos.

En situaciones de isquemia aguda, cuando la revascularización no es posible o el área intestinal tiene una necrosis irreversible, debe realizarse una resección de las asas intestinales isquémicas.

En pacientes con isquemias intestinales crónicas, los fármacos anticoagulantes y antiplaquetarios también pueden emplearse para prevenir la formación de coágulos que pueden obstruir completamente el flujo sanguíneo y ocasionar un cuadro de isquemia aguda. Además, se pueden utilizar analgésicos para aliviar el dolor abdominal y los espasmos.

En algunos casos de isquemia crónica, la terapia con oxígeno hiperbárico puede ser útil para estimular la formación de neovascularización y mejorar la circulación sanguínea en el intestino.

ISQUEMIA INTESTINAL AGUDA

La isquemia intestinal aguda o isquemia mesentérica aguda es una forma grave de la enfermedad, que puede ser causada por una obstrucción brusca del flujo sanguíneo al intestino, lo que puede conducir a la necrosis de las asas intestinales. Se produce cuando el flujo de sangre al intestino se reduce o se detiene por completo y de forma repentina. La falta de vascularización intestinal condiciona un déficit de oxígeno y nutrientes que acaba derivando la muerte celular, lo que puede desencadenar una serie de complicaciones y secuelas a largo plazo.

Existen varios factores que pueden contribuir al desarrollo de la isquemia intestinal aguda. En algunos casos, esta afección puede ser causada por una obstrucción en una de las arterias que suministran sangre al intestino, lo que puede ocurrir debido a la formación de trombos. Estos trombos a menudo asientan sobre una placa de ateroma previa que condicionaba un cierto estrechamiento en la luz arterial, pero que la formación del trombo ocluye completamente. En otros casos, la obstrucción se produce por un émbolo circulante que se enclava sobre alguna de las ramas de los vasos mesentéricos. Por último, la isquemia intestinal aguda puede ser provocada por una disminución en la presión arterial, que puede ser causada por una variedad de factores, como la deshidratación, el *shock*, la insuficiencia cardíaca, o el uso de ciertos medicamentos.

Los síntomas de la isquemia intestinal aguda pueden variar en función de la gravedad de la afección y de la rapidez con la que se produce la interrupción del flujo sanguíneo. En general, los síntomas suelen incluir dolor abdominal intenso y persistente, náuseas, vómitos, diarrea y fiebre. Típicamente, el dolor de la isquemia mesentérica aguda es muy intenso, difuso y sin mostrar signos de irritación peritoneal a la exploración. En casos graves, la isquemia intestinal aguda puede provocar necrosis de las asas intestinales afectas, que pueden acabar en perforaciones en la pared intestinal y extravasación del contenido intestinal hacia el peritoneo, provocando una peritonitis aguda. En esos casos, el dolor sí que se asociará a signos de irritación peritoneal.

El diagnóstico de la isquemia intestinal aguda puede ser complicado, ya que los síntomas pueden ser similares a los de otras afecciones gastrointestinales y el dolor abdominal puede ser difícil de localizar. Sin embargo, existen varias pruebas que pueden ayudar a confirmar el diagnóstico, como la TC abdominal o la angiografía mesentérica.

El tratamiento de la isquemia intestinal aguda requiere medidas para restaurar el flujo sanguíneo al intestino y para prevenir la formación de complicaciones graves. Dentro de estas medidas se incluyen medidas farmacológicas, como el uso de anticoagulantes o fibrinolíticos, para deshacer el coágulo o evitar que progrese por el árbol vascular, y medidas endovasculares, entre las que se incluyen las endarterectomías (eliminación de la placa de ateroma que obstruye las arterias) o la eliminación de coágulos mediante catéteres balón. En algunos casos, puede ser necesario realizar una cirugía para resecar las asas intestinales isquémicas y necróticas, así como para realizar medidas de revascularización quirúrgica.

ISQUEMIA INTESTINAL CRÓNICA

La isquemia intestinal crónica o isquemia mesentérica crónica es una forma más lenta y menos grave de la enfermedad, que se produce cuando la disminución del flujo sanguíneo es gradual y permite que el cuerpo tenga la oportunidad de desarrollar nuevos vasos sanguíneos para suplir las necesidades del tejido intestinal.

La isquemia intestinal crónica está causada por una obstrucción gradual de las arterias mesentéricas, que son las que suministran sangre al intestino. Esto puede ocurrir por la acumulación de placas de ateroma en las paredes arteriales, lo que reduce el flujo sanguíneo y, finalmente, puede bloquear la luz arterial por completo.

Los factores de riesgo de esta afección incluyen la edad avanzada, el tabaquismo, la diabetes mellitus, la hipertensión arterial, la hipercolesterolemia y la enfermedad arterial periférica. Los pacientes que tienen una historia de enfermedad cardíaca o de accidente cerebrovascular también pueden presentar un mayor riesgo de desarrollar isquemia intestinal crónica (las placas de ateroma pueden depositarse tanto en las arterias coronarias y cerebrales como en las arterias mesentéricas).

Los síntomas de la isquemia intestinal crónica incluyen dolor abdominal que aparece típicamente después de comer, diarrea y pérdida de peso. El dolor abdominal suele ser intermitente y puede aliviarse con el reposo. Los pacientes también pueden experimentar náuseas y vómitos, así como flatulencia y distensión abdominal.

El diagnóstico de esta afección se realiza mediante pruebas de diagnóstico por imagen, como la TC, la angiografía, la ecografía Doppler y la RM. Estas pruebas pueden mostrar áreas de estrechamiento en las arterias mesentéricas y ayudar a determinar el grado de obstrucción.

El tratamiento incluye cambios en el estilo de vida, como dejar de fumar, hacer ejercicio y llevar una dieta saludable y equilibrada. También se pueden recetar fármacos vasodilatadores, que aumenten el diámetro de la arteria. Además, suelen prescribirse fármacos antiagregantes plaquetarios y en ocasiones anticoagulantes, para evitar el asentamiento de un trombo sobre la placa de ateroma que condicione un cuadro de isquemia intestinal aguda. En casos graves, puede ser necesario realizar una cirugía para desobstruir las arterias mesentéricas o revascularizar el flujo sanguíneo mediante derivaciones *(by-pass)*.

ISQUEMIA MESENTÉRICA NO OCLUSIVA

La isquemia mesentérica no oclusiva, también conocida como isquemia mesentérica no trombótica o isquemia mesentérica transitoria, es una enfermedad que afecta al intestino delgado y al colon y está causada por una disminución temporal del flujo sanguíneo mesentérico. Aunque esta afección es menos común que la isquemia mesentérica aguda, puede tener consecuencias graves si no se trata adecuadamente.

La isquemia mesentérica no oclusiva puede estar causada por varias afecciones, como la insuficiencia cardíaca, la hipotensión, la vasculitis y la embolia grasa. También puede deberse al uso de ciertos medicamentos, como la ciclosporina y el tacrólimus, que se utilizan en pacientes sometidos a trasplante de órganos. En otros casos puede ser el resultado de una cirugía abdominal previa.

Los síntomas pueden ser similares a los de la isquemia mesentérica aguda, como dolor abdominal, náuseas, vómitos y diarrea. Sin embargo, a diferencia de la isquemia mesentérica aguda, los síntomas de la isquemia mesentérica no oclusiva son temporales y generalmente desaparecen sin tratamiento en un período corto de tiempo.

El diagnóstico de esta afección puede ser difícil porque los síntomas son similares a los de otras enfermedades gastrointestinales. Sin embargo, los médicos pueden utilizar pruebas de imagen, como la TC, la ecografía Doppler, la angiografía y la RM, para evaluar el flujo sanguíneo al mesenterio y descartar otras causas de los síntomas.

El tratamiento depende de la causa subyacente de la afección. En algunos casos, los síntomas pueden ser controlados con cambios en la dieta y en el estilo de vida, como la reducción del consumo de alimentos grasos y el aumento del ejercicio. En otros casos se pueden prescribir medicamentos para tratar la causa subyacente de la afección, como la insuficiencia cardíaca o la hipotensión.

TROMBOSIS VENOSA MESENTÉRICA

La isquemia mesentérica trombótica es una condición médica que se produce cuando un trombo se forma en una vena de drenaje del sistema portomesentérico. Esta obstrucción aumenta la presión de forma retrógrada y dificulta la correcta vascularización arterial del intestino, lo que puede causar isquemia, daño tisular y necrosis de las asas intestinales.

La trombosis venosa mesentérica puede producirse en personas de todas las edades, pero es más común en adultos mayores con enfermedades crónicas. Los factores de riesgo de la trombosis venosa mesentérica incluyen afecciones como la ateroesclerosis, la enfermedad renal crónica, las enfermedades protrombóticas o la fibrilación auricular.

Los síntomas suelen ser inespecíficos, lo que dificulta el diagnóstico temprano, e incluyen dolor abdominal intenso y repentino, náuseas y vómitos, diarrea, fiebre y sudoración. Si la trombosis venosa mesentérica no se trata rápidamente, puede conducir a una necrosis y a una perforación intestinal.

El diagnóstico se basa en la historia clínica del paciente, identificando los factores de riesgo de sufrir episodios trombóticos. Las pruebas diagnósticas más empleadas son la TC, la ecografía Doppler y la angiografía.

El tratamiento de la trombosis venosa mesentérica depende de la gravedad de la condición. En casos leves, se puede tratar con anticoagulantes para disolver el coágulo y mejorar el flujo sanguíneo. En casos graves, puede ser necesaria una cirugía para resecar las asas intestinales necrosadas.

PUNTOS CLAVE

- La isquemia intestinal es una enfermedad potencialmente grave que puede causar daño al tejido intestinal e, incluso, necrosis y perforación intestinal. Puede acabar desembocando en el fallecimiento del paciente.

- Los síntomas pueden ser difíciles de identificar, lo que a menudo retrasa el diagnóstico y el tratamiento.

- Las principales causas de la isquemia mesentérica son la arterioesclerosis y los episodios tromboembólicos.

- La isquemia intestinal puede producirse por obstrucción súbita del flujo (isquemia aguda), por obstrucción progresiva (isquemia crónica) o por episodios de bajo gasto sin presencia de obstrucción arterial (isquemia no oclusiva). En ocasiones está ocasionada por trombosis de las venas mesentéricas, en vez de las arterias.

BIBLIOGRAFÍA

Arthurs ZM, Titus J, Bannazadeh M et al. A comparison of endovascular revascularization with traditional therapy for the treatment of acute mesenteric ischemia. J Vasc Surg 2011; 53: 698-704.

Cho JS, Carr JA, Jacobsen G et al. Long-term outcome after mesenteric artery reconstruction: a 37-year experience. J Vasc Surg 2002; 35: 453.

Kougias P, Lau D, El Sayed HF et al. Determinants of mortality and treatment outcome following surgical interventions for acute mesenteric ischemia. J Vasc Surg 2007; 46: 467-74.

Ryer EJ, Kalra M, Oderich GS et al. Revascularization for acute mesenteric ischemia. J Vasc Surg 2012; 55: 1682-9.

Schoots IG, Levi MM, Reekers JA et al. Thrombolytic therapy for acute superior mesenteric artery occlusion. J Vasc Interv Radiol 2005; 16: 317-29.

 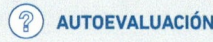
AUTOEVALUACIÓN

Estreñimiento

49

D. D. Sans y J. Ruiz-Tovar Polo

OBJETIVOS DE APRENDIZAJE

- Identificar la importancia del estreñimiento en nuestro medio.
- Conocer los factores causantes de esta enfermedad.
- Revisar los mecanismos fisiopatológicos que condicionan la aparición de la enfermedad.
- Determinar las bases del manejo y tratamiento del estreñimiento.

SÍNTESIS CONCEPTUAL

El estreñimiento es un trastorno gastrointestinal muy prevalente y multifactorial que implica la dificultad o incluso la imposibilidad para la evacuación de las heces y, en consecuencia, provoca una serie de complicaciones. Por sus múltiples etiologías, debe ser tratado según sus causas. No obstante, la gran mayoría de los casos no están relacionados con una afección definida, sino con un comportamiento inadecuado por falta de hidratación, ingesta de fibra o ejercicio. Actualmente existen múltiples recursos y técnicas para recuperar un tránsito intestinal normal.

DEFINICIÓN

El estreñimiento es un término que define más un síntoma que una enfermedad o un diagnóstico, es decir, indica la apreciación subjetiva que las personas experimentan de un trastorno en la evacuación de las heces. El estreñimiento constituye una alteración en el sistema digestivo caracterizada por deposiciones poco frecuentes (menos de tres deposiciones por semana), pero también se describe como una disminución en el peso o volumen de las deposiciones, un aumento del esfuerzo defecatorio, así como una necesidad de supositorios, maniobras manuales, enemas o laxantes para mantener un tránsito intestinal relativamente regular.

EPIDEMIOLOGÍA

El estreñimiento se presenta hasta en el 80 % de la población mundial, con predominio en mujeres, niños y ancianos.

CLASIFICACIÓN

En relación con la duración:

- Agudo, transitorio o estreñimiento puntual: se asocia con modificaciones ocasionales en la dieta (menor ingesta de fruta o verdura), efecto de algunos fármacos (opioides), períodos de inmovilidad, embarazo, fiebre, etcétera.
- Crónico: cuando dura más de tres meses. Debe presentar dos o más de las siguientes características:
  - Menos de tres deposiciones por semana.
  - Necesidad de maniobras manuales para efectuar la defecación.
  - Esfuerzo con la defecación.
  - Sensación de obstrucción anal.

A su vez es posible clasificar el estreñimiento crónico en:

- Atónico: enlentecimiento del tránsito intestinal, por debilidad motora.
- Rectógeno: falta de reflejo evacuatorio por parte del recto.
- Espástico: presencia de espasmos que impiden el tránsito normal de las heces.

En relación con la causa:

- Primario: el origen del estreñimiento es un defecto de la funcionalidad del colon.
- Secundario: debido a una afección subyacente o por tratamiento farmacológico.

ETIOLOGÍA

Los siguientes factores son causantes o contribuyen al estreñimiento:

- Anormalidad en la motricidad cólica: enlentecimiento del tránsito intestinal en el colon (colon perezoso). Este tipo de estreñimiento se relaciona con las colopatías funcionales (síndrome del intestino irritable).
- Aporte hídrico insuficiente.
- Dieta pobre en fibra y rica en grasas y productos procesados.
- Sedentarismo.
- Cambio de rutina (viaje).
- Envejecimiento.
- Tumor.
- Embarazo.
- Encamamiento.
- Estenosis cólica o anal.
- Diabetes mellitus.
- Hipotiroidismo.
- Hipopotasemia, hipocalcemia.
- Traumatismos.
- Enfermedad de Parkinson.
- Ictus cerebral.
- Esclerosis múltiple.
- Síndrome depresivo.
- Anorexia.
- Cuadros psicóticos.
- Tratamiento farmacológico: opiáceos psicotropos, anticolinérgicos, antidepresivos, antihistamínicos, antiepilépticos, antiácidos, antidiarreicos, AINE, suplementos de calcio y hierro, etcétera.
- Disquecia (dificultades en la evacuación): puede estar relacionada con anomalías anatómicas (prolapso rectal o rectocele).
- Anomalías del funcionamiento del recto y del ano (ausencia de relajación del esfínter anal o anismo): en estos casos, las heces son difíciles de evacuar y requieren esfuerzos importantes; en ocasiones es necesario recurrir a maniobras manuales (extracción digital, apoyo del suelo pélvico) para facilitar la deposición y provocan la sensación de evacuación incompleta.
- Origen multifactorial: incluye predisposición genética, bajo nivel socioeconómico, consumo reducido de fibra y de líquidos, sedentarismo, falta de movilidad, disfunción hormonal, estrés, tabaco, etcétera.

FISIOPATOLOGÍA

Un enlentecimiento del tránsito cólico ocasiona un aumento en el tiempo de contacto del bolo fecal con los colonocitos, lo que provoca un incremento de la reabsorción del agua y de electrólitos y conduce a una mayor deshidratación de las heces, que se vuelven duras. Esto puede deberse a alteraciones funcionales o a la obstrucción del tubo digestivo por tumores, estenosis o cuerpo extraño (objetos).

COMPLICACIONES

- Hemorroides: el mayor esfuerzo defecatorio aumenta la presión en el recto y dificulta el retorno venoso de las venas rectales inferiores. Esto hace que estas se dilaten y formen hemorroides (venas rectales dilatadas).
- Fisura anal: a menudo, la salida de heces duras provoca desgarros en la mucosa anal.
- Obstrucción intestinal por fecaloma: el estreñimiento crónico puede causar una acumulación de heces duras que obstruyen el tránsito intestinal.
- Prolapso rectal: hacer fuerza para evacuar puede hacer que una pequeña porción del recto se estire y sobresalga a través del ano.

DIAGNÓSTICO

Se diagnostica estreñimiento cuando la frecuencia de las heces es inferior a tres veces por semana. Esto debe acompañarse de una sensación de distensión abdominal, dolor, meteorismo o dolor anal durante la defecación. Las heces son con frecuencia duras, secas y difíciles de evacuar.

La escala de Bristol es un método simple de clasificación de las heces de forma visual para valorar la calidad del tránsito intestinal (**Tabla 49-1**).

TRATAMIENTO

El tratamiento del estreñimiento debe ser multifactorial y escalonado e iniciarse con cambios en el estilo de vida y dietéticos mediante el aumento de la ingesta de fibra, que facilita la formación de masa fecal. Si esto no es suficiente, puede recurrirse a medidas farmacológicas, como el uso de enemas, laxantes osmóticos o fármacos procinéticos. Solo cuando fracasa todo lo anterior puede plantearse un tratamiento quirúrgico mediante neuroestimulación de raíces sacras (**Fig. 49-1**).

Tabla 49-1. Escala de Bristol para la caracterización de las heces

Tipo	Características
1	**Estreñimiento importante** Trozos duros separados que pasan con dificultad
2	**Estreñimiento ligero** Heces como una salchicha, compuesta de fragmentos
3	**Normal** Heces con forma de morcilla, con grietas en la superficie
4	**Normal** Heces como una salchicha o serpiente, lisa y blanda
5	**Falta de fibra** Trozos de masa pastosa con bordes definidos
6	**Ligera diarrea** Fragmentos pastosos con bordes irregulares
7	**Diarrea importante** Acuosa, sin pedazos sólidos, totalmente líquida

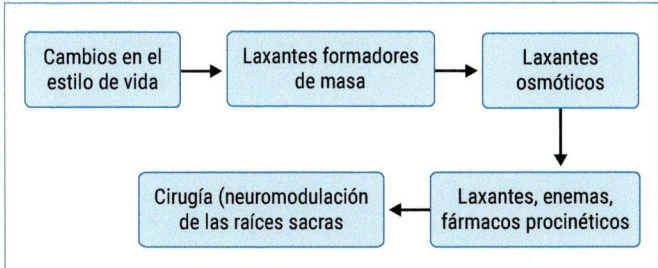

Figura 49-1. Cascada de actuación ante el estreñimiento.

Medidas higiénico-dietéticas

Las medidas higiénico-dietéticas incluyen:

- Aumentar el consumo de fibra: según la Organización Mundial de la Salud (OMS), la ingesta diaria recomendada de fibra es de 25-50 g para los adultos. En los niños > 1 año, deben añadirse 5 g a su edad; por ejemplo, 4 años de edad corresponden a 9 g de fibra recomendados. La fibra favorece el tránsito intestinal, evitando el estancamiento de las heces.
- Incrementar la ingesta de líquidos hasta alcanzar como mínimo 1,5-2 litros al día. Esta cantidad se puede ingerir en diferentes formas: agua, sopas, gelatinas, zumos.
- Practicar ejercicio: la práctica de 20 a 30 minutos diarios de ejercicio favorece el tránsito intestinal.
- Mantener la regularidad en el hábito defecatorio: pasados alrededor de 15 a 45 minutos tras el desayuno y la comida, habría que ir al baño para generar un reflejo regular y aprovechar los mayores movimientos intestinales.
- No retardar la evacuación: en el momento que aparecen las ganas de defecar, se debe evacuar para evitar la deshidratación de las heces.
- Defecar en posición correcta: la mejor posición es en cuclillas para obtener un ángulo agudo a 35°. Este se logra colocando un pequeño escalón debajo de los pies para levantar las rodillas y mejorar la expulsión de las heces

evitando la posición en ángulo agudo, inadaptada anatómicamente para la evacuación.
- Consumir probióticos: los probióticos son microorganismos vivos benéficos que restablecen una flora intestinal debilitada por el estrés, la mala alimentación, el uso de antibióticos, etcétera.

Medidas farmacológicas

Los enemas por vía rectal tienen un efecto mecánico local, que facilita la expulsión de las heces, pero no resuelven el origen del estreñimiento. También se pueden administrar sustancias por vía oral que faciliten la deposición, entre las que se incluyen:

- Laxantes osmóticos: impiden la absorción de agua a lo largo del tubo digestivo, al ser sustancias con gran osmolaridad. Permiten mantener una mayor cantidad de agua en el bolo fecal, lo que hidrata las heces y mejora el tránsito y la evacuación fecal.
- Lubricantes: son aceites que se agregan a la alimentación para facilitar la salida de las heces.

Reeducación

En los casos de estreñimiento grave puede ser necesaria la reeducación de la mecánica de la defecación tipo *biofeedback*. Con la ayuda del registro de señales eléctricas, el *biofeedback* aumenta la percepción sensorial, a la vez que ejercita la relajación de los músculos pélvicos, lo que genera una coordinación entre los intestinos y el esfínter anal.

Neuromodulación de las raíces sacras

Se trata de una técnica poco invasiva que consiste en enviar mediante un electrodo una corriente continua que estimula las raíces nerviosas sacras, de las que sale el nervio pudendo, encargado de la sensibilidad y la función motora de los músculos alrededor del ano y del recto.

PUNTOS CLAVE

- El estreñimiento es un trastorno gastrointestinal muy frecuente y de origen multifactorial.
- Consiste en la dificultad o incluso la imposibilidad para la evacuación de las materias fecales.
- La gran mayoría de las situaciones de estreñimiento no están relacionadas con una afección definida, sino con un comportamiento inadecuado por falta de hidratación, dieta inadecuada o sedentarismo.
- Actualmente existen varias herramientas terapéuticas para el manejo del estreñimiento, que incluyen medidas higiénico-dietéticas, fármacos, *biofeedback* e incluso cirugía.

BIBLIOGRAFÍA

Cecil RL, Goldman L, Ausiello DA et al. Cecil-Goldman. Tratado de medicina interna. Londres: Elsevier Health Sciences Spain, 2013.
Kumar V, Abbas AK, Aster JC. Robbins y Cotran. Patología estructural y funcional. Madrid: Elsevier Health Sciences Spain, 2015.

Pastrana Delgado J, García De Casasola Sánchez G. Fisiopatología y patología general básicas para ciencias de la salud. Madrid: Elsevier Health Sciences Spain, 2013.
Porth CM, Gaspard KJ, Noble KA. Fundamentos de fisiopatología: alteraciones de la salud, conceptos básicos. Barcelona: Wolters Kluwer-Lippincott Williams & Wilkins, 2011.
Zelman M. Fisiopatología. Madrid: Pearson, 2018.

 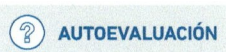 **AUTOEVALUACIÓN**

Diarrea

50

S. Morejón Ruiz y Ó. Martín-Delgado Sellers

OBJETIVOS DE APRENDIZAJE

- Comprender la fisiopatología de la diarrea.
- Enfocar el cuadro de diarrea según la situación socioepidemiológica y el contexto clínico en que se encuentre el paciente.
- Conocer los estudios necesarios para llegar a su causa etiológica.
- Identificar las opciones de tratamiento más adecuadas.

SÍNTESIS CONCEPTUAL

La diarrea consiste en tres o más deposiciones líquidas al día por alteración en la fisiología intestinal. Esta alteración se puede deber a la disminución de la absorción, el aumento de la secreción o la presencia de solutos osmóticos; a su vez, un tránsito intestinal acelerado disminuye el tiempo de absorción, lo que condiciona un incremento del porcentaje acuoso en las heces. Esto puede conducir a un cuadro de diarrea aguda autolimitada, habitualmente con una duración < 14 días. Este tipo de diarrea incluye las gastroenteritis y las toxiinfecciones, cuyo manejo primordial es la rehidratación. La diarrea crónica es aquella con una duración > 30 días, que suele requerir la realización de un estudio más complejo para descartar la causa orgánica frente a la funcional.

DEFINICIÓN

Se denomina diarrea a la aparición de tres o más deposiciones líquidas al día o de deposiciones mal formadas con un volumen > 200 g/día.

EPIDEMIOLOGÍA

Según la OMS y el Fondo de las Naciones Unidas para la Infancia (UNICEF), se estiman 2 mil millones de casos de enfermedad diarreica en el mundo cada año, y 1,9 millones de niños < 5 años fallecen a causa de la diarrea anualmente, siendo la segunda causa de muerte (tras la neumonía) en este grupo de edad, responsable del 78 % de las muertes infantiles en África y el sudeste Asiático. Se estima un promedio de tres episodios anuales de diarrea aguda en los niños < 5 años y tanto la incidencia como el riesgo de mortalidad por la afección diarreica son mayores en los niños < 1 año. La OMS destaca los rotavirus y *Escherichia coli* como los agentes etiológicos más comunes de la diarrea en los países en desarrollo;

se estima que los rotavirus causan el 28 % de la diarrea grave, 10 millones de episodios graves y más de 193.000 muertes a escala global. El 72 % de las muertes asociadas con la diarrea ocurren antes de los 2 años. Desde la incorporación de la vacuna contra los rotavirus en los programas nacionales con cobertura universal, se ha observado una reducción significativa de la mortalidad y las hospitalizaciones. Cabe destacar el papel de los norovirus como responsables del 50 % de los brotes de diarrea en Estados Unidos.

FISIOPATOLOGÍA

El intestino delgado y el colon absorben el 99 % del aporte de líquido diario, estimado en unos 10 litros, procedentes de la ingesta oral y de las secreciones endógenas. Una reducción del 1 % en la absorción intestinal o un aumento en la secreción condicionan un exceso de agua en las heces, lo cual se expresa clínicamente en forma de diarrea. Se considera patológico un contenido acuoso superior al 70 % de la masa total. La diarrea puede clasificarse según su causa subyacente (**Tabla 50-1**).

Tabla 50-1. Clasificación de la diarrea según su causa

- Exudativa: la lesión de la mucosa condiciona una menor absorción. Persiste con el ayuno y es muy frecuente la presencia de productos patológicos en las heces (sangre, pus, etc.)
- Osmótica: se debe a la presencia de solutos osmóticamente activos en la luz intestinal. Este tipo de diarrea cede con el ayuno. La pérdida de agua es superior a la de sodio, por lo que suele cursar con hipernatremia
- Secretora: es secundaria a un aumento de la secreción o una disminución de la absorción en una mucosa normal. Persiste con el ayuno. La pérdida de agua es igual a la de sodio. El volumen de las heces es, en general, superior a un litro diario
- Alteración de la motilidad intestinal: la motilidad aumentada producirá diarrea por disminución del tiempo de contacto del contenido intestinal con la superficie de absorción. La motilidad enlentecida puede producir diarrea por sobrecrecimiento bacteriano
- Origen multifactorial: se caracteriza por la liberación de citoquinas generadas por células que participan en la respuesta inmunitaria, mediadores del sistema nervioso entérico y péptidos u hormonas sintetizadas periféricamente

CLASIFICACIÓN

En la práctica clínica, la diarrea se clasifica según su duración en aguda (< 14 días) y crónica (≥ 30 días).

Diarrea aguda

Entre sus posibles etiologías destacan la diarrea infecciosa, yatrogénica u osmótica. La diarrea infecciosa se debe a la inflamación o la disfunción gastrointestinal secundaria a microorganismos o sus toxinas. Se presenta con frecuencia junto con náuseas, vómitos y dolor abdominal en el contexto de una gastroenteritis infecciosa. Las formas de adquisición más frecuentes son por contaminación de alimentos o agua o por contagio persona a persona. La deshidratación y la malnutrición son responsables de la elevada mortalidad que acompaña a este síndrome.

Entre las diarreas infecciosas se distinguen la diarrea no inflamatoria y la diarrea inflamatoria.

Diarrea no inflamatoria

Suele presentar diarrea acuosa, a menudo de gran volumen, sin presencia de sangre ni pus en la deposición. La diarrea de este tipo está mediada por organismos que se adhieren al epitelio de las células del intestino delgado sin causar inflamación en la mucosa (patógenos productores de enterotoxinas que estimulan la secreción de agua y electrólitos), lo que justifica la pérdida de grandes volúmenes de líquido y, en ocasiones, la deshidratación.

Entre los patógenos más frecuentes destacan los norovirus (responsables del 50-80 % de las gastroenteritis en adultos) y *E. coli* enterotoxigénica (constituye la causa más frecuente de la diarrea del viajero). En este subgrupo se incluyen también las toxiinfecciones alimentarias provocadas por *Staphylococcus aureus* y *Clostridium perfringens,* organismos que producen neurotoxinas responsables de la aparición de vómitos abundantes.

Cabe destacar los síndromes diarreicos coleriformes, producidos principalmente por *Vibrio cholerae* y *E. coli* enterotoxigénica, que se presentan en brotes epidémicos. Suelen cursar sin fiebre ni dolor abdominal, pero pueden causar hipovolemia grave y entrañan riesgo de muerte.

Diarrea inflamatoria

Los pacientes con diarrea inflamatoria o disentería refieren deposiciones frecuentes, de escaso volumen, acompañadas de moco, sangre y pus en cantidad variable. El dolor abdominal puede ser intenso y con frecuencia aparecen signos de toxicidad y fiebre. Los microorganismos causantes de la diarrea inflamatoria afectan usualmente al colon, y su mecanismo de acción se basa en la producción de citotoxinas y/o en la invasión del epitelio. Algunos de los gérmenes implicados con mayor frecuencia son *Shigella, Salmonella, E. coli* enterohemorrágica, *Yersinia enterocolitica, Clostridium difficile,* la forma invasiva de *Listeria monocytogenes* y *Entamoeba histolytica.*

La infección por *C. difficile* es la principal causa de la colitis seudomembranosa. Se presenta predominantemente en el ámbito hospitalario y afecta a pacientes en tratamiento con antibióticos o inmunodeprimidos, pudiendo causar un megacolon tóxico con *shock* séptico y necesidad de colectomía. Un subgrupo específico con tenesmo, urgencia defecadora y dolor anorrectal sugiere una proctitis infecciosa, siendo los microorganismos causales más frecuentes *Shigella,* el virus del herpes simple de tipo 2, el gonococo, *Treponema pallidum, Chlamydia venereum* y el linfogranuloma venéreo.

Por otro lado, existen factores que favorecen el desarrollo de la diarrea de causa infecciosa (**Tabla 50-2**).

Diarrea crónica

La diarrea crónica se caracteriza por tener una duración > 30 días. En los pacientes < 50 años, sin deterioro del estado general ni compromiso analítico, la diarrea crónica suele tener un origen funcional. Por el contrario, cuando se acompaña de malnutrición, deterioro del estado general o presencia de productos patológicos (sangre, pus), es muy probable que la causa sea orgánica (infecciosa, inflamatoria o tumoral) (**Tabla 50-3**). La presentación nocturna suele asociarse con procesos de carácter orgánico. Para el estudio de la diarrea crónica

Tabla 50-2. Factores predisponentes de la diarrea infecciosa

- La hipoclorhidria o aclorhidria secundarias a una gastrectomía o al tratamiento con fármacos antisecretores favorecen la infección por rotavirus, *Giardia lamblia, Vibrio cholerae, Shigella* o *Salmonella*
- El tránsito intestinal defectuoso por alteraciones anatómicas (estenosis, asa ciega), estados de hipomotilidad (diabetes, vagotomía o esclerodermia) o la ingesta de fármacos frenadores de la motilidad (opiáceos, loperamida) facilitan la infección por *Salmonella* o *Shigella*
- La microbiota intestinal alterada tras antibioterapia facilita la infección por *Clostridium difficile* y *Salmonella*
- La inmunidad alterada en los pacientes inmunodeprimidos (SIDA o en tratamiento con quimioterapia) favorece la infección por microorganismos oportunistas como *Microsporidium,* citomegalovirus y *Mycobacterium avium-intracellulare*

Tabla 50-3. Causas de la diarrea crónica

- Trastorno de la motilidad: síndrome del intestino irritable, neuropatía diabética
- Infecciones: parásitos (p. ej., *Giardia lamblia*, *Cryptosporidium*, *Entamoeba histolytica*); hongos (p. ej., *Candida albicans*, *Histoplasma*); bacterias (p. ej., *Clostridium difficile*, *Tropheryma whipplei*), y virus (p. ej., citomegalovirus, herpes simple)
- Fármacos y aditivos: antibióticos, laxantes, antiácidos magnesiados, digital, agentes colinérgicos, antihipertensivos, antidiabéticos orales (p. ej., metformina), ácidos biliares, colestiramina, sulfasalazina, suplementos de potasio, prostaglandinas, quimioterápicos, teofilina, antiinflamatorios no esteroideos y procinéticos, edulcorantes (p. ej., fructosa, sorbitol, manitol), alcohol, café
- Diarrea inflamatoria crónica: enfermedad de Crohn, colitis ulcerosa, colitis microscópica (linfocítica/colágena), diverticulitis
- Síndromes de malabsorción o maldigestión: lesión difusa de la mucosa intestinal (enfermedad celíaca, linfoma intestinal, enfermedad de Whipple, amiloidosis, gastroenteritis eosinofílica, hipogammaglobulinemia); obstrucción linfática (linfangiectasia intestinal); sobrecrecimiento bacteriano (consumo de nutrientes); síndrome del intestino corto (tránsito rápido); isquemia mesentérica crónica; anemia perniciosa o gastrectomía (déficit de cofactores); insuficiencia pancreática exocrina (déficit enzimático); alteración en la solubilización de las grasas
- Endocrinopatías: hipertiroidismo, gastrinoma, carcinoma medular de tiroides, somatostatinoma, VIPoma, síndrome carcinoide, feocromocitoma, enfermedad de Addison, mastocitosis

Tabla 50-4. Síntomas asociados con la diarrea crónica

- Pérdida de peso: es frecuente en pacientes con síndrome de malabsorción, neoplasias o enfermedad inflamatoria intestinal
- Aftas bucales recurrentes: pueden ser indicativas de enfermedad celíaca, enfermedad de Crohn o síndrome de Behçet
- Espondilitis anquilopoyética y artropatía recidivante: la afección de grandes articulaciones, pero sin destrucción ósea, sugiere la existencia de una enteropatía inflamatoria (enfermedad inflamatoria intestinal, tras derivaciones quirúrgicas intestinales o enfermedad de Whipple)
- Crisis de rubefacción facial: hay que descartar el síndrome carcinoide y, en algunos casos, el síndrome de Verner-Morrison (VIPoma)
- Brotes recurrentes de pancreatitis o resección pancreática amplia: sugieren una insuficiencia pancreática exocrina

Tabla 50-5. Asociaciones características en la diarrea crónica

Dermatitis herpetiforme	Celiaquía
Induración de la piel en la cara y las extremidades	Esclerodermia
Pigmentación cutánea	Enfermedad de Whipple o esprúe idiopático
Aftas, eritema nudoso y piodermia gangrenosa	Enfermedad inflamatoria intestinal
Acropaquias	Pacientes con hepatopatía y en procesos que afectan de forma extensa al intestino delgado (p. ej., enfermedad celíaca, enfermedad de Crohn)
Glositis	Síndrome de malabsorción. Se asocia con un déficit de vitamina B_{12}, folatos o hierro
Edemas	Enteropatía perdedora de proteínas o afectación difusa del intestino delgado
Soplo de estenosis pulmonar o insuficiencia tricuspídea	Síndrome carcinoide
Neuropatía periférica	Déficit de vitamina B_{12} o diabetes mellitus

es preciso diferenciar los términos maldigestión y malabsorción. La maldigestión consiste en la alteración en la hidrólisis intraluminal de los nutrientes. La malabsorción se refiere a la alteración en la absorción mucosa de los nutrientes. Así pues, la diarrea desencadenada por la ingesta de leche o derivados sugiere un déficit de lactasa, mientras que la relacionada con la ingesta de gluten es característica de la enfermedad celíaca.

MANIFESTACIONES CLÍNICAS

En muchos síndromes diarreicos, la presencia de síntomas asociados, así como el contexto socioepidemiológico del paciente, ayudan a orientar el diagnóstico. Un episodio de dolor abdominal tipo cólico en un paciente de edad avanzada, asociado con diarrea sanguinolenta, sugiere una colitis isquémica; frente a este mismo cuadro en un paciente joven debería descartarse una infección por gérmenes invasores de la mucosa o una enfermedad inflamatoria intestinal (enfermedad de Crohn o colitis ulcerosa). Las manifestaciones clínicas del paciente permiten enfocar el estudio del cuadro (Tabla 50-4).

DIAGNÓSTICO

En el paciente con diarrea aguda se debe evaluar, en primer lugar, el estado de hidratación de este. La fiebre puede orientar hacia una bacteria invasiva (*Salmonella*, *Shigella*, *Campylobacter*), virus entéricos u organismos citotóxicos (*C. difficile* o *E. histolytica*). También se debe descartar la enfermedad inflamatoria intestinal y las enfermedades que cursan con un síndrome de malabsorción (p. ej., enfermedad de Whipple). La exploración física puede aportar información en los cua-

dros de diarrea crónica, al presentar asociaciones características (Tabla 50-5).

En la *diarrea aguda*, las pruebas complementarias deben reservarse para los casos con signos de deshidratación, duración > 3 días, presencia de sangre o pus en las heces, fiebre > 38,5 °C, dolor abdominal de intensidad relevante, sospecha de infección por *C. difficile*, edades extremas, diabetes o estados de inmunosupresión. En los pacientes que cumplen estas premisas, hay que realizar diversas exploraciones complementarias (Tabla 50-6).

En los pacientes con *diarrea crónica*, el estudio puede resultar más complejo y debe descartar, en primer lugar, la diarrea yatrogénica secundaria a fármacos o aditivos de la dieta. En los pacientes con este tipo de diarrea pueden efectuarse las siguientes exploraciones (Tabla 50-7):

- Análisis de sangre: puede ser útil para orientar la causa etiológica (Tabla 50-8). Se debe descartar la posibilidad

Tabla 50-6. Exploraciones complementarias en la diarrea aguda

Análisis de sangre
- Hemograma, iones, función renal, proteína C reactiva, perfil hepático y tasa de protrombina

Examen de heces
- Estimar el volumen aproximado y descartar la presencia de sangre, pus o moco
- En caso de diarrea grave, debe realizarse un examen microscópico en fresco para identificar huevos o parásitos (p. ej., *Entamoeba histolytica* o *Giardia lamblia*)
- Coprocultivo, que permite el diagnóstico de diarreas por gérmenes enteroinvasivos (p. ej., *Salmonella*, *Shigella*, *Yersinia* y *Campylobacter*)
- Enzimoinmunoanálisis de toxinas A y B para *Clostridium difficile*
- Como alternativa puede realizarse un análisis mediante reacción en cadena de la polimerasa, que permite identificar con rapidez el agente infeccioso hasta en el 70 % de los casos de gastroenteritis infecciosas

Pruebas de imagen
- Descartar la presencia de colitis y de íleo o megacolon

Endoscopia
- Si hay diarrea aguda sanguinolenta, debe practicarse una rectosigmoidoscopia con toma de biopsia. El análisis en fresco permite la detección de trofozoítos móviles

Tabla 50-7. Estudio de las heces en la diarrea crónica

- Calprotectina fecal: indicada en la enfermedad inflamatoria intestinal para monitorizar el tratamiento
- Estudios microbiológicos: en la infección por *Clostridium difficile*, se recomienda el análisis de las heces para las toxinas A o B y la detección de la enzima glutamato-deshidrogenasa
- Elastasa fecal: indicada en caso de sospecha de enfermedad pancreática (dolor o malestar abdominal posprandial, pérdida de peso y/o diabetes de debut reciente)
- Tinción con sudán III: detecta específicamente triglicéridos de la dieta y productos derivados de la lipólisis
- Prueba de alcalinización de las heces y la orina: indicada si se sospecha la ingesta subrepticia de laxantes

de enfermedad celíaca en pacientes con síndrome del intestino irritable con predominio de diarrea.
- Pruebas de imagen: el tránsito intestinal es útil para detectar lesiones de la mucosa, fístulas, estenosis e intervenciones quirúrgicas previas, como resecciones o derivaciones intestinales. La enterografía por TC o RM tiene una mayor sensibilidad y es especialmente útil para el diagnóstico y el seguimiento de pacientes con enfermedad de Crohn.

Tabla 50-9. Pruebas diagnósticas específicas para la malabsorción intestinal

- Confirmar la presencia de esteatorrea: mediante la detección de grasa en las heces o con la prueba del aliento
- Evaluar la integridad de la mucosa intestinal mediante la prueba de la D-xilosa: la presencia de esteatorrea y una prueba de tolerancia a la D-xilosa alterada indican enfermedad difusa de la mucosa intestinal
- Malabsorción de la vitamina B_{12}: es típica en la anemia perniciosa, los pacientes gastrectomizados, la insuficiencia pancreática exocrina, el sobrecrecimiento bacteriano o la enfermedad del íleon terminal
- Malabsorción de sales biliares: mediante pruebas de medicina nuclear o mediante una prueba terapéutica con colestiramina
- Sobrecrecimiento bacteriano: cultivo del aspirado intestinal o mediante la prueba del aliento
- Descartar un posible tumor endocrino: los niveles séricos basales de péptido intestinal vasoactivo, gastrina, calcitonina y glucagón pueden orientar el diagnóstico de síndrome de cólera pancreático, síndrome de Zollinger-Ellison, carcinoma medular de tiroides y glucagonoma, respectivamente. Asimismo, la determinación de ácido hidroxiindolacético en la orina o de serotonina sérica puede ser de gran ayuda en el diagnóstico del síndrome carcinoide

- Endoscopia: la colonoscopia permite descartar la posibilidad de colitis microscópica, amiloidosis, enfermedad de Whipple, colitis granulomatosa, así como de formas crónicas de esquistosomiasis. La gastroscopia está indicada si existe una sospecha alta de enfermedad celíaca y en los pacientes con pérdida de peso y/o indicadores analíticos de malabsorción, como ferropenia con anemia o sin ella, déficit de folato o de vitamina D, o hipocolesterolemia (**Tabla 50-9**).

TRATAMIENTO

Los principios terapéuticos básicos de la diarrea son: *a)* reposición de líquidos y electrólitos en caso de deshidratación; *b)* tratamiento sintomático, y *c)* tratamiento específico de la causa responsable.

Reposición de líquidos y electrólitos. Una vez diagnosticada la diarrea, la primera medida que debe adoptarse es la rehidratación por vía oral. La deshidratación es frecuente en niños y ancianos. La OMS recomienda la fórmula de rehidratación por vía oral (**Tabla 50-10**). Si la deshidratación es grave con

Tabla 50-8. Análisis de sangre en el estudio de la diarrea crónica

Hemograma, VSG, hormonas tiroideas, proteína C reactiva, proteinograma, tasa de protrombina, función hepática, función renal, colesterol, metabolismo del hierro (ferritina e índice de saturación de la transferrina), vitamina B_{12} y folato

Anemia microcítica	Sugiere lesión de la mucosa con pérdidas hemáticas crónicas o malabsorción de hierro	Enfermedad celíaca y otras enfermedades difusas del intestino delgado
Anemia macrocítica	Malabsorción de folato	El déficit de folato es frecuente en pacientes con esprúe celíaco o tropical y afectación del intestino proximal
	Vitamina B_{12}	Anemia perniciosa, resección o afección del íleon terminal, síndrome posgastrectomía, sobrecrecimiento bacteriano, insuficiencia pancreática exocrina o gastritis atrófica
Eosinofilia	Recuento > 500 células/µl	Gastroenteritis eosinofílica, parasitosis intestinal, linfoma, vasculitis o consumo de fármacos como ácido acetilsalicílico, sulfamidas, penicilinas y cefalosporinas

Tabla 50-10. Solución de rehidratación según la Organización Mundial de la Salud

- 1 l de agua
- 20 g de glucosa
- 3,5 g de cloruro sódico
- 1,5 g de cloruro de potasio
- 2,5 g de bicarbonato sódico

signos de inestabilidad hemodinámica, debe recurrirse a la reposición de líquidos (suero fisiológico al 0,9 % o Ringer lactato) por vía intravenosa.

Dieta y suplementos nutricionales. Si se sospecha malabsorción de hidratos de carbono, debe suprimirse la ingesta de lactosa y sus derivados. Si se asocia pérdida de peso importante, una dieta pobre en grasas y rica en proteínas alivia la sintomatología del paciente y reduce la esteatorrea.

Sustancias absorbentes. Los coloides hidrófilos solidifican las heces por un mecanismo de absorción de agua y son útiles en la diarrea leve de origen funcional o por malabsorción de ácidos biliares.

Antibióticos y probióticos. El empleo empírico de antibióticos, antes de conocerse el resultado del coprocultivo, solo está indicado en los pacientes que presentan sepsis (fiebre alta y afectación del estado general). Las gastroenteritis no inflamatorias (norovirus, rotavirus, *C. perfringens*, *S. aureus*, *Bacillus cereus*, *E. coli* enterotoxigénica, *Giardia* o inducidas por fármacos) se resuelven mayoritariamente con tratamiento sintomático. Los pacientes que presentan una gastroenteritis infecciosa inflamatoria con criterios de gravedad requieren el ingreso hospitalario y la administración de tratamiento antibiótico empírico hasta tener el resultado microbiológico del agente causal.

Quelantes de sales biliares. La colestiramina se une a los ácidos biliares en la luz intestinal impidiendo su acción secretora sobre la mucosa colónica. Es útil en pacientes con enfer-

medad o resección del íleon terminal (diarrea colerética) y en la diarrea poscolecistectomía.

Derivados opiáceos. Inhiben la motilidad intestinal al actuar sobre los receptores opiáceos mientéricos del intestino, retrasando el vaciamiento gástrico y el peristaltismo, inhibiendo la secreción gástrica, pancreática y biliar, y estimulando la absorción intestinal de agua y electrólitos. La loperamida es el fármaco más eficaz y el que tiene menos efectos secundarios. No deben emplearse en caso de diarrea sanguinolenta, fiebre o toxicidad sistémica.

Inhibidores de las encefalinasas. Tienen una potente acción antisecretora intestinal, sin modificar el tiempo de tránsito, y presentan escasos efectos adversos.

Agentes α₂-adrenérgicos. Están indicados principalmente en la diarrea grave secundaria a una neuropatía diabética y en la diarrea por adicción a opiáceos. El fármaco más utilizado es la clonidina.

Somatostatina. Está indicada en los tumores endocrinos. Es un potente inhibidor de la secreción endocrina, disminuye la actividad contráctil propulsiva y aumenta las contracciones segmentarias intestinales, lo que incrementa la absorción de agua y electrólitos en la mucosa intestinal.

Subsalicilato de bismuto. El bismuto se elimina inalterado por las heces y bloquea los efectos secretores de agentes infecciosos como *V. cholerae*, *E. coli* enterotoxigénica, *Salmonella* y *Shigella*. Se ha utilizado con éxito especialmente en pacientes con diarrea del viajero y en la diarrea crónica inespecífica.

Trasplante de microbiota fecal. El 15-30 % de los pacientes con un primer episodio de infección por *C. difficile* presentan brotes recurrentes. En estos casos se ha demostrado que el trasplante de microbiota fecal de individuos sanos al intestino de pacientes infectados (vía nasoenteral, enema o colonoscopia) es una alternativa eficaz al tratamiento con antibióticos.

PUNTOS CLAVE

- La diarrea es un cuadro clínico con una repercusión muy alta en cuanto a morbimortalidad a nivel mundial.
- La diarrea aguda es habitualmente autolimitada y tiene una duración < 14 días. En este grupo se distinguen las gastroenteritis y las toxiinfecciones, cuyo manejo primordial es la rehidratación.
- La diarrea crónica es aquella con una duración > 30 días y suele requerir un estudio más complejo.
- El manejo óptimo de la afección diarreica es de vital importancia, especialmente en casos de diarrea con signos de gravedad, así como en edades extremas de la vida o comorbilidades graves, en los que la mortalidad puede ser muy alta.

BIBLIOGRAFÍA

Alcázar MP. Diarrea. Clínica y tratamiento. Farm Prof 2003; 17: 84-90.
Pariente A. Tratado de medicina. Barcelona: Elsevier, 2018.
Quintero Carrión E. Diarrea. En: Farreras-Rozman, eds. Medicina interna. Barcelona: Elsevier, 2020; p. 143-53.

Schiller JH, Sellin LR. Diarrea. En: Sleisenger-Fordtran, eds. Enfermedades digestivas y hepáticas. Barcelona: Elsevier España, 2022; p. 204-23.
Semrad CE. Approach to the patient with diarrhea and malabsorption. En: Goldman-Cecil, eds. Medicine. Barcelona: Elsevier, 2023; p. 923-41.

 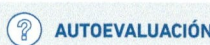 **AUTOEVALUACIÓN**

Fisiopatología del sistema endocrino

V

Diabetes mellitus

51

A. Rodríguez Ochoa e I. Olazabal Olarreaga

OBJETIVOS DE APRENDIZAJE

- Tomar conciencia del grave problema de salud que supone la diabetes mellitus en nuestro medio.
- Conocer los factores causantes de esta enfermedad.
- Revisar los mecanismos fisiopatológicos que condicionan la aparición de la enfermedad.
- Determinar las bases moleculares de la enfermedad.

SÍNTESIS CONCEPTUAL

La diabetes mellitus es una enfermedad crónica que afecta a la forma en que el organismo utiliza la glucosa, uno de los principales nutrientes. Se caracteriza por niveles elevados de glucosa en la sangre, debido a la incapacidad del organismo para producir o utilizar adecuadamente la insulina, que es la hormona responsable de regular los niveles de glucosa en la sangre.

Existen varios tipos de diabetes mellitus, siendo los más comunes la diabetes mellitus de tipo 1, la diabetes mellitus de tipo 2 y la diabetes gestacional. La diabetes de tipo 1 se desarrolla cuando el sistema inmunitario del cuerpo ataca y destruye las células productoras de insulina en el páncreas. Esta forma de diabetes generalmente se diagnostica en la infancia o la adolescencia y requiere la administración diaria de insulina para mantener niveles adecuados de glucemia.

La diabetes de tipo 2, por otro lado, se caracteriza por la resistencia a la acción de la insulina y la producción insuficiente de esta hormona. Es más común en adultos y está asociada con factores como la obesidad, la falta de actividad física y la alimentación poco saludable. Inicialmente, se puede controlar mediante cambios en el estilo de vida, como una dieta equilibrada y ejercicio físico regular, aunque en algunos casos puede requerir medicamentos orales o inyecciones de insulina.

La diabetes gestacional se produce durante el embarazo y suele desaparecer después del parto. Sin embargo, las mujeres que la han experimentado tienen un mayor riesgo de desarrollar diabetes de tipo 2 en el futuro.

DEFINICIÓN

La diabetes mellitus es una enfermedad crónica que afecta a la forma en que el organismo utiliza la glucosa, uno de sus principales nutrientes. Se caracteriza por niveles elevados de glucosa en la sangre, debido a la incapacidad del organismo para producir o utilizar adecuadamente la insulina, que es la hormona responsable de regular los niveles de glucosa en la sangre.

Existen varios tipos de diabetes mellitus, siendo los más comunes la diabetes mellitus de tipo 1(DM1), la diabetes mellitus de tipo 2 (DM2) y la diabetes gestacional.

CLASIFICACIÓN

Diabetes mellitus de tipo 1

La DM1 es una enfermedad crónica autoinmunitaria, en la que el sistema inmunitario ataca y destruye las células β del páncreas, que son las responsables de producir insulina. Esto conduce a una deficiencia absoluta de insulina en el cuerpo, lo que resulta en un desequilibrio en los niveles de glucosa en la sangre. A diferencia de la DM2, la DM1 generalmente se desarrolla en una etapa temprana de la vida y no está asociada con factores como el estilo de vida o la resistencia a la insulina.

Etiología

La DM1 es una enfermedad autoinmunitaria y se cree que su desarrollo es el resultado de una combinación de factores genéticos y ambientales. Aunque no se pueden prevenir ni controlar todos los factores de riesgo, entenderlos puede ayudar a comprender mejor la susceptibilidad a la enfermedad. Los principales factores de riesgo asociados con la DM1 incluyen:

- Antecedentes familiares: tener un familiar cercano, como un padre o un hermano, con DM1 aumenta el riesgo de desarrollar la enfermedad. Aunque la herencia genética juega un papel importante, no todos los individuos con antecedentes familiares de DM1 la desarrollarán necesariamente.
- Factores genéticos: se ha identificado una predisposición genética en la DM1. Algunos genes, como los del complejo principal de histocompatibilidad (MHC), particularmente el *HLA-DQ* y el *HLA-DR*, están asociados con un mayor riesgo de desarrollar la enfermedad.
- Factores ambientales: se cree que ciertos factores ambientales pueden desencadenar la respuesta autoinmunitaria en individuos genéticamente susceptibles. Algunos factores ambientales propuestos incluyen infecciones víricas, como el virus Coxsackie, la rubéola y los enterovirus, así como la exposición temprana a alimentos específicos, como la leche de vaca, en los primeros meses de vida.
- Edad: aunque la DM1 puede aparecer a cualquier edad, generalmente se diagnostica en la infancia, la adolescencia o la adultez temprana. Existe un mayor riesgo de desarrollar DM1 en la infancia, especialmente alrededor de la pubertad.
- Otros trastornos autoinmunitarios: las personas que tienen otros trastornos autoinmunitarios, como la tiroiditis de Hashimoto, la enfermedad de Graves, la enfermedad celíaca o la enfermedad de Addison, presentan un mayor riesgo de desarrollar DM1.

Fisiopatología

La patogénesis de la DM1 implica un proceso autoinmunitario que conduce a la destrucción de las células β productoras de insulina en el páncreas. A nivel microscópico y molecular, se pueden identificar varios fenómenos clave que contribuyen al desarrollo de la enfermedad. En individuos genéticamente susceptibles, se produce una respuesta autoinmunitaria en la cual el sistema inmunitario se infiltra en el páncreas e identifica de forma errónea las células β como extrañas y las ataca. Los linfocitos T y las células del sistema inmunitario innato, como las células NK (*natural killer*), son los principales responsables de la destrucción de estas células. Liberan citoquinas inflamatorias y otras moléculas que provocan una respuesta inflamatoria en el páncreas, lo que contribuye a la destrucción de las células β. Esto origina una disminución progresiva de la producción de insulina. Como resultado, los niveles de glucosa en la sangre aumentan, lo que conduce a los síntomas característicos de la DM1 (**Recuadro 51-1**).

RECUADRO 51-1. Bases moleculares de la diabetes mellitus de tipo 1

En términos moleculares, la diabetes mellitus de tipo 1 está asociada con la presencia de ciertos marcadores genéticos, como el complejo principal de histocompatibilidad (MHC) de clase II, especialmente los genes *HLA-DQ* y *HLA-DR*. Estos genes desempeñan un papel crucial en la presentación de antígenos a los linfocitos T y pueden influir en la susceptibilidad a la enfermedad.

Además, se han identificado autoanticuerpos en la sangre de personas con diabetes mellitus de tipo 1, como los autoanticuerpos contra los islotes pancreáticos, los autoanticuerpos contra la insulina, los autoanticuerpos contra la enzima descarboxilasa del ácido glutámico y los autoanticuerpos contra el transportador de cinc 8. Estos autoanticuerpos pueden detectarse antes del inicio clínico de la enfermedad y se consideran marcadores de riesgo.

Diabetes mellitus de tipo 2

A diferencia de la DM1, la DM2 es una enfermedad metabólica, en la que el organismo no utiliza eficientemente la insulina o no produce suficiente insulina para mantener niveles normales de glucosa en la sangre.

Etiología

Diversos factores, como la obesidad, la falta de actividad física, la edad avanzada y la predisposición genética, están asociados con el desarrollo de DM2. Es la forma más común de diabetes.

Se diagnostica con mayor frecuencia en adultos, sobre todo en personas > 40 años. Sin embargo, debido a la creciente prevalencia de la obesidad infantil, también se está observando un aumento de los casos de DM2 en niños y adolescentes.

Fisiopatología

La resistencia a la acción de la insulina es un fenómeno complejo que implica una disminución en la capacidad de las células del organismo para responder de forma adecuada a la insulina. A medida que aumenta la resistencia a la insulina en las células, se va produciendo un incremento en la producción de insulina por parte del páncreas (hiperinsulinismo) para intentar aumentar la acción periférica de la insulina. Con el paso del tiempo, el páncreas claudica en su síntesis de insulina y es entonces cuando se instaura la DM2, lo que resulta en un incremento de los niveles de glucosa en la sangre.

Diabetes gestacional

La diabetes gestacional es un tipo de diabetes que se desarrolla durante el embarazo. Se caracteriza por niveles elevados de glucosa en la sangre que pueden poner en riesgo la salud, tanto de la madre como del feto.

La diabetes gestacional generalmente se diagnostica entre las semanas 24 y 28 del embarazo y puede desaparecer después del parto.

Etiología

Algunos factores de riesgo para el desarrollo de la diabetes gestacional incluyen:

- Edad materna avanzada: las mujeres > 45 años tienen un mayor riesgo de desarrollar diabetes gestacional.
- Historia familiar de diabetes gestacional: tener antecedentes familiares de diabetes gestacional aumenta el riesgo de desarrollar la enfermedad.
- Obesidad o sobrepeso: las mujeres con un índice de masa corporal (IMC) alto antes del embarazo presentan un mayor riesgo de desarrollar diabetes gestacional.
- Antecedentes de diabetes gestacional en embarazos anteriores: las mujeres que han tenido diabetes gestacional en embarazos previos tienen un mayor riesgo de desarrollarla nuevamente en embarazos futuros.
- Antecedentes de partos de fetos macrosómicos: si la mujer ha tenido un bebé que pesó > 4 kg en un embarazo anterior, tiene un mayor riesgo de desarrollar diabetes gestacional.

Fisiopatología

Durante el embarazo, el cuerpo de la mujer experimenta cambios hormonales que pueden dificultar el uso eficiente de la insulina. En algunas mujeres, estos cambios hormonales pueden provocar una disminución en la capacidad del cuerpo para producir o utilizar la insulina de manera efectiva, lo que da como resultado niveles elevados de glucosa en la sangre.

MANIFESTACIONES CLÍNICAS

Entre los síntomas de la diabetes en general se incluye la poliuria (micción abundante): los niveles altos de glucosa en la sangre hacen que esta se excrete por la orina por efecto osmótico y arrastra agua en su eliminación, lo que resulta en una mayor producción de orina.

A su vez, esto desencadena polidipsia (sed excesiva), debido a la pérdida de líquidos por la orina, y cierto grado de deshidratación secundaria.

También aparece polifagia (aumento del apetito): la falta de insulina impide que la glucosa ingrese a las células para su uso como fuente de energía, lo que conlleva un aumento de la sensación de hambre.

Asimismo, habrá pérdida de peso: debido a la incapacidad del organismo para utilizar la glucosa, se comienzan a descomponer las grasas y las proteínas, lo que resulta en una pérdida de peso a pesar del aumento del apetito. La lipólisis y la proteólisis conducen a una producción de cuerpos cetónicos en exceso y a un cuadro de cetoacidosis diabética. La cetoacidosis diabética se considera una emergencia médica y requiere atención médica inmediata.

Otros síntomas frecuentes incluyen: fatiga y debilidad generalizada, visión borrosa, infecciones frecuentes, especialmente en la piel y las encías, dificultad en la cicatrización, náuseas y vómitos, dolor abdominal, confusión y cambios en el estado mental. Sin tratamiento, la DM1 puede llevar a la muerte.

DIAGNÓSTICO

El diagnóstico de la diabetes mellitus se basa en una combinación de criterios clínicos, síntomas característicos y pruebas de laboratorio. El médico recopila información sobre los síntomas que experimenta el paciente. También se tendrá en cuenta la presencia de factores de riesgo y de antecedentes familiares de DM1. Se realizan pruebas de glucosa en sangre en ayunas y/o pruebas de tolerancia a la glucosa oral. Si los resultados de la prueba de glucosa en sangre en ayunas son > 126 mg/dl (7,0 mmol/l) en dos ocasiones diferentes o si los resultados de la prueba de tolerancia a la glucosa oral son > 200 mg/dl (11,1 mmol/l) a las 2 horas, se considera diagnóstico de diabetes mellitus. Se pueden llevar a cabo pruebas adicionales para medir los niveles de hemoglobina glucosilada (Hb_{A1c}), que reflejan los niveles promedio de glucosa en la sangre en los últimos 2 a 3 meses. Un valor de $Hb_{A1c} \geq 6,5\,\%$ se considera indicativo de diabetes mellitus.

Para la DM1, se puede detectar la presencia de autoanticuerpos, como los autoanticuerpos contra los islotes pancreáticos, los autoanticuerpos contra la insulina, los autoanticuerpos contra la enzima descarboxilasa del ácido glutámico y los autoanticuerpos contra el transportador de cinc 8. La presencia de uno o más de estos autoanticuerpos puede respaldar el diagnóstico de DM1.

El diagnóstico de la diabetes gestacional se realiza igualmente mediante pruebas de glucosa en la sangre. Por lo general, se realiza un prueba de cribado de tolerancia a la glucosa oral entre las semanas 24 y 28 de gestación (prueba de O'Sullivan). Consiste en la administración de una solución azucarada y la medición de la glucosa en la sangre después de cierto tiempo. Si los niveles de glucosa en la sangre están por encima de los valores normales, se realiza un diagnóstico de diabetes gestacional.

TRATAMIENTO

El objetivo del tratamiento de todos los tipos de diabetes mellitus es mantener los niveles de glucosa en la sangre dentro de un rango normal y prevenir o controlar las complicaciones asociadas con la enfermedad.

DM1. El tratamiento principal de la DM1 implica la administración de insulina. La insulina se puede administrar mediante inyecciones múltiples al día o mediante una bomba de insulina que libera insulina de forma continua. La dosis de insulina se ajusta según las necesidades individuales, que pueden variar según la alimentación, la actividad física y otros factores. Es fundamental realizar un monitoreo regular de los niveles de glucosa en la sangre para ajustar el tratamiento de insulina y mantener los niveles de glucosa dentro del rango objetivo. Esto se puede hacer mediante el uso de un glucómetro para medir los niveles de glucosa en casa o mediante el uso de un monitor continuo de glucosa. A su vez, seguir una alimentación equilibrada y saludable y realizar actividad física ayudan a mantener niveles estables de glucosa en la sangre y a mejorar la sensibilidad a la insulina.

DM2. El tratamiento de la DM2 se basa inicialmente en cambios en el estilo de vida, como una alimentación saludable y la realización de actividad física de forma regular. Si estas medidas fracasan, se administran antidiabéticos orales, que actúan en el páncreas aumentando la secreción de insulina o en la célula periférica disminuyendo la resistencia a la acción de la insulina. En las fases finales de la DM2, también puede precisarse la administración de insulina exógena para controlar los niveles de glucemia.

Diabetes gestacional. El manejo de la diabetes gestacional generalmente implica cambios en el estilo de vida, como seguir una dieta equilibrada y realizar actividad física regularmente. En algunos casos, puede ser necesario el monitoreo de los niveles de glucosa en la sangre y la administración de insulina para mantener los niveles de glucosa bajo control. El objetivo del tratamiento es mantener dichos niveles dentro de un rango seguro para la madre y el feto, así como prevenir complicaciones durante el embarazo y el parto.

Es importante que las mujeres con diabetes gestacional reciban un seguimiento médico adecuado y controlen sus niveles de glucosa en la sangre de forma regular. Después del parto, es común que los niveles de glucosa en la sangre vuelvan a la normalidad, pero las mujeres que han tenido diabetes gestacional tienen un mayor riesgo de desarrollar DM2 en el futuro. Por lo tanto, se recomienda un seguimiento continuo y cambios hacia un estilo de vida saludable, a fin de reducir el riesgo de desarrollar DM2 a largo plazo.

COMPLICACIONES

Las complicaciones a largo plazo de la diabetes mellitus incluyen:

- Enfermedad cardiovascular: enfermedad coronaria, enfermedad arterial periférica e ictus.
- Enfermedad renal: nefropatía diabética.
- Enfermedad ocular: retinopatía diabética (es la mayor causa de ceguera en adultos).
- Neuropatía diabética: la diabetes mellitus puede dañar los nervios, especialmente en las extremidades, lo que puede causar dolor, entumecimiento, parestesias y debilidad.
- Pie diabético: aparición de úlceras de origen vascular en los pies, de difícil curación, lo que puede conducir a infecciones graves y, en casos extremos, a la necesidad de amputación.
- Complicaciones sexuales y urinarias: la diabetes mellitus puede afectar a la función sexual y urogenital y aumentar el riesgo de infecciones del tracto urinario.
- Complicaciones durante el embarazo: la diabetes implica un mayor riesgo de complicaciones como preeclampsia, parto prematuro, macrosomía fetal y problemas respiratorios del recién nacido.

PRONÓSTICO

El pronóstico de la diabetes mellitus puede variar según el manejo de la enfermedad y el control de los niveles de glucosa en la sangre. Un control adecuado de la diabetes mellitus puede ayudar a prevenir o a retrasar las complicaciones a largo plazo, así como a mejorar la calidad de vida. Sin embargo, se trata de una enfermedad crónica que requiere un manejo constante y cuidadoso.

No obstante, el pronóstico de la diabetes mellitus ha mejorado significativamente en las últimas décadas, debido a los avances tanto en el tratamiento como en el manejo de esta enfermedad.

PUNTOS CLAVE

- La diabetes mellitus es una enfermedad crónica que afecta a millones de personas en todo el mundo.
- Se caracteriza por niveles elevados de glucosa en la sangre, debido a la incapacidad del organismo para producir o utilizar la insulina adecuadamente.
- Existen varios tipos de diabetes mellitus, siendo los más comunes la DM1, la DM2 y la diabetes gestacional.
- La DM1 se desarrolla cuando el sistema inmunitario destruye las células productoras de insulina en el páncreas.
- La DM2 se caracteriza por la resistencia a la acción de la insulina y la producción insuficiente de esta hormona.
- La diabetes gestacional se produce durante el embarazo y suele desaparecer después del parto. Sin embargo, las mujeres que la han experimentado tienen un mayor riesgo de desarrollar DM2 en el futuro.

BIBLIOGRAFÍA

Buchanan TA, Xiang AH. Gestational diabetes mellitus. J Clin Invest 2005; 115: 485-91.

Ismail L, Materwala H, Al Kaabi J. Association of risk factors with type 2 diabetes: a systematic review. Comput Struct Biotechnol J 2021; 19: 1759-85.

Silva JA da, De Souza ECF, Echazú Böschemeier AG et al. Diagnosis of diabetes mellitus and living with a chronic condition: participatory study. BMC Public Health 2018; 18: 699.

Westman EC. Type 2 diabetes mellitus: a pathophysiologic perspective. Front Nutr 2021; 8: 707371.

Wiebe JC, Wägner AM, Novoa Mogollón FJ. Genética de la diabetes mellitus. Nefrologia 2011; 2: 111-9.

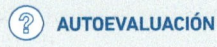
AUTOEVALUACIÓN

Enfermedades tiroidea y paratiroidea

52

J. A. Igual Bonilla y A. Cruz Cidoncha

OBJETIVOS DE APRENDIZAJE

- Tomar conciencia de la importancia de las enfermedades tiroidea y paratiroidea en nuestro medio.
- Conocer los factores predisponentes de estas enfermedades, que afectan a las glándulas tiroides y paratiroides, y especialmente del bocio.
- Revisar los mecanismos fisiopatológicos que condicionan la aparición de las enfermedades tiroidea y paratiroidea.
- Determinar la etiopatogenia de estas enfermedades.

SÍNTESIS CONCEPTUAL

Las glándulas tiroides y paratiroides se encuentran en el cuello, localizadas entre los músculos prelaríngeos por delante; los cartílagos traqueales por detrás, y el paquete vasculonervioso carotídeo lateralmente. Debido a la localización anatómica de la glándula tiroides, durante las intervenciones quirúrgicas hay riesgo de graves daños vasculares y de terminaciones nerviosas de gran importancia.

Las hormonas tiroideas triyodotironina (T_3) y tiroxina (T_4) forman parte de un eje de regulación de retroalimentación negativa del que participan el hipotálamo y la adenohipófisis a través de la hormona liberadora de tirotropina (TRH) y la hormona estimulante del tiroides (TSH). La acción de estas hormonas se produce en diversos tejidos con un efecto de impulso del catabolismo. Paralelamente existe un equilibrio entre hormonas antagónicas mediado por el calcitriol: la calcitonina (de producción tiroidea) y la hormona paratiroidea o parathormona (PTH; de producción paratiroidea). Ambas regulan la homeostasis de los electrólitos calcio, magnesio y fósforo mediante varias vías diferentes.

Las enfermedades tiroidea y paratiroidea son muy variadas; las afecciones más importantes en la tiroides son el bocio, las alteraciones de la función (hipertiroidismo e hipotiroidismo) con diversos orígenes, así como los tumores de diversa índole. En la paratiroides destacan el hiperparatiroidismo de distintas causas y los carcinomas paratiroideos. Existe un grupo de afecciones neoplásicas de origen genético, conocido como neoplasia endocrina múltiple (NEM), que afecta a diferentes glándulas endocrinas, entre otras las glándulas tiroides y paratiroides. Se distinguen dos subgrupos de NEM, dependiendo de los cromosomas mutados: NEM-1 y NEM-2.

DEFINICIÓN

En este capítulo se tratan las enfermedades más comunes que pueden afectar a las glándulas tiroides y paratiroides, así como sus repercusiones en otros órganos y sistemas fisiológicos.

Las glándulas tiroides y paratiroides, como todas las glándulas endocrinas, están estrechamente relacionadas con la fisiología y con el metabolismo de todo el organismo. Así, a pesar de que sea posible vivir con una ausencia total o parcial de estas glándulas (en situaciones en las que sea necesaria su extirpación quirúrgica), las hormonas tiroideas y paratiroideas desempeñan un rol primordial en el delicado equilibrio de la actividad biológica de muchos de los sistemas del cuerpo humano (**Recuadro 52-1**).

De forma similar a lo que sucede en otros órganos del cuerpo humano, se puede aprender mucho de la función e

---

RECUADRO 52-1. Anatomía de las glándulas tiroides y paratiroides

La glándula tiroides está localizada en la parte anterior del cuello, a la altura de la quinta vértebra cervical y hasta la primera vértebra torácica, ubicándose por debajo de la laringe y apoyada sobre los cartílagos traqueales; es de color rojo pardo, similar a la sangre. Su tamaño varía en relación a la edad y el sexo, siendo mayor en adultos; también puede variar con el ciclo menstrual o la gestación. Su peso ronda los 20 g, lo que hace que se trate de una de las glándulas endocrinas mayores en el ser humano. Está típicamente formada por dos lóbulos (izquierdo y derecho) unidos por el medio por un istmo, aunque hay ocasiones en las que aparece un tercer lóbulo, el lóbulo piramidal que se origina del istmo. Los lóbulos dan una forma irregular al tiroides, parecida al de las alas de una mariposa, siendo por lo general los dos lóbulos aproximadamente simétricos en pacientes sanos. Los lóbulos envuelven y están unidos por ligamentos a casi toda la circunferencia de la tráquea y en su parte posterior se encuentran adheridas las cuatro glándulas paratiroides, que son de pequeño tamaño y forma de lenteja. Cubriendo la glándula tiroides se hallan los músculos prelaríngeos, que, de más superficial a más interno, son los músculos esternohioideos y los esternotiroideos.

La glándula tiroides se encuentra medialmente a las arterias carótidas y es irrigada por ramas de estas: las arterias tiroideas, que a su vez se ramifican para irrigar la tiroides. El drenaje se hace a través de las venas tiroideas. La glándula tiroides está inervada por los ganglios simpáticos cercanos y tiene una íntima relación con los nervios laríngeos superior y recurrente, ambos muy cercanos a las arterias mencionadas antes. Esto hace que puedan producirse graves daños yatrogénicos resultantes de las cirugías (que constituyen uno de los principales tratamientos para algunas enfermedades tiroideas y paratiroideas), que causen hemorragias graves o lesiones en los nervios cercanos, que podrían potencialmente provocar la muerte, aunque es algo poco común.

---

idiosincrasia de las glándulas tiroides y paratiroides, a partir de las afecciones que las afectan y de sus manifestaciones clínicas. Los signos y síntomas presentados varían en relación a cada afección, llegando a contraponerse en el caso del hipertiroidismo y el hipotiroidismo, ya que son enfermedades antónimas, por lo que no se puede señalar ningún signo común a todas ellas, aunque sí se pueden observar algunos patrones comunes en cuanto a los equilibrios que se ven afectados. De forma similar, la etiología también es variada e incluye neoplasias, enfermedades autoinmunitarias, causas yatrogénicas, genéticas e, incluso, infecciosas (**Recuadro 52-2**).

El carácter de este texto es divulgativo y su objetivo es proporcionar una introducción y facilitar una comprensión básica de las afecciones más comunes que ocurren en las glándulas tiroides y paratiroides desde el punto de vista fisiológico y clínico, por lo que solo se puede hacer alguna mención o referencia breve a otros temas o textos que describen conocimientos relacionados, entre otros los mecanismos moleculares que activan las hormonas tiroideas en las células o los efectos de la dieta en el tiroides. Para adquirir un conocimiento amplio y sustanciado sobre estas materias, se recomiendan otras lecturas, que se dediquen de forma más detallada a esos temas. Este capítulo tampoco está redactado a partir de ningún estudio clínico concreto ni trata sobre los avances innovadores o los descubrimientos recientes en este campo; su valor es exclusivamente divulgativo y docente.

RECUADRO 52-2. Fisiología tiroidea y paratiroidea

Tanto la glándula tiroides como las glándulas paratiroides forman parte de un eje hormonal que viene desde el hipotálamo a través de la la hormona liberadora de tirotropina (TRH). Esta hormona propicia la liberación de la hormona estimulante del tiroides (TSH) en la adenohipófisis, que es un factor de crecimiento para la glándula tiroides, que estimula la captación de yodo en las células foliculares y la formación de las hormonas triyodotironina (T_3) y tiroxina (T_4), además de la liberación de las hormonas ya presentes en los coloides (**Fig. 52-1**).

Las hormonas T_3 y T_4 que han sido liberadas a la sangre se unen a los receptores de hormonas tiroideas (THR B y THR A) y a otros receptores en muchos tejidos diferentes, entre los que se encuentran el corazón, el hígado, los riñones, los huesos, el músculo estriado e incluso el cerebro. A partir de este estímulo se activan cascadas de señales que usualmente convergen y activan al citoesqueleto y las rutas de proteínas quinasas activadas por mitógenos (MAPK) y fosfatidilinositol-3-quinasa (PI3K), así como a otras rutas para regular la proliferación y el metabolismo celular y el equilibrio de cationes (Na^+, H^+ y K^+). De manera simplificada, esto genera un efecto «catabólico» en las células. Esta cascada tiene retroalimentación negativa, por lo que el aumento de T_3 y T_4 inhibe la producción de TRH en condiciones normales. Al ser necesario para la síntesis de las hormonas tiroideas, el yodo es esencial en la dieta. En los casos en los que hay escasez de yodo, esto provoca una disminución de las hormonas tiroideas, que debilita el efecto regulador de estas sobre la TRH, con consecuencias que pueden dar lugar al desarrollo de afecciones.

Las otras dos hormonas formadas en las glándulas tiroides y paratiroides son la calcitonina (en las células C) y la parathormona (PTH), respectivamente, que son antagónicas debido a que generan hipocalcemia e hipercalcemia, respectivamente, a través de sus efectos sobre la reabsorción ósea, la eliminación renal y la absorción intestinal. También afectan a los niveles de magnesio y fósforo en sangre y orina. La vitamina D_3 o calcitriol es el regulador, que tiene un efecto inhibitorio sobre la PTH, y viceversa.

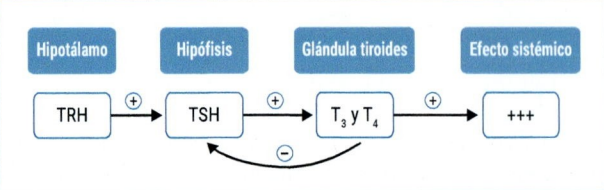

Figura 52-1. Acción y regulación de las hormonas tiroideas. T_3: triyodotironina; T_4: tiroxina; TRH: hormona liberadora de tirotropina; TSH: hormona estimulante del tiroides.

AFECCIONES MÁS FRECUENTES QUE AFECTAN A LA GLÁNDULA TIROIDES

Bocio

El bocio es el aumento de la glándula tiroides a más del doble de su tamaño o con un peso > 40 g. Está provocado por una hiperplasia de la glándula tiroides. Se suele presentar en regiones endémicas y se asocia con deficiencia de yodo o trastornos hormonales (bocio difuso eutiroideo). Suele ser detectable mediante exploración física o a simple vista, aunque en ocasiones debe recurrirse a técnicas de imagen, como la ecografía o la tomografía computarizada (TC) (**Fig. 52-2**). Se han propuesto tratamientos dietéticos, farmacológicos o quirúrgicos (**Fig. 52-3**).

Toda formación nodular que se presenta en la glándula tiroides se denomina nódulo tiroideo. Los nódulos pueden ser sólidos, quísticos o mixtos. Su importancia radica en la posibilidad de su malignidad.

Alteraciones de la función tiroidea

Hipertiroidismo

El hipertiroidismo supone una secreción anormalmente alta de las hormonas T_3 y T_4. La causa más frecuente es la enfermedad de Graves-Basedow, que es de carácter autoinmunitaria y está asociada con la secreción del anticuerpo de la inmunoglobulina estimulante del tiroides (TSI), que es capaz de replicar los efectos de la hormona TSH en las células foliculares tiroideas, causando hiperplasia e hipertiroidismo. Un signo muy reconocible de esta enfermedad es el exoftalmos, que es la protrusión anormal de los globos oculares (mirada de sorpresa), además de otros síntomas asociados al catabolismo hiperactivado y al estrés (taquicardia, fatiga, pérdida de peso, poca tolerancia al calor, etc.), síntomas comunes del hipertiroidismo. Otras causas de hipertiroidismo son la enfermedad de Plummer y el adenoma tóxico. Para el diagnóstico de estas enfermedades se realizan pruebas de la función tiroidea (análisis de las hormonas TSH, T_3 y T_4), ecografía, pruebas de captación de yodo y biopsia/punción aspirativa con aguja fina (PAAF). El tratamiento puede ser farmacológico (antitiroideos) o quirúrgico.

Hipotiroidismo

Se habla de hipotiroidismo cuando existe una disminución de la concentración de las hormonas tiroideas.

El hipotiroidismo primario se caracteriza por un nivel elevado de TSH sérica y una baja concentración de T_4. Por otro lado, el hipotiroidismo subclínico se caracteriza por una TSH elevada, pero con T_4 normal. El hipotiroidismo secundario presenta un nivel bajo de T_4 sérica y de TSH.

Un signo característico del hipotiroidismo es el mixedema, que comparte algunos signos con el hipertiroidismo (fatiga y cambios de humor), y también presenta síntomas opuestos (bradicardia, aumento de peso, poca tolerancia al frío, etc.). El tratamiento es, por lo general, dietético y hormonal.

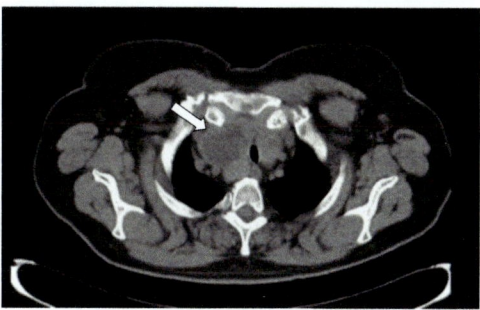

Figura 52-2. Imagen de tomografía computarizada que muestra un bocio multinodular intratorácico de predominio derecho.

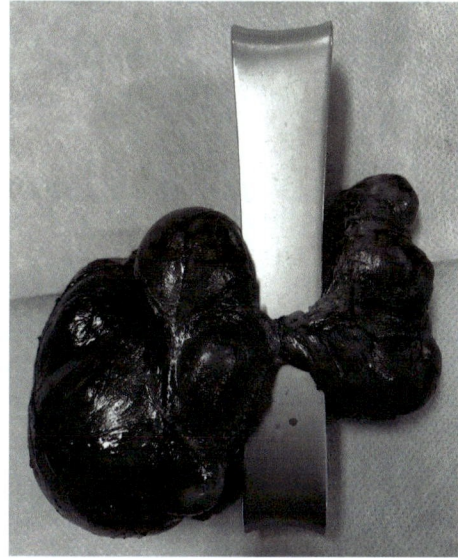

Figura 52-3. Pieza quirúrgica tras tiroidectomía total de un bocio multinodular de predominio derecho.

Tiroiditis

Se denomina tiroiditis a un amplio número de enfermedades caracterizadas por la inflamación de la glándula tiroides. Incluye procesos con la presencia de dolor intenso (tiroiditis subaguda y tiroiditis infecciosas) y otros sin evidencia de inflamación clara ni dolor caracterizado por disfunción tiroidea o bocio.

En el desarrollo de una tiroiditis, el paciente puede encontrarse hipertiroideo, hipotiroideo o eutiroideo, según su fase evolutiva. La tiroiditis de Hashimoto se produce por una respuesta inflamatoria de causa autoinmunitaria con producción de anticuerpos e infiltración de linfocitos en el tejido tiroideo, que ocasiona daño a la glándula tiroides y una menor producción de hormonas tiroideas.

Tumores malignos de la glándula tiroides

La glándula tiroides puede verse afectada por varios tipos de tumores. Entre los tumores que pueden afectar a las células foliculares del tiroides, se distinguen los tumores diferenciados y los tumores indiferenciados.

Los tumores diferenciados son el cáncer papilar (el más frecuente) y el cáncer folicular. Según un estudio de 5.879 pacientes que padecían cáncer papilar, solo el 2 % de los pacientes murieron por progresión de la enfermedad, y los datos de supervivencia total fueron del 97 % a los 10 años, lo que revela que el tratamiento quirúrgico es muy eficaz y que no se trata de una neoplasia muy agresiva o mortífera. Sin embargo, el tratamiento quirúrgico conlleva los riesgos específicos de las tiroidectomías, como edema, hemorragia, lesión de los nervios laríngeos o hipocalcemia por alteración de la función de las glándulas paratiroides, manifestada como parestesias (hormigueos) y tetania (calambres musculares).

Los tumores indiferenciados son los cánceres anaplásicos. Otro tipo de tumor que afecta a la glándula tiroidea es el que surge a partir de las células parafoliculares. Se trata del carcinoma medular de tiroides, que puede aparecer de forma aislada o en el contexto de una NEM-2. La glándula tiroidea también puede verse afectada por metástasis de otros tumores, como cáncer de mama, colon, riñón y melanoma.

AFECCIONES MÁS FRECUENTES QUE AFECTAN A LA GLÁNDULA PARATIROIDES

Hiperparatiroidismo

El hiperparatiroidismo es una alteración de la función de la glándula paratiroides y se define como la elevación de la PTH en sangre y habitualmente se asocia con hipercalcemia. Se distinguen tres tipos:

- Hiperparatiroidismo primario: caracterizado por la elevación de la PTH sin presencia de un estímulo externo a la glándula. Se da en los adenomas paratiroideos, la hiperplasia paratiroidea y los carcinomas de paratiroides.
- Hiperparatiroidismo secundario: se produce cuando las glándulas paratiroides generan un nivel elevado de la PTH en respuesta a un nivel anormal de calcio en sangre. Puede aparecer en afecciones de la función renal, malabsorción intestinal, consumo de litio o déficit de ingesta de calcio.
- Hiperparatiroidismo terciario: se desarrolla en pacientes con enfermedad renal crónica y se caracteriza por una marcada elevación de los niveles de la PTH e hiperplasia de las glándulas.

Aunque el paciente con hiperparatiroidismo con frecuencia se encuentra asintomático, presenta signos que ponen de manifiesto un desequilibrio en la homeostasis de la PTH, como la hipercalcemia, alteraciones óseas y renales o dolor muscular.

Para el diagnóstico del hiperparatiroidismo se determina la PTH y el calcio sérico. En cuanto a las pruebas de imagen, es de elección la ecografía cervical, cuyo resultado se debe confirmar mediante otra prueba de imagen, como la gammagrafía, la TC o la TC asociada con pruebas de medicina nuclear (TC-sestamibi). Una densitometría ósea podría evidenciar la repercusión de la enfermedad ósea. El tratamiento quirúrgico es de elección, aunque en ocasiones no es suficiente para impedir la persistencia del hiperparatiroidismo.

Carcinoma de la glándula paratiroides

Se trata de una afectación neoplásica de la glándula paratiroides y normalmente se asocia con niveles muy elevados de la PTH.

NEOPLASIA ENDOCRINA MÚLTIPLE

La NEM consiste en un grupo de afecciones neoplásicas de origen genético conocido que afectan a diferentes glándulas endocrinas. Hay dos subgrupos de NEM, dependiendo de los cromosomas mutados que los originan: NEM-1 y NEM-2.

Neoplasia endocrina múltiple de tipo 1

La NEM-1 surge por una mutación en el cromosoma 11 y su fenotipo más común se caracteriza por la presencia de hiperparatiroidismo por adenomas paratiroideos múltiples y a veces acompañado de neoplasias pancreáticas y adenohipofisarias. El diagnóstico de NEM-1 es genético.

Neoplasia endocrina múltiple de tipo 2

La NEM-2 engloba un grupo de enfermedades neoplásicas autosómicas dominantes caracterizadas por la mutación en el protooncogén *RET* en el cromosoma 10. Existen las siguientes dos variantes:

- NEM-2A: presenta carcinoma medular de tiroides, feocromocitoma e hiperparatiroidismo por hiperplasia de las glándulas paratiroides. A su vez existen cuatro subtipos que se caracterizan por la presencia de hiperparatiroidismo primario, amiloidosis cutánea y enfermedad de Hirschsprung. Con mayor o menor penetrancia en su expresión genética.
- NEM-2B: presenta carcinoma medular de tiroides y feocromocitoma, pero no hiperparatiroidismo.

PUNTOS CLAVE
- Las afecciones tiroideas más importantes son el bocio, las alteraciones de la función tiroidea (hipertiroidismo e hipotiroidismo) y los tumores.
- En la paratiroides, las afecciones más relevantes son el hiperparatiroidismo y los carcinomas paratiroideos.
- Las NEM afectan a diferentes glándulas endocrinas, entre otras las glándulas tiroides y paratiroides. Hay dos subgrupos de NEM, dependiendo de los cromosomas mutados: NEM-1 y NEM-2.

BIBLIOGRAFÍA

Balibrea Cantero JL. Patología quirúrgica. Madrid: Marban, 2003.
Cecil RL, Goldman L, Ausiello DA et al. Cecil-Goldman. Tratado de medicina interna. Londres: Elsevier Health Sciences Spain, 2013.

Duran H, Arcelus I, García-Sancho L et al. Compendio de cirugía. Madrid: McGraw-Hill-Interamericana, 2002.
Leppert B, Kelly CR. Netter. Un abordaje integrado de la medicina. Londres: Elsevier, 2022.
Sabiston DC. Tratado de cirugía. Fundamentos biológicos de la práctica quirúrgica. Barcelona: Elsevier, 2005.

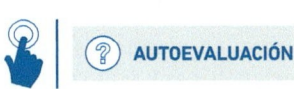 AUTOEVALUACIÓN

Enfermedad suprarrenal

53

A. E. Margenat Carballo, S. Jiménez Blanco y A. Sánchez Gollarte

OBJETIVOS DE APRENDIZAJE

- Conocer las enfermedades más frecuentes de la glándula suprarrenal.
- Revisar los métodos diagnósticos de cada una de las enfermedades.
- Determinar las bases moleculares conocidas de las enfermedades.

SÍNTESIS CONCEPTUAL

Las enfermedades suprarrenales pueden tener una amplia variedad de manifestaciones clínicas y pueden ser tanto benignas como malignas. El diagnóstico y el tratamiento precoces son cruciales para mejorar el pronóstico de los pacientes. Los avances en las técnicas de imagen y en los estudios genéticos han permitido una mejor comprensión y manejo de estas afecciones. En este capítulo se describen algunas de las enfermedades suprarrenales más comunes, incluidos el feocromocitoma, el síndrome de Cushing, el hiperaldosteronismo primario, el incidentaloma suprarrenal, el carcinoma suprarrenal y la neoplasia endocrina múltiple.

DEFINICIÓN

Las glándulas suprarrenales son dos estructuras pequeñas ubicadas en la parte superior de los riñones, cada una de las cuales se compone de una corteza y una médula. La corteza, a su vez, se divide en las zonas glomerular, fascicular y reticular. La aldosterona se produce en la zona glomerular, mientras que el cortisol y los andrógenos se generan en las zonas fascicular y reticular. La médula suprarrenal está formada por células cromafines y produce catecolaminas como la adrenalina y la noradrenalina.

Anatómicamente, la glándula suprarrenal derecha tiene relación con el hígado y el diafragma, la vena cava inferior y el riñón derecho. Su drenaje venoso se realiza a través de la vena suprarrenal derecha, de corta longitud, y directamente a la vena cava inferior. La glándula suprarrenal izquierda se relaciona con el diafragma, el páncreas, el estómago, la arteria esplénica y el riñón izquierdo. Su drenaje venoso es a través de la vena suprarrenal izquierda, que desemboca en la vena renal izquierda.

Las enfermedades suprarrenales pueden tener una amplia variedad de manifestaciones clínicas, dependiendo principalmente de la secreción hormonal, y pueden ser tanto benig-

nas como malignas. El diagnóstico y el tratamiento precoces son cruciales para mejorar el pronóstico de los pacientes. Los avances en las técnicas de imagen y en los estudios genéticos han permitido una mejor comprensión y manejo de estas afecciones.

FEOCROMOCITOMA

El feocromocitoma es un tumor neuroendocrino que se origina en las células cromafines de la médula suprarrenal y produce catecolaminas. Tiene una incidencia de 1-2 casos nuevos/10.000 habitantes/año.

La mayoría de los feocromocitomas son benignos, pero pueden ser malignos en alrededor del 10 % de los casos (**Tabla 53-1**).

Las manifestaciones clínicas del feocromocitoma incluyen hipertensión arterial (en forma de crisis paroxísticas que se desencadenan con el esfuerzo), taquicardia, sudoración, cefalea, pérdida de peso, dolor abdominal o torácico, palpitaciones y ansiedad.

El diagnóstico se realiza mediante pruebas de laboratorio: determinación de catecolaminas libres en plasma (adrenalina, dopamina y noradrenalina), metanefrinas y ácido vanilil-

Tabla 53-1. Regla del 10 del feocromocitoma

- 10 % de los tumores son malignos. La malignidad se define por la presencia de metástasis o invasión de estructuras vecinas. No hay criterios histológicos o citológicos de malignidad
- 10 % de las lesiones suprarrenales son bilaterales
- 10 % de los tumores pueden ser localizados fuera de las glándulas suprarrenales. Solo secretan noradrenalina
- 10 % de los tumores extrasuprarrenales son intraabdominales
- 10 % de los casos tienen un patrón hereditario (feocromocitoma familiar)
- 10 % de los tumores se diagnostican en individuos normotensos
- 10 % de los tumores aparecen en niños

mandélico en orina en 24 horas. Las pruebas de estimulación están contraindicadas.

Las pruebas de imagen, como la TC o la resonancia magnética (RM), se emplean para la localización de la lesión. La gammagrafía con metayodobencilguanidina-^{131}I (MIBG) es una prueba especialmente útil para el diagnóstico de metástasis y para detectar enfermedad bilateral en pacientes con NEM-2 (**Fig. 53-1**).

El tratamiento del feocromocitoma consiste en la resección quirúrgica del tumor. Los pacientes con feocromocitoma maligno pueden requerir tratamiento adicional, como quimioterapia y radioterapia. En casos de tumores malignos irresecables pueden utilizarse bloqueantes α para controlar la hipertensión arterial.

El pronóstico del feocromocitoma es generalmente favorable después de la resección quirúrgica. Tiene una supervivencia a los 5 años del 95 % en los tumores benignos y de < 50 % en los malignos. Los tumores pueden recidivar hasta en el 10 % de los casos. La resección quirúrgica cura la hipertensión arterial en el 75 % de los casos. En el resto, se controla de forma adecuada con tratamiento médico.

SÍNDROME DE CUSHING

El síndrome de Cushing es una enfermedad causada por la exposición prolongada a niveles elevados de cortisol, una hormona esteroidea producida por las glándulas suprarrenales. El cortisol es esencial para la respuesta al estrés y el metabolismo normal del cuerpo, pero en exceso puede causar varios problemas de salud. Tiene una incidencia de 10 casos/1.000.000 habitantes/año.

La mayoría de los casos de síndrome de Cushing se deben a un tumor hipofisario que produce un exceso de la hormona adrenocorticotropa (ACTH), la cual estimula la producción de cortisol por las glándulas suprarrenales. Este tipo de síndrome de Cushing se conoce como enfermedad de Cushing y es responsable del 70 % de los casos de síndrome de Cushing. El restante 30 % se debe a tumores en las glándulas suprarrenales (adenomas o carcinomas) que generan cortisol de forma autónoma, sin la estimulación de la ACTH. No obstante, también puede producirse síndrome de Cushing por producción ectópica de ACTH por tumores de pulmón, timo o páncreas o por carcinoma medular de tiroides. Asimismo, la administración yatrogénica de esteroides también constituye una causa de los síntomas, sin presencia de tumor productor de hormonas.

Los síntomas del síndrome de Cushing incluyen aumento de peso, especialmente en la región abdominal con extremidades delgadas, cuello (cuello de búfalo) y rostro (cara de luna llena); debilidad muscular; piel fina y con estrías rojas; acné; hirsutismo; retraso en la cicatrización de heridas; hipertensión arterial (por retención de sodio); aumento de los niveles de glucosa en la sangre; alteraciones emocionales y psicológicas; pérdida de la libido; impotencia, y amenorrea.

El diagnóstico del síndrome de Cushing incluye una variedad de pruebas bioquímicas, como el análisis de sangre, la medición de cortisol en orina de 24 horas, la prueba de supresión con dexametasona, así como técnicas de imagen para determinar la localización del tumor (**Tabla 53-2**).

La resección quirúrgica del tumor primario es el tratamiento de elección para el síndrome de Cushing. En el caso del síndrome de Cushing de origen hipofisario, se realiza resección transesfenoidal del tumor. En caso de que no haya curación, puede plantearse la radioterapia hipofisaria. En el síndrome de Cushing ectópico, la extirpación del tumor secretor es la primera opción. Si no se localiza el tumor y los síntomas son de difícil control farmacológico, la suprarrenelectomía bilateral es una opción. En el síndrome de Cushing suprarrenal, si es un adenoma o carcinoma, se planteará la adrenalectomía unilateral, pero si se trata de una hiperplasia nodular, la opción será la adrenalectomía bilateral. Tras la cirugía, se debe instaurar un tratamiento sustitutivo con corticoides durante 6 meses; en caso de adrenalectomía bilateral, el tratamiento es para toda la vida.

Si no se trata, el síndrome de Cushing puede ser potencialmente mortal debido a sus efectos en el organismo, como la osteoporosis, la diabetes mellitus, la hipertensión arterial y

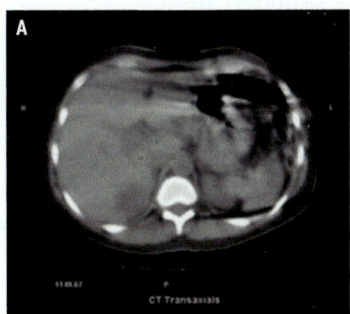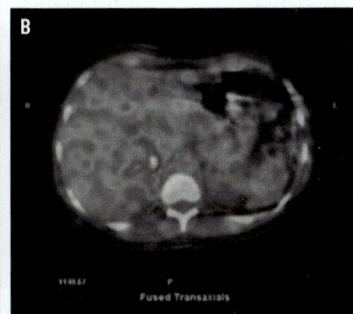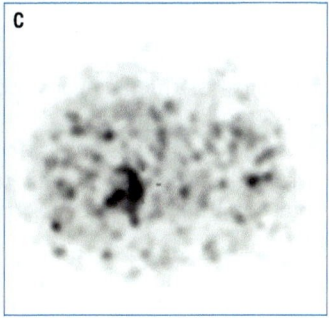

Figura 53-1. A) Tomografía computarizada abdominal. **B)** Tomografía por emisión de fotón único-tomografía computarizada (SPECT-TC). **C)** Gammagrafía. Nódulo de 14 mm de la glándula suprarrenal derecha, sugestivo de adenoma.

Tabla 53-2. Diagnóstico del síndrome de Cushing

Cribado

- Cortisol urinario
- Prueba de supresión con 1 mg de dexametasona (se administra la noche anterior y se mide el cortisol plasmático por la mañana):
  - Niveles normales: no hay síndrome de Cushing
  - Niveles elevados: se realiza prueba de supresión con 2 mg de dexametasona
  - No supresión de cortisol: síndrome de Cushing

Etiología del síndrome de Cushing

- Se realiza medición de ACTH y cortisol tras la prueba de frenación fuerte con 8 mg de dexametasona:
  - ACTH indetectable y no supresión de cortisol: síndrome de Cushing de origen suprarrenal. Se realizará TC abdominal para determinar la localización del tumor
  - ACTH normal o elevada y no supresión de cortisol: síndrome de Cushing ectópico. Se realizará TC corporal total en busca de tumor ectópico productor de ACTH
  - ACTH normal o elevada y supresión de cortisol: síndrome de Cushing hipofisario. Se realizará RM hipofisaria para determinar la localización del tumor

ACTH: hormona adrenocorticotropa; RM: resonancia magnética; TC: tomografía computarizada.

la inmunosupresión. Sin embargo, con un tratamiento adecuado, la mayoría de las personas con síndrome de Cushing pueden llevar una vida normal y saludable. En caso de síndrome de Cushing suprarrenal, la mayoría de los síntomas mejoran tras la cirugía. Sin embargo, a pesar del tratamiento, hay persistencia de los síntomas hasta en el 30 % de pacientes con síndrome de Cushing hipofisario.

HIPERALDOSTERONISMO PRIMARIO

El hiperaldosteronismo primario es una enfermedad que se produce como resultado de una producción excesiva de aldosterona por parte de la glándula suprarrenal.

La etiología del hiperaldosteronismo primario incluye:

- Adenoma suprarrenal (65 %): se denomina síndrome de Conn. Son tumores pequeños (< 2 cm), bien delimitados y de comportamiento benigno.
- Hiperplasia suprarrenal bilateral (30 %).
- Hiperaldosteronismo primario familiar (2 %): caracterizado por la desaparición de las anomalías bioquímicas tras la administración de corticoides.
- Carcinoma suprarrenal: rara vez produce aldosterona.

Las manifestaciones clínicas incluyen hipertensión arterial, hipopotasemia, alcalosis metabólica y, ocasionalmente, poliuria y polidipsia. La hipopotasemia determina la aparición de fatiga, parestesias y debilidad muscular.

El diagnóstico se realiza mediante la medición de los niveles de aldosterona y renina en sangre. Se pueden realizar dos pruebas:

- Cociente aldosterona/renina (prueba de cribado):
  - < 30 = hipertensión arterial esencial.
  - > 30 = probable hiperaldosteronismo primario.

- Prueba de sobrecarga de sodio (prueba confirmatoria):
  - Aldosterona suprimida: hipertensión arterial esencial.
  - Aldosterona no suprimida: hiperaldosteronismo primario confirmado. Se debe realizar TC abdominal para determinar la localización del tumor.

En el diagnóstico diferencial se debe descartar la hipopotasemia por diuréticos.

El tratamiento del hiperaldosteronismo primario incluye las siguientes medidas:

- Adenoma suprarrenal: realizar suprarrenelectomía unilateral.
- Hiperplasia nodular bilateral: administrar espironolactona. Excepcionalmente y en caso de que no haya respuesta, se llevará a cabo una adrenalectomía bilateral.
- Hiperaldosteronismo primario familiar: administrar corticoides.

El pronóstico del hiperaldosteronismo primario es generalmente bueno después del tratamiento.

INCIDENTALOMA SUPRARRENAL

El incidentaloma suprarrenal es un hallazgo radiológico incidental de un tumor suprarrenal que no se buscaba. Es asintomático.

Se trata de tumores relativamente comunes y que se observan en aproximadamente el 4 % de las personas que se someten a pruebas de imagen. La mayoría de los incidentalomas son benignos, pero en alrededor del 10 % de los casos pueden ser malignos. La mayoría son tumores no funcionantes (adenomas, mielolipomas, quistes); los tumores funcionantes son poco frecuentes.

El manejo de los incidentalomas suprarrenales depende del tamaño del tumor, la apariencia radiológica, los niveles de hormonas suprarrenales y la presencia de síntomas. En primer lugar, debe determinarse si son tumores funcionantes o no funcionantes. Para ello se realizarán pruebas analíticas (catecolaminas en orina, cortisol, aldosterona, renina, deshidroepiandrosterona y potasio, etc.). Posteriormente, se debe descartar malignidad mediante pruebas de imagen (los bordes irregulares y la densidad o las lesiones de > 5 cm tienen un riesgo elevado de malignidad). La PAAF no distingue adenoma de carcinoma, por lo que solo es útil para el diagnóstico diferencial con metástasis de otros tumores en las glándulas suprarrenales.

Los tumores pequeños y asintomáticos pueden ser seguidos con técnicas de imagen, mientras que los tumores más grandes o sintomáticos pueden requerir cirugía.

CARCINOMA SUPRARRENAL

El carcinoma suprarrenal es un tipo de cáncer que se origina en las células de la corteza suprarrenal, la capa externa de las glándulas suprarrenales, que produce hormonas esteroides, incluidos cortisol, aldosterona y andrógenos. Es una enfermedad rara que representa < 1 % de todos los casos de cáncer y es más frecuente en mujeres. Es un tumor muy agresivo. El

40-70 % de los casos incluyen metástasis en el momento del diagnóstico. El 40-60 % son funcionantes.

Los síntomas del carcinoma suprarrenal pueden variar según sean funcionantes, o no, y según el tipo de hormona que produzcan. Algunos de los síntomas más comunes incluyen dolor abdominal o de espalda, pérdida de peso inexplicable, fatiga, debilidad muscular, astenia, anorexia y pérdida de peso, aumento de la presión arterial, hirsutismo y, en niños, una apariencia temprana de la pubertad. En los tumores de gran tamaño puede palparse una masa en flanco. Los incidentalomas suprarrenales suponen el 10 % de los casos. En los tumores de > 3 cm, la posibilidad de malignidad aumenta con el tamaño; así, por ejemplo, los tumores > 6 cm tienen un 15-20 % de probabilidades de malignidad.

El diagnóstico del carcinoma suprarrenal se basa en una variedad de pruebas, incluidas las pruebas de imagen, como la TC (**Fig. 53-2**) o la RM, y el análisis de sangre para medir los niveles de hormonas.

La biopsia de la glándula suprarrenal también puede ser necesaria para confirmar el diagnóstico. No existen criterios citológicos de malignidad (la PAAF no diferencia adenoma de carcinoma). Histológicamente, los tumores malignos muestran áreas de necrosis, invasión capsular y vascular, polimorfismo e índice mitótico elevado. Sin embargo, el único criterio absoluto de malignidad es la existencia de metástasis a distancia y la invasión de estructuras vecinas.

La estadificación del carcinoma suprarrenal se establece con la clasificación de McFarlane (**Tabla 53-3**):

- Estadio I: 55 % de supervivencia a los 5 años.
- Estadio II: 33 % de supervivencia a los 5 años.

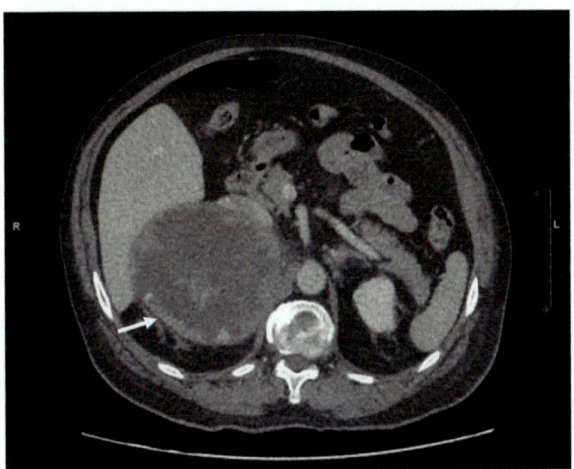

Figura 53-2. Tomografía computarizada abdominal. Masa suprarrenal derecha, sospechosa desde un punto de vista radiológico de carcinoma.

- Estadio III: 25 % de supervivencia a los 5 años.
- Estadio IV: 0 % de supervivencia a 5 años.

El tratamiento del carcinoma suprarrenal depende del estadio de la enfermedad. En los estadios I, II y III está indicada la cirugía para extirpar la glándula suprarrenal y los tejidos circundantes afectados. En el estadio IV no está demostrado que la cirugía aumente la supervivencia, por lo que suele emplearse radioterapia, quimioterapia o tratamiento farmacológico para controlar los síntomas. El mitotano se utiliza en casos de enfermedad metastásica o tumor irresecable.

El pronóstico del carcinoma suprarrenal es variable y depende del estadio de la enfermedad, la edad del paciente, la extensión de la propagación del tumor y la respuesta al tratamiento. Como norma general, los tumores no funcionantes y en pacientes < 35 años tienen mejor pronóstico.

NEOPLASIA ENDOCRINA MÚLTIPLE

La NEM es un grupo de trastornos hereditarios raros que se caracterizan por el desarrollo de tumores en varias glándulas endocrinas, incluidas las glándulas suprarrenales, la tiroides y las paratiroides. Hay varios tipos de NEM y cada uno se asocia con un conjunto específico de síntomas y un riesgo particular de desarrollar ciertos tipos de tumores.

Neoplasia endocrina múltiple de tipo 1

La NEM-1, también conocida como síndrome de Werner, es una enfermedad de transmisión autonómica dominante con elevada penetrancia, cuyo gen responsable es el *menin*, que se localiza en el cromosoma 11q13. El diagnóstico precoz de portador asintomático se establece con el estudio de material genético de leucocitos de sangre periférica. La ausencia de mutación descarta el diagnóstico de NEM-1.

Esta forma de NEM se caracteriza por la presencia de tumores en las glándulas paratiroides, la pituitaria y el páncreas:

- Hiperparatiroidismo: constituye la afectación más frecuente de NEM-1. Son tumores en todas las glándulas paratiroides. Se localizan mediante ecografía y gammagrafía con metoxiisobutilisomitrilo (MIBI). Al estar afectadas las cuatro glándulas paratiroides, el tratamiento consiste en paratiroidectomía total con autotrasplante.
- Tumores enteropancreáticos: los más frecuentes son el gastrinoma y el insulinoma. Representan la principal causa de muerte en pacientes con NEM-1.
- Tumores hipofisarios: tienen una prevalencia entre el 10 y el 60 %, según las series. Generalmente son microadenomas < 1 cm y el más frecuente es el prolactinoma.

Tabla 53-3. Estadificación del carcinoma suprarrenal según la clasificación de McFarlane

Estadio	Tamaño del tumor	Linfadenopatías	Invasión local	Metástasis	TNM
I	< 5 cm	–	–	–	T1-N0-M0
II	> 5 cm	–	–	–	T2-N0-M0
III	Cualquier tamaño	–	+	–	T1 o T2-N1-M0
IV	Cualquier tamaño	–	+	+	T1 o T2-N1-M1

Neoplasia endocrina múltiple de tipo 2

Hay tres subtipos de NEM-2: NEM-2A, NEM-2B y carcinoma medular de tiroides familiar. La NEM-2 se produce por mutaciones en el oncogén *RET*, localizado en el brazo largo del cromosoma 10. El cribado genético permitirá detectar portadores asintomáticos y excluir familiares que nunca desarrollarán la enfermedad.

Neoplasia endocrina múltiple de tipo 2A

Se caracteriza por la presencia de carcinoma medular de tiroides, feocromocitoma e hiperparatiroidismo primario. El carcinoma medular de tiroides se diferencia de los carcinomas esporádicos por ser multifocal y unilateral. El diagnóstico mediante la medición de la calcitonina suele ser tardío. El diagnóstico precoz con cribado genético de mutaciones del oncogén *RET* diagnostica el carcinoma medular de tiroides, incluso en fase de hiperplasia de células foliculares. Está indicada la tiroidectomía total profiláctica antes de los 5 años. Si la calcitonina está elevada, se recomienda el vaciamiento ganglionar central y lateral bilateral. Cuando coexisten el feocromocitoma y el carcinoma medular de tiroides sincrónicos, tiene que intervenirse primero el feocromocitoma. No está indicada la adrenalectomía profiláctica. El hiperparatiroidismo primario es el tumor menos frecuente.

Neoplasia endocrina múltiple de tipo 2B

Se caracteriza por la presencia de carcinoma medular de tiroides, feocromocitoma, neuromas mucocutáneos y hábito marfanoide. En la NEM-2B no hay hiperparatiroidismo. El inicio del carcinoma medular de tiroides en la NEM-2B es más precoz que en la NEM-2A (puede llegar a aparecer en el primer año de vida). Además, este tumor en la NEM-2B resulta más agresivo. El tratamiento consiste en la tiroidectomía profiláctica antes de los 6 meses con vaciamiento ganglionar central y lateral.

Carcinoma medular de tiroides familiar

Consiste en la presencia de diez individuos de la misma familia con carcinoma medular de tiroides, sin datos objetivos de feocromocitoma y de hiperparatiroidismo primario. Tiene un pronóstico más favorable que los carcinomas medulares de tiroides esporádicos.

Neoplasia endocrina múltiple de tipo 4

Se caracteriza por la presencia de tumores en las glándulas paratiroides, la pituitaria y los riñones. A diferencia de los otros tipos, la NEM-4 no se asocia con tumores en la tiroides o las glándulas suprarrenales.

PUNTOS CLAVE

- Las enfermedades suprarrenales dan manifestaciones clínicas en función de su secreción hormonal o de su tamaño.
- El feocromocitoma es un tumor productor de catecolaminas y se manifiesta principalmente con hipertensión arterial, taquicardia y palpitaciones, entre otros síntomas.
- El síndrome de Cushing se produce por un exceso de corticoides, que pueden proceder de un tumor suprarrenal, un tumor ectópico productor de ACTH o un tumor hipofisario que estimula la producción de cortisol en las glándulas suprarrenales.
- Los incidentalomas son tumores asintomáticos hallados en una prueba de imagen. Debe hacerse un seguimiento de ellos, ya que hasta en el 10 % de los casos pueden ser carcinomas suprarrenales.
- El carcinoma suprarrenal es un tumor poco frecuente, pero muy agresivo. Sus criterios de malignidad no son histológicos, sino que se basan en la invasión de estructuras vecinas y la presencia de metástasis a distancia.

BIBLIOGRAFÍA

Else T, Hammer GD. Evaluation and management of adrenal incidentalomas. J Clin Endocrinol Metab 2016; 101: 2007-16.

Lenders JWM, Duh QY, Eisenhofer G et al. Pheochromocytoma and paraganglioma: an endocrine society clinical practice guideline. J Clin Endocrinol Metab 2014; 99: 1915-42.

Nieman LK, Biller BMK, Findling JW et al. The diagnosis of Cushing's syndrome: an endocrine society clinical practice guideline. J Clin Endocrinol Metab 2008; 93: 1526-40.

Reincke M, Beuschlein F. Adrenal incidentaloma: primary hyperaldosteronism and subclinical Cushing's syndrome. Horm Res Paediatr 2014; 81: 145-54.

Smith JD, Fulton JJ, Raulston J, Neely JG. Adrenocortical carcinoma: review and update. Ear Nose Throat J 2010; 89: E13-8.

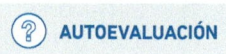
AUTOEVALUACIÓN

Enfermedad de la hipófisis

54

A. Avilés Oliveros y E. Castañé Isern

OBJETIVOS DE APRENDIZAJE

- Conocer el funcionamiento endocrino del eje hipotálamo-hipofisario.
- Identificar las diferentes enfermedades que afectan a la glándula hipófisis.
- Conocer las manifestaciones clínicas de las distintas enfermedades.
- Determinar el posible tratamiento de cada de una de ellas.

SÍNTESIS CONCEPTUAL

La hipófisis se divide en dos partes principales: la adenohipófisis (lóbulo anterior) y la neurohipófisis (lóbulo posterior). Las enfermedades endocrinas incluyen diferentes tipos, tanto por hipopituitarismo como por hiperpituitarismo, así como las enfermedades derivadas del efecto compresivo del tumor. Dependiendo de la causa o el tipo de tumor se producirán diferentes alteraciones hormonales.

DEFINICIÓN

La hipófisis es una glándula endocrina situada en la base del cráneo, concretamente en la conocida silla turca (depresión del hueso esfenoides). Tiene estrecha relación con el hipotálamo mediante el tallo hipofisario o infundíbulo y forma parte del complejo sistema hipotálamo-hipófisis. Debido a su proximidad con el quiasma óptico, los tumores hipofisarios pueden causar alteraciones visuales.

La hipófisis se divide en dos partes principales: la adenohipófisis (lóbulo anterior) y la neurohipófisis (lóbulo posterior) (**Fig. 54-1**).

- Adenohipófisis (lóbulo anterior): la adenohipófisis produce y libera varias hormonas, que incluyen:
  - Hormona del crecimiento (GH): estimula el crecimiento y el desarrollo de tejidos y órganos.
  - Hormona estimulante del tiroides (TSH): regula la función de la glándula tiroides.
  - ACTH: controla la producción de hormonas por parte de las glándulas suprarrenales.
  - Hormona foliculoestimulante (FSH) y hormona luteinizante (LH): regulan la función de los ovarios y los

testículos, incluida la producción de espermatozoides y de óvulos.
  - Hormona estimulante de melanocitos (MSH): regula la pigmentación de la piel.
  - Hormona lactotropina o prolactina (PRL): estimula la producción de leche en las glándulas mamarias y la síntesis de progesterona.
- Neurohipófisis (lóbulo posterior): la neurohipófisis almacena y libera dos hormonas producidas en el hipotálamo:
  - Hormona antidiurética (ADH o vasopresina): regula la cantidad de agua reabsorbida por los riñones, controlando así la concentración de orina y la presión arterial.
  - Oxitocina: juega un papel en el parto y la lactancia, estimulando las contracciones uterinas y la liberación de leche materna.

CLASIFICACIÓN

El sistema endocrino es el conjunto de órganos integrados y ampliamente distribuidos que mantienen el equilibrio homeostático, es decir, el metabolismo basal del cuerpo. La señalización se lleva a cabo mediante hormonas, moléculas que actúan tanto en la membrana como en el citoplasma de las

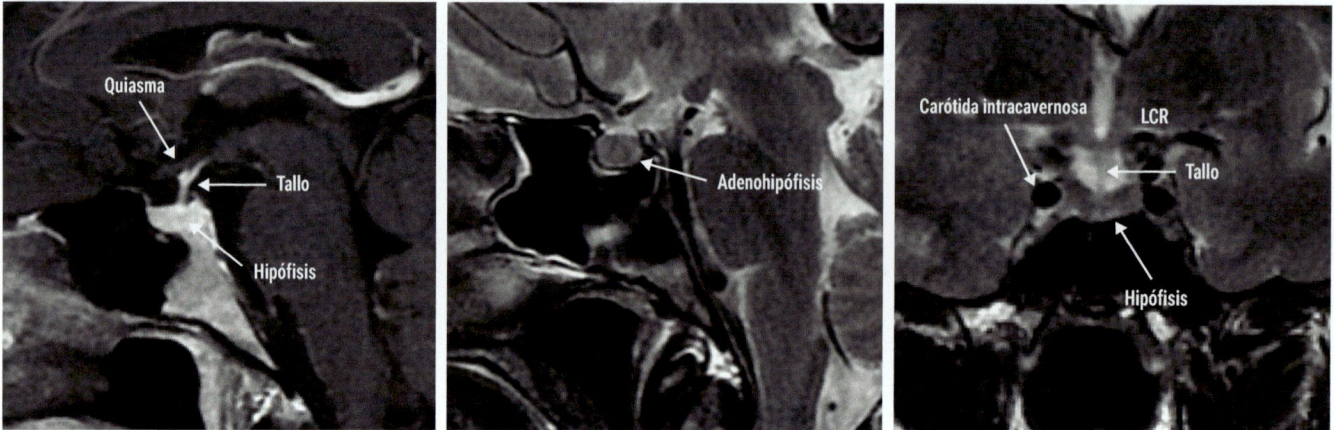

Figura 54-1. Resonancia magnética. Ejemplos de hipófisis normales. Realce con contraste. La adenohipófisis puede ser levemente hiperintensa en T2. LCR: líquido cefalorraquídeo.

células. Por último, el sistema endocrino lleva a cabo la retroalimentación negativa, mecanismo biológico por el cual la acción producida por la hormona frena la liberación de esta.

Entre las enfermedades endocrinas, destacan los siguientes tipos:

• Enfermedades endocrinas por hiperproducción.
• Enfermedades endocrinas por hipoproducción.
• Tumores asociados con hipoproducción o hiperproducción.

Para el diagnóstico son fundamentales tanto los hallazgos morfológicos como las determinaciones bioquímicas (niveles hormonales en sangre, metabolitos, etc.). Las pruebas de imagen más utilizadas son la TC y, sobre todo, la RM.

ADENOHIPÓFISIS

Las manifestaciones clínicas de las alteraciones de la hipófisis incluyen:

• Hiperpituitarismo: por adenoma productor de hormonas.
• Hipopituitarismo: por isquemia, inflamación, adenoma que destruye la glándula, etcétera.

• Efecto de masa local: provoca anomalías visuales (sobre todo hemianopsia bitemporal) y deficiencias neurológicas por hipertensión intracraneal, si la masa es grande (aumenta la presión intracraneal).

Hiperpituitarismo

Adenomas hipofisarios

Los adenomas hipofisarios del lóbulo anterior constituyen la causa más frecuente de hiperpituitarismo. Generalmente están compuestos por un único tipo celular que produce una hormona, con la única excepción del prolactinoma, que se asocia con un aumento de la GH. Afecta por igual a ambos sexos, en personas entre la 3ª y la 4ª décadas de la vida.

Se clasifican como macroadenomas (> 1 cm) (**Figs. 54-2** y **54-3**) o microadenomas (< 1 cm) (**Figs. 54-4**). Además, pueden ser funcionantes (la hormona produce manifestaciones clínicas) y silentes (los síntomas se deben a la compresión). Los adenomas hormonalmente negativos son aquellos en los que no existe expresión hormonal.

Los adenomas hipofisarios suponen el 10 % de las neoplasias intracraneales, siendo su hallazgo accidental en el 25 %

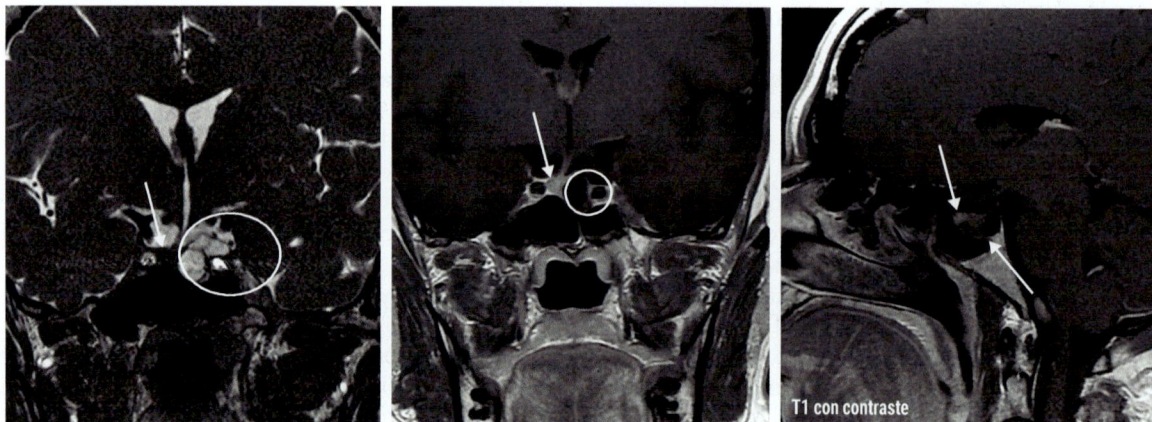

Figura 54-2. Resonancia magnética. Macroadenoma hipofisario: lesión heterogénea con realce de unos 3 cm en el aspecto lateral izquierdo de la silla turca.

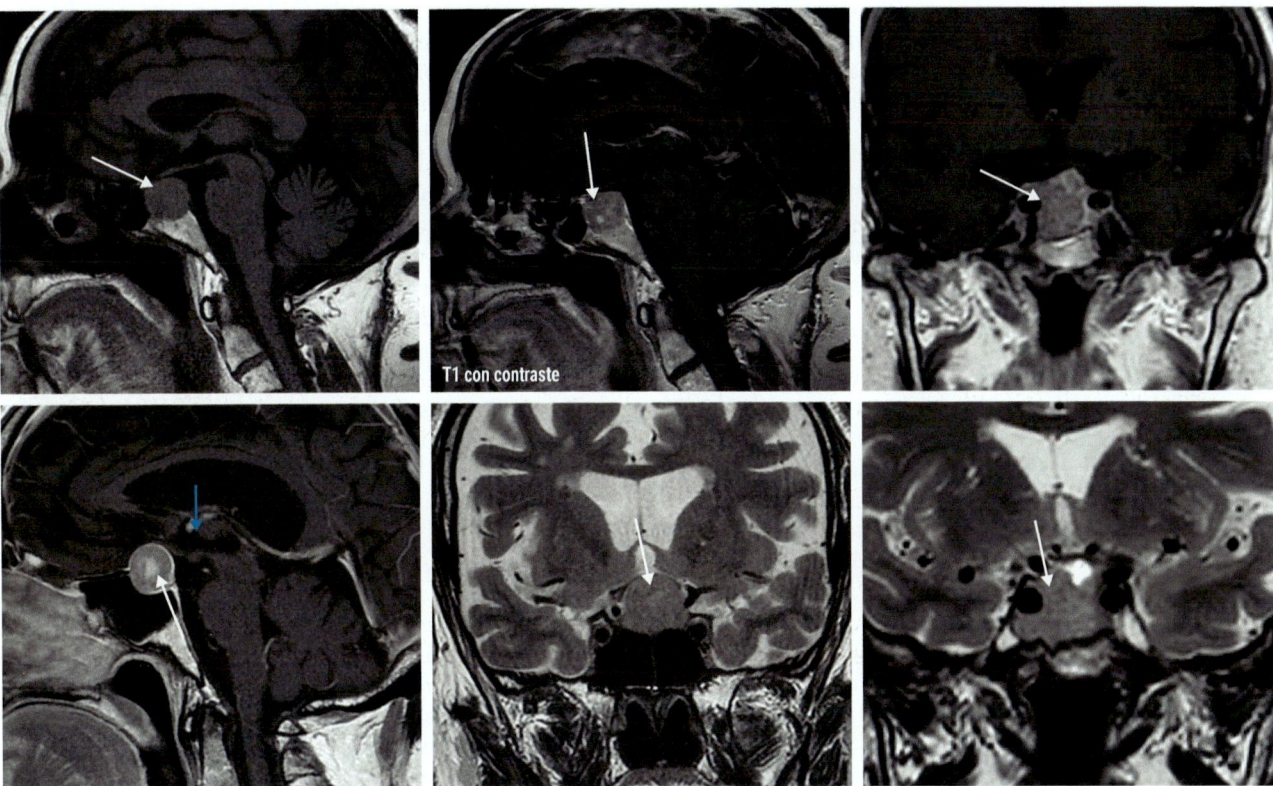

Figura 54-3. Resonancia magnética. Macroadenoma hipofisario: lesión relativamente homogénea con realce de unos 5 cm en la silla turca. Invade el seno carvernoso derecho. Contacta con el quiasma óptico (flecha azul).

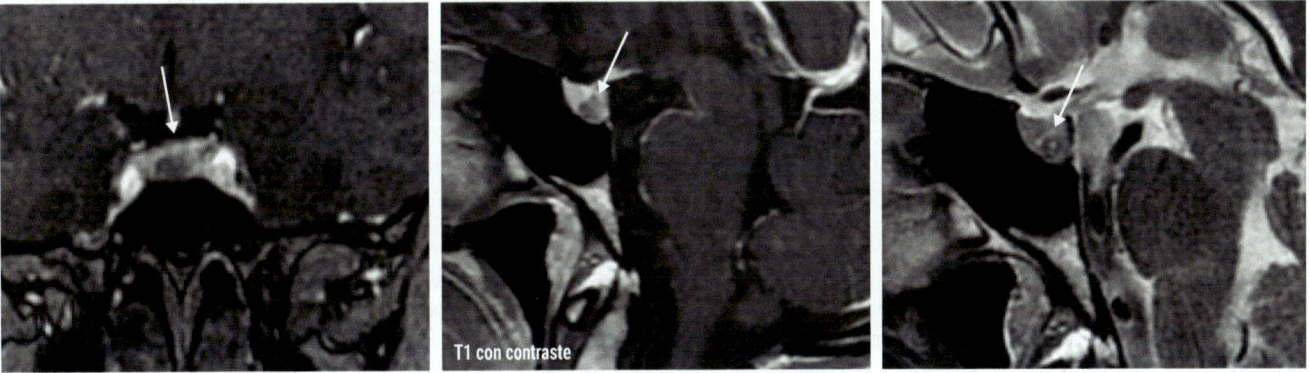

Figura 54-4. Resonancia magnética. Microadenoma hipofisario: lesión de < 1 cm en el aspecto posterior de la hipófisis. En las secuencias con relace el tumor es relativamente hipointenso con respecto al resto de la glándula.

de las autopsias. El 20 % de los adultos poseen microadenomas silentes (no producen hormona ni manifestaciones clínicas) de 3 mm, observables mediante RM o TC. Predominan en los adultos de entre 30 y 50 años.

Manifestaciones clínicas

Prolactinoma. Se trata del adenoma hiperfuncionante más frecuente de la adenohipófisis. La hiperprolactinemia provoca amenorrea, galactorrea e infertilidad. La mayoría de los prolactinomas son microadenomas, lo que significa que son pequeños. La detección es muy temprana en mujeres premenopáusicas, porque la amenorrea es muy evidente, mientras que es más difícil en mujeres posmenopáusicas y en hom-

bres. Estos tumores pueden asociarse con un aumento de la producción de GH.

Efecto tallo. La hiperprolactinemia está causada por un tumor que comprime el hipotálamo y no permite que se secrete dopamina, por lo que no se inhibe la producción de PRL.

Adenomas secretores de GH. Es el segundo tipo más frecuente. La mayoría de los tumores de la GH son macroadenomas, lo que significa que son más grandes en comparación con los microadenomas.

Las manifestaciones clínicas dependen del estado de las epífisis óseas:

- Niños: las epífisis abiertas generan gigantismo (niños muy grandes con las extremidades muy largas).
- Adultos: las epífisis cerradas provocan acromegalia (solo crecen las partes blandas y los huesos de la cara y las extremidades).

Se acompaña de hipertensión arterial, insuficiencia cardíaca congestiva (crecimiento excesivo del corazón) y osteoporosis. Además, puede haber manifestaciones clínicas de hiperprolactinemia (galactorrea, amenorrea e infertilidad), debido a la relación entre la GH y la PRL.

Adenomas secretores de ACTH. Son relevantes en el diagnóstico diferencial del síndrome de Cushing. La mayoría son microadenomas. La ACTH estimula la corteza suprarrenal, lo que provoca hipercortisolismo (aumento de cortisol en sangre) o síndrome de Cushing (obesidad troncular, hipertensión arterial, hirsutismo, etc.). Además, los pacientes poseen una hiperpigmentación derivada del aumento de la MSH.

Adenomas gonadotropos. Secretan FSH aunque son silentes. Esto provoca que lleguen a alcanzar un gran tamaño, induciendo alteraciones neurológicas (vómitos y problemas visuales).

Adenomas tirotropos. Son muy infrecuentes (1 % de los adenomas hipofisarios) y son muy poco activos (rara vez producen hipertiroidismo).

Adenomas hipofisarios funcionantes. Las manifestaciones clínicas se deben a la compresión (efecto de masa). Pueden ser de dos tipos:

- Adenomas funcionantes clínicamente silentes (la hormona no produce manifestaciones clínicas).
- Adenomas hormonalmente negativos o no funcionantes (no se produce hormona).

Tratamiento

- Prolactinomas: habitualmente se tratan con medicamentos como la cabergolina, para reducir la producción de PRL. En algunos casos, puede ser necesario realizar cirugía, si los medicamentos no son efectivos.

- Tumores secretantes de GH: el tratamiento de elección para la acromegalia es la cirugía transesfenoidal para extirpar el tumor. Los análogos de somatostatina, como la octreótida, también se utilizan para controlar la producción de GH. En casos resistentes, se puede considerar el pegvisomant. La radioterapia constituye otra opción en situaciones específicas.
- Tumores secretantes de ACTH: el tratamiento puede implicar cirugía para extirpar el tumor, seguida de terapia con corticosteroides hasta que el eje hipotálamo-hipofisario-suprarrenal se normalice.

En general, el tratamiento de los tumores hipofisarios hiperfuncionantes se adapta a cada caso individual. La cirugía es a menudo la primera opción cuando es factible, y los medicamentos y la radioterapia pueden ser necesarios para controlar la producción hormonal, en casos más resistentes.

Craneofaringioma

Se trata de un tumor derivado de la bolsa de Rathke. Es un tumor disembrioplástico, que siempre se localiza en la regiones selar y paraselar, ya que son restos embriológicos de la hipófisis. Comprende el 2-4 % de los tumores cerebrales y afecta a todas las edades, teniendo dos picos de incidencia: uno infantil y el otro en adultos.

Son tumores benignos desde el punto de vista histológico, pero malignos en cuanto al ámbito biológico. Pueden llegar a adquirir un gran tamaño y destruir la hipófisis y todas las estructuras de alrededor.

Estos tumores se caracterizan por captar contraste en la RM y presentan componentes quísticos y necróticos en su interior (**Fig. 54-5**).

Manifestaciones clínicas

- Visuales: ceguera por compresión de los nervios ópticos.
- Endocrinas: retraso del crecimiento, diabetes insípida (compresión de la neurohipófisis que provoca alteraciones en la secreción de ADH).
- Alteración electrolítica: secundaria a afectación de la hipófisis y el hipotálamo.
- Psíquicas: los pacientes pueden tener un comportamiento muy agresivo o, todo lo contrario, estar muy adormilados.

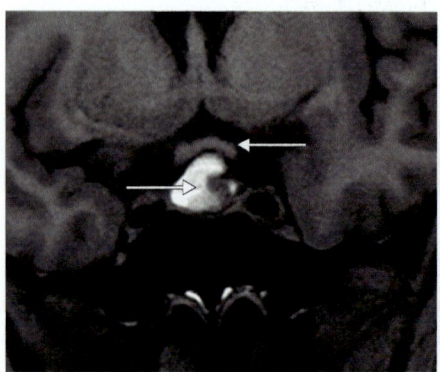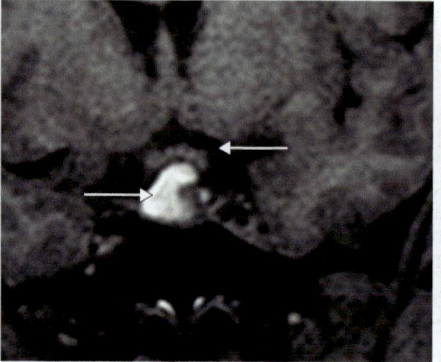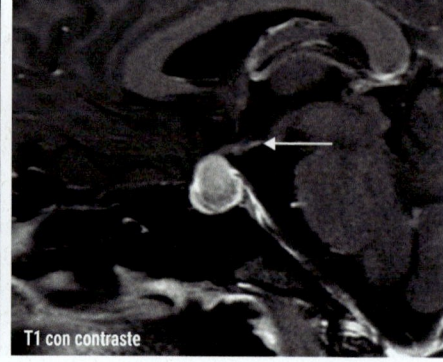

Figura 54-5. Resonancia magnética. Craneofaringioma: lesión que asienta desde la parte inferior de la silla turca, desplazando la hipófisis craneal. Lesión con componente quístico (hiperintensa en secuencias T2). Realce con contraste.

Tratamiento

El único tratamiento efectivo es la cirugía radical, que consiste en una cirugía muy compleja y de elevada morbilidad, ya que es difícil diferenciar la pared del tumor del parénquima cerebral sano. Se usa la vía transnasal, aunque últimamente se ha empezado a utilizar el abordaje endoscópico.

A veces es necesario realizar un abordaje transcraneal.

Se emplea radioterapia en recidivas, teniendo en cuenta que el número de recidivas es elevado. Hay que considerar que la radioterapia daña la vía óptica; por ello, en principio, se reserva para los casos en que haya recidivas.

Hipopituitarismo

Para que haya hipopituitarismo tiene que haber una pérdida > 75 % del parénquima hipofisario.

Existen varios tipos de hipopituitarismo:

- Congénito: muy raro.
- Tumores hipotalámicos que no estimulan la hipófisis.
- Adenomas hipofisarios no funcionantes que destruyen el resto de la glándula.
- Síndrome de Sheeham o necrosis isquémica: pérdida de la adenohipófisis por un problema de irrigación durante el parto. Durante el embarazo, aumenta mucho la PRL y crece la glándula más rápidamente que los vasos. Por el esfuerzo del parto se producen bajadas de volemia que, unidas a la falta de vasos, pueden provocar una falta de riego sanguíneo e isquemia. La neurohipófisis no suele verse afectada ya que está mucho mejor irrigada.
- Ablación quirúrgica: ocurre cuando al operar se corta el tallo hipofisario por accidente.
- Alteraciones inflamatorias (tuberculosis, sarcoidosis, traumatismos, etc.).
- Neoplasias metastásicas: es muy infrecuente que una metástasis alcance la hipófisis.

Las manifestaciones clínicas consisten en:

- Enanismo hipofisario: falta de GH.
- Amenorrea, infertilidad, impotencia y pérdida de vello púbico: ausencia de gonadotropinas.

- Hipoadrenalismo e hipotiroidismo.
- Fracaso de lactancia posparto: falta de PRL.
- Palidez: niveles bajos de MSH.

Hipofisitis

La hipofisitis es un trastorno inflamatorio hipofisario. A veces se aplica el término neuroinfundíbulo (tallo) hipofisitis, por lo que no solo puede afectar a la hipófisis, sino también al tallo y a la neurohipófisis, en ocasiones incluso con mayor predominio en la adenohipófisis (**Fig. 54-6**). No se conoce el desarrollo natural de la hipofisitis. En la RM se observa una imagen de la hipófisis ensanchada con mucho realce (a veces heterogéneo), en ocasiones adoptando una configuración nodular con realce del contraste.

Silla turca vacía

Se trata de otra anomalía de la hipófisis, en la cual mediante RM se observa que el tejido hipofisario está reducido a una lámina de pequeño tamaño y forma semilunar plegada a la silla turca y ocupada por líquido cefalorraquídeo que se hernia o entra en el lugar donde debería haber tejido glandular (**Fig. 54-7**). A pesar de la imagen, el impacto hormonal no es tan grande, por lo que no es inconstante que, habiendo hipotrofia hipofisaria, no haya un impacto hormonal excesivo.

NEUROHIPÓFISIS

Está compuesta por células gliales modificadas (pituicitos) y por axones de las neuronas de los núcleos supraóptico y paraventricular. Frente a diversos estímulos libera ADH y oxitocina, hormonas que se almacenan en las terminaciones axónicas.

- Oxitocina: provoca la contracción del músculo liso del útero durante el parto y del músculo liso que rodea los conductos galactóforos en la lactancia.
- ADH: la síntesis se produce sobre todo en el núcleo supraóptico. Actúa sobre los túbulos colectores renales, aumentando la absorción de agua y regulando la volemia. El núcleo supraóptico es sensible a la presión oncótica, la distensión auricular, etcétera.

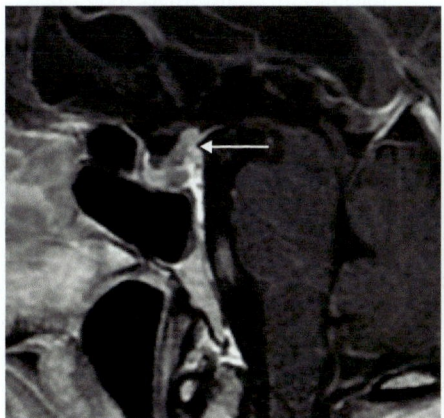
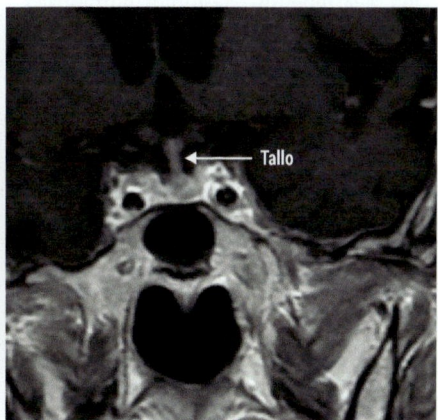

Figura 54-6. Resonancia magnética. Hipofisitis: tallo hipofisario y glándula engrosados en una paciente con panhipopituitarismo.

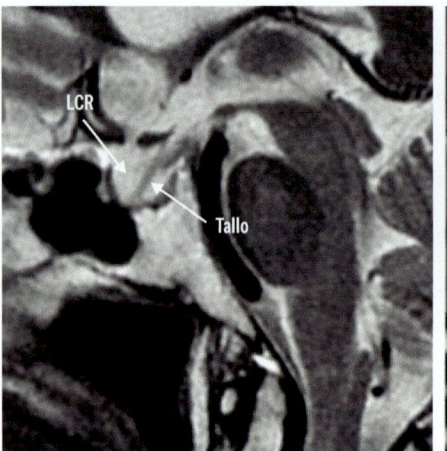
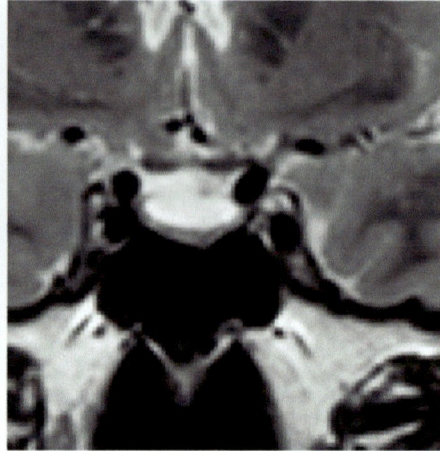

Figura 54-7. Resonancia magnética. Silla turca vacía (aumento de líquido cefalorraquídeo en cisterna selar). A menudo es un hallazgo incidental.

Hiposecreción de la hormona antidiurética

- Diabetes insípida central: no se secreta ADH, por lo que existe una pérdida renal de agua libre. Esto provoca poliuria e hipernatremia, lo que genera sed y deshidratación.
- Diabetes insípida nefrogénica: se secreta ADH, pero no tiene efecto en los túbulos renales, con lo que no reabsorben agua. Presenta las mismas manifestaciones clínicas que la diabetes insípida central.

Hipersecreción de la hormona antidiurética

Supone una secreción inadecuada de ADH: los niveles de esta hormona están aumentados, por lo que se produce una excesiva reabsorción de agua. Esto cursa con hiponatremia, que puede causar un edema cerebral con deficiencias neurológicas.

La causa más común de esta hipersecreción es el carcinoma neuroendocrino de célula pequeña de pulmón.

PUNTOS CLAVE

- La hipófisis se divide en dos partes principales: la adenohipófisis (lóbulo anterior) y la neurohipófisis (lóbulo posterior).
- Las manifestaciones clínicas relacionadas con las enfermedades de la hipófisis se deben a hipopituitarismo, hiperpituitarismo o síntomas y signos derivados del efecto compresivo de un tumor.
- Las enfermedades endocrinas más frecuentes de la adenohipófisis son los prolactinomas y los tumores secretantes de GH y ACTH.
- La enfermedad endocrina más frecuente de la neurohipófisis es la diabetes insípida por falta de secreción de ADH.

BIBLIOGRAFÍA

Yatavelli RKR, Bhusal K. Prolactinoma [Internet]. U.S. National Library of Medicine. Treasure Island (FL): StatPearls Publishing, 2024.

Carmichael JD. Introducción a la hipófisis. Trastornos hormonales y metabólicos [Internet]. Manuales MSD. 2023. Disponible en: https://www.msdmanuals.com/es-es/hogar/trastornos-hormonales-y-metab%C3%B3licos/trastornos-de-la-hip%C3%B3fisis/introducci%C3%B3n-a-la-hip%C3%B3fisis

Corrine K Welt, MD [Internet]. Disponible en: https://www.uptodate.com/contents/hypothalamic-pituitary-axis?search=adenohipofisis&source=search_result&selectedTitle=1~2&usage_type=default&display_rank=1

González-Tortosa J. Silla turca vacía primaria: clínica, fisiopatología y tratamiento. Neurocirugía 2009; 20: 132-51.

Santaliestra MJC. Tumores hipofisarios. Formación médica continuada en atención primaria 2022; 29: 45-51.

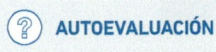
AUTOEVALUACIÓN

Tumores neuroendocrinos del páncreas

55

O. Miranda Lozano y M. E. Fernández Contreras

OBJETIVOS DE APRENDIZAJE

- Identificar los diferentes tipos de tumores neuroendocrinos del páncreas.
- Revisar los mecanismos fisiopatológicos que condicionan las secreciones hormonales de estos tumores.
- Determinar las bases moleculares de la enfermedad.
- Conocer las diferentes opciones terapéuticas.

SÍNTESIS CONCEPTUAL

Los tumores neuroendocrinos del páncreas (TNP) constituyen una forma poco común de cáncer pancreático, que se originan en las células neuroendocrinas que se encuentran en el páncreas. Estos tumores tienen una amplia variedad de manifestaciones clínicas y pueden ser difíciles de diagnosticar. Sin embargo, con un diagnóstico temprano y un tratamiento adecuado, el pronóstico para los pacientes con TNP puede ser favorable. En este capítulo se describen las bases moleculares de los TNP, su clasificación, manifestaciones clínicas, diagnóstico, tratamiento y pronóstico.

DEFINICIÓN

Los tumores neuroendocrinos son una forma de cáncer que se origina a partir de células neuroendocrinas. Se trata de neoplasias endocrinas poco frecuentes. Estas células neuroendocrinas producen y secretan hormonas y péptidos, y están presentes en todo el cuerpo, incluido el páncreas. Los TNP representan aproximadamente una incidencia de 1-2 casos/millón de habitantes. Se dividen en dos categorías principales: los tumores neuroendocrinos funcionantes y los no funcionantes.

CLASIFICACIÓN

Los TNP pueden dividirse en función de la secreción hormonal:

- Tumores funcionantes (85 % de los casos): los tumores funcionantes secretan sustancias bilógicamente activas que determinan un síndrome clínico específico. En esta categoría se incluyen los siguientes tipos: insulinomas (tumores secretores de insulina), gastrinomas (secretores

de gastrina), glucagonomas, somatostatinoma, VIPomas (tumores productores de péptido intestinal vasoactivo), PPomas (tumores productores de polipéptido pancreático), etcétera.
- Tumores no funcionantes (15 % de los casos): los tumores no funcionantes pueden ser secretantes (segregan hormonas sin actividad o una muy escasa cantidad hormonal) o no secretantes.

Los TNP también se dividen en:

- Ortocrinos: secretan hormonas habituales del páncreas.
- Paracrinos: secretan hormonas que no suelen segregarse en el páncreas normal.

Por último, se pueden clasificar en:

- Unicrinos (67 %): secretan una única hormona.
- Multicrinos (33 %): secretan varias hormonas.

El tumor carcinoide es un tumor con características especiales, que no es frecuente en el páncreas. Se trata de un tumor productor de péptidos y aminas (cromogranina, sinaptofisina, histamina y fundamentalmente serotonina). Este tipo de tumor se origina en las células de Kulchitsky en la pared gastrointestinal. Histológicamente se diferencian de otros TNP por su elevada tinción con plata y características inmunohistoquímicas propias.

FISIOPATOLOGÍA

La fisiopatología de estos tumores va a depender de su secreción hormonal. La hormona que liberan se produce en cantidades suprafisiológicas, por lo que condiciona una patología.

Sin embargo, los tumores no funcionantes muestran una fisiopatología similar al adenocarcinoma de páncreas, ocasionando síntomas por compresión de estructuras adyacentes, aunque con una menor agresividad y mejor pronóstico que el adenocarcinoma pancreático (**Recuadro 55-1**).

MANIFESTACIONES CLÍNICAS

Los síntomas de los TNP dependen de si el tumor es funcional, o no. Los tumores funcionantes que se caracterizan por la producción y secreción de hormonas pueden causar síntomas específicos relacionados con la hormona secretada (**Tabla 55-1**).

Los tumores no funcionantes pueden ser asintomáticos (40 %) o presentar síntomas en función de su tamaño y localización. El síndrome constitucional y el dolor abdominal se asocian con tumores de mayor tamaño. Pueden causar ictericia los tumores que se localizan en la cabeza pancreática, comprimiendo la vía biliar.

DIAGNÓSTICO

El diagnóstico de los TNP puede ser desafiante debido a que estos tumores son raros y tienen una variedad de manifestaciones clínicas. Además, algunos TNP son no funcionantes y no producen síntomas, lo que puede retrasar el diagnóstico.

En general, el diagnóstico de los TNP se basa en una combinación de hallazgos clínicos, radiológicos, bioquímicos y patológicos. El primer paso en el diagnóstico es sospechar la presencia de un TNP en pacientes con síntomas sugestivos o síntomas asociados con la producción excesiva de hormonas.

La confirmación del diagnóstico de un TNP se logra a través de estudios de imagen, como la TC o la RM, que pueden identificar la presencia de un tumor y su tamaño, ubicación y extensión. Se observan lesiones redondeadas e hipercaptantes y se evalúa la presencia de metástasis (**Fig. 55-1**). La RM tiene una sensibilidad mayor para el diagnóstico. No obstante, estas técnicas de imagen tienen limitaciones, ya que difícilmente detectan lesiones < 2 cm.

La ecoendoscopia es la prueba de elección para el diagnóstico de los TNP, con mayor sensibilidad que la TC y la RM. Es capaz de detectar lesiones de hasta 2-3 mm y permite además guiar una PAAF para obtener el diagnóstico histológico diferencial con el adenocarcinoma de páncreas. Las limitaciones de la ecoendoscopia son la falta de disponibilidad del equipo en muchos centros y la habilidad del endoscopista a la hora de realizar la prueba. Además, ofrece una mala visualización del cuerpo y la cola del páncreas.

Tabla 55-1. Secreción hormonal de los tumores neuroendocrinos del páncreas funcionantes y síntomas asociados

Tumor	Hormona secretada	Síntomas
Insulinoma	Insulina	Hipoglucemia, mareos, síntomas adrenérgicos (sudoración, taquicardia, nerviosismo), aumento de peso y diarrea
Glucagonoma	Glucagón	Hiperglucemia (diabetes mellitus), acantosis *nigricans*, pérdida de peso y lesiones cutáneas
Gastrinoma	Gastrina	Pirosis, úlceras pépticas, dolor abdominal y diarrea
VIPoma	Péptido intestinal vasoactivo	Dolor abdominal y diarrea
Somatostatinoma	Somatostatina	Dolor abdominal y diarrea

RECUADRO 55-1. Bases moleculares de los tumores neuroendocrinos del páncreas

A nivel molecular, estos tumores se caracterizan por una variedad de mutaciones genéticas y alteraciones epigenéticas. Las mutaciones más comunes en los tumores neuroendocrinos del páncreas (TNP) incluyen mutaciones en el gen *MEN1*, *DAXX/ATRX*, *TSC2* y *PTEN*.

El gen *MEN1* (*multiple endocrine neoplasia type 1*) codifica para una proteína supresora de tumores llamada menina, que regula la transcripción de genes que controlan el crecimiento celular. Las mutaciones en *MEN1* son comunes en tumores funcionales, como los insulinomas y los gastrinomas. Por otro lado, las mutaciones en los genes *DAXX* y *ATRX* se asocian con la pérdida de la histona H3.3, lo que conduce a una mayor inestabilidad genómica en los tumores neuroendocrinos.

Las mutaciones en *TSC2* (*tuberous sclerosis complex 2*) y *PTEN* (*phosphatase and tensin homolog*) se han identificado en los TNP que se asocian con el síndrome de esclerosis tuberosa. Estas mutaciones causan la activación de la vía de la proteína quinasa diana de la rapamicina de mamíferos (mTOR), lo que promueve el crecimiento celular y la supervivencia.

Además de las mutaciones genéticas, se han identificado alteraciones epigenéticas en los TNP, como la hipermetilación de genes supresores de tumores y la desacetilación de histonas. Estas alteraciones epigenéticas pueden contribuir al desarrollo y la progresión del tumor.

En resumen, los TNP se caracterizan por una variedad de mutaciones genéticas y alteraciones epigenéticas que contribuyen al desarrollo y la progresión del tumor. El conocimiento de estas bases moleculares puede ayudar en el diagnóstico y el tratamiento de los TNP.

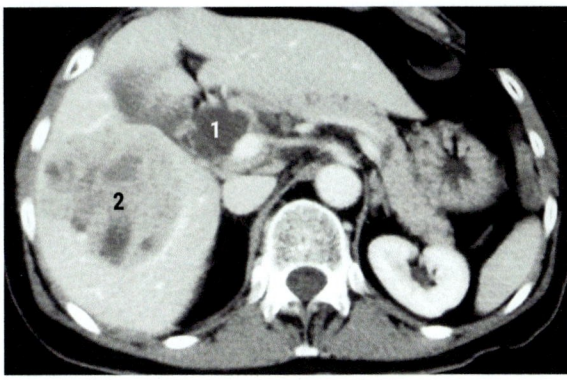

Figura 55-1. Tomografía computarizada abdominal. Tumor neuroendocrino en cabeza pancreática (1) con metástasis de gran tamaño en lóbulo hepático derecho (2).

El octreoscan es una prueba de medicina nuclear en la que se administran análogos de octreótido marcados con isótopos (^{111}In-pentetreótido). Esta prueba es especialmente útil para el diagnóstico de glucagonomas, gastrinomas, tumores no funcionantes y carcinoides, que son tumores que expresan receptores de somatostatina. Esta técnica permite detectar tanto el tumor primario como la eventual presencia de metástasis.

La ecografía intraoperatoria posee una sensibilidad del 80-100 % para la localización de tumores de pequeño tamaño y permite realizar un examen minucioso de todo el páncreas.

TRATAMIENTO

El tratamiento de los TNP depende de si se trata de una enfermedad localizada o de una enfermedad metastásica.

Enfermedad localizada

La única posibilidad de curación es la resección quirúrgica completa. No es necesario hacer resecciones amplias, basta con resecciones limitadas (enucleaciones, resecciones mediopancreáticas, etc.). A pesar de ser más conservadoras, estas cirugías no están exentas de complicaciones, entre las que destacan las fístulas pancreáticas, aunque estas suelen ser de bajo débito y se controlan con tratamiento conservador.

Enfermedad metastásica

La mayoría de las metástasis se localizan en el hígado. En el tratamiento quirúrgico de la enfermedad metastásica lo ideal son las resecciones con radicalidad R0 (sin dejar tumor macroscópico ni microscópico residual). Las resecciones R0 pueden realizarse en pacientes con un número limitado de metástasis.

Las resecciones incompletas se asocian con un mayor número de complicaciones postoperatorias. A pesar de ello, en ocasiones, se plantea la resección metastásica para paliar los síntomas en los tumores funcionantes.

Otras opciones terapéuticas en la enfermedad metastásica incluyen la quimioembolización arterial, la radiofrecuencia y la crioablación de las lesiones.

La quimioterapia puede ser eficaz para paliar los síntomas. No obstante, la mayoría de los TNP son refractarios a tratamiento quimioterápico u hormonal. Los análogos de somatostatina pueden ser eficaces en glucagonomas, somatostatinomas y VIPomas, que expresan receptores para somatostatina. El diazóxido puede emplearse en insulinomas, los inhibidores de la bomba de protones en gastrinomas y el interferón alfa asociado o no con octreótido en carcinoides. Estos agentes quimioterápicos se usan solo con fines paliativos, nunca curativos.

PRONÓSTICO

El pronóstico de los TNP es mejor que el del adenocarcinoma ductal de páncreas. Su pronóstico depende del tamaño y la localización del tumor, así como de si el tumor es funcionante, o no. Los tumores más pequeños y localizados tienen un mejor pronóstico que los tumores más grandes o metastásicos. Los tumores funcionantes también tienen un pronóstico mejor que los tumores no funcionantes, siendo los insulinomas los que mejor pronóstico poseen.

La tasa de supervivencia a los 5 años para los pacientes con TNP es del 50 %. Sin embargo, la tasa de supervivencia varía ampliamente según el tipo y la etapa del tumor. Los pacientes con TNP metastásicos presentan un pronóstico más pobre, con una tasa de supervivencia a los 5 años del 15-30 %.

PUNTOS CLAVE

- Los TNP se originan en las células neuroendocrinas que se encuentran en el páncreas.
- Estos tumores tienen una amplia variedad de manifestaciones clínicas, dependiendo fundamentalmente de la hormona que segreguen.
- Los TNP presentan mejor pronóstico que el adenocarcinoma de páncreas.
- El único tratamiento curativo es la resección quirúrgica.
- Los tumores funcionantes tienen mejor pronóstico que los no funcionantes, y entre los funcionantes, los insulinomas alcanzan supervivencias muy superiores al resto.

BIBLIOGRAFÍA

Falconi M, Eriksson B, Kaltsas G et al. ENETS Consensus guidelines update for the management of patients with functional pancreatic neuroendocrine tumors and non-functional pancreatic neuroendocrine tumors. Neuroendocrinology 2016; 103: 153-71.

Fazio N, Milano A. Molecular oncology in pancreatic neuroendocrine tumors. Dig Dis 2012; 30 (Suppl. 2): 52-57.

Ruiz-Tovar J, Alonso Hernández N, Morales Castiñeiras V et al. Peritoneal carcinomatosis secondary to carcinoid tumour. Clin Trans Oncol 2007; 9: 804-5.

Ruiz-Tovar J, López-Hervás P. Right hepatectomy extended to segment I and pancreatoduodenectomy in the same surgical act for pancreatic neuroendocrine tumour with liver metastases. Am Surg 2010; 76: 1439-40.

Ruiz-Tovar J, Priego P, Martínez-Molina E et al. Pancreatic neuroendocrine tumours. Clin Transl Oncol 2008; 10: 493-7.

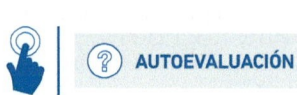
AUTOEVALUACIÓN

Cáncer de mama

56

A. Rodríguez Leal y P. López Quindós

OBJETIVOS DE APRENDIZAJE

- Tomar conciencia del grave problema de salud que supone el cáncer de mama en nuestro medio.
- Conocer los factores causantes de esta enfermedad.
- Revisar los mecanismos fisiopatológicos que condicionan la aparición de la enfermedad.
- Determinar las bases moleculares de la enfermedad.

SÍNTESIS CONCEPTUAL

El cáncer de mama consiste en un tumor maligno en las glándulas mamarias. Es la primera causa de muerte debido a procesos oncológicos en la mujer en países industrializados y se estima que 1 de cada 14 españolas padecerá cáncer de mama a lo largo de su vida. Aunque la incidencia se ha visto aumentada en las últimas décadas, se ha observado un descenso en la mortalidad, probablemente debido a un diagnóstico precoz por métodos de cribado y a la mejoría del manejo terapéutico. Existen principalmente dos tipos de cáncer de mama: el carcinoma ductal, que se desarrolla a partir de los conductos galactóforos, y el carcinoma lobulillar, que comienza en los lobulillos de las glándulas mamarias. Además, el cáncer de mama no solo tiene implicaciones de supervivencia, sino que se ve acompañado de secuelas emocionales, sexuales, familiares, etcétera.

DEFINICIÓN

El tejido mamario está compuesto por lóbulos, que a su vez están formados por unidades más pequeñas llamadas alvéolos. Cada glándula mamaria contiene varios lóbulos, mientras que los alvéolos son las unidades funcionales donde se produce la leche. Por otro lado, conectados a los alvéolos, se encuentran los conductos lactíferos, que son tubos delgados por donde fluye la leche materna. Estos conductos se agrupan en estructuras más grandes, denominadas conductos galactóforos, que se hallan distribuidos en todo el tejido mamario. El pezón es la parte sobresaliente de la glándula mamaria que se encuentra en el centro de la aréola (área pigmentada alrededor del pezón). A través del pezón, la leche materna es liberada hacia el exterior durante la lactancia. Las glándulas mamarias también poseen gran vascularización, en especial de ganglios linfáticos, así como tejido adiposo, o tejido graso, que rodea y brinda soporte a las glándulas mamarias. El volumen y distribución de este tejido varía entre las mujeres y es lo que determina, en gran medida, el tamaño y la forma de los senos.

En cuanto a su fisiología normal, las glándulas mamarias son estructuras especializadas del sistema reproductivo femenino que se encargan de producir y secretar leche durante la lactancia. Estas glándulas experimentan cambios durante el desarrollo embrionario, la pubertad, el ciclo menstrual, el embarazo y la lactancia. Las hormonas, como los estrógenos, la progesterona y la prolactina, desempeñan un papel clave en el desarrollo y la función de las glándulas mamarias. La succión del bebé estimula la liberación de leche a través de la contracción de las células mioepiteliales, y la producción de leche se mantiene mediante la estimulación regular del pezón y la hormona prolactina.

El cáncer de mama consiste en un tumor maligno en las glándulas mamarias. Existen principalmente dos tipos: el carcinoma ductal, que se desarrolla a partir de los conductos galactóforos, y el carcinoma lobulillar, que comienza en los lobulillos de las glándulas mamarias.

El cáncer de mama no solo tiene implicaciones oncológicas, sino que posee una connotación especial: tiene un impacto emocional significativo, debido a la enfermedad y los tratamientos, lo que genera preocupaciones relacionadas con el funcionamiento físico, la imagen corporal, el estado de ánimo, la sexualidad, la familia y los objetivos profesionales. Estas dificultades se reflejan en las relaciones interpersonales, familiares, de pareja y sexuales, afectando la forma en que la persona se relaciona con los demás y experimenta la intimidad. Es esencial buscar el apoyo adecuado para abordar estas dificultades y encontrar estrategias que promuevan relaciones saludables y satisfactorias durante y después del tratamiento del cáncer de mama.

EPIDEMIOLOGÍA

El cáncer de mama es la neoplasia maligna más frecuente en la mujer occidental. Además, es la primera causa de muerte debido a procesos oncológicos en la mujer en países industrializados y se estima que 1 de cada 14 españolas padecerá cáncer de mama a lo largo de su vida.

Su incidencia se ha visto aumentada en las últimas décadas. Esto se debe probablemente a los métodos de cribado instaurados de forma rutinaria, que permiten el diagnóstico de un mayor número de casos.

Sin embargo, en las últimas décadas, se ha observado un descenso en la mortalidad asociada al cáncer de mama, lo que puede atribuirse no solo al diagnóstico de un mayor número de casos en fases iniciales, sino también a la mejoría de los tratamientos.

FACTORES DE RIESGO

Los factores de riesgo para desarrollar cáncer de mama incluyen:

- Sexo femenino (aunque también puede darse en hombres).
- Edad avanzada.
- Menarquia precoz y menopausia tardía.
- Edad avanzada en el momento del primer parto o mujeres nulíparas.
- Antecedentes familiares de cáncer de mama.
- Aumento de la permeabilidad intestinal.
- Factores ambientales: hábitos de vida del mundo occidental, radiaciones ionizantes, contaminación o dieta.
- Ausencia de lactancia materna: la lactancia materna ha demostrado ser un factor protector frente al cáncer de mama.
- Genética: en el 5-10 % de los casos, el cáncer de mama es causado por mutaciones genéticas heredadas. Los genes *BRCA1* y *BRCA2* han sido relacionados con una forma familiar de cáncer de mama. Las mujeres cuyas familias poseen mutaciones en estos genes tienen un riesgo mayor de desarrollar el tumor, si bien no todas las personas portadoras de mutaciones en estos genes desarrollarán cáncer de mama. Junto con la mutación del gen supresor *p53*, estas mutaciones determinarían aproximadamente el 40 % de los casos de cáncer de mama hereditarios.

RECUADRO 56-1. Historia natural y diseminación del cáncer de mama

El cáncer de mama sigue el siguiente proceso:

- Fase de inducción.
- Crecimiento local.
- Destrucción.
- Diseminación.

Así, el tumor se expande por vía hematógena (arteria y vena subclavias), por vía linfática (ganglios axilares y mamarios internos) o por contigüidad (piel y pared torácica). Puede diseminarse al pulmón, la pleura, el hígado, el cerebro y los huesos.

CLASIFICACIÓN

Histológicamente, destacan sobre todo dos tipos de tumores:

- Carcinoma ductal: es el tipo más común de cáncer de mama. Representa alrededor del 80 % de los casos. Comienza en los conductos de la mama y puede diseminarse a tejidos cercanos. Es habitualmente unilateral y unicéntrico.
- Carcinoma lobulillar: representa alrededor del 10 % de los casos. Se origina en los lóbulos de la mama y puede propagarse a otras áreas del cuerpo. Puede ser bilateral y multicéntrico (**Recuadro 56-1**).

MANIFESTACIONES CLÍNICAS

El principal motivo de consulta en relación con las mamas de una mujer es la detección de una masa o tumoración. Aproximadamente, el 90 % de todas las masas mamarias son causadas por lesiones benignas. Los tumores malignos se caracterizan por ser únicos, duros, inmóviles y dolorosos a la palpación.

El cáncer de mama precoz generalmente es asintomático. A medida que crece puede aparecer edema, eritema y retracción de la piel o del pezón con la aparición de piel de naranja. Otro síntoma frecuente es la secreción por el pezón, que puede ser sanguinolenta o de color claro, amarillento o verdoso e, incluso, de aspecto purulento. En casos avanzados pueden aparecer úlceras en la piel suprayacente al tumor.

A menudo se observan también tumoraciones en las axilas, que pueden corresponderse con adenopatías tumorales de un cáncer de mama.

DIAGNÓSTICO

Autoexploración. El diagnóstico debe empezar con la autoexploración mamaria por parte de la paciente, que es la que debe encontrarse signos que puedan hacer sospechar un cáncer de mama. El examen de la mama se debe realizar en posición vertical, sentada y acostada. La mama debe ser inspeccionada en busca de diferencias en el tamaño, retracción de la piel o del pezón, patrones venosos prominentes y signos inflamatorios. Se debe usar la superficie plana de la punta de los dedos para palpar la glándula mamaria contra la pared torácica. Las zonas axilares y supraclaviculares deben ser revisadas en busca de adenopatías. El pezón debe comprimirse suavemente para comprobar si hay secreciones.

Mamografía. La extensión del uso de la mamografía ha sido eficaz, ya que ha reducido la mortalidad del cáncer de mama hasta el 30 %. La mamografía es el mejor método de cribado de lesiones tempranas disponible. Se recomienda la mamografía cada año para las mujeres asintomáticas > 40 años (esto se conoce como mamografía de cribado y utiliza un protocolo de dos proyecciones, una oblicua y otra craneocaudal). Las lesiones no palpables son aquellas que se detectan en una mamografía de cribado, porque no se palpan y son habitualmente asintomáticas. Sin embargo, las lesiones no palpables representan el 30 % de los tumores diagnosticados actualmente, pero más del 85 % de los carcinomas ductales *in situ* (fase previa al carcinoma ductal infiltrante). Las lesiones no palpables cursan habitualmente con mejor pronóstico, al diagnosticarse en fases más precoces. Es posible encontrar microcalcificaciones (**Fig. 56-1 A**) y nódulos espiculados (**Fig. 56-1 B**). Para la detección del estadio de las lesiones no palpables existe la clasificación BI-RADS, que clasifica las lesiones en los siguientes grados:

- 0: estudio incompleto. Se requiere evaluación adicional.
- 1: mamografía normal.
- 2: hallazgos benignos (ganglios intramamarios y calcificaciones benignas).
- 3: probablemente benignos. Nódulos circunscritos o grupo pequeño de calcificaciones puntiformes. Seguimiento en 6 meses.
- 4: mamografía dudosa. Considerar biopsia.
- 5: mamografía altamente sospechosa de malignidad. Debe realizarse biopsia.

Ecografía. La ecografía es especialmente útil en mujeres jóvenes con tejido mamario denso con una masa palpable que no se visualiza en una mamografía.

RM. Constituye un método adicional y complementario para detectar y diagnosticar el cáncer de mama y evaluar su extensión. Se debe usar en mujeres de alto riesgo.

Biopsia. La confirmación diagnóstica se realiza mediante estudio histológico. Para ello es necesario tomar una biopsia de la lesión. En el caso de las lesiones no palpables, como método de localización radiológica para la biopsia, se usará el arpón (**Fig. 56-2**).

TRATAMIENTO

Cirugía

La cirugía desempeña varios papeles mediante la realización de biopsias excisionales, como en el caso de las biopsias de las lesiones no palpables marcadas con arpón. Obviamente, también juega un papel preponderante como tratamiento del tumor y resulta fundamental para la reconstrucción mamaria.

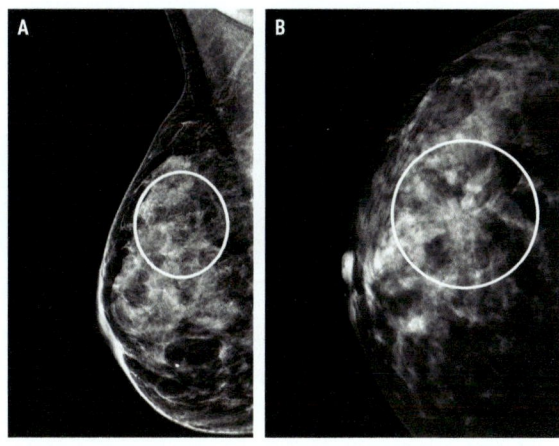

Figura 56-1. Mamografía. **A)** Microcalcificaciones sospechosas de malignidad. **B)** Imagen espiculada sugestiva de malignidad.

El tratamiento quirúrgico puede dividirse en:

- Cirugía radical (mastectomía): supone la resección completa de la mama.
- Cirugía conservadora (tumorectomía con margen de seguridad): se realiza solo la resección del tumor, pero se preserva el resto de la mama, por lo que los resultados estéticos son mejores.

En cuanto al tratamiento quirúrgico, reviste especial relevancia la biopsia selectiva de ganglio centinela (BSGC), la cual representa una alternativa a la linfadenectomía en el cáncer de mama. Consiste en la inyección de un trazador en el tejido tumoral para que este identifique el primer ganglio de drenaje de ese tejido mamario. A continuación se reseca ese primer ganglio linfático y se lleva a cabo su estudio histopatológico. Si este primer ganglio no presenta células tumorales, se asume que el resto de los ganglios linfáticos de la cadena no estarán afectados y, por lo tanto, no se realiza linfadenectomía regional. Por el contrario, si hay metástasis en ese ganglio linfático, no se puede asegurar hasta dónde

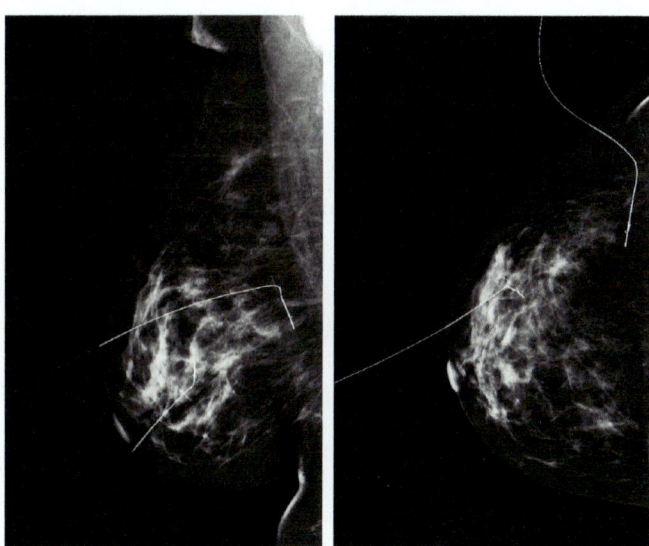

Figura 56-2. Biopsia con arpón.

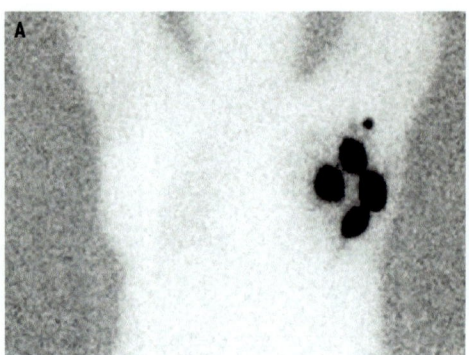 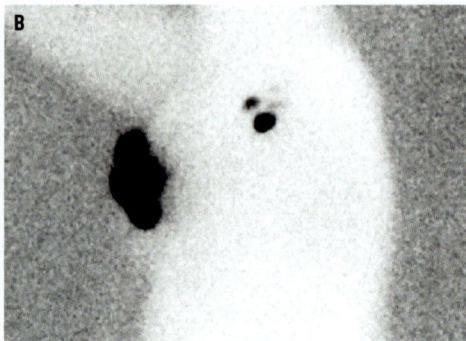

Figura 56-3. Gammagrafía. Se inyecta un radiotrazador en el tumor y se detecta el primer ganglio de drenaje linfático, que se corresponde con el ganglio centinela. **A)** Vista anterior. **B)** Vista lateral izquierda.

han alcanzado dichas células y se procede a realizar la linfadenectomía con fines de estadificación (**Fig. 56-3**). Así pues, la BSGC evita linfadenectomías innecesarias, que son procedimientos que no están exentos de complicaciones, principalmente el linfedema. Al perder el drenaje linfático tras la linfadenectomía, se acumula líquido en el espacio extracelular, lo que se manifiesta por edema del brazo.

La cirugía con fines reconstructivos también desempeña un papel muy relevante en el manejo del cáncer de mama. Tras una mastectomía, puede reconstruirse la mama mediante prótesis (**Fig. 56-4**) o colgajos miocutáneos (**Fig. 56-5**). La reconstrucción mamaria supone un gran impacto estético y emocional para la paciente (**Fig. 56-6**).

Tratamiento adyuvante

El tratamiento adyuvante incluye quimioterapia, radioterapia, hormonoterapia y tratamientos biológicos.

La quimioterapia es un tratamiento sistémico que se emplea cuando la cirugía no consigue la resección completa de toda la enfermedad macroscópica y microscópica. Está indicada en aquellos pacientes con metástasis ganglionares o en otros órganos a distancia, así como en determinadas situaciones de tumores muy agresivos o de alto riesgo.

La radioterapia tiene su principal indicación tras la cirugía conservadora de la mama, en la que se aplica radioterapia sobre el resto del tejido mamario de la mama afectada.

La hormonoterapia está indicada en aquellos casos con receptores hormonales positivos. Incluye el uso de tamoxifeno, entre otros fármacos.

Por último, los tratamientos biológicos suponen el uso de anticuerpos monoclonales, como el trastuzumab.

PRONÓSTICO

El pronóstico viene determinado por una serie de factores:

- Metástasis ganglionares: la presencia de células tumorales en los ganglios es un factor de mal pronóstico.
- Tamaño del tumor: un tumor grande suele ir ligado a un mal pronóstico.
- Índice proliferativo: a mayor proliferación, peor pronóstico. Suele determinarse mediante análisis inmunohistológico (Ki67, una proteína que solo se encuentra en las

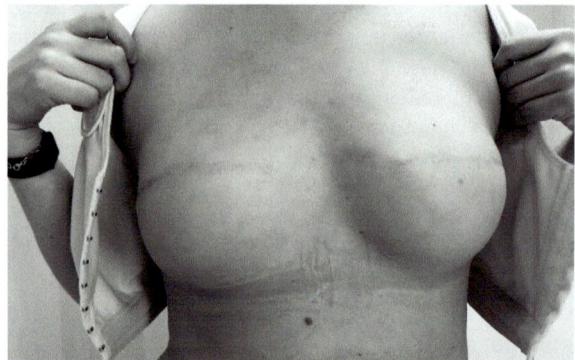

Figura 56-4. Reconstrucción mamaria con prótesis.

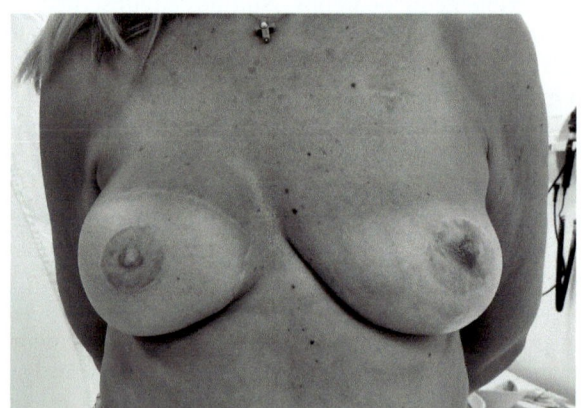

Figura 56-5. Reconstrucción mamaria con colgajo miocutáneo.

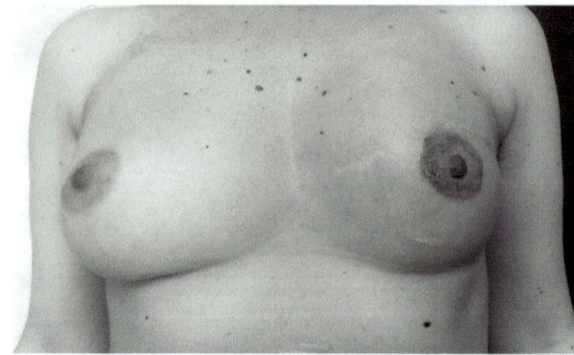

Figura 56-6. Resultado estético final tras la reconstrucción mamaria, la creación de un neopezón y el tatuaje de la aréola.

RECUADRO 56-2. Sensibilidad a receptores en el cáncer de mama

En el cáncer de mama hay tres receptores que son usados como marcadores tumorales: los receptores de estrógenos (ER), el receptor de progesterona (PR) y el oncogén *Her2/neu*. Las células que no sobreexpresan ninguno de estos receptores se denominan basales o triple negativos. Todos estos receptores son identificados por inmunohistoquímica y genética molecular.

- (ER+/PR+) cáncer positivo para receptores de estrógenos y progesterona: en torno al 70 % de los cánceres de mama son sensibles a los estrógenos, lo cual significa que esta hormona induce el crecimiento tumoral. Los tumores con receptores de estrógenos pueden ser tratados con terapia adyuvante mediante bloqueantes de la activación de los receptores de estrógeno, como el tamoxifeno, o inhibidores de la aromatasa, como el anastrol.

- Alrededor del 30 % de las pacientes con cáncer de mama tienen lo que se conoce como cáncer de mama positivo para *HER2*. Se trata de un oncogén que induce la proliferación celular. Los tumores *HER2+* responden a tratamientos con anticuerpos monoclonales, como el trastuzumab, en combinación con otros quimioterápicos, lo que implica un mejor pronóstico.

células que se están dividiendo, por lo que niveles elevados de Ki67 indican que muchas células se están dividiendo).

- Grado histológico: determina el grado de diferenciación del tumor o, lo que es lo mismo, cuánto se parece el tejido tumoral al tejido sano. Los tumores bien diferenciados tienen mejor pronóstico que los indiferenciados.

- Sensibilidad a receptores: todas las células tienen receptores en su superficie, en su citoplasma y en el núcleo. Ciertas hormonas se unen a dichos receptores y esto provoca cambios en la célula. El estado de expresión de los receptores es fundamental en el cáncer de mama, ya que determina la idoneidad del uso de tratamientos específicos, como el tamoxifeno y el trastuzumab. Estos fármacos son algunos de los tratamientos adyuvantes más eficaces del cáncer de mama. Por el contrario, el cáncer de mama con receptores negativos es indicativo de mal pronóstico (**Recuadro 56-2**).

No obstante, el principal parámetro que determina el pronóstico es el estadio tumoral. Para ello, el método de estadificación más empleado actualmente es la clasificación TNM, donde T indica la afectación local del tumor; N, la afectación ganglionar, y M, la presencia de metástasis a distancia (**Tabla 56-1**).

Tabla 56-1. Clasificación TNM (abreviada) del cáncer de mama

Tumor
- T1: tumor de ≤ 2 cm en su mayor dimensión
- T2: tumor de > 2 cm, pero < 5 cm en su mayor dimensión
- T3: tumor de > 5 cm en su mayor dimensión
- T4: tumor de cualquier tamaño con extensión directa a la pared torácica o a la piel

Nódulos linfáticos regionales
- N0: no se palpan ganglios axilares
- N1: ganglios axilares movibles en el lado del tumor
- N2: ganglios axilares fijos en el mismo lado en ausencia de metástasis clínicamente evidentes
- N3: metástasis en los ganglios infraclaviculares o supraclaviculares

Metástasis
- MX: no se pueden evaluar metástasis distantes
- M0: no hay metástasis a distancia
- M1: metástasis a distancia

Estadios clínicos
- Estadio I: T1, N0, M0
- Estadio IIA: T1, N1, M0 o T2, N0, M0
- Estadio IIB: T2, N1, M0 o T3, N0, M0
- Estadio IIIA: T1, N2, M0 o T2, N2, M0 o T3, N1-N2, M0
- Estadio IIIB: T4, N0-N1-N2, M0
- Estadio IIIC: cualquier T, N3, M0
- Estadio IV: cualquier T, cualquier N, M1

PUNTOS CLAVE

- El cáncer de mama representa la primera causa de muerte por cáncer en la mujer en nuestro medio.
- El cribado sistemático mediante mamografía a partir de los 40 años permite un mayor número de diagnósticos en estadios precoces, lo que mejora significativamente el pronóstico.
- Los dos tipos histológicos más frecuentes de cáncer de mama son el carcinoma ductal, que se desarrolla a partir de los conductos galactóforos, y el carcinoma lobulillar, que comienza en los lobulillos mamarios.
- El manejo del cáncer de mama es multidisciplinar (incluye múltiples especialidades médicas).
- El tratamiento del cáncer de mama comprende cirugía, quimioterapia, radioterapia, hormonoterapia e inmunoterapia.

BIBLIOGRAFÍA

Eliassen FM, Blåfjelldal V, Helland T et al. Importance of endocrine treatment adherence and persistence in breast cancer survivorship: a systematic review. BMC Cancer 2023; 23: 625.
Fernández-Cid Fenollera A. Mastología. Barcelona: Masson, 2000.

Martín Jiménez M. Cáncer de mama. Madrid: Arán Ediciones, 2007.
McPherson K, Steel CM, Dixon JM. ABC of breast diseases. Breast cancer-epidemiology, risk factors, and genetics. BMJ 2000; 321: 624-8.
Morales L, Reigosa A, Caleiras E et al. Expresión del HER2/neu en pacientes venezolanas con cáncer de mama localmente avanzado. Invest Clin 2008; 49: 69-78.

 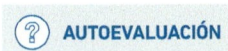 **AUTOEVALUACIÓN**

Fisiopatología del metabolismo, la nutrición y el equilibrio ácido-base

VI

Obesidad

57

P. Sánchez Zarzalejo y J. Ruiz-Tovar Polo

OBJETIVOS DE APRENDIZAJE

- Tomar conciencia del grave problema de salud que supone la obesidad en nuestro medio.
- Conocer los factores causantes de esta enfermedad.
- Revisar los mecanismos fisiopatológicos que condicionan la aparición de la enfermedad.
- Identificar las enfermedades asociadas con la obesidad.
- Determinar las bases de la prevención y el tratamiento.

SÍNTESIS CONCEPTUAL

La obesidad es un problema sanitario creciente que consiste en tener una excesiva cantidad de grasa corporal. Se trata de una enfermedad compleja que está alcanzando proporciones epidémicas, ya que este trastorno no está solo limitado a los habitantes de los países desarrollados y la población adulta, sino que está afectando a países en vías de desarrollo y a la población infantil y adolescente. La grasa corporal representa energía almacenada, y la obesidad aparece cuando se alteran los mecanismos homeostáticos que regulan su equilibrio.

En este capítulo se estudia, en primer lugar, la regulación endógena de la masa corporal y, posteriormente, las principales implicaciones sanitarias y su fisiopatología. Para concluir, se describen el diagnóstico y las medidas de prevención de esta enfermedad.

DEFINICIÓN

Se puede definir la obesidad como una enfermedad en la que la salud y, por consiguiente, la esperanza de vida se ven afectadas negativamente por el exceso de grasa corporal. El elemento de referencia genéricamente aceptado por la Organización Mundial de la Salud (OMS) es el índice de masa corporal (IMC): peso (kg)/altura (m)^2. A pesar de no ser un parámetro perfecto, suele presentar una buena correlación con otros valores de la grasa corporal. La OMS clasifica a los adultos con un IMC ≥ 25 kg/m^2 como con sobrepeso, y a los que tienen un IMC ≥ 30 kg/m^2, como obesos (**Tabla 57-1**). La obesidad infantil se determina mediante escalas de percentiles del IMC.

EPIDEMIOLOGÍA

La obesidad es un problema de salud global creciente y muy costoso. La OMS calculó en 2016 que la obesidad en el mun-

Tabla 57-1. Clasificación del estado nutricional según el índice de masa corporal de la Organización Mundial de la Salud			
Condición	Índide de masa corporal	Obesidad	Riesgo cardiovascular
Bajo peso o desnutrición	< 18,5		
Normopeso	18,5-24,9		
Sobrepeso grado I	25-26,9		
Sobrepeso grado II	27-29,9		Aumentado
Obesidad grado I	30-34,9	I	Alto
Obesidad grado II	35-39,9	II	Muy alto
Obesidad grado III (mórbida)	40-49,9	III	Extremo
Obesidad grado IV (extrema)	> 50	IV	Extremo

do se había duplicado desde 1980 y que existían > 1.900 millones de adultos con sobrepeso. Los niveles de obesidad nacional varían ampliamente: < 4 % en Japón y en zonas de África. En cuanto a los adultos de Estados Unidos y Europa, se han triplicado las cifras: 34 % de prevalencia de obesidad en Estados Unidos y alrededor de 25 % para numerosos países industrializados. Globalmente, se ha estimado que un tercio de la población mundial tiene sobrepeso u obesidad.

En Estados Unidos, dos tercios de la población presentan sobrepeso u obesidad, con un 5 % de la población con obesidad mórbida (IMC > 40 kg/m^2). Esto representan alrededor de 9 millones de obesos y se calcula que se producen 300.000 muertes al año por afecciones relacionadas con la obesidad.

En España, los datos no son muy diferentes. Cerca del 40 % de los individuos presentan sobrepeso y el 15 % obesidad, lo que supone que más de la mitad de la población española tiene exceso de peso. En nuestro país, la obesidad predomina en ambientes urbanos y en clases socioeconómicas bajas.

Aun así, la enfermedad no está limitada a los adultos: alrededor de 42 millones de niños en el mundo tienen obesidad, estimándose la prevalencia de obesidad infantil en torno al 17 % y de exceso de peso alrededor del 40 % de niños y adolescentes. El problema es que con el paso de los años va aumentando progresivamente el grado de obesidad, por lo que los niños y adolescentes con sobrepeso hoy, serán obesos en unos años.

En los países más pobres, la obesidad predomina en las clases socioeconómicas altas, mientras que en el mundo occidental suele suceder lo contrario.

FISIOPATOLOGÍA

La principal causa de obesidad es una alteración de la homeostasis que controla el equilibrio energético, y los factores genéticos que se derivan. Otros factores, como la disponibilidad de alimentos y la falta de actividad física, también influyen, al igual que los aspectos sociales, culturales y psicológicos.

Mecanismos homeostáticos que controlan el equilibrio energético

Un concepto común es que la obesidad es consecuencia de una dieta inadecuada (hipercalórica) o de un consumo excesivo de alimentos, lo que supone una ingesta excesiva de calorías. A largo plazo, el control de la dieta no suele constituir una solución idónea, ya que la tasa de incumplimiento es elevada, por lo que la mayoría de los pacientes a los que se les prescribe una dieta acaban recuperando el peso inicial.

Expuestas a unas mismas condiciones dietéticas, algunas personas se convierten en obesas mientras que otras no. Estudios sobre la obesidad en gemelos monocigóticos y dicigóticos han descrito una importante influencia genética que predispone a la enfermedad. Asimismo, hay trabajos que han analizado mutaciones infrecuentes en ratones, que han permitido descubrir y determinar las vías neuroendocrinas que adaptan la ingesta de alimentos con el gasto energético. Esto, a su vez, ha dado lugar al conocimiento de que los trastornos de estos sistemas de control son, en buena medida, responsables del inicio y el mantenimiento de la obesidad (**Tabla 57-2**).

El nivel primario del control hipotalámico se sitúa en dos grupos de neuronas. En uno de ellos, el neuropéptido Y (NPY) y el péptido relacionado con la proteína *agouti* (AGRP) están localizados. En el otro, la proopiomelanocortina (POMC) y el factor de transcripción regulado por cocaína y anfetamina (CART) liberan la hormona estimulante de melanocitos α (MSH-α). Las hormonas sanguíneas, liberadas por el tubo

Tabla 57-2. Función de las hormonas intestinales en la regulación del peso corporal

Hormona	Fuente	Estímulo de libración	Diana	Efecto
CCK	Tubo digestivo	Durante la ingesta o inmediatamente antes	Vías aferentes vagales	Reduce la cantidad de ingesta
Amilina, insulina, glucagón	Páncreas	Durante la ingesta o inmediatamente antes	Vías aferentes vagales	Reduce la cantidad de ingesta
PYY	Íleon, colon	Después de la ingesta	Vías aferentes vagales	Reduce la cantidad de ingesta
GLP-1	Estómago	Después de la ingesta	Tronco encefálico, hipotálamo	Reduce la cantidad de ingesta
Oxintomodulina	Estómago	Después de la ingesta. Pospone la necesidad de la siguiente comida	Tronco encefálico, hipotálamo	Pospone la necesidad de la siguiente comida
Leptina	Tejido adiposo	Estado de adiposidad	Tronco encefálico, hipotálamo	Regulación a largo plazo de la ingesta de alimentos
Grelina	Estómago	Hambre, ingesta de alimentos	Vago, hipotálamo	Aumenta la ingesta total de alimentos, incrementando la cantidad y el número de ingestas
Nesfatina 1	Hipotálamo, páncreas, tejido adiposo y tubo digestivo	Ingesta de alimentos	Neuronas orexígenas con NPY	Disminuye el apetito

CCK: colecistoquinina; GLP-1: péptido similar al glucagón de tipo 1; NPY: neuropéptido Y; PYY: péptido YY.

digestivo o el tejido adiposo, interaccionan con receptores en las vías aferentes vagales y la información se transmite para modificar la actividad de estos circuitos neuronales.

Efectos metabólicos de la obesidad

Resistencia a la insulina

La capacidad de la insulina para estimular la captación, la oxidación y el almacenamiento de la glucosa en el músculo y para reducir las concentraciones plasmáticas de ácidos grasos libres (AGL) disminuye en los pacientes con obesidad. Un nivel de AGL elevado puede provocar resistencia a la insulina tanto en el músculo, que se encarga de captar la glucosa, como en el hígado, que libera la glucosa y que es independiente de la obesidad. Por lo tanto, una regulación diferente de los AGL del tejido adiposo es un componente significativo del desarrollo de la resistencia a la insulina.

La resistencia a la insulina comienza con una hiperinsulinemia, pudiendo llegar a una diabetes mellitus de tipo 2, si se produce el agotamiento de las células β del páncreas. Igualmente, se ha propuesto también que una alteración en la síntesis de varias hormonas producidas por los adipocitos, las adipoquinas, contribuye a la resistencia a la insulina y a las complicaciones metabólicas de la obesidad.

Insuficiencia de las células de los islotes y diabetes mellitus de tipo 2

La diabetes mellitus de tipo 2 suele deberse a defectos tanto en la secreción como en la acción de la insulina. Muchas personas obesas tienen resistencia a la acción de la insulina, aunque solo una parte de ellas acaban desarrollando diabetes mellitus. Como consecuencia, con el desarrollo de una diabetes mellitus de tipo 2, hay una mayor descompensación de las células β del páncreas, con la consiguiente hiperglucemia. Los estudios en animales (roedores) indican que hay un proceso, conocido como lipotoxicidad, cuando hay insuficiencia de las células β del páncreas. En este modelo se piensa que el aumento de los AGL favorece las alteraciones en la secreción de insulina que se observan en la obesidad, lo que puede conducir a una insuficiencia de las células β.

La falta de insulina hace que los sustratos se movilicen para la gluconeogénesis y la cetogenia a partir del tejido muscular y adiposo, la producción acelerada de glucosa y cetonas en el hígado, así como el trastorno en la eliminación de los combustibles exógenos y endógenos. Como consecuencia se producen la hiperglucemia y la hipercetonemia, que superan los mecanismos de eliminación renal.

Hipertensión arterial

La presión arterial puede aumentar a través de varios mecanismos: tanto el aumento del volumen sanguíneo circulante como la vasoconstricción, la disminución de la relajación vascular y el aumento del gasto cardíaco pueden contribuir a la hipertensión arterial en pacientes obesos. El efecto de la hiperinsulinemia para incrementar la absorción renal de sodio puede favorecer la hipertensión, aumentando el volumen sanguíneo circulante. Las alteraciones de la resistencia vascular favorecen la fisiopatología de la hipertensión relacionada con la obesidad. Además, como se ha visto antes, la elevación de los AGL produce un incremento de la vasoconstricción y una disminución de la relajación vascular.

Dislipidemia

La obesidad y la diabetes mellitus de tipo 2 se asocian con un aumento de los triglicéridos, una disminución del colesterol unido a las lipoproteínas de alta densidad (HDL-colesterol) y una mayor proporción del colesterol unido a las lipoproteínas de baja densidad (LDL-colesterol). Como consecuencia, el riesgo cardiovascular que se observa en el síndrome metabólico asociado con la obesidad puede aumentar. La hipertrigliceridemia en ayunas se debe a una mayor secreción del colesterol unido a las lipoproteínas de muy baja densidad (VLDL-colesterol), que puede incrementar la llegada de los AGL al hígado. Es probable que la disminución de las concentraciones de colesterol en las HDL y el aumento de las concentraciones de partículas pequeñas y densas de las LDL asociadas con la obesidad sean una consecuencia indirecta de la elevación de las VLDL ricas en triglicéridos.

Factores genéticos asociados con la obesidad

Los análisis a gran escala de > 100.000 gemelos monocigóticos y dicigóticos indican que el 50-90 % de las variaciones del IMC pueden deberse a factores genéticos y señalan que los factores ambientales desempeñarían una función con poca relevancia.

Actualmente se acepta que la predisposición a la obesidad está determinada principalmente por factores genéticos, mientras que la expresión de la enfermedad depende de los factores ambientales.

MANIFESTACIONES CLÍNICAS

Manifestaciones endocrinas de la obesidad

La obesidad se asocia con anomalías en el sistema endocrino. Además de la diabetes mellitus de tipo 2, que es la manifestación endocrina más frecuente en las personas con obesidad, existen otras alteraciones endocrinohormonales, siendo una de las más frecuentes el síndrome del ovario poliquístico. Este síndrome se caracteriza por hirsutismo leve e irregularidades menstruales o amenorrea con ciclos anovulatorios. Suele mejorar con la pérdida de peso y con otros tratamientos que reducen la resistencia a la insulina.

Aunque una hiperproducción leve o moderada de andrógenos es una de las características de la obesidad en la mujer, los hombres obesos pueden tener un hipogonadismo hipotalámico leve o grave. Este déficit de andrógenos mejora con la pérdida de peso, ya que la administración de testosterona ha mostrado poca eficacia clínica.

En cuanto a la hormona del crecimiento, sus concentraciones séricas suelen ser bajas en los adultos obesos, pero las del factor de crecimiento similar a la insulina 1 suelen ser

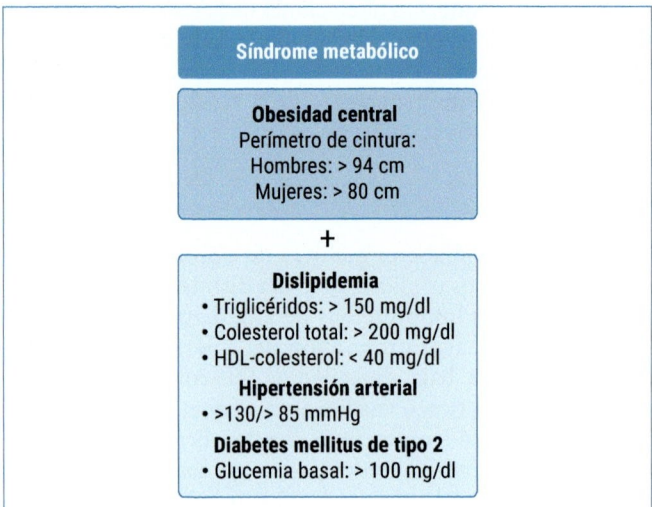

Figura 57-1. Criterios diagnósticos de síndrome metabólico. HDL-colesterol: colesterol unido a las lipoproteínas de alta densidad.

normales, y las de la hormona del crecimiento aumentan con la pérdida de peso.

El síndrome metabólico o síndrome X se define como la presencia de un conjunto de afecciones asociadas y que presentan un riesgo vital superior. Los criterios diagnósticos del síndrome metabólico se exponen en la **figura 57-1**.

Complicaciones mecánicas de la obesidad

La obesidad es la responsable de la mayoría de las enfermedades articulares degenerativas que se observan en este tipo de pacientes. La obesidad extrema puede provocar una enfermedad degenerativa articular prematura, cuyo tratamiento quirúrgico es especialmente difícil porque supone un mayor riesgo anestésico y quirúrgico, además de presentar peores resultados en términos de recuperación de la movilidad y desgaste precoz del material protésico.

Enfermedades gastrointestinales

El reflujo gastrointestinal y los cálculos biliares son más frecuentes en los pacientes obesos. Asimismo, la enfermedad del hígado graso no alcohólica y la esteatohepatitis no alcohólica también están asociadas con el sobrepeso, la obesidad y el síndrome metabólico. La esteatohepatitis no alcohólica puede progresar a cirrosis hepática potencialmente mortal. Ambos cuadros hepáticos mejoran con la pérdida de peso y las intervenciones que aumentan la sensibilidad a la insulina.

Alteraciones respiratorias

El síndrome de apnea/hipopnea del sueño (SAHS) es la enfermedad más frecuente en las personas con obesidad, con una prevalencia en torno al 40 %, que puede aumentar hasta superar el 70 % en la población obesa mórbida. El SAHS constituye un factor de riesgo cardiovascular independiente.

Neoplasias

Los pacientes obesos tienen una mayor incidencia de presentar tumores hormonodependientes, entre los que predominan:

- En mujeres: endometrio, mama, vesícula biliar.
- En hombres: próstata.

El cáncer colorrectal es más frecuente en la población obesa, sin preferencia de sexo.

DIAGNÓSTICO

El diagnóstico de sobrepeso y obesidad se basa principalmente en el IMC. Sin embargo, el IMC puede resultar engañoso en pacientes musculados. Dado que la obesidad es un exceso de grasa en el organismo, la adiposidad ha ido ganando peso como criterio diagnóstico más fiable para la obesidad, mostrando una mayor correlación con el riesgo cardiovascular que el IMC. La adiposidad se mide fundamentalmente mediante impedanciometría. Esto consiste en el cálculo de la composición corporal, basándose en la conductividad de los distintos tejidos a un impulso eléctrico. La impedanciometría no solo nos aporta información sobre el porcentaje de grasa corporal, sino que permite calcular la masa muscular, la masa ósea y el agua corporal (**Fig. 57-2**). A través de la adi-

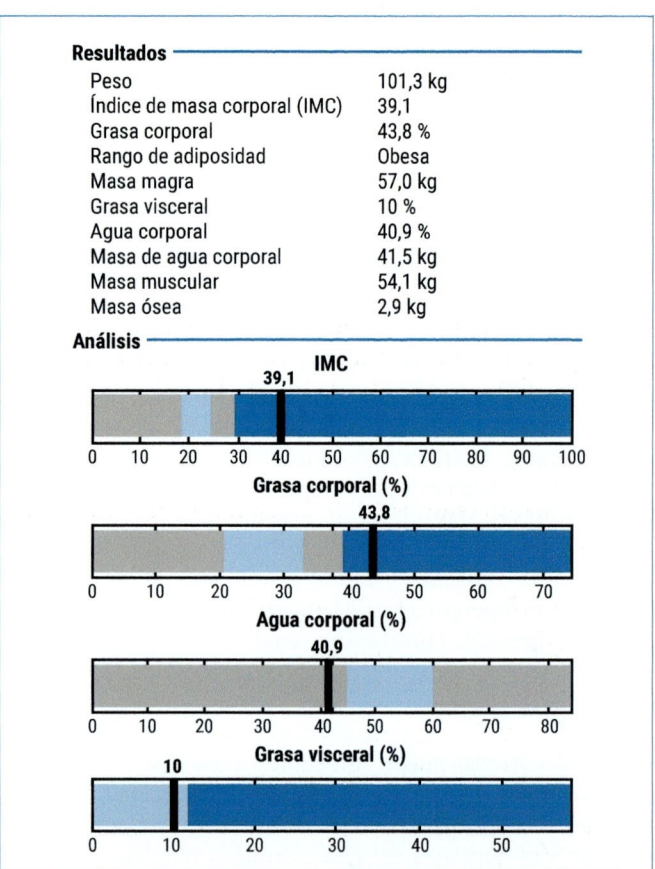

Figura 57-2. Información de la composición corporal aportada mediante impedanciometría. Análisis para una mujer de 24 años con obesidad grado II.

Tabla 57-3. Valores de referencia de la adiposidad para el diagnóstico de sobrepeso y obesidad		
	Hombres	Mujeres
Normal	< 20 %	< 30 %
Sobrepeso	20-25 %	30-35 %
Obesidad	> 25 %	> 35 %

RECUADRO 57-1. Fórmula CUN-BAE para la estimación de la adiposidad

La Clínica Universitaria de Navarra estableció una fórmula para la estimación de la adiposidad, con elevada correlación con los valores de bioimpedancia. Este cálculo estimativo se realiza en base al índice de masa corporal (IMC), el sexo y la edad:

Adiposidad (%) = $-44,988 + (0,503 \times edad) + (10,689 \times sexo) + (3,172 \times IMC) - (0,026 \times IMC^2) + (0,181 \times IMC \times sexo) - (0,02 \times IMC \times edad) - (0,005 \times IMC^2 \times sexo) + (0,00021 \times IMC^2 \times edad)$

Valores para la variable sexo: varón = 0; mujer = 1.

CUN-BAE: Clínica Universitaria de Navarra-*Body Adiposity Estimation* (estimación de adiposidad corporal).

posidad se diagnosticará sobrepeso u obesidad. Lógicamente, la composición corporal es diferente en hombres y mujeres, por lo que los criterios diagnósticos difieren en ambos sexos (Tabla 57-3).

Aunque los impedanciómetros son aparatos poco costosos y están disponibles en numerosas consultas médicas, existen métodos alternativos para el cálculo de la adiposidad (Recuadro 57-1).

TRATAMIENTO

Las dos principales armas para luchar contra la obesidad son la dieta y el ejercicio físico. Por desgracia, con frecuencia, no obtienen los resultados deseados o no son eficaces a largo plazo, lo que deja como alternativas la realización de intervenciones quirúrgicas complicadas o el tratamiento farmacológico.

Tratamiento dietético

Aunque actualmente están de moda numerosas dietas, muchas de ellas desequilibradas o basadas en alimentos o suplementos artificiales, la mayor evidencia científica existe para las dietas equilibradas, sobre todo para la dieta mediterránea, rica en frutas, verduras y legumbres, y con el aceite de oliva como principal fuente de lípidos.

Las dietas deben ser ligeramente hipocalóricas y ajustadas al gasto energético de cada persona, asegurando siempre una

ingesta adecuada de macronutrientes y micronutrientes. El cálculo del gasto metabólico basal se realiza en base a la ecuación de Harris-Benedict (Tabla 57-4). La restricción calórica debe situarse entre el 25 y el 33 % de la energía ingerida previamente, lo que significa una reducción de entre 500-1.000 kcal/día.

Clásicamente, se han prescrito dietas de 1.200-1.500 kcal/día a todo paciente obeso. Este tipo de dietas han mostrado un claro incumplimiento a medio-largo plazo.

Las dietas muy bajas en calorías (400-800 kcal/día) consiguen una pérdida de peso superior durante un período < 3 meses. Sin embargo, los resultados al cabo de 1 año han mostrado un claro fracaso, debido a la elevada tasa de abandono.

Tratamiento farmacológico

Muchos tratamientos han sido empleados para el manejo de la obesidad, con el fin de disminuir el apetito o impedir la absorción de grasas en el intestino.

El único fármaco autorizado actualmente para el tratamiento de la obesidad es el orlistat, que es un inhibidor de la lipasa e impide la absorción de grasas. Es un tratamiento moderadamente eficaz a corto-medio plazo, junto con una dieta hipocalórica y un aumento de la actividad física, aunque los pacientes suelen recuperar el peso al finalizar el tratamiento.

Actualmente, se está empleando la liraglutida y derivados para favorecer la pérdida de peso. Estos fármacos, desarrollados inicialmente como antidiabéticos orales, mostraron como efectos colaterales una pérdida de peso. No están exentos de efectos adversos, principalmente episodios de hipoglucemia, pancreatitis aguda o insuficiencia renal.

Métodos endoscópicos

Balón intragástrico

Se trata de una esfera de silicona flexible y blanda, que se introduce en el estómago mediante endoscopia, con el fin de ocupar un espacio en el estómago y disminuir así la ingesta de alimentos. Consigue reducir el peso en personas obesas a corto plazo, pero una vez retirado el balón (a los 6-12 meses de su implantación), suele recuperarse el peso perdido.

Método POSE

El método POSE (cirugía primaria endoluminal de la obesidad) consiste en hacer pliegues gástricos y suturarlos para reducir el 20-30 % del volumen del estómago. Es un sistema diseñado para permanecer de por vida e irreversible. Sin embargo, los resultados a medio plazo muestran una reganancia

Tabla 57-4. Ecuación de Harris-Benedict para el cálculo del gasto metabólico basal			
	Gasto metabólico basal (kcal/día)	Factor corrector de la actividad física	
		Ligera	Moderada
Hombres	$66,47 + (13,75 \times peso\ en\ kg) + (5 \times altura\ en\ cm) - (6,76 \times edad)$	1,55	1,78
Mujeres	$655 + (9,6 \times peso\ en\ kg) + (1,85 \times altura\ en\ cm) - (4,68 \times edad)$	1,5	1,64

de peso. No hay apenas evidencia en la literatura científica de resultados a largo plazo.

Método Aspire

Se trata de la colocación de un tubo de silicona en el estómago que se conecta a la pared abdominal y tiene un puerto de acceso que va al exterior. Desde este conector, el paciente puede realizar el vaciado (alrededor del 30 %) de manera autónoma de los alimentos ingeridos después de 30 minutos desde su ingesta. No hay evidencia científica suficiente que avale este método, aunque sí se han descritos complicaciones asociadas con la hipoclorhidria, la hipopotasemia y la alcalosis metabólica.

Cirugía bariátrica

La cirugía bariátrica es el conjunto de procedimientos quirúrgicos usados para tratar la obesidad, con el fin de disminuir el peso corporal y como alternativa al tratamiento con otros medios no quirúrgicos. La cirugía es el último escalón

terapéutico de la obesidad, cuando todos los demás métodos han fracasado. Sin embargo, es el único tratamiento que consigue una pérdida de peso significativa y mantenida en el tiempo.

Sus mecanismos de acción son:

- Restricción o reducción de alimentos ingeridos (procedimientos restrictivos).
- Disminución de la absorción de nutrientes (procedimientos malabsortivos).
- Técnicas mixtas que combinan características de ambos procedimientos.

La cirugía bariátrica tiene como principal finalidad prevenir la morbimortalidad relacionada con la obesidad y mejorar la calidad de vida a través de una pérdida de peso suficiente y mantenida con las menores complicaciones posibles. Por ello, las principales indicaciones de la cirugía son aquellos pacientes con un IMC > 40 kg/m^2 o un IMC > 35 kg/m^2, junto con la presencia de comorbilidades asociadas con la obesidad.

PUNTOS CLAVE

- La obesidad está mostrando un espectacular aumento en las últimas décadas.
- Se asocia con complicaciones metabólicas, cardiovasculares, respiratorias, digestivas, neoplásicas y psicológicas.
- La adiposidad está demostrando ser un método más fiable que el IMC para el diagnóstico de la obesidad.
- El primer escalón terapéutico del exceso de peso debe ser siempre la dieta hipocalórica y la actividad física. Cuando estas medidas fracasan, puede recurrirse al tratamiento farmacológico, a métodos endoscópicos o, como último recurso y en situaciones de obesidad grave, a la cirugía.

BIBLIOGRAFÍA

Castro MJ, Jimenez JM, Carbajo MA et al. Long-term weight loss results, remission of comorbidities and nutritional deficiencies of sleeve gastrectomy (SG), Roux-en-Y gastric bypass (RYGB) and one-anastomosis gastric bypass (OAGB) on type 2 diabetic (T2D) patients. Int J Environ Res Public Health 2020; 17: 7644.

Castro MJ, Jimenez JM, Lopez M et al. Assessment of risk factors associated with cardiovascular diseases in overweight women. Nutrients 2021; 13: 3658.

Marc-Hernandez A, Ruiz-Tovar J, Aracil A et al. Effects of a high-intensity exercise program on weight regain and cardio-metabolic profile after 3 years of bariatric surgery: a randomized trial. Sci Rep 2020; 10: 3123.

Marc-Hernandez A, Ruiz-Tovar J, Jimenez JM et al. Short-term changes on body composition and bone mass after one-anastomosis gastric bypass: a prospective observational study. Obes Surg 2020; 30: 3514-21.

Ruiz-Tovar J, Oller I, Tomas A et al. Midterm impact of sleeve gastrectomy, calibrated with a 50-Fr bougie, on weight loss, glucose hemostasis, lipid profiles and comorbidities in morbidly obese patients. Am Surg 2012; 78: 969-74.

 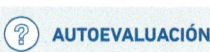

Nutrición y enfermedad

58

A. Leal Zafra y J. Ruiz-Tovar Polo

OBJETIVOS DE APRENDIZAJE

- Tomar conciencia de la importancia de la desnutrición sobre la calidad de vida de los pacientes y su capacidad de recuperación de una enfermedad.
- Identificar a los pacientes en riesgo de desnutrición.
- Conocer lo métodos de evaluación del estado nutricional.
- Determinar los tipos de suplementación nutricional y sus vías de administración.

SÍNTESIS CONCEPTUAL

La malnutrición es un serio problema con un impacto negativo en la calidad de vida de las personas y en la evolución de los pacientes, incrementando así la morbilidad. En este capítulo se destaca la importancia de la albúmina en los pacientes crónicos y de la prealbúmina en los pacientes agudos como valores de laboratorio que hay que tener en cuenta ante un paciente desnutrido, así como las medidas antropométricas. También es importante recalcar la relevancia de una correcta suplementación nutricional y de las vías de administración de esta.

DEFINICIÓN

La malnutrición se define como una alteración del estado nutricional como consecuencia de una ingesta alterada (deficitaria o aumentada) de nutrientes o de trastornos en el metabolismo de los nutrientes. Sin embargo, la desnutrición se define como una hiponutrición, que consiste en una ingesta inadecuada de nutrientes, una mayor pérdida de estos o un aumento de las necesidades nutricionales.

CLASIFICACIÓN

La desnutrición se clasifica en:

- Malnutrición calórica (marasmo): se trata de una deficiencia nutricional prolongada (crónica), que consiste en una pérdida de peso, en la que hay una pérdida de masa grasa, pero sin pérdida excesiva de masa muscular. Fundamentalmente, no hay alteración de las proteínas viscerales y, desde el punto de vista clínico, las personas no muestran edemas y presentan la piel fría y seca, bradicardia, hipotensión, anemia, así como retraso en el crecimiento en los niños.

- Malnutrición proteica (kwashiorkor): desnutrición aguda debido al estrés (politraumatismo, grandes quemados o cirugía mayor). Este tipo de malnutrición se caracteriza por una pérdida de proteínas viscerales (albúmina, prealbúmina y transferrina) y, clínicamente, los pacientes presentan edemas, hipoproteinemia, trastornos inmunitarios, aumento del riesgo de infecciones y un retraso en la cicatrización de heridas.

- Estados carenciales: es la carencia de oligoelementos o micronutrientes (minerales o vitaminas), producida por una reducción de la ingesta o un aumento de las pérdidas.

ETIOLOGÍA

El 30-50 % de los pacientes ingresados en el hospital presentan o corren el riesgo de presentar desnutrición, mientras que el 10 % de los pacientes desarrollarán desnutrición *de novo*. La incidencia de desnutrición aumenta con la edad, la enfermedad oncológica y la duración de la estancia hospitalaria. Las causas de la desnutrición hospitalaria son debidas bien a tratamientos quirúrgicos u otro tipo de procedimientos que impiden la administración de nutrición por vía oral

---

RECUADRO 58-1. Fisiopatología y consecuencias de la desnutrición

La alimentación va orientada a la obtención de energía para el normal funcionamiento de las células del organismo. El principal sustrato para la obtención de energía es la glucosa, que se extrae de la escisión de los carbohidratos. En ausencia de glucosa, se obtendrá energía a partir de lípidos o proteínas.

Cuando no se ingiere una cantidad de alimento suficiente para cubrir los requerimientos, el organismo utiliza las reservas corporales de energía. La primera fuente de reserva es el glucógeno, que se agota en unas 48 horas y, a partir de ahí, se escinden lípidos del tejido adiposo y proteínas del músculo esquelético, lo que lentamente va condicionando la pérdida de peso por descenso de masa grasa y masa magra.

Además, en situaciones de desnutrición, la función del hígado va enfocada a la síntesis de sustratos energéticos y deja en segundo plano otras funciones, como la síntesis de colágeno. Por ello, las consecuencias de la desnutrición incluyen el retraso en la cicatrización y la aparición de fístulas o úlceras de decúbito. De igual modo, tampoco se sintetizan de forma adecuada factores de crecimiento, citoquinas o incluso componentes del complemento, por lo que las personas desnutridas son más propensas a presentar trastornos inmunitarios e infecciones que pueden desembocar en una sepsis. Como consecuencia de esto, la desnutrición se asocia con una mayor mortalidad y un mayor número de complicaciones por procedimientos médicos y quirúrgicos.

---

de forma prolongada, bien a la aparición de complicaciones que aumentan las demandas energéticas o impiden la administración de nutrición de forma adecuada. En ocasiones, la desnutrición aparece como consecuencia de recibir un soporte nutricional inadecuado, a menudo por falta de atención del personal sanitario implicado en los cuidados.

La fisiopatología y las consecuencias de la desnutrición se recogen en el **recuadro 58-1**.

EVALUACIÓN DEL ESTADO NUTRICIONAL

Para llevar a cabo un buen manejo global del paciente, es necesario la evaluación del estado nutricional y la detección precoz de la desnutrición, realizando un cálculo de las necesidades nutricionales y administrando una nutrición adecuada, tanto en cuanto a la composición como a la vía de administración más apropiada.

Toda evaluación nutricional comienza con el historial clínico y dietético del paciente. En la historia clínica, hay que tomar en consideración si el paciente tiene enfermedades crónicas, si posee un aumento de las necesidades metabólicas, si toma algún fármaco o si presenta trastornos digestivos malabsortivos. En cambio, en la historia dietética, hay que tener en cuenta los hábitos alimentarios del paciente mediante cuestionarios, la saciedad, las intolerancias alimentarias y la actividad física.

La exploración física mediante la determinación de medidas antropométricas es fundamental. Cuando hay una pérdida de peso involuntaria > 5 % del peso corporal total en el último mes o > 10 % en los últimos 6 meses, existe una alta sospecha de desnutrición.

El peso debe calibrarse en función de la altura; por ello, se calcula el IMC, estableciéndose valores < 18,5 kg/m² como sospechosos de desnutrición (v. **Tabla 57-1** del **cap. 57**, Obesidad).

Los pliegues cutáneos que evalúan el tejido adiposo subcutáneo también orientan el diagnóstico. Las mediciones más utilizadas son en los pliegues tricipital, suprailíaco y subescapular.

Los valores normales de la composición corporal son: 60 % de agua y 15-20 % de proteína muscular y visceral. Para valorar la composición corporal, se emplean determinadas técnicas de estimación: impedanciometría, densitome-

tría, métodos isotópicos y pruebas de imagen (tomografía computarizada [TC] y resonancia magnética [RM]). La impedanciometría, que determina la composición corporal a través de la conductividad eléctrica por los diferentes tejidos del organismo, es el método más empleado para calcular la composición corporal, al ser no invasivo, barato y accesible en la mayoría de los centros sanitarios (v. **Fig. 57-2** del **cap. 57**, Obesidad).

Los parámetros bioquímicos que hay que tener en cuenta son las proteínas viscerales, entre las que destaca sobre todo la albúmina, que tiene una vida media de 20 días. Esto permite el diagnóstico de desnutrición crónica, pero no es útil en pacientes con desnutrición aguda. A corto plazo, se utilizará la prealbúmina, que posee una vida media de 2 días y que indica si hay cambios agudos; la transferrina, cuya vida media es de 8-10 días, y la más utilizada, la proteína fijadora del retinol, que posee una vida media de 10 horas.

Como la desnutrición se asocia con alteraciones de la inmunidad pueden aparecer linfopenias. También es necesario analizar los valores de la hemoglobina, las transaminasas, los oligoelementos y las vitaminas, así como las hormonas (la leptina, hormona segregada por el tejido adiposo, se encuentra disminuida en estados de desnutrición).

SOPORTE NUTRICIONAL

Para suplementar los requerimientos nutricionales correctos es necesario calcular el gasto energético total, que es igual al gasto metabólico basal + la actividad física, corregido por un factor de estrés (cirugía mayor, quemados, politraumatismo, etc.).

El gasto metabólico basal puede calcularse mediante calorimetría indirecta, que determina el consumo de oxígeno y la producción de dióxido de carbono. Este es el método más exacto, si bien está disponible en muy pocos centros. Lo más habitual es utilizar la ecuación de Harris-Benedict (v. **Tabla 57-4** del **cap. 57**, Obesidad).

Composición del soporte nutricional

Es importante una distribución de macronutrientes en la que las proteínas constituyen un 15-20 % de la ingesta calórica total, los carbohidratos un 30-40 % y los lípidos un 25-40 %.

Vías de administración

El soporte nutricional se puede administrar por vía enteral o parenteral.

En la vía enteral, los nutrientes van directamente al tubo digestivo. La nutrición enteral es más fisiológica, tiene un efecto trófico sobre la mucosa intestinal y mantiene la barrera intestinal, lo que previene la translocación bacteriana. Para poder administrar la nutrición enteral, el tubo digestivo tiene que ser accesible y normofuncionante.

Las vías de administración de la nutrición enteral son la vía oral, si el paciente está estable y tiene una correcta deglución, o mediante sondas o estomas. Las sondas nasoentéricas incluyen la sonda nasogástrica y la nasoyeyunal, que se diferencian en el punto en el que se va a liberar el alimento. Las sondas nasoyeyunales se utilizan en caso de pancreatitis, cuando se quiere evitar que el alimento pase por el duodeno y haya un estímulo hormonal del páncreas, o en cirugía digestiva alta, cuando se prefiere liberar el alimento distalmente a una anastomosis (**Fig. 58-1**).

Si la nutrición enteral es necesaria durante más de 6-8 semanas y la expectativa de vida es mayor a varios meses, se realizará un estoma tipo:

- Gastrostomía: acceso directo de la nutrición al estómago. Se realiza mediante una gastrostomía endoscópica percutánea o mediante una gastrostomía quirúrgica (**Fig. 58-2**).
- Yeyunostomía: acceso directo de la nutrición al yeyuno. El abordaje es habitualmente quirúrgico.

Las complicaciones de la nutrición enteral pueden ser:

- Mecánicas: debido a una obstrucción de la sonda.
- Infecciosas: causadas por infecciones de la herida y/o broncoaspiración del contenido alimentario.
- Gastrointestinales: diarrea, náuseas y vómitos.

La nutrición parenteral es la administración de nutrientes directamente al torrente circulatorio y, para ello, es necesario un acceso venoso. La nutrición parenteral se debe administrar cuando hay una clara indicación de suplementación nutricional y cuando esté contraindicada o exista intolerancia a la nutrición enteral. Se puede clasificar en:

- Nutrición parenteral periférica: los nutrientes se administran a través de una vía venosa periférica y puede administrarse alimentación con una osmolaridad limitada. Un aumento de la osmolaridad genera flebitis de la vena periférica.

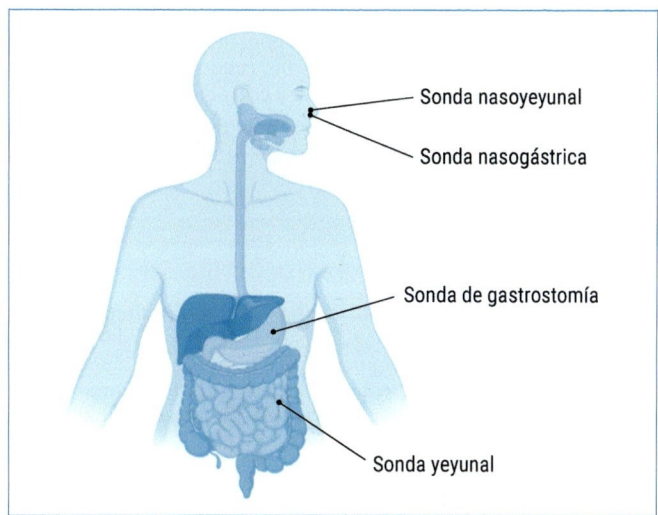

Figura 58-1. Vías de administración de la alimentación.

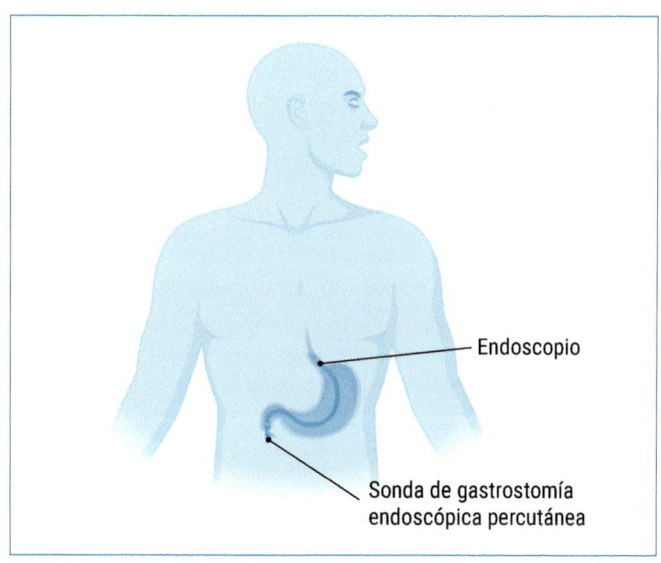

Figura 58-2. Gastrostomía endoscópica percutánea.

- Nutrición parenteral total: los nutrientes se administran a través de un acceso venoso central (vena femoral, subclavia o yugular interna). Permite la administración de una alimentación completa, incluidos todos los macronutrientes y todos los requerimientos nutricionales de la persona.

Las complicaciones de la nutrición parenteral pueden estar relacionadas con el catéter. También puede haber infecciones, como una tromboflebitis o una bacteriemia, así como disfunción hepática y alteraciones metabólicas, como hiperglucemia o alteraciones electrolíticas.

PUNTOS CLAVE

- La malnutrición es un serio problema en pacientes tanto crónicos como hospitalizados.
- La desnutrición constituye un factor de mala evolución para los pacientes.
- Debe realizarse un cribado del estado nutricional en las personas en riesgo de desarrollar desnutrición.

- Una vez establecido el diagnóstico de desnutrición, debe instaurarse una suplementación nutricional adecuada. Para ello es fundamental estimar los requerimientos individualizados de cada persona, calculando el gasto metabólico basal y el gasto por actividad física y corregirlo por el factor de estrés que implican las enfermedades.

- La suplementación nutricional puede administrarse por vía enteral o parenteral. Siempre que el tubo digestivo esté funcionante y no haya contraindicaciones para ella, la nutrición enteral es preferible a la parenteral.

BIBLIOGRAFÍA

de Oliveira LC, Calixto-Lima L, Cunha GDC et al. Effects of specialised nutritional interventions in patients with incurable cancer: a systematic review. BMJ Support Palliat Care 2022; 12: 388-402.

Emanuel A, Krampitz J, Rosenberger F et al. Nutritional interventions in pancreatic cancer: a systematic review. Cancers (Basel) 2022; 14: 2212.

Hummell AC, Cummings M. Role of the nutrition-focused physical examination in identifying malnutrition and its effectiveness. Nutr Clin Pract 2022; 37: 41-9.

Malone A, Mogensen KM. Key approaches to diagnosing malnutrition in adults. Nutr Clin Pract 2022; 37: 23-34.

Mohajir WA, O'keefe SJ, Seres DS. Disease-related malnutrition and enteral nutrition. Med Clin North Am 2022; 106: e1-16.

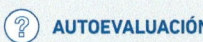 AUTOEVALUACIÓN

Equilibrio hidroelectrolítico

59

N. Longares Ibáñez e I. Olazabal Olarreaga

OBJETIVOS DE APRENDIZAJE

- Comprender el concepto de equilibrio hidroelectrolítico.
- Conocer los mecanismos de la homeostasis de los líquidos corporales.
- Revisar las principales alteraciones de líquidos y de electrólitos.
- Determinar las manifestaciones clínicas de las alteraciones hidroelectrolíticas y los mecanismos de prevención.

SÍNTESIS CONCEPTUAL

El equilibrio hidroelectrolítico es el mantenimiento constante de los niveles de agua y electrólitos del cuerpo. Existen tres compartimentos corporales, donde se mantienen los tres tipos de líquido: los líquidos intracelular e intersticial y el plasma. Estos líquidos permanecen en equilibro gracias a una serie de fuerzas y mecanismos que lo facilitan. Algunos de los electrólitos más importantes que se encuentran en estos líquidos son sodio, potasio, calcio, cloruro, fosfato y magnesio. Estos electrólitos desempeñan funciones importantes, como equilibrar la cantidad de agua del cuerpo, transportar nutrientes, etc. Un desequilibrio de estos puede resultar en diversas situaciones patológicas, siendo las más frecuentes la deshidratación, la sobrehidratación, así como las alteraciones del sodio (hiponatremia e hipernatremia) y del potasio (hipopotasemia e hiperpotasemia). Todas estas afecciones tienen sus causas y su tratamiento debe ir enfocado a volver a la homeostasis, para que el organismo funcione correctamente.

DEFINICIÓN DE EQUILIBRIO HIDROELECTROLÍTICO

El equilibrio hidroelectrolítico consiste en mantener la homeostasis corporal evitando grandes variaciones en la distribución de agua y de iones en los tres compartimentos corporales: interior celular, espacio intersticial y vasos sanguíneos.

El líquido intracelular constituye el 40 % del peso corporal y es muy rico en electrólitos como potasio, magnesio, fosfato, sulfato y proteínas, pero posee menor cantidad de sodio, cloruro y bicarbonato, si se lo compara con el resto de los líquidos corporales. El líquido intersticial constituye el 16 % del peso y, con respecto a los electrólitos, no posee casi ningún anión proteico, tiene más iones de sodio que el líquido intracelular, pero menos que el plasma, y posee más cloruro. El plasma es el tercer líquido y se encuentra dentro de los vasos sanguíneos. Constituye el 4 % del peso corporal, posee abundantes aniones proteicos, pero no tantos como

el líquido intracelular, contiene el mayor número de iones de sodio y bastante cloruro, pero en menor cantidad que el líquido intersticial (**Fig. 59-1**).

Los electrólitos son minerales en el cuerpo que tienen una carga eléctrica. Se encuentran en la sangre, la orina, los tejidos y otros líquidos del cuerpo. Los electrólitos son importantes porque ayudan a:

- Equilibrar la cantidad de agua en el cuerpo.
- Equilibrar el nivel de ácido/base (pH) del cuerpo.
- Transportar nutrientes a las células.
- Eliminar los desechos de las células.
- Optimizar que los nervios, los músculos, el corazón y el cerebro funcionen de manera adecuada.

Sodio, potasio, calcio, cloruro, fosfato y magnesio son electrólitos. Se obtienen de los alimentos y de los líquidos ingeridos. Los niveles de electrólitos pueden estar demasiado

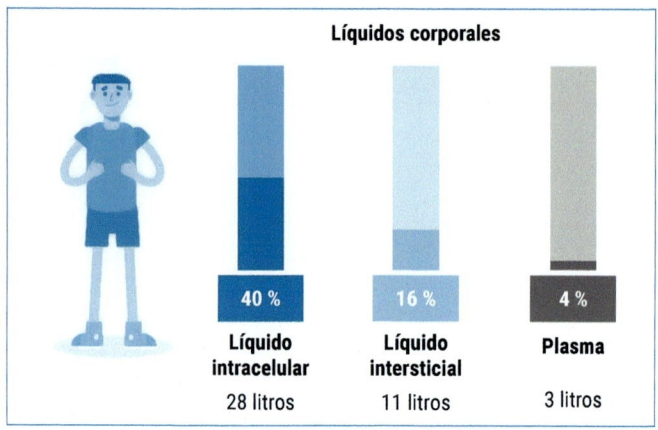

Figura 59-1. Distribución de los líquidos corporales.

elevados o bajos. Esto puede ocurrir cuando se altera la cantidad de agua corporal debido a:

- Deshidratación.
- Hiperhidratación.

Algunas circunstancias anormales o patológicas como ingesta de fármacos, vómitos, diarrea, sudoración o problemas renales o hepáticos pueden alterar el equilibrio hidroelectrolítico.

HOMEOSTASIS DE LÍQUIDOS

En condiciones normales, existe un estado de equilibrio en la membrana capilar, por el que el líquido que se filtra hacia fuera de los capilares arteriales corresponde exactamente al volumen de líquido que es devuelto a la circulación por reabsorción en los extremos venosos de los capilares. Este equilibrio es realizado por las denominadas fuerzas de Starling, que desplazan líquidos a través de la membrana celular.

Existen dos tipos de presiones:

- Presiones hidrostáticas (fuerza de empuje que ejerce directamente el agua sobre una superficie): existen dos tipos, que son la capilar, presión que ejerce el plasma sobre el capilar generando una tendencia a la filtración del líquido desde el capilar hacia el intersticio, y la intersticial, fuerza del agua acumulada en el intersticio que tiende a la reabsorción hacia el capilar.

- Presiones osmóticas/coloidosmóticas (fuerza que ejercen las proteínas, como por ejemplo la albúmina, generando una fuerza de succión hacia los capilares): también existen dos tipos, que son la presión oncótica/osmótica del plasma, en la que las proteínas del plasma generan la reabsorción de líquido desde el intersticio al capilar, y la presión oncótica intersticial, fuerza de succión que tiende a filtrar líquido desde el plasma al intersticio provocado por las proteínas que se encuentran en el intersticio, en el que, en condiciones fisiológicas, no habría ninguna proteína.

Los mecanismos de mantenimiento de la homeostasis del agua se describen en el **recuadro 59-1**.

DESEQUILIBRIO DE LÍQUIDOS

Todas las partes del cuerpo necesitan agua y electrólitos para funcionar. Cuando el organismo está saludable, es capaz de equilibrar la cantidad de agua que entra o sale del cuerpo y mantener la homeostasis del cuerpo (**Fig. 59-2**), pero una desregulación de los niveles de agua y electrólitos o un desequilibrio de las presiones mencionadas antes puede tener consecuencias.

Deshidratación

Es una afección que se debe a la pérdida excesiva de agua y otros líquidos necesarios para el funcionamiento normal del cuerpo.

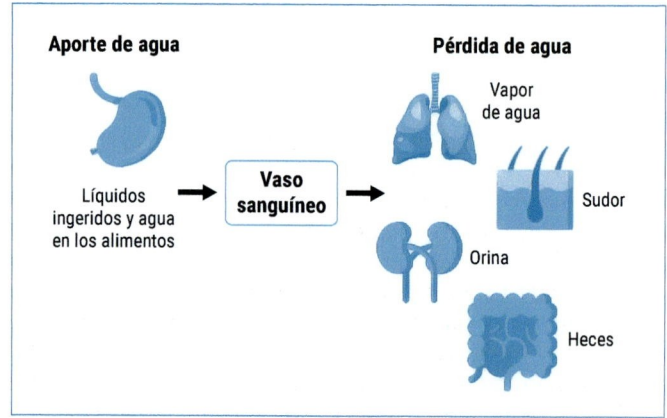

Figura 59-2. Dinámica del funcionamiento de los líquidos corporales.

RECUADRO 59-1. Mecanismos de mantenimiento de la homeostasis del agua

La homeostasis del volumen total de agua en el cuerpo se conserva o se restablece de varias formas:

- De manera primaria: el organismo mantiene el equilibrio por mecanismos que ajustan la excreción de volumen urinario y la reabsorción de agua en el túbulo distal dependiendo de la ingestión.
- De manera secundaria: por mecanismos que ajustan la ingestión de líquidos.

Como consecuencia, el volumen de ingreso debe ser igual al de excreción. Otro mecanismo para conservar el equilibrio hídrico es mediante movimientos de agua entre los compartimentos líquidos del cuerpo. En estos procesos, el riñón desempeña un papel muy importante gracias a la filtración glomerular, que es un mecanismo muy constante, y a la reabsorción de agua por los túbulos, regulada por la hormona antidiurética y la aldosterona, encargadas de ajustar el volumen de orina dependiendo de la ingesta de agua.

Causas

- Diarrea.
- Vómitos.
- Hemorragia.
- Fiebre.
- Quemaduras.
- Déficit de la hormona antidiurética (ADH): diabetes insípida.
- Déficit de aldosterona.
- Diuréticos.

Manifestaciones clínicas

- Hipotensión arterial.
- Taquicardia.
- Oliguria: reducción del volumen urinario diario a unos niveles inferiores a los necesarios.
- Mareo.

Tratamiento

Incluye las siguientes medidas: reposición hídrica mediante sueros; consumir mayor cantidad de agua y alimentos ricos en agua, y tratar específicamente la causa que ha producido la deshidratación.

Sobrehidratación

Se trata de la expansión del volumen líquido en los compartimentos intravascular o intersticial, debido a la existencia de una cantidad de líquido superior a la adecuada.

Causas

- Insuficiencia cardíaca: puede producir sobrehidratación por dos mecanismos:
  - Insuficiente aporte sanguíneo al riñón y, por lo tanto, no llega un volumen de agua suficiente para ser eliminado.
  - Extravasación de líquidos a terceros espacios (espacio intersticial, alvéolos pulmonares, espacio peritoneal, etc.). A efectos prácticos, el riñón identifica el volumen intravascular como normal, aunque haya exceso de agua en el espacio extracelular, y no aumenta la eliminación.
- Insuficiencia renal: incapacidad del riñón para eliminar el exceso de líquido.
- Hipoproteinemia: disminución en la cantidad de proteínas en el plasma, lo que condiciona una disminución de la presión oncótica, que favorece la salida de agua al espacio extracelular. Sus principales causas son:
  - Insuficiencia hepática: menor producción de proteínas.
  - Síndrome nefrótico: mayor pérdida de proteínas por el riñón.
  - Desnutrición proteica: ingesta insuficiente de proteínas.
- Exceso de aportes: excesiva sueroterapia.
- Síndrome de secreción inadecuada de ADH (SIADH).
- Hiperaldosteronismo primario.

Manifestaciones clínicas

La sobrehidratación provoca principalmente edemas (aumento de líquido en el espacio extracelular). Hay dos tipos de edemas: el localizado y el generalizado, también llamado anasarca.

Tratamiento

Incluye las siguientes medidas: solucionar la causa del edema; elevar las extremidades; consumir una dieta con poca sal para reducir la osmolaridad del plasma y disminuir así la retención de agua; administrar un tratamiento diurético para eliminar el líquido retenido, y hacer uso de medias de compresión para ayudar a movilizar los edemas y aumentar el retorno venoso.

Alteraciones hipotónicas (hiponatremia)

La hiponatremia consiste en una reducción paralela de la osmolaridad sérica y del sodio en la sangre.

Causas

- Aumento de la ingesta de agua, que supera la capacidad de excreción renal.
- SIADH.
- Reducción de la reabsorción renal de sodio.

Manifestaciones clínicas

La manifestación más temida es el edema cerebral, que consiste en una acumulación de líquido en el espacio extracelular del encéfalo. Dado que el encéfalo se encuentra en una cavidad cerrada (como es el cráneo), este edema condiciona un aumento de la presión intracraneal, que se manifiesta como somnolencia, convulsiones y coma.

Tratamiento

Incluye la administración de suero salino hipertónico, la restricción hídrica y el uso de diuréticos (manitol).

Alteraciones hipertónicas (hipernatremia)

La hipernatremia consiste en una concentración alta de sodio en la sangre.

Causas

- Alteración del mecanismo de la sed: coma.
- Diuresis por solutos: cetoacidosis diabética, manitol.
- Pérdidas excesivas: diabetes insípida, sudoración.

Manifestaciones clínicas

La hipernatremia provoca una deshidratación cerebral, que implica la disminución del agua intracelular en las neuronas. Clínicamente se manifiesta como somnolencia, convulsiones y coma.

Tratamiento

El tratamiento de elección es la infusión de suero salino isotónico, que permite descensos paulatinos del sodio y evita las complicaciones derivadas de los descensos bruscos de este ion.

Hipopotasemia

La hipopotasemia consiste en una concentración demasiado baja de potasio en la sangre.

Causas

- Ingesta inadecuada.
- Diuréticos.
- Hiperaldosteronismo.
- Vómitos, diarrea.
- Desplazamiento del potasio desde el líquido extracelular al intracelular. El tratamiento con insulina provoca un paso de potasio al interior de la célula de forma paralela al paso de glucosa.

Manifestaciones clínicas

Las manifestaciones clínicas de la hipopotasemia incluyen debilidad muscular y arritmias.

Tratamiento

El tratamiento consiste en añadir cloruro potásico (ClK) al suero salino.

Hiperpotasemia

La hiperpotasemia consiste en la presencia de una concentración plasmática de potasio > 5,5 mEq/l y constituye la alteración electrolítica más importante por su potencial gravedad, pudiendo causar alteraciones en la conducción cardíaca y arritmias potencialmente letales.

Causas

- Disminución de la excreción renal: insuficiencia renal.
- Necrosis celular: traumatismos, quemaduras, hemólisis, rabdomiólisis, lisis tumoral.

Manifestaciones clínicas

La hiperpotasemia provoca alteraciones en el electrocardiograma (onda T picuda, prolongación del PR, ensanchamiento del QRS).

Tratamiento

- Glucosa + insulina: favorece el paso del potasio desde el plasma al interior de la célula.
- Alcalinización (HCO_3): hace que el potasio también penetre en las células.
- Resinas de eliminación digestiva.
- Hemodiálisis.
- Sales de calcio: no reducen la concentración de potasio intravascular, pero disminuyen la excitabilidad cardíaca, lo que protege de la aparición de arritmias.
- En situaciones de emergencia: administrar gluconato de calcio, insulina y realizar diálisis.

PREVENCIÓN DE LAS ALTERACIONES DE LA HOMEOSTASIS

Para mantener un equilibrio hidroelectrolítico constante hay que ingerir un mínimo de 2-3 litros de agua al día, llevar una dieta sana y variada para recibir el aporte de los iones necesarios, cuidar el funcionamiento de los órganos reduciendo el consumo de alcohol, practicar deporte diariamente para un buen funcionamiento del organismo y realizar exámenes periódicos para evitar complicaciones graves.

Una vez diagnosticada la patología, hay que seguir todas las instrucciones del médico, cumplir con el tratamiento y estar atentos para que, en la medida de lo posible, no se repita el episodio de alteración de la homeostasis.

PUNTOS CLAVE

- El equilibrio hidroelectrolítico consiste en el mantenimiento constante de los niveles de agua y electrólitos del cuerpo.
- Los líquidos y los electrólitos permanecen en equilibro gracias a una serie de fuerzas y mecanismos que lo facilitan (presión hidrostática, presión oncótica, etc.).
- Las alteraciones hidroelectrolíticas más frecuentes son la deshidratación, la sobrehidratación y las alteraciones del sodio (hiponatremia e hipernatremia) y del potasio (hipopotasemia e hiperpotasemia).
- Todas ellas son afecciones potencialmente mortales, por lo que hay que tratar sus causas para volver a la homeostasis, a fin de que el organismo funcione correctamente.

BIBLIOGRAFÍA

El-Sherif N, Turitto G. Electrolyte disorders and arrhythmogenesis. Cardiol J 2011; 18: 233-45.

Feraille É, Olivier V. Role of distal nephron in the control of extracellular volume in physiology and in nephrotic syndrome. Med Sci (Paris) 2021; 37: 359-65.

González JM, Manso GM. Trastornos hidroelectrolíticos. Equilibrio ácido base en pediatría. An Pediatr Contin 2014; 12: 300-11.

Kugler JP, Hustead T. Hyponatremia and hypernatremia in the elderly. Am Fam Physician 2000; 61: 3623-30.

Trayes KP, Studdiford JS, Pickle S et al. Edema: diagnosis and management. Am Fam Physician 2013; 88: 102-10.

 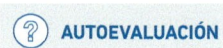 AUTOEVALUACIÓN

Equilibrio ácido-base

60

A. Martín Rivas e I. Olazabal Olarreaga

OBJETIVOS DE APRENDIZAJE

- Conocer la importancia del equilibrio ácido-base en el organismo.
- Identificar las alteraciones del equilibrio ácido-base, en forma de acidosis y alcalosis.
- Revisar los mecanismos fisiopatológicos que condicionan las alteraciones del equilibrio ácido-base.
- Determinar las causas de las alteraciones del equilibrio ácido-base.

SÍNTESIS CONCEPTUAL

El equilibrio ácido-base se refiere a la regulación de los niveles de hidrógeno (H⁺) en el organismo para mantener un pH adecuado en los diferentes fluidos corporales. El pH fisiológico del organismo oscila entre 7,35 y 7,45. El pH es una medida de la concentración de H⁺ en una solución, y un desequilibrio en esta concentración puede alterar el funcionamiento normal de las células y los tejidos. El organismo cuenta con mecanismos reguladores intrínsecos para mantener este equilibrio, como los sistemas de tampón, la respiración y la excreción renal. Sin embargo, diversas situaciones patológicas pueden perturbar este equilibrio y dar lugar a alteraciones ácido-base.

DEFINICIÓN

El pH es el logaritmo negativo en base 10 de la concentración de hidrogeniones (H⁺). Los H⁺ son atraídos por las cargas negativas de las proteínas y, por lo tanto, un aumento de H⁺ altera la distribución de la carga de las proteínas, su estructura molecular y su funcionalidad.

Como resultado de los procesos metabólicos celulares, se pueden producir dos tipos diferentes de ácidos en una persona sana:

- Ácidos volátiles:
  - Ácido acético: es un ácido volátil que se encuentra en el metabolismo de los carbohidratos y las grasas. En el cuerpo humano, es utilizado como fuente de energía por diversos tejidos, como los músculos y el cerebro.
  - Dióxido de carbono (CO_2): se produce en múltiples reacciones del metabolismo celular y se elimina por la respiración.
- Ácidos fijos:
  - Ácido clorhídrico (HCl): el HCl es un ácido fijo presente en el estómago. Juega un papel fundamental en la digestión, ya que ayuda a descomponer los alimentos y facilita la absorción de nutrientes, especialmente de proteínas.
  - Ácido láctico: es un ácido que se forma durante la fermentación láctica y también se produce en el organismo durante ciertas condiciones, como el ejercicio intenso o derivado del metabolismo de los hidratos de carbono.
  - Cuerpos cetónicos derivados del metabolismo de los lípidos.
  - Ácido úrico derivado del metabolismo de las bases púricas.

MECANISMOS DE REGULACIÓN DEL EQUILIBRIO ÁCIDO-BASE

El equilibrio ácido-base se mantiene a través de varios mecanismos reguladores. Los amortiguadores fisiológicos, como los sistemas de tampón, el sistema bicarbonato-carbonato y el sistema fosfato, actúan rápidamente para amortiguar los cambios en los niveles de pH al aceptar o liberar iones H⁺. Los sistemas de compensación definitivos, también conocidos como mecanismos de regulación, son el sistema respiratorio, que elimina los ácidos volátiles (CO_2), y el riñón, que elimina los ácidos fijos. Los mecanismos de regulación son, en última estancia, los responsables del mantenimiento del pH.

Amortiguadores fisiológicos

Los amortiguadores fisiológicos son sistemas de regulación ácido-base presentes en el organismo, capaces de ceder (ácidos) o captar (bases) H^+ dependiendo del pH del medio; los amortiguadores no eliminan $[H^+]$. Son una solución tampón formada por ácido débil y sal (o base débil y sal). Los amortiguadores se dividen en dos grupos: intracelulares y extracelulares.

Amortiguadores intracelulares

Los amortiguadores fisiológicos importantes son las proteínas tampones y los sistemas de tampones de amonio y fosfato:

- Proteínas tampones: las proteínas, como la hemoglobina o la albumina y las proteínas intracelulares, actúan como tampones para mantener el equilibrio ácido-base. Las proteínas tienen grupos funcionales, como los grupos amino (NH_2) y carboxilo ($COOH$), que pueden aceptar o liberar iones H^+ según sea necesario para mantener el pH dentro de un rango normal. Esto ayuda a prevenir cambios bruscos en el pH y mantener un entorno favorable para las reacciones bioquímicas.
- Sistema de tampones de amonio (NH_4^+): el NH_4^+ es un subproducto del metabolismo de los aminoácidos en el hígado. El sistema de tampones de NH_4^+ ayuda a mantener el equilibrio ácido-base en la orina y en los fluidos extracelulares. Cuando hay un exceso de iones H^+ en el cuerpo, el NH_3 actúa como una base débil y los acepta para formar NH_4^+. Esto ayuda a reducir la concentración de H^+ y a mantener el pH en un rango adecuado.
- Sistema de tampones de fosfato: el sistema de tampones de fosfato es importante en la regulación del pH en la orina y los fluidos intracelulares. Los fosfatos son aniones que pueden funcionar como ácidos o bases, dependiendo del pH del entorno. Cuando el pH es ácido, los fosfatos captan iones H^+ para ayudar a neutralizar el exceso de acidez. Por otro lado, cuando el pH es básico, los fosfatos pueden liberar iones H^+ para ayudar a mantener el equilibrio.

Estos sistemas de tampones fisiológicos intracelulares trabajan en conjunto para mantener el pH dentro de los rangos normales en diferentes compartimentos del organismo, contribuyendo así al funcionamiento adecuado de las células y los tejidos.

Amortiguadores extracelulares

Los amortiguadores fisiológicos extracelulares, como el tampón de la hemoglobina y el tampón de bicarbonato, son sistemas de regulación ácido-base presentes en los líquidos corporales fuera de las células. Estos sistemas ayudan a mantener el equilibrio del pH en la sangre y otros fluidos extracelulares.

- Tampón de la hemoglobina: la hemoglobina es una proteína presente en los glóbulos rojos que transporta oxígeno en la sangre. Además de su función de transporte de oxígeno, la hemoglobina también actúa como un tampón que ayuda a mantener el equilibrio ácido-base en la sangre. La hemoglobina tiene grupos NH_2 que pueden aceptar o liberar iones H^+, según sea necesario para regular el pH. Cuando hay un exceso de H^+ en la sangre, la hemoglobina puede aceptarlos y actuar como una base débil para neutralizarlos. Del mismo modo, cuando hay una disminución en la concentración de H^+ en la sangre, la hemoglobina puede liberar iones H^+ para actuar como un ácido débil y ayudar a mantener el equilibrio.
- Tampón de bicarbonato: es uno de los sistemas de tampones más importantes en la regulación del pH en la sangre. Consiste en la combinación del ácido carbónico (H_2CO_3) y el bicarbonato (HCO_3^-). La reacción química reversible entre ellos ayuda a mantener el equilibrio ácido-base. El CO_2, producido como un subproducto del metabolismo celular que se encuentra disuelto en el plasma, se combina con agua (H_2O) para formar H_2CO_3 en presencia de una enzima denominada anhidrasa carbónica, que se localiza en los hematíes y los túbulos renales, pero no en el plasma. El H_2CO_3 se disocia rápidamente en iones H^+ y HCO_3^-. El HCO_3^- actúa como una base débil y puede aceptar H^+ para neutralizar la acidez. Cuando hay exceso de H^+, estos son amortiguados por la hemoglobina, y cuando hay exceso de HCO_3^-, este difunde al plasma en el riñón y se libera con la orina (**Fig. 60-1**).

La relación entre el pH y los integrantes del tampón de bicarbonato está determinada por la ecuación de Henderson-Hasselbalch:

$$pH = pK + \log \frac{[HCO_3^-]}{[H_2CO_3]} = pK + \log \frac{[HCO_3^-]}{0{,}03 \times PCO_2}$$

donde HCO_3^- es el componente metabólico del riñón y PCO_2 es el componente respiratorio.

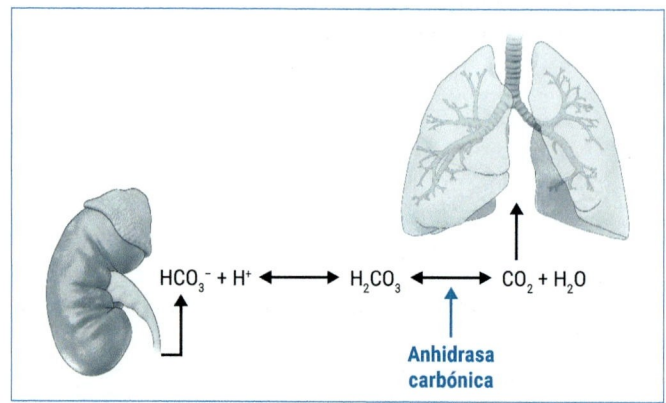

Figura 60-1. Mecanismo de acción del tampón de bicarbonato.

Estos sistemas de tampones extracelulares trabajan en conjunto para mantener el pH sanguíneo dentro de los rangos normales, lo cual es esencial para el funcionamiento adecuado de las células y los procesos bioquímicos en el organismo.

SISTEMAS DE COMPENSACIÓN DEFINITIVOS

Mecanismo pulmonar de compensación

El sistema respiratorio desempeña un papel crucial en la compensación ácido-base del organismo. A través de los pulmones, se puede ajustar la concentración de CO_2 en la sangre, lo que a su vez tiene un impacto en el equilibrio ácido-base. El mecanismo de compensación pulmonar se basa en la regulación de la ventilación alveolar y está mediado por cambios en la frecuencia y la profundidad de la respiración. Es un mecanismo «rápido», ya que en unas horas es capaz de compensar el desequilibrio.

Los quimiorreceptores centrales y periféricos son sensibles a los cambios de pH en sangre y líquido cefalorraquídeo; estos cambios estimulan o inhiben el centro respiratorio que regula la frecuencia y la profundidad de respiración.

- Frente a una acidosis (exceso de H^+ o, lo que es lo mismo, un descenso del pH): se estimulan los quimiorreceptores y estos producen hiperventilación, consiguiendo así un descenso de CO_2 y de H_2CO_3 y, por consiguiente, un aumento del pH.
- Frente a una alcalosis (déficit de H^+ o, lo que es lo mismo, un aumento del pH): se inhiben los quimiorreceptores, lo que produce hipoventilación y, por lo tanto, un aumento de CO_2 y de H_2CO_3 y, como consecuencia, se produce un descenso del pH.

Se podría decir, por lo tanto, que la concentración de H^+ viene determinada por el cociente entre PCO_2 y la concentración de HCO_3^-:

$$[H^+] \sim \frac{PCO_2}{[HCO_3^-]}$$

Es importante tener en cuenta que la compensación pulmonar es un mecanismo temporal y que la corrección completa del desequilibrio ácido-base requiere abordar la causa subyacente. Además, la compensación pulmonar es más efectiva en la regulación de la acidosis y puede ser limitada en la compensación de la alcalosis.

Mecanismo renal de compensación

El sistema renal desempeña un papel importante en la compensación ácido-base del organismo a través de la regulación de la excreción y la reabsorción de iones H^+ y HCO_3^- en los riñones. El mecanismo renal de compensación ácido-base es más lento (días) que el mecanismo pulmonar, pero es capaz de realizar ajustes más duraderos en el equilibrio ácido-base. Permite la eliminación de ácidos no volátiles mediante una secreción activa de H^+ y la regeneración de HCO_3^-. En este

> **RECUADRO 60-1. Efectividad del tampón de bicarbonato**
>
> La efectividad del tampón de bicarbonato (HCO_3^-) se basa en la elevada concentración de HCO_3 en plasma y en la capacidad de eliminar dióxido de carbono (CO_2) por vía respiratoria y HCO_3^- por vía renal. Este sistema tamponador nunca se neutraliza, pues la eliminación de CO_2 por los pulmones hace que se mantenga el desequilibrio ácido-base, y que el tampón pueda continuar haciendo su acción. El sistema amortiguador del HCO_3^- es un sistema abierto, controlado por los pulmones por cambios en la frecuencia respiratoria, además de la regulación renal de la eliminación de HCO_3^-.

proceso también están implicados los tampones de fosfato y de amonio, que amortiguan los H^+ de la orina.

La recuperación de HCO_3^- hace que este vuelva al plasma para restablecer la capacidad tamponadora. Se inicia con una excreción activa de H^+ (**Recuadro 60-1**).

El mecanismo renal de compensación ácido-base puede tardar horas o incluso días en ajustarse completamente al desequilibrio ácido-base. Además, es importante tener en cuenta que la compensación renal es más efectiva en la regulación de la alcalosis y puede ser limitada en la compensación de la acidosis.

ALTERACIONES DEL EQUILIBRIO ÁCIDO-BASE

Las alteraciones del equilibrio ácido-base se clasifican en acidosis y alcalosis, según la dirección del cambio en el pH. La acidosis se produce cuando hay un exceso de iones H^+ en el organismo, lo que disminuye el pH por debajo de 7,35. La alcalosis, por otro lado, ocurre cuando hay una disminución en los iones H^+, elevando el pH por encima de 7,45. Estas alteraciones pueden ser respiratorias, si están relacionadas con cambios en la ventilación pulmonar, o metabólicas, si se deben a cambios en la producción o la excreción de ácidos metabólicos.

El principal mecanismo regulador es el tampón de bicarbonato-ácido carbónico, representado por la ecuación de Henderson-Hasselbalch (**Recuadro 60-2**):

$$pH = pK + \log \frac{[HCO_3^-]}{0,03 \times PCO_2}$$

Acidosis metabólica

Es una alteración clínica en la que existe un pH bajo, por la acumulación de H^+ que llega a superar la capacidad tamponadora del organismo, o por pérdidas de HCO_3^-. Hay un exceso de ácidos o una disminución de HCO_3^- en la sangre. Para compensar, los pulmones aumentan la ventilación alveolar. Esto provoca una mayor eliminación de CO_2 a través de la respiración, lo que a su vez reduce la concentración de ácidos en la sangre y ayuda a restablecer el equilibrio ácido-base.

Las causas de la acidosis metabólica incluyen: cetoacidosis diabética, insuficiencia renal, acidosis láctica (por hipoxia

---

RECUADRO 60-2. Evaluación del equilibrio ácido-base

La evaluación de las alteraciones del equilibrio ácido-base deben incluir:

- Determinación del trastorno: acidosis (pH < 7,35) o alcalosis (pH > 7,35).
- Determinación del origen del trastorno: metabólico (HCO_3^-) o respiratorio (CO_2).
- Estudiar el mecanismo de compensación: si el origen es metabólico, la compensación será pulmonar (1-24 horas), mientras que si el origen es pulmonar, la compensación será renal (1-5 días).

---

celular y metabolismo celular anaerobio), intoxicación con metanol, diarrea, acidosis tubular y trastornos del metabolismo de los ácidos orgánicos.

Se ponen en marcha varios mecanismos de compensación. En el pulmón se produce una hiperventilación que provoca un descenso de la PCO_2 y, por lo tanto, un aumento del pH. En el riñón, el efecto es más tardío, pero se produce un aumento de la eliminación de H^+ y una retención de HCO_3^-. Por último, en la célula, entran H^+ y sale potasio para mantener la neutralidad, pero este proceso produce hiperpotasemia (con el consiguiente riesgo de arritmias y de paro cardíaco).

Acidosis respiratoria

Es una alteración clínica en la que existe un pH disminuido, que se origina por la acumulación de CO_2, debido a una disminución de la capacidad pulmonar para eliminarlo. Hay un aumento de CO_2 en la sangre, debido a una disminución en la ventilación alveolar. Los riñones pueden compensar esta acidosis al aumentar la reabsorción de HCO_3^- en los túbulos renales y la excreción de iones H^+. Esto ayuda a aumentar la concentración de HCO_3^- en la sangre y a restablecer el equilibrio ácido-base.

Las causas de la acidosis respiratoria incluyen la enfermedad pulmonar obstructiva crónica (EPOC), la insuficiencia respiratoria aguda, la hipoventilación (asfixia), las enfermedades neuromusculares (esclerosis lateral amiotrófica, esclerosis múltiple, etc.), las enfermedades que afectan al centro respiratorio, los fármacos como los opiáceos o la morfina, el asma, el enfisema, etcétera.

En la acidosis respiratoria se producen una serie de mecanismos de compensación. La hemoglobina inmediatamente amortigua el exceso de CO_2. En el pulmón aumentan la frecuencia y la profundidad respiratorias (hiperventilación), siempre que sea posible. En el riñón se incrementa la eliminación (secreción activa) de H^+ y la retención de HCO_3^-.

Las acidosis respiratorias crónicas (EPOC, enfermedades musculares, enfermedades neurológicas, etc.) en general están compensadas.

Alcalosis metabólica

Es una alteración clínica en la que existe un pH elevado como consecuencia del incremento de la concentración de HCO_3^-

en plasma. Hay una disminución de ácidos o un exceso de HCO_3^- en la sangre. En respuesta, los pulmones disminuyen la ventilación alveolar. Esto resulta en una retención de CO_2 en los pulmones, lo que aumenta la concentración de ácidos en la sangre y ayuda a compensar la alcalosis.

Las causas de la alcalosis metabólica incluyen el vómito persistente, el uso excesivo de diuréticos, la administración excesiva de sustancias alcalinas, el déficit de potasio (se retienen H^+ en el interior de las células para compensar el déficit) y el hiperaldosteronismo.

En cuanto a los mecanismos de compensación, en el pulmón se produce una hipoventilación y, por lo tanto, un aumento de la PCO_2. En el riñón disminuyen la secreción activa de H^+ y la retención de HCO_3^-, lo que da lugar a una orina alcalina y, por lo tanto, a una concentración de HCO_3^- disminuida en plasma. En la célula tienden a salir los H^+ y entra el potasio para mantener la neutralidad, lo que genera hipopotasemia (calambres, tetania).

Alcalosis respiratoria

Es una alteración clínica en la que existe un pH aumentado, que se origina por un descenso de la concentración de CO_2, debido a una elevación de la frecuencia respiratoria (hiperventilación). Hay una disminución de CO_2 en la sangre, debido a una mayor ventilación alveolar. Los riñones pueden compensar esta alcalosis al disminuir la reabsorción de HCO_3^- en los túbulos renales y la excreción de iones H^+. Esto ayuda a disminuir la concentración de HCO_3^- en la sangre y a restablecer el equilibrio ácido-base.

Las causas de la alcalosis respiratoria incluyen la hiperventilación, la ansiedad, la hipoxemia (enfermedades pulmonares como neumonía, asma y edema pulmonar; insuficiencia cardíaca congestiva, y anemia) y la lesión cerebral traumática.

Como mecanismo de compensación, la hemoglobina inmediatamente amortigua el exceso de CO_2 y, en el riñón, disminuye la eliminación (secreción activa) de H^+ y la retención de HCO_3^-.

Trastornos mixtos

Los trastornos mixtos ácido-base son situaciones en las cuales hay más de un desequilibrio ácido-base presente en el organismo al mismo tiempo. Estos trastornos pueden ser complejos y requerir una evaluación cuidadosa para determinar los componentes individuales, así como su interacción.

Algunos ejemplos de trastornos mixtos ácido-base incluyen:

- Acidosis metabólica con alcalosis respiratoria: ocurre cuando hay un aumento en la acidez metabólica, como en la cetoacidosis diabética, junto con una alcalosis respiratoria causada por una hiperventilación compensatoria. En este caso, hay un exceso de ácidos en la sangre, junto con una disminución en la concentración de CO_2, lo que conduce a un pH sanguíneo anormal.
- Acidosis respiratoria con alcalosis metabólica: sucede cuando hay un aumento en la concentración de CO_2 en la san-

gre, como en la insuficiencia respiratoria, junto con una alcalosis metabólica causada por una pérdida excesiva de ácidos o un exceso de HCO_3^- en la sangre. Esto resulta en un pH sanguíneo anormal, debido a la combinación de un aumento en los niveles de CO_2 y una disminución en la acidez.

El diagnóstico y el manejo de los trastornos mixtos ácido-base constituyen un reto y requieren una evaluación completa por parte del médico. Los exámenes de laboratorio, como el análisis de gases en sangre y los electrólitos, son útiles para identificar los desequilibrios ácido-base y guiar el tratamiento adecuado. En muchos casos, abordar la causa subyacente de los desequilibrios individuales puede ayudar a restablecer el equilibrio ácido-base general (**Tabla 60-1**).

DIAGNÓSTICO

El diagnóstico y el tratamiento de la acidosis y la alcalosis implican identificar la causa subyacente del desequilibrio ácido-base y tomar medidas para corregirlo. El enfoque general debe incluir:

- Historia clínica y exploración física: el médico recopilará información sobre los síntomas, los antecedentes médicos y los medicamentos del paciente y realizará una exploración física para evaluar los signos de desequilibrio ácido-base.
- Gasometría: se toma una muestra de sangre arterial para medir los niveles de pH, CO_2 y HCO_3^- en la sangre. Esto ayuda a determinar si hay una acidosis o una alcalosis y su tipo (respiratoria o metabólica).
- Electrólitos y otros exámenes de laboratorio: se pueden llevar a cabo pruebas adicionales para evaluar los niveles de electrólitos, como por ejemplo el potasio y el cloruro, así como los niveles de lactato, glucosa y otros parámetros relevantes, para determinar la causa del desequilibrio ácido-base.

Tabla 60-1. Clasificación de la acidosis y la alcalosis. Causas y mecanismos compensatorios

pH	Causas	Mecanismo compensatorio
Acidosis [↑ [H⁺] → pH < 7,35]	Metabólica: ↓ HCO_3^- Respiratoria: ↑ PCO_2	Respiratorio: ↓ PCO_2 Metabólica: ↑ HCO_3^-
Alcalosis [↓ [H⁺] → pH > 7,45]	Metabólica: ↑ HCO_3^- Respiratoria: ↓ PCO_2	Respiratorio: ↑ PCO_2 Metabólica: ↓ HCO_3^-

TRATAMIENTO

El tratamiento de la acidosis y la alcalosis se basa en abordar la causa subyacente y restaurar el equilibrio ácido-base. Las estrategias de tratamiento pueden incluir:

- Corrección de la causa subyacente: es fundamental tratar la enfermedad o afección que está causando el desequilibrio ácido-base. Por ejemplo, en la acidosis metabólica causada por la diabetes, se administraría insulina y se corregiría la deshidratación.
- Terapia de reemplazo de líquidos y electrólitos: en casos de desequilibrio ácido-base debido a una pérdida excesiva de líquidos o electrólitos, puede ser necesario reponerlos mediante la administración de líquidos intravenosos y suplementos de electrólitos.
- Corrección de la ventilación: en algunos casos de acidosis o alcalosis respiratorias, puede ser necesario ajustar la ventilación mecánica para regular la concentración de CO_2 en la sangre.
- Medicamentos específicos: en situaciones particulares, como la acidosis láctica causada por medicamentos, se pueden tomar medidas para suspender o ajustar la medicación responsable.

El tratamiento de la acidosis y la alcalosis debe ser pautado por un médico, quien evaluará la situación individual del paciente y tomará decisiones basadas en su condición y sus necesidades específicas.

PUNTOS CLAVE

- El pH fisiológico del organismo oscila entre 7,35 y 7,45.
- Las alteraciones del equilibrio ácido-base pueden alterar el funcionamiento normal de las células y los tejidos.
- El organismo cuenta con mecanismos reguladores intrínsecos, fundamentalmente el riñón y el pulmón.
- Las alteraciones pueden ser la acidosis o la alcalosis, de origen metabólico, respiratorio o mixto.
- El tratamiento de las alteraciones ácido-base consiste principalmente en el control de la causa subyacente.

BIBLIOGRAFÍA

Baynes JW, Dominiczak MH. Bioquímica médica. Madrid: Elsevier, 2019.
Kumar V, Abbas AK, Aster JC. Robbins y Cotran. Patología estructural y funcional. Madrid: Elsevier Health Sciences Spain, 2015.
Pastrana Delgado J, García De Casasola Sánchez G. Fisiopatología y patología general básicas para ciencias de la salud. Madrid: Elsevier Health Sciences Spain, 2013.
Porth CM, Gaspard KJ, Noble KA. Fundamentos de fisiopatología: alteraciones de la salud, conceptos básicos. Barcelona: Wolters Kluwer-Lippincott Williams & Wilkins, 2011.
Zelman M. Fisiopatología. Madrid: Pearson, 2018.

 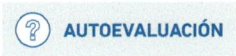 AUTOEVALUACIÓN

Sueroterapia y soporte nutricional

61

L. Martín de Bernardo García y S. Morejón Ruiz

OBJETIVOS DE APRENDIZAJE

- Determinar los tipos de sueroterapia y sus vías de administración.
- Revisar los diferentes tipos de nutrición existentes.
- Conocer los accesos venosos.
- Evaluar los tipos de nutrición existentes y sus indicaciones.

SÍNTESIS CONCEPTUAL

La sueroterapia y el soporte nutricional consisten en el aporte de líquidos y nutrientes adecuados para cubrir las necesidades del metabolismo, con la finalidad de mantener la homeostasis del organismo y prevenir o tratar la malnutrición. En este capítulo se describen los diferentes tipos de sueros que existen, así como los accesos venosos por donde se administra la terapia elegida. También se tratan los distintos tipos de nutrición disponibles (oral, enteral y parenteral), sus indicaciones y las posibles complicaciones que presentan cada uno de ellos.

DEFINICIÓN

La sueroterapia consiste en la administración de líquidos intravenosos específicos, con el fin de mantener el equilibrio hidroelectrolítico y restaurar la función del organismo en caso de procesos patológicos. Es importante conocer el peso que tiene el paciente para calcular el volumen de suero necesario. Para ello, se aplica la siguiente regla empírica:

- Por los primeros 10 kg de peso, se administran 1.000 ml de suero/día.
- Por los 10 kg siguientes, se administran 500 ml de suero/día.
- Por cada uno de los 10 kg siguientes, se administran 200 ml de suero/día.

A modo de ejemplo, si un paciente pesa 50 kg, se le administrarán 2.100 ml/día.

Los líquidos intravenosos se clasifican según su osmolaridad y tonicidad en cristaloides y en coloides o expansores plasmáticos.

Cristaloides

Son soluciones que contienen agua, electrólitos y/o glucosa en diversas proporciones y que difunden rápidamente en el agua debido a que tienen poca osmolaridad, lo que permite su paso a través de las membranas semipermeables. Al evaporarse, los sueros cristaloides dejan un residuo cristalino.

En función de su osmolaridad, los cristaloides pueden clasificarse en:

- Isotónicos: poseen una osmolaridad que se aproxima a la del plasma. Son usados para reponer el compartimento intravascular en una situación en la que hay una pérdida considerable de líquido (en deshidrataciones o hemorragias). A este grupo pertenecen el suero salino fisiológico (cloruro sódico al 0,9 %) y el suero glucosado al 5 %.
- Hipotónicos (ya no suelen usarse): su osmolaridad es inferior a la de los líquidos corporales, por lo que ejercen menos presión osmótica que el líquido extracelular. Si son administrados de forma excesiva, pueden provocar hipotensión, edema y daño celular.

- Hipertónicos (no muy usados): aportan una osmolaridad superior a la de los líquidos corporales, ejerciendo una mayor presión osmótica. Esto permite un cambio de los líquidos, que pasan del espacio intracelular al extracelular. Son útiles para aquellas situaciones en las que se produce una intoxicación acuosa o expansión hipotónica. Entre sus indicaciones se encuentran:
  - Expansión del volumen plasmático.
  - Corrección de la hiponatremia hipoosmolar.
  - Tratamiento del aumento de la presión intracraneal. Un incremento en la osmolaridad del plasma disminuye los edemas cerebrales y la presión intracraneal aumentada.

Coloides o expansores plasmáticos

Son soluciones que contienen partículas de elevado peso molecular en suspensión, por lo que no son capaces de atravesar las membranas celulares, lo que provoca un aumento de la presión osmótica plasmática y la presión oncótica y, por lo tanto, una retención de agua en el espacio intravascular. Poseen efectos hemodinámicos más rápidos y se requiere un menor volumen para producirlos. Existen diversos tipos:

- Naturales:
  - Albúmina: proteína sintetizada en el hígado y encargada del 80-90 % del mantenimiento de la presión oncótica del plasma. En situaciones de cirrosis, hipotiroidismo, sepsis o incluso de trauma o cirugía, hay una disminución en su producción hepática, lo que deriva en una reducción de la presión oncótica del plasma, que provoca la aparición de edemas en diversas localizaciones.
  - Fracciones proteicas de plasma humano: aportan diferentes proteínas plasmáticas (albúmina, globulinas), pero presentan el inconveniente de que las globulinas son muy antigénicas y pueden dar lugar a reacciones inmunitarias, por lo que se intenta evitar su administración.
- Artificiales: soluciones con dextranos. Los dextranos son polisacáridos bacterianos que poseen propiedades oncóticas. Existen dos soluciones: el dextrano 40 y el dextrano 70. Su eliminación se realiza a través de la vía renal a las 24 horas (70 % dextrano 70 y 40 % dextrano 40) y por secreciones intestinales y pancreáticas.

TRANSFUSIONES DE COMPONENTES CELULARES DE LA SANGRE

Es raro que se realice una transfusión de sangre completa. Lo normal es centrifugar la sangre para obtener los diferentes tipos de componentes celulares:

- Concentrados de hematíes: cuando se habla vulgarmente de transfusión de sangre, se refiere a la transfusión de concentrados de hematíes. Se realizan principalmente en situaciones de anemia. La indicación de transfusión de concentrados de hematíes dependerá de los niveles de hemoglobina, así como de las comorbilidades cardio-

rrespiratorias del paciente y de la estabilidad hemodinámica.
- Plaquetas: se administran *pools* de plaquetas en situaciones de plaquetopenia o disfunción plaquetaria.
- Elementos de la serie blanca: pueden utilizarse en casos de inmunodeficiencias por aplasias medulares, si bien presentan un alto riesgo de causar efectos adversos inmunitarios.
- Plasma fresco congelado: son los elementos proteicos del suero, especialmente ricos en factores de coagulación, por lo que pueden emplearse en alteraciones de la coagulación.

ACCESOS VENOSOS

Para administrar la suero terapia, es necesario tener un acceso venoso. Según la osmolaridad del líquido que hay que infundir o las características organolépticas del fármaco, se decidirá el tipo de acceso venoso más apropiado:

- Vía periférica: se canalizan venas de poco calibre, que sirven para la administración de sueros y de la mayoría de los fármacos intravenosos. Sin embargo, no pueden usarse para administrar sustancias de elevada osmolaridad (nutrición parenteral total) o sustancias irritativas (ciertos quimioterápicos), ya que pueden dar lugar a una flebitis.
- Vía central: se canaliza una vena de gran calibre, que drena directamente en la vena cava superior o inferior (**Recuadro 61-1**).

El acceso venoso central se puede realizar a través de la vena yugular interna, la vena subclavia y la vena femoral. El objetivo de la canalización de un acceso venoso central es que la punta del catéter se localice en las venas cavas inferior o superior. Existe una alternativa de acceso venoso, que son los catéteres centrales de inserción periférica (PICC). De forma general, el catéter se canaliza a través de la vena cefálica (vía periférica), pero el catéter es muy largo y su punta acaba desembocando en la vena cava superior. Por ello, los PICC se consideran una alternativa de acceso venoso central.

Cada tipo de acceso venoso tiene unas características específicas:

- Vena yugular interna: habitualmente se canaliza la vena del lado derecho, que es la que tiene el trayecto más corto hasta la vena cava superior. Su principal complicación es la punción accidental de la arteria carótida, que puede acabar desarrollando seudoaneurismas arteriales con riesgo de rotura y hemorragia masiva. Por ello, su acceso suele realizarse guiado por ecografía para minimizar el riesgo de esta complicación.
- Vena subclavia: su complicación más grave es el neumotórax, ya que se puede pinchar la pleura de forma accidental, lo que causaría una disminución de la presión negativa del espacio pleural, que provocaría el colapso del pulmón.
- Vena femoral: es de fácil acceso por lo que se usa en maniobras de reanimación cardiopulmonar. Su principal

---

RECUADRO 61-1. Tipos de vías centrales

Según el tiempo que un paciente va a precisar una vía central, los catéteres se clasifican en:

- Vías centrales de corta duración (**Fig. 61-1 A**): permiten administrar grandes volúmenes de líquido y realizar mediciones hemodinámicas de la presión venosa central (permite determinar con mayor exactitud el volumen de líquido que hay que infundir). Cualquier acceso venoso central constituye un procedimiento más agresivo que un acceso periférico y presenta un mayor riesgo de complicaciones. Por lo tanto, estos accesos se limitan al quirófano, las urgencias vitales o la UCI. Se trata de accesos que poseen una región interna (dentro de la vena) y una externa (por fuera de la piel). La porción externa acaba contaminándose por la flora saprófita de la piel, que migra a través de todas las porciones del catéter, y acaban entrando microorganismos en el torrente circulatorio, lo que provoca una bacteriemia.

- Vías centrales de larga duración: son dispositivos que están parcial o totalmente enterrados dentro del tejido celular subcutáneo, lo que reduce el riesgo de contaminación de la punta del catéter y, por lo tanto, de provocar bacteriemia. Entre ellos se incluyen:
  - Hickman: la implantación se realiza en el tórax. Es un tubo largo y flexible. Una parte del catéter se coloca de forma subcutánea.
  - Reservorio (**Fig. 61-1 B**): se trata de un dispositivo totalmente implantado debajo de la piel, por lo que debe colocarse en el quirófano bajo unas condiciones de asepsia muy estrictas. Está formado por una cámara que posee una membrana autosellante y un catéter de silicona radiopaca que está conectado a la cámara y que desemboca en la vena cava superior. Permite el tratamiento de enfermedades crónicas que requieren la administración continua de medicamentos endovenosos.

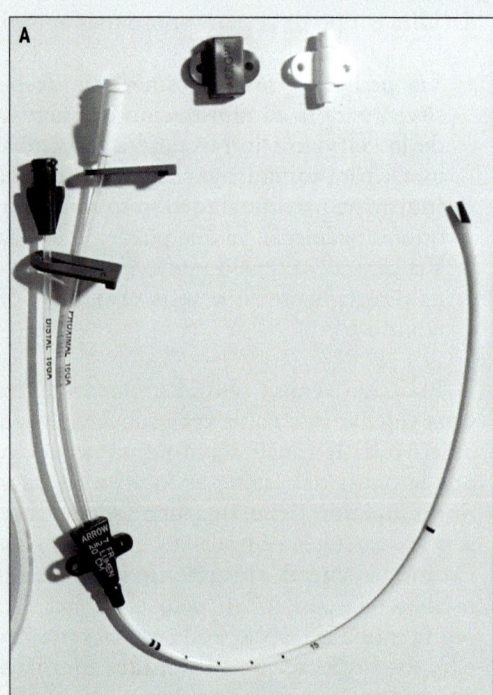
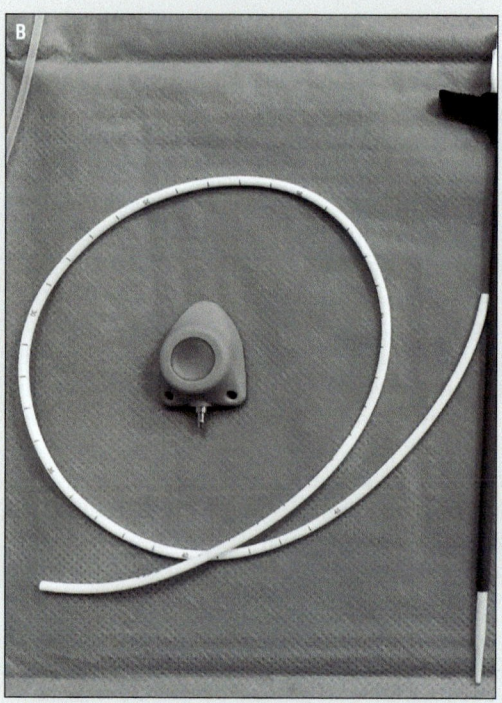

Figura 61-1. A) Catéteres para vías centrales de corta duración. **B)** Catéteres para vías centrales de larga duración. Reservorio.

---

complicación es la infección del catéter, por encontrarse próxima a la zona genital, con mayor contaminación bacteriana.

SOPORTE NUTRICIONAL

Nutrición oral

Los suplementos nutricionales administrados por vía oral se incluyen como complementos de la alimentación estándar. Estos suplementos, habitualmente líquidos, suponen un suplemento de calorías, proteínas, vitaminas y minerales, para el tratamiento de una carencia diagnosticada o cuando, mediante la alimentación habitual, no se cubren todos los requerimientos nutricionales.

Nutrición enteral

Consiste en la administración de alimentos líquidos mediante un acceso directo al tubo digestivo (estómago o yeyuno) a través de sondas o estomas. Se utiliza cuando no se puede administrar alimentación por vía oral o cuando el paciente no alcanza el 50 % de los requerimientos nutricionales por vía oral.

La nutrición enteral puede administrarse en bolo (mediante jeringuilla), si se trata de alimentación gástrica, o mediante una infusión continua en el intestino delgado. La alimentación por sonda se debe iniciar a un ritmo lento durante las primeras 8-24 horas y, a continuación, hay que aumentar la velocidad de forma paulatina, de modo que se cubran las necesidades calóricas y proteicas.

La nutrición enteral está indicada en aquellas personas que padezcan de enfermedades neurológicas, psiquiátricas, orofaríngeas y esofágicas, que impidan una correcta alimentación por vía oral o cuando exista un riesgo elevado de atragantamiento y aspiración del alimento hacia la vía aérea por falta de coordinación deglutoria y ausencia del reflejo de la tos. Además, también se puede administrar en aquellos pacientes que sufran enfermedades gastrointestinales, en las que es recomendable dejar en reposo el tracto digestivo proximal y administrar la nutrición distalmente a la zona comprometida.

La nutrición enteral puede suministrarse mediante sondas o realizando un estoma, y el acceso puede ser al estómago o al yeyuno. Se optará por una sonda en aquellos casos en que se estime la necesidad de nutrición enteral por un período < 4-6 semanas, mientras que se preferirán los estomas cuando se requiera el mantenimiento de la nutrición enteral durante un período más prolongado. Las sondas se introducen por vía nasal y la punta del catéter se deposita en el estómago (sonda nasogástrica) o el yeyuno (sonda nasoyeyunal). Los estomas son accesos directos desde la piel hacia el estómago (gastrostomía) o al yeyuno (yeyunostomía). Los estomas suelen realizarse mediante abordaje quirúrgico, si bien la gastrostomía puede efectuarse también de forma endoscópica. El acceso preferido es el estómago, porque mantiene la señalización hormonal al paso del alimento, produce un vaciamiento más fisiológico del estómago por efecto del píloro y la nutrición administrada es más fisiológica, barata y puede suministrarse en bolo. Sin embargo, en ocasiones, se requiere administrar la nutrición directamente al yeyuno, saltando el estómago y el duodeno, lo que es necesario en casos de pancreatitis agudas (se elude el paso del alimento por el duodeno para evitar la liberación de hormonas gastrointestinales y para mantener el páncreas en reposo), reflujo gastroesofágico grave y fístulas anastomóticas gástricas.

La nutrición enteral puede causar diversas complicaciones:

- Obstrucción de la sonda o mala posición de esta, lo que da lugar a molestias, sinusitis, erosión e, incluso, aspiración del contenido alimentario hacia el pulmón.
- Diarreas por infecciones, administración de antibióticos o fármacos que contienen sorbitol o sustancias hipertónicas o hiperosmolares. Además, se produce una diarrea por la alimentación con sonda cuando los nutrientes son infundidos excesivamente rápido, en pacientes que padecen una enfermedad con afectación de la mucosa y en los que presentan una hipoalbuminemia grave que genera edema de la pared intestinal.
- Complicaciones metabólicas, debido a hiperglucemias o a una excesiva velocidad del aporte nutricional.
- Complicaciones psicológicas, debido a que se trata de una nutrición manipulada y poco placentera.

Por todo ello, es preciso realizar una monitorización estrecha de los pacientes alimentados con nutrición enteral. La indicación de este tipo de nutrición debe ser individualizada para cada paciente y hay que prestar atención a las necesidades específicas de cada uno de ellos. Es necesario evaluar la integridad del tubo digestivo y su capacidad funcional, la existencia y el grado de malnutrición, las enfermedades de base, así como la tolerancia del paciente antes y después de iniciar la alimentación con sonda.

Nutrición parenteral

Cuando un paciente tiene indicación de suplementación nutricional pero no puede utilizarse la vía enteral, se instaura la nutrición parenteral total. Se trata de administrar mezclas de nutrientes convencionales, que contienen sacarosa, aminoácidos, emulsión de lípidos, electrólitos, vitaminas y minerales a través de una vía endovenosa central. En este caso, los alimentos son preparados en el servicio de farmacia del hospital en condiciones de asepsia.

La nutrición parenteral no está indicada en las siguientes situaciones:

- Si el tubo digestivo es funcional y existe acceso a la alimentación enteral. Siempre es preferible utilizar el tubo digestivo para la alimentación, ya que mantiene el trofismo de las microvellosidades intestinales, el efecto barrera de la mucosa intestinal, así como la flora saprófita bacteriana.
- Si se estima que la nutrición parenteral será necesaria solo durante ≤ 5 días, es posible que con una leve suplementación aportada mediante nutrición parenteral periférica sea suficiente. La nutrición parenteral periférica aporta carbohidratos simples, aminoácidos y ácidos grasos de cadena corta, y puede administrarse a través de un acceso venoso periférico al no ser una solución hiperosmolar.
- Si el paciente no tolera la administración de líquidos intravenosos extra necesarios para este tipo de nutrición.
- Si el paciente posee una infección hematógena no controlada. La inserción de un catéter en presencia de bacteriemia coloniza el catéter y perpetúa la infección.
- Si el paciente presenta una inestabilidad hemodinámica grave, la sobrecarga de volumen que supone la nutrición parenteral total puede no ser tolerada por el sistema cardiovascular.
- Si la colocación de un acceso venoso central exclusivamente para el tratamiento nutricional se asocia con riesgos excesivos según el criterio clínico.
- De forma personal, si un paciente con capacidad de decisión o su representante legal no desean el soporte nutricional agresivo como pacientes con enfermedades previas o enfermedades terminales.

Las complicaciones asociadas con la nutrición parenteral pueden ser:

- Mecánicas: asociadas con la introducción del acceso venoso central (neumotórax o hemorragia).
- Hepáticas: provocan un aumento de la bilirrubina, la fosfatasa alcalina e incluso las transaminasas.
- Sépticas: son las más frecuentes y son producidas por infecciones del catéter.

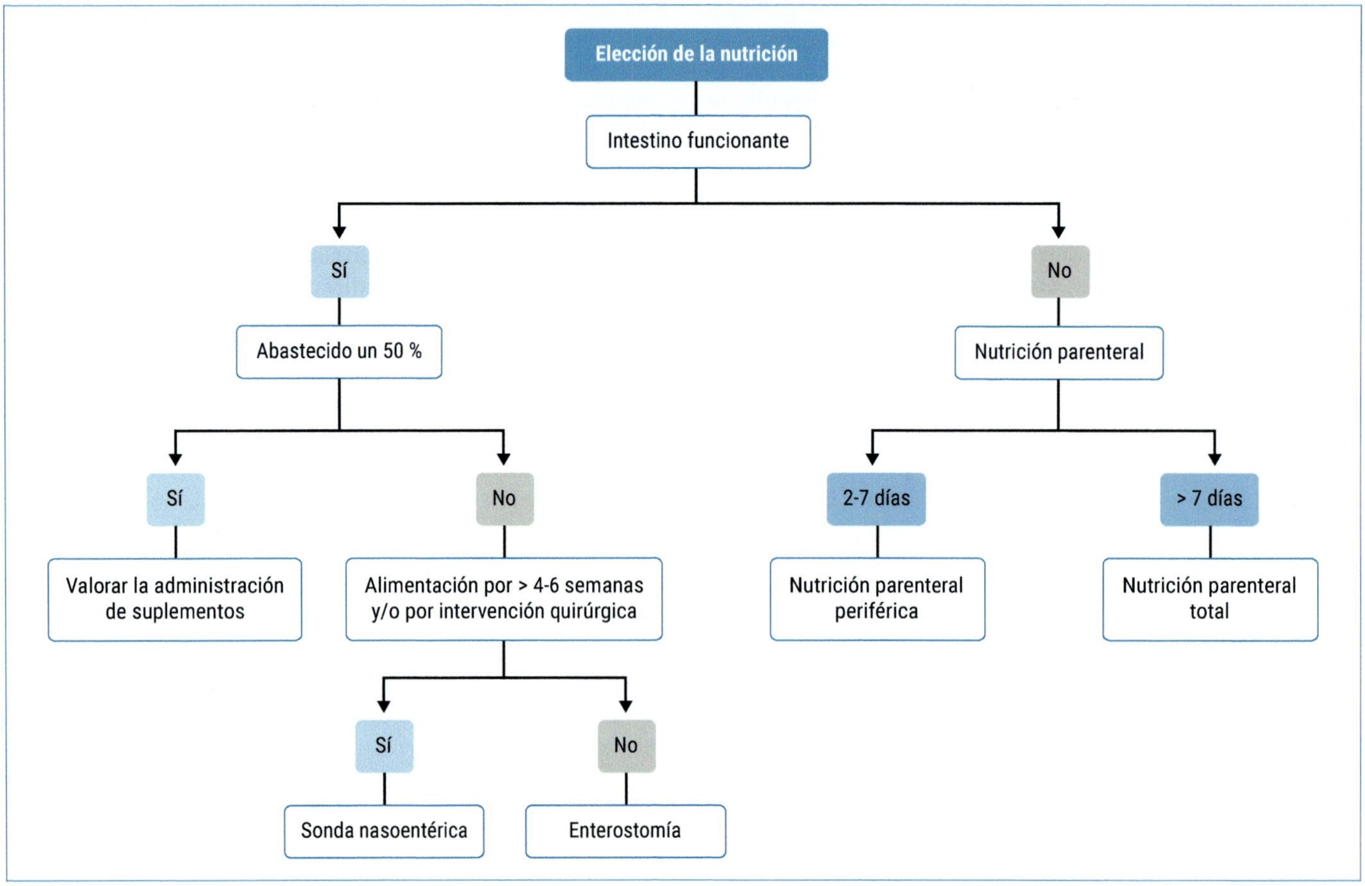

Figura 61-2. Algoritmo para la selección del tipo de soporte nutricional.

Ventajas de la nutrición enteral frente a la parenteral

- Es más fisiológica, por lo que es más probable que mantenga la estructura y la función de la mucosa intestinal.
- Presenta un menor número de complicaciones y son menos graves.
- Es más fácil de preparar y de administrar.
- Resulta menos traumática.
- Es más económica.

Protocolo y selección del tipo de soporte nutricional

El algoritmo para determinar el soporte nutricional más adecuado en cada paciente se muestra en la **figura 61-2**.

PUNTOS CLAVE

- La sueroterapia y el soporte nutricional pretenden mantener la homeostasis y prevenir o tratar la mal-nutrición.
- La suplementación nutricional puede administrarse por vía oral, enteral y parenteral.
- La nutrición parenteral total requiere la canalización de una vía venosa central y la administración a través de ella, por la elevada osmolaridad.
- Siempre que sea posible, la nutrición enteral es preferible a la parenteral. Tiene menos complicaciones, mantiene el trofismo de las microvellosidades intestinales y su efecto barrera, además de conservar la microbiota intestinal.

BIBLIOGRAFÍA

Bodenham A. Acceso vascular. Rev Med Clin Las Condes 2017; 28: 713-26.
Cecil RL, Goldman L, Ausiello DA et al. Cecil-Goldman. Tratado de medicina interna. Londres: Elsevier Health Sciences Spain, 2013.
Gropper MA, Eriksson LI, Fleisher LA et al. Miller. Anestesia. Barcelona: Elsevier, 2021.

Ocronos R. Nutrición enteral y parenteral [Internet]. Ocronos. Editorial Científico-Técnica. 2022. Disponible en: https://revistamedica.com/indicaciones-nutricion-enteral-parenteral/
Talebi S, Zeraattalab-Motlagh S, Vajdi M et al. Early vs delayed enteral nutrition or parenteral nutrition in hospitalized patients: an umbrella review of systematic reviews and meta-analyses of randomized trials. Nutr Clin Pract 2023; 38: 564-79.

 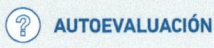 **AUTOEVALUACIÓN**

Fisiopatología de la sangre y la hematopoyesis

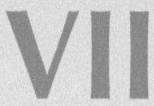

Hemorragia y hemostasia

62

S. Polo Melado y J. Ruiz-Tovar Polo

OBJETIVOS DE APRENDIZAJE

- Tomar conciencia del grave problema de salud que supone la hemorragia y las alteraciones de la coagulación.
- Conocer los factores causantes de las alteraciones de la coagulación, tanto los trastornos adquiridos como los hereditarios, así como los derivados del uso farmacológico de anticoagulantes.
- Revisar los mecanismos fisiopatológicos que condicionan la aparición de la hemorragia.
- Determinar las bases moleculares de los trastornos hereditarios.

SÍNTESIS CONCEPTUAL

El balance entre la hemorragia y la coagulación tiene un delicado equilibrio y varios factores contribuyen a ello. La hemostasia implica la capacidad para detener la hemorragia mediante la formación de coágulos en focos de lesión vascular. En este capítulo se abordan los mecanismos por los que se produce una hemorragia y aquellos que ayudan a controlarla, así como el tratamiento y las manifestaciones clínicas.

El desarrollo de una hemorragia puede estar provocado por diferentes factores o deberse a distintas enfermedades, que a su vez pueden causar otros tipos de trastornos. En este capítulo se explican algunos de ellos, como la coagulación intravascular diseminada, las hemofilias y la enfermedad de Von Willebrand.

DEFINICIÓN

La hemorragia es un trastorno causado por lesiones que rompen la pared de los vasos sanguíneos, lo que permite la extravasación de sangre a los tejidos o cavidades adyacentes, o fuera del organismo. La integridad de los vasos puede verse afectada por traumatismos, por trastornos que deterioran la integridad de la pared vascular y por trastornos que alteran la cascada de la coagulación. Algunos de estos trastornos pueden ser adquiridos, como las enfermedades hepáticas, el déficit de vitamina K o la coagulación intravascular diseminada (CID), mientras que otros pueden ser hereditarios, como la hemofilia o la enfermedad de Von Willebrand.

La hemostasia es un mecanismo que se encarga de activar distintos factores de la coagulación, con el fin de mantener la sangre dentro del torrente circulatorio tras un traumatismo que lesiona la integridad de los vasos sanguíneos.

En el mecanismo de la hemostasia se distinguen varias fases:

1. Vasoconstricción en el área afectada.
2. Formación de un agregado plaquetario sobre la superficie lesionada.
3. Formación y estabilización de la fibrina.
4. Eliminación del depósito de fibrina.

La hemostasia provoca la formación de un coágulo con el fin de impedir que se extravase demasiada sangre de los vasos afectados. Un desequilibrio entre los mecanismos implicados puede tener graves consecuencias, como una hemorragia masiva, que puede derivar en un cuadro de *shock* hipovolémico, que a su vez puede acabar derivando en la muerte de la persona.

RESPUESTA DEL ORGANISMO FRENTE A LA HEMORRAGIA

Las dos grandes características clínicas de la hemorragia son la pérdida de sangre y la disminución del volumen intravascular. Este descenso da lugar a una reducción del retorno venoso y, como consecuencia de ello, del gasto cardíaco y la presión arterial.

En los primeros minutos u horas en las que se produce la hemorragia, la presión arterial puede mantenerse por la respuesta compensadora del sistema vascular mediada por barorreceptores, receptores yuxtaglomerulares y por los propios capilares.

Respuesta de barorreceptores

Los barorreceptores detectan la disminución de la presión arterial y transmiten la información al sistema nervioso autónomo, que coordina una respuesta para tratar de aumentar la presión arterial. Entre sus efectos se observa un aumento de la frecuencia cardíaca, un incremento de la contractilidad miocárdica y una vasoconstricción arterial.

Respuesta renal

Cuando disminuye la presión arterial, disminuye la presión de perfusión renal, lo que estimula la secreción de renina, y esta a su vez aumenta la producción de angiotensina I, que se convierte en angiotensina II.

Este sistema produce dos efectos fundamentales: vasoconstricción arterial y estimulación de la secreción de aldosterona, que aumenta la reabsorción de sodio en los túbulos renales, lo que aumenta el volumen plasmático.

Respuesta en los capilares

En respuesta a las hemorragias, se producen cambios en las fuerzas que actúan a través de las paredes capilares. Estos cambios favorecen la absorción de líquido hacia los capilares. Como resultado de esto se produce un descenso en la presión hidrostática capilar, que a su vez favorece la absorción de líquido y genera una vasoconstricción arteriolar (**Fig. 62-1**).

Respuesta hemostásica

Como se ha explicado antes, un mecanismo para intentar frenar la hemorragia consiste en la activación de determinados factores de la coagulación, para la formación de un coágulo y su posterior estabilización. El mecanismo de la hemostasia incluye dos tipos (**Fig. 62-2**):

- Hemostasia primaria: activada por la exposición del colágeno y del factor de Von Willebrand (FVW) en el interior de las paredes de vasos lesionados. Estos factores regulan la adhesión y activación de las plaquetas que formarán un tapón primario.
- Hemostasia secundaria: activada por el factor tisular en el subendotelio y los tejidos, que inicia la cascada de la coagulación, lo que conduce al depósito de fibrina. Esto refuerza y estabiliza el tapón plaquetario, sellando la zona de la lesión vascular.

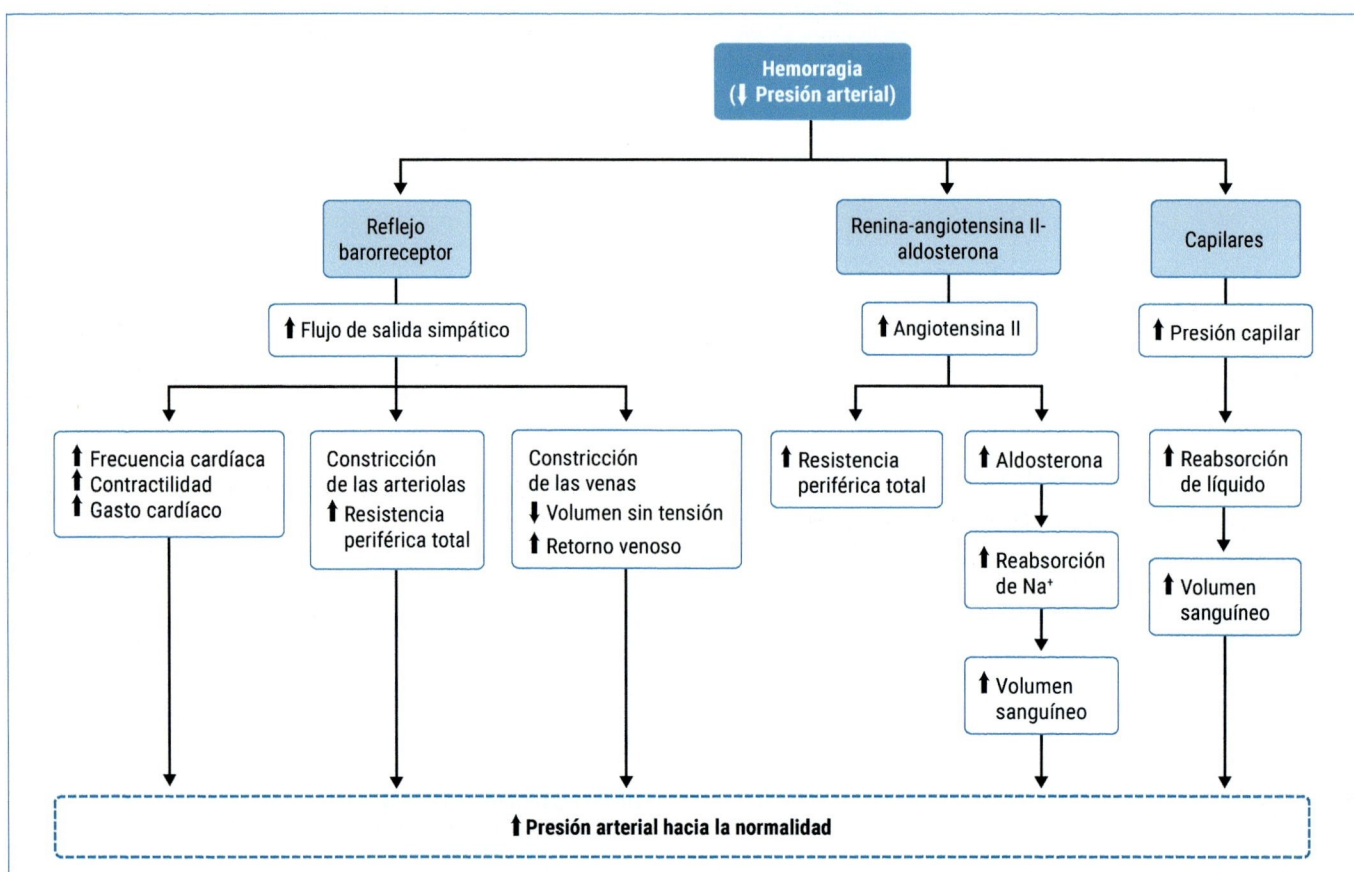

Figura 62-1. Respuesta cardiovascular frente a la hemorragia.

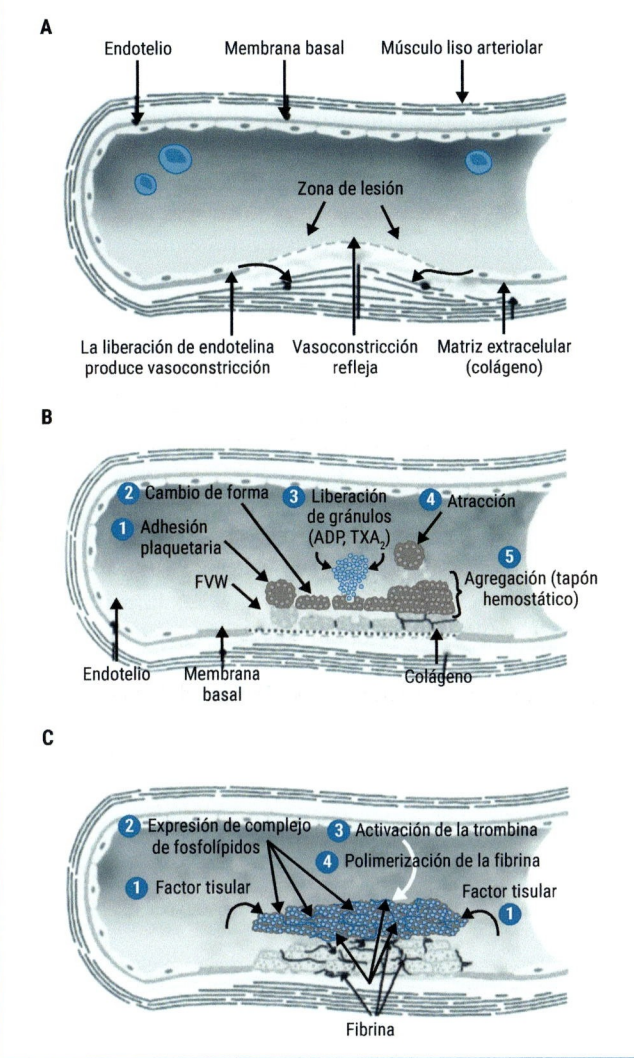

Figura 62-2. Respuesta hemostásica normal. **A)** Vasoconstricción después de una lesión. **B)** Activación y agregación plaquetarias. La unión de las plaquetas al factor de Von Willebrand (FVW) ocasiona su activación y, junto con el tromboxano A$_2$ (TXA$_2$), se produce la agregación plaquetaria. ADP: adenosindifosfato. **C)** Activación de los factores de la coagulación y formación de la fibrina. La activación de la cascada de la coagulación deposita fibrina, que sella el tapón primario, formando un tapón hemostático secundario definitivo.

FÁRMACOS ANTICOAGULANTES

Existen varios tratamientos farmacológicos para evitar la aparición de fenómenos tromboembólicos. Su mecanismo de acción consiste en inhibir la acción de algún factor de la coagulación y, por lo tanto, reducen la hemostasia. Por ello, un efecto secundario de estos fármacos es la aparición de hemorragias.

Hay distintos tipos de anticoagulantes, que se administran por vía parenteral u oral:

- Anticoagulante inyectable: el más común es la heparina, cuyo mecanismo de acción es acelerar la acción de la antitrombina III, que inactiva determinados factores en la cascada de la coagulación, lo que impide la continuación de esta.

- Anticoagulantes orales: la warfarina y el acenocumarol son los más usados. Su mecanismo de acción se basa en la inhibición de la vitamina K, que afecta a la carboxilación de determinados factores que participan en la cascada de la coagulación. Entre los anticoagulantes orales se incluyen los anticoagulantes orales de acción directa. El rivaroxabán, el apixabán y el edoxabán son inhibidores directos del factor X. A diferencia de la heparina, estos son de acción directa, ya que no activan la antitrombina, sino que inhiben directamente el factor X. Otro fármaco de este tipo es el dabigatrán, un inhibidor directo de la trombina, tanto la unida al coágulo como la trombina libre.

TRASTORNOS ADQUIRIDOS

La CID es un proceso sistémico caracterizado por la activación incontrolada de la cascada de la coagulación, que conduce a la formación de trombos en la microvascularización de uno o más órganos del cuerpo, lo que puede provocar procesos isquémicos. Esta activación excesiva de la cascada de la coagulación también ocasiona un agotamiento de los factores de la coagulación y de las plaquetas, lo que aumenta el riesgo de hemorragia.

Debido a la coagulación excesiva, las plaquetas se consumen, lo que lleva a una trombocitopenia. La gran cantidad de coágulos activa la fibrinólisis, lo que provoca un aumento de la plasmina y una degradación de la fibrina.

La CID se desencadena por otro proceso patológico, como puede ser una sepsis, un traumatismo u otra afección concomitante. El abordaje para el tratamiento de la CID consiste principalmente en tratar su causa desencadenante, aunque cabe destacar que el apoyo transfusional suele estar indicado para prevenir las complicaciones hemorrágicas.

TRASTORNOS HEREDITARIOS

Hemofilias

La hemofilia consiste en un grupo de trastornos de la coagulación de origen genético, lo que provoca que los pacientes con hemofilia sean más propensos a las hemorragias. Presenta un patrón de herencia recesiva ligada al cromosoma X, lo que hace que la sufran los varones, mientras que las mujeres son habitualmente portadoras del gen alterado y lo transmiten a generaciones sucesivas.

Dependiendo del tipo de hemofilia, algunos pacientes pueden sangrar solo después de un traumatismo o intervención quirúrgica, mientras que otros sangran espontáneamente. Se reconocen tres tipos de hemofilia distintas: hemofilia A (deficiencia del factor VIII), B (deficiencia de factor IX) y C (deficiencia de factor XI).

Se puede considerar la hemofilia como leve, moderada o grave, dependiendo de la cantidad de actividad que presenta cada paciente para cada factor afectado. Si hay una actividad < 1 %, se considera hemofilia grave, y si hay una actividad del 5-20 %, se considera hemofilia leve. Entre ellas, los síntomas más característicos que las diferencian son las hemorragias producidas; en las hemofilias graves puede haber hemorragias espontáneas; en las hemofilias moderadas pueden producirse hemorragias después de procedimientos menores, y en las hemofilias leves suele haber hemorragias solo con procedimientos invasivos de envergadura.

Enfermedad de Von Willebrand

La enfermedad de Von Willebrand está causada por la deficiencia o disfunción del FVW. Este factor es un componente clave de la hemostasia primaria, ya que regula la adhesión y la activación de las plaquetas que formarán un tapón primario. Su deficiencia provoca una hemorragia normalmente superficial (hematomas).

El FVW es, además, un estabilizador del factor VIII. Si este factor está bajo al mismo tiempo que hay una deficiencia del factor FVW, el paciente puede presentar hemorragias más intensas.

La enfermedad de Von Willebrand se puede presentar en diferentes subtipos: el tipo 1 es el resultado de una disminución del antígeno del FVW; el tipo 2 corresponde a la disfunción del FVW, y en el tipo 3, no hay ningún tipo de producción de FVW, siendo este último el más grave.

El diagnóstico se establece midiendo la cantidad, el tamaño y la función del FVW. Esta última se evalúa mediante la prueba de aglutinación plaquetaria con ristocetina, que activa la unión del FVW a las glucoproteínas plaquetarias.

PUNTOS CLAVE

- La hemostasia consta de dos partes: la hemostasia primaria, en la que se produce la agregación plaquetaria, y la hemostasia secundaria, en la que se forma el coágulo de fibrina.
- Las alteraciones de la hemostasia pueden derivar de trastornos adquiridos, hereditarios o estar causadas por tratamiento farmacológico.
- La consecuencia más grave de las alteraciones de la hemostasia es la hemorragia masiva, que puede acabar derivando en un *shock* hipovolémico.
- Las manifestaciones clínicas de las alteraciones de la hemostasia van a depender de la cantidad de factor presente o de su funcionalidad.

BIBLIOGRAFÍA

Cosntanzo LS. Costanzo. Fisiología. Barcelona: Elsevier, 2023.
Gropper MA. Miller. Anestesia. Barcelona: Elsevier, 2021.
Kumar V, Abbas AK, Aster JC, Deyrup AT. Robbins. Patología esencial. Barcelona: Elsevier, 2021.

Leppert BC. Netter. Un abordaje integrado de la medicina. Barcelona: Elsevier, 2022.
Page C, Pitchford S. Dale. Farmacología esencial. Barcelona: Elsevier, 2022.

AUTOEVALUACIÓN

Leucemia, linfoma y enfermedad del injerto contra el huésped

63

I. Amazian y J. Ruiz-Tovar Polo

OBJETIVOS DE APRENDIZAJE

- Conocer los factores causantes de las leucemias y los linfomas.
- Revisar los mecanismos fisiopatológicos de estas enfermedades.
- Determinar las bases del diagnóstico y el tratamiento de estas enfermedades.

SÍNTESIS CONCEPTUAL

Las leucemias son un grupo de enfermedades malignas que afectan a los leucocitos, componentes esenciales del sistema inmunitario. Se caracterizan por una proliferación descontrolada de glóbulos blancos anormales en la médula ósea, lo que interfiere con la producción normal de las células sanguíneas. Esta proliferación anormal puede afectar tanto a los glóbulos blancos inmaduros como a los precursores de otras líneas celulares en la médula ósea. Estas células leucémicas inmaduras no solo se acumulan en la médula ósea, sino que también pueden propagarse a través del torrente sanguíneo y los ganglios linfáticos, afectando el funcionamiento del sistema hematopoyético y del sistema inmunitario en general.

Los linfomas son tumores que se originan en las células del sistema linfático, parte del sistema inmunitario. Se dividen en dos tipos principales: linfoma de Hodgkin y linfoma no hodgkiniano. El linfoma de Hodgkin se caracteriza por la presencia de células de Reed-Sternberg anormales en ganglios linfáticos específicos, mientras que el linfoma no hodgkiniano abarca diversos subtipos y puede afectar a cualquier parte del sistema linfático.

La enfermedad del injerto contra el huésped es una complicación médica común en los trasplantes de médula ósea. Consiste en que las células inmunitarias presentes en el tejido trasplantado reconocen al receptor del trasplante (el hospedador) como «extraño» y, una vez activadas, atacan a las células del receptor causando la enfermedad.

LEUCEMIAS

Definición

Las leucemias son un grupo de enfermedades malignas que afectan a los leucocitos, los componentes clave del sistema inmunitario en el cuerpo humano. En condiciones normales, los glóbulos blancos se producen en la médula ósea y ayudan a combatir infecciones y enfermedades.

Existen varios tipos de leucemias, clasificadas en dos categorías principales: leucemia aguda y leucemia crónica. La leucemia aguda se caracteriza por el rápido crecimiento de células leucémicas inmaduras, mientras que la leucemia crónica implica la acumulación gradual de células leucémicas maduras pero anormales.

Etiología

La etiología de las leucemias, es decir, las causas exactas que las desencadenan, no se comprende completamente, pero se han identificado varios factores que pueden contribuir al desarrollo de estas enfermedades. A continuación, se mencionan algunos de los factores etiológicos asociados con las leucemias:

- Factores genéticos y hereditarios: se ha observado que ciertos trastornos genéticos, como el síndrome de Down, el síndrome de Li-Fraumeni y la anemia de Fanconi, aumentan el riesgo de desarrollar leucemias. Además, algunas leucemias pueden estar asociadas con cambios genéticos específicos, como la translocación del cromosoma Filadelfia en la leucemia mieloide crónica.

- Exposición a radiación ionizante: la exposición a altas dosis de radiación ionizante, como la radioterapia utilizada en el tratamiento de otros tipos de cáncer, puede aumentar el riesgo de desarrollar leucemias. También se ha observado un mayor riesgo en personas expuestas a radiación nuclear, como los supervivientes de los bombardeos atómicos de Hiroshima y Nagasaki.
- Exposición a sustancias químicas: la exposición a ciertos productos químicos, como el benceno y algunos solventes orgánicos, se ha relacionado con un mayor riesgo de desarrollar leucemias. Estas sustancias químicas se encuentran en industrias como la de la refinación de petróleo, la producción de productos químicos y la industria del caucho.
- Historia de quimioterapia previa: algunos tratamientos de quimioterapia utilizados para tratar otros tipos de cáncer pueden aumentar el riesgo de desarrollar leucemias secundarias. Esto puede ocurrir años después del tratamiento inicial y se cree que está relacionado con la toxicidad de los medicamentos quimioterapéuticos utilizados.
- Factores ambientales y estilo de vida: aunque no está completamente establecido, algunos estudios han sugerido una posible asociación entre el tabaquismo y un mayor riesgo de leucemias. Además, la exposición a ciertos virus, como el virus de Epstein-Barr y el virus linfotrópico de células T humanas tipo 1 (HTLV-1), se ha relacionado con el desarrollo de leucemias específicas, como la leucemia linfoblástica aguda y la leucemia de células T del adulto, respectivamente.

Es importante tener en cuenta que estos factores etiológicos pueden interactuar entre sí y con factores individuales, como la edad, el sexo y el estado de salud general, e influir en el riesgo de desarrollar leucemias. Sin embargo, muchas leucemias ocurren en individuos sin factores de riesgo identificables, lo que sugiere que también pueden intervenir factores desconocidos en su etiología.

Fisiopatología

En las leucemias se produce una proliferación descontrolada de glóbulos blancos anormales y disfuncionales. Estas células malignas, conocidas como células leucémicas, se acumulan en la médula ósea y pueden interferir con la producción normal de células sanguíneas.

En ciertos tipos de leucemias se puede observar una proliferación anormal de leucocitos inmaduros, lo cual también puede afectar a los precursores de diferentes líneas celulares presentes en la médula ósea, como los precursores mieloides, monocíticos, eritroides o megacariocíticos. Esta proliferación descontrolada de células neoplásicas impide la producción normal de hematíes, plaquetas y leucocitos maduros.

La presencia de estas células leucémicas inmaduras no se limita solo a la médula ósea, sino que pueden propagarse al torrente sanguíneo y a los ganglios linfáticos. Esto puede tener un impacto significativo en el funcionamiento normal del sistema hematopoyético y del sistema inmunitario en general.

Clasificación

Las leucemias se clasifican en diferentes categorías basadas en varios factores, como el tipo de célula afectada, la velocidad de progresión de la enfermedad y otros marcadores específicos. A continuación se describen las principales clasificaciones de las leucemias.

Leucemias agudas

- Leucemia linfoblástica aguda: se caracteriza por la proliferación descontrolada de linfoblastos inmaduros, que son células precursoras de los linfocitos. Es más común en niños, pero también puede afectar a adultos.
- Leucemia mieloide aguda: en este tipo de leucemia se produce una proliferación anormal de mieloblastos inmaduros, que son células precursoras de los glóbulos blancos mieloides. Puede afectar a personas de todas las edades.

Leucemias crónicas

- Leucemia linfocítica crónica: se caracteriza por una acumulación lenta y progresiva de linfocitos B maduros pero anormales en la sangre, la médula ósea y los ganglios linfáticos. Es más común en adultos mayores.
- Leucemia mieloide crónica: en este tipo de leucemia se produce una proliferación descontrolada de células mieloides inmaduras en la médula ósea.

Además de estas clasificaciones principales, existen subtipos menos comunes de leucemias, como la leucemia de células pilosas, la leucemia de células T del adulto, la leucemia de células NK *(natural killer)* y la leucemia de células dendríticas plasmocitoides. Estos subtipos tienen características y manifestaciones clínicas específicas.

Manifestaciones clínicas

Las manifestaciones clínicas de las leucemias varían según el tipo específico de leucemia y la etapa de la enfermedad.

Síntomas generales

- Fatiga y debilidad inexplicables.
- Pérdida de peso involuntaria.
- Fiebre sin causa aparente.
- Sudoración nocturna excesiva.
- Malestar general.

Síntomas relacionados con la circulación sanguínea

- Anemia: puede manifestarse como palidez, dificultad para respirar, debilidad y mareos.
- Trombocitopenia: puede causar sangrado fácil, hematomas inexplicables y prolongación de los tiempos de coagulación, así como aparición de hematomas o sangrado prolongado después de cortes o lesiones menores.
- Leucopenia o leucocitosis: puede resultar en un mayor riesgo de infecciones recurrentes, fiebre y malestar gene-

ral, así como de infecciones recurrentes respiratorias, urinarias o cutáneas.

Síntomas del sistema linfático

- Agrandamiento indoloro de los ganglios linfáticos en el cuello, las axilas o la ingle.
- Esplenomegalia (agrandamiento del bazo), que puede causar malestar abdominal y sensación de plenitud.

Síntomas óseos y articulares

- Dolor óseo y articular.
- Sensibilidad ósea.
- Fracturas óseas espontáneas o de bajo impacto.

Síntomas del sistema nervioso

- Dolor de cabeza persistente.
- Mareos.
- Problemas de visión.
- Confusión o cambios en el estado mental.

Es importante tener en cuenta que estos síntomas no son exclusivos de las leucemias y pueden estar presentes en otras enfermedades.

Cabe mencionar que los síntomas pueden variar entre los diferentes tipos de leucemias, y algunos pacientes pueden presentar síntomas más leves o incluso ser asintomáticos en las etapas iniciales de la enfermedad.

Diagnóstico

El diagnóstico de las leucemias se basa en una combinación de evaluación clínica, pruebas de laboratorio y estudios diagnósticos específicos.

- Historia clínica y exploración física: se debe recopilar información detallada sobre los síntomas, la duración de estos, antecedentes médicos y familiares, y realizar una exploración física completa para evaluar la presencia de signos de enfermedad, como aumento del tamaño de los ganglios linfáticos, esplenomegalia o cualquier otra anomalía.
- Hemograma: se realizan pruebas de laboratorio en muestras de sangre para evaluar los niveles de glóbulos blancos, glóbulos rojos y plaquetas, así como para buscar anomalías en la morfología y la cantidad de células sanguíneas. Estos análisis incluyen un hemograma completo y un frotis de sangre periférica.
- Biopsia de médula ósea: se realiza una biopsia de la médula ósea para obtener una muestra de células de la médula ósea. Se utiliza una aguja para extraer una pequeña cantidad de médula ósea y se examina al microscopio para evaluar la presencia de células leucémicas y determinar su tipo y características.
- Citogenética y biología molecular: se llevan a cabo pruebas especiales en las células leucémicas para identificar cambios cromosómicos y anomalías genéticas específicas

asociadas con diferentes tipos de leucemias. Estas pruebas pueden incluir citogenética convencional, hibridación *in situ* fluorescente (FISH), reacción en cadena de la polimerasa y secuenciación genética.
- Citometría de flujo: esta técnica permite analizar y clasificar las células sanguíneas y de médula ósea en función de sus características inmunofenotípicas. Permite identificar subpoblaciones de células leucémicas y determinar su linaje y grado de maduración.
- Otros estudios complementarios: en algunos casos, se pueden realizar estudios adicionales, como tomografías computarizadas (TC), resonancias magnéticas (RM) o gammagrafías óseas, para evaluar la extensión de la enfermedad y detectar cualquier afectación extramedular.

Tratamiento

El tratamiento de las leucemias depende del tipo específico de leucemia, la etapa de la enfermedad, la edad del paciente y otros factores individuales. En general, los enfoques terapéuticos comunes incluyen:

- Quimioterapia: la quimioterapia es un tratamiento fundamental para las leucemias. Consiste en el uso de medicamentos que destruyen o controlan el crecimiento de las células neoplásicas. Los regímenes de quimioterapia pueden incluir una combinación de diferentes medicamentos administrados en ciclos, con períodos de descanso entre ellos.
- Terapia dirigida: algunos tipos de leucemias pueden responder a medicamentos que se dirigen a alteraciones genéticas o proteínas específicas presentes en las células tumorales. Estos medicamentos, como los inhibidores de la tirosinquinasa, pueden bloquear las señales que promueven el crecimiento de las células leucémicas.
- Trasplante de médula ósea (células madre): para algunos pacientes con leucemias agudas o en casos de recaídas, se puede considerar un trasplante de células madre. Este procedimiento implica reemplazar la médula ósea del paciente con células madre saludables de un donante compatible o del propio paciente (trasplante autólogo). Las células madre pueden provenir de la médula ósea, la sangre periférica o el cordón umbilical.
- Radioterapia: la radioterapia puede utilizarse en casos específicos para tratar áreas concretas afectadas por la leucemia, como el cerebro o los testículos. Emplea radiación de alta energía para destruir las células tumorales y reducir la carga tumoral.
- Inmunoterapia: la inmunoterapia es un enfoque terapéutico emergente que usa el sistema inmunitario del propio paciente para combatir el cáncer. Se utilizan terapias como los inhibidores de puntos de control inmunitario, los anticuerpos monoclonales y las células CAR-T (terapia con receptor de antígeno quimérico) para potenciar la respuesta inmunitaria contra las células leucémicas.

Es importante destacar que el tratamiento de las leucemias suele ser multidisciplinario e involucra a diferentes especialistas, como hematólogos, oncólogos, radioterapeutas, enfermeras especializadas y profesionales de apoyo. El objetivo del tratamiento es lograr la remisión completa, mantener la enfermedad bajo control y mejorar la calidad de vida del paciente. El plan de tratamiento se personaliza para cada paciente y se ajusta según su respuesta y tolerancia al tratamiento.

LINFOMAS

Definición

Los linfomas son un grupo de tumores que se originan en las células del sistema linfático, que es parte del sistema inmunitario del cuerpo. El sistema linfático incluye los ganglios linfáticos, las amígdalas, el bazo, las adenoides y la médula ósea. Los linfomas se caracterizan por la proliferación anormal de linfocitos.

Epidemiología

Los linfomas son el sexto tipo de cáncer más común en todo el mundo. La incidencia de los linfomas varía según el tipo específico y la ubicación geográfica. En general, los linfomas no hodgkinianos son más comunes que el linfoma de Hodgkin.

El linfoma no hodgkiniano es un tipo de cáncer que ha experimentado un crecimiento significativo en los últimos años, situándose como el tercer tipo de cáncer con mayor aumento en la incidencia, después del melanoma y el cáncer de pulmón. Se estima que la incidencia de los linfomas aumenta un 3 % anual desde el año 2000.

Es importante destacar que mientras el linfoma no hodgkiniano muestra un incremento en su incidencia, el linfoma de Hodgkin está experimentando una disminución relativa. Esto puede estar relacionado con cambios en los factores de riesgo y mejoras en el diagnóstico y el tratamiento.

En términos de mortalidad, los linfomas ocupan un lugar relevante, siendo la quinta causa de muerte por cáncer. Aunque los avances en el tratamiento han mejorado las tasas de supervivencia, el impacto de los linfomas en la mortalidad por cáncer sigue siendo significativo.

En cuanto a la situación específica en España, se estima una incidencia de aproximadamente tres nuevos casos de linfomas por cada 100.000 habitantes al año. Estos datos reflejan la relevancia de los linfomas como una enfermedad importante en la población española.

Clasificación

Existen dos tipos principales de linfomas: el linfoma de Hodgkin y el linfoma no hodgkiniano. El linfoma de Hodgkin se caracteriza por la presencia de células anormales llamadas células de Reed-Sternberg y generalmente se presenta en ganglios linfáticos específicos. Por otro lado, el linfoma no hodgkiniano engloba un conjunto diverso de linfomas que pueden afectar a cualquier parte del sistema linfático y se subdividen en varios subtipos (**Tabla 63-1**).

Es importante destacar que la clasificación de los linfomas puede ser compleja y se basa en varios factores, como las características de las células tumorales, su apariencia microscó-

---

Tabla 63-1. Clasificación de los linfomas

Linfoma de Hodgkin
- Linfoma de Hodgkin clásico. Presenta las siguientes características:
  - Esclerosis nodular
  - Celularidad mixta
  - Depleción linfocítica
  - Rico en linfocitos
- Linfoma de Hodgkin nodular con predominio linfocítico

Linfoma no hodgkiniano
- Linfomas de células B:
  - Linfoma difuso de células B grandes
  - Linfoma folicular
  - Linfoma de la zona marginal
  - Linfoma del manto
  - Linfoma de células del margen esplénico
  - Linfoma de Burkitt
  - Linfoma linfoplasmocítico
  - Linfoma de células del manto
  - Linfoma de células del margen esplénico
- Linfomas de células T y células NK:
  - Linfoma de células T periférico
  - Linfoma anaplásico de células grandes
  - Linfoma de células T/NK nasal
  - Micosis fungoide y síndrome de Sézary
  - Enteropatía asociada con linfoma de células T
- Linfoma de Hodgkin y linfoma no hodgkiniano de tipo indeterminado

NK: *natural killer.*

---

pica, los marcadores moleculares y genéticos, así como otros factores clínicos y patológicos.

Cabe señalar que esta clasificación es una visión general y que existen variantes y subtipos menos comunes de linfomas que no se mencionan en este capítulo. Por lo tanto, es fundamental contar con el diagnóstico y la orientación de un especialista en hematología u oncología para obtener información más precisa y actualizada sobre el tipo específico de linfoma y su tratamiento correspondiente.

Manifestaciones clínicas

Los linfomas pueden presentar manifestaciones clínicas similares a las de la leucemia, y una de las características comunes son las adenomegalias o ganglios linfáticos aumentados de tamaño. Sin embargo, es importante tener en cuenta que no todos los linfomas se manifiestan de la misma manera y que cada subtipo puede tener características clínicas distintas. A continuación se describen algunas manifestaciones clínicas adicionales que pueden estar presentes en los linfomas:

- Adenomegalias: el agrandamiento de los ganglios linfáticos es una manifestación frecuente en los linfomas. Los ganglios linfáticos afectados suelen ser indoloros y pueden encontrarse en diferentes partes del cuerpo, como el cuello, las axilas, las ingles o el abdomen.
- Síntomas generales: los pacientes con linfomas pueden experimentar síntomas generales como fiebre sin causa aparente, sudoración nocturna excesiva y pérdida de peso inexplicable. Estos síntomas a menudo se deben a la respuesta del sistema inmunitario frente a la enfermedad.

- Síntomas relacionados con la infiltración de órganos: dependiendo del tipo y la extensión del linfoma, puede haber infiltración de órganos como el bazo, el hígado, la médula ósea u otros tejidos. Esto puede causar síntomas como dolor abdominal, sensación de plenitud temprana después de comer, fatiga, debilidad o anemia.
- Síntomas respiratorios: en algunos casos de linfoma, especialmente cuando están afectados los ganglios linfáticos del tórax, puede haber síntomas respiratorios como tos persistente, dificultad para respirar o dolor torácico.
- Síntomas neurológicos: en raras ocasiones, los linfomas pueden afectar al sistema nervioso central y causar síntomas neurológicos, como dolor de cabeza persistente, cambios en la visión, debilidad o convulsiones.

Diagnóstico

El diagnóstico de los linfomas implica la realización de diferentes pruebas, incluidas pruebas de imagen y biopsia ganglionar. Estas pruebas son fundamentales para establecer un diagnóstico preciso y determinar el tipo específico de linfoma.

- Pruebas de imagen: la TC desempeña un papel importante en el diagnóstico y la evaluación de los linfomas. Permite visualizar adenomegalias e infiltración o alteraciones de otros órganos que puedan sugerir la presencia de un linfoma. La TC también puede ayudar a evaluar la extensión de la enfermedad, es decir, si el linfoma se ha diseminado a otros órganos o tejidos. Esto es crucial para determinar el estadio del linfoma y guiar el plan de tratamiento. Además de la TC, otras pruebas de imagen que se utilizan en el diagnóstico de los linfomas incluyen la RM y la tomografía por emisión de positrones (PET). Cada una de estas pruebas tiene sus propias indicaciones y puede proporcionar información adicional para el diagnóstico y la evaluación de la enfermedad.
- Biopsia ganglionar: es el procedimiento diagnóstico más importante para confirmar el linfoma. Consiste en tomar una muestra de tejido de un ganglio linfático agrandado para su análisis microscópico (**Recuadro 63-1**).

Estadificación

El sistema de clasificación de Ann Arbor se utiliza para determinar el estadio de los linfomas y se basa en la ubicación y la extensión de la enfermedad. Los estadios se clasifican del I al IV (**Recuadro 63-2**).

Estos criterios de estadios y síntomas B son usados en conjunto para determinar la gravedad y la extensión de la enfermedad, lo que ayuda en la planificación del tratamiento y en la predicción del pronóstico para los pacientes con linfomas.

RECUADRO 63-1. Métodos de obtención de biopsia

Existen diferentes métodos para realizar una biopsia ganglionar, que incluyen:

- Biopsia por aspiración con aguja fina (BAAF): se inserta una aguja delgada en el ganglio linfático para obtener células y tejido para su análisis. Esta técnica se utiliza principalmente cuando se sospecha un linfoma de Hodgkin.
- Biopsia de ganglio linfático abierto: consiste en realizar una incisión quirúrgica para extraer completamente un ganglio linfático o una parte de él. Este tipo de biopsia se utiliza para obtener muestras de tejido más grandes, así como para eva-luar con mayor precisión el tipo y las características del linfoma.
- Biopsia con aguja gruesa: se emplea una aguja más gruesa para obtener un cilindro de tejido de un ganglio linfático. Esta técnica se emplea en casos en que la BAAF no proporciona suficiente material para el análisis.

La muestra de tejido obtenida en la biopsia ganglionar se envía a un patólogo para su examen microscópico y análisis inmunohistoquímico. Esto permite determinar el tipo específico de linfoma y proporcionar información importante para el tratamiento.

RECUADRO 63-2. Sistema de estadificación de Ann Arbor para los linfomas

- Estadio I: afectación de una sola región ganglionar o afectación localizada de un solo órgano o ubicación extralinfática.
- Estadio II: afectación de dos o más regiones ganglionares en el mismo lado del diafragma o afectación localizada de un solo órgano o ubicación extralinfática y sus ganglios regionales, con o sin afectación de otras regiones ganglionares en el mismo lado del diafragma.
- Estadio III: afectación de regiones ganglionares a ambos lados del diafragma, que puede ir acompañada de afectación localizada de un órgano o ubicación extralinfática asociada, o de afectación del bazo o ambos.
- Estadio IV: afectación diseminada de uno o más órganos extralinfáticos, con o sin afectación ganglionar asociada, o afectación extralinfática aislada con afectación ganglionar a distancia. La afectación de la médula ósea se clasifica como estadio IV.

En la clasificación de Ann Arbor, los síntomas A, B y E también se tienen en cuenta para determinar el estadio clínico. Cada estado clínico se clasifica como A o B, dependiendo de la ausencia (A) o la presencia (B) de síntomas generales definidos. Estos síntomas B son:

- Pérdida de peso inexplicable de > 10 % del peso corporal habitual en los últimos 6 meses antes de la consulta médica inicial.
- Fiebre inexplicable con una temperatura > 38 °C y de duración > 2 semanas. Una enfermedad febril breve asociada con una infección conocida no se considera un síntoma B.
- Sudoración nocturna profusa.

Los síntomas E corresponden a afectación única, confinada a tejidos extralinfáticos, excepto el hígado y la médula ósea.

Tratamiento

El tratamiento de los linfomas depende del tipo específico de linfoma, el estadio de la enfermedad, la edad del paciente y su estado general de salud. En general, los enfoques terapéuticos comunes para el tratamiento de los linfomas incluyen:

- Quimioterapia: es el tratamiento principal para muchos tipos de linfomas. Consiste en el uso de medicamentos antineoplásicos para destruir las células neoplásicas. La quimioterapia puede administrarse de forma oral o intravenosa y, generalmente, se utiliza una combinación de varios medicamentos para aumentar la eficacia y reducir la resistencia.
- Radioterapia: se trata del uso de radiación de alta energía para destruir las células cancerosas y reducir el tamaño de los tumores. La radioterapia puede administrarse de forma externa (radioterapia externa) o mediante la colocación de una fuente radiactiva cerca del área afectada (braquiterapia). Se usa especialmente en linfomas localizados o para tratar áreas específicas de enfermedad residual después de la quimioterapia.
- Inmunoterapia: este enfoque terapéutico utiliza medicamentos que estimulan o refuerzan el sistema inmunitario del paciente para combatir el linfoma. Los ejemplos incluyen anticuerpos monoclonales dirigidos a proteínas específicas presentes en las células cancerosas, como el rituximab en los linfomas de células B.
- Terapia dirigida: esta forma de tratamiento emplea medicamentos que actúan específicamente sobre las anomalías genéticas o moleculares presentes en las células cancerosas. Los inhibidores de la tirosinquinasa son un ejemplo de terapia dirigida utilizada en algunos linfomas, como el imatinib para el linfoma de células del manto.
- Trasplante de células madre: en algunos casos se puede considerar un trasplante de células madre como parte del tratamiento, especialmente en linfomas de alto riesgo o en recaídas. En este procedimiento se destruyen las células cancerosas y la médula ósea del paciente mediante altas dosis de quimioterapia y/o radioterapia y luego se infunden células madre sanas para repoblar la médula ósea y restaurar la función normal.

Es importante destacar que el tratamiento de los linfomas es individualizado y se adapta a las necesidades de cada paciente. La elección del tratamiento y de su duración depende de múltiples factores y generalmente la lleva a cabo un equipo médico especializado, que incluye hematólogos, oncólogos y otros profesionales de la salud.

Por otro lado, es fundamental que los pacientes con linfoma reciban un cuidado integral que incluya el manejo de los efectos secundarios del tratamiento, el apoyo psicológico y la atención a largo plazo a fin de controlar la enfermedad y monitorizar posibles recaídas. A su vez, el seguimiento médico regular y la participación en programas de rehabilitación y cuidados paliativos, si es necesario, también son aspectos importantes del tratamiento integral de los linfomas.

ENFERMEDAD DEL INJERTO CONTRA EL HUÉSPED

Definición

La enfermedad del injerto contra el huésped (EICH) es una complicación médica común en determinados alotrasplantes. Se asocia principalmente con el trasplante de médula ósea. Consiste en que las células inmunitarias presentes en el tejido trasplantado reconocen al receptor del trasplante (el hospedador) como «extraño» y, una vez activadas, atacan a las células del receptor causando la enfermedad.

Etiología

Para que se produzca una EICH tienen que darse tres circunstancias:

- Administración de un injerto inmunocompetente, con células inmunitarias viables y funcionales.
- Que el receptor sea inmunológicamente incompatible con el tejido trasplantado.
- Que el receptor se encuentre inmunocomprometido, por lo que no es capaz de destruir o inactivar las células trasplantadas.

Fisiopatología

Los linfocitos T del injerto atacan a los tejidos del receptor al reconocerlos como extraños. Estos linfocitos T producen un exceso de citoquinas, que inducen la respuesta inflamatoria. Los desencadenantes de esta reacción pueden ser un gran número de antígenos presentes en las células del receptor (HLA o antígeno leucocitario humano). Esta entidad, considerada una complicación del trasplante de médula ósea, tiene, sin embargo, un efecto beneficioso (efecto injerto contra tumor) en las leucemias, en las que el sistema inmunitario trasplantado ataca a las células tumorales presentes.

Manifestaciones clínicas

En la EICH se produce un daño selectivo al hígado, la piel y las mucosas y el tracto gastrointestinal:

- Afectación gastrointestinal: aparece diarrea grave, dolor abdominal, náuseas y vómitos. Una biopsia intestinal es el principal método diagnóstico de la EICH.
- Afectación hepática: elevación de los niveles de bilirrubina.
- Afectación dérmica: erupción maculopapular difusa.

Tratamiento

El tratamiento de la EICH se basa en la administración de inmunosupresores que reduzcan la respuesta inmunitaria. Para ello se usan:

- Corticoides sistémicos: para suprimir la respuesta inmunitaria mediada por células T en los tejidos.
- Fármacos inmunosupresores: metotrexato, ciclosporina y tacrólimus.

PUNTOS CLAVE

- Las leucemias son un grupo de enfermedades malignas que afectan a los leucocitos. Se caracterizan por una proliferación descontrolada de glóbulos blancos anormales en la médula ósea, lo que interfiere con la producción normal de células sanguíneas.

- En las leucemias, las células leucémicas inmaduras no solo se acumulan en la médula ósea, sino que también pueden propagarse a través del torrente sanguíneo y los ganglios linfáticos, afectando el funcionamiento del sistema hematopoyético y del sistema inmunitario en general.

- Los linfomas son tumores que se originan en las células del sistema linfático. Se dividen en dos tipos principales: linfoma de Hodgkin y linfoma no hodgkiniano.

- El linfoma de Hodgkin se caracteriza por la presencia de células de Reed-Sternberg anormales en ganglios linfáticos específicos, mientras que el linfoma no hodgkiniano abarca diversos subtipos y puede afectar a cualquier parte del sistema linfático.

- La EICH es una complicación médica común en los trasplantes de médula ósea. Consiste en que las células inmunes presentes en el tejido trasplantado reconocen al receptor del trasplante (el hospedador) como «extraño» y, una vez activadas, atacan a las células del receptor causando la enfermedad.

BIBLIOGRAFÍA

American Cancer Society. 2021. Leukemia: detailed guide. Disponible en: https://www.cancer.org/cancer/leukemia.html

Armitage JO. Non-Hodgkin lymphoma. N Engl J Med 2017; 376: 717-29.

DeVita VT, Lawrence TS, Rosenberg SA. DeVita, Hellman, and Rosenberg's cancer: principles & practice of oncology. Alphen aan den Rijn: Wolters Kluwer, 2019.

Hoffman R, Benz EJ, Silberstein LE et al. Hematology: basic principles and practice. Barcelona: Elsevier, 2018.

National Cancer Institute. 2021. Adult non-Hodgkin lymphoma treatment (PDQ)-Health professional version. Disponible en: https://www.cancer.gov/types/lymphoma/hp/adult-nhl-treatment-pdq

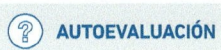

AUTOEVALUACIÓN

Trombosis

64

A. Caro Sanz y J. Ruiz-Tovar Polo

OBJETIVOS DE APRENDIZAJE

- Conocer los factores causantes de la trombosis.
- Revisar los mecanismos fisiopatológicos que condicionan la aparición de la trombosis.
- Determinar las consecuencias clínicas que pueden derivarse de la trombosis.
- Identificar mecanismos de prevención de la trombosis.

SÍNTESIS CONCEPTUAL

La trombosis es un proceso patológico caracterizado por la formación de un coágulo sanguíneo en el interior de un vaso sanguíneo, lo que puede resultar en una obstrucción parcial o total del flujo sanguíneo. La trombosis puede ser causada por una variedad de factores y puede tener consecuencias graves para la salud, como el embolismo pulmonar y el infarto de miocardio. En este capítulo se describen los diferentes tipos de trombosis, su etiología, fisiopatología, diagnóstico y tratamiento.

DEFINICIÓN

La trombosis se define como la formación de un coágulo sanguíneo en el interior de un vaso sanguíneo, lo que puede resultar en una obstrucción parcial o total del flujo sanguíneo (Fig. 64-1). Puede afectar a cualquier parte del sistema circulatorio, desde las venas profundas de las piernas hasta las arterias coronarias del corazón, y puede tener consecuencias graves para la salud. Cuando el trombo se desprende se denomina émbolo y puede viajar por el sistema circulatorio, a menudo a los pulmones, lo que produciría un tromboembolismo pulmonar.

ETIOLOGÍA

La trombosis puede ser causada por una variedad de factores, que incluyen:

- Lesiones en las paredes de los vasos sanguíneos: pueden activar los mecanismos de coagulación y determinar la formación de un coágulo sanguíneo.

– Daño endotelial: el endotelio es el revestimiento interno de los vasos sanguíneos. Cuando se daña, por ejemplo, debido a la hipertensión arterial, la arterioesclerosis, la diabetes o la inflamación crónica, se pueden liberar sustancias que activan la coagulación sanguínea.

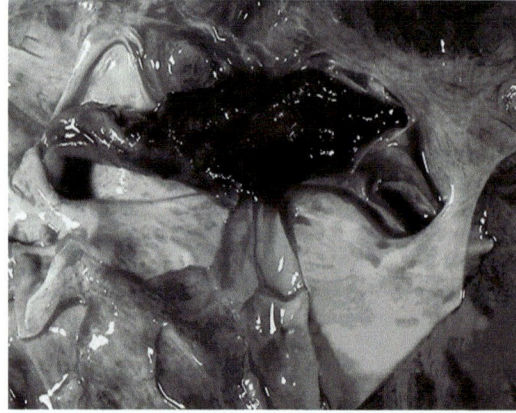

Figura 64-1. Trombo intravascular.

- Estrechamiento de los vasos sanguíneos: aumentan la velocidad del flujo sanguíneo y la presión por la zona con calibre disminuido, lo que puede dañar el endotelio.
- Aneurismas: un aneurisma es una dilatación anormal de un vaso sanguíneo, que puede afectar a la velocidad del flujo sanguíneo y la presión.
- Ateromatosis: enfermedad en la que se forman placas de grasa y colesterol en las paredes de los vasos sanguíneos, lo que puede estrecharlos y dañar el endotelio.
- Inflamación vascular crónica.
- Trastornos de la coagulación sanguínea: las trombofilias aumentan el riesgo de formación de coágulos sanguíneos:
  - Factor V de Leiden: es una mutación genética que causa una resistencia a la proteína C.
  - Mutación de la protrombina G20210A: aumenta la producción de protrombina, una proteína necesaria para la coagulación sanguínea.
  - Deficiencia de antitrombina: la antitrombina es una proteína que ayuda a regular la coagulación sanguínea.
  - Deficiencia de proteína C o S: estas proteínas son importantes reguladores naturales de la coagulación sanguínea.
  - Hiperhomocisteinemia: es un trastorno en el que hay niveles elevados de homocisteína en la sangre.
- Alteración del flujo sanguíneo: debido a una inmovilización prolongada o a turbulencias provocadas por otras enfermedades cardiovasculares, como valvulopatías y arritmias.
- Cirugía mayor o traumatismo.

FACTORES DE RIESGO

Entre los factores de riesgo se distinguen los siguientes:

- Factores de riesgo primarios:
  - Congénitos: incluyen defectos genéticos que predisponen a la trombosis, como la deficiencia de antitrombina III, las proteínas C y S, el factor V de Leiden, la mutación G20210A en el gen de la protrombina, entre otros.
  - Adquiridos: incluyen trastornos que pueden surgir durante la vida, como la presencia de anticuerpos antifosfolípidos, el síndrome antifosfolípido, la hiperhomocisteinemia, el síndrome metabólico, la dislipidemia, la diabetes, entre otros.
- Factores de riesgo secundarios:

- Embarazo y puerperio.
- Obesidad.
- Hipertensión arterial.
- Tabaquismo.
- Enfermedades inflamatorias crónicas, como la enfermedad inflamatoria intestinal, la enfermedad renal y la artritis reumatoide.
- Insuficiencia cardíaca y enfermedad pulmonar crónica.
- Infecciones graves.
- Cáncer: supone un incremento del riesgo de sufrir trombosis, siendo esta la segunda causa de muerte en el paciente oncológico, detrás del propio tumor.
- Uso de ciertos medicamentos, como anticonceptivos orales y tratamientos de reemplazo hormonal.

Es importante tener en cuenta que la presencia de uno o varios factores de riesgo aumenta el riesgo de trombosis, pero no es necesariamente determinante. El riesgo de trombosis puede reducirse con medidas preventivas adecuadas, como cambios en el estilo de vida y/o medicamentos anticoagulantes.

FISIOPATOLOGÍA

La formación de un coágulo sanguíneo es un proceso complejo que involucra varios factores, entre otros, células sanguíneas, proteínas de la coagulación y factores de crecimiento. Durante la trombosis, se activan los mecanismos de coagulación y se forma un coágulo sanguíneo en el interior del vaso sanguíneo. Si el coágulo es lo suficientemente grande, puede obstruir el flujo sanguíneo y causar daño tisular. Si el coágulo se desprende y viaja a otras partes del cuerpo, puede causar complicaciones graves, como el embolismo pulmonar o el infarto de miocardio (**Recuadro 64-1**).

MANIFESTACIONES CLÍNICAS

Existen varios tipos de trombosis, que se clasifican según su ubicación en el cuerpo. Los tipos más comunes son:

- Trombosis venosa profunda: ocurre cuando se forma un coágulo en una vena profunda, generalmente en las piernas. Algunas de las manifestaciones clínicas de esta afección son:
  - Dolor o sensación de pesadez en una o ambas piernas.
  - Hinchazón en la pierna afectada.
  - Enrojecimiento o aumento de la temperatura en la pierna afectada.

RECUADRO 64-1. Bases moleculares de la trombosis

La inflamación regula el metabolismo del colágeno fibrilar, que puede influir sobre la rotura de la placa de ateroesclerosis. El linfocito T libera citoquinas proinflamatorias, como el interferón (IFN), que impiden a las células musculares lisas producir el nuevo colágeno necesario para que se deposite la matriz de colágeno de la cubierta fibrosa de la placa, que la protege de la rotura. Los linfocitos T secretan CD40L, que estimula la elaboración de colagenasas intersticiales por fagocitos mononucleares, como las metaloproteinasas (MMP) de matriz 1, MMP-8 y MMP-13, que catalizan la rotura proteolítica inicial de la fibrilla de colágeno intacta. El colágeno roto puede sufrir después una degradación adicional por las gelatinasas. De este modo, la inflamación puede amenazar la estabilidad de las placas ateroescleróticas y aumentar su tendencia a la rotura, provocando una trombosis, que desencadena la mayoría de los síndromes coronarios agudos.

– Dolor al caminar o al estar de pie.
– Sensación de hormigueo o adormecimiento en la pierna afectada.
– Signo de Homans positivo: consiste en la flexión pasiva del pie hacia arriba manteniendo la pierna estirada, lo que provoca un dolor intenso en el gemelo del paciente.
• Tromboembolismo pulmonar: ocurre cuando un coágulo se desprende y viaja a los pulmones. Esto determina que parte del tejido pulmonar quede sin vascularización, lo que conlleva una alteración en la difusión de gases, pero también puede condicionar un infarto y necrosis del parénquima pulmonar afectado (**Fig. 64-2**). Algunas de las manifestaciones clínicas de esta afección son:
– Dolor torácico intenso, que puede empeorar al respirar profundo o al toser.
– Dificultad para respirar, que puede ser súbita o progresiva.
– Tos con expectoración o sin ella, a veces con sangre.
– Taquicardia o palpitaciones.
– Ansiedad o sensación de mareo.
– Desmayo o pérdida del conocimiento.
• Trombosis arterial: ocurre cuando un coágulo se forma en una arteria y puede obstruir el flujo sanguíneo.

En algunos casos, la trombosis pueden ser asintomática.

DIAGNÓSTICO

El diagnóstico de la trombosis generalmente implica una combinación de evaluación clínica, pruebas de laboratorio y pruebas de imagen. Las pruebas de laboratorio, como el dímero D (producto de degradación de la fibrina) y el tiempo de tromboplastina parcial activada (TTPa), pueden ayudar a confirmar la presencia de un coágulo sanguíneo. Las pruebas de imagen, como la ecografía Doppler, la TC y la RM, pueden ayudar a localizar y evaluar la extensión del coágulo sanguíneo (**Fig. 64-3**).

TRATAMIENTO

El tratamiento de la trombosis depende del tipo y la gravedad de la condición. El tratamiento generalmente implica la administración de anticoagulantes, que reducen la capacidad de la sangre para coagularse y previenen la formación de nuevos coágulos sanguíneos. Los anticoagulantes comunes incluyen la heparina de bajo peso molecular, la warfarina y los nuevos anticoagulantes orales. En algunos casos, puede ser necesaria la realización de procedimientos de intervención para retirar o disolver el coágulo sanguíneo.

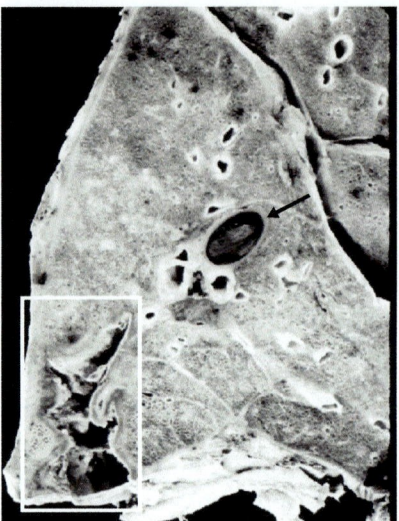

Figura 64-2. Imagen de autopsia. La flecha indica una embolia en la arteria pulmonar y el recuadro marca una zona de infarto pulmonar cavitado, por falta de vascularización.

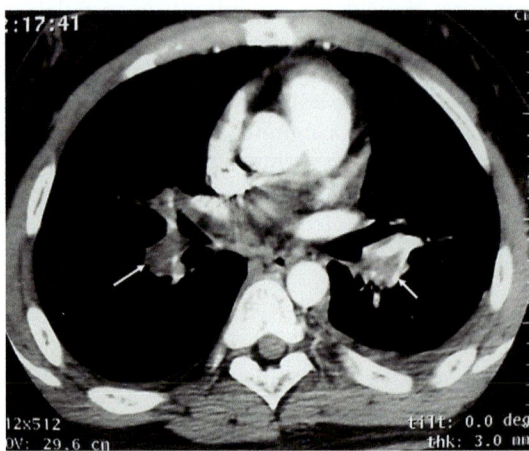

Figura 64-3. Tomografía computarizada torácica. Defectos de repleción múltiples en las arterias pulmonares.

PREVENCIÓN

La prevención de la trombosis es importante para reducir el riesgo de complicaciones graves. Las medidas de prevención pueden incluir la realización de ejercicios regulares, la interrupción de la inmovilización prolongada, el uso de medias de compresión y la administración de anticoagulantes en pacientes de alto riesgo. También es importante tratar cualquier afección subyacente que pueda aumentar el riesgo de trombosis.

PUNTOS CLAVE

• La trombosis consiste en la formación de un coágulo en el interior de un vaso sanguíneo.
• La trombosis puede originar una obstrucción parcial o total del flujo sanguíneo en un órgano.
• Cuando un trombo se suelta y circula por el torrente sanguíneo, puede anclarse en cualquier vaso de pequeño calibre y obstruir el flujo sanguíneo distal de un órgano, lo que puede provocar isquemia y necrosis.
• La trombosis puede ser causada por una variedad de factores y puede tener consecuencias graves para la salud, como el embolismo pulmonar.

BIBLIOGRAFÍA

Cecil RL, Goldman L, Ausiello DA et al. Cecil-Goldman. Tratado de medicina interna. Londres: Elsevier Health Sciences Spain, 2013.

Di Nisio M, Van Es N, Büller HR. Deep vein thrombosis and pulmonary embolism. Lancet 2016; 388: 3060-73.

Douglas P. Braunwald. Tratado de cardiología. Barcelona: Elsevier España, 2019.

Lorio A, Agnelli G. Antithrombotic prophylaxis and treatment of venous thromboembolism in patients with cancer: a review. JAMA 2019; 321: 199-207.

Ruiz-Tovar J, Caballero P, Gamallo Amat C. Atlas de correlación anatomo-radiológica de las enfermedades del tórax. Saarbrucken: Editorial Académica Española, 2011.

 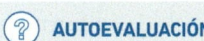
AUTOEVALUACIÓN

Anemia

65

A. Díaz Torres e I. Olazabal Olarreaga

OBJETIVOS DE APRENDIZAJE

- Tomar conciencia del grave problema de salud que supone la anemia en nuestro medio.
- Conocer los factores causantes de anemia, principalmente el déficit de hierro.
- Diferenciar los diferentes tipos de anemia y sus características.
- Revisar los mecanismos fisiopatológicos que condicionan la aparición de la enfermedad y sus consecuencias.

SÍNTESIS CONCEPTUAL

La anemia se define como bajos niveles de hemoglobina en sangre. Es una afección generada por la carencia de glóbulos rojos sanos suficientes para el transporte de oxígeno a los tejidos del cuerpo. La anemia constituye uno de los mayores problemas de salud pública, que afecta a personas tanto en los países desarrollados como en los países en vías de desarrollo, siendo más común en poblaciones vulnerables, como los niños y las mujeres en edad fértil.

El 75 % de las anemias están causadas por deficiencia de hierro. Esta deficiencia es probablemente el trastorno sanguíneo más habitual, que afecta a alrededor del 30 % de la población mundial.

DEFINICIÓN

La anemia se define como niveles bajos de hemoglobina en sangre, por carencia de suficientes glóbulos rojos (hematíes) sanos, para el transporte de niveles adecuados de oxígeno a los tejidos del cuerpo. El oxígeno se transporta en los glóbulos rojos unidos a la hemoglobina. La anemia puede ser un signo de una enfermedad de la sangre o una manifestación secundaria de muchas otras enfermedades. Es una condición frecuente en mujeres jóvenes y en ancianos.

Hay muchas formas de anemia, cada una con sus propias causas. La anemia puede ser temporal o persistente y variar de leve a grave e incluso ser potencialmente mortal, si no se diagnostica y se trata.

EPIDEMIOLOGÍA

La anemia es uno de los mayores problemas de salud pública, que afecta a las personas tanto en los países desarrollados como en los países en vías de desarrollo. Es más común en poblaciones vulnerables, como los niños, las mujeres en edad fértil y los ancianos. Afecta al 43 % de los niños < 5 años, al

38 % de las mujeres embarazadas y al 29 % de las mujeres no embarazadas. En los ancianos, la anemia es el trastorno sanguíneo más común y condiciona el 20 % de las hospitalizaciones.

El 75 % de todas las anemias hospitalarias son causadas por deficiencia de hierro (anemia ferropénica) o por enfermedad crónica. La deficiencia de hierro es probablemente el trastorno sanguíneo más común y afecta a alrededor del 30 % de la población mundial.

La anemia puede producirse en niños < 3 años sin problemas aparentes de salud, donde su origen es la deficiencia de hierro. No obstante, esto puede afectar a su desarrollo psicomotor, cognitivo, social y emocional, además de producir retraso en el crecimiento, una respuesta inmunitaria alterada, déficit de atención y cansancio.

CLASIFICACIÓN

Anemia ferropénica. Está condicionada por la deficiencia de depósitos sistémicos de hierro, lo que implica una menor síntesis de hemoglobina, dado que el hierro forma parte del grupo hemo de esta molécula. Suele darse durante la infancia, debido a un aumento de las necesidades y/o de las pérdidas o por la disminución de la disponibilidad (ingesta inadecuada). A menudo se diagnostica de forma incidental, en un análisis de sangre de rutina, o por la presencia de los síntomas típicos de la anemia (cansancio, palidez, etc.). La suplementación con hierro oral es el pilar básico del tratamiento, complementada con una ingesta adecuada de alimentos ricos en hierro. Los suplementos de hierro oral a menudo no son bien tolerados. Se recomienda la profilaxis oral con hierro para determinados grupos de riesgo, como las mujeres embarazadas. Si la anemia es muy grave, puede optarse por administrar hierro por vía parenteral.

El hierro se absorbe principalmente en la primera parte del intestino delgado (duodeno y yeyuno). El hierro oral debe tomarse al menos 1 hora antes de la ingesta o 2 horas después de cualquier antiácido para una máxima absorción. El té, el café, los cereales, los antiácidos y las dietas ricas en fibra pueden reducir la absorción de hierro.

Anemia megaloblástica. Es producida por una disminución de la síntesis de DNA, debido a la detención de la maduración que afecta a las tres líneas de las células mieloides (eritrocitos, leucocitos y plaquetas). Hay muchas causas para esto, pero aproximadamente el 95 % de los casos se deben a la deficiencia de vitamina B_{12} y/o ácido fólico. Las manifestaciones clínicas y hematológicas son similares en ambos casos, pero las manifestaciones neurológicas se observan solo en los casos de deficiencia de vitamina B_{12}. El tratamiento debe ir enfocado a la etiología. En casos de déficit de vitamina B_{12}, se tratará mediante cianocobalamina (vitamina B_{12}) por vía parenteral, para corregir la anemia y sus alteraciones, reducir los trastornos neurológicos y normalizar los depósitos de vitamina B_{12}.

Anemia de células falciformes. Es una de las hemoglobinopatías estructurales más comunes en todo el mundo. Se produce por una alteración en la forma de los eritrocitos, que adquieren una forma de hoz y quedan atrapados en capilares de pequeño tamaño, lo que ocasiona cuadros obstructivos vasculares. Predomina en la raza negra. Las manifestaciones clínicas difieren de las anemias anteriores. Puede provocar oclusión vascular e isquemia tisular, anemia hemolítica y susceptibilidad a las infecciones. Al nacer, los pacientes son asintomáticos, apareciendo los primeros síntomas clínicos entre los 4 y 6 meses de edad. El diagnóstico incluye manifestaciones de anemia hemolítica, un volumen corpuscular medio normal o disminuido y hallazgos clínicos sugestivos de procesos tromboembólicos.

Anemia aplásica. Se debe a una producción insuficiente de precursores hematopoyéticos en la médula ósea. Esto puede derivarse de una aplasia medular; de la incapacidad de la médula ósea para producir hematíes, o de la infiltración tumoral de la médula ósea y el sobrecrecimiento de otras células, que impiden el normal desarrollo de los precursores hematopoyéticos.

En casos de aplasia de la médula ósea habrá citopenias de todos los precursores de células sanguíneas y, por lo tanto, se asociarán con los síntomas típicos de la anemia, un mayor riesgo de sangrado e infecciones graves, que pueden ser fatales. El diagnóstico se realiza con los resultados de la biopsia de la médula ósea y la pancitopenia en sangre periférica. No obstante, debe realizarse un diagnóstico diferencial con otras causas de pancitopenia, como infección, consumo de drogas, desnutrición o ingesta de ciertos fármacos. La gravedad de este tipo de anemia depende del porcentaje de células en la médula ósea y del recuento basal de plaquetas, neutrófilos y reticulocitos. Actualmente, la única cura para la anemia aplásica es el trasplante de células madre hematopoyéticas, que debe realizarse lo antes posible.

Anemia hemolítica. Se produce por destrucción de los hematíes en la sangre periférica. Entra otras causas se incluyen las reacciones autoinmunitarias o el aumento de la función del bazo (hiperesplenismo) (**Recuadro 65-1**).

Anemia por enfermedad crónica. Es una de las causas más frecuentes de anemia en la práctica clínica. Acompaña a una variedad de condiciones inflamatorias, como infecciones, enfermedades reumáticas y tumores, y responde a una patogénesis multifactorial que involucra cuatro mecanismos básicos:

- Uso anormal de hierro.
- Reducción de la vida media de los hematíes.
- Inhibición directa de la hematopoyesis.
- Deficiencia relativa de eritropoyetina.

La anemia por enfermedad crónica suele ser una anemia leve y bien tolerada que no requiere corrección, especialmente si otros factores contribuyentes son reversibles. Sin embargo, en algunos casos, este tipo de anemia puede ser grave y afectar al estado funcional y la calidad de vida del paciente

---

RECUADRO 65-1. Anemias hemolíticas autoinmunitarias

Para el diagnóstico de las anemias hemolíticas autoinmunitarias (AHAI), se necesitan tres elementos juntos: a) anemia, b) datos bioquímicos de hemólisis y c) prueba de Coombs directa positiva. Las AHAI se dividen en AHAI para anticuerpos calientes (w-AHAI) y AHAI para anticuerpos fríos (c-AHAI), así como según el tipo de anticuerpo y la temperatura de reacción.

El tratamiento consiste en la administración de anticuerpos monoclonales (rituximab), que han mostrado buenos resultados en estudios recientes. En las w-AHAI, la terapia con glucocorticoides sigue siendo la piedra angular. En las c-AHAI primarias, el rituximab solo o junto con agentes quimioterápicos constituye el principal tratamiento.

Los nuevos medicamentos, como los inhibidores de Syk (quinasa que regula la liberación y producción de mediadores alérgicos), los anti-FcRn Ig (anticuerpo monoclonal que se dirige al receptor del fragmento cristalizable neonatal [FcRn], con potencial actividad inmunomoduladora) y los inhibidores del complemento, están en desarrollo avanzado y ampliarán las herramientas terapéuticas, particularmente en casos refractarios o recidivantes.

(p. ej., anemia en pacientes con cáncer). En la artritis reumatoide, la intensidad de la anemia se correlaciona con la actividad y la duración de la enfermedad.

El mejor tratamiento para la anemia por enfermedad crónica es corregir la enfermedad subyacente, lo que puede ser difícil o imposible en algunos casos. Por lo tanto, si la anemia es sintomática o grave, debe tratarse mediante transfusiones de concentrados de hematíes, principalmente.

FISIOPATOLOGÍA

Los glóbulos rojos pueden agotarse por tres razones principales:

- Déficit de síntesis de hematíes: ocurre en la hipoplasia de la médula ósea, la infiltración tumoral de la médula ósea, la anemia por deficiencia de hierro, la anemia por enfermedad crónica y la insuficiencia renal crónica con déficit de eritropoyetina.
- Interferencia en la maduración de los hematíes: sucede en la anemia asociada con la deficiencia de vitamina B_{12} o folato.
- Pérdida o destrucción de hematíes: puede deberse a una hemorragia o hemólisis (rotura intravascular de glóbulos rojos por causas mecánicas, como las prótesis valvulares cardíacas); a anemias hemolíticas autoinmunitarias (AHAI), o a cambios en las membranas de los hematíes (anemia de células falciformes, esferocitosis, etc.) o en la hemoglobina. Muchas de estas afecciones son hereditarias.

MANIFESTACIONES CLÍNICAS

La anemia puede darse de forma aguda o crónica; dependiendo de la gravedad y la causa, los síntomas pueden diferir según la rapidez en que aparezcan; también puede ser asintomática.

La resistencia reducida a la actividad física, junto con la taquicardia y la dificultad respiratoria (disnea), son los primeros signos de anemia leve. Estos síntomas se acentúan y aparecen con poco esfuerzo o incluso en reposo, junto con un cansancio extremo, a medida que empeora la anemia. El paciente puede tener palidez mucocutánea. En pacientes con enfermedades cardiovasculares, la anemia puede condicionar fenómenos isquémicos (ictus o angina de pecho).

Sin embargo, en las anemias que se desarrollan durante un período de tiempo muy largo, el cuerpo adapta sus sistemas a ella y el paciente puede tener muy pocos o ningún síntoma, especialmente si no hace ejercicio físico, que aumenta las demandas de oxígeno.

DIAGNÓSTICO

El principal criterio diagnóstico de la anemia es la definición de la Organización Mundial de la Salud (OMS): valores de hemoglobina (Hb) < 12,0 g/dl para mujeres y < 13,0 g/dl para hombres.

Aparte del recuento de hematíes y de los niveles de hemoglobina, en un análisis de sangre pueden determinarse otros parámetros, como son el tamaño de los glóbulos rojos (diferencia anemias microcíticas y macrocíticas) y la concentración de hemoglobina que contienen (diferencia anemias hipocrómicas). Las anemias microcíticas e hipocrómicas son sugestivas de anemias por déficit de hierro, mientras que las anemias macrocíticas orientan a déficits de vitamina B_{12} o ácido fólico. Las anemias por enfermedad crónica suelen ser normocíticas normocrómicas.

Un frotis sanguíneo permite visualizar alteraciones morfológicas de los hematíes. En la anemia de células falciformes se observan glóbulos rojos en forma de hoz, pero antes hay que exponer a las células a un reductor de oxígeno. Pasadas 24 horas se podrá ver si la prueba es positiva.

Las AHAI precisan tres criterios para su diagnóstico: anemia, datos bioquímicos de hemólisis (elevación de lactato-deshidrogenasa) y prueba de Coombs directa positiva (muestra autoinmunidad).

TRATAMIENTO

La anemia puede ser el resultado de muchas enfermedades diferentes, por lo que es importante diagnosticar la causa de la anemia para poder instaurar el tratamiento. La medida terapéutica más rápida es la transfusión de concentrado de hematíes, para reposición directa de los hematíes deficitarios. Las transfusiones suelen reservarse para situaciones de emergencia.

La anemia por deficiencia de hierro, vitamina B_{12} o ácido fólico se trata con el aporte de estos principios. La anemia por enfermedad crónica mejora mediante el tratamiento eficaz de la enfermedad subyacente.

En los últimos años, el uso de factores de crecimiento, como la eritropoyetina, ha permitido tratar muchas formas de anemia de forma muy eficaz. En algunas mujeres con anemia grave y eritropoyesis retrasada debido a infección y/o inflamación, se puede considerar la eritropoyetina humana recombinante adicional.

PUNTOS CLAVE

- La anemia se define como niveles bajos de hemoglobina en sangre.
- La carencia de suficientes glóbulos rojos sanos para el transporte de oxígeno a los tejidos del cuerpo puede originar los síntomas característicos (palidez, cansancio, disnea).
- La anemia se diagnostica mediante un análisis de sangre rutinario con recuento de hematíes y niveles de hemoglobina. No obstante, hay que identificar la causa para poder instaurar un tratamiento adecuado. El volumen corpuscular o la concentración de hemoglobina corpuscular ayudan a diferenciar anemias por carencia de hierro, vitamina B_{12} o ácido fólico. Las anemias hemolíticas requerirán la presencia de datos de hemólisis.
- Para poder instaurar un tratamiento correcto es esencial identificar la causa de la anemia.

BIBLIOGRAFÍA

Alcira CBR. Prevalencia de parasitosis intestinal y anemia ferropénica en niños. Saarbrucken: Editorial Academica Española, 2014.

Lewis SR, Pritchard MW, Estcourt LJ et al. Interventions for reducing red blood cell transfusion in adults undergoing hip fracture surgery: an overview of systematic reviews. Cochrane Database Syst Rev 2023; 6: CD013737.

Moreira VF, López San Roman A, Román S. Anemia ferropénica. Tratamiento. Rev Esp Enferm Dig 2009; 101: 70.

Schrezenmeier H, Bacigalupo A. Aplastic anemia: pathophysiology and treatment. Cambridge: Cambridge University Press, 2009.

Zavaleta N, Astete-Robilliard L. Effect of anemia on child development: long-term consequences. Rev Peru Med Exp Salud Publica 2017; 34: 716-22.

 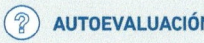 AUTOEVALUACIÓN

Fisiopatología del sistema urinario y del aparato reproductor

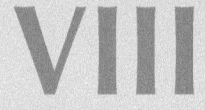

Insuficiencia renal

66

M. I. Gálvez Castaño y J. Ruiz-Tovar Polo

OBJETIVOS DE APRENDIZAJE

- Tomar conciencia del grave problema de salud que supone la insuficiencia renal en nuestro medio.
- Conocer los factores causantes de esta enfermedad.
- Revisar los mecanismos fisiopatológicos que condicionan la aparición de la enfermedad.
- Determinar las bases moleculares de la enfermedad.

SÍNTESIS CONCEPTUAL

La insuficiencia renal es una condición patológica, en la que los riñones no pueden cumplir sus funciones de filtrado y eliminación de deshechos, de regulación del medio interno o de síntesis de sustancias correctamente. Hay dos tipos principales de insuficiencia renal: insuficiencia renal aguda e insuficiencia renal crónica, siendo la principal característica que las diferencia su duración y la causa subyacente.

DEFINICIÓN

Los riñones son los órganos encargados de la filtración adecuada de las sustancias de deshecho que se encuentran en exceso en la sangre, de la regulación de la homeostasis interna y de la síntesis de sustancias, como puede ser la eritropoyetina. Cuando no funcionan correctamente, metabolitos tóxicos se acumulan en el organismo, lo que provoca graves complicaciones médicas.

La insuficiencia renal es una condición patológica funcional (ya que no hay una alteración anatómica), en la que los riñones no pueden cumplir sus funciones de filtrado y eliminación de deshechos, de regulación del medio interno o de síntesis de sustancias correctamente. Hay dos tipos principales de insuficiencia renal: insuficiencia renal aguda (IRA) e insuficiencia renal crónica (IRC), siendo la principal característica que las diferencia su duración y la causa subyacente.

INSUFICIENCIA RENAL AGUDA

La IRA se define como el estado patológico, de origen etiológico múltiple, caracterizado por la disminución brusca (de horas a semanas) del filtrado glomerular, lo que genera las siguientes complicaciones:

- Azoemia: acumulación de productos nitrogenados (creatinina, urea, etc.).
- Alteración de la homeostasis hidroeléctrica.
- Oliguria: disminución de la producción de orina.

Epidemiología

La IRA aparece en aproximadamente el 2-3 % de todos los pacientes hospitalizados y el 10-30 % de los pacientes ingresados en unidades de cuidados intensivos. Puede presentarse de forma aislada o como fallo multiorgánico. A menudo, la IRA es una complicación de otra enfermedad grave.

Etiología

La IRA puede clasificarse en tres tipos, según la causa que la genera: IRA prerrenal, IRA renal e IRA posrenal.

Insuficiencia renal aguda prerrenal

La IRA prerrenal es la principal causa de IRA. En este tipo de insuficiencia renal no existe un daño estructural en los riñones ni alteración en su función, sino que este estado se da como resultado de la adaptación fisiológica del riñón a la hipoperfusión renal, siendo el desencadenante la depleción del volumen intravascular (p. ej., vómitos, diarrea, deshidratación), la vasodilatación sistémica, la vasoconstricción renal o la disminución del gasto cardíaco.

Fisiopatología

Ante una disminución de la presión hidrostática en el glomérulo renal, el riñón disminuirá el filtrado glomerular y también estimulará los sistemas que promueven la reabsorción de sodio (Na) y agua por los túbulos renales, para compensar la disminución de la presión hidrostática.

Manifestaciones clínicas

- Oliguria: resultado de la disminución del filtrado glomerular y la reabsorción de agua.
- Azoemia: acumulación de productos nitrogenados.
- Alteraciones en la composición de la orina: hay una elevada concentración de productos nitrogenados, y la reabsorción de Na y agua causan osmolaridad y densidad urinarias altas, así como disminución de la eliminación de Na.

Insuficiencia renal aguda renal

Esta IRA se produce como consecuencia de una lesión de cualquiera de las estructuras del parénquima renal, de carácter difuso y afectación bilateral, diferenciándose del tipo anterior de IRA en que la orina presenta poca concentración de productos nitrogenados pero sí que existe un daño renal a nivel anatómico.

Fisiopatología

La causa de la IRA renal varía según la estructura parenquimatosa afectada y puede clasificarse en:

- IRA renal por daño glomerular: por ejemplo, la glomerulonefritis debida a causas inmunitarias.
- IRA renal por afectación intersticial: generalmente son de etiología farmacológica.
- IRA renal por afectación tubular: por ejemplo, la necrosis tubular aguda. Es el tipo de IRA renal más frecuente y está causada por:
  - Hipoperfusión renal que se prolonga en el tiempo o es muy grave: provoca daño hipóxico y oxidativo, necrosis y apoptosis de las células tubulares renales.
  - Agentes nefrotóxicos: antimicrobianos, metales pesados, medios de contraste, etc. El daño puede ser directo o por generación de radicales libres.

Necrosis tubular aguda

- Fase de instauración:
  - Obstrucción de los túbulos renales: debido al depósito del epitelio necrosado, se produce un aumento de la presión en la cápsula de Bowman y una disminución del filtrado glomerular.
  - Difusión de orina al intersticio renal: causada por la pérdida del epitelio tubular y el aumento de la permeabilidad para el líquido.
  - Disminución del filtrado glomerular: disminuye la superficie filtrante por el edema del endotelio y la pérdida de epitelio tubular.
- Manifestaciones clínicas:
  - Oliguria: por disminución del filtrado glomerular.
  - Azoemia: acumulación de productos nitrogenados.
  - Alteraciones en la composición de la orina: osmolaridad y densidad de orina bajas y concentraciones de Na urinario elevadas. Todo ello es debido a la falta de reabsorción de Na y agua.
  - Alteraciones de la homeostasis interna: a causa de la retención de agua y Na y de la azoemia, aparecen también hiperfosfatemia, hiperpotasemia y acidosis.

Insuficiencia renal aguda posrenal

La causa desencadenante de este tipo de IRA es la obstrucción del flujo urinario, que acaba afectando a las funciones del riñón. La obstrucción puede ser a cualquier nivel de la vía urinaria.

Fisiopatología

La obstrucción del tracto urinario provoca un aumento de la presión hidrostática intratubular y en la cápsula de Bowman, que altera la presión de perfusión y disminuye el filtrado glomerular.

Manifestaciones clínicas

- Azoemia: acumulación de productos nitrogenados.
- Alteraciones en la composición de la orina.
- Oliguria: por disminución del filtrado glomerular.

Diagnóstico de la insuficiencia renal aguda

La IRA es diagnosticada cuando los análisis de sangre muestran valores elevados de creatinina o nitrógeno ureico en sangre (BUN), especialmente si se asocia con oliguria. El análisis de orina puede aportar información sobre la causa de la IRA. Ante un cuadro de IRA, hay que realizar una ecografía renal para descartar una obstrucción de la vía urinaria y una IRA posrenal.

Tratamiento de la insuficiencia renal aguda

La IRA puede ser reversible, si se trata adecuadamente. Es fundamental controlar el balance de líquidos, tanto de la ingesta como de la emisión de orina. Para ello, una de las primeras medidas que deben adoptarse es insertar una sonda vesical y cuantificar la diuresis horaria.

Hidratación

En ausencia de datos de sobrecarga de líquidos (edemas), el primer paso para mejorar la función renal es administrar líquidos intravenosos. La administración de líquidos debe ser monitorizada constantemente para evitar la sobrecarga hídrica.

Tratamiento farmacológico

La acidosis metabólica y la hiperpotasemia pueden requerir tratamiento farmacológico mediante la administración de bicarbonato o quelantes del potasio.

Diálisis renal

La falta de mejoría con la administración de líquidos, la hiperpotasemia resistente a la terapia, la acidosis metabólica o la sobrecarga de líquidos pueden hacer necesario el soporte artificial en forma de diálisis o hemofiltración.

Trasplante renal

En casos de IRA irreversible, el paciente puede ser candidato a un trasplante renal.

INSUFICIENCIA RENAL CRÓNICA

La IRC es la consecuencia final de todas las enfermedades que afectan al riñón y que no son tratadas o curables. Se trata de un estado patológico, en el que ha habido una pérdida progresiva, global e irreversible de las funciones renales. No solo hay afectación del filtrado glomerular (de > 3 meses de evolución), sino también de la síntesis hormonal, las funciones metabólicas y la regulación de la homeostasis. Se terminan destruyendo las nefronas y todo el parénquima renal, siendo sustituido por tejido conjuntivo (esclerosis renal).

Se estima que la prevalencia de la IRC puede alcanzar hasta el 13 % de la población general en los países occidentales.

Causas y factores de riesgo

Las principales causas de la IRC incluyen:

- Diabetes mellitus (la causa más frecuente).
- Hipertensión arterial.
- Glomerulonefritis.
- Enfermedades intersticiales.
- Tumores, neoplasias.
- Causa desconocida.

Los factores de riesgo pueden dividirse en modificables y no modificables:

- Modificables: diabetes mellitus, hipertensión arterial, hiperlipidemia, infección por el virus de la inmunodeficiencia humana (VIH), insuficiencia hepática crónica, obesidad, etcétera.
- No modificables: edad, raza, sexo, historia familiar.

Fisiopatología

La IRC se desarrolla por períodos, determinados por la tasa del filtrado glomerular, que se caracterizan por una

---

RECUADRO 66-1. Teoría fisiopatológica de la «nefrona intacta»

Algunas nefronas se encuentran en proceso de destrucción y son hipofuncionales, mientras que las nefronas restantes «sanas» presentan sobrecarga funcional e hiperfiltración glomerular, que compensaría la falta de las nefronas en destrucción.

Aunque la hiperfiltración glomerular mantiene el filtrado glomerular temporalmente, se producen ciertos efectos nocivos:

- Incremento de la angiotensina II, que activa al factor de crecimiento transformante beta (TGF-β) y se produce la formación de colágeno.
- Proteinuria.
- Acumulación de macromoléculas en el mesangio, lo que provoca fibrosis.

Todo esto acaba derivando en un fallo progresivo de un número mayor de nefronas, hasta que globalmente el riñón no es capaz de mantener las funciones mínimas para conservar la homeostasis.

---

reducción gradual y progresiva de la función renal (**Recuadro 66-1**).

Período de compensación completa

En esta etapa temprana, el número de nefronas es suficiente para mantener las funciones de filtración, tubulares y metabólico-endocrinas y compensar el daño renal. Es por ello por lo que no hay manifestaciones clínicas; solo se observa un ligero descenso en el aclaramiento de la creatinina, directamente proporcional a la disminución del filtrado glomerular.

Al haber una compensación de las nefronas intactas que suple a las nefronas afectadas, no se observan signos o síntomas claros.

Período de compensación parcial

El número de nefronas afectadas es tal que hay una alteración leve de las funciones renales. Los mecanismos de compensación consisten en eliminar una cantidad determinada de soluto por un número menor de nefronas. Estos mecanismos pueden aumentar la presión arterial como consecuencia de la retención de agua y Na. Esto implica un aumento de la carga filtrada por cada nefrona funcional, a la vez que se modifica el manejo tubular, lo que incrementa la secreción de solutos o disminuye la absorción. Esto hace que la eliminación de solutos se produzca a expensas de un mayor volumen de orina excretado.

Fase de uremia

Es la fase avanzada de la enfermedad. Los riñones han perdido gran parte de las nefronas y, por lo tanto, hay una pérdida considerable de las funciones renales, a pesar de los mecanismos de compensación activados.

Se produce una acumulación de urea y creatinina debido a la falta de filtración y eliminación, a la vez que aparece una acidosis metabólica por falta de eliminación de hidrogeniones. Se retiene Na y agua, que genera mayor hipertensión. Como la nefrona ya no es capaz de eliminar todo el exceso de líquido y de solutos, se empieza a acumular líquido en terceros espacios, lo que conduce a la aparición de edemas.

También hay una alteración en las funciones endocrinas que llevan a cabo los riñones, como la secreción insuficiente de eritropoyetina, lo que causa anemia. La disminución de la hidroxilación de la vitamina D contribuye al hiperparatiroidismo secundario y a alteraciones óseas.

Manifestaciones clínicas

Inicialmente la IRC es asintomática y solo es detectada como un aumento de creatinina sérica. A medida que la función renal disminuye, empiezan a aparecer las siguientes manifestaciones clínicas:

- Hipertensión arterial: debido a la sobrecarga de líquidos no eliminados por el riñón.
- Uremia: se produce por la acumulación de urea en plasma. La urea atraviesa la barrera hematoencefálica y, en el sistema nervioso central, es una sustancia tóxica, que provoca encefalopatía, letargo y hasta coma en fases avanzadas de la enfermedad.
- Hiperpotasemia: causa síntomas que van desde malestar general a arritmias cardíacas graves.
- Disminución de la síntesis de eritropoyetina: ocasiona anemia.
- Edemas: se producen por la sobrecarga de volumen.
- Hiperfosfatemia: aparece debido a la retención renal de fosfato, que conduce a la hipocalcemia (asociada además con la deficiencia de vitamina D) y al hiperparatiroidismo secundario, que provoca osteoporosis, osteítis fibrosa y calcificaciones en diversas localizaciones del organismo.

- Acidosis metabólica: debido a la generación disminuida de bicarbonato por el riñón y, por lo tanto, a la falta de eliminación de iones H^+.

Diagnóstico

El diagnóstico de la IRC se basa principalmente en las pruebas de laboratorio. Entre ellas, la velocidad de filtración glomerular (VFG) es el principal criterio diagnóstico. Todo individuo con una VFG < 60 ml/min/1,73 m² durante 3 meses se clasifica como enfermedad renal crónica, independientemente de la presencia o no de daño renal.

Tratamiento

El objetivo principal del tratamiento es retrasar la progresión a IRC terminal. El tratamiento de la enfermedad originaria y el control de la hipertensión arterial son los principales objetivos. La dieta baja en proteínas retrasa la aparición de síntomas de uremia. Asimismo, debe administrarse eritropoyetina y vitamina D exógena, además de quelantes del potasio en situaciones de hiperpotasemia.

Una vez instaurada la IRC terminal, se requiere terapia de reemplazo renal, en forma de diálisis o de trasplante. Las opciones de diálisis son:

- Hemodiálisis: se realiza normalmente en un centro de diálisis, tres veces a la semana.
- Diálisis peritoneal: utiliza el peritoneo como filtro natural y permite aplicarse a diario en el hogar del paciente.

El trasplante renal restituye la función renal sin necesidad de diálisis. Muchos candidatos a trasplantes comienzan su tratamiento de sustitución renal con diálisis mientras esperan un trasplante. Se ha documentado una mayor calidad de vida y una mayor supervivencia a largo plazo con la opción del trasplante frente a la diálisis. La cirugía de trasplante renal implica la colocación de un nuevo riñón en la zona pélvica sin extraer los riñones que están fallando.

PUNTOS CLAVE

- La insuficiencia renal es una condición patológica, en la que los riñones no pueden cumplir sus funciones de filtrado y eliminación de deshechos de regulación del medio interno o de síntesis de sustancias correctamente.
- La IRA puede ser de causa prerrenal, renal o posrenal. Es importante identificar la causa para instaurar el tratamiento adecuado.
- La IRC es una pérdida progresiva, global e irreversible de las funciones renales de > 3 meses de evolución.
- El tratamiento de la IRC va orientado a evitar su progresión a IRC terminal, la cual requerirá una terapia de reemplazo renal, en forma de diálisis o de trasplante renal.

BIBLIOGRAFÍA

Arakaki M, Manuel J. Insuficiencia renal aguda. Rev Medica Hered 2003; 14: 36-43.
Cecil RL, Goldman L, Ausiello DA et al. Cecil-Goldman. Tratado de medicina interna. Londres: Elsevier Health Sciences Spain, 2013.

Kumar V, Abbas AK, Aster JC. Robbins y Cotran. Patología estructural y funcional. Madrid: Elsevier Health Sciences Spain, 2015.
Leppert B, Kelly CR. Netter. Un abordaje integrado de la medicina. Londres: Elsevier, 2022.
Zelman M. Fisiopatología. Madrid: Pearson, 2018.

 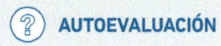 **AUTOEVALUACIÓN**

Glomerulonefritis

67

M. Trayling Jiménez e I. Olazabal Olarreaga

OBJETIVOS DE APRENDIZAJE

- Tomar conciencia del grave problema de salud que supone la glomerulonefritis y comprender la necesidad de tratarla.
- Conocer los factores causantes de esta enfermedad, en especial las infecciones, los trastornos autoinmunitarios, la exposición a sustancias tóxicas y los fármacos.
- Revisar los mecanismos fisiopatológicos que condicionan la aparición de la enfermedad y causan el depósito de inmunocomplejos.
- Determinar el diagnóstico y el tratamiento de la enfermedad.

SÍNTESIS CONCEPTUAL

Las glomerulonefritis son un grupo de enfermedades renales que afectan a los glomérulos (los filtros que eliminan los productos de desecho y manejan el balance de líquidos en el organismo). Esta enfermedad puede afectar a personas de todas las edades y orígenes étnicos y, si no se trata adecuadamente, puede provocar insuficiencia renal. Puede estar causada por varios factores, como infecciones, trastornos autoinmunitarios, exposición a sustancias tóxicas y fármacos, así como por enfermedades genéticas. El diagnóstico y el tratamiento tempranos son cruciales para preservar la función renal y evitar la progresión de la enfermedad, que puede alcanzar fases terminales.

DEFINICIÓN

Las glomerulonefritis son las nefropatías que afectan a los glomérulos renales a través de un proceso inflamatorio. Se trata de la inflamación y la lesión de las estructuras de la pared capilar glomerular. Las glomerulonefritis pueden ser primarias, si afectan solo al riñón, o secundarias, si la afectación al glomérulo es consecuencia de una enfermedad sistémica (normalmente asociada con el lupus eritematoso sistémico).

EPIDEMIOLOGÍA

La glomerulonefritis es una enfermedad renal común en todo el mundo. La incidencia y prevalencia de la enfermedad varían según la región geográfica, la edad y la causa subyacente. En países desarrollados, es una causa importante de insuficiencia renal crónica y fallo renal, con una incidencia anual de alrededor de 10-15 casos por 100.000 personas. En países en desarrollo, también constituye una causa importante de insuficiencia renal, debido a la mayor incidencia de infecciones y otras enfermedades que pueden causar daño renal.

La glomerulonefritis puede afectar a personas de todas las edades, pero es más común en las personas > 50 años. También se ha observado que la enfermedad afecta más a hombres que a mujeres. Algunas formas de glomerulonefritis, como la glomerulonefritis por inmunoglobulina A, tienen una mayor incidencia en ciertas poblaciones, como las poblaciones asiática y europea.

ETIOLOGÍA

La glomerulonefritis puede tener diversas causas, pero, en general, se produce como resultado de una respuesta inmunitaria anormal del cuerpo.

La glomerulonefritis aguda ocurre más a menudo como complicación de una infección bacteriana en las vías respiratorias superiores por estreptococos, estafilococos o neumococos. También puede ser secundaria a infecciones fúngicas, parasitarias (como la malaria) o víricas (como el virus de las hepatitis B y C o una infección por el VIH).

También puede estar causada por enfermedades autoinmunitarias, como el lupus eritematoso sistémico o el síndrome de Goodpasture, o por vasculitis, como la crioglobulinemia o la granulomatosis.

Puede estar ocasionada por enfermedades genéticas, como la enfermedad de Alport o la nefritis lúpica familiar. Otros factores causantes menos frecuentes son la diabetes mellitus y la hipertensión arterial.

La exposición a sustancias tóxicas, como el mercurio o el plomo, o a ciertos fármacos, como los antibióticos o los quimioterápicos, también puede producir esta enfermedad.

FISIOPATOLOGÍA

La inflamación glomerular habitualmente la desencadena una reacción inmunitaria caracterizada por:

- Depósito glomerular de anticuerpos circulantes dirigidos contra un antígeno del glomérulo que se depositan en los glomérulos, lo que desencadena una respuesta inmunitaria y daño renal. Este depósito puede estar causado por infecciones, enfermedades autoinmunitarias y otros trastornos del sistema inmunitario.
- Depósito glomerular de inmunocomplejos donde los complejos antígeno-anticuerpos pueden haberse formado en la circulación sistémica y haberse asentado en la pared del glomérulo. También pueden ser inmunocomplejos formados *in situ*, donde el anticuerpo se deposita y se une al antígeno que se encuentra en la pared del capilar glomerular. Como consecuencia de la reacción inmunitaria a veces se liberan factores de crecimiento que favorecen la proliferación de células de la nefrona, lo que causa glomerulonefritis proliferativa.
- Anticuerpos circulantes dirigidos contra antígenos del citoplasma de neutrófilos (ANCA) que se unen a los neutró-

filos, los activan y liberan sustancias inflamatorias, como radicales libres de oxígeno, que dañan los tejidos del cuerpo, incluidos los glomérulos renales.

En la mayoría de los casos, el antígeno es desconocido, pero cuando se identifica puede tratarse de exógenos (bacterianos, víricos o parasitarios) o endógenos (DNA o algunos antígenos de tumores).

CLASIFICACIÓN

En función del número de glomérulos afectados, la glomerulonefritis puede ser focal, si solo afecta a unos pocos glomérulos, o difusa, si afecta a los dos riñones de forma equivalente.

Según la afectación de cada glomérulo puede ser global, si afecta al glomérulo completo, o segmentaria, si solo afecta a un segmento de los capilares glomerulares.

Según la proliferación puede ser ausente, si no hay proliferación y solo hay afectación membranal, o presente, si hay un aumento del endotelio, el espacio mesangial o el epitelio (**Fig. 67-1**).

MANIFESTACIONES CLÍNICAS

Los síntomas de la glomerulonefritis pueden variar según la causa y la gravedad. Puede ser asintomática y solo detectarse mediante pruebas de laboratorio. Los síntomas más comunes se recogen en la **tabla 67-1**.

No obstante, los síntomas más característicos son la hematuria macroscópica o microscópica, en la cual en el sedimento urinario se observan cilindros eritrocitarios y hematíes dismórficos; la oliguria, producida por un descenso del filtrado glomerular y por una mayor reabsorción tubular de Na y agua, y la hipertensión arterial, que es secundaria al aumento del volumen intravascular por la retención hidrosalina, condicionada a su vez por la oliguria y la reabsorción en el túbulo de la nefrona. A consecuencia de ello, también aparecen edemas y, por el aumento del volumen intravascular, predominan las fuerzas de Starling, que inducen el paso de líquido al espacio extracelular.

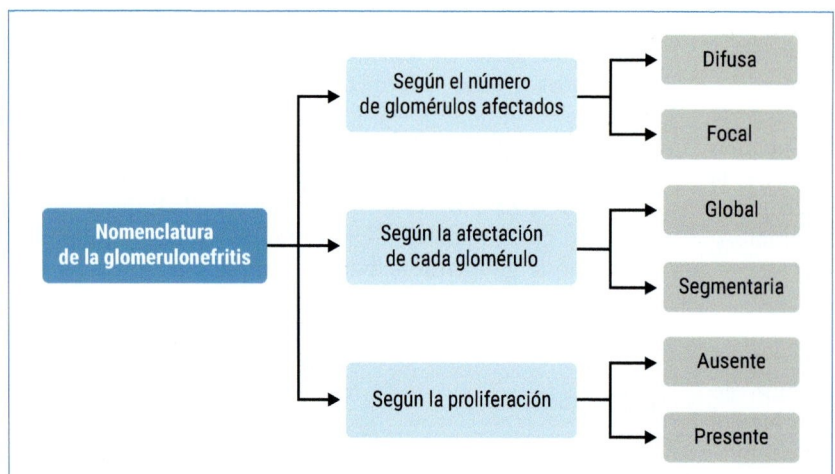

Figura 67-1. Clasificación de las glomerulonefritis.

Tablas 67-1. Manifestaciones clínicas de la glomerulonefritis

- Orina de color marrón oscuro (por la sangre y las proteínas)
- Oliguria
- Fatiga
- Letargo
- Dolor de cabeza
- Hipertensión arterial
- Convulsiones (pueden ocurrir como consecuencia de la hipertensión arterial)
- Disnea
- Dolor de garganta
- Erupción cutánea, en especial en glúteos y piernas
- Pérdida de peso
- Dolor en las articulaciones
- Palidez
- Edemas

DIAGNÓSTICO

El diagnóstico de la glomerulonefritis implica una combinación de anamnesis (síntomas), exploración física (signos), pruebas de laboratorio y estudios de imagen. Los síntomas de la enfermedad pueden ser vagos e inespecíficos y confundirse con otros trastornos renales.

Se debe sospechar una glomerulonefritis ante la presencia de un cuadro clínico-bioquímico de síndrome nefrótico agudo (insuficiencia renal con proteinuria) o de antecedentes de una infección. También se debería estudiar si el paciente tiene antecedentes personales de enfermedades que puedan causar glomerulonefritis o antecedentes familiares de dichas enfermedades.

En la exploración física se deberían buscar signos de enfermedad sistémica asociada con glomerulonefritis, como púrpura, exantemas, artralgias, síntomas gastrointestinales o pulmonares, etc. Para ayudar a identificar si la afección es resultado de una enfermedad autoinmunitaria pueden llevarse a cabo pruebas de función inmunitaria.

Se debe realizar un análisis de orina para observar si en el sedimento hay presencia de hematíes dismórficos, piuria y cilindros hemáticos y granulosos. Asimismo, es necesario llevar a cabo un análisis de sangre para medir los niveles de creatinina, urea, electrólitos y otros indicadores de la función renal.

Para detectar anomalías estructurales o inflamación en los riñones pueden hacerse estudios de imagen, como la tomografía computarizada (TC) o la resonancia magnética (RM).

Por último, el diagnóstico de certeza y, sobre todo, la determinación del subtipo de glomerulonefritis se realizan mediante una biopsia renal, que permite determinar la causa subyacente y la gravedad del daño renal. El estudio histopatológico debe incluir inmunofluorescencia con anticuerpos marcados con fluoresceína para precisar el tipo de anticuerpos presentes y su localización en el riñón.

TRATAMIENTO

No hay tratamiento específico para la glomerulonefritis. El objetivo principal es controlar la inflamación y prevenir el daño renal irreversible. Para ello es fundamental el uso de fármacos que modulen la respuesta inflamatoria (**Recuadro 67-1**).

También es importante seguir una dieta saludable y equilibrada, reduciendo la ingesta de Na. No se debe consumir alcohol ni tabaco y deben controlarse los niveles de lípidos y la presión arterial.

En casos graves de glomerulonefritis, puede ser necesario el tratamiento con terapia de reemplazo renal, como la diálisis o el trasplante de riñón. Si la glomerulonefritis está causada por una enfermedad autoinmunitaria o una infección, es importante tratar adecuadamente la enfermedad subyacente para prevenir la progresión de la glomerulonefritis.

PRONÓSTICO

La evolución y el pronóstico de la glomerulonefritis dependen de la causa subyacente de la enfermedad, así como de la gravedad del daño renal. Algunas formas de glomerulonefritis pueden ser leves y autolimitadas, mientras que otras pueden ser graves y progresar rápidamente a una insuficiencia renal terminal. En general, el pronóstico de la glomerulonefritis es mejor si se diagnostica y se trata tempranamente. El tratamiento temprano puede ayudar a reducir la inflamación y a prevenir el daño renal irreversible. Sin embargo, si la enfermedad se deja sin tratar o no se controla de forma adecuada, puede conducir a una función renal disminuida y a complicaciones graves, como la insuficiencia renal crónica, que puede requerir un trasplante renal.

RECUADRO 67-1. Tratamiento farmacológico de las glomerulonefritis

Los fármacos que se utilizan para tratar la glomerulonefritis incluyen corticosteroides, inmunosupresores, agentes antihipertensivos y diuréticos. Los corticosteroides se usan para reducir la inflamación, mientras que los inmunosupresores ayudan a disminuir la respuesta inmunitaria que causa el daño renal. Los antihipertensivos y los diuréticos se emplean para controlar la presión arterial y reducir la carga de trabajo en los riñones. Si hay infección activa, se utilizan antibióticos. En caso de glomerulonefritis crónica, se debe administrar un inhibidor de la enzima convertidora de la angiotensina (IECA) o un antagonista de los receptores de la angiotensina II (ARA-II).

Un tratamiento específico es la plasmaféresis, en la que parte del plasma se elimina y se reemplaza por líquidos intravenosos o plasma de donante sin anticuerpos, para reducir la respuesta inmunitaria.

 PUNTOS CLAVE

- Las glomerulonefritis son un grupo de enfermedades renales que afectan a los glomérulos y constituyen una de las causas más importantes de insuficiencia renal en nuestro medio.

- Puede estar causada por infecciones, trastornos autoinmunitarios, exposición a sustancias tóxicas y fármacos, así como por enfermedades genéticas.
- Su patogenia consiste en una reacción inmunitaria con depósito de antígenos o complejos antígeno-anticuerpo en el glomérulo.
- El diagnóstico y el tratamiento tempranos son cruciales para preservar la función renal.

BIBLIOGRAFÍA

Couser WG. Glomerulonephritis. Lancet 2015; 353: 1509-15.

Hernández ME. Síndrome nefrítico. Anales Ped Cont 2014; 12: 1-9.

Johnson RJ, Floege J, FeehallyJ. Introduction to glomerular disease: histologic classification and pathogenesis. En: Floege J, Johnson RJ, Feehally J, eds. Comprehensive clinical nephrology. Londres: Elsevier, 2010; p. 208-17.

Leppert B, Kelly CR. Netter. Un Abordaje integrado de la medicina: patogénesis y tratamiento. Barcelona: Elsevier, 2022.

Nachman PH, Rheault MN, Lerma EV. Handbook of glomerulonephritis. Philadelphia: Lippincott Williams & Wilkins, 2023.

AUTOEVALUACIÓN

Uropatía obstructiva

68

E. Lluch Bataller y C. Barrera Rodríguez

OBJETIVOS DE APRENDIZAJE

- Conocer los signos y síntomas que deben tenerse en cuenta para el diagnóstico de una uropatía obstructiva.
- Conocer las múltiples causas de la uropatía obstructiva y realizar un diagnóstico diferencial.
- Saber qué tratamiento ofrecer a un paciente con uropatía obstructiva, según el origen de la obstrucción.

SÍNTESIS CONCEPTUAL

La uropatía obstructiva es una afección caracterizada por una obstrucción en el tracto urinario, que impide la correcta movilización de la orina hacia el exterior. Según la forma y la velocidad de presentación, la uropatía obstructiva puede ser aguda o crónica y requerir un manejo distinto. Es importante determinar el origen de la uropatía obstructiva aguda para elegir el mejor tratamiento urgente para el paciente.

DEFINICIÓN Y ETIOLOGÍA

La uropatía obstructiva es una afección en la cual existe una obstrucción parcial o completa del flujo de la orina desde los riñones hasta la vejiga urinaria o desde la vejiga urinaria hacia el exterior del cuerpo. Puede ocurrir en cualquier punto del tracto urinario, como la pelvis renal, los uréteres, la vejiga o la uretra. Esto conlleva un aumento de la presión hidrostática de forma retrógrada hasta el glomérulo renal, lo que conduce a una lesión aguda o crónica, si persiste en el tiempo.

La prevalencia de la uropatía obstructiva, según la causa, oscila entre 5/10.000 y 5/1.000 individuos y presenta una distribución bimodal. Por otro lado, constituye la causa de alrededor del 4 % de todos los casos de enfermedad renal terminal.

Las etiologías más frecuentes varían según la edad del paciente:

- Niños: anomalías anatómicas congénitas.
- Adultos jóvenes: cálculos ureterales.
- Adultos mayores: hiperplasia benigna de próstata y cálculos ureterales.

FORMAS DE PRESENTACIÓN

- Según la presentación clínica, puede haber obstrucción:
  - Aguda.
  - Crónica.
- Según el grado de obstrucción, se clasifican en:
  - Completa.
  - Incompleta.
- Según la localización de la obstrucción, se dividen en:
  - Infravesical.
  - Supravesical (unilateral/bilateral).

Las causas más frecuentes de uropatía obstructiva incluyen:

- Presencia de cálculos en el uréter, la uretra o la vejiga, que obstruyen el cuello vesical.
- Tumores del tracto urinario superior.
- Tumores vesicales que obstruyen el orificio ureteral o el cuello vesical.
- Estenosis de la uretra.
- Hiperplasia benigna de la próstata.
- Cáncer de próstata avanzado.

- Compresión extrínseca del tracto urinario debido a lesiones vasculares, procesos del aparato reproductor femenino, enfermedades del tracto gastrointestinal o enfermedades del retroperitoneo.
- Vejiga neurógena.

FISIOPATOLOGÍA

En la uropatía obstructiva, la orina que no puede expulsarse de la pelvis renal ocasiona un aumento del tamaño de esta, que se conoce como hidronefrosis. Se trata de una dilatación del sistema colector renal causada por la existencia de un obstáculo en algún punto del aparato urinario.

El incremento de la presión causado por la acumulación de orina provoca una compresión del parénquima renal. Si esta situación se mantiene en el tiempo, el riñón puede perder su capacidad funcional, derivando en insuficiencia renal aguda de tipo posrenal. Si este estado no se resuelve de forma rápida, puede llevar a una lesión renal irreversible y a insuficiencia renal crónica. Además, la persistencia en el tiempo de la incapacidad de expulsar orina puede derivar en complicaciones infecciosas y causar pielonefritis.

Los hallazgos anatomopatológicos son la dilatación de los conductos colectores y de los túbulos distales, así como la atrofia tubular crónica con poco daño glomerular. Esta dilatación aparece en aproximadamente 3 días desde que se establece la uropatía obstructiva. También podría producirse una uropatía obstructiva sin dilatación cuando una fibrosis o un tumor retroperitoneal compriman los sistemas colectores, o bien cuando se trata de un caso leve y la función renal no se ve afectada.

TIPOS DE OBSTRUCCIÓN

Obstrucción aguda

- Primera fase (90 minutos):
  - Aumento de la presión ureteral proximal a la obstrucción (50-70 mmHg).
  - Aumento del flujo sanguíneo renal (vasodilatación preglomerular), debido a que el aumento de la presión intratubular induce la liberación de prostaglandinas vasodilatadoras que dilatan la arteriola aferente.
- Segunda fase (90 minutos-5 horas):
  - Persistencia del aumento de la presión ureteral.
  - Disminución progresiva del flujo sanguíneo renal debido a la liberación de angiotensina II y tromboxano por parte de las nefronas obstruidas, lo que permite la redistribución del flujo a las nefronas funcionantes.
- Tercera fase (5 horas):
  - Disminución progresiva de la presión ureteral.
  - Disminución del flujo sanguíneo renal (vasoconstricción preglomerular).

En este punto, existe una disminución del tránsito tubular, una mayor reabsorción, una disminución del volumen urinario, un aumento de la osmolaridad y una reducción de la concentración de Na. En ocasiones, la dilatación persistente puede llevar a la rotura del fórnix calicial, con la consecuente formación de un urinoma.

Obstrucción crónica

A partir de las 24 horas de la obstrucción, en que la presión ureteral desciende aproximadamente un 50 %, la presión irá ascendiendo, alcanzando a las 6-8 semanas valores aproximados de 15 mmHg. El flujo sanguíneo renal disminuye un 50 % en 24 horas, debido a la vasoconstricción de la arteriola aferente, y continuará disminuyendo de forma progresiva a lo largo de las semanas. En casos de obstrucciones prolongadas, el parénquima se reduce como consecuencia de la isquemia secundaria a la hipoperfusión sostenida, lo que provoca una atrofia renal.

En este punto, hay una disminución del flujo sanguíneo renal, del índice de filtración glomerular y de la capacidad de concentración urinaria. Asimismo, se produce una resistencia a la aldosterona y a la vasopresina, lo que dificulta la secreción de K y de iones H^+ y reduce la reabsorción del agua. Esto puede conducir a hiperpotasemia, a acidosis metabólica hiperclorémica y a diabetes insípida nefrogénica.

Nefropatía obstructiva

La nefropatía obstructiva es la disfunción renal que ocurre como consecuencia de la obstrucción del tracto urinario tras un aumento de la presión intratubular y de hipoperfusiones mantenidas que derivan en un proceso de isquemia local renal.

Puede desarrollarse una insuficiencia renal tras una obstrucción unilateral. Sin embargo, las disfunciones renales se observan especialmente en pacientes con obstrucción bilateral o en pacientes monorrenos con obstrucción unilateral.

MANIFESTACIONES CLÍNICAS

Los signos y síntomas de la uropatía obstructiva varían según la zona afectada, el grado de obstrucción y la velocidad de su aparición. Pueden incluir náuseas, vómitos, dolor en la fosa renal, disuria, aumento de la frecuencia miccional, hematuria y, en casos graves, insuficiencia renal.

Las lesiones ureterales superiores o de la pelvis renal causan dolor o sensibilidad a la palpación en el flanco ipsilateral, mientras que la obstrucción ureteral inferior ocasiona dolor que puede irradiarse a la fosa ilíaca, el testículo o la zona inguinal ipsilateral. La obstrucción completa en la vejiga o uretra puede ocasionar anuria, aunque esta también puede aparecer en el contexto de una obstrucción ureteral bilateral o una obstrucción ureteral unilateral en un paciente monorreno.

Si la nefropatía afecta a la capacidad del riñón para concentrar la orina y reabsorber el Na, puede provocar poliuria y nocturia, lo que se traduce en un aumento de la producción de orina. En casos de nefropatía prolongada, también puede producirse hipertensión arterial.

Cólico nefrítico

El cólico nefrítico es un tipo de dolor abdominal intenso que ocurre como resultado de un bloqueo o una obstrucción en los uréteres. La causa más común del cólico nefrítico es la presencia de cálculos renales que se han formado en los riñones y se han movilizado hacia el uréter. El dolor es de tipo cólico en la fosa renal, irradiado hacia el flanco, el hipogastrio y los genitales, acompañado de náuseas y vómitos, sudoración y urgencia miccional, pudiendo causar incluso paresia intestinal por irritación local. Las complicaciones más frecuentes son la hidronefrosis y la pielonefritis, que consiste en una infección del parénquima renal que puede acabar en sepsis urinaria, si el paciente no recibe un tratamiento precoz.

Para el diagnóstico del cólico nefrítico se requiere un análisis de sangre y de orina y una radiografía (sensibilidad del 44 % y especificidad del 77 % para la detección de la litiasis); en ocasiones puede ser útil también la ecografía urológica. La TC sin contraste se reserva para las litiasis ureterales que no han podido ser visualizadas en ninguna de las dos pruebas de imagen anteriores, ya que presenta una alta sensibilidad (94-100 %) y especificidad (92-100 %) en su detección.

El tratamiento del cólico nefrítico de origen litiásico está enfocado al alivio del dolor y la expulsión de la litiasis que provoca la obstrucción en el uréter. En algunos casos, los cálculos renales pueden pasar de manera natural con la ayuda de hidratación, analgésicos y medicamentos que ayudan a relajar la musculatura ureteral y facilitan la eliminación de los cálculos. Si no se consigue la expulsión litiásica desde el

uréter a lo largo de las semanas, será necesario realizar una cirugía endoscópica para la fragmentación y extracción de la litiasis.

Una vez que se haya expulsado la litiasis o se hayan obtenido fragmentos de esta, se recomienda su análisis para identificar su composición. Esto será útil a la hora de proporcionar recomendaciones dietéticas específicas para cada paciente.

DIAGNÓSTICO

El diagnóstico de la uropatía obstructiva comienza con una evaluación médica, que incluye una anamnesis y una exploración física exhaustiva. Posteriormente se realizan pruebas complementarias para confirmar la presencia de una obstrucción en el tracto urinario y determinar su ubicación y causa subyacente. Entre las pruebas diagnósticas utilizadas con mayor frecuencia para la uropatía obstructiva destacan las siguientes (**Fig. 68-1**):

• Análisis de orina: se realiza para detectar la presencia de sangre, leucocitos o bacterias en la orina que puedan indicar una infección o inflamación del tracto urinario.

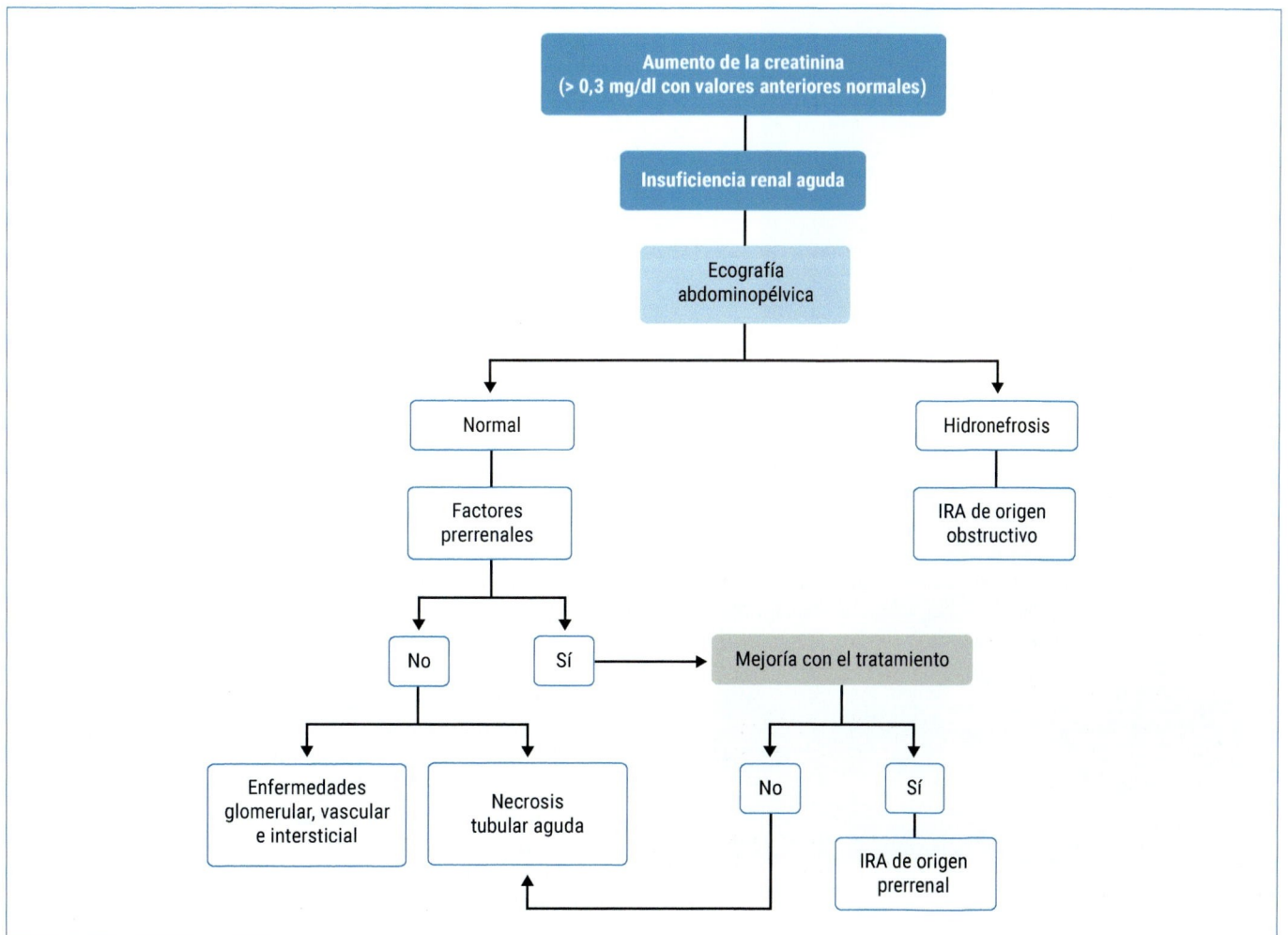

Figura 68-1. Algoritmo diagnóstico: identificación de la causa y el tipo de insuficiencia renal aguda (IRA) según los signos y síntomas del paciente.

- Análisis de sangre: es necesario para descartar signos analíticos de infección urinaria, así como para comprobar la función renal mediante la creatinina y el filtrado glomerular.
- Radiografía de abdomen: se emplea para la detección precoz de la litiasis, en especial cálcica.
- Ecografía del aparato urinario: se utiliza para evaluar el tamaño, la forma y la ubicación de los riñones y de la vejiga, así como el tamaño prostático. También es útil para la detección de hidronefrosis, aunque no siempre se logra identificar su causa con la ecografía (**Fig. 68-2**).
- TC: proporciona imágenes detalladas del tracto urinario para identificar la ubicación y la causa de la obstrucción y su repercusión (**Figs. 68-3** y **68-4**).
- Cistoscopia: se emplea en caso de duda, para examinar la uretra, la próstata y la vejiga, y cuando hay una sospecha elevada de obstrucción baja que no se haya resuelto con las pruebas anteriores.

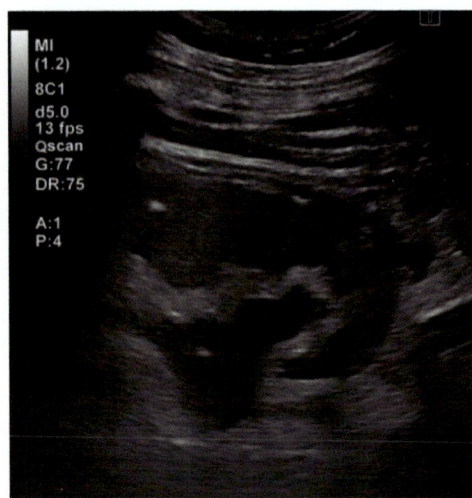

Figura 68-2. Ecografía renal. Se observa hidronefrosis izquierda secundaria a litiasis ureteral.

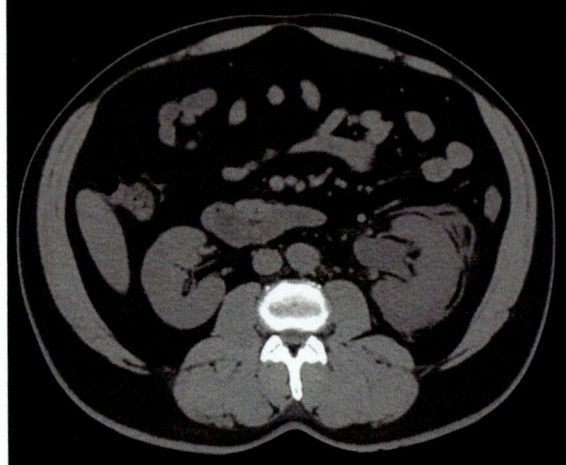

Figura 68-3. Tomografía computarizada abdominopélvica sin contraste. Se observa hidronefrosis izquierda secundaria a litiasis ureteral (corte axial).

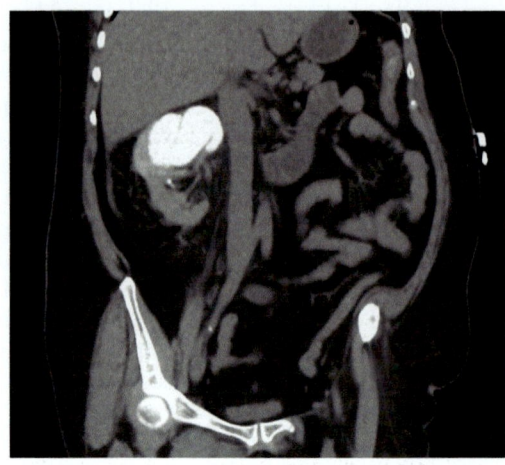

Figura 68-4. Urografía por tomografía computarizada con contraste en fase excretora. Se observa hidronefrosis derecha de un pielón superior en una paciente con doble sistema pielocalicial completo, secundaria a estenosis ureteral (corte coronal).

Una vez que se ha confirmado la presencia de una obstrucción en el tracto urinario, el médico puede determinar el mejor tratamiento para el paciente en función de la causa subyacente y la gravedad de la obstrucción según la repercusión clínica y analítica.

Los criterios de gravedad que hay que tener en cuenta para la derivación urinaria urgente son: fiebre > 38 °C; obstrucción bilateral o unilateral en paciente monorreno; insuficiencia renal previa; hematuria importante; dolor incoercible a pesar de un tratamiento adecuado, u obstrucción con compromiso de la función renal, en especial si la litiasis supera los 7 mm de tamaño.

TRATAMIENTO

El tratamiento agudo de la uropatía obstructiva puede incluir tratamiento farmacológico, procedimientos no quirúrgicos o cirugía.

El tratamiento crónico dependerá de la causa subyacente que provoque la obstrucción. Es importante que la uropatía obstructiva sea tratada a tiempo para prevenir complicaciones graves.

El tratamiento de la hidronefrosis es etiológico y dependerá de la zona donde se localice la obstrucción, de la causa obstructiva y de la repercusión de la obstrucción a nivel clínico y analítico:

- Obstrucción infravesical: se realizará un sondaje vesical para la desobstrucción del tracto de salida.
- Obstrucción ureteral:
  - Endoluminal: se colocará un catéter interno tipo doble «J», que tiene como objetivo comunicar la pelvis renal con la vejiga para permitir la salida de orina.
  - Extraluminal: se intentará colocar un catéter interno tipo doble «J». Si resulta imposible su colocación, se requerirá la punción de una nefrostomía percutánea para la derivación urinaria.

PUNTOS CLAVE

- La obstrucción del tracto urinario puede acabar en insuficiencia renal, si no se trata a tiempo. Es imprescindible identificar la causa para instaurar el tratamiento apropiado.

- El cólico nefrítico es la causa más frecuente de obstrucción del tracto urinario en adultos. Sus signos y síntomas más destacables son: náuseas, vómitos, dolor en la fosa renal y síndrome miccional.

BIBLIOGRAFÍA

Baker LRJ, Whitfield HN. The patient with urinary tract obstruction. Clinical nephrology, vol. 3. Oxford: Oxford Medical, 1992; p. 2002.

Broseta E, Budía A, Burgués JP et al. Cólico nefrítico. En: Broseta E, ed. Urología práctica. Barcelona: Elsevier España, 2021; p. 6-8.

Musso CG, Navarro M, Jauregui R. Nefropatía obstructiva: su fisiopatología. Rev Electron Biomed 2011; 2: 48-52.

Semins JS, Matlaga BR. Ureteroscopic management of ureteral calculi. En: Smith JA, ed. Hinman's atlas of urologic surgery. Philadelphia: Elsevier, 2019; p. 327-30.

Tanagho EA, Lue TF. Obstrucción y estasis urinarias. En: McAninch JW, Lue TF, eds. Smith y Tanagho. Urología general. New York: McGraw Hill, 2013.

Ziemba JB, Roberson D. Urolithiasis in the adult. En: Guzzo TJ, ed. Penn clinical manual of urology. Amsterdam: Elsevier, 2024; p. 214-41.

 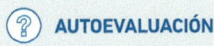
AUTOEVALUACIÓN

Enfermedades de transmisión sexual

69

J. Castro Cernadas y M. E. Fernández Contreras

OBJETIVOS DE APRENDIZAJE

- Tomar conciencia del grave problema de salud que suponen las enfermedades de transmisión sexual en nuestro medio.
- Conocer los agentes causantes más frecuentes de estas enfermedades.
- Determinar los factores de riesgo para contraer estas enfermedades.
- Revisar las medidas de prevención.

SÍNTESIS CONCEPTUAL

Las enfermedades de transmisión sexual (ETS) han sido una preocupación de la humanidad a lo largo de la historia. Estas enfermedades son infecciones causadas por microorganismos, como bacterias, virus y parásitos, que se transmiten principalmente a través de relaciones sexuales sin protección. El contacto sexual suele ser vaginal, oral y anal, pero también pueden transmitirse de una persona embarazada al feto.

Cabe destacar que algunas ETS, como el VIH, la hepatitis B o la sífilis, pueden transmitirse también por vía sanguínea, y otras ETS, como el herpes genital, se contagian por contacto directo con la piel.

A pesar de los avances médicos y las campañas de concienciación, las ETS continúan propagándose y afectando la vida de millones de personas en todo el mundo. Una de las razones por las que esto ocurre es que un amplio porcentaje de personas no consultan con un profesional sanitario, por la connotación social que supone presentar estas enfermedades, debido a su vía de contagio. Esto hace que no se traten de forma adecuada y que se propaguen en la cadena de transmisión.

DEFINICIÓN

Las ETS son infecciones que se transmiten de una persona a otra a través del contacto sexual. El contacto suele ser vaginal, oral y anal. Sin embargo, en algunas ocasiones pueden transmitirse a través de otro tipo de contacto físico íntimo, involucrando el pene, la vagina, la boca o el ano. Esto se debe a que algunas ETS, como el herpes y el virus del papiloma humano (VPH), se transmiten por contacto de piel a piel.

Algunas ETS pueden transmitirse de una persona embarazada al bebé, ya sea durante el embarazo o el parto. Otras formas en que las ETS pueden propagarse incluyen durante la lactancia, a través de transfusiones de sangre o al compartir agujas.

EPIDEMIOLOGÍA

Cada día, más de 1 millón de personas contraen una infección por transmisión sexual. Según la Organización Mundial de la Salud (OMS), se estima que en 2020 hubo 374 millones de nuevas infecciones, causadas por virus, bacterias y protozoos.

Las mujeres se infectan más, pero en general son asintomáticas. Sin embargo, los grupos de mayor riesgo de sufrir ETS son los adolescentes, los hombres con relaciones homosexuales y los consumidores de drogas intravenosas. Las ETS infantiles, salvo las contraídas durante el parto, son indicio de abusos sexuales.

La transmisión de una ETS requiere el contacto directo de persona a persona, aunque a menudo se origina en personas asintomáticas.

La infección por un microorganismo asociado con las ETS aumenta el riesgo de padecer ETS adicionales, ya que los factores de riesgo son los mismos y la lesión mucosa facilita la coinfección por múltiples vectores.

ETIOLOGÍA

Las ETS son causadas por bacterias, virus, parásitos y hongos. Las bacterias provocan enfermedades como la gonorrea y la sífilis. Estas bacterias entran en el cuerpo a través de las membranas mucosas de los órganos sexuales y ocasionan la infección.

Los virus son los responsables de causar las ETS más conocidas. Entre ellas destacan el VIH, que causa el síndrome de la inmunodeficiencia adquirida (SIDA), y el virus del herpes simple, que provoca el herpes genital. También son los responsables de verrugas genitales y del cáncer cervical, a causa del VPH y el virus de la hepatitis B.

Algunas ETS también son causadas por parásitos, como *Trichomonas vaginalis*, que ocasiona la tricomoniasis vaginal, muy común entre mujeres.

El hongo *Candida* puede transmitirse a través de relaciones sexuales y causa infecciones vaginales, pero no todas las infecciones provocadas por hongos se consideran ETS.

FACTORES DE RIESGO

Existen varios factores de riesgo que aumentan la probabilidad de contraer una ETS:

- Practicar relaciones sexuales sin protección. El contacto sexual sin el uso de barreras de protección aumenta el riesgo de contraer una ETS.
- Tener múltiples parejas sexuales también incrementa el riesgo de exposición.
- Haber tenido una ETS en el pasado aumenta el riesgo de contraer otra infección en el futuro.
- Los adolescentes y adultos jóvenes tienen una mayor probabilidad de participar en comportamientos sexuales de riesgo y pueden tener menos conocimiento sobre el tema.
- El consumo de drogas y alcohol puede influir en la toma de decisiones sexuales y aumenta las probabilidades de participar en prácticas de riesgo.

GONORREA

La gonorrea es una ETS causada por la bacteria *Neisseria gonorrhoeae* (gonococo). Puede afectar tanto a hombres como a mujeres y se transmite principalmente a través del contacto sexual, ya sea vaginal, anal u oral.

La gonorrea afecta, principalmente, a adolescentes y adultos jóvenes de todo el mundo. La incidencia global ha ido disminuyendo; sin embargo, una excepción son los hombres que tienen relaciones homosexuales, grupo en que se ha observado un aumento de la incidencia. Actualmente, la gonorrea se considera la segunda ETS más contagiada del mundo.

La mayoría de las infecciones cursan sin signos ni síntomas; por lo tanto, se recomienda realizar un cribado sistemático a todas las mujeres jóvenes (≤ 25 años) o mayores con factores de riesgo importantes.

Manifestaciones clínicas

Síntomas en la mujer

- Secreción vaginal abundante.
- Dolor en la parte inferior del abdomen.
- Disuria.
- Sangrado entre menstruaciones.

Síntomas en el hombre

- Disuria.
- Secreción uretral purulenta.
- Adenopatías inguinales.

También pueden aparecer síntomas en otras partes del organismo, como el ano, los ojos, la garganta o las articulaciones.

Diagnóstico

La infección se puede diagnosticar evidenciando la existencia del gonococo en una muestra de fluidos o tejidos corporales. El diagnóstico de confirmación se obtiene 72 horas después del cultivo. Los pacientes que tienen gonorrea también deberían someterse a exámenes para diagnosticar otras ETS.

Tratamiento

El tratamiento de la gonorrea implica la administración de antibióticos, pero para que el tratamiento se complete es necesario evitar el contacto sexual hasta que la infección esté curada, y es fundamental no dejar de tratarla aún si los síntomas desaparecen.

El tratamiento debe instaurarse tanto para el infectado como para su pareja.

Complicaciones

En caso de que la infección no se trate, puede producir complicaciones:

- Infertilidad tanto en hombres como en mujeres.
- Infección que se propaga a otras áreas del cuerpo a través del torrente sanguíneo. Esto causa fiebre, sarpullido, llagas en la piel, hinchazón, etcétera.
- Mayor riesgo de contraer el SIDA, ya que padecer gonorrea hace al individuo más propenso a infectarse con el VIH.

SÍFILIS

La sífilis es una ETS causada por la espiroqueta *Treponema pallidum*. Se transmite principalmente por vía sexual, a través del contacto directo genital, anal u oral desprotegido. Al igual que la mayoría de las ETS, puede tener paso transplacentario e infectar al feto.

Una vez dentro, el microorganismo se disemina rápidamente por los vasos linfáticos y sanguíneos, incluso antes de la aparición de lesiones en el lugar de la inoculación primaria. Esta amplia difusión explica las manifestaciones tan variadas de la enfermedad que, en los adultos, se clasifican en los estadios primario, secundario y terciario, con un estado latente entre las fases secundaria y terciaria.

Fases clínicas

- Sífilis primaria: varias semanas después de la infección, aparece una lesión primaria, denominada chancro, que es una llaga indolora y pequeña situada en el sitio de entrada de la bacteria. El chancro puede pasar desapercibido, así como desaparecer espontáneamente tras el transcurso de unas semanas. El microorganismo genera anticuerpos específicos contra los antígenos treponémicos, pero la respuesta humoral no logra erradicar el agente causal. Una persona que no ha sido tratada puede infectar durante esta etapa.
- Sífilis secundaria: el chancro de la sífilis primaria desaparece en 4-6 semanas y es seguido, en el 25 % de los pacientes no tratados, por la sífilis secundaria, caracterizada por lesiones mucocutáneas y adenopatías generalizadas. Las lesiones mucocutáneas de las sífilis primaria y secundaria están repletas de espiroquetas y, por lo tanto, resultan altamente contagiosas. Entre los síntomas de esta fase también se observa fiebre, dolor muscular, alopecia, etcétera.
- Etapa latente: las lesiones de la sífilis secundaria también desaparecen de forma espontánea y los pacientes no tratados entran en una fase latente asintomática, que ocurre por definición > 1 año después de la infección inicial. No todas las personas infectadas pasan por esta etapa durante el proceso de infección.
- Sífilis terciaria: en un tercio de los casos, los síntomas reaparecen en los 5-20 años siguientes. Esta fase sintomática tardía se caracteriza por la aparición de lesiones en el aparato cardiovascular o el sistema nervioso central. Las espiroquetas son mucho más difíciles de detectar durante los estadios avanzados de la enfermedad y, por eso, los pacientes no suelen contagiar.

Diagnóstico

La serología es el pilar diagnóstico e incluye pruebas de anticuerpos no treponémicos y treponémicos.

Pruebas de anticuerpos no treponémicos

Miden el anticuerpo contra la cardiolipina, un antígeno presente tanto en los tejidos del huésped como en la pared celular treponémica. Estas pruebas suelen positivizarse a las 4-6 semanas de la infección y resultan fuertemente positivas en la fase secundaria de la infección.

Pruebas de anticuerpos treponémicos

Son pruebas muy específicas para detectar sífilis e incluyen varios tipos:

- Absorción fluorescente de anticuerpos antitreponémicos (FTA-ABS).
- Microhemaglutinación para detectar anticuerpos contra *T. pallidum* (MHA-TP).
- Ensayo de hemaglutinación de *T. pallidum* (TPHA).
- Enzoinmunoensayo para *T. pallidum* (TP-EIA).
- Inmunoensayos de quimioluminiscencia (CLIA).

Se positivizan en 4-6 semanas después de la infección. Como en todas las pruebas serológicas de infección, hay que tener en cuenta ciertas limitaciones, como la influencia confusa de una inmunidad deficiente, en particular entre los infectados por el VIH.

La microscopia de campo oscuro (muestra de chancro) es la prueba más sensible y específica para la sífilis temprana.

Tratamiento

El tratamiento de elección de la sífilis es la penicilina. La elección del tratamiento y su duración dependen de la etapa de la infección. Es importante seguir el tratamiento y abstenerse de tener relaciones sexuales hasta su curación completa. El tratamiento elimina la bacteria causante de la enfermedad, pero no revierte ningún daño que esta infección haya podido causar.

Complicaciones

Sin tratamiento, la sífilis ocasiona daños en todo el cuerpo y también aumenta el riesgo de infección por el VIH. Entre los daños que puede causar esta enfermedad destacan los siguientes:

- Pequeños bultos o tumores, que pueden aparecer en la etapa más avanzada de la enfermedad.
- Problemas neurológicos, que incluyen dolor de cabeza, meningitis, pérdida auditiva, problemas visuales, demencia y disfunción sexual en los hombres, entre otros.
- Problemas cardiovasculares.
- Complicaciones en el embarazo y el parto, pudiendo transmitir la sífilis al feto o causando un aborto espontáneo.

CLAMIDIASIS

Aunque con frecuencia la clamidiasis es asintomática, las infecciones urogenitales que provoca pueden causar epididimitis, prostatitis, enfermedad inflamatoria pélvica, faringitis, conjuntivitis, inflamación perihepática y proctitis.

La clamidiasis, al igual que la gonorrea, es una ETS causada por una bacteria, en este caso la bacteria *Chlamydia trachomatis*. La clamidiasis es la infección bacteriana transmitida por vía sexual más frecuente en el mundo. Puede infectar a ambos sexos, generalmente a pacientes que tienen contactos sexuales nuevos o múltiples, así como a parejas que no usan preservativo regularmente o a personas con antecedentes de ETS. Suele afectar más a las mujeres que a los hombres.

Esta infección puede causar daños en el sistema reproductor femenino y tiene graves consecuencias para la salud de las mujeres, ya que produce problemas de fertilidad tanto en hombres como en mujeres. Además, existe el riesgo de que el recién nacido adquiera esta bacteria durante el parto.

Las infecciones por clamidia suelen ser asintomáticas en el 30-50 % de los casos y cuando aparecen síntomas suelen ser leves y, por lo tanto, se pasan por alto. Los signos y síntomas pueden incluir disuria, flujo vaginal alterado, secreción por el pene, dispareunia en mujeres, etc. Al igual que la gonorrea, la infección por clamidia también puede afectar a las mucosas de los ojos, si se tiene contacto con líquidos corporales infectados. Además, puede causar faringitis y proctitis, tras relaciones orales o anales.

Diagnóstico

Para detectar esta enfermedad se toma una muestra de fluido corporal, que puede ser tanto de orina como de fluidos recogidos en la uretra, la vagina o el recto. Esta prueba, aparte de llevarse a cabo para detectar la enfermedad, se realiza también tras el tratamiento de esta, ya que dicho tratamiento, si se hace de manera inadecuada, puede no erradicar la bacteria y que la enfermedad acabe reapareciendo con el paso del tiempo.

Tratamiento

El tratamiento de la clamidiasis implica la administración de antibióticos específicos para eliminar la bacteria; además, las parejas sexuales infectadas deben tratarse de forma simultánea. Estos medicamentos incluyen la azitromicina o la doxiciclina.

Complicaciones

La infección por clamidia puede derivar en varias complicaciones médicas:

* Enfermedad inflamatoria pélvica, que es una infección del útero y las trompas de Falopio; si esta infección pasa a ser grave, los pacientes suelen requerir hospitalización.
* Epididimitis.
* Prostatitis.
* Infertilidad.
* Artritis reactiva, también conocida como síndrome de Reiter.
* Perihepatitis.

PAPILOMA HUMANO

El VPH son un grupo de virus relacionados entre sí. Es la ETS más común en el mundo: casi todos los hombres y las mujeres sexualmente activos lo contraen en algún momento de su vida. Algunos tipos de virus pueden causar infecciones en la piel y las mucosas, verrugas, así como desarrollar tumores.

Alrededor del 5 % de los casos de cáncer en humanos tienen relación con el VPH, el cual se encuentra en el 99,7 % de los casos de cáncer cervical, que es el cuarto tumor más común en mujeres.

A pesar de ser un virus de transmisión sexual, se ha demostrado que el contacto piel con piel también es una vía efectiva, ya que es altamente transmisible.

Clasificación

La clasificación del VPH se recoge en el **recuadro 69-1**.

Diagnóstico

El diagnóstico se realiza con la observación de las verrugas mediante colposcopia, junto con una citología, que puede incluir:

* Citología cervical con tinción de Papanicolaou: detecta cambios preneoplásicos e, incluso, un tumor ya establecido.
* Secuenciación del DNA vírico de una muestra de exudado genital.

Tratamiento

No existe un tratamiento específico para el VPH, pero las verrugas se pueden tratar con medicamentos, crioterapia, cauterización y extirpación quirúrgica. Este tratamiento es solo sintomático, ya que no existe un tratamiento erradicador para el VPH.

Vacunación

Consiste en la administración de dos dosis con una separación de al menos 5-6 meses (según el tipo de vacuna utilizada) a todos los adolescentes de 12 años (incluido en el

---

RECUADRO 69-1. Clasificación de los virus del papiloma humano y fisiopatología de las lesiones

Los virus del papiloma human (VPH) inducen proliferaciones escamosas en el aparato genital, incluidas las verrugas genitales y las lesiones precancerosas con riesgo de transformarse en carcinoma.

Los VPH se clasifican en:

* VPH de bajo riesgo: causan verrugas genitales no cancerosas, denominadas condilomas acuminados. Estas verrugas no son peligrosas, pero pueden causar molestias y malestar. Los tipos más comunes son el VPH-6 y el VPH-11.

* VPH de alto riesgo: tienen el potencial de causar cambios en las células, que pueden llevar al desarrollo de cáncer. Los más comunes son el VPH-16 y el VPH-18, asociados con los cánceres de cérvix uterino, ano, pene, vagina, boca y garganta.

En la mayoría de los casos, el sistema inmunitario vence una infección por el VPH antes de que se desarrollen las verrugas. Cuando estas aparecen pueden variar en apariencia, según el tipo de VPH (pueden ser genitales o presentarse en las manos, los dedos o las plantas de los pies).

calendario vacunal). Si se inicia la vacunación a partir de los 14-15 años, se administran tres dosis con pauta 0, 1-2 y 6 meses (según el tipo de vacuna utilizada).

Los adultos con condiciones de riesgo, tanto hombres como mujeres, deberán recibir tres dosis de la vacuna.

VIRUS DE LA INMUNODEFICIENCIA HUMANA

El VIH es un retrovirus citopático que se dirige a un subconjunto de linfocitos T cooperadores humanos (linfocitos T CD4+). Si no se trata, la infección por el VIH provoca una profunda disfunción inmunitaria, que acaba causando las infecciones oportunistas y los tumores malignos característicos del SIDA.

El VIH se transmite principalmente a través del contacto directo con ciertos fluidos corporales, como la sangre, el semen, los fluidos vaginales y la leche materna. Aparte de la transmisión sexual, este virus se puede transmitir por vía parenteral y transplacentaria, así como a través de la lactancia materna.

La infección por el VIH afecta aproximadamente a 34 millones de personas en el mundo. Debido a su naturaleza epidémica y al elevado coste asociado con su atención sanitaria, es reconocido como una prioridad en la salud pública.

Manifestaciones clínicas

Los síntomas del VIH varían según la etapa de la infección. Los siguientes estadios constituyen el comportamiento que presentan la mayoría de los pacientes; sin embargo, desde hace varios años existen grupos de personas que no presentan la siguiente evolución:

- Infección primaria: dura de 2 a 4 semanas, en las que se desarrolla una enfermedad parecida a la gripe. Las manifestaciones clínicas son generalmente leves e incluyen fiebre, dolor de cabeza, de garganta y muscular, erupciones, etc. En este momento de la enfermedad, la carga vírica

es muy alta y, por ello, la infección se propaga más fácilmente.
- Infección crónica: dura de 2 a 20 años. El VIH sigue presente en el cuerpo, pero, generalmente, los pacientes están asintomáticos, por lo que pueden llegar a desconocer su condición.
- Infección sintomática: a medida que el virus se multiplica, también aumentan los síntomas crónicos, como fiebre, fatiga, aumento del tamaño de los ganglios linfáticos, pérdida de peso y aparición de infecciones oportunistas, como el herpes o la neumonía.
- Evolución a SIDA: finalmente, en unos 8 a 10 años, el VIH se convierte en SIDA. Cuando esta enfermedad se manifiesta, es consecuencia de una inmunodepresión grave y aparecen las enfermedades oportunistas, como infecciones o cáncer. Este estadio, sin tratamiento, finaliza en 1 o 2 años, con la muerte del paciente.

Diagnóstico

En cuanto a la detección de este virus existen una serie de marcadores en el organismo que muestran evidencias de contagio (**Recuadro 69-2**).

Tratamiento

El tratamiento por excelencia es el tratamiento con fármacos antirretrovirales (TAR). Se recomienda el TAR indefinido en todas las personas infectadas por el VIH, independientemente del recuento de CD4, tanto para reducir la morbilidad asociada con la infección por el VIH como para disminuir el riesgo de transmisión a otras personas.

El objetivo del tratamiento del VIH es mantener la supresión vírica minimizando el riesgo de resistencia. La mayoría de los regímenes utilizan tres fármacos de dos clases diferentes: una base de dos inhibidores de la transcriptasa inversa, combinados con un inhibidor de la proteasa o de la integrasa. La respuesta debe vigilarse mediante el control de la carga vírica. Un virus persistentemente detectable entre 3

RECUADRO 69-2. Pruebas diagnósticas de infección por el virus de la inmunodeficiencia humana

Los siguientes marcadores muestran evidencias de la presencia del virus de la inmunodeficiencia humana (VIH):

- RNA vírico: se puede medir a partir del día 11 tras el contagio.
- Antígeno p24: es un antígeno de superficie, que se puede determinar a partir del día 15.
- Anticuerpos anti-VIH: tardan más en aparecer y, por lo tanto, se pueden medir a partir de la semana 6-12.

Para determinar estos marcadores, se pueden realizar diferentes pruebas para la detección de la infección por el VIH:

- Detección directa del virus: da un resultado fiable a partir del día 10 tras el contagio.
- Serología combinada: detecta el antígeno p24 y los anticuerpos anti-VIH a partir de las 6 semanas después del contagio.

- Autotest: tarda más en poder hacerse, en concreto 3 meses tras el contagio, y detecta los anticuerpos anti-VIH.

Los pacientes con infección aguda por el VIH pueden no tener todavía anticuerpos contra el virus. Las pruebas diagnósticas de elección son un inmunoensayo para anticuerpos contra el VIH y una reacción en cadena de la polimerasa cuantitativa del RNA del VIH-1 en tiempo real. Si estas pruebas iniciales son negativas, pero se ha producido una exposición de alto riesgo, las pruebas deben repetirse al cabo de 1 o 2 semanas.

Los estudios de laboratorio adicionales para todos los pacientes recién diagnosticados deben incluir una carga vírica cuantitativa, un recuento de linfocitos CD4 y un hemograma completo. Estas pruebas de laboratorio deben seguirse de cerca durante los primeros 3 meses de tratamiento para garantizar su seguridad y eficacia, y luego reevaluarse periódicamente una vez que la carga vírica sea indetectable y el recuento de CD4 se normalice.

y 4 meses después de haber iniciado el TAR suele indicar el fracaso del tratamiento, y deben realizarse pruebas de resistencia antes de cambiar el régimen.

HERPES GENITAL

El herpes genital es una ETS causada sobre todo por la infección del virus del herpes simple (VHS) de tipo 2 (VHS-2). El VHS-2 es la primera causa de úlcera genital. Principalmente se transmite a través del contacto directo de piel a piel durante las relaciones sexuales, ya sean vaginales, anales u orales, con una persona infectada. Puede causar llagas en el área genital o rectal, nalgas y muslos. Hay que tener en cuenta que el herpes es una infección crónica, por lo que el virus permanece en el cuerpo de por vida. Las lesiones por esta enfermedad pueden manifestarse en momentos de estrés o durante otras enfermedades, cuando se debilita el sistema inmunitario. El VHS-1 también puede producir afecciones en la zona genital, pero en la mayoría de los casos se limitan a la orofaringe. Sin embargo, es más frecuente la aparición de lesiones orofaríngeas producidas por el VHS-2, a consecuencia de la práctica de sexo oral.

Manifestaciones clínicas

Las lesiones del VHS van desde úlceras frías autolimitadas en los genitales o gingivoestomatitis, hasta infecciones viscerales diseminadas (hepatitis y bronconeumonitis) y encefalitis, que amenazan la vida. Las lesiones pueden venir acompañadas de síntomas, que aparecen entre 2 y 12 días después de la exposición al virus, como picazón y ardor. Al igual que con el VIH, pueden presentarse síntomas similares a los de la gripe.

Diagnóstico

El diagnóstico se establece casi siempre mediante un cultivo vírico o una prueba de amplificación de ácidos nucleicos en el líquido recogido después del desbridamiento de una lesión vesicular.

Tratamiento

Ningún fármaco puede eliminar el virus, pero los fármacos antivíricos pueden contribuir a aliviar los síntomas y a acortar su duración 1 o 2 días. Estos antivíricos incluyen el aciclovir, el valaciclovir o el famciclovir.

Complicaciones

Las complicaciones asociadas con el herpes incluyen:

- Otras ETS, como el VIH, que pueden contraerse a través de las llagas en la zona genital, si no se toman las precauciones adecuadas.
- Infección de recién nacidos durante el parto. Es más difícil que este virus se transmita durante el embarazo. Los recién nacidos con el VHS suelen tener infecciones en órganos internos.

TRICOMONIASIS

Es una ETS provocada por la infección de *T. vaginalis,* un protozoo de transmisión sexual que causa vaginitis con frecuencia.

Se trata de la ETS no vírica más extendida: afecta a > 250 millones de personas al año, siendo las mujeres las afectadas con mayor frecuencia.

Manifestaciones clínicas

El período de incubación varía entre 4 y 28 días y puede ser asintomático o asociarse con prurito y una secreción vaginal espumosa y amarilla. La colonización de la uretra ocasiona a veces disuria.

La infección por *T. vaginalis* suele cursar de forma asintomática en los hombres y rara vez provoca uretritis no gonocócica.

Diagnóstico

Los trofozoítos suelen visualizarse en frotis de raspados vaginales en tinción de Papanicolaou.

Tratamiento

Se emplean fármacos antibacterianos y antiprotozoarios, como el metronidazol y el tinidazol.

PREVENCIÓN

La prevención de las ETS en las poblaciones jóvenes se ha convertido en una prioridad de salud pública. Las medidas clave para reducir el riesgo de contraer una ETS son las siguientes:

- Uso de condones de látex o poliuretano durante las relaciones sexuales. Es importante que su uso sea adecuado y consistente.
- Vacunarse contra enfermedades como el VPH y la hepatitis B puede prevenir infecciones graves relacionadas con el sexo.
- Se deben realizar regularmente pruebas de detección de ETS, especialmente si se tienen múltiples parejas sexuales o si se tienen relaciones sexuales sin protección.
- Limitar el número de parejas sexuales disminuye las oportunidades de exposición a ETS. Mantener una relación monógama con una pareja no infectada también reduce el riesgo.
- La educación y la concienciación sobre las ETS, sus síntomas, métodos de prevención y tratamiento adecuado ayudan a tomar decisiones para protegerse a uno mismo y a su pareja.

No existe un método de prevención efectivo al 100 %, por lo que es necesario combinar varias medidas de protección y buscar orientación y, en caso de que sea necesario, atención médica adecuada.

PUNTOS CLAVE

- Las ETS son infecciones causadas por microorganismos, como bacterias, virus y parásitos, que se transmiten principalmente a través de relaciones sexuales sin protección.
- Una ETS puede transmitirse a través de contacto sexual vaginal, oral y anal.
- La educación sobre las ETS es uno de los principales métodos de prevención.
- El uso de anticonceptivos de barrera y la vacunación frente al VPH constituyen métodos importantes de prevención.

BIBLIOGRAFÍA

Boza CR. Patogénesis del VIH/SIDA. Rev Clin Esc Med 2017; 7: 28-46.

Cardona-Arias JA, Higuita-Gutiérrez LF. Impacto del VIH/SIDA sobre la calidad de vida: metaanálisis 2002-2012. Rev Esp Salud Púb 2014: 88: 87-101.

Kumar V, Abbas AK, Aster JC et al. Robbins essential pathology. Philadelphia, PA: Elsevier, 2021.

Mitchell RN, Kumar V, Abbas AK, Aster JC. Pocket companion to Robbins and Cotran pathologic basis of disease. Philadelphia, PA: Elsevier, 2017.

Fernández-Crehuet Navajas J, Gestal Otero JJ, Delgado Rodríguez M et al. Piédrola Gil. Medicina preventiva y salud pública. Barcelona: Elsevier Masson, 2015.

 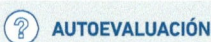 **AUTOEVALUACIÓN**

Fisiopatología del sistema nervioso

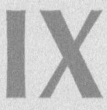

Exploración neurológica

70

N. Berrocal Izquierdo

OBJETIVOS DE APRENDIZAJE

- Conocer las bases del método clínico en neurología.
- Identificar los aspectos clave de la entrevista con el paciente.
- Determinar los aspectos clave de la exploración neurológica.

SÍNTESIS CONCEPTUAL

A pesar del relevante papel que tiene la tecnología, la neurología sigue siendo una especialidad médica fundamentalmente clínica, es decir, basada en la entrevista, la observación y la exploración física. La aproximación al paciente con sospecha de enfermedad neurológica puede ser un auténtico reto, por lo que es especialmente importante seguir el método clínico, de forma práctica, rigurosa y sistemática.

La exploración exhaustiva completa de todos las partes que conforman el sistema nervioso central y periférico llevaría tanto tiempo que no es posible realizarla de forma sistemática. Por ello, el médico lleva a cabo una primera «exploración neurológica de cribado», en la que se valoran de forma global los grandes sistemas o vías neurológicas para, luego, centrarse en el sistema en el que se cree que está la afección del paciente, realizando una «exploración neurológica dirigida». La neurología tiene la peculiaridad de que hay que prestar mucha atención a la localización.

En neurología es muy útil plantearse el proceso diagnóstico en tres partes: diagnóstico topográfico, diagnóstico sindrómico y diagnóstico etiológico.

Tras este proceso, el médico precisará determinadas exploraciones complementarias apoyadas por tecnología para completar el diagnóstico. De este modo, para que una tecnología alcance su máximo potencial y sea útil y eficiente, ha de usarse en la situación clínica adecuada. Fuera de esta, las exploraciones complementarias pueden ser difícilmente interpretables, una fuente de confusión e, incluso, llegar a derivar en actuaciones médicas inadecuadas.

HISTORIA CLÍNICA

La entrevista con el paciente, o anamnesis, se inicia preguntando por el motivo de consulta y, si es posible, identificando el síntoma o síntomas guía a partir del cual desarrollar el proceso diagnóstico. Es importante dejar que el paciente explique primero a su manera los síntomas sin dirigirlo y, si es necesario, hacer después preguntas directas de aspectos que no haya aclarado.

Los puntos clave que no hay que olvidar en la anamnesis son: forma de presentación, evolución, duración y factores que empeoran o mejoran los síntomas; síntomas acompañantes del síntoma principal; características del dolor, si lo hay; aclarar el significado de los términos usados por el paciente; revisar su historia previa y los antecedentes familiares relevantes, y establecer la situación funcional del paciente, tanto actual como anterior al inicio de los síntomas. Para que la anamnesis sea eficaz, es necesario que este sea capaz de recordar, reconocer y explicar de forma adecuada sus sensaciones. Si no es así, se requerirá la ayuda de un informador fiable (familiar, cuidador, etc.).

NIVEL DE CONCIENCIA

Hace referencia a la capacidad de respuesta. En este capítulo se trata solo la exploración del paciente con un nivel de conciencia normal, es decir, que está despierto y que responde de forma adecuada a los estímulos externos. La exploración de los pacientes con un nivel de conciencia alterado (estuporosos, comatosos, etc.) es muy diferente y se trata en el **capítulo 78** (Coma).

SIGNOS MENÍNGEOS

La exploración de los signos meníngeos está indicada cuando se sospecha irritación meníngea por infecciones o hemorragias.

Durante la exploración deben examinarse los siguientes signos:

- Rigidez de nuca: es provocada por un aumento del tono de los músculos cervicales posteriores en la flexoextensión del cuello.
- Signo de Kernig: en posición supina se flexiona la cadera del paciente y se intenta extender las rodillas. Es positivo si no puede extender las rodillas por dolor que obliga a flexionarlas.
- Signo de Brudzinski: en posición supina, el paciente intenta flexionar el cuello. Es positivo si esto origina dolor cervical con flexión de ambas rodillas.

FUNCIONES SUPERIORES

La exploración de las funciones superiores se inicia en cuanto se conoce al paciente y durante todo el tiempo dedicado a realizar la anamnesis, y adquiere especial importancia cuando se trata de problemas cognitivos.

La exploración completa de las funciones superiores puede ser muy amplia y se realiza mediante diferentes combinaciones de tests neuropsicológicos estandarizados que miden distintas áreas cognitivas y que comparan el rendimiento del paciente con el esperado por edad y escolarización. Hay diversas baterías de tests validados que pueden ser útiles en diferentes escenarios clínicos: *Mini-mental State Examination* (MMSE), *Montreal Cognitive Assessment* (MoCA), Test Barcelona, etcétera.

Algunos de estos tests son de cribado, otros de valoración general y otros específicos de alguna función concreta. Para que su resultado sea valorable, el paciente ha de estar estable médica y psicológicamente.

Las principales funciones superiores que se evalúan con los tests son:

- Grado de alerta: es la capacidad para dirigir y mantener la atención a estímulos del entorno. Implica también poder resistir interferencias e inhibir respuestas inapropiadas.
- Conducta, motivación y espontaneidad: se exploran principalmente mediante la observación del paciente, junto con la entrevista a este y a su entorno.
- Orientación en tiempo, espacio y persona: se le pide al paciente, por ejemplo, que diga la fecha y hora actuales, dónde se encuentra y que presente a su acompañante.
- Memoria: la memoria es una función compleja y, junto con el lenguaje, las más relevantes de la función mental.

Hay diferentes clasificaciones (memoria inmediata, a corto plazo, a largo plazo, semántica, biográfica, etc.), pero ninguna de ellas es perfecta. En general, resulta más útil diferenciar entre:

- Proceso de adquisición de la información (o aprendizaje): se le presenta al paciente una lista de elementos, que debe memorizar y repetir en el momento.
- Procesos de retención y recuperación de la información: tras un período de tiempo (5-20 minutos durante los cuales el paciente ha realizado otra actividad), se le pide a este que repita los elementos. Si no puede hacerlo, se le ofrecen pistas.

- Lenguaje: constituye la otra gran función mental. Hay que distinguir entre dos grandes tipos de alteraciones del lenguaje:

  - Disartria: es la alteración de la articulación del habla con indemnidad de la función cerebral del lenguaje. Es decir, un problema motor impide al paciente hablar con normalidad, pero el lenguaje como función mental propiamente dicha está preservada.
  - Afasia: es la alteración del lenguaje como función cerebral. Es decir, de la interpretación y la formulación de los símbolos del lenguaje usados para la comunicación. A diferencia de la disartria, la afasia aislada sí es una focalidad neurológica. En las personas diestras está muy lateralizada en el hemisferio dominante (izquierdo), pero en las zurdas o ambidiestras no lo está tanto. El lenguaje espontáneo se valora ya durante la anamnesis, pero para una correcta exploración del lenguaje hay que pedirle al paciente, como mínimo, que nomine cinco objetos sencillos, repita una frase y obedezca una orden de varios pasos.

- Agnosias: es la incapacidad para reconocer un objeto a través de un sentido estando este sentido y las demás funciones conservadas. Existen diferentes agnosias: auditivas, táctil (esteroagnosia), prosopoagnosia (incapacidad para reconocer caras), anosognosia (incapacidad para reconocer un déficit propio), somatoagnosia (incapacidad para conocer una parte del propio cuerpo), etc. Por ejemplo, para explorar la gnosia táctil se le pide al paciente que cierre los ojos y que reconozca un bolígrafo solo por su tacto, o para la gnosia auditiva, pidiéndole que reconozca unas llaves por su sonido.
- Apraxias: es la incapacidad para realizar una tarea motora compleja estando las vías motoras y el resto de las funciones conservadas. Se explora pidiendo al paciente que realice un gesto que él conozca: hacer un saludo, el gesto de lavarse los dientes, etc. Si tiene dificultades, se le puede dar un objeto para que muestre cómo lo usaría, o que imite un gesto que realiza el explorador.
- Otras funciones superiores: razonamiento abstracto (interpretación de refranes; interpretación de semejanzas, p. ej., ¿en qué se parecen un perro y un gato?), cálculos aritméticos más o menos complejos, orientación derecha/izquierda, etcétera.

PARES CRANEALES

Par craneal I: nervio olfatorio

No se explora de forma sistemática, pero se puede explorar cada narina por separado con olores fuertes no irritantes (café, fruta, etc.).

Par craneal II: nervio óptico

- Fondo de ojo: con el oftalmoscopio debe verse el borde de la papila nítido, la papila plana y los vasos sanguíneos con pulso venoso presente.
- Agudeza visual: se explora cada ojo por separado y debe hacerse con las gafas que use el paciente habitualmente. Se puede realizar de forma reglada con las tarjetas de Snellen o de Rosenbaum o de una manera más general contando dedos, leyendo un texto, etcétera.
- Campo visual: idealmente se hace con una campimetría reglada hecha por oftalmología, pero a pie de cama se puede realizar una campimetría por confrontación, comparando el campo visual del paciente con el nuestro (si el nuestro es normal, claro). Para ello, el explorador se pone a la misma altura que el paciente y le pide que mire la nariz del explorador, mientras este mira la del paciente. A continuación, el explorador extiende los brazos y mueve los dedos en diferentes posiciones de su campo visual, comprobando si el paciente lo percibe de la misma forma.
- Pupila: explora conjuntamente los pares craneales II y III. Se observa su tamaño y simetría y se explora el reflejo fotomotor directo (se ilumina un ojo y esto causa miosis en el mismo ojo) y el consensuado (se ilumina un ojo y esto causa miosis en el ojo contralateral). Se llama midriasis a la dilatación de la pupila, y miosis, a su contracción.

Pares craneales III (nervio motor ocular común), IV (nervio troclear) y VI (nervio motor ocular externo)

Se exploran de forma conjunta observando los movimientos oculares. Su lesión causa diplopía binocular (visión doble al mirar con ambos ojos, que desaparece al ocluir cualquiera de los dos).

Primero se observa la mirada centrada, la pupila y la posición del párpado. Después se exploran los movimientos oculares de seguimiento, pidiendo al paciente que fije la mirada en un objeto fijo y colocándolo en diferentes posiciones. Se hace primero con ambos ojos (mirada conjugada) y después con cada ojo por separado.

El IV par inerva el músculo oblicuo mayor (lleva el globo ocular hacia abajo y al centro), y el VI par, el recto externo (lleva el globo ocular hacia afuera). El resto de los músculos están inervados por el III par, incluido el elevador del párpado, cuya lesión causa ptosis palpebral.

Par craneal V: nervio trigémino

Es un nervio principalmente sensitivo y vehicula la sensibilidad de toda la hemicara (incluida la corneal), repartida en tres ramas (oftálmica, maxilar y mandibular). También inerva los músculos encargados de la masticación, sobre todo maseteros y temporales. Para explorarlo, se le pide al paciente que mastique y se palpan dichos músculos.

Par craneal VII: nervio facial

Es un nervio principalmente motor y se encarga de casi toda la musculatura facial. hay que observar la simetría de la cara en reposo y en el gesto. Se le pide al paciente que cierre los ojos, que eleve cejas, que sonría y/o que hinche los carrillos. La lesión del VII par hace que el ojo no se pueda cerrar. Si afecta a las musculaturas superior e inferior, se trata de una lesión periférica. Si afecta solo a la inferior, es una lesión central. También controla la percepción del sabor de los dos tercios anteriores de la lengua.

Par craneal VIII: nervio estatoacústico

- Función acústica: se pide al paciente que identifique ruidos tenues (roce de los dedos) y se comparan ambos oídos.
- Función vestibular: se valora el equilibrio y se observa si aparecen nistagmos.

Pares craneales IX-X: complejo glosofaríngeo-vago

Ambos se encargan de la función de deglución y fonación, por lo que se exploran en pacientes con disfagia, cambios en el tono de voz, etc. Se valoran de forma conjunta, observando la elevación de la úvula ante la fonación y después provocando el reflejo nauseoso. Cuando hay lesión, la úvula se desplaza al lado sano, ya que el velo afectado se mantiene caído. Hay que recordar que el vago también tiene fibras parasimpáticas y sensitivas viscerales en el corazón y en los sistemas digestivo y pulmonar.

Par craneal XI: nervio espinal o accesorio

Se explora haciendo girar la cabeza del paciente hacia los lados (músculo esternocleidomastoideo) y haciendo que levante los hombros (músculo trapecio).

Par craneal XII: nervio hipogloso

La principal función del nervio hipogloso es el movimiento de la lengua. Inerva el músculo geniogloso, que protruye la lengua. Cuando está afectado, al protruir la lengua, esta se dirige al lado afecto.

FUNCIÓN MOTORA

La exploración de la función motora también ha de hacerse siempre, pero en este caso de forma dirigida. Debe observarse el movimiento espontáneo y si hay atrofias musculares.

Un punto clave cuando se explora a un paciente con debilidad es saber si esta es de origen periférico o central (**Tabla 70-1**).

En un paciente en que se sospecha afectación de la vía piramidal deben realizarse siempre dos maniobras de la función global:

Tabla 70-1. Exploración de las lesiones de los sistemas nerviosos periférico y central

	Sistema nervioso periférico (segunda motoneurona)	Sistema nervioso central (vía piramidal o de primera motoneurona)
Localización	Nervio periférico/plexo nervioso/raíz espinal	Médula espinal/tronco encefálico/encéfalo
Tono muscular	Disminuido	Aumentado
Reflejos de estiramiento muscular	Disminuidos o abolidos	Exaltados
Signo de Babinski	Ausente	Presente
Atrofia	Intensa (por denervación)	Discreta (por desuso)

- Maniobra de Barré (extremidades superiores): con los ojos cerrados, el paciente mantiene los brazos extendidos y en supinación. Si hay un leve déficit motor de origen central en la extremidad afecta, esta pronará y claudicará.
- Maniobra de Mingazzini (extremidades inferiores): con los ojos cerrados en decúbito supino, el paciente mantiene las caderas y las rodillas flexionadas. La extremidad afecta claudicará antes.

Para hacer un balance muscular específico de cada grupo o grupos musculares se usa la Escala del *Medical Research Council*: 0, no contracción; 1, contracción que no desplaza la articulación; 2, desplazamiento articular sobre plano; 3, desplazamiento articular contra gravedad; 4, movimiento contra resistencia, y 5, fuerza normal.

La función motora también incluye el tono muscular, que se explora realizando movimientos pasivos de una articulación con el paciente en reposo y relajado. El tono puede estar disminuido.

SENSIBILIDAD

Sensibilidad primaria

Se exploran el nervio periférico, el plexo, la raíz, la médula (cordones posteriores, vía espinotálamica), el tronco y el tálamo. Se compara un lado con el otro, así como los diferentes territorios (cara, extremidades superiores e inferiores). El paciente ha de poder colaborar bien.

- Sensibilidad superficial: táctil suave (con un algodón), dolorosa (con un objeto que no sea romo, como un clip abierto o un alfiler) y térmica (dando al paciente objetos con diferentes temperaturas).
- Sensibilidad profunda:
  - Propioceptiva: con los ojos cerrados, se sujeta por el lateral la falange distal de un dedo de la mano o el pie y se realizan pequeños movimientos verticales, que el paciente deberá identificar.
  - Vibratoria: se coloca un diapasón en las prominencias óseas de los pies, los tobillos, las rodillas y las muñecas.

Sensibilidad compleja

Se explora la función cortical, en la que se integra la información recibida por las vías primarias. Para que sea valorable, la sensibilidad primaria ha de estar conservada. Las alteraciones de la sensibilidad compleja más características son:

- Esteroagnosia o agnosia táctil: explicada antes, en el apartado de las funciones superiores.
- Extinción sensitiva: se aplica el mismo estímulo táctil simultáneamente en ambas manos. Si el paciente tiene extinción sensitiva, no notará el lado afecto.

REFLEJOS

Se trata de respuestas involuntarias a estímulos. Los reflejos más relevantes son:

- Respuesta plantar: con un objeto moderadamente romo se estimula la superficie plantar desde el lado externo del talón hacia arriba describiendo una curva en dirección interna de la cara plantar del primer dedo. En condiciones normales se observa una ligera y breve flexión de todos los dedos de los pies. Si la estimulación de la respuesta plantar provoca una extensión del dedo gordo, se denomina signo de Babinski y es indicativo de lesión de la vía piramidal
- Reflejos de estiramiento muscular: para explorarlos, el paciente ha de estar relajado. La exploración consiste en percutir con un martillo sobre un tendón muscular y observar la respuesta motora secundaria. Se cuantifican con la siguiente escala: 0, abolidos; 1, hipoactivos; 2, normales; 3, vivos, y 4, exaltados. Los reflejos de estiramiento muscular clínicamente más relevantes se recogen en la **tabla 70-2**.

CEREBELO

El cerebelo recibe e integra información de diferentes sistemas (localización de las extremidades, grado de contracción

Tabla 70-2. Reflejos de estiramiento muscular clínicamente más relevantes

Reflejo	Nivel medular explorado
Bicipital	Cervical C5-C6
Estilorradial	C6
Tricipital	C7
Rotuliano	Lumbar L3-L4
Aquíleo	Sacro S1

muscular, vestibular, visual y táctil) y coordina la postura, el equilibrio y los movimientos voluntarios.

Con las siguientes maniobras se explora la función cerebelosa en busca de dismetría, hipermetría o temblor intencional:

- Dedo-nariz: se parte de la posición de extensión completa de la extremidad del paciente y se le indica que se toque la nariz y vuelva a su posición inicial. Primero con los ojos abiertos y después con los ojos cerrados.
- Talón-rodilla: el paciente en decúbito prono eleva la extremidad inferior, coloca el talón sobre la rodilla y lo desliza por la espinilla hasta el pie.

Además del cerebelo, para mantener el equilibrio también se necesita tener la sensibilidad (sobre todo la propiocepción) conservada en las extremidades inferiores, así como la indemnidad del sistema vestibular.

MARCHA

Observar la marcha de un paciente proporciona una información extremadamente útil y rentable en neurología y debe hacerse siempre que sea posible. Se le pide al paciente que camine normal a paso lento, después con más rapidez, que realice giros de 180°, que camine de puntillas, de talones y, finalmente, en «tándem» (con un pie delante del otro, siguiendo una línea recta y tocando con la puntera de un pie el talón del otro).

A continuación se exponen algunos patrones útiles de reconocer.

Marcha atáxica cerebelosa. Base de sustentación amplia, inestabilidad, irregularidad de los pasos y desviación lateral del tronco (hacia el lado de la lesión). El paciente intenta compensar manteniendo los pies sobre el suelo al mismo tiempo. En las formas más leves puede alterarse solo la marcha en tándem.

Marcha atáxica sensitiva. Los sistemas que controlan el equilibrio no disponen de la información necesaria sobre la localización de las articulaciones del paciente y ello causa también una marcha atáxica (con la base de sustentación ampliada). La marcha es más brusca, los pies caen de golpe y el paciente observa el suelo y sus pies para saber dónde los pone. Puede ser taloneante, si se debe a la afectación de

los cordones posteriores. Típicamente aumenta en la oscuridad.

Marcha parkinsoniana. Arrastre de pies, aceleración involuntaria de la marcha (festinación), tendencia a la flexión del tronco, disminución o ausencia del braceo, brazos con tendencia a estar flexionados. Pasos cortos, lentos, con disminución de la altura y cadencia. Típicamente, el paciente arrastra los pies. Puede haber congelación de la marcha al inicio de esta o cuando se encuentran obstáculos (como atravesar puertas).

Marcha en steppage o estepaje. Es típica de lesiones periféricas en extremidades inferiores, por debilidad de la dorsiflexión del pie (sobre todo polineuropatías, radiculopatía L5 o lesión del nervio ciático común externo). En la marcha, el pie cuelga, por lo que el paciente ha de levantar la pierna (flexión de cadera y rodilla) para no tropezarse con su propio pie.

Marcha de pato o anserina. Es característica de las miopatías por debilidad proximal muscular en las extremidades y de la cintura pélvica. Se observa una postura del tronco hacia atrás con proyección del vientre hacia delante y un balanceo exagerado de la pelvis a cada paso.

Marcha apráxica o frontal. Aparece en la hidrocefalia crónica del adulto y en las demencias en fase avanzada. Se debe a la pérdida de integración central de los elementos de la bipedestación y la marcha adquiridos desde la infancia. Puede ser difícil diferenciarla de la ataxia de la marcha. Se observa una base ligeramente ampliada, una postura en ligera flexión y un paso corto y lento, arrastrando los pies. El giro es muy dificultoso y se hace con una serie de pasos cortos e indecisos, dados con un solo pie, mientras el otro permanece plantado en el suelo a modo de pivote.

Marcha cautelosa o senil. Está relacionada con el envejecimiento y no se asocia con ninguna enfermedad neurológica. Consiste en pasos más cortos, más lentos y con menos equilibrio. Puede ser una forma leve de marcha frontal. Es muy frecuente pero no específica. Se debe a una reacción defensiva a las limitaciones habituales de los ancianos que dificultan su marcha: visión, atrofia muscular por desuso, deformidades articulares y dolores osteoarticulares, obesidad, etcétera.

PUNTOS CLAVE

- El proceso diagnóstico en neurología debe guiarse por el método clínico: una correcta anamnesis, seguida de una exploración neurológica general de cribado y otra dirigida.
- La valoración global del nivel de conciencia, de las funciones superiores y del lenguaje debe registrarse siempre, ya que condiciona la validez del resto de la exploración.
- En neurología es clave el diagnóstico topográfico, es decir, saber identificar el lugar donde se ha producido la lesión. Una vez realizado este diagnóstico, se pueden solicitar exploraciones complementarias que ayuden a la filiación de la afección.

BIBLIOGRAFÍA

Bradley W, Daroff R, Fenichel G et al. Neurología clínica, vol. I, 4ª ed. Madrid: Elsevier, 2006.

Ropper A, Brown R. Principios de neurología, 8ª ed. México: McGraw Hill Interamericana, 2007.

Sancho J, Rodríguez-Antigüedad A, Murie M et al. Manual del residente de neurología. Madrid: Ene Life Publicidad S.A. y Editores, 2012.

Weibers D, Dale A, Kokmen E et al. Exploración clínica en neurología. Clínica Mayo 7ª ed. Barcelona: Editorial médica JIMS, 1999.

AUTOEVALUACIÓN

Enfermedad cerebrovascular

71

P. Alcaraz Marín e I. Olazabal Olarreaga

OBJETIVOS DE APRENDIZAJE

- Tomar conciencia del grave problema de salud que suponen las enfermedades cerebrovasculares en nuestro medio.
- Conocer los factores causantes de esta enfermedad, ya que su prevención es esencial.
- Revisar los mecanismos fisiopatológicos que condicionan la aparición de la enfermedad.
- Determinar las bases moleculares de la enfermedad.

SÍNTESIS CONCEPTUAL

Las enfermedades cerebrovasculares (ECV) son un grupo de trastornos que afectan al flujo sanguíneo en el cerebro. Pueden presentarse en forma de isquemia (falta de flujo sanguíneo a un área cerebral por obstrucción de un vaso) o de hemorragia (rotura de un vaso sanguíneo cerebral, que condiciona también una isquemia del tejido adyacente). Las ECV constituyen una de las principales causas de muerte y discapacidad en todo el mundo.

Los factores de riesgo para las ECV incluyen: hipertensión arterial, diabetes, obesidad, tabaquismo y falta de ejercicio. Las medidas preventivas incluyen mantener una dieta saludable, hacer ejercicio regularmente, no fumar y controlar la presión arterial y la glucosa en la sangre.

DEFINICIÓN

Las ECV son un grupo de trastornos que afectan al flujo sanguíneo en el cerebro. Este flujo sanguíneo es deficiente y provoca muerte celular. Si la lesión perdura < 24 horas, el daño tisular podría ser reversible.

La Organización Mundial de la Salud (OMS) define las ECV como «el déficit neurológico de causa cerebrovascular que persiste más allá de las primeras 24 horas o se ve interrumpido por la muerte antes de ese plazo». Las ECV constituyen una de las principales causas de muerte y discapacidad en todo el mundo. Pueden clasificarse en dos categorías principales: isquémicas (causadas por la obstrucción o el estrechamiento de una arteria en el cerebro) y hemorrágicas (ocasionadas por una ruptura en un vaso sanguíneo del cerebro).

Los factores de riesgo para las ECV incluyen: hipertensión arterial, diabetes, obesidad, tabaquismo y falta de ejercicio. Las medidas preventivas consisten en mantener una dieta saludable, hacer ejercicio regularmente, no fumar y controlar la presión arterial y la glucosa en la sangre.

Los sinónimos de las ECV isquémicas incluyen: infarto cerebral, accidente cerebrovascular isquémico, ictus isquémico, apoplejía isquémica y embolia cerebral. Todos estos términos se refieren a la misma condición médica, en la que hay una reducción del flujo sanguíneo al cerebro, que resulta en daño cerebral.

EPIDEMIOLOGÍA

Las ECV constituyen un importante problema de salud pública a nivel mundial. Según la OMS, las ECV son la segunda causa de muerte en todo el mundo y la tercera causa de discapacidad. Las ECV, junto con la enfermedad coronaria, son las principales enfermedades cardiovasculares.

Se estima que cada año se producen alrededor de 15 millones de casos de ECV en todo el mundo y que > 5 millones de personas mueren por esta causa. En cuanto a la dis-

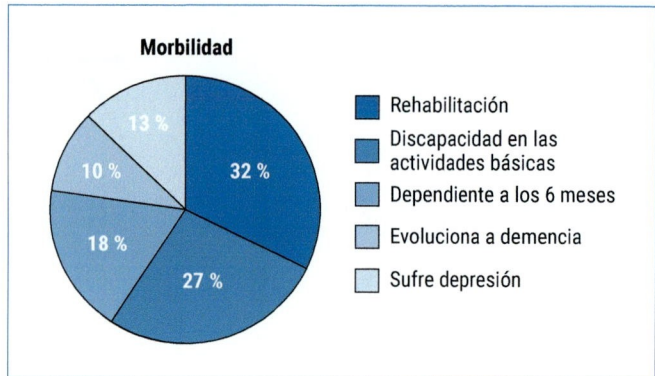

Figura 71-1. Porcentaje de afecciones tras una enfermedad cerebrovascular. El 32 % de los pacientes se rehabilitan; el resto sufre diferentes niveles de discapacidad física y neurológica.

tribución geográfica, las ECV son más frecuentes en países de ingresos bajos y medios, aunque también constituyen un problema importante en países desarrollados, siendo la tercera causa de muerte en el mundo occidental.

En cuanto a la edad, las ECV son más frecuentes en personas > 65 años, aunque también pueden ocurrir en personas más jóvenes. Además, los hombres tienen un mayor riesgo de desarrollar ECV que las mujeres, aunque la brecha se ha reducido en los últimos años. Se considera que las ECV constituyen la primera causa tanto de invalidez permanente en adultos como de déficit neurológico en personas de edad avanzada (**Fig. 71-1**).

ETIOLOGÍA

Los factores de riesgo para las ECV incluyen la hipertensión arterial como principal causa; la diabetes, la obesidad, el tabaquismo, la falta de ejercicio y una dieta poco saludable pueden contribuir al desarrollo de las ECV al dañar las arterias y aumentar el riesgo de formación de coágulos sanguíneos (**Fig. 71-2**). Algunas ECV pueden deberse a causas genéticas, aunque, en muchos casos, son el resultado de la interacción de múltiples factores de riesgo (**Recuadro 71-1**).

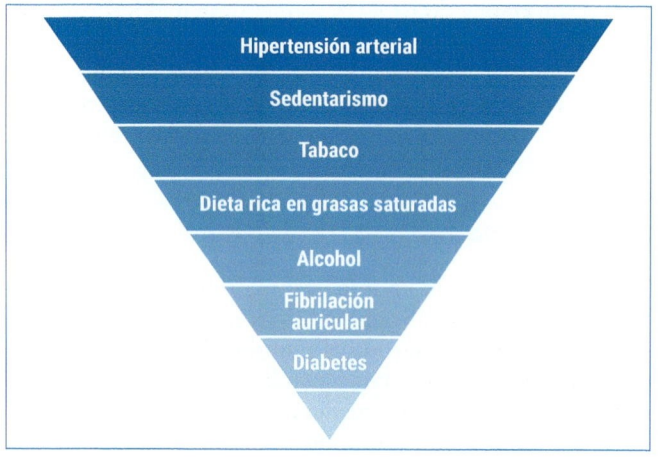

Figura 71-2. Factores de riesgo de las enfermedades cerebrovasculares.

El control y la prevención de estos factores pueden ayudar a reducir el riesgo de desarrollar ECV.

CLASIFICACIÓN

Existen varios tipos de ECV, que se clasifican según la causa y los síntomas que presentan. A continuación, se describen los principales tipos de ECV.

ECV hemorrágica. Se produce cuando un vaso sanguíneo intracerebral se rompe, lo que resulta en una hemorragia y un aumento de la presión intracraneal (**Fig. 71-3 A**). También es conocida como derrame o hemorragia cerebral. Puede estar causada por una trombosis venosa cerebral, que conduce a un incremento local de la presión venosa, rotura vascular y transformación hemorrágica.

Los síntomas incluyen dolor de cabeza intenso, náuseas, vómitos y debilidad o entumecimiento en un lado del cuerpo.

ECV isquémica. Es el tipo más común de ECV, también conocida como infarto cerebral. Se produce cuando hay una obstrucción o estrechamiento de una arteria en el cerebro, lo que resulta en una reducción del flujo sanguíneo y, en consecuencia, en una disminución del suministro de oxígeno al cerebro (**Fig. 71-3 B**). Puede estar provocada por un coágulo sanguíneo, por la acumulación de placa de ateroma o, sobre todo, por la formación de coágulos sobre las placas de ateroma en las arterias, lo que se denomina ictus trombótico.

Los síntomas comprenden debilidad o entumecimiento en un lado del cuerpo, dificultad para hablar o entender y pérdida de visión en un ojo.

Hemorragia subaracnoidea. Se produce cuando hay una hemorragia en el espacio que rodea el cerebro, es decir, las meninges. Solo existe hemorragia subaracnoidea porque es la única meninge vascularizada. Los síntomas incluyen dolor de cabeza intenso, rigidez en el cuello, confusión y sensibilidad a la luz.

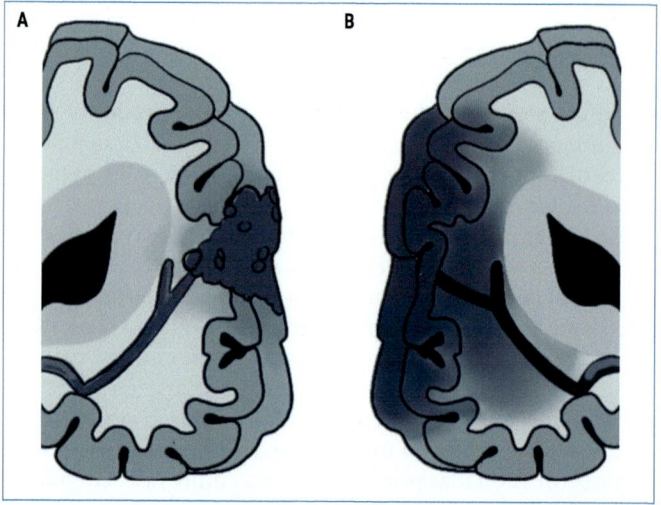

Figura 71-3. A) Enfermedad cerebrovascular hemorrágica. Hemorragia por rotura vascular dentro del parénquima cerebral. **B)** Enfermedad cerebrovascular isquémica. Un trombo intravascular detiene el flujo sanguíneo a un área cerebral.

RECUADRO 71-1. Factores genéticos asociados con las enfermedades cerebrovasculares

Algunas enfermedades cerebrovasculares (ECV) pueden deberse a causas genéticas. Aunque la mayoría de las ECV son producidas por factores de riesgo adquiridos, como la hipertensión arterial, el tabaquismo, la diabetes y la obesidad, una pequeña proporción de casos de ictus pueden ser causados por mutaciones genéticas heredadas.

Existen varios genes que han sido implicados en el desarrollo de las ECV hereditarias. Algunos de los genes más estudiados se incluyen en la tabla 71-1.

Es importante destacar que, en la mayoría de los casos, los ictus no tienen una causa genética clara y están asociados con múltiples factores de riesgo, tanto genéticos como ambientales.

Tabla 71-1. Genes implicados en las enfermedades cerebrovasculares

Genes mutados	Función	Riesgo
COL4A1	Codifica la proteína alfa de colágeno tipo IV, que es un componente integral de las membranas basales (capas delgadas de tejido que separan y sostienen las células de diferentes órganos y tejidos)	ECV hemorrágicas, incluidas hemorragias cerebrales y aneurismas
ACTA2	Codifica para un tipo de actina. Las actinas son proteína altamente conservadas, involucradas en la motilidad celular, la estructura, la integridad y la señalización intercelular. ACTA2 codifica para la actina del músculo liso, involucrada en la contractilidad vascular	Enfermedades vasculares sistémicas, incluidas aneurismas cerebrales y disección arterial
NOTCH3	Codifica el tercer homólogo humano descubierto de la proteína de membrana tipo I notch de Drosophila melanogaster. En Drosophila, la interacción de notch con sus ligandos unidos a células (delta, serrate) establece una vía de señalización intercelular que desempeñaun papel clave en el desarrollo neural. Serrate es el ligando proporcionado por células vecinas, que activa la señalización notch, mientras que tanto serrate como delta podrían inhibir la actividad notch cuando el ligando y el receptor se encuentran en la misma célula	Enfermedad cerebral autosómica dominante con infartos subcorticales y leucoencefalopatía (CADASIL), una ECV hereditaria que puede causar ictus y demencia
HTRA1	Codifica un miembro de la familia de las proteasas de serina tipo tripsina. Esta proteína es una enzima secretada que regula la disponibilidad de IGF, al cortar las proteínas de unión al IGF	ECV, incluidos ictus isquémicos y hemorragias cerebrales

ECV: enfermedad cerebrovascular; IGF: factor de crecimiento análogo de la insulina.

Ataque isquémico transitorio. Es una forma leve de ECV isquémica que dura solo unos minutos u horas y no deja secuelas permanentes, ya que estos daños tisulares pueden revertirse si la duración es < 24 horas. Los síntomas comprenden debilidad o entumecimiento en un lado del cuerpo, dificultad para hablar o entender y pérdida de visión en un ojo.

La etiología de las ECV puede variar dependiendo del tipo de ECV que se esté considerando.

En el caso de las ECV isquémicas, la causa más común es la ateroesclerosis, enfermedad caracterizada por una acumulación de placa en las arterias, que puede obstruir el flujo sanguíneo hacia el cerebro. Otras causas incluyen la formación de coágulos de sangre, que pueden bloquear el flujo sanguíneo, y la disminución del flujo sanguíneo, debido a una reducción de la presión arterial.

En cuanto a las ECV hemorrágicas, la causa más común es la hipertensión arterial, que puede debilitar las paredes de los vasos sanguíneos y provocar su ruptura. Otras causas incluyen malformaciones arteriovenosas y aneurismas cerebrales, que son defectos congénitos en los vasos sanguíneos del cerebro.

FISIOPATOLOGÍA

Fisiopatología de la enfermedad cerebrovascular isquémica

Cuando se produce una obstrucción en una arteria cerebral, se origina una reducción del suministro de oxígeno y nutrientes (sangre) al tejido cerebral, lo que genera la aparición de una zona distal infartada. Esto lleva a una serie de cambios en la fisiología cerebral, que pueden provocar daño cerebral, como la disminución del metabolismo cerebral y la reducción del suministro de energía a las neuronas, lo cual puede derivar en la muerte celular en cuestión de minutos u horas, dependiendo de la gravedad de la obstrucción y de la duración del episodio isquémico.

Además, la falta de oxígeno y nutrientes puede causar una serie de cambios bioquímicos en el cerebro, como la acumulación de ácido láctico y la liberación de sustancias proinflamatorias. Estos cambios pueden provocar inflamación y daño adicional en el tejido cerebral.

En la tabla 71-2 se recogen los tres tipos de origen del daño cerebral por isquemia.

Tabla 71-2. Tipos de origen del daño cerebral por isquemia

Origen vascular
- Arteritis
- Vasoconstricción de las arterias cerebrales

Origen hemodinámico
- Hipotensión arterial
- Hipovolemia

Origen tromboembólico
- Trombosis de placas de ateroma
- Embolia de origen cardíaco
- Fracturas (embolia grasa)
- Tumor (embolia tumoral)
- Aire

Fisiopatología de la enfermedad cerebrovascular hemorrágica

La fisiopatología de la ECV hemorrágica es compleja y puede ser diferente según la ubicación y el tamaño de la hemorragia. En general, la hemorragia originada por un pico hipertensivo o aneurisma congénito provoca una serie de cambios en el cerebro que pueden ser perjudiciales para el tejido cerebral.

Una de las consecuencias más importantes de la hemorragia es el aumento de la presión intracraneal, que puede comprimir y dañar las células cerebrales circundantes. Además, la hemorragia puede causar la liberación de sustancias proinflamatorias, que pueden ocasionar inflamación y daño adicional en el tejido cerebral. Otro efecto importante de la hemorragia es la interrupción del suministro de oxígeno y nutrientes al tejido cerebral afectado, lo que puede provocar la muerte celular en la zona. Además, la hemorragia priva de flujo por extravasación de la sangre, la cual comprime los vasos contiguos. Por último, la hemorragia puede causar la acumulación de líquido en el cerebro por el aumento de la permeabilidad, originando un edema cerebral.

En el **recuadro 71-2** se explican las bases moleculares de la ECV.

MANIFESTACIONES CLÍNICAS

Las manifestaciones clínicas del ictus isquémico y hemorrágico dependen de la localización del área del cerebro afectada y pueden incluir:

- Hemiparesia (debilidad que afecta a un lado del cuerpo) o hemiplejía (parálisis total o parcial de un lado del cuerpo). Puede afectar a la cara, el brazo y/o la pierna.
- Pérdida de sensibilidad en un lado del cuerpo.
- Disartria (dificultad para hablar).
- Pérdida de la visión en uno o ambos ojos.

- Dificultad para caminar o mantener el equilibrio.
- Dolor de cabeza intenso y repentino, especialmente si se presenta junto con otros síntomas.

Es importante destacar que los síntomas pueden ser diferentes en cada persona y que no todas las personas que sufren una ECV presentan todos los síntomas mencionados. Además, algunos de estos síntomas pueden aparecer y desaparecer con el tiempo. Se debe buscar atención médica de inmediato si se presentan síntomas de ECV, ya que el tratamiento temprano puede reducir el riesgo de discapacidad y muerte.

DIAGNÓSTICO

La exploración física y neurológica puede ayudar a identificar signos de ECV, como debilidad, entumecimiento o pérdida de la coordinación. Además, el médico puede realizar pruebas para evaluar las capacidades cognitiva y de comunicación del paciente. Las pruebas de diagnóstico más comunes para las enfermedades cerebrovasculares incluyen la tomografía computarizada (TC) o la resonancia magnética (RM) del cerebro, que pueden detectar lesiones en el cerebro, como un coágulo de sangre o una hemorragia. La angiografía cerebral, que consiste en la administración de contraste radioopaco intravenoso, permite crear imágenes de los vasos sanguíneos en el cerebro y también puede ser útil para detectar problemas en el flujo sanguíneo.

Otras pruebas que pueden ayudar en el diagnóstico de las ECV incluyen un electroencefalograma (EEG) para medir la actividad eléctrica en el cerebro, una ecografía Doppler de troncos supraaórticos o un Doppler transcraneal.

TRATAMIENTO

El tratamiento de los accidentes cerebrovasculares isquémicos puede incluir medicamentos para controlar la hipertensión, antiagregantes, anticoagulantes y fármacos para disolver los coágulos (fibrinolíticos). También se puede realizar una trombólisis intraarterial mediante la inserción de un catéter en una arteria para inyectar un fármaco, o una trombectomía mecánica para eliminar un coágulo mediante la introducción intravascular de instrumentos. Además, se puede practicar una angioplastia o endarterectomía para ensanchar una arteria estrechada o extirpar los depósitos de grasa que obstruyen el flujo sanguíneo en una arteria, respectivamente.

El tratamiento de las ECV hemorrágicas comprende tratamientos para ayudar a coagular la sangre, fármacos para controlar la presión arterial, cirugía para extirpar grandes áreas de sangre acumulada o para colocar una derivación, así como la inserción de pequeñas espirales o *stents* a través de un catéter para tratar un aneurisma cerebral roto.

RECUADRO 71-2. Bases moleculares de la enfermedad cerebrovascular

Las bases moleculares de las enfermedades cerebrovasculares (ECV), tanto isquémicas como hemorrágicas, son complejas e implican una interacción de diferentes procesos patológicos moleculares y celulares. A continuación, se describen algunos de los principales mecanismos moleculares implicados en los daños del tejido cerebral:

RECUADRO 71-2. **Bases moleculares de la enfermedad cerebrovascular** *(cont.)*

- Isquemia cerebral: en el caso del ictus isquémico, la causa principal es la obstrucción del flujo sanguíneo cerebral. Esto provoca la disminución del suministro de oxígeno y nutrientes a las células cerebrales, lo que lleva a una serie de cambios moleculares y celulares que pueden ser perjudiciales para el cerebro. Durante la isquemia cerebral, varias moléculas específicas participan en los procesos patológicos que ocurren en las neuronas. Su conocimiento puede ayudar a desarrollar nuevas terapias para prevenir o tratar el ictus isquémico.
  - Glutamato: es un neurotransmisor que, en condiciones patológicas, es liberado en grandes cantidades por la microglía activada y los astrocitos reactivos durante la isquemia cerebral y que desencadena la citotoxicidad en las neuronas, causando su muerte.
  - Calcio: la entrada de calcio en las neuronas durante la isquemia cerebral provocada por una sobreactivación del receptor del ácido *N*-metil-ᴅ-aspártico (NMDA) (efecto del glutamato) origina citotoxicidad y activación de las enzimas proteasas intracelulares que aumentan las especies reactivas de oxígeno (ROS).
  - Ácido láctico: durante la isquemia cerebral, la producción de ácido láctico aumenta debido a la disminución del suministro de oxígeno y nutrientes.
  - Adenosina: es una molécula que se libera durante la isquemia cerebral y que tiene efectos neuroprotectores, ya que reduce la citotoxicidad y disminuye la liberación de glutamato.
- Neuroinflamación: la neuroinflamación es una respuesta inflamatoria del cerebro a la lesión cerebral. Astrocitos y células de microglía liberan neurorreceptores y moléculas inflamatorias. La microglía puede presentar un fenotipo neuroprotector (M2) o tóxico (M1). La neurotoxicidad inducida por la microglía se debe a la acción paracrina de la interleuquina 1B (IL-1B), el factor de necrosis tumoral alfa (TNF-α) y la prostaglandina E_2 (PG-E_2), así como a la activación de la ciclooxigenasa 2 (COX-2), óxido nítrico sintasa inducible (iNOS) y NADPH oxidasa, que afectan a la citotoxicidad y al estrés por radicales libres.
- Estrés generado por radicales libres: el estrés oxidativo es un proceso en el que se produce un desequilibrio entre la producción de ROS y la capacidad antioxidante del organismo. Su desbalanceo o sobreproducción incontrolada puede generar

daño celular mediante la interacción con macromoléculas o la liberación de productos tóxicos. La principal fuente de radicales libres es la fosforilación oxidativa en las mitocondrias. Entre los radicales libres más destacados se encuentran el anión superóxido (O_2^-), el radical hidroxilo (^-OH) y el peróxido de hidrógeno (H_2O_2), especies reactivas de nitrógeno y la peroxidación de lípidos por oxidación de los ácidos grasos poliinsaturados. El radical ^-OH es capaz de oxidar lípidos, carbohidratos, proteínas y ácidos nucleicos, mientras que la peroxidación de los lípidos causa daño de las membranas y genera productos neurotóxicos.
- Muerte celular: el daño celular es una consecuencia importante de las ECV. La muerte celular puede ocurrir por diferentes mecanismos, como la apoptosis, la necrosis y la autofagia, causadas por una disfunción mitocondrial que conlleva una depleción de ATP. La muerte celular puede afectar a la función cerebral y provocar discapacidad neurológica permanente (**Fig. 71-4**).
- Neuroplasticidad: la neuroplasticidad es la capacidad del cerebro para cambiar y adaptarse en respuesta a la experiencia. Después de un ictus, se produce una serie de procesos moleculares y celulares que pueden favorecer la neuroplasticidad y la recuperación funcional. Algunas de las moléculas implicadas en este proceso incluyen:
  - Factor de crecimiento nervioso (NGF): estimula el crecimiento y la supervivencia de las neuronas y juega un papel importante en la neuroplasticidad patológica después de un ictus.
  - Factor de crecimiento derivado de las plaquetas (PDGF): estimula la proliferación celular y la formación de nuevos vasos.
  - Factor de crecimiento endotelial vascular (VEGF): El VEGF es una proteína que estimula la formación de nuevos vasos sanguíneos en el cerebro después de una ECV y también tiene efectos neurotróficos.
  - Glutamato: aunque también se mencionó como una molécula implicada en la isquemia cerebral, el glutamato también puede contribuir a la neuroplasticidad patológica después de un ictus, especialmente en la generación de nuevas sinapsis.
  - Neurotrofinas: son proteínas que promueven el crecimiento y la supervivencia de las neuronas, como el factor neurotrófico derivado del cerebro (BDNF).

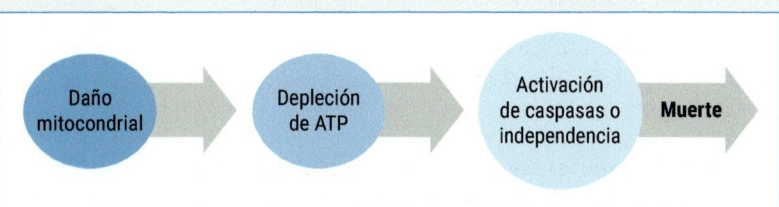

Figura 71-4. Mecanismos generales en la muerte celular.

PUNTOS CLAVE

- Las ECV incluyen aquellos trastornos que afectan al flujo sanguíneo en el cerebro.
- Las dos principales formas de presentación de las ECV son la isquemia y la hemorragia.
- La isquemia cerebral consiste en la falta de flujo sanguíneo a un área cerebral por obstrucción de un vaso.
- La hemorragia cerebral se produce como consecuencia de la rotura de un vaso sanguíneo cerebral. Esto condiciona que no llegue sangre al territorio tributario de ese vaso lesionado. Además, la extravasación de sangre dentro del tejido cerebral condicionará un aumento de la presión intracraneal y una isquemia secundaria de territorios próximos al área lesionada por compresión de otros vasos sanguíneos.

- Los factores de riesgo para las enfermedades cerebrovasculares son comunes a la cardiopatía isquémica y a otras enfermedades arteriales periféricas, incluidos la hipertensión arterial, la diabetes mellitus, la obesidad, el tabaquismo y el sedentarismo.

BIBLIOGRAFÍA

Cecil RL, Goldman L, Ausiello DA et al. Cecil-Goldman. Tratado de medicina interna. Londres: Elsevier Health Sciences Spain, 2013.

Hernández Díaz Z, Reyes-Berazaín A, Buergo Zuaznabar MÁ, Arteche-Prior M. Neuroimaginología: bases bioquímicas y su aplicación en la enfermedad cerebrovascular isquémica. Medisur 2009; 7: 50-60.

Leppert B, Kelly CR. Netter. Un abordaje integrado de la medicina. Londres: Elsevier, 2022.

Ruiz EC, Masjuan J, Tejedor ED, Donlebún JRP. Ictus isquémico. Infarto cerebral y ataque isquémico transitorio. Medicine 2023; 13: 4083-94.

Von Bernhardi MR. Mecanismos de muerte celular en las enfermedades neurodegenerativas: ¿apoptosis o necrosis? Rev Chil Neuro-Psiquiatr 2004; 42: 281-92.

AUTOEVALUACIÓN

Epilepsia

72

A. López Guirado y J. Ruiz-Tovar Polo

OBJETIVOS DE APRENDIZAJE

- Tomar conciencia del concepto de epilepsia.
- Identificar los diferentes tipos de epilepsia.
- Revisar los mecanismos fisiopatológicos que condicionan la aparición de la enfermedad.
- Determinar las bases moleculares de ciertos tipos de epilepsia.

SÍNTESIS CONCEPTUAL

La epilepsia es una enfermedad provocada por una alteración en la actividad eléctrica neuronal, que produce excitabilidad o irritabilidad del tejido cerebral.

La crisis epiléptica o crisis comicial es un episodio súbito y de corta duración, que es secundario a la alteración de la actividad de las neuronas.

En este trastorno se puede diferenciar entre crisis epilépticas transitorias y el *status* epiléptico, pudiendo haber disminución del nivel de conciencia con movimientos convulsivos o sin ellos.

DEFINICIÓN

La epilepsia es una enfermedad crónica cerebral compleja que afecta en torno a 50 millones de personas en el mundo (1 % de la población mundial) y se asocia con problemas como la discapacidad intelectual, cognitivos o del desarrollo neuronal.

La epilepsia es una enfermedad crónica con convulsiones recurrentes, que también puede oscilar entre síntomas breves y períodos de convulsiones.

ETIOLOGÍA

La mayoría de las epilepsias se clasifican como idiopáticas, sintomáticas o provocadas, según la causa que predomine.

La epilepsia es una enfermedad multifactorial, cuya etiología conforma un gran determinante para el curso clínico y el pronóstico.

Algunos de los factores más importantes que dan lugar a esta enfermedad son:

- Lesiones cerebrales anatómicas, como traumatismos craneales, secuelas de meningitis, tumores, entre otras.

- Lesiones residuales. entre las que se incluyen infecciones en el embarazo, anoxia perinatal, trastornos vasculares (ictus), enfermedades metabólicas, etcétera.
- Predisposición genética (del 12 al 50 % de los casos).

En relación a la predisposición genética, el factor desencadenante puede ser debido a la implicación de varios genes (epilepsia poligénica), a un solo gen (epilepsia monogénica) o a deleciones o duplicaciones genéticas. Se estiman hasta 800 genes implicados.

En niños y adolescentes, la causa genética es la más común, al contrario que en la edad adulta, en la que principalmente se debe a factores adquiridos.

También existe un tipo de epilepsia denominada idiopática, ya que no hay una causa genética o traumática identificada, por lo que se desconoce su origen.

CLASIFICACIÓN

En cuanto a la clasificación de las crisis epilépticas, existen distintos tipos (**Tabla 72-1**), aunque se agrupan en dos tipos principales:

Tabla 72-1. Clasificación de las crisis epilépticas

Crisis generalizadas
Tónico-clónicas (gran mal)
De ausencia (pequeño mal): pérdida de la conciencia
Síndrome de Lennox-Gastaut
Síndrome de West
Atónicas

Crisis parciales o focales
Simples (sin pérdida del estado de alerta o alteración en la función psíquica)   • Motoras   • Somatosensoriales o sensoriales especiales (visuales, auditivas, olfatorias, gustativas, vertiginosas)
Complejas (con trastorno de la conciencia): inician como crisis parciales simples y progresan hasta afectar al estado de conciencia

- Crisis focales (o crisis parciales): se limitan a un área focal de un hemisferio del cerebro en concreto.
- Crisis generalizadas: afectan de forma difusa a los dos hemisferios de la corteza cerebral sin focos claros.

Cabe destacar que las crisis parciales a veces pueden evolucionar a formas generalizadas.

Hay ciertas formas de epilepsia infantil que se engloban dentro de síndromes epilépticos (**Recuadros 72-1** y **72-2**).

FISIOPATOLOGÍA

Las crisis epilépticas son sucesos electroquímicos que ocurren en el cerebro de manera anormal, excesiva o sincrónicamente, afectando tanto a la zona cortical como a la subcortical. Esto desencadena un amplio y variado rango de síntomas, además de comorbilidades.

Una crisis epiléptica está causada por un desequilibrio entre las corrientes inhibidoras y excitadoras o de la trans-

misión en una o varias regiones del encéfalo. En la epilepsia, el cerebro se encuentra sobreestimulado y el ácido γ-aminobutírico (GABA) no funciona de manera adecuada. El GABA es el principal neurotransmisor inhibidor en el sistema nervioso central. Nuestro organismo estimula su secreción para rebajar la actividad nerviosa del cerebro. Este neurotransmisor es sintetizado a partir de la descarboxilación del glutamato y gracias a la glutamato-descarboxilasa. Más tarde se introduce en las vesículas y se libera a la neurona presináptica cuando hay un estímulo nervioso, actuando sobre tres tipos de receptores, que son permeables a diversas moléculas.

Como se verá más adelante, por este motivo se hace uso de ciertos tipos de dietas y fármacos que ayudan a estimular la correcta acción del GABA.

MANIFESTACIONES CLÍNICAS

La sintomatología puede variar mucho según el lugar del cerebro afectado, la edad, el sexo o las propias condiciones del paciente. Las manifestaciones clínicas pueden ser motoras (como los automatismos) o no motoras (como las crisis cognitivas).

La manifestación clínica más destacada es el cambio involuntario de movimiento o función del cuerpo, de sensación o de la capacidad de estar alerta. Esta manifestación tiene una duración variable, desde segundos hasta varios minutos.

Existen varios tipos de crisis según los síntomas experimentados:

- Crisis tónico-clónicas: se trata de la pérdida de conocimiento y desplome, rigidez y espasmos musculares.
- Crisis parciales simples: suceden cuando el paciente es consciente de los movimientos anormales que realiza.
- Crisis parciales complejas: situación en la que el paciente realiza movimientos anormales, pero está aturdido y no puede responder a preguntas ni a instrucciones.

RECUADRO 72-1. Síndrome de West

Este síndrome es una encefalopatía epiléptica infantil rara, que aparece entre los 3 y los 6 meses de vida, casi siempre antes de los 12 meses. Se caracteriza por la asociación de espasmos mioclónicos masivos, retraso y/o deterioro psicomotor.

Los genes *ARX* y *CDKL5* son los responsables de que, en el 10 % de los casos, la causa de la aparición de la enfermedad sea familiar. Sin embargo, el 80 % de los casos son debidos a lesiones cerebrales y el 10 % restante se debe a causas idiopáticas.

Con respecto a las manifestaciones clínicas, pueden observarse:

- Contracciones bruscas de cabeza, cuello y miembros superiores.
- Discapacidad intelectual.

Por otro lado, en el electroencefalograma (EEG) se observan hipsarritmias, que presentan un trazado caótico con mezcla de puntas y ondas lentas independientes.

El tratamiento precoz es esencial para evitar el deterioro cere-

bral de los pacientes. Existen diversas opciones, debido a que es una epilepsia refractaria a múltiples antiepilépticos:

- Tratamiento de primera elección: hormona adrenocorticotropa (ACTH), ácido valproico o vigabatrina (solos o asociados).
- Vitamina B_6, magnesio.
- Dieta cetogénica.
- Cannabidiol, que reduce el estrés oxidativo, la neuroinflamación y la apoptosis, promoviendo mecanismos de reparación intrínsecos del cerebro.
- Como último recurso, se puede realizar la extirpación quirúrgica de la zona lesionada, si se consigue identificar mediante pruebas de imagen y correlacionarlo con el foco epileptógeno.

Para el pronóstico de esta enfermedad entran en juego diversos factores, como la etiología y la eficacia del tratamiento. En muchos casos quedan secuelas motoras, sensoriales o mentales, y solo el 10 % de los pacientes tendrán una vida normal.

RECUADRO 72-2. Síndrome de Lennox-Gastaut

El síndrome de Lennox-Gastaut es un tipo de epilepsia infantil, que aparece entre los 2 y los 6 años de edad y es de peor manejo que el síndrome de West.

Las causas de esta enfermedad son varias:

- Ciertas encefalopatías.
- Causas genéticas: mutaciones en los genes *CHD2*, *GABRB3*, *ALG13*, *SCN2A* y *EPI4K*.
- Un tercio de los casos son idiopáticos.
- En el 30 % de los casos aparece en pacientes con síndrome de West.

Sin embargo, en el 25 % de los casos se trata de niños previamente sanos, aunque lo más común es que hayan sufrido alguna encefalopatía.

Las manifestaciones clínicas de los afectados incluyen convulsiones frecuentes y diversas, discapacidad intelectual y problemas conductuales. Coexisten diferentes tipos de crisis, como las ausencias atípicas, las crisis mioclónicas y las crisis tónicas.

En el electroencefalograma (EEG) se pueden observar complejos punta-onda lentos tanto difusos como multifocales.

Entre las posibilidades de tratamiento, algunas son similares a las empleadas en el síndrome de West:

- Al tratarse de una epilepsia refractaria a múltiples antiepilépticos, el ácido valproico y las benzodiazepinas son los tratamientos de primera elección.
- Dieta cetogénica.
- Cannabidiol.
- Rufinamida, un agente anticonvulsivante.

El pronóstico de esta enfermedad suele ser bastante desfavorable, ya que el 11-25 % de los afectados tienen una esperanza de vida que no supera los 3 años.

- Crisis de ausencia: momento de desconexión del medio durante unos segundos.

El *status* epiléptico hace referencia a un estado de crisis epiléptica única o repetida, que tiene una duración anormalmente alta y puede suponer un daño cerebral. Esta situación se produce cuando las crisis tónico-clónicas duran > 5 minutos, hay espasmos musculares incluso en la musculatura respiratoria y el paciente padece desaturación de oxígeno.

DIAGNÓSTICO

El diagnóstico se puede realizar mediante diversas pruebas. La más importante es el EEG, aunque también se llevan a cabo pruebas de imagen como RM cerebrales o tomografía por emisión de positrones-tomografía computarizada (PET-TC) para ver la correlación de los focos eléctricos con las anomalías anatómicas.

Con frecuencia, el diagnóstico de este trastorno puede enmascararse con otras enfermedades, por lo que la anamnesis debe ser exhaustiva para recopilar toda la información posible, tanto del propio paciente como del ambiente que lo rodea.

TRATAMIENTO

Actualmente no se dispone de un tratamiento curativo para la epilepsia. Existen diversos fármacos antiepilépticos para controlar las crisis y la hiperexcitabilidad neuronal. Estos fármacos se caracterizan por tener un estrecho margen terapéutico, razón por la cual es necesario verificar muy bien la dosis administrada para cada paciente, además de tener en cuenta los diversos efectos secundarios hepatotóxicos que poseen.

Inicialmente, el tratamiento se realiza en monoterapia y, si el paciente no responde correctamente, se evalúa la politerapia con un aumento y/o retirada de la dosis de manera progresiva. Por otro lado, hay que valorar la suspensión del tratamiento tras 2 años sin crisis.

Hoy en día existen dos grupos de este tipo de fármacos en el mercado:

- Fármacos antiepilépticos antiguos, como el fenobarbital o la fenitoína.
- Fármacos antiepilépticos modernos, como la vigabatrina o la lamotrigina.

Los fármacos antiepilépticos actúan bloqueando los disparos sostenidos y repetitivos de alta frecuencia de las neuronas, aumentando el nivel de GABA cerebral. El GABA es un inhibidor de la secreción de los neurotransmisores que dan respuesta a un estímulo, por lo que, si esta secreción disminuye, se puede mitigar la reacción en cadena que provoca la crisis epiléptica.

Existen diversos mecanismos para aumentar la concentración de GABA:

- Inhibición de GABA-transaminasa y recaptación de GABA en las neuronas.
- Prolongación del índice de recuperación del canal de Na^+ del estado inactivo para impedir la salida de GABA.
- Aumento de la actividad del ácido glutámico-descarboxilasa, enzima responsable de la síntesis de GABA, aumentando los niveles de este neurotransmisor.

La dieta sin gluten ha demostrado ser beneficiosa en determinados casos, así como la dieta cetogénica en epilepsias refractarias, para aumentar el glutamato y la síntesis de GABA.

La cirugía está reservada para algunas epilepsias focales (2-3 % de los casos), sobre todo cuando hay una alteración anatómica identificable:

- Cirugía resectiva para los tumores.
- Cirugía mediante estimulación del nervio vago.

PUNTOS CLAVE

- La epilepsia es una enfermedad provocada por una alteración en la actividad eléctrica neuronal, que produce excitabilidad o irritabilidad del tejido cerebral.
- La crisis epiléptica puede manifestarse como crisis parciales (sin pérdida de conciencia) o crisis generalizadas (con pérdida de conciencia).
- El diagnóstico de las epilepsias se realiza principalmente mediante EEG, que muestra la presencia de ondas de actividad cerebral anómalas.
- No hay un tratamiento curativo para la epilepsia, pero los fármacos antiepilépticos empleados ayudan a disminuir la excitabilidad neuronal.

BIBLIOGRAFÍA

Aldatz FB, Dávila Maldonado L, López Ruiz M, Orozco Narváez A. Neurología elemental. Barcelona: Elsevier, 2017.

Borstnar CR, Cardellach F. Farreras-Rozman. Medicina interna. Barcelona: Elsevier, 2020.

Cvitanović-Sojat L, Gjergja R, Sabol Z et al. Treatment of west syndrome. Acta Med Croatica 2005; 59: 19-29.

Hall JE. Guyton y Hall. Tratado de fisiología médica. Barcelona: Elsevier, 2014.

Shorvon SD. The etiologic classification of epilepsy. Epilepsia 2011; 52: 1052-7.

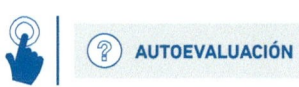

Enfermedades desmielinizantes y esclerosis múltiple

73

C. Rodríguez Obispo, S. Robledo Gil y A. Avilés Oliveros

OBJETIVOS DE APRENDIZAJE

- Entender el concepto de enfermedad desmielinizante.
- Correlacionar la fisiopatología con las manifestaciones clínicas de las enfermedades desmielinizantes.
- Conocer el pronóstico de la enfermedad.
- Revisar la patogenia de la esclerosis múltiple, como principal enfermedad desmielinizante.

SÍNTESIS CONCEPTUAL

Las enfermedades desmielinizantes del sistema nervioso central implican la pérdida de mielina en los axones, debido a un proceso inflamatorio. La esclerosis múltiple es la enfermedad desmielinizante más común y se caracteriza por episodios de déficits neurológicos causados por lesiones en la mielina en el cerebro y la médula espinal. Se cree que es una enfermedad autoinmunitaria influida por factores genéticos y ambientales.

Los síntomas pueden afectar a la movilidad, la visión, la audición y la cognición. El diagnóstico es complicado y a veces puede resultar ambiguo. No hay cura, pero existen tratamientos para controlar los síntomas y ralentizar la progresión de la enfermedad.

DEFINICIÓN

Las enfermedades desmielinizantes del sistema nervioso central (SNC) se caracterizan por la pérdida de mielina de los axones, debido a una enfermedad adquirida, habitualmente inflamatoria. La esclerosis múltiple es el trastorno desmielinizante del SNC más frecuente. Otras enfermedades desmielinizantes son la neuromielitis óptica, la encefalomielitis aguda diseminada, la mielitis transversa aguda y la neuritis óptica.

La esclerosis múltiple es un trastorno desmielinizante autoinmunitario caracterizado por episodios aislados de déficits neurológicos causados por lesiones en la sustancia blanca (mielina) que afecta al SNC (cerebro y médula espinal). La mielina es la materia grasa que rodea los axones de ciertas neuronas y que se encarga de facilitar la transmisión de los impulsos nerviosos.

En la esclerosis múltiple se pierde mielina en muchas áreas y queda una cicatriz, llamada esclerosis. Estas áreas dañadas se denominan también placas o lesiones.

La capacidad de los nervios para conducir impulsos eléctricos desde y hacia el cerebro se ve afectada, con lo que aparecen los distintos síntomas de la esclerosis múltiple.

EPIDEMIOLOGÍA

La esclerosis múltiple es, tras la epilepsia, la enfermedad neurológica más frecuente entre los adultos jóvenes y la causa más común de parálisis en los países occidentales. Es también una de las principales causas de discapacidad neurológica de origen no traumático en adultos jóvenes.

La esclerosis múltiple afecta aproximadamente a 1 de cada 1.000 personas, en particular a las mujeres, con una proporción actual entre mujeres y hombres en América del Norte y en Europa que se estima entre 2:1 y 4:1. Una excepción es la esclerosis múltiple primaria progresiva, en la que la proporción entre mujeres y hombres es de 1:1.

Los primeros síntomas suelen aparecer en personas de 20-40 años, pero también se puede presentar en niños o más allá de los 50 años de edad. En niños y personas jóvenes, la incidencia en mujeres es el doble que la de los hombres; por otro lado, en pacientes > 50 años, la incidencia es igual en ambos sexos.

La esclerosis múltiple es casi inexistente en África y Sudamérica, mientras que es muy prevalente en Estados Unidos, Canadá, Europa y Nueva Zelanda.

Los factores ambientales que aumentan el riesgo de padecer esta enfermedad incluyen: concentración sanguínea baja de vitamina D; índice de masa corporal elevado durante la adolescencia/edad adulta temprana, y el tabaco. Además, recientemente se ha visto que la seropositividad frente al virus de Epstein-Barr aumenta el riesgo de padecer esclerosis múltiple.

FISIOPATOLOGÍA

La esclerosis múltiple está causada por una respuesta autoinmunitaria contra la vaina de mielina. Al igual que en otros trastornos autoinmunitarios, las bases moleculares de la enfermedad se basan en los mecanismos inmunitarios desencadenados (Recuadro 73-1).

La patogenia de esta enfermedad implica factores genéticos y ambientales.

MANIFESTACIONES CLÍNICAS

Los síntomas varían, ya que la localización y la magnitud de cada ataque pueden ser diferentes y los nervios de cualquier parte del cerebro o de la médula espinal pueden resultar dañados. Los episodios pueden durar días, semanas o meses, y van seguidos de remisiones, períodos en los que hay una reducción o una desaparición de los síntomas.

Los síntomas más comunes de la esclerosis múltiple son los siguientes:

- Tetraplejía/tetraparesia.
- Ataxia.
- Ceguera (neuritis óptica: es la manifestación inicial en el 25 % de los casos).
- Sordera.
- Deterioro mental.
- Fatiga.

Otros síntomas incluyen:

- Entumecimiento o debilidad en una o más extremidades que se produce comúnmente en un lado del cuerpo a la vez.
- Hormigueo.

- Sensaciones de descargas eléctricas que se producen con ciertos movimientos del cuello, en especial, al inclinarlo hacia delante (signo de Lhermitte).
- Falta de coordinación.
- Marcha inestable o incapacidad para caminar.
- Pérdida de la visión parcial o completa.
- Visión doble prolongada.
- Visión borrosa.
- Vértigo.
- Problemas con las funciones sexual, intestinal y de la vejiga.
- Problemas cognitivos.
- Trastornos del ánimo.

Existen tres subtipos clínicos principales de esclerosis múltiple en función del curso clínico:

- Remitente recidivante: caracterizada por una estabilidad clínica entre las distintas crisis, de las que el paciente puede recuperarse completamente, o no.
- Secundaria progresiva: presenta un deterioro neurológico gradual y también puede tener crisis superpuestas. Aparece tras un curso inicial de recaída-remisión en una proporción considerable de individuos con una esclerosis múltiple remitente recidivante.
- Primaria progresiva: se caracteriza por una progresión gradual descendente sin crisis clínicas.

DIAGNÓSTICO

No hay pruebas específicas para el diagnóstico de certeza de la esclerosis múltiple. En su lugar, se realiza el diagnóstico diferencial, que consiste en descartar otras enfermedades que pueden producir signos y síntomas similares. Así, el diagnóstico consiste en demostrar la evidencia de al menos dos lesiones inflamatorias desmielinizantes encontradas en distintas localizaciones dentro del SNC producidas en momentos distintos (habitualmente ≥ 1 mes de diferencia) y para las que no existe una explicación mejor.

La RM, los análisis del líquido cefalorraquídeo (LCR), los potenciales evocados y la tomografía de coherencia óptica son herramientas que pueden ayudar al diagnóstico:

- Diagnóstico clínico: número de brotes y evidencia objetiva de daño neurológico.
- RM: presencia de lesiones desmielinizantes (Figs. 73-1 y 73-2).
- Análisis del LCR: en la esclerosis múltiple existe una mayor síntesis intratecal de inmunoglobulinas (Ig) en > 90 %

RECUADRO 73-1. Mecanismos inmunitarios en la esclerosis múltiple

En relación con los mecanismos inmunitarios implicados en la destrucción de la mielina que se produce en la esclerosis múltiple, se ha encontrado que la enfermedad comienza por los linfocitos TH1 y TH17, que reaccionan contra antígenos de la mielina y segregan citoquinas. Los linfocitos TH1 segregan interferón gamma (IFN-γ), que activa a los macrófagos, y los linfocitos TH17 atraen a los neutrófilos. La desmielinización está causada por estos macrófagos activados y neutrófilos y sus productos lesivos. El infiltrado en placas y las regiones cerebrales circundantes contienen linfocitos T (principalmente CD4⁺, algunos CD8⁺) y macrófagos, aunque aún no se sabe cómo empieza la reacción autoinmunitaria.

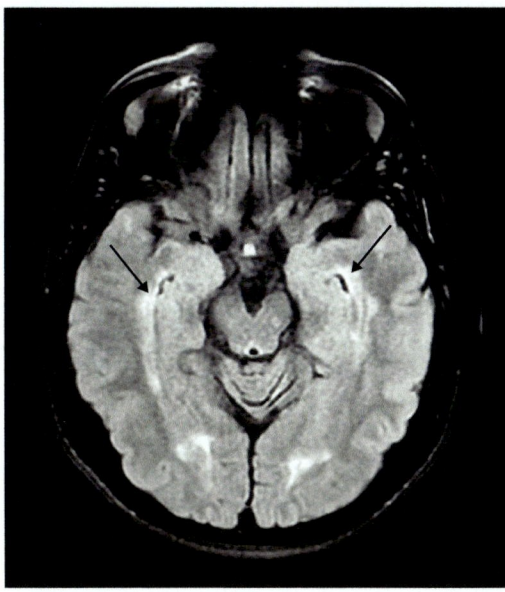

Figura 73-1. Imagen de resonancia magnética. Lesiones en el asta temporal de los ventrículos laterales.

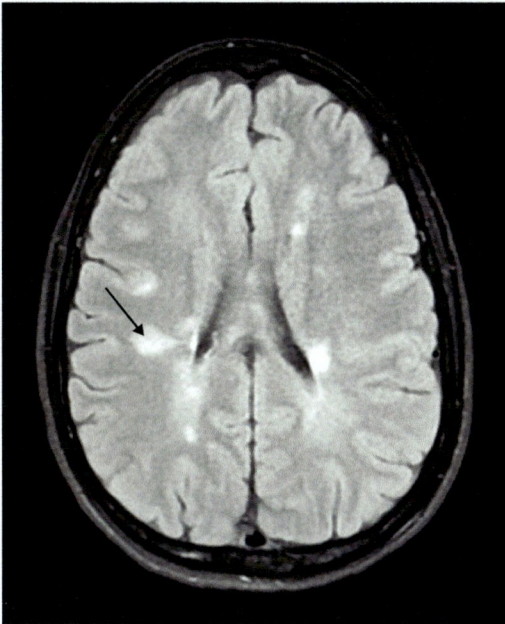

Figura 73-2. Imagen de resonancia magnética. Lesión en la sustancia blanca del hemisferio derecho con distribución perivenular (dedos de Dawson).

de los pacientes con esclerosis múltiple. Se observan concentraciones elevadas de IgG e IgM en el LCR, bandas oligoclonales de Ig restringidas al LCR (se considera que hay síntesis intratecal de Ig si hay más de dos bandas oligoclonales en el LCR que no se encuentren en suero) y una elevada síntesis intratecal de IgG.
• Potenciales evocados: registran las señales eléctricas producidas por el sistema nervioso en respuesta a determinados estímulos. Estas señales son detectadas mediante electrodos de superficie que se utilizaban en el pasado para detectar la desmielinización del tronco del encéfalo,

la médula espinal y los nervios ópticos. Actualmente se usan menos, ya que existe la RM.
• Tomografía de coherencia óptica: se usa para obtener imágenes de la retina y detectar signos de una neuritis óptica anterior. Se emplea luz infrarroja para medir el grosor de la capa de fibras nerviosas de la retina, que contiene los axones que forman el nervio óptico. Una región temporal adelgazada se usa como evidencia de una neuritis óptica subclínica previa.

TRATAMIENTO

Actualmente no hay cura para la esclerosis múltiple, pero existen tratamientos que pueden retrasar la evolución de la enfermedad. El objetivo del tratamiento es la reducción de la actividad de la enfermedad para optimizar la reserva neurológica, la cognición y la función física, retrasando la progresión de la discapacidad.

El tratamiento de la esclerosis múltiple puede dividirse en tres categorías:

• Tratamiento de los síntomas:
  – Cuidado de apoyo y asesoramiento, además de tratamiento antidepresivo con fármacos activadores serotoninérgicos o noradrenérgicos para tratar la depresión, la ansiedad, el pánico, el dolor o el insomnio.
  – La espasticidad puede manejarse con fisioterapia, estiramientos y tratamiento con baclofeno o tizanidina.
  – La urgencia vesical debida a un espasmo del músculo detrusor puede tratarse con anticolinérgicos.
  – Las disestesias dolorosas y los espasmos paroxísticos distónicos se tratan con fármacos antiepilépticos o antidepresivos tricíclicos.
  – Los síntomas relacionados con la sensibilidad al calor pueden mejorar con enfriamiento.
• Tratamiento de las recaídas agudas:
  – Los corticoides se emplean para acortar la duración y la gravedad de los síntomas en las reagudizaciones, reduciendo el proceso inflamatorio en los nervios, pero no tienen un efecto probado sobre la discapacidad a largo plazo.
  – Plasmaféresis: consiste en la extracción del plasma y la posterior separación de las células sanguíneas, que se mezclan con una solución de albúmina y se vuelven a introducir en el cuerpo. El recambio plasmático puede usarse si los síntomas son nuevos o graves y no han respondido a los esteroides.
• Tratamientos modificadores de la enfermedad:
  – Reducen la actividad inflamatoria en el SNC y previenen o enlentecen la progresión de la discapacidad.
  – El interferón 1 beta (IFN-1β) regula el mecanismo proinflamatorio.
  – Corticosteroides en ciclos de 3 meses.
  – Antiinflamatorios e inmunomoduladores (dimetilfumarato, fingolimod, cladribina, etc.).
  – Anticuerpos monoclonales como el natalizumab, que evita el paso de linfocitos al SNC, limitando la respuesta inflamatoria, y el alemtuzumab, que reduce el número de linfocitos en sangre periférica.

PRONÓSTICO

La progresión de la esclerosis múltiple es muy variable; en algunos casos puede comportarse como una enfermedad «benigna», si tiene poco efecto sobre la calidad de vida, pero también puede ser grave, si produce una discapacidad considerable o muerte prematura.

Actualmente no se puede predecir con total exactitud la evolución de la esclerosis múltiple. Algunos indicadores de mal pronóstico al inicio de esta enfermedad son los siguientes:

- Curso progresivo primario.
- Sexo masculino.
- Crisis frecuentes.
- Hallazgos motores o cerebelosos prominentes.
- Elevada carga inicial de lesiones en la RM.

La esperanza de vida de los pacientes con esclerosis múltiple se reduce, en general, de 7 a 14 años, y la cifra de suicidios es de 1,7 a 7,5 veces superior a la de la población general.

El uso de tratamientos modificadores de la enfermedad puede mejorar la cifra de recaídas, la discapacidad a largo plazo e, incluso, la mortalidad.

Alrededor del 85 % de los pacientes empiezan con un patrón recidivante y remitente de la enfermedad, mientras que el 15 % progresan con lo que inicialmente parece ser una esclerosis múltiple progresiva primaria. En la mayoría de las personas que comienzan con una esclerosis múltiple remitente recidivante, esta se convierte en una esclerosis múltiple secundaria progresiva después de 20-40 años.

Un tercio de los pacientes requerirán el uso de una silla de ruedas, el 50 % puede necesitar dispositivos de asistencia y alrededor de dos tercios presentarán una discapacidad que les impide trabajar.

PUNTOS CLAVE

- Las enfermedades desmielinizantes del SNC implican la pérdida de mielina en los axones debido a un proceso inflamatorio.
- La esclerosis múltiple es la enfermedad desmielinizante más frecuente.
- Se trata de una enfermedad autoinmunitaria influida por factores genéticos y ambientales.
- Los tratamientos están enfocados a controlar los síntomas y ralentizar la progresión de la enfermedad.

BIBLIOGRAFÍA

Goldschmidt C, McGinley MP. Advances in the treatment of multiple sclerosis. Neurol Clin 2021; 39: 21-33.

Kasper LH, Reder AT. Immunomodulatory activity of interferon-beta. Ann Clin Transl Neurol 2014; 1: 622-31.

Margeta M, Perry A. Sistema nervioso central. En: Kumar V, Abbas AK, Aster JC, eds. Robbins y Cotran. Patología estructural y funcional. Barcelona: Elsevier, 2021; p. 1241-304.

Saadeh RS, Bryant SC, McKeon A et al. CSF kappa free light chains: cutoff validation for diagnosing multiple sclerosis. Mayo Clin Proc 2022; 97: 738-51.

Wingerchuk DM, Weinshenker BG. Disease modifying therapies for relapsing multiple sclerosis. BMJ 2016; 354: i3518.

AUTOEVALUACIÓN

Miopatías y miositis

74

A. M. Hernández García y J. Ruiz-Tovar Polo

OBJETIVOS DE APRENDIZAJE

- Aprender los distintos tipos de miopatías existentes y su prevalencia.
- Conocer las bases moleculares de la enfermedad.
- Analizar los mecanismos fisiopatológicos que causan la enfermedad, especialmente de la distrofia muscular de Duchenne.
- Estudiar las manifestaciones clínicas y el tratamiento de la distrofia muscular de Duchenne.

SÍNTESIS CONCEPTUAL

Las miopatías hacen referencia a un grupo de trastornos, hereditarios o adquiridos, que afectan principalmente al músculo esquelético, generando debilidad muscular, disfunción motora y dolor, entre otros aspectos. Existe una elevada variedad de miopatías, siendo una de las que se padecen en mayor medida la distrofia muscular de Duchenne. Esta variante de miopatía se produce por la ausencia de distrofina, lo que provoca desde la pérdida de la marcha en la adolescencia hasta la aparición de escoliosis y problemas cognitivos, pudiendo causar también muerte prematura. El tratamiento de esta enfermedad se debe de realizar desde un enfoque multidisciplinar, que incluye un tratamiento respiratorio, cardíaco, ortopédico, farmacológico y psicológico.

MIOPATÍAS

Definición

La miopatía se refiere a un grupo heterogéneo de trastornos que afecta principalmente a la estructura del músculo esquelético, el metabolismo o la función del canal. Se caracteriza por presentar debilidad muscular, disfunción motora, rigidez, calambre y dolor y puede estar acompañada de un nivel elevado de creatinquinasa sérica (10 veces superior al valor normal). Además, algunas miopatías se asocian con la rabdomiólisis.

Existe una gran variedad de tipos de miopatías, que se describen a continuación. No obstante, hay que destacar que las miopatías se pueden producir por diferentes causas, lo que dificulta su tratamiento. Por ejemplo, las lesiones musculares traumáticas, la disfunción o la atrofia muscular pueden estar ocasionadas por el envejecimiento, la inmovilización o la isquemia, mientras que también se pueden producir miopatías tóxicas, inducidas por el veneno de serpiente, la cloroquina o el cloruro de bario. Los distintos tipos de miopatías tienen en común que se genera un daño en las miofibras, además de la presencia de atrofia muscular y de una reducción en la capacidad de reparación muscular, que contribuye al desarrollo de la sarcopenia. A su vez, las lesiones musculares traumáticas y tóxicas pueden llevar a la necrosis de las miofibras, mientras que, en determinadas distrofias musculares, como la distrofia muscular de Duchenne (DMD), la falta de proteína distrofina va a provocar el daño de las miofibras durante el proceso de contracción del músculo.

Aunque se van a describir los diferentes tipos de miopatías existentes y su epidemiología, debido la elevada variedad de miopatías, el presente capítulo se centra en la DMD, ya que es la distrofia más habitual, la enfermedad muscular hereditaria más común de la infancia y la enfermedad neuromuscular más frecuente a nivel mundial.

Epidemiología

Las miopatías, independientemente del tipo que sean, tienen una escasa prevalencia entre la población y se engloban dentro de lo que se conoce como enfermedades raras (enfermedades que afectan a 40/50 personas por cada 100.000). Por ejemplo, la DMD, en la población general, se da en 2,8 casos por cada 100.000 personas (siendo de 7,1 casos por cada 100.000 en varones), con una prevalencia de 19,8 casos por cada 100.000 nacimientos de género masculino.

Con respecto a otras miopatías, en las miopatías congénitas, la prevalencia es de 1,5 casos por cada 100.000 personas para la población general (1,25 casos por cada 100.00 en España) y de 2,73 en la población infantil, mientras que las miopatías inflamatorias idiopáticas se presentan en un rango de entre 4,27 y 7,89 casos por cada 100.000 personas. Por otro lado, se encuentra una prevalencia de 1 caso cada 5.000 individuos para la miopatía mitocondrial y de 2 casos por cada 100.000 individuos en la miopatía nemalínica.

Hay que destacar que los pacientes que padecen esta enfermedad tienen una esperanza de vida reducida. Se ha concluido que, en individuos que padecían DMD nacidos en la década de 1980, el 40 % fallecieron a los 20 años y el 50 % a los 25 años, mientras que otros estudios han revelado que, aunque la esperanza de vida de los pacientes con esta enfermedad era de 25,77 años en los individuos nacidos antes de 1970, en los pacientes nacidos después de esta fecha la esperanza de vida se ha incrementado hasta los 40,95 años.

Clasificación

Las miopatías se pueden clasificar principalmente en hereditarias o adquiridas (Tabla 74-1). Las hereditarias hacen referencia a aquellas miopatías con las que el individuo ha nacido y las padece debido a una mutación genética anormal de uno de los padres. Por otro lado, las miopatías adquiridas son aquellas que afectan a un músculo que inicialmente está sano y no están relacionadas con ninguna anomalía genética.

Miopatías hereditarias

Miopatías mitocondriales

Son trastornos metabólicos genéticos que causan un deterioro de la fosforilación oxidativa mitocondrial, afectando principalmente al músculo esquelético. Se pueden presentar a cualquier edad y muestran una gran variedad de alteraciones. En el músculo causan intolerancia al ejercicio, debilidad muscular, rampas y fatiga. A su vez, presentan otras alteraciones que afectan a distintos órganos y sistemas, como esteatosis hepática, insuficiencia hepática, dismotilidad intestinal, convulsiones, ataxia, oftalmoplejía externa, miocardiopatía, nefropatía e insuficiencia renal. En este grupo de miopatías se incluyen el síndrome MELAS (encefalopatía mitocondrial, acidosis láctica y accidente cerebrovascular) o el síndrome de Kearns-Sayre.

Miopatías congénitas

Son enfermedades musculares hereditarias, que se caracterizan por anomalías arquitectónicas en las fibras musculares. Este tipo de miopatías habitualmente presentan hipotonía, hipotrofia, debilidad muscular y una adquisición tardía de las habilidades motoras. Además, pueden venir acompañadas de ptosis y oftalmoparesia y de determinadas deformidades faciales (cara alargada, micrognatia) y esqueléticas (escoliosis, *pectus excavatum* o luxación de cadera). En este tipo de miopatías, la debilidad muscular afecta a toda la musculatura, no solo a los músculos proximales, como en las restantes miopatías hereditarias. Los individuos que las padecen también pueden presentar problemas respiratorios y debilidad bulbar. Este grupo de miopatías comprende la miopatía nemalínica, la miopatía congénita *central core*, la miopatía centronuclear, la miopatía congénita miotubular y la miopatía congénita con *minicores*.

Miopatías metabólicas

Se trata de un grupo de trastornos genéticos del músculo esquelético que comprometen su sistema energético, afectando a las enzimas y las proteínas involucradas en el metabolismo intermediario de la glucosa y los ácidos grasos libres. Este tipo de miopatías puede ocasionar intolerancia al ejercicio y debilidad muscular, calambres, fatiga, mialgia o mioglobinuria. A su vez, también puede derivar en hipotonía, hipoglucemia, encefalopatía o cardiomiopatías, entre otros signos.

Tabla 74-1. Clasificación de los principales tipos de miopatías

Origen	Tipo	Ejemplos
Miopatías hereditarias	Miopatía mitocondrial	Síndrome MELAS, síndrome de Kearns-Sayre
	Miopatía congénita	Miopatía nemalínica, miopatía congénita *central core*, miopatía centronuclear, miopatía congénita miotubular, miopatía congénita con *minicores*
	Miopatía metabólica	Enfermedad de Pompe, enfermedad de McArdle
	Distrofia muscular	Distrofia muscular de Duchenne, distrofia muscular de Becker, distrofia muscular de Emery-Dreifuss
	Canalopatía	Síndrome de Brugada, síndrome de Andersen-Tawil
Miopatías adquiridas	Miopatía idiopática inflamatoria	Dermatomiositis, síndrome antisintetasa, miopatía necrosante inmunomediada, miopatía por cuerpos de inclusión, polimiositis
	Miopatía tóxica	Miopatías necrosantes, miopatías anfifílicas
	Miopatía infecciosa	Enfermedad de Lyme, triquinosis, toxoplasmosis
	Miopatía endocrina	Derivada de enfermedades como hipertiroidismo, hipotiroidismo o enfermedad de Cushing

MELAS: encefalopatía mitocondrial, acidosis láctica y accidente cerebrovascular.

Se agrupan en cuatro grandes bloques: *a)* trastornos del metabolismo del glucógeno; *b)* trastornos del metabolismo de los lípidos; *c)* defectos de la cadena respiratoria mitocondrial, y *d)* trastornos del metabolismo de las purinas.

Distrofias musculares

Las distrofias musculares son enfermedades primarias del músculo ocasionadas por mutaciones en más de 40 genes, lo que resulta en cambios distróficos en la biopsia muscular. Este tipo de miopatías se caracterizan por mostrar una debilidad muscular progresiva. Afectan principalmente a los músculos esqueléticos, aunque, en función del tipo de afección, también se pueden ver afectados otros músculos, como el músculo cardíaco o los músculos lisos implicados en la respiración y la deglución. Pueden presentar también afecciones cardíacas e incluso en otros sistemas, como los ojos o el SNC. Existe una gran variedad de distrofias musculares, entre las que destacan: distrofinopatías (sobre todo la DMD), distrofias musculares miotónicas, distrofias musculares facioescapulohumerales, distrofia muscular de Emery-Dreifuss, distrofias musculares de cintura, distrofia muscular oculofaríngea, distrofia muscular congénita (gen *LAMA2*, colágeno VI y α-distroglicano) y miopatías distales.

Canalopatías

Se han incluido las canalopatías entre las miopatías hereditarias, aunque hay que destacar que esta afección también se puede desarrollar de manera adquirida. Las canalopatías hacen referencia a un grupo de trastornos (hereditarios o adquiridos) que provocan la disfunción de los canales iónicos de las células y los orgánulos celulares, lo que deriva en enfermedades en los sistemas nervioso (epilepsia, ataxia o parálisis), cardiovascular (síndrome de Brugada y taquicardia ventricular polimórfica catecolaminérgica), respiratorio (fibrosis quística), endocrino (diabetes mellitus neonatal o hipoglucemia hiperinsulinémica familiar) e inmunitario (miastenia grave o neuromielitis óptica), entre otros. Las canalopatías pueden provocar también arritmias cardíacas, cáncer o hipertensión.

Miopatías adquiridas

Miopatía idiopática inflamatoria

Este tipo de miopatía adquirida se caracteriza por una inflamación muscular que genera una debilidad de las destrezas motoras, que puede variar en función del grado de enfermedad. Este tipo de miopatía incluye la dermatomiositis, el síndrome antisintetasa, la miopatía necrosante inmunomediada, la miopatía por cuerpos de inclusión y la polimiositis, entre otros.

Miopatía tóxica

Se produce cuando un tóxico o un medicamento interfiere en la estructura o la función muscular, lo cual puede suceder por diversos mecanismos: *a)* lesión directa de la fibra muscular; *b)* modificación antigénica que provoca una respuesta inmunitaria, y *c)* efecto sistémico, como alteraciones electrolíticas que pueden inducir alteraciones musculares. Algunos tipos de esta miopatía son las miopatías necrosantes, las miopatías mitocondriales o las miopatías anfifílicas, y pueden producir debilidad, dolor, fatiga o rabdomiólisis (distrofias musculares, miopatías metabólicas y tóxicas).

Miopatía infecciosa

Se trata de una miopatía provocada por infecciones que afectan a la función muscular, como infecciones bacterianas, víricas, parasitarias o micosis.

Miopatía endocrina

Se considera miopatía endocrina cuando existe debilidad o alteración muscular debido a un estado endocrino anormal. Se puede deber a una disfunción tiroidea, paratiroidea o suprarrenal, entre otras. Hay que destacar que puede ser reversible, si se corrige la alteración de origen.

Etiología

Como se ha indicado antes, existe una gran variedad de miopatías, por lo que el presente capítulo se centra en la DMD, una miopatía de tipo hereditaria, que se produce debido a mutaciones en el gen de la distrofina, lo que conduce a una ausencia o a deficiencias de la proteína distrofina. Este déficit de la proteína distrofina afecta tanto a la estructura como a la función de las miofibras, las cuales son esenciales para el crecimiento fisiológico del tejido muscular. La ausencia de distrofina genera una debilidad muscular progresiva, que se inicia en la infancia, conduce a la pérdida de la marcha en la adolescencia y ocasiona la muerte por complicaciones respiratorias durante la tercera década de la vida del paciente.

Así, la DMD es un trastorno neuromuscular grave, que se caracteriza por un rápido deterioro y debilitamiento del sistema muscular. Esta enfermedad afecta sobre todo a niños varones, debido a la localización del gen de la distrofina en el cromosoma X. Sin embargo, puede afectar a algunas mujeres, pero normalmente muestran un fenotipo más leve.

Fisiopatología

En un músculo esquelético sano, la proteína distrofina se localiza en la superficie intracelular del sarcolema a lo largo de las miofibras, formando un complejo de glucoproteínas (complejo de glucoproteínas asociado con la distrofina) y actuando como enlace mecánico entre el citoesqueleto y la matriz extracelular. Por lo tanto, la distrofina, además de proporcionar estabilidad y soporte estructural, se convierte en un enlace indirecto entre la matriz extracelular y el aparato contráctil de la fibra muscular.

No obstante, en ocasiones se producen una serie de mutaciones en el gen de la distrofina en el cromosoma X, que ocasionan la afección de la DMD. Hay que destacar que el gen de la distrofina tiene 79 exones y que, debido a su gran tamaño, es un gen susceptible de padecer mutaciones. La DMD se asocia con diversas mutaciones, como deleciones (65 %), duplicaciones (6-10 %) o mutaciones pequeñas (10 %). Estas mutaciones conducen a una pérdida de la expresión de la proteína distrofina. La ausencia o falta de distrofina interrumpe el complejo de glucoproteínas asociado con la distrofina, lo que genera inestabilidad de la membrana, con una mayor susceptibilidad a las lesiones y la necrosis de la fibra. Esto genera daño en el sarcolema frente al estrés mecánico, pérdida de la homeostasis del calcio intracitoplasmático y degeneración de la fibra muscular. A su vez, en individuos que padecen esta enfermedad, la capacidad regenerativa de las miofibras se ve comprometida, probablemente debido a una lesión crónica que induce el agotamiento de las células satélite. Por lo tanto, los intentos de regeneración muscular son insuficientes y una gran parte del tejido muscular normal es sustituido por tejido fibroadiposo. Todo esto deriva en atrofias musculares graves, insuficiencias respiratorias y cardíacas y mortalidad temprana.

Manifestaciones clínicas

En la DMD, las manifestaciones clínicas se pueden distinguir en diversas fases (**Fig. 74-1**). Es importante remarcar que, aunque existen unas edades en las que se pueden dar estas fases, hay una gran variabilidad individual, que va a determinar el ritmo en la progresión de la enfermedad.

Fase presintomática. Esta fase se suele dar desde el nacimiento y hasta los 2 años de edad. Los síntomas no son visibles en el nacimiento, pero durante el crecimiento del niño puede evidenciarse un pequeño retraso en el desarrollo motor, sin mostrar alteraciones en la marcha.

Fase ambulatoria temprana. En esta fase, los síntomas se suelen manifestar entre los 2 y 4 años. El déficit en el desarrollo motor empieza a ser más evidente. Se comienzan a observar dificultades en la marcha, para subir escaleras y para levantarse del suelo, así como caídas constantes. Se inicia una tendencia a caminar de puntillas y se observa la maniobra de Gowers para adoptar una posición bípeda y la marcha de Trendelenburg por la debilidad de los glúteos. Además, se

presentan problemas de conducta y dificultades en el aprendizaje.

Fase ambulatoria tardía. Habitualmente, esta fase se da entre los 5 y los 8 años. En esta fase existe una pérdida en la habilidad para subir escaleras y levantarse del suelo o de una silla. La habilidad para la marcha continúa, pero cada vez es más dificultosa y se puede deambular con ayudas técnicas. Aparecen también los primeros síntomas de escoliosis. Entre el 20 y el 30 % de los pacientes pueden presentar déficit intelectual, debido a la alteración de isoformas de la distrofina que se expresan selectivamente en otros órganos, como el cerebro.

Fase no ambulatoria temprana. En esta fase existe una pérdida de la marcha, la cual se puede dar entre los 10 y los 14 años y hay una imposibilidad para mantenerse de pie, por lo que es frecuente el uso de sillas de ruedas. Esto va a acelerar la aparición de complicaciones ortopédicas graves, como la escoliosis.

Fase no ambulatoria tardía. En esta fase, que se suele dar a partir de los 12 años, se produce una debilidad progresiva en las extremidades superiores y un mantenimiento postural limitado (incapacidad para mantenerse sentado). A largo plazo, se producen serias complicaciones, que involucran normalmente a los sistemas cardiovascular, respiratorio, osteoarticular y gastrointestinal. De hecho, estos pacientes desarrollan una miocardiopatía grave que se suele manifestar alrededor de los 10 años y que es prevalente en la mayoría de los pacientes a los 20 años.

Diagnóstico

Con el objetivo de poder tratar la DMD de manera precoz, esta debe detectarse lo antes posible. En caso de que exista alguna sospecha de DMD, el primer paso que hay que seguir es el análisis de los niveles séricos de creatinquinasa. Si los niveles de creatinquinasa son normales, se descarta la enfermedad. Por el contrario, si los niveles son elevados, de entre 10 y 100 veces superiores a los valores normales, se continúa con el diagnóstico. Con el objetivo de evitar una biopsia mus-

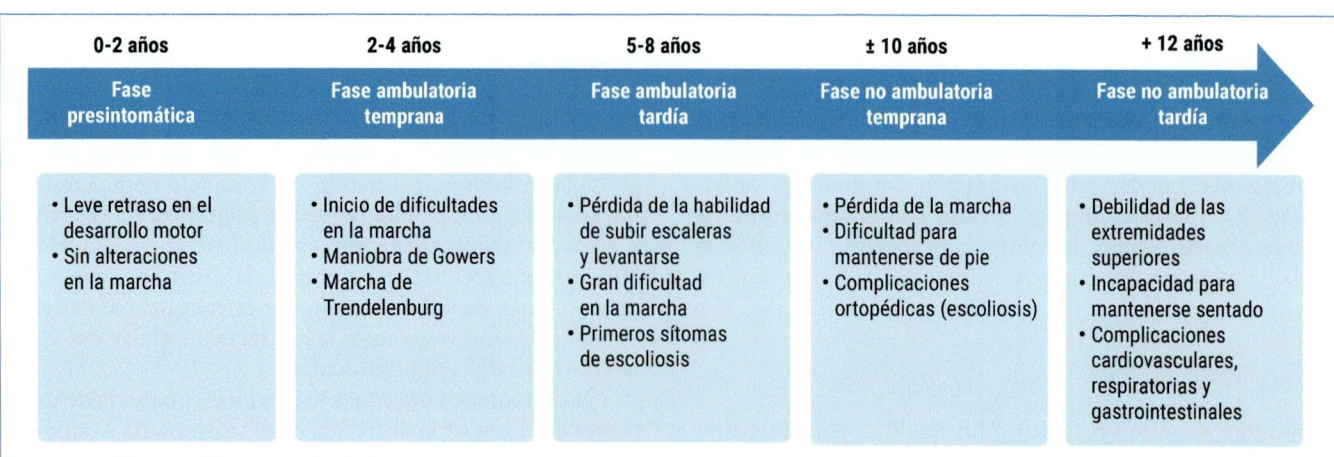

Figura 74-1. Principales manifestaciones clínicas de la distrofia muscular de Duchenne en función de su estadio.

cular, se recomienda que el siguiente paso para el diagnóstico sea la realización de un estudio genético. Normalmente, se lleva a cabo en primer lugar la amplificación de sonda dependiente de ligadura múltiple, con el fin de detectar los axones implicados en las deleciones o duplicaciones. En caso de que el resultado de la prueba sea positivo y el paciente tenga un fenotipo compatible, se confirma el diagnóstico de DMD. Si, por el contrario, el resultado de la prueba es negativo, se debe secuenciar el gen para detectar si existen pequeñas deleciones o duplicaciones o si hay mutaciones puntuales. Por último, si por medio del estudio genético no se confirma la enfermedad, se debe realizar una biopsia muscular. En la biopsia muscular, mediante técnicas de inmunohistoquímica, se comprueba si existe una ausencia de distrofina. Si se corrobora esta ausencia, se confirma la enfermedad (**Fig. 74-2**).

Tratamiento

Debido a sus características, la DMD requiere un tratamiento multidisciplinar, con el objetivo de cubrir las necesidades específicas de cada uno de sus estadios. Este tratamiento debe iniciarse desde el diagnóstico de la enfermedad y es necesario que participe un elevado número de especialistas, ya que debe incluir diferentes ámbitos.

Tratamiento respiratorio. Este es un aspecto clave en los pacientes con DMD, ya que permite un aumento de la esperanza de vida. Se debe evaluar la función respiratoria cada año; sin embargo, esta evaluación debe ser cada 6 meses, una vez que se produce la pérdida de deambulación. En los casos con hipoventilación, es necesario el uso de tos asistida mecánicamente y de soporte respiratorio por medio de ventilación mecánica. Además, los niños con DMD tienen que vacunarse frente al neumococo y la gripe y se les debe enseñar métodos de limpieza de las vías respiratorias.

Tratamiento cardíaco. Una vez diagnosticada la enfermedad, se debe realizar un electrocardiograma y un ecocardiograma cada 2 años, pasando a evaluarse anualmente a partir de los 10 años. Es importante emplear el uso de la enzima convertidora de la angiotensina o bloqueantes β para instaurar un tratamiento temprano cuando existe una función ventricular anormal. En pacientes con anomalías del ritmo es recomendable efectuar monitorizaciones periódicas con Holter, y en los que toman corticoides se debe controlar la hipertensión.

Tratamiento ortopédico. El objetivo principal es mantener la deambulación. Esto permite conservar la independencia del individuo y previene el desarrollo de contracturas y escoliosis. Se recomienda realizar evaluaciones semestrales que incluyan pruebas de fuerza y valoraciones de la capacidad funcional, como la prueba de la marcha de los 6 minutos. Para prevenir o reducir la aparición de deformidades y contracturas (aspecto muy frecuente en la DMD) se pueden emplear dispositivos externos orientados al mantenimiento de la postura, como el uso de bipedestadores y ortesis de tobillo-pie y de rodilla-tobillo-pie. Cuando se alcanza la madurez esquelética, se debe valorar la realización de una cirugía de fijación

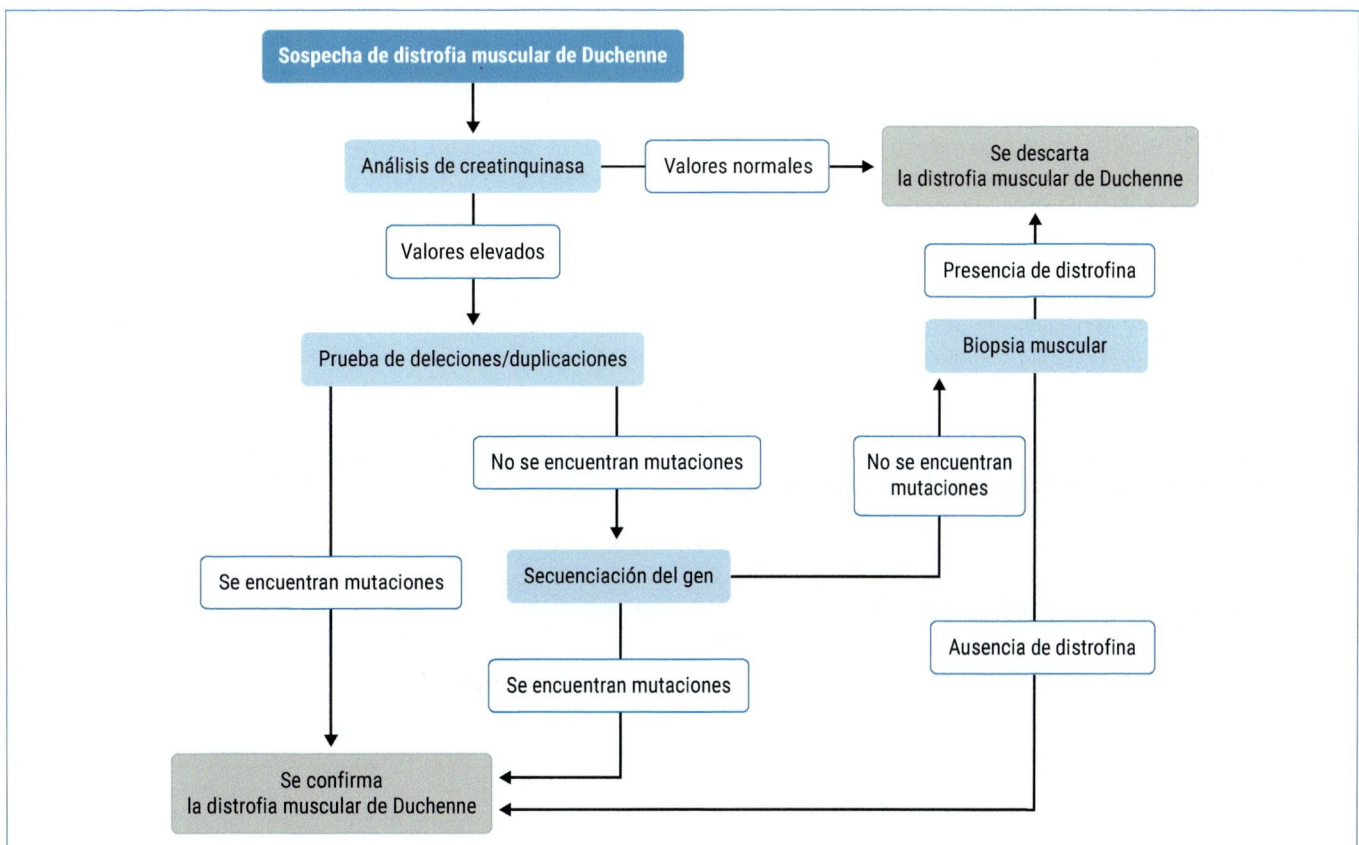

Figura 74-2. Diagnóstico de la distrofia muscular de Duchenne. (Adaptado de Osorio et al., 2019).

espinal, ya que puede mejorar la función respiratoria. Hay que destacar que ciertas actividades físicas, como la natación, pueden ser eficaces en estos pacientes. Sin embargo, se deben evitar los ejercicios de alta intensidad y de fuerza.

Tratamiento de la salud ósea. Los pacientes con DMD tienen un riesgo elevado de sufrir caídas, por lo que es importante controlar la densidad ósea para reducir el riesgo de fracturas. Deben realizarse estudios de la densidad mineral ósea y valorar los niveles de fosfatasa alcalina, calcio, fosfato y vitamina D. En el tratamiento de estos pacientes se recomienda la suplementación de vitamina D y calcio en todos los casos, mientras que algunos requieren un tratamiento con bisfosfonatos.

Tratamiento nutricional y gastrointestinal. Es frecuente que los pacientes con DMD presenten alteraciones, como retraso en el vaciamiento gástrico, paresia intestinal, estreñimiento y reflujo gastroesofágico. Por ello, puede ser necesario emplear laxantes osmóticos o lactulosa para el estreñimiento, mientras que los enemas retrógrados se pueden utilizar cuando exista una impactación fecal. Normalmente, el reflujo gastroesofágico se trata mediante antagonistas del receptor de la histamina 2 e inhibidores de la bomba de protones. En cuanto al control de la nutrición, es importante que los pacientes disminuyan la ingesta de grasas, se hidraten adecuadamente y realicen comidas frecuentes, pero en pequeñas cantidades.

Tratamiento farmacológico. El uso de corticoides puede ralentizar la progresión de la debilidad en la DMD y tiene efectos beneficiosos sobre las funciones motora, cardíaca y respiratoria. El uso de corticoides, aunque presenta algunos efectos adversos, genera mejoras en la fuerza y la función muscular, además de tener un efecto antiinflamatorio y favorecer la regeneración muscular, lo que contribuye también a reducir la aparición de la escoliosis. El tratamiento con corticoides se inicia entre los 4 y 6 años y se ajusta en función de la progresión clínica de la enfermedad y del peso del paciente. Los corticoides más empleados son la prednisona (0,75 mg/kg/día) o el deflazacort (0,9 mg/kg/día). Se pueden emplear bien realizando el tratamiento cada 10 días (10 días administrando el fármaco y 10 días sin la administración de este), bien administrando el fármaco los fines de semana.

MIOSITIS

Las miositis son un grupo de enfermedades crónicas que provocan una inflamación del músculo esquelético y, como consecuencia de ello, causan debilidad muscular, que suele ser dolorosa. Puede deberse a una lesión, una infección, algunos medicamentos o una enfermedad autoinmunitaria.

Los tipos de miositis más frecuentes que afectan a los adultos son la polimiositis y la dermatomiositis.

Polimiositis

Definición

La polimiositis es un tipo de miopatía inflamatoria crónica. Es la miositis más frecuente y provoca debilidad muscular en el tronco y las zonas circundantes, como la espalda, las caderas, los hombros y el cuello. Afecta de forma bilateral y simétrica. En general son más frecuentes en mujeres que en hombres.

Etiología

La causa es desconocida, aunque se ha relacionado con factores autoinmunitarios, genéticos e infecciones por algunos virus. En ocasiones se ha asociado con la enfermedad de Lyme y la toxoplasmosis.

Fisiopatología

Se ha postulado que, ante una lesión o daño muscular, se produce una liberación de antígenos derivados de la lisis de células musculares, lo que condiciona una respuesta inmunitaria mediada por los linfocitos T CD4⁺. Estos últimos conducen a un aumento en la producción de interferón gamma (IFN-γ) y otras citoquinas (interleuquina 1 [IL-1] y factor de necrosis tumoral alfa [TNF-α]), que actúan como agentes quimiotácticos para aumentar la respuesta inflamatoria. Además, existe un aumento en la expresión de las proteínas del complejo principal de histocompatibilidad en la superficie de los miocitos, que los hace ser reconocidos como células extrañas y se produce su destrucción como respuesta autoinmunitaria.

Manifestaciones clínicas

La polimiositis suele aparecer en el adulto. Se manifiesta con debilidad muscular proximal bilateral con síntomas como fatiga o cansancio exagerado al caminar. A veces, la debilidad se presenta como incapacidad de cambiar de posturas o de elevar los brazos sobre la cabeza. La debilidad es generalmente progresiva.

La debilidad muscular es de predominio proximal, bilateral y simétrica. Se desarrolla de forma lenta a lo largo de semanas o meses, presentando inicialmente dificultad para realizar actividades cotidianas, como levantarse de una silla.

Debe destacarse que las mialgias no son un síntoma habitual.

En ocasiones aparecen síntomas relacionados con otras conectivopatías y/o enfermedades autoinmunitarias, como la esclerodermia o el Síndrome de Sjögren, con los que pueden coexistir.

En la polimiositis no hay compromiso de la piel. A veces aparece disfagia y enfermedad pulmonar intersticial. Esta última tiene una relación directa con la morbimortalidad de la enfermedad.

Diagnóstico

El diagnóstico se basa en un cuadro clínico característico (debilidad muscular simétrica, astenia). Puede haber aumento de las enzimas musculares (creatinquinasa muscular), alteraciones electromiográficas y signos de infiltrados inflamatorios de predominio mononuclear parcheado en muestra de biopsia de músculo afectado clínicamente.

En el 65 % de los pacientes se observan anticuerpos anti-Jo positivos y en el 50 % de los casos hay anticuerpos antinucleares positivos.

Tratamiento

El tratamiento consiste básicamente en esteroides. La fuerza muscular mejora dentro de las 4-6 semanas de tratamiento. En aquellos pacientes sin respuesta al tratamiento con esteroides pueden utilizarse fármacos inmunosupresores. La práctica de ejercicios musculares especializados puede ser beneficiosa.

Dermatomiositis

Definición

La dermatomiositis es una enfermedad del tejido conectivo, caracterizada por una inflamación de los músculos y de la piel. Su causa es desconocida, pero puede aparecer tras una infección vírica, generando una reacción autoinmunitaria. Más del 50 % de los casos pueden ser un fenómeno paraneoplásico, lo que indica la presencia de una neoplasia.

Manifestaciones clínicas

La presentación clínica de la dermatomiositis se caracteriza por una miopatía acompañada de una afección cutánea. En más de la mitad de los pacientes, las afecciones dermatológicas pueden preceder a la miopatía.

Presenta un exantema característico en la cara, el cuello, el pecho y la espalda, así como en las articulaciones como los codos, los nudillos, las rodillas y los dedos de los pies, acompañado de debilidad muscular simétrica en el tronco y las zonas circundantes.

Las principales manifestaciones clínicas dermatológicas de la dermatomiositis son las pápulas de Gottron y el eritema heliotropo (**Recuadro 74-1**).

Diagnóstico

El diagnóstico de dermatomiositis se confirma con una biopsia muscular. Hay dos hallazgos microscópicos clásicos en la dermatomiositis:

- Presencia de linfocitos B y T en infiltrados perivasculares.
- Atrofia de fibras musculares perifasciculares.

Tratamiento

Al igual que en la polimiositis, el tratamiento de la dermatomiositis se basa en corticoides en dosis altas y fármacos inmunosupresores.

> **RECUADRO 74-1. Pápulas de Gottron y eritema heliotropo**
>
> **Pápulas de Gottron**
>
> Es la manifestación clínica más común en la dermatomiositis y se observa en el 70 % de los pacientes afectados. Son lesiones eritematosas planas o elevadas que confluyen alrededor de los nudillos, los codos o las rodillas. Las lesiones eritematosas son inicialmente pequeñas, pero, a medida que se desarrolla la enfermedad, crecen hasta formar placas eritematosas de color violáceo, acompañadas de una ligera zona de descamación.
>
> **Eritema heliotropo**
>
> Es también un signo típico de la dermatomiositis. Aparece en la región frontal, los párpados y la región maxilar. Es de color rojo-violáceo y suele acompañarse de edema local.

PUNTOS CLAVE

- Existe una gran variedad de miopatías, siendo la DMD una de las que presenta una mayor prevalencia.
- Se debe diagnosticar la enfermedad de manera prematura, con el objetivo de iniciar el tratamiento rápidamente.
- El tratamiento debe ser multidisciplinar, englobando tanto aspectos fisiológicos como psicológicos.

BIBLIOGRAFÍA

Duan D, Goemans N, Takeda S et al. Duchenne muscular dystrophy. Nat Rev Dis Primers 2021; 7: 13.

Mercuri E, Muntoni F. Muscular dystrophies. Lancet 2013; 381: 845-60.

Nascimento Osorio A, Medina Cantillo J, Camacho Salas A et al. Con-sensus on the diagnosis, treatment and follow-up of patients with Duchenne muscular dystrophy. Neurologia 2019; 34: 469-81.

Venturelli N, Tordjman M, Ammar A et al. Contribution of muscle MRI for diagnosis of myopathy. Rev Neurol (Paris) 2023; 179: 61-80.

Yiu EM, Kornberg AJ. Duchenne muscular dystrophy. J Paediatr Child Health 2015; 51: 759-64.

 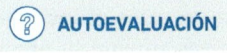 AUTOEVALUACIÓN

Enfermedad de Parkinson, distonías y corea de Huntington

75

L. Sánchez Cortés e I. Olazabal Olarreaga

OBJETIVOS DE APRENDIZAJE

- Conocer el problema de salud que supone la enfermedad de Parkinson.
- Identificar los factores causantes de esta enfermedad, principalmente el tabaquismo.
- Revisar los mecanismos fisiopatológicos que condicionan la aparición de la enfermedad.
- Determinar las bases moleculares de la enfermedad.

SÍNTESIS CONCEPTUAL

La enfermedad de Parkinson es una enfermedad neurodegenerativa crónica que afecta al SNC y causa problemas de movimiento. Se ha descubierto que ciertas proteínas, como la α-sinucleína, se acumulan en el cerebro de los pacientes formando los cuerpos de Lewy, lo que conduce a la degeneración neuronal característica de la enfermedad. Esta enfermedad tiene un diagnóstico clínico en el que la tríada rigidez-temblor-bradicinesia es característica de todos los pacientes.

Debido a la avanzada edad de los pacientes, el tratamiento preferente es el farmacológico, específicamente con L-dopa, precursor de la dopamina; sin embargo, en casos más graves en que el tratamiento farmacológico no es suficiente, puede realizarse la estimulación cerebral profunda.

ENFERMEDAD DE PARKINSON

Definición

La enfermedad de Parkinson es una enfermedad neurodegenerativa crónica, lo que significa que con el paso de los años hay una degeneración de la función neuronal, que principalmente afecta al movimiento. Además, una vez que se instaura la enfermedad, no se recupera la función neuronal.

Los cuatro síntomas principales que comparten los pacientes con enfermedad de Parkinson son:

- Bradicinesia: movimiento lento.
- Rigidez (aumento del tono muscular): los pacientes con esta enfermedad sufren una gran rigidez en sus articulaciones, por lo que al estirarlas sufren el fenómeno de la rueda dentada.
- Temblor: en este caso es un temblor de reposo (aparece en reposo), no un temblor esencial, por lo que al realizar movimientos desaparecerá ese temblor.

- Pérdida del control postural: se debe a un déficit en la secreción de dopamina por las terminaciones nerviosas de la sustancia negra.

Epidemiología

La enfermedad de Parkinson es el segundo trastorno neurodegenerativo más frecuente tras la enfermedad de Alzheimer. No hay predominio geográfico (está extendida por todo el mundo).

Afecta a ambos sexos por igual y predomina en las personas > 60 años, aunque de manera menos frecuente puede presentarse a partir de los 40 años.

Su incidencia aumenta con la edad y, al ser una enfermedad progresiva, su gravedad se incrementa con el tiempo, como consecuencia de la destrucción progresiva de las neuronas pigmentadas de la sustancia negra.

Los pacientes con esta enfermedad tienen una esperanza de vida larga, y como el número de casos se incrementa de manera constante, aumenta progresivamente su prevalencia.

Etiología

Se debe a una combinación de factores:

- Ambientales: se ha asociado con el uso de plaguicidas o las aguas de pozo contaminadas, por lo que es más frecuente en ambientes rurales que en urbanos.
- Genéticos: se encuentra un componente genético, en relación con la secuenciación de los genes *SPARK 1*, *SPARK 2* y *SPARK 4*. Estos genes están altamente relacionados con la enfermedad, pero la detección de estas mutaciones no determina con certeza la aparición de la enfermedad.
- Daño oxidativo: puede ser debido a dietas inadecuadas, como las dietas ricas en grasas poliinsaturadas, al aumentar la producción de radicales libres que pueden atravesar la barrera hematoencefálica y afectar de manera selectiva a las neuronas de la sustancia negra.
- Se considera un proceso normal del envejecimiento.
- Conexión intestino-cerebro: hay una asociación entre el parkinsonismo y la enfermedad celíaca. Se piensa que los antígenos del gluten pueden estar relacionados con el daño neuronal.

Fisiopatología

Esta enfermedad está causada por la pérdida o degeneración de las neuronas dopaminérgicas de la sustancia negra, además de la formación de los cuerpos de Lewy en dichas neuronas. Se debe a una alteración de una proteína, concretamente la α-sinucleína y su acumulación en los cuerpos de Lewy.

No solo hay afectación en el SNC, sino también en otros sistemas neuronales como el colinérgico, el noradrenérgico y el serotoninérgico, los cuales forman parte del sistema nervioso autónomo. Al afectar al sistema nervioso autónomo, estos pacientes presentan síntomas relacionados con dicho sistema, como el estreñimiento o la urgencia miccional.

Los cuerpos de Lewy se producen por la degeneración del citoplasma neuronal, formando una acumulación anormal de proteínas, especialmente la α-sinucleína.

Aparte de su identificación con hematoxilina-eosina, se puede detectar con técnicas inmunohistoquímicas (**Fig. 75-1**).

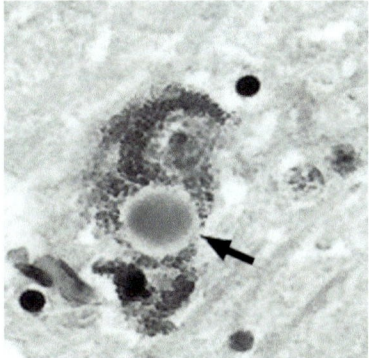

Figura 75-1. Imagen histológica. Tinción con hematoxilina-eosina. Se observan cuerpos de Lewy.

Manifestaciones clínicas

Las manifestaciones clínicas se pueden dividir en síntomas motores y síntomas no motores (**Fig. 75-2**):

- Síntomas motores (predominan frente a los no motores):
  - Bradicinesa (lentitud en los movimientos).
  - Sialorrea (se produce un babeo, por sobreproducción de saliva).
  - Inestabilidad postural.
  - Temblores.
  - Rigidez muscular y flacidez.
  - Dificultad al caminar.
  - Congelación de los movimientos (mientras realizan los movimientos se quedan parados durante períodos breves).
- Síntomas no motores:
  - Deterioro cognitivo (demencia por acumulación de cuerpos de Lewy).
  - Trastornos del sueño.
  - Perturbaciones del ánimo.
  - Problemas gastrointestinales.
  - Sudores y trastornos del olfato.
  - Ansiedad y depresión.
  - Dolor y alteraciones posturales (se producen por la espasticidad, ya que estos pacientes generan unas contracturas crónicas).

Además de los síntomas mencionados antes, existen otras manifestaciones clínicas de la enfermedad:

- Cambio en el eje de estabilidad: los pacientes caminan inclinados hacia delante.
- Temblor: se encuentra en el 85 % de los casos, pero disminuye al realizar algún movimiento (temblor de reposo).
- Ausencia de expresión facial.
- Disminución del parpadeo: se produce por espasticidad de los párpados. Se genera menor cantidad de lágrimas y se puede producir una úlcera corneal.
- Disminución del movimiento de los brazos al caminar.
- Alteración de la motricidad fina.
- Micrografía: los pacientes escriben con letra muy pequeña e ilegible.
- Signo o fenómeno de la rueda dentada: la extensión de una articulación contraída se realiza en varios pasos.

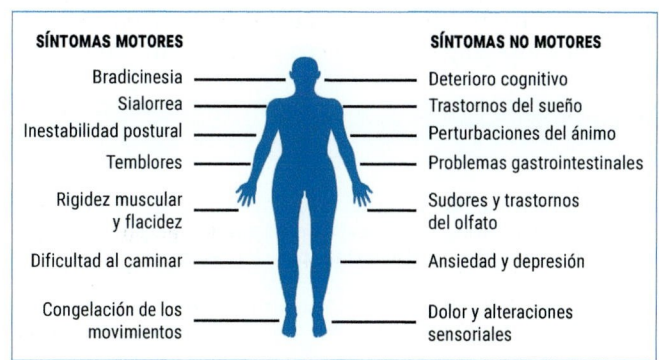

Figura 75-2. Manifestaciones clínicas de la enfermedad de Parkinson.

- Pérdida del equilibrio: contribuye a caídas accidentales. Es la principal causa de muerte de estos pacientes, junto con las infecciones respiratorias (al tener problemas de deglución, se pueden atragantar y se generan neumonías por aspiración).

La sintomatología motora empeora gradualmente con el tiempo y con el estrés (**Recuadro 75-1**).

Diagnóstico

El diagnóstico principal de la enfermedad de Parkinson es clínico, sobre todo con la tríada rigidez-temblor-bradicinesia. No se ha identificado ningún marcador biológico en relación con esta enfermedad.

Los genes *SPARK 1*, *SPARK 2* y *SPARK 4* están muy relacionados con la enfermedad, pero la detección de estas mutaciones no determina con certeza la aparición de la enfermedad.

El diagnóstico mediante pruebas de imagen es de escaso valor y solo se utiliza como diagnóstico de exclusión para descartar ictus o tumores cerebrales como causas de los síntomas.

Puede realizarse la prueba terapéutica con L-dopa: si su administración mejora las manifestaciones clínicas, el diagnóstico se confirma.

Tratamiento

La principal forma de tratamiento es el farmacológico, ya que esta enfermedad afecta a pacientes de edades avanzadas. Está orientado a aumentar la cantidad de dopamina del SNC, pero, como la dopamina no puede atravesar la barrera hematoencefálica, se utiliza L-dopa, que es un precursor de la dopamina, y hará que se libere en el SNC.

Otros fármacos utilizados para el tratamiento de la enfermedad de Parkinson son:

- Amantadina: liberador de dopamina.
- Selegilina: inhibidor de la enzima monoaminooxidasa (IMAO). Evita la degradación de dopamina.
- Bromocriptina: agonista dopaminérgico en el SNC.

La estimulación cerebral profunda es un tipo de tratamiento quirúrgico que se recomienda en aquellos pacientes con enfermedad de Parkinson con fluctuaciones motoras y temblor no controlado con los fármacos. Es el tratamiento quirúrgico más empleado para esta enfermedad. Consiste en la implantación de un marcapasos cerebral, que envía pulsos eléctricos al cerebro. Este tratamiento ha demostrado mejorar los síntomas en un número importante de pacientes.

DISTONÍAS

Definición

La distonía es un trastorno del movimiento caracterizado por contracciones musculares sostenidas o intermitentes que pueden causar movimientos repetitivos, posturas anormales o ambas cosas. Los movimientos distónicos suelen presentarse en un mismo patrón, con un efecto de torsión y ocasionalmente con temblores. La distonía suele empeorar con los movimientos voluntarios. Este término no designa una enfermedad, sino un grupo de enfermedades.

Etiología

Las causas de la distonía son variadas: algunas son hereditarias, otras adquiridas. A nivel molecular, se han descubierto múltiples genes asociados con diferentes formas de distonía. Los factores ambientales y laborales son posibles desencadenantes del desarrollo de distonía, ya que se dan de forma desproporcionada en personas que realizan movimientos de gran precisión con las manos.

A nivel anatómico, alteraciones en diversas regiones cerebrales están implicadas en los distintos tipos de distonía, por lo que se cree que la enfermedad es el producto de una red de funcionamiento cerebral alterada, afectando principalmente a los ganglios basales y a la producción de neuronas de Purkinje.

Manifestaciones clínicas

En la mayoría de los casos, la distonía produce una postura anormal, sobre todo en el movimiento. Muchos pacientes tienen dolor continuo, calambres y espasmos musculares secundarios a movimientos musculares involuntarios.

Los primeros síntomas pueden incluir disminución de la precisión en la coordinación muscular, a menudo observándose alteración de la caligrafía, y temblor. El dolor muscular y los calambres pueden aparecer ante mínimos esfuerzos. Los síntomas empeoran significativamente con la repetición del movimiento. El estrés, la ansiedad, la falta de sueño y las temperaturas frías pueden empeorar los síntomas.

Los síntomas directos pueden acompañarse de cambios de humor, dificultad para concentrarse, visión borrosa o problemas digestivos.

RECUADRO 75-1. Disfunción autonómica

La enfermedad de Parkinson no solo afecta al sistema nervioso central: el sistema nervioso autónomo también está afectado, por lo que se dan ciertas manifestaciones clínicas relacionadas con él:

- Hipotensión ortostática: si están tumbados y se levantan de manera brusca, los pacientes con enfermedad de Parkinson se marean, por una disminución brusca de la presión.

- Estreñimiento.
- Urgencia miccional: el músculo detrusor de la vejiga no tiene un correcto funcionamiento, por lo que estos pacientes orinan por rebosamiento (una vez que la vejiga está llena, la orina se escapa).
- Sudoración excesiva y sialorrea: aumento en la estimulación autonómica.

En algunos casos, los síntomas pueden progresar, pero en otros pueden mantenerse estables. El uso forzado continuo puede hacer que los síntomas progresen más rápidamente. En algunos casos, los síntomas pueden progresar a la incapacidad total.

Diagnóstico

Debe realizarse una aproximación clínica metódica, que consiste en descartar inicialmente enfermedades que semejan una distonía, para luego delinear el diagnóstico mediante la tipificación de la enfermedad en alguno de los siguientes ámbitos (región del cuerpo afectada, edad de aparición, evolución temporal de la enfermedad o asociación con otros síntomas).

Las neuroimágenes son las pruebas complementarias más empleadas para el diagnóstico. Se reserva el estudio genético para aquellos casos con historia familiar de este tipo de desórdenes.

El diagnóstico diferencial de las distonías debe incluir:

- Parálisis cerebral.
- Enfermedad de almacenamiento lisosomal.
- Lipofuscinosis ceroides neuronales.
- Neuroacantocitosis.
- Enfermedad de Parkinson.
- Espasticidad posterior al ictus.
- Distonía psicógena.
- Ataxia espinocerebelosa.
- Lupus eritematoso sistémico.

Tratamiento

- Fisioterapia: puede usarse para gestionar los cambios en el equilibrio, la movilidad y la funcionalidad general. Entre las opciones de tratamiento se incluyen: colocación de una férula; ejercicio terapéutico (mediante estiramientos y movilización conjunta); entrenamiento postural; uso de aparatos ortopédicos, y estimulación eléctrica neuromuscular.
- Farmacológico:
  - Anticolinérgicos: son inhibidores de la neurotransmisión de la acetilcolina.
  - Relajantes musculares: incluyen benzodiazepinas, así como la inyección de toxina botulínica en los músculos afectados.
  - L-dopa: aunque no cura la enfermedad, puede aliviar los síntomas.
- Cirugía: la estimulación cerebral profunda mediante un marcapasos cerebral ha demostrado ser exitosa en una serie de casos de distonía generalizada grave.

COREA DE HUNTINGTON

Definición

La corea de Huntington es una enfermedad neurológica, hereditaria y degenerativa. Se trata de una enfermedad grave y rara, que se produce por la mutación específica de la proteína huntingtina.

La enfermedad produce una alteración psiquiátrica y motora, de progresión muy lenta, durante un período de 15 a 20 años. El rasgo externo más asociado con la enfermedad es el movimiento exagerado de las extremidades (movimientos coreicos) y la aparición de muecas repentinas. Sin embargo, los trastornos psíquicos preceden normalmente a los musculares e incluyen episodios depresivos, disminución de las facultades cognitivas, así como de la memoria y la capacidad de concentración. La enfermedad termina por causar demencia en estos pacientes.

Epidemiología

Se estima que la prevalencia de la corea de Huntington está en 5-10 casos por cada 100.000 habitantes, sin diferencias entre sexos.

Las poblaciones asiáticas y de raza negra son menos propensas a padecerla. El origen de la enfermedad se ha podido determinar, sobre la base de estudios genealógicos, en Europa, con una dispersión posterior hacia América, África y Australia. Actualmente, la prevalencia mayor se observa en el Lago de Maracaibo (Venezuela), en la isla de Tasmania y en algunas regiones del Reino Unido.

Etiología

La enfermedad se produce por un factor hereditario. El defecto genético se encuentra en el cromosoma 4. Afecta a una proteína de función desconocida y expresión en numerosos tejidos, llamada huntingtina (**Recuadro 75-2**). El patrón de herencia de la enfermedad es autosómico dominante.

Fisiopatología

En la corea de Huntington se produce una degeneración neuronal en el núcleo estriado (los núcleos lenticular y caudado) del cerebro, así como atrofia del cerebro en las zonas parietal y frontal, en el tálamo y el putamen. La corteza cerebral no se ve afectada hasta que la enfermedad está bastante avanzada. El cerebelo no suele afectarse, por lo que los movimientos involuntarios ponen de manifiesto la localización de los daños en el sistema extrapiramidal.

En las fases iniciales, la neurodegeneración por cúmulos de huntingtina afecta a las zonas anteromediales del caudado y dorsales del putamen. El núcleo caudado posee conexiones con la corteza dorsolateral frontal, mientras que el putamen recibe aferencias de la corteza premotora.

En la enfermedad evolucionada se ven afectadas zonas más posteriores del caudado, así como las porciones del putamen que reciben proyecciones directas de la circunvolución temporal superior.

Manifestaciones clínicas

La enfermedad de Huntington se caracteriza por la presencia de alteraciones motoras, cognitivas y psiquiátricas de curso progresivo. La variabilidad de la edad de inicio viene determinada por el número de tripletes del gen de la huntingtina, así como por factores genéticos y ambientales. Los

RECUADRO 75-2. Bases moleculares de la corea de Huntington

El gen de la huntingtina se localiza en la banda más distal del cromosoma 4, en el locus 4p16, y produce una proteína denominada huntingtina, cuya función se centra en la neurogénesis al ayudar en la orientación de las cromátidas hermanas y como regulador de la apoptosis.

En el extremo 5′ del gen se localiza el grupo de tripletes que se repite (CAG). Los tripletes se sitúan en el primer exón y codifican para el aminoácido glutamina. En la secuencia original, hay 34 repeticiones, y en la enfermedad, más de 40. Aunque todavía no están establecidas completamente las bases fisiopatológicas de la enfermedad, se cree que esas «colas adicionales de glutamina» hacen que las proteínas interaccionen entre sí de manera hidrofóbica, lo que facilita la formación de precipitados y cúmulos proteicos, especialmente en el cerebro.

La proteína huntingtina se encuentra tanto en el núcleo como en el citoplasma y está asociada con varios orgánulos y estructuras, entre ellas la red de microtúbulos. Además, esta proteína está presente en altas concentraciones en células en división y está asociada con proteínas esenciales para la formación y orientación del huso mitótico, siendo las principales las que componen el complejo dineína/dinactina.

El número de repeticiones de tripletes está relacionado en proporción directa con la gravedad de los síntomas y es inversamente proporcional a la edad de presentación. En este tipo de enfermedades por expansión de tripletes es frecuente que un ligero incremento en el número de repeticiones no produzca la enfermedad, pero que ese aumento se transmita a las generaciones futuras, produciéndose, en cada gametogénesis, un incremento en el número de repeticiones, hasta finalmente inducir la enfermedad.

Una de las características de este tipo de enfermedades de expansión de tripletes es la anticipación génica, es decir, conforme van pasando las generaciones, el número de repeticiones se amplía, lo que hace que la enfermedad se manifieste antes y de forma más agresiva en las generaciones futuras.

---

individuos con mayor número de repeticiones presentan una edad de inicio más precoz de la enfermedad. Además, el número de tripletes condiciona la variabilidad fenotípica del cuadro.

El deterioro neuropsicológico incluye:

- Signos de deterioro subcortical: disartria, bradipsiquia, bradicinesia y alteración de la memoria. Estas alteraciones responden a la afectación de los ganglios basales. Suelen aparecer en los estados iniciales de la enfermedad. Las funciones lingüísticas suelen estar preservadas en estas fases.
- Signos de disfunción frontal: alteraciones del cálculo mental y escrito, adinamia verbal, agrafía y alteraciones de la secuenciación motora y de la capacidad de inhibición.
- Signos afaso-apraxo-agnósicos y mayor afectación de las funciones motoras y premotoras: pueden indicar una generalización de la degeneración que afectaría a la corteza cerebral, característica de las fases avanzadas de la enfermedad.

A medida que progresa la enfermedad se hace más evidente el deterioro de las funciones intelectuales, especialmente del factor manipulativo.

Diagnóstico

La enfermedad puede sospecharse por las manifestaciones clínicas, pero la confirmación diagnóstica se efectúa exclusivamente mediante el estudio genético, que es una prueba de DNA que determina el número de repeticiones CAG del gen de la huntingtina.

Actualmente se puede determinar la manifestación futura de la enfermedad mucho antes de que empiecen los primeros síntomas en un paciente, así como el riesgo al que están expuestos los familiares.

Tratamiento

No existe tratamiento que cure la corea de Huntington ni que impida su progresión. El tratamiento disponible se limita a paliar la sintomatología.

Se utilizan neurolépticos y antidepresivos para los síntomas psíquicos. Para el control de las mioclonías se utilizan benzodiazepinas y ácido valproico. Para el control de la rigidez, la espasticidad y las distonías puede emplearse la toxina botulínica.

La terapia génica es un campo de investigación prometedor para el tratamiento y el control de la progresión de la enfermedad, dado que es una enfermedad monogénica.

PUNTOS CLAVE

- La enfermedad de Parkinson es una enfermedad neurodegenerativa crónica que afecta al SNC y causa problemas de movimiento.
- La α-sinucleína se acumula en el cerebro de los pacientes con enfermedad de Parkinson y forma los cuerpos de Lewy, lo que conduce a una degeneración neuronal.
- La tríada clínica rigidez-temblor-bradicinesia es característica de todos los pacientes.
- Debido a la avanzada edad de los pacientes, el tratamiento preferente de la enfermedad de Parkinson es el farmacológico, específicamente con L-dopa.
- La distonía es un trastorno del movimiento caracterizado por contracciones musculares sostenidas o intermitentes que pueden causar movimientos repetitivos y posturas anormales.
- La corea de Huntington se produce por la mutación específica de la proteína huntingtina.

BIBLIOGRAFÍA

Armstrong MJ, Okun MS. Diagnosis and treatment of Parkinson disease: a review. JAMA 2020; 323: 548-60.

Cabreira V, Massano J. Parkinson's disease: clinical review and update. Acta Med Port 2019; 32: 661-70.

Cecil RL, Goldman L, Ausiello DA et al. Cecil-Goldman. Tratado de medicina interna. Londres: Elsevier Health Sciences Spain, 2013.

Jia F, Fellner A, Kumar KR. Monogenic Parkinson's disease: genotype, phenotype, pathophysiology, and genetic testing. Genes (Basel) 2022; 13: 471.

Leppert B, Kelly CR. Netter. Un abordaje integrado de la medicina. Londres: Elsevier, 2022.

Demencias

76

C. Mesquida Reig e I. Olazabal Olarreaga

OBJETIVOS DE APRENDIZAJE

- Tomar conciencia del grave problema de salud y social que suponen las demencias.
- Conocer los diferentes tipos de demencias.
- Revisar las causas y los factores de riesgo de cada tipo de demencia.
- Determinar las bases moleculares conocidas de la enfermedad.

SÍNTESIS CONCEPTUAL

Los trastornos de la memoria están relacionados con la degeneración de áreas del cerebro encargadas de los procesos cognitivos y de otras funciones cerebrales superiores. La demencia es la expresión más grave de estos trastornos.

Este grupo de enfermedades neurodegenerativas son cada vez más frecuentes por el aumento de la longevidad de la población.

DEFINICIÓN

La demencia es un conjunto de síntomas relacionados, que se desarrollan cuando el cerebro resulta dañado por una enfermedad o lesión. Estos síntomas son principalmente alteraciones progresivas de la memoria, el pensamiento y el comportamiento, que afectan negativamente a la capacidad de funcionamiento y la consecución de actividades cotidianas del paciente. Se diferencia del envejecimiento normal por un cambio con respecto al funcionamiento mental normal de la persona y un mayor deterioro cognitivo.

Es un síndrome cerebral adquirido, caracterizado por un deterioro de la función cognitiva, en el cual la conciencia no se ve afectada.

La demencia tiene consecuencias psicológicas, físicas, económicas y sociales, no solo para los que padecen esta enfermedad, sino también para los familiares y los cuidadores.

EPIDEMIOLOGÍA

Actualmente existen > 55 millones de personas en el mundo que padecen esta enfermedad. Cada año se registran 7,7 mi-

llones de casos nuevos de demencia degenerativa en el mundo. La demencia es la séptima causa de muerte y una de las principales causas de dependencia y discapacidad.

Entre el 5 y el 8 % de la población mundial de > 60 años sufre esta enfermedad. Afecta de manera desproporcionada a las mujeres por presentar índices de esperanza de vida más elevados que los hombres.

La enfermedad de Alzheimer es la causa de demencia más común. Representa entre el 60 y el 70 % de todos los casos de demencia. La prevalencia de la enfermedad de Alzheimer se duplica cada 5 años a partir de los 65 años. Destaca en países occidentales, mientras que en los países orientales el tipo de demencia más frecuente es la demencia vascular.

FACTORES DE RIESGO

Entre los factores que aumentan el riesgo de sufrir demencia destacan:

- Edad (en personas > 65 años).
- Hipertensión arterial.
- Diabetes.

- Obesidad o sobrepeso.
- Tabaquismo.
- Alcoholismo.
- Sedentarismo.
- Aislamiento social.
- Depresión.

ETIOLOGÍA

La demencia es causada por un daño o una pérdida de neuronas y sus diversas conexiones interneuronales en el cerebro. Por esta razón, la demencia afecta a las personas de manera diferente y tiene distintos síntomas; así, dependiendo de qué área del cerebro esté dañada, es posible distinguir dos tipos de demencia:

- Demencias corticales, degenerativas o primarias: están provocadas por enfermedades degenerativas que afectan al sistema nervioso. Son irreversibles y progresivas. Su fisiopatología se basa en una hipofunción o pérdida de sinapsis y neuronas a causa de alteraciones inherentes al metabolismo neuronal. En este tipo de demencias se incluyen:
  - Enfermedad de Alzheimer (se trata de la demencia más común).
  - Demencia frontotemporal.
  - Demencia de cuerpos de Lewy.
- Demencias subcorticales o secundarias: están causadas por una enfermedad conocida infecciosa, inflamatoria, endocrinometabólica, etc. Se producen por disfunción o pérdida de neuronas por causas externas al metabolismo neuronal. Este tipo de demencias incluye:
  - Demencia vascular.
  - Demencia multiinfarto.
  - Demencia asociada al síndrome de inmunodeficiencia adquirida (SIDA).
  - Neurosífilis.
  - Estados de confusión aguda o delirio: pueden ser reversibles o dejar un deterioro residual.

MANIFESTACIONES CLÍNICAS

Los síntomas pueden empeorar con el tiempo, y los cambios en el estado de ánimo o el comportamiento pueden detectarse antes de que comiencen los problemas relacionados con la memoria. Los síntomas pueden agruparse dependiendo de la acción que afecten:

- Síntomas conductuales:
  - Agitación, inquietud.
  - Comportamiento inapropiado.
  - Desinhibición sexual.
  - Agresividad: verbal o física.
- Síntomas psicológicos:
  - Alucinaciones: rasgos psicóticos.
  - Delirios.
  - Apatía.
  - Ansiedad.
- Deterioro cognitivo:
  - Memoria: sobre todo a corto plazo.
  - Función visuoespacial: afecta a la percepción y la orientación.
  - Lenguaje: afasias.
  - Atención.
  - Resolución de problemas.
- Afectación de la independencia:
  - Incontinencia urinaria y fecal.
  - Perderse en un vecindario conocido.
  - Pérdida de habilidades motoras.

DIAGNÓSTICO

El diagnóstico de demencia se basa en la evaluación clínica, así como en la determinación de la presencia de un deterioro cognitivo.

En algunos tipos de demencia, puede ser de utilidad realizar pruebas de neuroimagen (TC, PET), sobre todo para el diagnóstico diferencial entre las diferentes causas de demencia. No obstante, el único diagnóstico etiológico de certeza se obtiene mediante un estudio histopatológico *post mortem* (**Recuadro 76-1**).

TRATAMIENTO

- Medidas no farmacológicas: incluyen terapia ocupacional, de comportamiento y actividad física.
- Medidas farmacológicas:
  - Retrasar la evolución de los síntomas cognitivos en la enfermedad de Alzheimer.
  - Tratar la depresión, la apatía y los trastornos de sueño (síntomas no cognitivos).
  - Suministrar modificadores de la enfermedad, terapias biológicas basadas en la administración de anticuerpos monoclonales contra la proteína β-amiloide.

ENFERMEDAD DE ALZHEIMER

La enfermedad de Alzheimer es la forma más común de demencia; es incurable y terminal. Representa el 70 % de los casos de demencia entre los adultos mayores. Aparece con mayor frecuencia en personas > 65 años, aunque también puede desarrollarse a partir de los 40 años. Se caracteriza por un inicio de deterioro cognitivo y conductual insidioso y progresivo.

RECUADRO 76-1. Diagnóstico de las demencias mediante biomarcadores y genética

Los biomarcadores que han demostrado una relación significativa con la demencia se encuentran en el líquido cefalorraquídeo:

- Niveles bajos de β-amiloide (en su fragmento 1-42).
- Niveles altos de proteína tau (la forma fosforilada).
- Elevación de la relación tau/β-amiloide.

Disponer de estos biomarcadores ayuda a establecer un diagnóstico temprano y un tratamiento oportuno para las demencias.

Consiste en la pérdida de la memoria inmediata y de capacidades cognitivas superiores, a medida que mueren neuronas, se atrofian diferentes zonas del cerebro y se forman placas amiloides y ovillos neurofibrilares intraneuronales.

Etiología

Se desconoce la etiología de la enfermedad de Alzheimer, si bien existen distintas hipótesis:

- Hipótesis colinérgica: se basa en la reducción en la síntesis de acetilcolina. Esta hipótesis está actualmente poco aceptada, porque los tratamientos de este déficit son poco eficaces.
- Hipótesis de trastornos metabólicos: se basa en que la hiperglucemia y la resistencia insulínica alteran la plasticidad sináptica.
- Hipótesis de las proteínas β-amiloide y tau: en la enfermedad de Alzheimer se produce una acumulación anómala de proteínas β-amiloide y tau, así como una formación de placas de β-amiloide en el exterior de las neuronas. La alteración en el comportamiento de la proteína tau comienza a formar fibras entretejidas (ovillos) dentro de la neurona. Este depósito precipita la muerte neuronal.

Factores de riesgo

La edad se considera el principal factor de riesgo no modificable, pero se han propuesto otros factores de riesgo modificables capaces de prevenir o retardar la demencia hasta en el 40 % de los casos, entre los que se incluyen:

- Pérdida auditiva en la etapa media de la vida.
- Nivel educativo.
- Daño cerebral traumático.
- Contaminación ambiental.

También se han identificado factores de riesgo genéticos asociados con la enfermedad de Alzheimer (**Recuadro 76-2**).

RECUADRO 76-2. Factores de riesgo genéticos asociados con la enfermedad de Alzheimer

Existen casos hereditarios o familiares de aparición temprana con anomalías genéticas específicas que, desde un punto de vista genético, se dividen en:

- Forma poligénica: ocurre en > 90 % de los casos. Varios polimorfismos actúan como factores de riesgo y cuentan con una etiología compleja (p. ej., el alelo ε4 del gen de la apolipoproteína). Se trata de la enfermedad de Alzheimer esporádica.
- Forma monogénica (autosómica dominante): sucede en el 1-5 % de los casos. Intervienen tres genes principalmente:
  - Presenilina 1.
  - Presenilina 2.
  - Gen de la proteína precursora del amiloide.

Manifestaciones clínicas

La enfermedad de Alzheimer comienza gradualmente afectando a la memoria, el lenguaje, la orientación, el procesamiento visuoespacial, el juicio, la conciencia y la praxis. La depresión es frecuente en las primeras etapas, mientras que la psicosis y la desinhibición de la conducta son características de etapas avanzadas. Este transcurso puede llegar a durar entre 5 y 15 años, tiempo en que el paciente se vuelve cada vez más dependiente para las actividades diarias.

Diagnóstico

Es importante hacer un diagnóstico diferencial con otras enfermedades que afectan a la memoria. Para ello, hay que hacer inicialmente una evaluación cognitiva. Las pruebas de neuroimagen permiten descartar causas de demencias secundarias. No obstante, como en la mayoría de las demencias, el diagnóstico de certeza solo se consigue *post mortem* con un estudio histopatológico cerebral.

Tratamiento

No hay tratamiento que retrase o detenga el progreso de la enfermedad. Los principales tratamientos empleados son los siguientes:

- Anticolinesterásicos: el donepezilo es poco eficaz y se prescribe solo en etapas iniciales, con el objetivo de intentar retrasar la progresión del deterioro cognitivo.
- Memantina: es un antagonista de los receptores del ácido N-metil-D-aspartato (NMDA) glutaminérgicos. Está indicada en etapas moderadas de la enfermedad. El glutamato es un neurotransmisor excitatorio. El exceso de estimulación glutaminérgica podría producir reacciones intraneuronales de carácter tóxico, causando la muerte celular por un proceso llamado excitotoxicidad, que consiste en una sobreestimulación de los receptores del glutamato.

DEMENCIA POR CUERPOS DE LEWY

Es una enfermedad neurodegenerativa de etiología no aclarada. Es la tercera causa de demencia después de la enfermedad de Alzheimer y la demencia vascular y representa entre el 10 y el 20 % de todos los casos de demencia.

Los cuerpos de Lewy son inclusiones intraneuronales patológicas de α-sinucleína, que también se observan en la enfermedad de Parkinson, pero asociadas al tronco del encéfalo únicamente.

Diagnóstico

El diagnóstico de certeza solamente se obtiene *post mortem*, al evidenciar la presencia en las cortezas frontal, parietal y temporal, así como en la sustancia negra, de cuerpos de Lewy.

También se observa una degeneración del citoplasma por la acumulación anormal de α-sinucleína.

Manifestaciones clínicas

Se basan en la asociación de deterioro cognitivo con signos de parkinsonismo (bradicinesia, temblor y rigidez). Otras manifestaciones clínicas son la presencia de fluctuaciones cognitivas, alucinaciones e inexpresión facial. A diferencia de la enfermedad de Alzheimer, los pacientes suelen conservar la memoria reciente al principio de la enfermedad. Un marcador clínico es el movimiento ocular rápido por la presencia de un trastorno de conducta en el sueño.

Tratamiento

- Inhibidores de la colinesterasa: para mejorar la actividad cognitiva y la atención y disminuir las alucinaciones.
- Levodopa: es un agonista dopaminérgico, empleado para tratar las manifestaciones motoras, pero puede aumentar la confusión y las alucinaciones.

DEMENCIA FRONTOTEMPORAL (ENFERMEDAD DE PICK)

La demencia frontotemporal es un conjunto de afecciones que producen la degeneración del lóbulo frontal, que se extiende al lóbulo temporal. Es la segunda causa más común de demencia de inicio temprano (< 65 años) tras la enfermedad de Alzheimer. Generalmente se presenta en pacientes de 45-65 años.

La consecuencia de la degeneración de los lóbulos se manifiesta clínicamente con trastornos en la conducta, el lenguaje y el habla con mala articulación, así como errores sintácticos, alteraciones drásticas de la personalidad y cambio en la forma de demonstrar afecto.

La enfermedad de Pick es un tipo de demencia frontotemporal, con atrofia de neuronas corticales, junto con abundante gliosis y microvacuolización o degeneración espongiforme mínima.

Etiología

Al igual que en la enfermedad de Alzheimer, en la demencia frontotemporal también hay alteraciones de la proteína tau (**Recuadro 76-3**).

RECUADRO 76-3. Alteraciones genéticas de la proteína tau en la demencia frontotemporal

La genética influye en el desarrollo de la demencia frontotemporal si el paciente tiene familiares de primer grado afectados, observándose un patrón hereditario autosómico dominante. Las mutaciones se observan en el gen de la proteína tau asociada con:

- Microtúbulos (*MAPT*).
- Gen de la granulina (*GRN*).
- Gen *C9ORF72*.
- En el 40 % de los casos de demencia frontotemporal se observa también patología de la proteína de respuesta transactiva de unión al DNA (TDP-43, una proteína nuclear crítica para la sobrevida de las células nerviosas).

Diagnóstico

- TC o RM: se observa atrofia de los lóbulos frontal y temporal.
- PET: se puede apreciar hipometabolismo en la región frontotemporal. Permite el diagnóstico diferencial con la enfermedad de Alzheimer, en la que el hipometabolismo se observa en ambas regiones parietales.

Tratamiento

No hay tratamiento curativo, solo sintomático para mejorar los trastornos de conducta, con los mismos fármacos de elección para los demás tipos de demencia.

DEMENCIA VASCULAR

La demencia vascular incluye todos los tipos de deterioro cognitivo relacionados con la enfermedad vascular cerebral, tanto isquémica como hemorrágica. Es la segunda causa de demencia en adultos tras la enfermedad de Alzheimer y representa aproximadamente el 18 % de todos los casos de demencia.

Su prevalencia e incidencia aumentan con la edad. Es importante señalar que es una demencia prevenible, si se actúa sobre los factores de riesgo que intervienen en el desarrollo de la enfermedad vascular cerebral. Estos factores de riesgo son los siguientes:

- Embolia cerebral.
- Isquemia cerebral.
- Dislipemia.
- Poliglobulia.
- Estados de hipercoagulabilidad.

Etiología

La principal causa de la demencia vascular es la arterioesclerosis. También se han encontrado causas genéticas, aunque infrecuentes, como la CADASIL, una arteriopatía cerebral con herencia autosómica dominante que produce migrañas, infartos subcorticales y deterioro cognitivo con alteración en la sustancia blanca. Se presenta en personas jóvenes. Otra causa relacionada es la angiopatía amiloide cerebral con mutaciones en el gen de la proteína precursora de β-amiloide (Aβ40) y los genes *ITM2B* y *CST3*.

Diagnóstico

El diagnóstico de la demencia vascular se basa en la presencia de deterioro cognitivo, junto con la evidencia de alteración vascular.

Prevención

El mejor tratamiento para la demencia vascular es la prevención, con el objetivo de corregir los factores de riesgo de la enfermedad.

PUNTOS CLAVE

- La demencia es un deterioro cognitivo con alteraciones progresivas de la memoria, el pensamiento y el comportamiento, que afectan negativamente a la capacidad de funcionamiento y la consecución de actividades cotidianas del paciente.
- La enfermedad de Alzheimer es la principal causa de demencia.
- El diagnóstico de demencia se realiza mediante una evaluación cognitiva. Las pruebas de neuroimagen pueden ser útiles para el diagnóstico diferencial de las distintas causas que la originan.
- No hay tratamiento curativo para las demencias. Lo ideal es instaurar medidas de prevención, que incluyen vigilar los factores de riesgo de la enfermedad cardiovascular y evitar el consumo de tabaco y alcohol.

BIBLIOGRAFÍA

Cecil RL, Goldman L, Ausiello DA et al. Cecil-Goldman. Tratado de medicina interna. Londres: Elsevier Health Sciences Spain, 2013.

Farreras P, Rozman C, Cardellach F et al. Farreras-Rozman. Medicina interna. Barcelona: Elsevier, 2020.

Laso Guzmán FJ. Introducción a la medicina clínica. Barcelona: Elsevier, 2020.

Livingston G, Huntley J, Sommerlad A et al. Dementia prevention, intervention, and care: 2020 Report of the Lancet Commission. Lancet 2020; 396: 413-46.

Sisinio de Castro J, Pérez Arellano JL. Manual de patología general. Barcelona: Elsevier, 2020.

AUTOEVALUACIÓN

Meningitis

77

N. Longares Ibáñez e I. Olazabal Olarreaga

OBJETIVOS DE APRENDIZAJE

- Tomar conciencia del grave problema de salud que supone la meningitis.
- Conocer los factores causantes de esta enfermedad y las manifestaciones clínicas que permitan realizar un diagnóstico precoz.
- Revisar los mecanismos fisiopatológicos que condicionan la aparición de la enfermedad.
- Determinar las secuelas que pueden derivar de estar enfermedad.

SÍNTESIS CONCEPTUAL

La meningitis consiste en la inflamación de las meninges, que son las membranas que rodean el cerebro y la médula espinal. Puede llegar a ser una enfermedad muy grave y, por ello, es importante conocerla. Esta enfermedad afecta a todo el mundo, aunque hay diferentes tipos más comunes según las zonas. Las causas de la meningitis son diversas, pero las principales son las infecciones bacterianas, víricas, fúngicas y parasitarias. Los factores de riesgo incluyen la edad, la exposición, el embarazo, estar inmunodeprimido y el antecedente de esplenectomía. Las principales manifestaciones clínicas son fiebre alta repentina, rigidez en el cuello, dolor de cabeza intenso, náuseas o vómitos, confusión, convulsiones, somnolencia, sensibilidad a la luz, falta de apetito o de sed y erupciones cutáneas.

El diagnóstico se realiza principalmente por punción lumbar para obtener muestras de LCR y mediante pruebas de imagen. Las complicaciones pueden llegar a causar daño cerebral e incluso la muerte, aunque un tratamiento inmediato y específico para el tipo de agente suele combatir la enfermedad. Se utilizan antibióticos, antivíricos y antifúngicos dependiendo del agente causante. El pronóstico varía mucho según la persona y el tipo de meningitis y es importante intentar prevenir la enfermedad siguiendo medidas de higiene y hábitos saludables.

DEFINICIÓN

La meningitis es una enfermedad que afecta a las membranas que rodean el cerebro y la médula espinal, conocidas como meninges, produciendo en ellas inflamación. Esta enfermedad puede tener consecuencias graves, por lo que su diagnóstico temprano y un tratamiento adecuado son fundamentales. En ciertos casos, esta enfermedad mejora sin tratamiento en unas semanas, mientras que en otros casos puede provocar la muerte si el paciente no recibe tratamiento alguno.

EPIDEMIOLOGÍA

La meningitis es una enfermedad que se presenta en todo el mundo, aunque su incidencia y características varían según la región geográfica y el grupo de edad. La meningitis bacteriana es más común en lactantes, niños pequeños y adolescentes, mientras que la meningitis vírica tiende a afectar más a adultos jóvenes. En algunos casos, la enfermedad puede ser epidémica, especialmente en entornos donde hay hacinamiento, como internados o campamentos. En España, esta enfermedad afecta gravemente a unas 1.000 personas cada año, si bien, debido a las circunstancias de la pandemia por COVID-19 y la cuarentena, esta cifra ha descendido en los últimos 3 años.

ETIOLOGÍA

Las causas más frecuentes de meningitis son las infecciones víricas, luego las bacterianas y, por último, las fúngicas y parasitarias (Tabla 77-1).

Tabla 77-1. Etiología de la meningitis

Meningitis vírica
- Enterovirus
- Herpes simple
- Virus de las paperas
- Virus del Nilo Occidental

Meningitis bacteriana
- *Streptococcus pneumoniae*
- *Neisseria meningitidis*
- *Haemophilus influenzae* tipo b
- *Listeria monocytogenes*

Meningitis fúngica
- Esporas de hongos

Meningitis parasitaria
- Tenia
- Malaria cerebral

Meningitis crónica
- Organismos persistentes de crecimiento lento

Otras
- Reacciones químicas
- Algunos tipos de cáncer
- Enfermedades inflamatorias
- Alergias a algunos medicamentos

La meningitis vírica suele estar causada por virus como el enterovirus y el herpes simple. Otros virus que pueden provocarla son el virus de la parotiditis y el virus del Nilo Occidental. La mayoría de las meningitis víricas son de curso benigno y autolimitadas y se suelen resolver sin necesidad de tratamiento a los pocos días. Se diferencia de la encefalitis en que esta no solo produce inflamación de las meninges, sino también del encéfalo y, por ello, tiene un pronóstico más grave.

La meningitis bacteriana puede estar causada por diferentes tipos de bacterias, siendo los principales agentes patógenos *Streptococcus pneumoniae*, *Neisseria meningitidis*, *Haemophilus influenzae* tipo b y *Listeria monocytogenes*. Estas bacterias alcanzan el cerebro y la médula espinal por vía hematógena, por contigüidad en una infección de oído, tras una cirugía o una rotura de cráneo o a través de los senos paranasales.

- *Streptococcus pneumoniae* (neumococo) es la bacteria que con mayor frecuencia causa meningitis bacteriana, tanto en bebés como en niños y adultos. En la mayoría de las ocasiones produce inicialmente una neumonía o una infección de oído o de los senos paranasales y se disemina hasta alcanzar las meninges. La vacuna frente al neumococo podría prevenir este tipo de meningitis.
- *Neisseria meningitidis* (meningococo) provoca la meningitis meningocócica. En general produce inicialmente una infección de las vías respiratorias superiores y causa la meningitis por diseminación hematógena. Este tipo de meningitis afecta sobre todo a adolescentes y adultos jóvenes y, debido a que es muy contagiosa, puede provocar una epidemia local en zonas donde convive la población joven, como residencias universitarias, internados y bases militares. La vacuna ayuda a prevenir la infección, aunque esto no exime de la profilaxis antibiótica para prevenir la

enfermedad si la persona ha estado en contacto con una persona contagiada.
- *Haemophilus influenzae* tipo b era la principal causa de meningitis bacteriana en niños, pero la vacuna ha reducido considerablemente la cantidad de casos de este tipo de meningitis.
- *Listeria monocytogenes* es una bacteria que se puede encontrar en quesos no pasteurizados y carnes procesadas; por ello, las mujeres embarazadas, los recién nacidos, los adultos mayores y las personas con el sistema inmunitario debilitado constituyen la población más vulnerable a este tipo de bacteria y deben evitar consumir estos productos. Debido a que esta bacteria puede atravesar la barrera placentaria, las mujeres embarazadas deben evitar consumir estos productos, ya que una infección por esta bacteria podría ser mortal para el recién nacido.

Las infecciones fúngicas que causan meningitis micóticas son menos comunes, pero pueden ser graves en personas inmunodeprimidas. Se contraen al inhalar las esporas de hongos que se encuentran suspendidas en el aire, en los excrementos de aves o en superficies de madera en descomposición. Este tipo de meningitis no es contagiosa entre personas y puede reaparecer incluso con tratamiento.

La meningitis parasitaria, también llamada meningitis eosinofílica, está provocada por parásitos como la tenia o la malaria cerebral. Un subtipo grave y muy poco frecuente es la amebiana, que se puede contraer por baños en agua dulce. Generalmente, la vía más común de infección es por ingestión de alimentos con estos parásitos y no se contagia entre personas.

La meningitis crónica es un tipo de inflamación meníngea persistente, que puede estar causada por organismos de crecimiento lento, como los hongos y *Mycobacterium tuberculosis*, que invaden las meninges y el LCR.

Por último, otras causas de meningitis no infecciosas son las reacciones químicas, la infiltración neoplásica de algunos tumores, las enfermedades inflamatorias y las alergias a algunos medicamentos.

FACTORES DE RIESGO

Existen diversos factores que pueden aumentar el riesgo de contraer meningitis (**Recuadro 77-1**).

MANIFESTACIONES CLÍNICAS

Los síntomas de la meningitis pueden variar, pero suelen incluir fiebre alta repentina, dolor de cabeza intenso, rigidez en el cuello y fotofobia (sensibilidad a la luz). Además, pueden presentarse síntomas como náuseas, vómitos, confusión, dificultad para concentrarse, somnolencia, convulsiones, dificultad para despertarse, falta de apetito o de sed, así como erupción cutánea en la meningitis meningocócica.

En los lactantes y los niños pequeños, los signos y síntomas pueden ser más sutiles e incluyen irritabilidad, llanto constante, inactividad, vómitos, fiebre alta, rigidez en el cuerpo y el cuello, letargo, rechazo a comer y fontanelas abultadas.

DIAGNÓSTICO

El diagnóstico de la meningitis se basa en una combinación de la historia clínica (síntomas), los hallazgos en la exploración física (signos), así como las pruebas complementarias. Estas últimas incluyen análisis de sangre, en los que suele observarse leucocitosis y elevación de reactantes de fase aguda (proteína C reactiva, procalcitonina), y punción lumbar para obtener muestras de LCR, cuyos hallazgos orientan a la etiología del proceso (**Tabla 77-2**).

Las pruebas para detectar ácidos nucleicos (reacción en cadena de la polimerasa) en el LCR son más sensibles que los cultivos para el diagnóstico de las infecciones.

Las pruebas de imagen, como la TC o la RM, permiten evaluar posibles complicaciones.

Otras muestras que podrían complementar el diagnóstico son hemocultivos, muestras otorrinofaríngeas o muestras de heces, en el caso de sospecha de enterovirus.

TRATAMIENTO

El tratamiento de la meningitis depende del agente causal. En el caso de la meningitis bacteriana, se utilizan antibióticos intravenosos de amplio espectro de forma empírica y, posteriormente, se ajusta el tratamiento una vez que se conoce el agente causal específico y sus sensibilidades antibióticas. También se puede hacer uso de corticoides para reducir el edema cerebral asociado. En caso de que la infección provenga del oído o de los senos paranasales, deberá drenarse el foco infeccioso.

En la meningitis vírica, el tratamiento está enfocado a aliviar los síntomas, como el dolor y la fiebre, ya que la mayoría de los casos son autolimitados. Se recomienda el reposo en cama, beber mucho líquido y utilizar analgésico para el dolor. En este caso también se pueden emplear corticoides y

medicamentos para controlar las convulsiones, si estas aparecen. La meningitis causada por el virus del herpes puede tratarse mediante aciclovir u otros antivíricos de la misma familia.

En los casos de meningitis fúngica, se usan antifúngicos específicos. En la meningitis tuberculosa se utilizan combinaciones de antibióticos específicos, pero no se deben administrar hasta estar seguros del agente causal.

El tratamiento de la meningitis crónica depende del agente causal. Las meningitis no infecciosas (asépticas) se pueden tratar con corticoides y, si está relacionada con el cáncer, el tratamiento es el específico para ese tumor. Si se desconoce la causa, se puede comenzar con antivíricos y antibióticos hasta que se determine el origen. Es importante iniciar el tratamiento lo antes posible para reducir el riesgo de complicaciones y mejorar el pronóstico.

COMPLICACIONES

La meningitis puede causar complicaciones graves, como daño cerebral, sordera, convulsiones, hidrocefalia y, en casos graves, incluso la muerte. Algunas personas también pueden desarrollar secuelas a largo plazo, como problemas de aprendizaje, discapacidad intelectual, pérdida de memoria, dificultades de concentración o alteraciones de la marcha.

Cuanto más tiempo se desarrolle la enfermedad sin tratamiento, mayor será el riesgo de sufrir complicaciones graves.

PRONÓSTICO

El pronóstico de la meningitis depende de varios factores, como la edad del paciente, el agente causal, la rapidez en el diagnóstico y el inicio del tratamiento, así como la presencia de complicaciones. La meningitis bacteriana puede ser grave y potencialmente mortal, mientras que la meningitis vírica

Tabla 77-2. Características diferenciales de los distintos tipos de meningitis, según el análisis del líquido cefalorraquídeo

Tipo de meningitis	Glucosa	Proteínas	Células
Bacteriana	Baja	Altas	Polimorfonucleares > 300/mm³
Vírica	Normal	Normales o altas	Mononucleares < 300/mm³
Tuberculosa	Baja	Altas	Mononucleares y polimorfonucleares < 300/mm³
Fúngica	Baja	Altas	< 300/mm³
Tumoral	Baja	Altas	Mononucleares

tiende a tener un curso más benigno. El pronóstico también puede variar según la salud general del paciente y la prontitud con la que este reciba atención médica adecuada.

PREVENCIÓN

La prevención de la meningitis se basa principalmente en la vacunación. Existen vacunas disponibles para prevenir algunas de las principales causas de la meningitis bacteriana, como *S. pneumoniae*, *N. meningitidis* y *H. influenzae* tipo b:

- Vacuna contra *H. influenzae* tipo b: se recomienda para niños a partir de los 2 meses de edad y para adultos esplenectomizados o inmunodeprimidos.
- Vacuna neumocócica conjugada: forma parte del calendario de vacunación sistemática y está recomendada para niños < 2 años, con una dosis extra entre los 2 y 5 años en niños con enfermedades cardíacas, pulmonares crónicas o cáncer.
- Vacuna polisacárida neumocócica: se recomienda para todos los adultos > 65 años y para adultos más jóvenes y niños de 2 años en adelante inmunodeprimidos, con enfermedades crónicas, diabetes, anemia de células falciformes o esplenectomizados.
- Vacuna antimeningocócica conjugada: se aconseja la administración de una única dosis a los niños de entre 11 y 12 años, y un refuerzo a los 16 años. Si la vacuna se administra por primera vez entre los 13 y los 15 años, se recomienda dar el refuerzo entre los 16 y los 18 años, pero si la primera vacuna se administra a los 16 años o más tarde,

no se necesita un refuerzo. Esta vacuna también se puede administrar a niños de entre 2 meses y 10 años que tengan un riesgo alto de contraer meningitis bacteriana o que han estado en contacto con alguien que tiene la enfermedad. También se utiliza para vacunar a personas sanas, pero sin una vacuna previa, que han estado expuestas a brotes.
- Vacuna antimeningocócica del serogrupo B: está recomendada en adultos y niños a partir de los 10 años con mayor riesgo de contraer la enfermedad meningocócica. Entre los pacientes que presentan más riesgo de contraerla están los que poseen anemia de células falciformes, esplenectomizados, las personas con un trastorno inmunitario poco común llamado deficiencia del componente del complemento y las que toman determinados medicamentos.

Además, es importante seguir buenas prácticas de higiene para prevenir el contagio, como lavarse bien las manos con frecuencia, especialmente antes de comer y después de ir al baño, no compartir bebidas ni utensilios para comer ni cepillos de dientes con otras personas, cubrirse la boca y la nariz al toser o estornudar, evitar el contacto cercano con personas infectadas y cuidar el sistema inmunitario descansando lo suficiente, siguiendo una dieta sana y haciendo ejercicio. Otras medidas de prevención son tener cuidado con cierto tipo de alimentos en caso de mujeres embarazadas, cocinar bien las carnes y utilizar quimioprofilaxis (administración de un antibiótico durante un período corto de tiempo, si la persona ha estado en contacto con una persona diagnosticada recientemente con meningitis).

PUNTOS CLAVE

- La meningitis es la inflamación de las meninges. Puede producirse por diseminación hematógena o por contigüidad de un foco infeccioso próximo.
- Puede ser una enfermedad grave y mortal en días, si la persona no recibe tratamiento, y un retraso de este puede suponer un aumento del riesgo de daño cerebral permanente.
- La meningitis bacteriana puede ser grave y potencialmente mortal, mientras que la meningitis vírica tiende a tener un curso más benigno.

BIBLIOGRAFÍA

Brouwer MC, Tunkel AR, Van de Beek D. Epidemiology, diagnosis, and antimicrobial treatment of acute bacterial meningitis. Clin Microbiol Rev 2010; 23: 467-92.
Kohil A, Jemmieh S, Smatti MK et al. Viral meningitis: an overview. Arch Virol 2021; 166: 335-45.

Ku LC, Boggess KA, Cohen-Wolkowiez M. Bacterial meningitis in infants. Clin Perinatol 2015; 42: 29-45.
Thakur KT, Wilson MR. Chronic meningitis. Continuum (Minneap Minn) 2018; 24: 1298-326.
Wall EC, Chan JM, Gil E et al. Acute bacterial meningitis. Curr Opin Neurol 2021; 34: 386-95.

 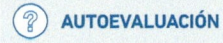 **AUTOEVALUACIÓN**

Coma

78

S. Morejón Ruiz y Ó. Martín-Delgado Sellers

OBJETIVOS DE APRENDIZAJE

- Entender el concepto de coma, como expresión clínica de una situación subyacente, potencialmente reversible y tratable.
- Conocer los enfoques del manejo del coma.
- Entender la base fisiopatológica del coma.

SÍNTESIS CONCEPTUAL

El coma es aquella situación clínica caracterizada por una disminución del nivel de conciencia con ausencia parcial o total de respuesta a estímulos. Es el resultado de una lesión de las estructuras responsables de la vigilia, principalmente el sistema reticular activador ascendente (SRAA) en el tronco del encéfalo, o de una lesión difusa o bilateral de la corteza cerebral. El grado de depresión de la conciencia se evalúa mediante la escala de coma de Glasgow: los pacientes en coma presentan una puntuación < 10.

DEFINICIÓN

El coma es el estado de disminución del nivel de conciencia, expresada como la incapacidad de respuesta a los estímulos. Debe considerarse como un síntoma que acompaña a diversas situaciones clínicas que hay que tratar. Para valorarlo, se usa la escala de coma de Glasgow (Tabla 78-1): puntuaciones < 10 indican que el paciente está en coma.

EPIDEMIOLOGÍA

El coma es una causa frecuente de ingreso en los servicios de urgencias (3 %).

Los estudios epidemiológicos sobre el coma se centran sobre todo en el coma traumático, secundario a traumatismo craneoencefálico (TCE), siendo escasos los estudios con respecto al coma no traumático. Este último tiene una incidencia estimada de seis casos por 100.000 habitantes/año en la población europea. Algunos estudios evidenciaron que el 40 % de los pacientes en coma de causa no traumática presentaban una causa toxicológica, tratándose en el 80 % de los casos de pacientes < 40 años, con una mortalidad del 0-7 %.

Tabla 78-1. Escala de coma de Glasgow	
Apertura de los ojos	
Espontánea	4
Con la voz	3
Con el dolor	2
Sin respuesta	1
Respuesta verbal	
Orientada	5
Confusa	4
Inapropiada	3
Incomprensible	2
Sin respuesta	1
Respuesta motora	
Obedece órdenes	6
Localiza el dolor	5
Retira la extremidad	4
Flexión anormal	3
Extensión anormal	2
Sin respuesta	1

Con respecto al coma de causa traumática:

- Se evaluaron aspectos epidemiológicos y económicos del TCE grave que demostraron que en Francia se producían 150.000 nuevos casos al año, de los cuales 4.000 presentaban coma (2,7 %). Los accidentes de tráfico constituyeron la principal causa de TCE en este estudio, pero los autores recalcaron el incremento de las caídas como causa de TCE en ancianos.
- En Australia se halló una incidencia anual de TCE de 322 casos/100.000 habitantes, el 15 % de los cuales ocurrieron en personas > 65 años.
- Igualmente, en Australia se evaluó la evolución y la mortalidad en pacientes ancianos (> 65 años) con TCE. Las causas más frecuentes de TCE en este estudio fueron las caídas y el atropello por vehículos.

CLASIFICACIÓN

El nivel de conciencia es un espectro continuo, en el que pueden presentarse múltiples estados intermedios (Tabla 78-2):

- Obnubilación (coma grado I): corresponde a una puntuación en la escala de Glasgow de 14-15. El paciente se despierta con la voz y responde de forma coherente.
- Estupor (grado II): corresponde a una puntuación de 11-13 en la escala de Glasgow. Implica un estado de sueño profundo, en el que el paciente responde a estímulos dolorosos intensos y repetidos y puede presentar confusión y lenguaje inapropiado.
- Coma (grado III): corresponde a una puntuación en la escala de Glasgow de 9-10. El paciente presenta una respuesta fragmentada: con un gruñido, retirada del miembro o únicamente entreabriendo los ojos ante el dolor intenso.

Tabla 78-2. Correlación entre la escala de coma de Glasgow y el nivel de conciencia

Puntuación en la escala de coma de Glasgow	Obnubilación/estupor/coma	Grados del coma
15	Normal	Vigilia/normal
14	Obnubilación	Grado I
11-13	Estupor	Grado II
9-10	Coma	Grado III
≤ 8	Coma profundo	Grado IV

- Coma profundo (grado IV): una puntuación ≤ 8 indica un coma profundo y riesgo de depresión respiratoria.

FISIOPATOLOGÍA

El estado de vigilia surge de la integridad del SRAA, red neuronal en el tegmento central de la protuberancia y el mesencéfalo del tronco del encéfalo, que integra información del tálamo, los ganglios basales y la corteza cerebral. La conciencia depende sobre todo de la integridad del SRAA y la corteza cerebral.

El coma puede tener múltiples niveles de profundidad, clasificados por la presencia y el grado de reflejos troncoencefálicos y motores, lo que permite distinguir los niveles de disfunción del tronco encefálico, siendo la reversibilidad dependiente de la causa de la disfunción. El patrón de disfunción del tronco encefálico suele localizar la extensión anatómica de una lesión o conflicto de espacio estructural (Tabla 78-3). La lesión de alguna de estas dos estructuras o de ambas provocará una alteración en el nivel de conciencia. La lesión del SRAA (lesión infratentorial) se presenta como un estado comatoso desde el inicio. La lesión de la corteza (lesión del SNC supratentorial) provoca una focalidad neu-

Tabla 78-3. Tipos de coma según la lesión subyacente

Tipo de coma	Postura anormal	Movimientos oculares	Reflejos del tronco	Patrón respiratorio	Causa típica	Prueba
Disfunción cerebral difusa	Ninguna o decorticación	Ninguno o penduleo horizontal	Conservados	Respiración Cheyne-Stokes Hipoventilación o hiperventilación (según la causa)	Intoxicación o trastorno metabólico	Bioquímica y toxicológica
Lesión focal hemisférica con hernia y compresión del tronco cerebral	Descerebración unilateral o bilateral	Parálisis del III par	Abolición de ROC y ROV	Hiperventilación	Hemorragia ganglionar, hematoma subdural	TC
Lesión primaria del SRAA (tronco cerebral)	Descerebración bilateral	Movimientos rápidos y descendentes de los globos oculares, seguidos de un retorno lento a la posición inicial (bobbing ocular)	Alterados	Hiperventilación o patrones periódicos de respiración agónica (gasping)	Hemorragia, infarto o contusión del tronco	TC/RM
Inconciencia psicógena («seudocoma»)	Ninguna	Normales	Normales	Normal	Trastorno conversivo	Ninguna

RM: resonancia magnética; ROC: reflejos osteotendinoso y cutaneoplantar; ROV: reflejo oculovestibular; SRAA: sistema reticular activador ascendente; TC: tomografía computarizada.

rología según del territorio afectado, sin alteración del nivel de consciencia. Si hay una afectación difusa bilateral de la corteza cerebral o una lesión que condicione una herniación cerebral y dañe el tronco encefálico (y, por lo tanto, el SRAA), se trata de un estado de coma.

MANIFESTACIONES CLÍNICAS

Examen de las pupilas y los movimientos oculares

Este examen permite valorar la integridad del tronco cerebral; su integridad orienta hacia una disfunción cerebral difusa. En el caso de lesión hemisférica que condicione efecto masa y herniación, habría un cuadro de compresión del tronco cerebral secundario a la herniación del lóbulo temporal, lo que se expresa mediante dilatación de la pupila homolateral y, posteriormente, paresia del III par y reacción de descerebración.

Signos meníngeos

La presencia de rigidez de nuca debe hacer descartar, en primer lugar, meningitis (si se asocia con fiebre) o una hemorragia subaracnoidea (normalmente sin fiebre).

Patrón respiratorio

- La hipoventilación puede ser una manifestación de la intoxicación por depresores del SNC o hipotiroidismo; aun así, en un paciente en coma se pueden detectar ciertos patrones respiratorios típicos, secundarios a una lesión en la protuberancia, los cuales alertan de un nivel profundo de coma y, por ende, de un peor pronóstico para el paciente.
- La respiración Cheyne-Stokes consiste en un patrón periódico regular en el que la amplitud de la inspiración aumenta a lo largo de varias inspiraciones, para luego descender de forma regular, hasta la apnea, que dura varios segundos; se reanuda entonces la inspiración de amplitud creciente para dar lugar a un nuevo ciclo. Este tipo de respiración es inespecífico y se observa en cualquier situación de disfunción cerebral en ausencia de lesión del tronco cerebral, por lo que no es un signo de particular gravedad.
- En la respiración apnéustica, el paciente presenta ciclos en los que la ventilación queda bloqueada durante unos segundos en inspiración (respiracion agónica o *gasping*).
- En la respiración atáxica, la hipoventilación por lesión del tronco aparece en pacientes ya moribundos con signos de lesión bulbar y suele ser muy irregular (**Fig. 78-1**).

Por otro lado, la hiperventilación es un síntoma habitualmente de una infección respiratoria, un edema agudo de pulmón, cetoacidosis diabética u otra acidosis metabólica.

Respuestas motoras y otros signos motores

Si hay sospecha de lesión hemisférica, la desviación espontánea conjugada de la mirada es ipsilateral a la lesión, y las

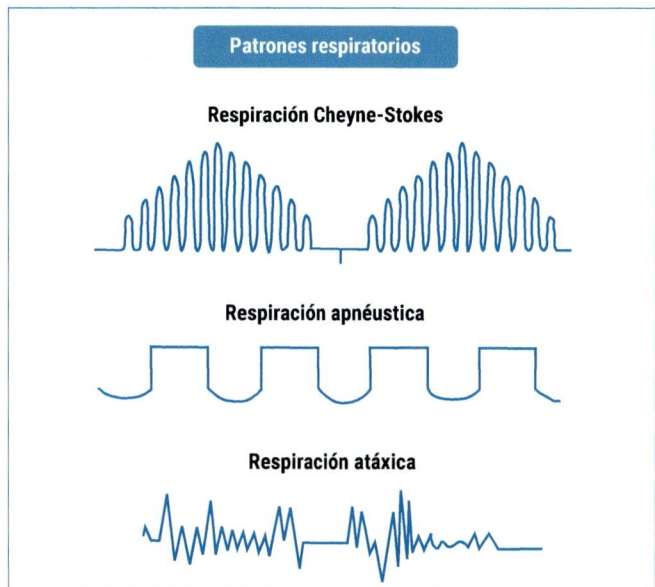

Figura 78-1. Patrones respiratorios.

extremidades pueden presentar hipotonía o hemiplejía contralateral.

Si existe sospecha de lesión en el tronco del encéfalo, la desviación conjugada es contralateral a la lesión y el paciente mira a su hemiplejía (también contralateral); además, habrá alteraciones pupilares y de los reflejos del tronco.

En la rigidez de decorticación, las extremidades superiores se semiflexionan y aducen y las inferiores se hiperextienden, lo que es propio de las lesiones hemisféricas difusas que afectan al diencéfalo (**Fig. 78-2**).

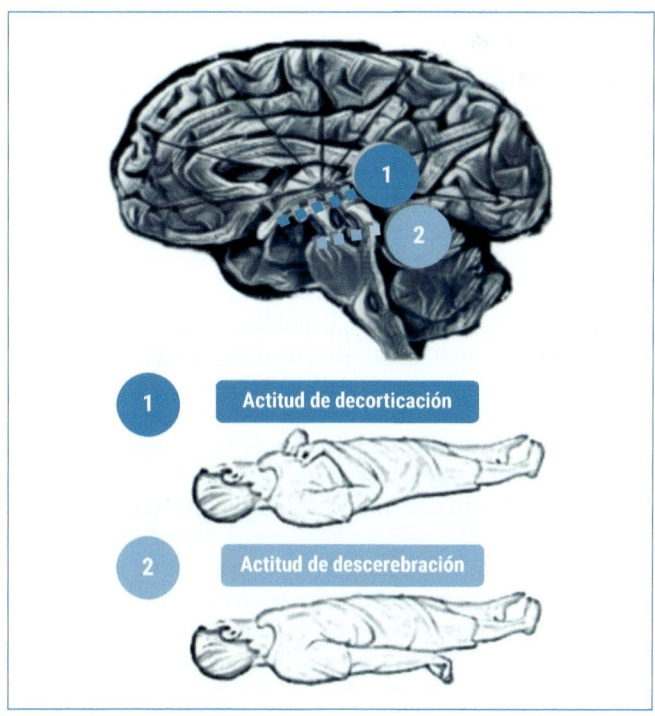

Figura 78-2. Lesiones del tronco. 1. Las lesiones en el diencéfalo se expresan mediante una actitud de decorticación. 2. Las lesiones en el mesencéfalo presentan una actitud de descerebración.

En la rigidez de descerebración, las extremidades superiores se hiperextienden, aducen y rotan y los miembros inferiores presentan hiperextensión; esto indica una lesión mesencefálica o protuberancial alta, ya sea primaria o secundaria a procesos expansivos hemisféricos focales o difusos que condicionen una herniación transtentorial.

Las crisis focales repetidas (epilepsia parcial continua) son indicativas de una lesión hemisférica, ya sea isquémica o infecciosa, como causa más frecuente. Las mioclonías generalizadas son habituales en los estados postanóxicos, pero también pueden ser consecutivas a tóxicos. En los pacientes con encefalopatías metabólicas son muy comunes las mioclonías parcelares multifocales.

TRATAMIENTO

Todo paciente en coma debe considerarse en situación de riesgo vital, por lo que debe partir de una estabilización inicial (protocolo ABC: vía aérea; *breathing* o respiración, y circulación) y de medidas generales y también específicas dirigidas a las distintas entidades etiológicas. La hipotensión y la hipoxemia son los factores principales que conllevan un mal pronóstico del daño cerebral agudo. En cuanto al manejo básico del paciente en coma, cabe destacar los aspectos que se describen a continuación.

Vía aérea y respiración. Mantener una buena oxigenación y ventilación, asegurando la normoventilación (presión parcial de dióxido de carbono [PCO_2] de 35-40 mmHg), incluso en caso de hipertensión intracraneal, para evitar la isquemia cerebral por vasoconstricción de la hipocapnia.

Criterios de intubación. Los criterios de intubación son una puntuación < 8 en la escala de coma de Glasgow, incapacidad de mantener la vía aérea permeable, ausencia de reflejo tusígeno o nauseoso, hipoxemia, hipoventilación y riesgo de herniación cerebral inminente.

Tratamiento precoz y enérgico del *shock*. Administrar expansión de volemia y/o vasoactiva para mantener una adecuada presión de perfusión cerebral, basándonos en el control de la presión arterial media (PAM) = (2 presión arterial distólica [PAD] + presión arterial sistólica [PAS])/3. La conferencia de consenso en reanimación hemodinámica de París (2006) recomienda mantener una PAM de 65 mmHg en los pacientes en *shock* de cualquier etiología, excepto en dos situaciones especiales: *a)* en las situaciones de hemorragia incontrolable en pacientes traumáticos, en las que se recomienda mantener la PAM en 40 mmHg hasta que se controle la hemorragia quirúrgicamente (o con intervencionismo vascular) y *b)* en los pacientes con TCE grave sin hemorragia sistémica, en los que se recomienda mantener la PAM por encima de 90 mmHg, hasta que se pueda monitorizar y asegurar una correcta presión de perfusión cerebral. El suero salino hipertónico al 3 %, además de ser expansor, reduce el edema cerebral. Debe valorarse la administración empírica de 1 ml/kg de glucosa al 50 %, si hay hipoglucemia; de 0,01 mg/kg de naloxona, si hay indicios de posible ingesta de opiáceos, o de 0,01 mg/kg de flumazenilo en caso de ingesta de benzodiazepinas (Tabla 78-4).

Aunque el manejo del paciente en coma está supeditado al mantenimiento vital de este, es preciso buscar la causa subyacente potencialmente reversible, siendo esta la que marque el pronóstico. Además, es esencial tratar con urgencia las situaciones que puedan provocar un deterioro neurológico rápido y/o amenacen la supervivencia.

Hipertensión intracraneal. El seguimiento de la presión intracraneal está indicado en los pacientes con una puntuación < 9 en la escala de coma de Glasgow no producido por una causa rápidamente reversible o si se sospecha una alteración cerebral grave. La hipertensión craneal puede condicionar un descenso de la presión de perfusión cerebral aguda e isquemia, lo que puede no apreciarse clínicamente hasta fases avanzadas al condicionar un desplazamiento de estructuras encefálicas. La recomendación actual es iniciar el tratamiento para disminuir la presión intracraneal cuando alcanza los 20 mmHg. En pacientes que presenten signos de herniación uncal o central inminentes se iniciarán medidas urgentes para disminuir la presión intracraneal, que consisten en: intubación e hiperventilación de forma transitoria con monitorización de CO_2, sedación y analgesia, así como administración de terapia osmótica con manitol (0,25-0,5 g/kg) en 20 minutos o suero salino hipertónico al 3-5 % (2-6 ml/kg).

El tratamiento de la hipertensión intracraneal se basa en una serie de medidas escalonadas, que se dividen en niveles:

- Convulsiones: las benzodiazepinas (midazolam) son los fármacos de primera elección, debido a su rapidez de acción.
- Alteraciones electrolíticas: destacan la natremia y la glucemia.
- Toxicidad por sustancias depresoras del SNC con antídotos disponibles (v. Tabla 78-4).
- Encefalopatía hipertensiva: el objetivo inmediato es disminuir los valores de la presión arterial en una tercera parte en las primeras 6 horas; otro tercio en las siguientes 24-36 horas, y alcanzar cifras de mantenimiento entre las 48 y las 72 horas. Para ello se deben utilizar fármacos con efectos previsibles y rápidamente modificables, como las perfusiones de labetalol, nitroprusiato o nicardipino.

Tratamiento quirúrgico urgente. Se reserva para lesiones agudas ocupantes de espacio (hematoma epidural, hematomas

Tabla 78-4.	Tratamiento precoz y enérgico del *shock*
Naloxona	Miosis y depresión respiratoria o evidencia de consumo de opiáceos
Tiamina	Evidencia de desnutrición, etilismo o enfermedad crónica debilitante
Glucosa hipertónica	Hipoglucemia confirmada mediante tira reactiva
Flumazenilo	Sospecha de intoxicación por benzodiazepinas en ausencia de: • Necesidad de control anticomicial mediante tratamiento con benzodiazepinas • Necesidad imperiosa de tratamiento con benzodiazepinas • Toxicidad por antidepresivos tricíclicos • Traumatismo craneal grave

parenquimatosos accesibles mayores de 25 ml, hidrocefalia activa, etc.) o lesiones crónicas descompensadas.

Accidentes cerebrovasculares. Si afectan al tronco del encéfalo o la corteza bilateral o condicionan un efecto masa con herniación, pueden expresarse como convulsiones o hipertensión intracraneal.

Infecciones del SNC. En ausencia de diagnóstico del agente causal, es necesario iniciar un tratamiento empírico que cubra los gérmenes más probables:

- Cefalosporinas de tercera generación + vancomicina: cubriría tanto el meningococo como el neumococo resistente.
- Ampicilina + cefalosporina de tercera generación (primeros 3 meses de vida): se administran debido a la posibilidad de que, además de gérmenes más habituales, la infección sea producida por una listeria.
- Si se sospecha una encefalitis vírica o esta no puede descartarse, se iniciará tratamiento con aciclovir (15-20 mg/kg/8 horas durante 14-21 días) ante la posibilidad de que se trate de un herpesvirus.

PUNTOS CLAVE

- El coma es una situación de gravedad, expresada como una falta total o parcial de respuesta a estímulos. Se evalúa mediante la escala de coma de Glasgow, con una puntuación < 10 puntos.
- El coma requiere un manejo rápido, siguiendo el protocolo ABC, para estabilizar al paciente.
- La exploración física ayuda a determinar si la lesión es supratentorial o infratentorial y orienta las pruebas para filiar la causa origen del problema, la cual marcará el pronóstico del paciente.
- Mantener una presión arterial media > 65mmHg, a fin de conservar una buena perfusión cerebral, el uso empírico de antídotos, el tratamiento de la hipertensión intracraneal o la sospecha de una causa infecciosa pueden ser medidas necesarias en el manejo del paciente en coma.

BIBLIOGRAFÍA

Cambra FJ, Lasuen N, Palomeque A. De cuidados intensivos pediátricos. Coma: etiología, fisiopatología y diagnóstico. Barcelona: Elsevier, 2008; p. 191-202.

Estalella Mendoza A, Flores González JC, Rodríguez Campoy P, Hernández González A. Patología neurológica grave. En: Cárdenas Cruz A y Roca Guiseris J, eds. Tratado de medicina intensiva. Barcelona: Elsevier, 2022; p. 945-54.

Forsberg S, Höjer J, Ludwigs U. Prognosis in patients presenting with non-traumatic coma. J Emerg Med 2012; 42: 249-53.

García S, Sauri Suárez S, Meza Dávalos E, de Jesús Villagómez A. Estado de coma y trastornos de la conciencia: una revisión analítica desde un enfoque neurofuncional. Parte I. Rev Esp Méd Quir 2013; 18: 56-68.

Mathé JF, Richard I, Rome J. Santé publique et traumatismes crâniens graves. Aspects épidémiologiques et financiers, structures et filières de soins [Serious brain injury and public health, epidemiologic and financial considerations, comprehensive management and care]. Ann Fr Anesth Reanim 2005; 24: 688-94.

McKimmie A, Keeves J, Gadowski A et al; the Australian traumatic brain injury initiative: systematic review of clinical factors associated with outcomes in people with moderate-severe traumatic brain injury. Neurotrauma Rep 2024; 5: 0.

Salgado García E. Coma de origen desconocido. En: Nogué Xarau S, ed. Toxicología clínica. Barcelona: Elsevier, 2019; p. 171-6.

Zarranz Imirizaldu JJ. Anamnesis y exploración del paciente con sintomatología del sistema nervioso. En: Farreras-Rozman, eds. Medicina interna. Barcelona: Elsevier España, 2022; p. 1303-19.

 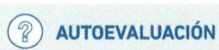 AUTOEVALUACIÓN

Esclerosis lateral amiotrófica

79

A. Martín Nieto y M. F. Lara Romero

OBJETIVOS DE APRENDIZAJE

- Conocer la definición y los mecanismos fisiopatológicos de la esclerosis lateral amiotrófica.
- Revisar la etiología y la epidemiología de esta enfermedad.
- Conocer los principales factores de riesgo, así como la evolución de la enfermedad.
- Determinar las pruebas diagnósticas indicadas.
- Conocer las principales alternativas de tratamiento farmacológico y no farmacológico.

SÍNTESIS CONCEPTUAL

La esclerosis lateral amiotrófica (ELA) es una enfermedad neurológica progresiva y degenerativa, que se produce como consecuencia de una afectación en las motoneuronas superiores e inferiores. Los principales signos y síntomas son: debilidad muscular, hiperreflexia, debilidad generalizada, atrofia muscular, fasciculaciones y parálisis. En cuanto a su epidemiología, se calcula que puede afectar a 1 o 2 casos por cada 100.000 habitantes. Según su etiología, puede clasificarse en dos tipos: ELA familiar, cuyo origen es genético, y ELA esporádica, en aquellos casos en los que no se puede describir con exactitud la causa. Actualmente no existe un tratamiento curativo y la mayoría de las intervenciones terapéuticas van encaminadas a mejorar la calidad de vida de los pacientes. Desafortunadamente, se trata de una enfermedad progresiva con un mal pronóstico, siendo el promedio de supervivencia de 3 a 5 años desde el inicio de los primeros síntomas.

DEFINICIÓN

La ELA, también conocida como enfermedad Lou Gehrig, es una enfermedad neurológica progresiva, degenerativa, secundaria a una afectación de las motoneuronas superiores e inferiores que provoca debilidad muscular. El término esclerosis lateral amiotrófica fue descrito por primera vez en el año 1874 por Jean-Martin Charcot, tras observar en sus investigaciones una correlación entre los signos piramidales y las lesiones de los cordones laterales con la amiotrofia y las lesiones en las astas anteriores de la médula espinal.

EPIDEMIOLOGÍA

La ELA es la tercera enfermedad neurodegenerativa con más incidencia, superada solo por la demencia y la enfermedad de Parkinson. En general, los estudios epidemiológicos rea-lizados informan de una incidencia que puede oscilar entre 1 y 2 casos por 100.000 habitantes. Se observa una mayor incidencia en las personas de raza blanca. Por otro lado, dada la mortalidad elevada de los pacientes, la prevalencia se considera muy baja: entre 2 y 5 casos por cada 100.000 habitantes. Aunque hay casos descritos en la segunda y la tercera décadas de la vida, la incidencia máxima se sitúa entre los 60 y los 70 años de vida.

CLASIFICACIÓN

Actualmente, la ELA se clasifica como familiar o esporádica:

- ELA familiar: su origen es genético y de naturaleza he-reditaria. La mayoría de las mutaciones se trasmiten de manera autosómica dominante. Existen diferentes genes relacionados con la ELA familiar. Entre ellos, el primer gen que se relacionó con esta enfermedad fue el de la superóxido-dismutasa 1, que está presente solo en el 20 % de los casos. Investigaciones recientes establecen una correlación con la sobreexpresión del hexanucleótido GGG-GCC en el gen ubicado en el cromosoma 9 (C9ORF72), con mayor predisposición de encontrarlo en un mismo individuo con ELA familiar y demencia frontotemporal.

- ELA esporádica: se da cuando no aparecen factores genéticos que expliquen la aparición de la enfermedad. Representa la mayoría de los casos de ELA, en los que la enfermedad no puede relacionarse con factores genéticos y presenta una etiología aún desconocida por los investigadores.

ETIOLOGÍA

Las causas de aparición de la ELA son aún desconocidas. Existen diferentes factores que se han relacionado con el desarrollo de la enfermedad, entre los que se encuentran: estrés oxidativo, excitotoxicidad por glutamato, daño mitocondrial, defecto en el transporte axonal, daño originado por los astrocitos, factores ambientales, factores genéticos y apoptosis.

En la literatura científica han aparecido algunos factores ambientales relacionados con la ELA, si bien aún se necesita más evidencia y estudios de mayor calidad metodológica que aseguren dichas relaciones. Algunas investigaciones señalan el tabaco como factor de riesgo, así como la exposición a determinados pesticidas. En algunos casos también se han realizado asociaciones entre la práctica del deporte de élite, especialmente el fútbol profesional, con un mayor riesgo de padecer la enfermedad; sin embargo, los datos no son concluyentes y actualmente se ha descartado dicha relación. También se puede considerar la edad como un factor de riesgo, común en otras enfermedades neurodegenerativas, como las enfermedades de Parkinson o de Alzheimer. Cuantos más años tienen un individuo, mayor probabilidad de que aparezcan cambios como el aumento del estrés celular, el incremento de la autofagia mitocondrial o una mayor vulnerabilidad neuronal.

En cuanto a la carga genética, como se ha mencionado antes, la primera mutación relacionada fue la del gen de la superóxido-dismutasa 1, responsable del 20 % de los casos de ELA familiar.

FISIOPATOLOGÍA

La fisiopatología de la ELA es aún desconocida. En los casos espontáneos, no relacionados con la carga genética, se han descritos alteraciones en diferentes rutas celulares, como el procesamiento génico, la proteostasis, la agregación proteica, el estrés oxidativo o las alteraciones en el microclima neuronal.

MANIFESTACIONES CLÍNICAS

Las manifestaciones clínicas son diversas y se resumen en la **tabla 79-1**.

En algunos casos, también pueden aparecer otros síntomas, como deterioro cognitivo, irritabilidad o alteración conductual. Cuando aparecen estos síntomas, suelen asociarse con un pronóstico negativo de la enfermedad.

En cuanto a la aparición de los síntomas, la ELA puede clasificarse en diferentes patrones clínicos:

- ELA clásica: se produce cuando hay una afectación en las motoneuronas superiores e inferiores de manera simultánea. La debilidad comienza en un área pequeña y se va extendiendo progresivamente a diferentes regiones del cuerpo. Esta pérdida de fuerza puede aparecer en la cara, el brazo o la pierna, y rara vez comienza con debilidad en la musculatura del tronco o de la respiración. La supervivencia media es de 4 años y representa el 65-70 % de los casos. Las formas atípicas, sin embargo, son aquellas en las que la supervivencia es mucho más larga o existe una afectación aislada de las motoneuronas superiores o inferiores.
- Esclerosis lateral primaria: es aquella en la que existe una predominancia de afectación en las motoneuronas superiores. En la mayoría de los pacientes, los síntomas comienzan en las piernas y progresivamente ascienden a los brazos y la musculatura bulbar. Representa el 20 % de los casos y su supervivencia es mayor que en el patrón clásico.
- Atrofia muscular progresiva: implica la aparición de una lesión en las motoneuronas inferiores. Afecta mayoritariamente a hombres y el inicio puede producirse en cualquier parte del cuerpo. Su evolución es más lenta, por lo que la supervivencia es mayor que en el patrón clásico.
- Parálisis bulbar progresiva: describe a los pacientes cuyo inicio de la enfermedad se produce fundamentalmente en los músculos del habla, la masticación y la deglución. Debido a esta afectación, suele aparecer disfagia, disartria, atrofia y fasciculaciones bulbares. Suele tener un mal pronóstico y la supervivencia no es superior a 1 o 2 años. Representa el 25-30 % de los casos de ELA y la mayoría de los pacientes llegan a experimentar la ELA clásica.

Tabla 79-1. Manifestaciones clínicas de la esclerosis lateral amiotrófica

Signos de la motoneurona superior	Signos de la motoneurona inferior	Signos bulbares
Debilidad muscular	Debilidad muscular	Disfagia y disartria
Hiperreflexia y clonus	Hiporreflexia	Disnea y ortopnea
Hipertonía y espasticidad	Atrofia muscular y calambres	Alteración de los reflejos nauseoso y/o mentoniano
Respuesta plantar extensora Reflejos de Hoffmann y Trömner	Fasciculaciones	Labilidad emocional

PRUEBAS DIAGNÓSTICAS

El diagnóstico precoz de la ELA es aún un reto para los médicos, debido a la heterogeneidad y la naturaleza inespecífica de los síntomas iniciales. En algunos casos, el diagnóstico puede retrasarse hasta 12 meses, aunque suele ser más rápido en aquellos pacientes en los que aparece una afectación bulbar.

En fases iniciales de la enfermedad, el diagnóstico se basa en una exploración física y en la exclusión de enfermedades con sintomatología parecida. Destacan las siguientes pruebas:

- Neurofisiología: para el diagnóstico de las enfermedades de las motoneuronas se ha usado tradicionalmente la electromiografía con neuroconducciones.
- Neuroimágenes: las técnicas convencionales de RM resultan ser muy poco específicas y sirven solo para descartar otras afecciones que pueden llegar a simular ELA, como tumores, radiculopatías, accidentes cerebrovasculares, mielopatías, etc. Hay que tener en cuenta que las neuroimágenes en estos pacientes son en general normales, sobre todo en las primeras fases de la enfermedad. Por ello, cada vez existe un mayor interés en investigar otras técnicas de neuroimagen avanzada de RM, como la transferencia de magnetización, la espectroscopia por RM, el tensor de difusión o la RM funcional (RMf). Algunas investigaciones apuntan que determinados pacientes que sufren ELA no tienen solo una afectación motora, sino que presentan también sintomatología extramotora, habiendo encontrado ciertos hallazgos de imagen, como atrofia de los lóbulos temporal y frontal, junto con una línea de hiperintensidad en T2 localizada en la sustancia blanca subcortical de la región anteromedial del lóbulo temporal.
- Pruebas de laboratorio: como en los casos anteriores, las pruebas de laboratorio ayudan a descartar otros procesos patológicos que pueden simular una alteración de las motoneuronas, comorbilidades o complicaciones de la enfermedad. Los estudios que deben realizarse en este tipo de pacientes son: hemograma, reactantes de fase aguda, pruebas de las funciones renal, hepática y tiroidea, electrólitos, electroforesis de proteínas y perfil glucémico. En algunos casos puede estar indicado llevar a cabo estudios del LCR, histopatología, biología molecular, genética y otros.
- Pruebas genéticas: aunque no suele ser el método de elección para el diagnóstico, suponen un abordaje necesario en el caso de la ELA familiar o de enfermedad de inicio juvenil.

Con el objetivo de optimizar el diagnóstico, en 1994 se publicaron los llamados criterios de El Escorial (Tabla 79-2), revisados más tarde, en 1997, y acuñados como criterios de El Escorial revisados (CEER). Según estos criterios diagnósticos, los pacientes se clasifican en relación al número de regiones afectadas, que incluyen cuatro áreas: bulbar, cervical, torácica y lumbar. Estos criterios han demostrado una baja sensibilidad; por ello, en 2008, se modificaron añadiendo el algoritmo de Awaji-Shima, que clasifica la certeza diagnóstica en tres categorías: definitiva, clínicamente probable y clínicamente posible.

Tabla 79-2. Criterios de El Escorial para el diagnóstico de la esclerosis lateral amiotrófica

ELA definitiva
- Presencia de signos de disfunción de la MNS y la MNI en, al menos, tres regiones del cuerpo:
  - Signos de MNS y MNI en una región bulbar y, al menos, dos regiones espinales (cervical y lumbosacra)
  - Signos de MNS en dos regiones espinales (cervical y lumbosacra) y de MNI en tres regiones espinales (cervical y lumbosacra)
- Las regiones definidas por El Escorial son:
  - Craneobulbar
  - Cervical
  - Lumbosacra
  - Torácica

ELA clínicamente probable
- Disfunción de MNS y MNI en, al menos, dos regiones, con signos de MNS rostrales frente a signos de MNI

ELA clínicamente probable con evidencia de laboratorio
- Signos clínicos de disfunción en MNS y en MNI en una región sola, o
- Signos de MNS en una región sola o más signos de MNI definidos por electromiografía que están presentes en dos regiones. Si es bulbar o torácica, un solo músculo o miotoma debe demostrar signo de disfunción de MNI; si es región cervical o lumbosacra, dos músculos o miotomas deben demostrar signos de disfunción de MNI. Es necesario descartar otras causas con la utilización apropiada de neuroimagen y protocolos de laboratorio

ELA clínicamente posible
- Los signos clínicos de disfunción de MNS y MNI se encuentran juntos en una sola región, o
- Los signos de MNS se encuentran solo en dos o más regiones, o
- Los signos de MNI se encuentran rostrales a aquellos de MNS y el diagnóstico no puede ser validado por evidencia de examen de electrodiagnóstico, neurofisiológico, de neuroimagen o de laboratorio clínico. Otros diagnósticos deben ser excluidos

ELA: esclerosis lateral amiotrófica; MNI: motoneurona inferior; MNS: motoneurona superior.

TRATAMIENTO

Actualmente no existe un tratamiento curativo para la ELA. La mayoría de las medidas terapéuticas van encaminadas a paliar, en la medida de lo posible, la sintomatología. La literatura científica recomienda que la intervención sea interdisciplinar, abordando al paciente desde distintos puntos de vista de manera coordinada con un equipo formado por neurólogo, personal de enfermería, fisioterapeuta, terapeuta ocupacional, logopeda, psicólogo, nutricionista y trabajador social. En ocasiones, los pacientes también van a requerir la intervención del neumólogo o psiquiatra.

En cuanto al tratamiento farmacológico, el riluzol es el único principio activo que ha demostrado su utilidad como tratamiento modificador de la progresión de la ELA. Aunque su mecanismo de acción no se conoce con certeza, parece que actúa inhibiendo procesos relacionados con el glutamato. Se ha visto que este medicamento es más efectivo en aquellos pacientes que tienen una evolución menor a 5 años, pero no ha demostrado beneficios en la mejora de la función motora, la reducción de las fasciculaciones o la función pulmonar. Para tratar la sintomatología asociada son múltiples los fármacos empleados en función de las necesidades individuales de cada paciente, entre los que se incluyen los antidepresivos tricíclicos o inhibidores selectivos de la recaptación de la serotonina para los síntomas emocionales; el baclofeno o la tizanidina para la relajación muscular, y las gotas de atropina o toxina botulínica en el caso de la sialorrea.

Debido a la coexistencia de síntomas físicos como la debilidad, la pérdida de funcionalidad, la espasticidad o la dificultad para el equilibrio y la marcha, será fundamental el tratamiento de fisioterapia para mantener lo máximo posible la condición física de los pacientes, a fin de mejorar su calidad de vida.

Se tendrá en cuenta el tratamiento nutricional adecuado y será necesario, en caso de que el paciente pierda la capacidad deglutoria y hayan fallado las medidas conservadoras, hacer una gastroscopia percutánea para mejorar el estado nutricional y la calidad de vida del paciente.

Teniendo en cuenta que la mayor causa de muerte en los pacientes con ELA es la insuficiencia respiratoria, es recomendable el uso de ventilación mecánica no invasiva, siendo la ventilación con presión positiva intermitente binivel (Bi-PAP) la más usada en estos casos.

PRONÓSTICO

Desafortunadamente, la ELA es una enfermedad progresiva con un mal pronóstico. El tiempo promedio de supervivencia se sitúa aproximadamente entre los 3 y los 5 años desde el inicio de los primeros síntomas. Existen diferentes factores pronósticos, como por ejemplo: edad avanzada (> 80 años), patrón de inicio bulbar, período corto de latencia, síntomas cognitivos o conductuales asociados, estado nutricional alterado o baja capacidad vital forzada (< 50 %).

PUNTOS CLAVE

- La ELA es una enfermedad progresiva y degenerativa provocada por una afectación en las motoneuronas superiores e inferiores.
- Entre los principales síntomas se encuentra la debilidad muscular, la espasticidad, la hiperreflexia y la parálisis.
- Existen dos tipos de ELA: ELA familiar, cuyo origen es genético, y ELA esporádica.
- Salvo en el caso de la ELA familiar, no se conocen las causas de la enfermedad y el pronóstico no es bueno, con una tasa de supervivencia de 3 a 5 años desde el inicio de los síntomas.

BIBLIOGRAFÍA

Castro-Rodríguez E, Azagra R, Gómez-Batiste X, Povedano M. La esclerosis lateral amiotrófica (ELA) desde la Atención Primaria. Epidemiología y características clínico-asistenciales. Aten Primaria 2021; 53: 102-58.

Grad LI, Rouleau GA, Ravits J, Cashman NR. Clinical spectrum of amyotrophic lateral sclerosis (ALS). Cold Spring Harb Perspect Med 2017; 7: a024117.

Riancho J, Gonzalo I, Ruiz-Soto M, Berciano J. ¿Por qué degeneran las motoneuronas? Actualización en la patogenia de la esclerosis lateral amiotrófica. Neurologia 2019; 34: 27-37.

Sennfält S, Kläppe U, Thams S et al. The path to diagnosis in ALS: delay, referrals, alternate diagnoses, and clinical progression. Amyotroph Lateral Scler Frontotemporal Degener 2023; 24: 45-53.

Zapata-Zapata CH, Franco-Dáger E, Solano-Atehortúa JM, Ahunca-Velásquez LF. Esclerosis lateral amiotrófica: actualización. Iatreia 2016; 29: 194-205.

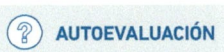
AUTOEVALUACIÓN

Neuropatías periféricas de causa tóxico-metabólica e inmunitaria

80

A. Higueras Lara

OBJETIVOS DE APRENDIZAJE

- Conocer las principales neuropatías tóxico-metabólicas e inmunitarias.
- Tomar conciencia del grave problema de salud que suponen estas enfermedades para la integridad nerviosa periférica.
- Revisar los mecanismos fisiopatológicos que condicionan la aparición de estas enfermedades.
- Determinar las bases moleculares de estas enfermedades.
- Establecer el mejor manejo para cada una de estas enfermedades.

SÍNTESIS CONCEPTUAL

Las neuropatías tóxicas comprenden un grupo heterogéneo de afecciones que pueden causar una morbilidad y un deterioro significativos. Dado que muchas neuropatías tóxicas mejoran con la eliminación del agente causante, es esencial que los neurólogos puedan reconocerlas. En la mayoría de los casos, una anamnesis y una exploración cuidadosas, prestando atención al curso temporal y a las características neuropáticas y sistémicas, permitirán el diagnóstico.

Las neuropatías metabólicas son un grupo variado de afecciones cuyo mayor exponente es la neuropatía diabética, una enfermedad causada por altos niveles de glucosa en sangre que afecta con mayor frecuencia a los nervios de las extremidades inferiores. Es una complicación grave de la diabetes que puede afectar hasta al 50 % de las personas con esta enfermedad. Es posible prevenir la neuropatía diabética o reducir su progreso con un control constante de la glucosa sanguínea y un estilo de vida saludable.

El inicio del síndrome de Guillain-Barré se observa como una debilidad simétrica rápidamente progresiva de las extremidades, seguida por infecciones respiratorias o gastrointestinales dentro de las 6 semanas en la mayoría de los pacientes, a menudo por *Campylobacter*. A pesar del tratamiento, la mortalidad por el síndrome de Guillain-Barré o la discapacidad grave ocurren en alrededor del 20 % de los casos, siendo útiles para el manejo del síndrome la inmunoterapia, dosis altas de esteroides, la plasmaféresis y el tratamiento inmunitario con inmunoglobulinas.

NEUROPATÍAS PERIFÉRICAS DE CAUSA TÓXICA

Definición

Las neuropatías tóxicas ocurren cuando productos químicos, farmacéuticos o sustancias dietéticas causan daño o disfunción a los nervios periféricos. Si bien muchas de las causas individuales son raras, las neuropatías tóxicas en conjunto no son infrecuentes, siendo las quimioterapias y el alcohol las causas más frecuentes. Las otras causas incluyen drogas recreativas, metales pesados y toxinas dietéticas e industriales.

Etiología

Las causas más comunes de neuropatía tóxica en todo el mundo son el alcohol y los medicamentos, en particular los agentes quimioterapéuticos. Tanto los fármacos antineoplásicos tradicionales como los más nuevos pueden causar neuropatía.

400

Manifestaciones clínicas

Si bien la mayoría de las neuropatías tóxicas se presentan como una típica axonopatía predominantemente sensorial, algunas toxinas pueden causar otros patrones, como una neuropatía mayoritariamente motora o una polirradiculoneuropatía.

Pruebas de diagnóstico

Si bien las pruebas bioquímicas son útiles, no reemplazan la historia clínica y la exploración.

Manejo y tratamiento

La eliminación de la sustancia causante puede conducir a una mejoría clínica y, dado el tratamiento específico disponible para algunas toxinas, es importante la identificación temprana y correcta de la toxina relevante. Los neurólogos deben considerar la posibilidad de realizar pruebas de detección de exposición a neurotoxinas apropiadas, según el fenotipo de la neuropatía. Ser consciente del patrón de neuropatía particular asociado con cada toxina ayuda al reconocimiento clínico, así como a la investigación posterior y al tratamiento adecuados.

NEUROPATÍAS PERIFÉRICAS DE CAUSA METABÓLICA: POLINEUROPATÍA DIABÉTICA

Definición

La neuropatía diabética es un daño en los nervios causado por la diabetes. Con el tiempo, las concentraciones altas de glucosa en la sangre (o azúcar en la sangre) y de grasas en la sangre (como los triglicéridos), causadas por la diabetes, pueden dañar los nervios.

Manifestaciones clínicas

- Neuropatía periférica: este tipo de neuropatía también puede denominarse neuropatía periférica simétrica distal. Es el tipo más común. Afecta en primera instancia a los pies y las piernas, seguidos de las manos y los brazos. Por lo general, los signos y síntomas empeoran durante la noche.
- Neuropatía autonómica: el sistema nervioso autónomo controla la presión arterial, la frecuencia cardíaca, la sudoración, los ojos, la vejiga, el aparato digestivo y los órganos sexuales. La diabetes puede afectar a los nervios en cualquiera de estas zonas.
- Neuropatía proximal (polirradiculopatía diabética): este tipo de neuropatía suele afectar a los nervios de los muslos, las caderas, los glúteos o las piernas. También puede afectar a la zona abdominal y del pecho. Los síntomas suelen presentarse en uno de los lados del cuerpo, pero pueden extenderse al otro lado.
- Mononeuropatía (neuropatía focal): hace referencia a lesiones en un único nervio específico. Puede ser un nervio de la cara, el torso, los brazos o las piernas.

Pruebas de diagnóstico

Los signos y síntomas, junto con las manifestaciones sistémicas, son fáciles de identificar en una evaluación clínica. El diagnóstico es clínico, basado en una anamnesis y una exploración física adecuadas, reservándose las pruebas objetivas de confirmación principalmente al campo de la investigación o en el caso de presentaciones clínicas atípicas.

Manejo y tratamiento

El control glucémico intensivo puede retrasar la aparición de la polineuropatía diabética y se destacan dos fármacos aprobados para su tratamiento: el ácido α-lipoico, que reduce el estrés oxidativo, y la benfotiamina, que inhibe la acumulación de productos finales de la glucosilación avanzada.

NEUROPATÍAS PERIFÉRICAS DE CAUSA INMUNITARIA: SÍNDROME DE GUILLAIN-BARRÉ

El máximo exponente de las neuropatías periféricas inmunitarias es el síndrome de Guillain-Barré, que representa la causa más común de debilidad flácida simétrica aguda de las extremidades y la arreflexia en la era posterior a la poliomielitis. Fue descrito por primera vez hace casi 100 años por tres neurólogos franceses, Georges Guillain, Jean Alexandre Barré y André Strohl, en dos soldados con una concentración elevada de proteínas y un recuento normal de células en el LCR. En 1949, Haymaker describió las características clínico-patológicas de 50 casos mortales de síndrome de Guillain-Barré y observó degeneración axonal, descomposición de la mielina y edema nervioso.

Definición

El síndrome de Guillain-Barré es una enfermedad minoritaria que representa la causa más frecuente de debilidad simétrica flácida aguda de las extremidades y la arreflexia, que suele alcanzar su punto máximo en un mes.

Epidemiología

El término síndrome de Guillain-Barré se puede usar para denotar un síndrome que incluye la neuropatía axonal y neuronal autoinmunitaria, la neuropatía desmielinizante autoinmunitaria y la neuropatía de raíces ventrales y dorsales, así como el síndrome de Miller-Fisher, que se caracteriza por ataxia, oftalmoplejía y arreflexia. En general, el curso clínico, la gravedad y los resultados del síndrome de Guillain-Barré son muy variables. La incidencia del síndrome de Guillain-Barré típico oscila entre 0,81 y 1,89 (mediana: 1,11) casos por 100.000 personas/año, siendo más común en hombres que en mujeres (proporción de sexos: 1,5:1). La prevalencia y la incidencia de este síndrome aumentan con la edad.

Clasificación

En términos generales, el síndrome de Guillain-Barré abarca una amplia gama de síndromes clínicos con polirradiculoneuropatía inflamatoria aguda, debilidad muscular y reflejos reducidos.

Etiología

Más de dos tercios de los pacientes con síndrome de Guillain-Barré refieren síntomas de infecciones respiratorias o digestivas dentro de las 6 semanas posteriores al inicio del síndrome.

La etiología y la patogénesis siguen siendo en gran medida enigmáticas, pero se sabe que este síndrome está relacionado con la infección por *Campylobacter*, si bien < 0,1 % de las infecciones resultan en dicho síndrome.

Fisiopatología

En la observación se encuentran macrófagos activados y células T y anticuerpos séricos contra gangliósidos, pero su relevancia no está clara.

Las líneas actuales de investigación más extendidas enfocan el síndrome de Guillain-Barré como una condición heterogénea con numerosos subtipos, y los datos apuntan hacia el papel de los epítopos gangliósidos. En última instancia, este síndrome es el resultado de un fondo genético permisivo, en el que los factores ambientales, incluidas las infecciones, la vacunación y la influencia del envejecimiento, conducen a la enfermedad.

Manifestaciones clínicas

Las características necesarias para el diagnóstico del síndrome de Guillain-Barré son:

- Debilidad progresiva en ambos brazos y ambas piernas.
- Arreflexia.

Las características que apoyan firmemente el diagnóstico de este síndrome son:

- Progresión de síntomas a lo largo de los días.
- Simetría relativa de los síntomas.
- Leves síntomas o signos sensoriales.
- Disfunción autonómica.
- Afectación de la vena craneal, especialmente debilidad bilateral de los músculos faciales.
- Características típicas del electrodiagnóstico.
- Alta concentración de proteína en el LCR, con menos células que 10 × 10/litros.
- La recuperación comienza 2-4 semanas después de que cesa la progresión de la enfermedad.

Pruebas de diagnóstico

El síndrome de Guillain-Barré puede ser difícil de diagnosticar en las primeras fases. Los signos y síntomas son similares a los de otros trastornos neurológicos y pueden variar según la persona.

Las pruebas de diagnóstico incluyen:

- Historia clínica y exploración física minuciosas.
- Punción lumbar.
- Electromiografía.
- Estudios de la conducción nerviosa.

Tratamiento

El síndrome de Guillain-Barré no tiene cura, pero sí tratamiento sintomático. Además, existen dos tipos de tratamientos que pueden acelerar la recuperación y reducir la gravedad de la enfermedad: el intercambio de plasma (plasmaféresis) y la terapia con inmunoglobulinas.

PUNTOS CLAVE

- La evaluación clínica de una posible neuropatía tóxica debe centrarse en observar la asociación temporal entre la exposición y los síntomas, así como en identificar el fenotipo de la neuropatía y los síntomas y signos no neuropáticos. Las causas más comunes de neuropatía tóxica en todo el mundo son el alcohol y los medicamentos, en particular los agentes quimioterapéuticos.

- Tanto los fármacos antineoplásicos tradicionales como los más nuevos pueden causar neuropatía. La eliminación de la toxina responsable en muchos casos mejora o previene una mayor progresión; sin embargo, la falta de respuesta debería impulsar la búsqueda de causas alternativas. Si bien las pruebas bioquímicas son útiles, no reemplazan la historia clínica y la exploración.

- Si bien la hiperglucemia es la principal alteración metabólica implicada en la génesis de la neuropatía diabética, la presencia de obesidad, dislipidemia, hipertensión arterial y tabaquismo desempeñan un papel adicional. En la fisiopatología destacan tres fenómenos principales: el estrés oxidativo, la formación de productos finales de la glucosilación avanzada y el daño a la microvasculatura. El diagnóstico es clínico.

- Se destacan dos fármacos aprobados para el tratamiento de la neuropatía diabética en varios países: el ácido α-lipoico, que reduce el estrés oxidativo, y la benfotiamina, que inhibe la acumulación de productos finales de la glucosilación avanzada.

- El síndrome de Guillain-Barré es la causa más frecuente de debilidad simétrica flácida aguda de las extremidades y arreflexia.

- Este síndrome es un 50 % más prevalente en los hombres y está causado, en la mayoría de los pacientes, por infecciones dentro de las 6 semanas posteriores al inicio del síndrome.

- A pesar del tratamiento, la mortalidad por el síndrome de Guillain-Barré o la discapacidad grave ocurren en alrededor del 20 % de los casos.

BIBLIOGRAFÍA

Jasti AK, Selmi C, Sarmiento-Monroy JC et al. Guillain-Barré syndrome: causes, immunopathogenic mechanisms and treatment. Expert Rev Clin Immunol 2016; 12: 1175-89.

Kumar V, Abbas AK, Aster JC. Robbins y Cotran. Patología estructural y funcional. Madrid: Elsevier Health Sciences Spain, 2015.

Pastrana Delgado J, García De Casasola Sánchez G. Fisiopatología y patología general básicas para ciencias de la salud. Madrid: Elsevier Health Sciences Spain, 2013.

Quiroz-Aldave J, Durand-Vásquez M, Gamarra-Osorio E et al. Diabetic neuropathy: past, present, and future. Caspian J Intern Med 2023; 14: 153-69.

Smyth D, Kramarz C, Carr AS et al. Toxic neuropathies: a practical approach. Pract Neurol 2023; 23: 120-30.

 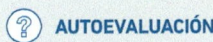 AUTOEVALUACIÓN

Parálisis cerebral infantil

81

M. F. Lara Romero y A. Martín Nieto

OBJETIVOS DE APRENDIZAJE

- Entender el concepto de parálisis cerebral infantil.
- Conocer la clasificación de las parálisis cerebrales infantiles.
- Revisar los mecanismos fisiopatológicos que condicionan la enfermedad.
- Determinar las opciones terapéuticas para esta enfermedad.

SÍNTESIS CONCEPTUAL

La parálisis cerebral infantil incluye un grupo de trastornos permanentes del desarrollo del movimiento y la postura secundarios a múltiples factores etiológicos prenatales, perinatales o en los meses siguientes al nacimiento. Cursa con limitación en la función y la adaptación al entorno por alteraciones en el comportamiento motor y el procesamiento sensorial, principalmente, pero también a causa de una sintomatología multisistémica, con retraso en el desarrollo, alteraciones cognitivas, epilepsia y otros problemas secundarios. El diagnóstico está basado en la casuística, la sintomatología y la evolución, apoyado en pruebas de imagen, y tras descartar otras enfermedades y síndromes. No hay un tratamiento curativo, por lo que la atención se orienta a mejorar la función y la independencia y prevenir las secuelas de la diversa sintomatología.

DEFINICIÓN

La parálisis cerebral infantil puede definirse como un grupo de trastornos permanentes del desarrollo del movimiento y de la postura que causan limitación en la actividad funcional y afectan a la relación de la persona con su entorno. Estos cambios pueden ser atribuidos a alteraciones no progresivas en el cerebro, el cerebelo y/o el tronco cerebral en desarrollo del feto o el niño pequeño. La parálisis cerebral infantil afecta a múltiples sistemas (motor, sensorial, cognitivo, perceptivo, comportamental, etc.) y es la principal causa de pluridiscapacidad infantil.

EPIDEMIOLOGÍA

La prevalencia global de la parálisis cerebral infantil en los países industrializados oscila de 2 a 2,5/1.000 recién nacidos vivos, alcanzando cifras cercanas a 4/1.000 recién nacidos vivos en países en desarrollo. La incidencia es más alta en los recién nacidos de muy bajo peso (< 800 g) y muy baja edad gestacional (< 26 semanas). En los recién nacidos con peso < 1.500 g que sobreviven, la prevalencia del diagnóstico de parálisis cerebral infantil está entre el 5 y el 15 %. Se ha observado un descenso de los casos en los últimos años, que puede justificarse en la mejora de las medidas de atención de los recién nacidos de bajo y muy bajo peso, así como en el aumento de técnicas de diagnóstico específicas para síndromes que antes se clasificaban en el paraguas de la parálisis cerebral infantil.

CLASIFICACIÓN

Se han propuesto diferentes clasificaciones de la parálisis cerebral infantil en función de las manifestaciones clínicas, el tipo o el momento de la lesión, el nivel de dependencia o el tratamiento requerido, como se recogen en la **Tabla 81-1**.

Hoy en día está globalmente aceptado el sistema de clasificación de la función motora gruesa (*Gross Motor Func-*

tion *Classification System* [GMFCS]) del *CanChild Centre for Childhood Disability Research* de Toronto (Canadá). Este sistema, diseñado específicamente para la parálisis cerebral infantil, se basa en el movimiento autoiniciado con énfasis en las transferencias, el control en sedestación y la movilidad en el entorno. Define cinco niveles, de mayor a menor independencia y función en las actividades de la vida diaria y el desplazamiento en el entorno:

- Nivel I: camina solo en el entorno sin problemas. Corre, salta y sube y baja escaleras, aunque puede tener dificultades (velocidad, equilibrio, coordinación).
- Nivel II: camina en el entorno con pocas dificultades y puede necesitar ortesis. Puede mostrar dificultades en distancias largas o terrenos complejos. Necesita ayuda o apoyo para subir y bajar escaleras y le cuesta correr, saltar y realizar otras actividades complejas.
- Nivel III: la marcha no es funcional y requiere de productos de apoyo significativos, como andadores o dos bastones. Usa una silla de ruedas como medio de locomoción habitual. Se sienta solo o con ayuda mínima.
- Nivel IV: controla la cabeza y se orienta. Necesita ayudas técnicas para estar de pie. Usa andadores con control en el tronco y la pelvis. Utiliza una silla de ruedas, usualmente con motor, para sus desplazamientos. Necesita soporte para estar sentado.
- Nivel V: tiene dificultades para mantener la cabeza y orientarse en el entorno. Utiliza sistemas de apoyo para mantenerse sentado y en bipedestación, que incluyen sujeción de la cabeza y el tronco.

Tabla 81-1. Clasificación de la parálisis cerebral infantil
Según la afectación anatómica
• Piramidal
• Extrapiramidal
• Cerebelosa
Según la etiología
• Prenatal
• Perinatal
• Posnatal
Según las manifestaciones clínicas del tono y el control muscular
• Espástica
• Discinética
• Atáxica
• Mixta
Según la topografía
• Tetraparesia
• Hemiparesia
• Diparesia
Según la necesidad terapéutica
• No requiere tratamiento ni apoyos
• Requiere tratamiento y apoyos mínimos
• Requiere tratamiento y apoyos continuados
Según la funcionalidad gruesa (GMFCC)
• Nivel 1: marcha sin restricciones
• Nivel 2: marcha con restricciones
• Nivel 3: sedestación independiente, marcha con ayudas técnicas
• Nivel 4: sedestación asistida, bipedestación con ayudas técnicas
• Nivel 5: sedestación asistida, bipedestación y marcha imposibles
GMFCC: *Gross Motor Function Classification System* (sistema de clasificación de la función motora gruesa).

ETIOLOGÍA

Las causas de aparición de la parálisis cerebral infantil son múltiples y van asociadas al momento en que se producen, diferenciándose entre factores prenatales, perinatales o posnatales:

- Factores prenatales: son los más frecuentes en niños a término con parálisis cerebral.
  - Factores maternos: enfermedades autoinmunitarias, sustancias tóxicas, traumatismo, infección intrauterina, alteraciones de la coagulación, disfunción tiroidea, hipertensión arterial.
  - Alteraciones de la placenta: infección, trombosis en el lado materno/fetal, cambios vasculares crónicos.
  - Factores fetales: malformaciones, retraso del crecimiento intrauterino, gestación múltiple.
- Factores perinatales: son los más frecuentes hoy en día, debido a la alta incidencia en la prematuridad. También incluyen hemorragia intracraneal, traumatismo, infección del SNC o infección sistémica, encefalopatía hipóxico-isquémica, hiperbilirrubinemia, hipoglucemia mantenida.
- Factores posnatales: principalmente paros cardiorrespiratorios, ahogamientos y traumatismo craneal. De forma ocasional: intoxicaciones, deshidratación grave, estatus convulsivo, infecciones como meningitis o encefalitis.

FISIOPATOLOGÍA

Los hallazgos neurohistológicos más habituales son la hemorragia subependimaria, los signos de encefalopatía hipóxico-isquémica (principalmente leucomalacia periventricular) y las anomalías del desarrollo del tejido nervioso (anomalías en la migración de los neuroblastos). También pueden encontrarse hemorragias cerebelosas, necrosis de los ganglios basales o lesiones del tallo cerebral.

El hallazgo más frecuente en un recién nacido de muy bajo peso y < 28 semanas de edad gestacional es la hemorragia subependimaria y la encefalopatía hipóxico-isquémica. Suelen cursar con lesiones subcorticales y daño difuso en las sustancias gris y blanca con pequeños infartos periventriculares.

Los episodios de lesión cerebral perinatal (en partos a término) son secundarios a una isquemia cerebral por hipoxia y, en menor grado, consecuencia de hemorragias cerebrales.

Además de las lesiones directas sobre el tejido nervioso por infarto, hipoxia o malformación, hay que tener en cuenta otros factores, frecuentes en prematuros y recién nacidos con largos periodos de hospitalización (por partos complicados, malformaciones, infecciones perinatales, etc.): la displasia broncopulmonar, las infecciones, las complicaciones quirúrgicas o la retinopatía grave han mostrado aumentar el riesgo de desarrollo de discapacidad y, por lo tanto, de incrementar los síntomas derivados de la lesión cerebral.

MANIFESTACIONES CLÍNICAS

Aunque bajo el paraguas de parálisis cerebral infantil se engloban una gran variedad de manifestaciones clínicas, hay una serie de alteraciones comunes a la mayoría, muy ligadas tanto a las áreas lesionadas como a la evolución posterior:

- Alteraciones en el tono postural.
- Alteraciones sensoperceptivas.
- Alteración en el control muscular selectivo y la planificación motora.
- Reacciones asociadas, contracturas musculares y deformidades articulares.
- Alteraciones en el desarrollo musculoesquelético.

En muy frecuente la aparición de trastornos asociados (no sensoriomotores), entre los que destacan: disfunción cognitiva, epilepsia, alteraciones en la visión y la audición, retraso o ausencia de lenguaje articulado, disfunción emocional, comorbilidad (respiratoria, digestiva), infecciones recurrentes o trastornos de la alimentación.

Siguiendo una clasificación según el predominio de tono y control muscular, los principales hallazgos son:

- Parálisis cerebral infantil espástica: es la forma más común (70-80 % de los casos). Se caracteriza clínicamente por la presencia de hipertonía que con el tiempo desarrolla espasticidad. La lesión en la corteza motora o en las vías descendentes (haz piramidal o corticoespinal) producen un déficit en el control inhibitorio central y, secundariamente, una hiperreactividad de las neuronas gamma, lo que genera una alta resistencia muscular al estiramiento pasivo y un aumento de tono característico. Se pueden encontrar varios subtipos, según su distribución anatómica: hemiparesia, diparesia y tetraparesia.
  - Hemiparesia espástica: suele deberse a alteraciones en el último trimestre del embarazo. Es frecuente la localización de un quiste en el territorio de la arteria cerebral media, así como malformaciones en el SNC y lesiones hemorrágicas cerebrales. Provoca debilidad, rigidez y dificultad de control y de movimiento de un hemicuerpo. Suele presentar compensaciones importantes en el hemicuerpo no afectado. Alrededor de la mitad de los niños comienzan a caminar en tiempo normal o ligeramente más tarde. Algunos niños tienen problemas adicionales, como epilepsia, deficiencias visuales y problemas en el lenguaje, la percepción y el comportamiento.
  - Diparesia espástica: se debe principalmente a lesiones periventriculares en prematuros. Compromete a la pelvis y a los miembros inferiores con compensaciones importantes en el movimiento de la cabeza, el tronco y los miembros superiores. En función de la afectación, los niños pueden adquirir la marcha autónoma con productos de apoyo (ortesis, bastones o andadores) o sin ellos. Usualmente, los trastornos asociados son leves.
  - Tetraparesia espástica: involucra a ambos hemicuerpos (cabeza, cuello, tronco, miembros superiores e inferiores), aunque es frecuente una mayor afectación en un hemicuerpo que en el otro o, incluso, en unas extremidades que en las otras. Suele ser la forma más grave de parálisis cerebral infantil y en la que se observan una gran cantidad de trastornos asociados y desarrollos malformativos.

- Parálisis cerebral infantil disquinética: la afectación neurológica se localiza de manera aislada o asociada en los ganglios basales, principalmente los núcleos talámicos, el putamen y el globo pálido. Es la segunda forma de parálisis cerebral infantil más frecuente y se asocia con factores perinatales o malformaciones. Presenta una hipotonía de fondo con tono muscular fluctuante, inestable y no mantenido, a la vez que aparecen movimientos descontrolados y repetitivos, que aumentan con el grado de estimulación y excitación. Hay una gran dificultad para organizar los movimientos y mantener la postura, por lo que los niños suelen presentar un desarrollo funcional pobre y dependiente, con malformaciones (luxaciones, escoliosis). También se observan trastornos asociados con la alimentación, el lenguaje, la cognición y la respiración. Se diferencian dos subgrupos:
  - Distónica: hipocinesia (actividad reducida, tono muscular generalmente aumentado y fijación en posturas extremas).
  - Coreoatetósica: actividad aumentada y tono generalmente disminuido. Predomina la existencia de movimientos involuntarios (corea, temblor).
- Parálisis cerebral infantil atáxica: afectación en el cerebelo y/o los núcleos vestibulares por malformación, hipoxia o hemorragia. Genera un cuadro similar al síndrome atáxico, en el que predomina la hipotonía con un trastorno del movimiento por un déficit de coordinación (ritmo, medida y dirección), lo que se muestra en una alteración de la ejecución correcta de los movimientos planificados y voluntarios de múltiples articulaciones. Es el tipo menos frecuente de parálisis cerebral infantil, entre otras cosas porque muchos de estos pacientes se diagnostican hoy bajo otras denominaciones (usualmente, enfermedades malformativas o genéticas).

DIAGNÓSTICO

El diagnóstico de la parálisis cerebral infantil es clínico, basado en la historia médica y la exploración y apoyado en imágenes del SNC.

Historia médica y exploración

La sintomatología debe cursar con varios de los componentes descritos antes, cuyo desarrollo se asocia con el motivo de la lesión. Usualmente se observa un retraso en el desarrollo los primeros meses, con movimientos estereotipados poco funcionales y dificultades para relacionarse con el entorno (fijación visual, alimentación, lenguaje, sostén de la cabeza, manipulación). En el diagnóstico diferencial deben incluirse enfermedades degenerativas y metabólicas, que muchas veces cursan en las primeras etapas con sintomatología sensoriomotora similar, aunque la presencia de prematuridad, episodios de hipoxia o isquemia perinatales o infecciones en las últimas semanas de embarazo o en los primeros días de vida suele llevar asociado un diagnóstico de parálisis cerebral infantil. Las formas atáxicas son particularmente difíciles de diagnosticar y se deben diferenciar de los trastornos cerebelosos degenerativos y progresivos. Cuando la anamnesis, junto con las pruebas de imagen, no identifica claramente una causa, deben realizarse pruebas de laboratorio para descartar ciertas enfermedades progresivas (enfermedad de Tay-Sachs, mucopolisacaridosis), trastornos metabólicos (trastornos del metabolismo de los ácidos orgánicos o aminoácidos) o enfermedades neuromusculares (distrofias).

Diagnóstico por imagen

Se realiza mediante ultrasonidos (en prematuros y recién nacidos) o RM. En la ecografía deben encontrarse elementos hiperecogénicos de mayor o menor intensidad, que suelen ser unilaterales o asimétricos y de carácter globular. Estas lesiones suelen disminuir según evolucionan a lesiones destructivas quísticas. En la RM es habitual encontrar necrosis focal (en una o varias zonas), asociada con hallazgos de lesión difusa.

TRATAMIENTO

No existen tratamientos curativos de la parálisis cerebral infantil. Los tratamientos actuales tienen por objetivo mi-nimizar las secuelas de las lesiones neurológicas y facilitar la adaptación al entorno y a las actividades de la vida diaria de los lactantes diagnosticados.

Así, de manera general, debe orientarse el tratamiento del siguiente modo:

- Mejorar y/o mantener la función y la mayor independencia posible en las actividades de la vida diaria. La intervención incluye terapias físicas (fisioterapia, logopedia, terapia ocupacional), educativas y cognitivas que planteen el manejo las 24 horas del día; el uso de productos de apoyo (ortesis, adaptaciones en el hogar, sillas de ruedas), y la administración farmacológica adecuada (baclofeno, diazepam, toxina botulínica).
- Prevenir o retrasar las secuelas secundarias a la afectación sensoriomotora y cognitiva, en especial los problemas respiratorios y digestivos, la epilepsia, las malformaciones y el dolor. De nuevo, la terapias físicas, el uso de productos de apoyo y la farmacología constituyen la primera barrera, seguida de la cirugía.

PUNTOS CLAVE

- La parálisis cerebral infantil afecta a múltiples sistemas por su alteración del SNC: motor, sensorial, cognitivo, perceptivo, etcétera.
- Los niños con parálisis cerebral infantil pueden mostrar otros síntomas, que se denominan secundarios: epilepsia, trastornos en el sueño o la alimentación, enfermedades respiratorias, malformaciones, etcétera.
- La lesión del SNC se considera no progresiva y es consecuencia de múltiples factores, entre los que destacan la prematuridad, las infecciones y las malformaciones prenatales, las lesiones hemorrágicas, isquémicas o anóxicas perinatales y los traumatismos craneoencefálicos o los ahogamientos en el posparto.
- El tratamiento de los niños con parálisis cerebral infantil incluye: mejorar las funciones de la vida diaria, lograr la mayor independencia posible y prevenir las secuelas, como malformaciones, dolor neuropático, infecciones respiratorias recurrentes o desnutrición por problemas de deglución.

BIBLIOGRAFÍA

Cano de la Cuerda R, Collado Vázquez S. Neurorrehabilitación: métodos específicos de valoración y tratamiento. Madrid: Editorial Médica Panamericana, 2012.

Cummins D, Kerr C, McConnell K, Perra O. Risk factors for intellectual disability in children with spastic cerebral palsy. Arch Dis Child 2021; 106: 975-80.

Martínez-Caballero I, Abad JA. Parálisis cerebral infantil. Barcelona: Sociedad Española de Ortopedia Pediátrica, 2016.

Patel DR, Neelakantan M, Pandher K, Merrick J. Cerebral palsy in children: a clinical overview. Transl Pediatr 2020; 9 (Suppl 1): S125-35.

Pinzón-Bernal MY, Salamanca Duque LM. Evaluación neuropediátrica funcional. Madrid: Editorial Médica Panamericana, 2021.

 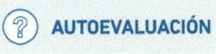 AUTOEVALUACIÓN

Tumores del sistema nervioso central

82

M. S. García Gómez-Heras

OBJETIVOS DE APRENDIZAJE

- Conocer la clasificación de los tumores del sistema nervioso central.
- Revisar los mecanismos fisiopatológicos que condicionan la aparición de las manifestaciones clínicas.
- Identificar las opciones terapéuticas de cada tumor.
- Determinar las bases moleculares de la enfermedad.

SÍNTESIS CONCEPTUAL

Los procesos neoplásicos en el sistema nervioso central pueden ser tumores primarios o metástasis de neoplasias en otras localizaciones del organismo.

Los tumores primarios constituyen un grupo heterogéneo de neoplasias, que incluye los tumores histológicamente benignos y malignos.

La evolución clínica depende tanto de las características histológicas del tumor como de su localización, condicionando un mal pronóstico cuando comprime estructuras vitales.

DEFINICIÓN

Las neoplasias del sistema nervioso central (SNC) se dividen en tumores primarios, que se originan en el encéfalo, la médula espinal y las meninges a partir de las células y los tejidos que forman el SNC, y en tumores metastásicos, que surgen a partir de células de localizaciones fuera del SNC.

Los tumores primarios constituyen un grupo heterogéneo de neoplasias, que incluye desde lesiones bien diferenciadas y relativamente benignas hasta lesiones poco diferenciadas y muy invasivas. Las lesiones histopatológicamente benignas pueden tener una evolución clínica muy desfavorable debido a su localización, al comprimir estructuras vitales y causar la muerte (p. ej., tumores en el tronco encefálico). También puede ocurrir que, pese a ser lesiones de bajo grado, infiltren regiones extensas del cerebro y provoquen cuadros clínicos muy graves, sea imposible su resección y, por lo tanto, tengan mal pronóstico.

Por otra parte, los tumores malignos y muy agresivos, desde un punto de vista histopatológico (células anaplásicas), rara vez diseminan hacia otras regiones del cuerpo.

CLASIFICACIÓN

Los tumores primarios del SNC se clasifican en las siguientes categorías:

- Tumores primarios: se originan en el encéfalo, la médula espinal y las meninges a partir de las células y los tejidos que forman el SNC (**Tabla 82-1**).
- Metástasis en el SNC: surgen a partir de células de localizaciones fuera del SNC.

ETIOLOGÍA

No se ha podido identificar una causa principal para el desarrollo de tumores del SNC, aunque sí se han descrito algunos factores de riesgo, entre los que destacan los siguientes:

- Exposición a radiación ionizante (meningiomas, gliomas).
- Inmunodepresión (linfoma primario del SNC).

Tabla 82-1. Tipos de tumores primarios del sistema nervioso central

Células a partir de las que se origina el tumor	Denominación del tumor
Células de glía	Astrocitomas, oligodendrogliomas, ependimomas
Neuronas	Tumores de células ganglionares, gangliomas, gangliocitoma, tumor neuroectodérmico disembriodisplásico
Células embrionarias	Tumores neuroectodérmicos primitivos: meduloblatomas, pineoblastomas, ependimoblastomas, meduloepiteliomas
Células meningoteliales	Meningiomas
Otros tumores parenquimatosos	Linfoma primario del sistema nervioso central

- Un reducido número de pacientes tienen antecedentes familiares de tumores encefálicos y algunos de los casos están vinculados con síndromes genéticos.
- La etiopatogenia molecular tiene una relación directa con algunos tipos de tumores cerebrales, lo cual permite separarlos en diferentes subtipos con distintos pronósticos.

MANIFESTACIONES CLÍNICAS

Los signos y síntomas clínicos de los tumores del SNC se agrupan en dos categorías:

- Síntomas generales: cefalea, vómitos, trastornos cognitivos, cambios de personalidad y alteraciones de la marcha (ataxias). Estos síntomas van apareciendo según crece el tumor, a lo que hay que sumar un aumento de la presión intracraneal o dificultad en la circulación del LCR e hidrocefalia.
- Síntomas focales: incluyen todos los defectos neurológicos relacionados con la localización anatómica del tumor.

Lo más frecuente es que los pacientes muestren una combinación de ambos grupos.

DIAGNÓSTICO

El diagnóstico de los tumores del SNC se realiza a partir de las diferentes técnicas de neuroimagen.

La RM craneal constituye el método diagnóstico de elección. La TC se reserva para los pacientes en los que no se puede realizar una RM. La PET ayuda a valorar la actividad metabólica en aquellas lesiones ya diagnosticadas mediante RM.

La biopsia y el estudio inmunohistoquímico son las principales herramientas para confirmar la estirpe tumoral y el grado de diferenciación celular.

TRATAMIENTO

El tratamiento de los tumores del SNC se basa en tres pilares: cirugía, radioterapia y quimioterapia, generalmente acompañadas de tratamiento sintomático con glucocorticoides para el edema circundante (asociado con muchos tumores intracraneales) o con fármacos anticonvulsivantes (según la localización del tumor pueden producirse crisis convulsivas).

TUMORES PRIMARIOS DEL SISTEMA NERVIOSO CENTRAL

Tumores que se originan a partir de las células de glía: neoplasias gliales

Son tumores que se clasifican en función de su parecido a las diferentes células de glía. Hay tres tipos: astrocitomas, oligodendrogliomas y ependimomas.

Astrocitomas

Son los tumores primarios más frecuentes del SNC. Han sido clasificados por la Organización Mundial de la Salud (OMS) en cuatro categorías basadas en sus características histopatológicas.

Grado I o astrocitoma pilocítico. Aunque puede aparecer a cualquier edad, es más habitual en los niños y los adultos jóvenes. Las localizaciones más frecuentes son: cerebelo, tercer ventrículo y vías ópticas. Con las técnicas de diagnóstico por imagen, se observan lesiones bien definidas y quísticas. Su nombre se debe a la presencia de astrocitos con prolongaciones alargadas y finas («pilosas»). El crecimiento del tumor es más lento que otros tumores de esta extirpe celular, por lo que el pronóstico del paciente depende, sobre todo, de la localización. Aquellos que crecen en los hemisferios cerebrales se pueden extirpar y el paciente tiene buena evolución. En cambio, aquellos localizados en el tronco del encéfalo pueden ocasionar la muerte, debido a las estructuras vitales que allí se encuentran. En un elevado número de estos tumores se presentan mutaciones activadoras en la serin/treoninquinasa B-RAF (homólogo B de la oncoproteína vírica de sarcoma).

Grado II o astrocitoma difuso. Habitualmente aparece entre los 30 y los 60 años y en los hemisferios cerebrales. Tiene un crecimiento infiltrante y la imagen en el diagnóstico consta de lesiones infiltrantes mal definidas que desdibujan las fronteras entre las sustancias gris y blanca. El pronóstico se ve influido por factores como la edad avanzada, la localización y el grado histológico del tumor. Se asocia con varias mutaciones adquiridas. En algunos casos, hay mutaciones que alteran la actividad de las isoformas 1 y 2 de la enzima metabólica isocitrato-deshidrogenasa (IDH-1 e IDH-2). También, mutaciones en el gen supresor *TP53* pueden desempeñar un papel importante en el desarrollo de algunos tumores astrocíticos.

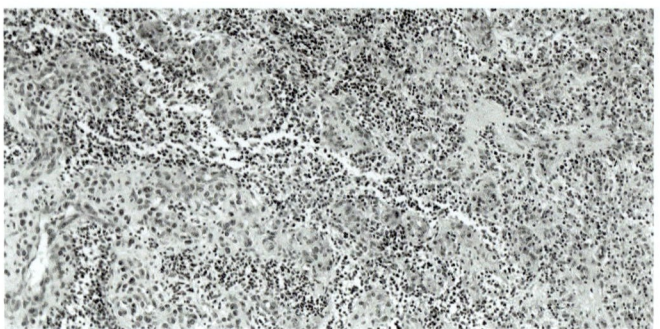

Figura 82-1. Glioblastoma, en el que se aprecia la proliferación neoplásica en el parénquima cerebral (× 10).

Grado III o astrocitoma anaplásico y grado IV o glioblastoma.

Son astrocitomas con una alta malignidad que suelen aparecer entre los 40 y los 70 años. Tienen peor pronóstico que los grupos anteriores: hay células anaplásicas (indiferenciadas) y un elevado número de mitosis que hacen que se desarrollen rápidamente. Algunos comienzan siendo un astrocitoma de grado III y evolucionan hacia glioblastomas (grado IV). Desde el principio tienen un crecimiento difuso e infiltrante, por lo que en las imágenes diagnósticas aparece una lesión mal delimitada con edema perilesional asociado. Los glioblastomas, además, presentan lesiones con áreas de hemorragia y focos necróticos (**Fig. 82-1**).

En el tejido obtenido mediante biopsia y realizando una prueba inmunohistoquímica, se detecta el origen astrocítico. Son GFAP positivos (GFAP, proteína ácida fibrilar glial, es un marcador de actividad astrocítica). En más de la mitad de los tumores pueden detectarse mutaciones de la proteína p53 y de la IDH. Se considera que aquellos tumores que han debutado directamente como glioblastomas no tienen mutaciones de IDH asociadas.

Oligodendroglioma

Es más frecuente entre los 30 y los 50 años y en los lóbulos frontal y temporal. Es un tumor gelatinoso, relativamente bien definido y en su interior pueden aparecen hemorragias focales y calcificaciones (**Fig. 82-2**).

En términos generales, los oligodendrogliomas reaccionan mejor al tratamiento y tienen un pronóstico más satisfactorio que los tumores astrocíticos, aunque influyen factores como el grado de diferenciación celular del tumor, la edad del paciente y la localización del tumor. Se caracterizan

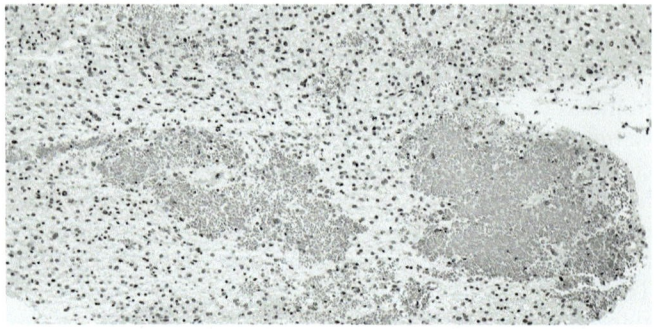

Figura 82-2. Oligodendroglioma con focos hemorrágicos (× 10).

por la deleción del brazo largo del cromosoma 19 (19q) y del brazo corto del cromosoma 1 (1p).

Ependimomas

Son tumores derivados de las células ependimarias que revisten la superficie de los ventrículos cerebrales y del canal de la médula espinal. Pueden aparecer a cualquier edad y la mayoría se localizan en el cuarto ventrículo (más frecuentes en personas < 20 años) o en el canal raquídeo central (predominan en adultos y están asociados con la neurofibromatosis de tipo 2).

Con técnicas de imagen (RM) se observan masas sólidas y bien delimitadas hacia la cavidad ventricular que nacen de las paredes ventriculares o en la pared raquídea.

Las manifestaciones clínicas más frecuentes son las derivadas de la obstrucción de la circulación del LCR, la hidrocefalia y la hipertensión intracraneal.

El pronóstico es bueno cuando se consigue la resección completa y en pacientes poco sintomáticos.

Neoplasias neuronales

Son aquellos tumores en los que las neuronas constituyen el componente principal. Son muy poco comunes (representan el 0,5 % de los tumores del SNC). Se presentan con mayor frecuencia en la infancia y, en general, se consideran tumores con muy buen pronóstico: si en la cirugía se han podido resecar en su totalidad, las recidivas son raras. En este grupo se incluyen los siguientes tipos: tumores de células ganglionares (formados por células ganglionares maduras displásicas mezcladas con células ganglionares sin atipias), gangliomas (constituidos por una combinación de neuronas maduras y células gliales), gangliocitomas (formados exclusivamente por neuronas) y tumores neuroectodérmicos disembriodisplásicos. En estos tumores se observan áreas con neuronas maduras y zonas con formas celulares parecidas a un oligodendroglioma o astrocitoma. Están considerados neoplasias de bajo grado, cuya localización más frecuente es el lóbulo temporal.

Neoplasias formadas por células embrionarias

En este grupo se incluyen: meduloblastomas, pineoblastomas, ependimoblastomas y meduloepiteliomas.

El más frecuente es el meduloblastoma, que constituye el 20 % de los tumores cerebrales en pacientes pediátricos. Se forma a partir de las células progenitoras multipotentes de los ventrículos cerebrales. Lo más habitual es que se presente en niños y localizado en el cerebelo (en niños más pequeños en el vermis, mientras que en pacientes algo mayores suele afectar a los hemisferios).

Por su localización, las manifestaciones clínicas más frecuentes son: hipertensión intracraneal y anomalías en la marcha, ya sea por la obstrucción del LCR o por afectación cerebelosa.

En la RM, la imagen macroscópica de los meduloblastomas es la de un tumor denso en la fosa posterior.

En los pacientes sin tratamiento, el pronóstico es muy malo, si bien se trata de un tumor muy radiosensible y cuya tasa de supervivencia a los 5 años llega al 75 % tras el tratamiento.

Su análisis genético es muy importante y marca el pronóstico, por lo que estas neoplasias se han dividido en cuatro subgrupos moleculares: *a)* activada por WNT (*Wingless-related integration site* o sitio de integración relacionado con Wingless; afecta sobre todo a niños y tiene el mejor resultado); *b)* activada por SHH (*sonic hedgehog protein* o proteína sónica de erizo; afecta a adultos, lactantes y niños; los mejores resultados se obtienen en los pacientes más jóvenes, y hay una eficacia reducida en los adultos); *c)* no WNT/no SHH (con frecuencia se ha diseminado la enfermedad al SNC en el momento del diagnóstico y tiene el peor resultado), y *d)* no WNT/no SHH (el 30 % tiene metástasis cuando se obtiene el diagnóstico, pero la supervivencia libre de progresión a los 5 años es del 95 %).

Meningiomas

Derivan de las células que revisten la aracnoides. Pueden crecer tanto en la cavidad craneal como en la médula espinal, siguiendo las superficies externas cerebrales o dentro de las superficies ventriculares.

Aparecen en adultos y, con mayor frecuencia, en mujeres. Las manifestaciones clínicas asociadas con estos tumores son variadas; en algunos casos, los tumores son diagnosticados de manera casual y en otros pacientes porque debutan con síntomas de hipertensión intracraneal o síntomas más focales, según la localización tumoral.

Macroscópicamente son lesiones sólidas y unidas a la duramadre. Lo más frecuente es que haya una separación nítida entre la duramadre y el encéfalo/médula espinal adyacente, porque compriman, pero no infiltran.

El pronóstico depende del tamaño y la localización. Si el meningioma es pequeño y asintomático, no se requiere intervención quirúrgica alguna y solo hace falta vigilar la lesión. Las lesiones sintomáticas sí deben ser extirpadas. Si se logra su eliminación total, el paciente queda prácticamente curado, porque este tipo de tumores tienen un índice de recurrencia muy pequeño.

Genéticamente, la mitad de estos tumores tienen mutaciones adquiridas con pérdida de función en el gen supresor tumoral *NF2* en el brazo largo del cromosoma 22 (22q).

Linfoma primario del sistema nervioso central

Se presenta como un linfoma difuso de linfocitos B grandes; representa el 2 % de los linfomas extraganglionares y 1 % de los tumores intracraneales. Es la neoplasia más frecuente del SNC en pacientes inmunodeprimidos, en especial aquellos infectados por el virus de la inmunodeficiencia humana (VIH) o receptores de trasplantes de órganos.

Forman nódulos tumorales múltiples en el parénquima cerebral (**Fig. 82-3**), tumores bien definidos, cuyo diagnóstico se confirma mediante un estudio citológico del LCR, una PET del cerebro para detectar hipermetabolismo de las lesiones y una biopsia cerebral.

Son más sensibles a la quimioterapia y la radioterapia que otros tumores primarios del cerebro, por lo que se puede alcanzar una remisión duradera con una supervivencia prolongada.

TUMORES METASTÁSICOS

La mayoría provienen de carcinomas, cuyas localizaciones más frecuentes son: pulmón, mama, melanoma y aparato digestivo. Forman masas bien delimitadas y suelen verse en la unión entre las sustancias gris y blanca, con edema perilesional. En los pacientes con este tipo de tumores es frecuente observar síntomas clínicos directos en función de la localización tumoral, junto con síndromes paraneoplásico

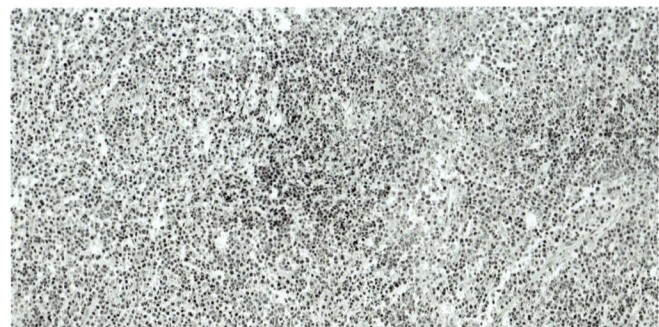

Figura 82-3. Linfoma primario del sistema nervioso central, formado por la proliferación de células B grandes con focos hemorrágicos entre ellas (x 10).

PUNTOS CLAVE

- Los tumores del SNC pueden ser primarios o metastásicos.
- La evolución clínica va a depender tanto de las características histológicas del tumor como de su localización.
- Aunque los tumores tengan una histología benigna, condicionan un mal pronóstico si compriman estructuras vitales.
- El diagnóstico se realiza mediante pruebas de neuroimagen, siendo la RM la técnica de elección. La biopsia es el único método capaz de caracterizar el tipo de tumor.
- El tratamiento de los tumores del SNC incluye cirugía, radioterapia y quimioterapia.

BIBLIOGRAFÍA

Kalluri AL, Shah PP, Lim M. The tumor immune microenvironment in primary CNS neoplasms: a review of current knowledge and therapeutic approaches. Int J Mol Sci 2023; 24: 2020.

Kumar V, Abbas A, Aster JC. Robbins y Cotran. Patología estructural y funcional, 10ª ed. Barcelona: Elsevier, 2021.

Louis DN, Perry A, Wesseling P, et al. The 2021 WHO classification of tumors of the central nervous system: a summary. Neuro Oncol 2021; 23: 1231-51.

O'Dowd G. Wheater. Anatomía patológica. Texto, atlas y revisión de histopatología, 6ª ed. Barcelona: Elsevier, 2020.

Ostrom QT, Francis SS, Barnholtz-Sloan JS. Epidemiology of brain and other CNS tumors. Curr Neurol Neurosci Rep 2021; 21: 68.

 AUTOEVALUACIÓN

Vértigos y afecciones vestibulares

83

C. Valencia Rodríguez, Y. Ortega Latorre y M. Rodríguez Ortega

OBJETIVOS DE APRENDIZAJE

- Conocer la fisiología y las afecciones del sistema vestibular.
- Reconocer las causas principales de estas afecciones.
- Distinguir los síntomas y los signos de los trastornos vestibulares.
- Entender los procedimientos diagnósticos y terapéuticos de los vértigos.

SÍNTESIS CONCEPTUAL

El vértigo es la manifestación clínica principal de las afecciones del aparato vestibular, así como de los trastornos oculomotores y somatosensoriales.

Existen dos tipos de síndromes vertiginosos: el vértigo fisiológico y el vértigo patológico. Los vértigos patológicos, a su vez, pueden ser periféricos o centrales.

Los vértigos periféricos se producen por una afección en el laberinto o en el nervio estatoacústico (VIII par craneal); las enfermedades causantes más frecuentes son el síndrome de Ménière y el vértigo posicional paroxístico benigno. Los vértigos centrales se producen por afecciones del tronco encefálico, como tumores cerebrales o esclerosis múltiple.

Los síntomas incluyen sensación de giro de objetos, inestabilidad en bipedestación, náuseas, vómitos y acúfenos. En la exploración física destaca el signo del nistagmo, que puede ser espontáneo o provocado por maniobras exploratorias.

El tratamiento se basa en el uso de sedantes vestibulares, rehabilitación vestibular y, en contadas ocasiones, cirugía.

DEFINICIÓN

El vértigo es una alucinación de la sensación de movimiento del individuo frente a su entorno. Una alucinación es una falsa percepción; así, el individuo que padece vértigo percibe que él o su entorno se están moviendo, cuando realmente permanecen quietos.

La percepción de la posición del cuerpo frente al entorno y su cambio (el movimiento) es una percepción compleja que requiere de varios sistemas sensoriales, como son el vestibular, la visión y la sensibilidad propioceptiva.

El vértigo se debe a un trastorno del sistema vestibular o a un desequilibrio entre este y el sistema visual/somatosensorial.

ETIOLOGÍA

Según sus causas, hay dos grandes tipos de vértigos: el vértigo fisiológico y el vértigo patológico.

Vértigo fisiológico

Se produce sin enfermedad subyacente, en individuos sanos. Aparece cuando el paciente es expuesto a aceleraciones bruscas e intensas. Puede tratarse bien de una aceleración angular (lo más frecuente son los giros), bien de aceleraciones/desaceleraciones lineales. También puede ser puramente visual (vértigo de altura, visión de una película con movimientos acelerados, etc.). En este caso, la causa sería un desequilibrio en la información contradictoria que llega al cerebro entre la visión y el VIII par craneal.

Vértigo patológico

- Se debe a una disfunción vestibular (del órgano del equilibrio relacionado con el laberinto, el VIII par craneal y sus núcleos y vías centrales). Es el vértigo más frecuente.
- También puede producirse por una afección del sistema visual/somatosensorial.
- Hay dos tipos de vértigos patológicos:
  - Vértigo periférico: lesión del sistema nervioso periférico en el VIII par craneal, tanto en el oído interno como en el VIII par craneal. Sus causas más frecuentes son el síndrome de Ménière, el vértigo posicional paroxístico benigno, la laberintitis (inflamación del oído interno), la neuronitis y el neurinoma del acústico.
  - Vértigo central: lesión en el tronco encefálico (núcleo del VIII par craneal, fascículos de este núcleo que lo conectan con el cerebelo, con la visión o con los núcleos oculomotores). Sus causas más frecuentes son los tumores del tronco encefálico, la isquemia encefálica, las hemorragias y los hematomas de la cámara posterior, la esclerosis múltiple y la intoxicación etílica aguda.

FISIOPATOLOGÍA

El mantenimiento del equilibrio tiene como elemento fundamental el órgano vestibular, complementado por la información visual y somatosensorial.

- Sistema vestibular (centrado en el VIII par craneal): comprende los receptores periféricos (laberinto), el nervio auditivo, el núcleo del VIII par craneal y las vías que lo conectan a los demás sistemas (núcleos oculomotores), el cerebelo y la corteza cerebral.
- Sistema visual: incluye las vías ópticas y sus conexiones.
- Sistema somatosensorial: la sensibilidad propioceptiva proveniente de las articulaciones y los músculos contribuye al conocimiento de la propia posición.

El vértigo proviene del desequilibrio de estos tres sistemas. La mayoría de los vértigos patológicos suceden por lesiones del complejo vestibular, tanto periféricas como centrales. Los vértigos patológicos por afectaciones visuales o somatosensoriales tienen menor relevancia clínica.

El sistema vestibular tiene la función de detectar las aceleraciones. Para ello dispone de varios órganos pequeños situados en el oído interno, en el laberinto. La aceleración angular (el giro) es captada por los conductos semicirculares. Son tres, en las tres direcciones del espacio, por lo que dan una información tridimensional del sentido del giro. La aceleración lineal, que incluye tanto el movimiento como la posición frente a la gravedad, es detectada por dos pequeñas cavidades, el utrículo y el sáculo. Estos son capaces de detectar una aceleración en las tres dimensiones espaciales. Todos estos orgánulos son cavidades conectadas rellenas por un líquido, denominado endolinfa. Los sensores son neuronas modificadas, llamadas células pilosas, que detectan el movimiento inercial de la endolinfa. En el utrículo y el sáculo, además de la endolinfa, hay pequeños cristales conocidos como otolitos, que, al presionar sobre las células sensoras (células pilosas o ciliares del utrículo y el sáculo), informan de la aceleración lineal, así como de la dirección gravitatoria. Todo esto informa al cerebro de la posición y los movimientos de la cabeza en el espacio.

FORMAS CLÍNICAS

En el vértigo patológico hay varias formas clínicas. Las más relevantes son el síndrome de Ménière, el vértigo posicional paroxístico benigno y la neuronitis vestibular.

Síndrome de Ménière

- Es una enfermedad causada por el aumento de la presión hidrostática en la endolinfa, el líquido que rellena las cavidades del oído interno, lo que causa una disfunción estatoacústica (tanto en la audición como en el órgano del equilibrio).
- Se manifiesta con crisis muy agudas, de pocos días de duración, con desaparición de los síntomas tras las crisis (es recidivante).
- Las crisis son de vértigo, acompañadas de molestias auditivas. El vértigo es tan intenso que resulta completamente invalidante durante el tiempo que dura la crisis.

Vértigo posicional paroxístico benigno

- Consiste en episodios de vértigo que aparecen en relación con los movimientos, generalmente de la cabeza y el cuello. Una vez que el movimiento ha despertado el vértigo, este dura unos minutos u horas. Son vértigos menos intensos que los de la enfermedad de Ménière.
- Se debe a una alteración de los otolitos, que se adhieren entre sí, se apelmazan y pierden la capacidad de desplazarse sobre los cilios de las células del utrículo y el sáculo, lo que altera la percepción del movimiento.

Neuronitis vestibular

Se trata de la inflamación del nervio estatoacústico u VIII par craneal. Generalmente es de causa infecciosa (vírica), aunque en ocasiones es idiopática.

MANIFESTACIONES CLÍNICAS

Síntomas

- Sensación de giro de objetos (o de giro del cuerpo).
- Inestabilidad en bipedestación.
- Náuseas, vómitos, intenso malestar.
- Acúfenos (zumbidos de oídos).

Signos exploratorios

- Nistagmo.
- Signo de Romberg.
- Estímulo ótico.

- Signo de Barany.
- Marcha en estrella.
- Marcha en tándem.

El nistagmo es el signo más característico de la disfunción vestibular. Consiste en un movimiento rítmico espontáneo de los ojos con un sentido lento hacia un lado y recuperación rápida hacia el opuesto (**Fig. 83-1**).

Existen cuatro tipos de nistagmo, según la dirección y el trayecto de los movimientos:

- Nistagmo rotatorio: establece el diagnóstico de vértigo periférico.
- Nistagmo horizontal: puede tratarse de vértigo periférico o de vértigo fisiológico.
- Nistagmo vertical y nistagmo oblicuo: corresponden al vértigo central.

El nistagmo puede ser desencadenado por un estímulo ótico, generalmente la instilación de agua caliente en un oído. También por la maniobra de Barany, que consiste en la inclinación lateral de la cabeza: cuando se inclina del lado sano (hacia donde se dirige el componente lento), se desencadena el nistagmo.

En la maniobra de Romberg, se reduce la base de sustentación y se le pide al paciente que se mantenga erguido con los ojos cerrados; si hay un vértigo, el paciente se inclinará hasta perder el equilibrio, siempre del mismo lado (hacia el lado sano).

La marcha en estrella se explora haciendo caminar al paciente, con los ojos tapados; debe andar unos pasos y volver marcha atrás. Si hay vértigo, en lugar de volver siguiendo la misma línea, el paciente se desviará unos grados, siempre en el mismo sentido (el del oído sano). Al final, su recorrido irá trazando una estrella en el suelo.

La marcha en tándem consiste en caminar reduciendo al mínimo la base de sustentación. En el vértigo y en los demás trastornos del equilibrio resulta imposible realizar esta marcha.

DIAGNÓSTICO

- El diagnóstico se hace mediante la exploración física y las pruebas vestibulares.
- Existen dos pruebas de electroneurofisiología para el estudio de la función vestibular: la electronistagmografía y la videonistagmografía. En ellas se registran los movimientos oculares en respuesta a estímulos óticos (con aire caliente y frío), así como a movimientos cervicales.
- Si el vértigo es periférico, la causa estará en el oído interno o en el VIII par craneal.
- Si el vértigo es central, habrá que hacer un estudio neurológico con técnicas de imagen (como RM, TC y PET) para localizar la causa.

TRATAMIENTO

- Tratamiento farmacológico (sedantes vestibulares): betahistina, antihistamínicos, neurolépticos, benzodiazepinas.
- Tratamiento quirúrgico (sobre el oído interno): en casos de síndrome de Ménière.
- Rehabilitación vestibular: ejercicios en sesiones cortas repetidas que, de forma paulatina, trabajan las flexoextensiones, las rotaciones y las lateralizaciones cervicales. Es útil en el vértigo posicional paroxístico benigno, que es el más frecuente.

Figura 83-1. Nistagmo. El movimiento del ojo tiene dos componentes: el lento (de forma constante el ojo se desplaza hacia un lado, con frecuencia, pero no siempre, el lado del oído sano) y el rápido (cuando el desplazamiento ha alcanzado el extremo del ojo, recupera de forma brusca, con un movimiento rápido, el centro, para volver a desviarse lentamente de nuevo).

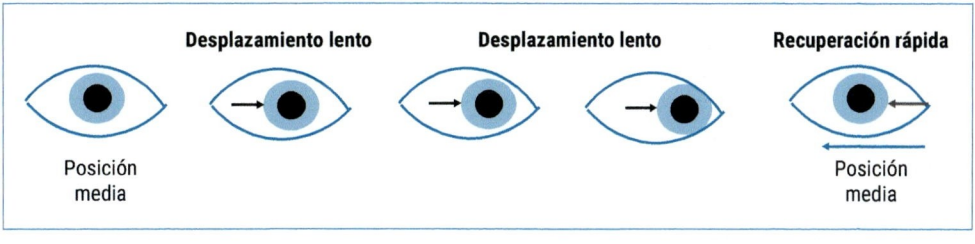

Desplazamiento lento — Desplazamiento lento — Recuperación rápida

Posición media — Posición media

PUNTOS CLAVE

- Los vértigos patológicos pueden ser centrales o periféricos. La distinción entre ambos es crucial y constituye el primer punto en el diagnóstico de la enfermedad.
- Los síntomas del cuadro de vértigo incluyen sensación de giro de objetos, inestabilidad en bipedestación, acúfenos, náuseas y vómitos.
- El síndrome de Ménière es el vértigo periférico más característico y con mayor impacto clínico.
- El nistagmo es el signo crucial para el diagnóstico del vértigo, tanto en la exploración física como en las pruebas vestibulares.

BIBLIOGRAFÍA

Arnold M, Garner D y Stevenson S. Alteraciones de la audición y la función vestibular. En: Norris TL, ed. Porth. Fisiopatología. Madrid: Wolters Kluwer, 2019: p. 585-607.

Franco-Gutiérrez V, Pérez Vázquez P. Rehabilitación vestibular en personas mayores con disfunción vestibular. Rev ORL [Internet] 2020; 11: 67-8. Disponible en: https://dx.doi.org/10.14201/orl.20953

Laso Guzmán FJ. Patología neurovascular. Trastornos del equilibrio y de la marcha. En: Laso Guzmán FJ, ed. Introducción a la medicina clínica. Barcelona: Elsevier, 2020; p. 701-9.

Longo DL, Fauci AS, Kasper DL, et al. Harrison. Manual de medicina, 18ª ed. Madrid: Mc Graw Hill, 2013; p. 320-4.

Pérez Arellano JL. Fisiopatología de la coordinación motora, del equilibrio y de la marcha. En: de Castro S, ed. Manual de patología general. Madrid: Elsevier, 2019; p. 669-75.

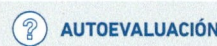 **AUTOEVALUACIÓN**

Hipertensión intracraneal

84

C. Valencia Rodríguez, Y. Ortega Latorre y M. Rodríguez Ortega

OBJETIVOS DE APRENDIZAJE

- Conocer la gravedad y la importancia del síndrome de hipertensión intracraneal.
- Identificar las causas principales de este síndrome.
- Analizar la patogenia y la fisiopatología de la hipertensión intracraneal.
- Determinar las bases del diagnóstico y el tratamiento de la hipertensión intracraneal.

SÍNTESIS CONCEPTUAL

La hipertensión intracraneal (HTIC) es un síndrome neurológico grave, potencialmente letal. Se presenta, en general, como una complicación de diferentes enfermedades traumáticas, metabólicas, infecciosas, neoplásicas y malformativas del cráneo, pero también puede aparecer como una enfermedad primaria.

Una vez que se inicia la HTIC, la evolución natural es hacia su agravamiento paulatino. Si es grave, puede provocar el coma y la muerte del paciente.

El diagnóstico se sospecha por los síntomas y la exploración del fondo de ojo del paciente y se confirma mediante la medición directa de la presión del LCR.

DEFINICIÓN

La HTIC es el incremento de la presión hidrostática dentro del cráneo por encima de los límites normales. Generalmente se registra como un aumento de presión del LCR.

Dentro del cráneo y en el canal raquídeo, los tejidos (encéfalo, médula, LCR, meninges, vasos) están sometidos a una ligera presión: generalmente de 5 a 10 mmHg de presión hidrostática; el límite son 15 mmHg. La presión intracraneal (PIC) puede elevarse brevemente en algunas situaciones no patológicas, como toser o realizar la maniobra de Valsalva. Para que sea considerada patológica, esta elevación de la PIC ha de durar > 10 minutos seguidos.

La HTIC se clasifica en:

- PIC normal: < 15 mmHg (generalmente de 5 a 10 mmHg).
- HTIC leve: de 15 a 20 mmHg.
- HTIC intermedia: de 20 a 40 mmHg.
- HTIC grave: > 40 mmHg.

ETIOLOGÍA

El cráneo es un espacio cerrado por huesos articulados o soldados, con mínima elasticidad en el adulto, y que, por lo tanto, no permite la expansión de su contenido. La HTIC se produce, pues, por una desproporción entre el continente y el contenido. El contenido del cráneo es el tejido encefálico, la sangre que hay en cada momento, el LCR y el volumen de las meninges. El aumento del volumen de una o varias de estas estructuras conlleva inmediatamente un aumento de la PIC. Las causas de este aumento del volumen intracraneal son múltiples; a continuación se describen las principales.

Edema encefálico o cerebral

El edema cerebral o encefálico tiene múltiples causas. Unas generan edema intracelular y otras edema extracelular o mixto. La barrera hematoencefálica y el hecho de que se trate de un edema intracelular condicionan la dificultad de

Tabla 84-1. Causas y tipos de edema cerebral

Tipo de edema cerebral	Causas	Características del edema
Edema traumático	Traumatismos craneoencefálicos	Edema extracelular
Edema inflamatorio	Infecciones intracraneales, como encefalitis y meningitis Enfermedades inflamatorias no infecciosas, como esclerosis múltiple	Edema extracelular
Edema metabólico	Alteraciones metabólicas, como hipoosmolaridad, hipertermia, hipotermia, hipoxia, hipercapnia	Edema generalmente intracelular
Edema vascular/isquémico	Encefalopatía hipertensiva Isquemia grave e infarto cerebral	Edema extracelular en la encefalopatía hipertensiva, edema intracelular en la isquemia
Edema hidrostático	Hidrocefalia	Edema extracelular

su tratamiento, pues la mayoría de los medicamentos utilizados para otros tipos de edema no son eficaces en el edema encefálico. Las causas y los tipos de edema cerebral se recogen en la **tabla 84-1**.

Tumores encefálicos

Los tumores intracraneales se dividen en benignos y malignos.

Los tumores benignos más frecuentes son los meningiomas y los angiomas. Los tumores malignos se clasifican en primarios y metastásicos. Son primarios los tumores gliales y los linfomas cerebrales, y secundarios, las metástasis de carcinomas o sarcomas somáticos y la infiltración neoplásica de las meninges.

Hemorragias/hematomas intracraneales

Hay cuatro tipos de hemorragias o hematomas intracraneales:

- Hematomas parenquimatosos: la hemorragia se produce en el seno del parénquima encefálico. Constituye un accidente cerebrovascular hemorrágico.
- Hemorragias subaracnoideas: el sangrado se origina en el espacio subaracnoideo, entre la piamadre y la aracnoides, en el LCR. Las causas principales de las hemorragias subaracnoideas son la rotura de aneurismas y malformaciones vasculares y los traumatismos craneoencefálicos.
- Hematomas subdurales: consiste en una hemorragia en el espacio subdural, entre la aracnoides y la duramadre. El hematoma subdural va creciendo lentamente a lo largo de los dos días siguientes a la rotura vascular. Los síntomas se presentan horas o días después, dando lugar al fenómeno del «intervalo lúcido». La causa de los hematomas subdurales suele ser traumática.
- Hematomas epidurales: el sangrado se produce entre la duramadre y la tabla interna del cráneo. Suelen estar asociados con fracturas craneales.

Infecciones intracraneales

Son las encefalitis, las meningitis y las tromboflebitis sépticas intracraneales.

Hidrocefalias hipertensivas

La hidrocefalia es el aumento del LCR en las cavidades y los ventrículos del interior encefálico. Las hidrocefalias hipertensivas pueden ser, a su vez, comunicantes y obstructivas. En las primeras, la reabsorción del LCR se halla bloqueada en las vellosidades aracnoideas por infección o por hemorragia del LCR. La hidrocefalia obstructiva se produce por el bloqueo y el cierre del acueducto de Silvio, en el mesencéfalo, lo que causa la acumulación de líquido en los tres primeros ventrículos.

Hipertensión intracraneal benigna

La denominada hipertensión intracraneal benigna (HTIC idiopática o seudotumor cerebral) es un síndrome causado por una hiperproducción del LCR y un estrechamiento de los senos venosos intracraneales. Suele ser moderada e intermitente. Es el único tipo que no tiende a progresar a HTIC grave.

FISIOPATOLOGÍA

El aumento de la PIC causa una oclusión, por aplastamiento, de los grandes senos venosos que drenan la sangre; esto hace que se acumule sangre, lo que conlleva un aumento del volumen intracraneal y, más adelante, que se desarrolle edema cerebral. La acumulación de sangre y el edema empeoran la HTIC, lo que a su vez se traduce en mayor compresión venosa. De esta manera se crea un círculo vicioso; una vez que la HTIC sobrepasa el límite de 20 mmHg, la PIC tiende a ir agravándose cada vez más hasta ir progresando a HTIC grave (**Fig. 84-1**).

Cuando la PIC es > 40 mmHg, el gradiente de presión entre las arterias cerebrales y las venas se ve reducido, lo que puede causar hipoperfusión cerebral, que a su vez puede conducir a isquemia cerebral.

HERNIAS INTRACRANEALES

Cuando el aumento de la presión es unicompartimental, el gradiente de presión entre los compartimentos cerebrales hace que se pueda herniar material encefálico desde la cámara donde hay mayor presión a la cámara de menor presión.

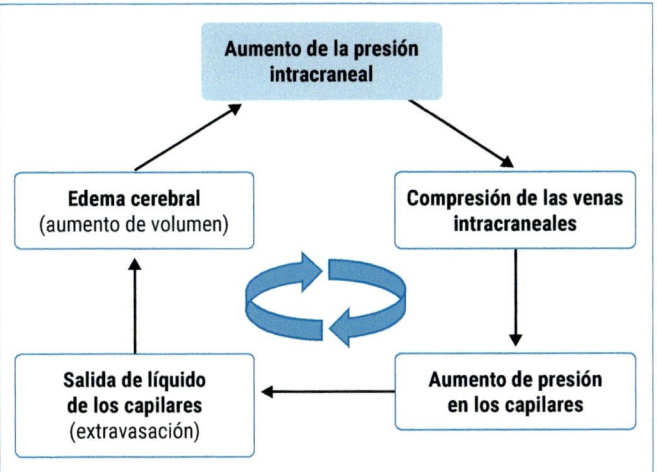

Figura 84-1. Fisiopatología de la hipertensión intracraneal. Círculo vicioso que provoca el agravamiento del síndrome.

Las hernias intracraneales principales son:

- Hernias interhemisféricas o subfalcinares: la masa herniaria se desplaza de un hemisferio al otro, por debajo de la hoz del cerebro.
- Hernias transtentoriales: hay un desplazamiento entre las cámaras anteriores y la cámara posterior, en dirección inferior o superior, según la máxima presión esté en una u otra cámara. El desplazamiento de la masa herniaria se realiza a través del foramen de la tienda del cerebelo, por lo que se comprime el mesencéfalo, donde se encuentra la sustancia reticular activadora ascendente, cuya compresión puede causar un coma de muy rápida instauración.
- Hernias occipitales o amigdalares: la porción inferior del cerebelo, la amígdala cerebelosa, se hernia a través del agujero occipital, lo que comprime el bulbo raquídeo, a la altura donde se encuentran los centros reguladores de la respiración y la función cardíaca. Esta hernia puede causar un paro cardiorrespiratorio fulminante. Cuando se crea un gradiente de presión importante entre el interior del cráneo y el canal raquídeo, hay riesgo de que se produzca esta herniación; esto puede suceder si, en una punción lumbar en un paciente con HTIC, se drena demasiado LCR, lo que disminuye la presión raquídea.

CONSECUENCIAS DE LA HIPERTENSIÓN INTRACRANEAL

- Debido a que las meninges tienen terminaciones nerviosas sensitivas, su compresión provoca dolor y generalmente causa una cefalea holocraneal intensa. La irritación meníngea puede ocasionar positividad en los signos exploratorios meníngeos, como rigidez de nuca.
- En la hipertensión arterial muy grave está comprometida la perfusión sanguínea cerebral, lo que causa isquemia cerebral difusa. La razón es la elevada presión venosa que reduce la presión efectiva de perfusión sanguínea arterial (la diferencia entre las presiones arterial y la venosa), lo que provoca una isquemia cerebral difusa.
- El elevado aumento de la presión hidrostática y el descenso en la perfusión sanguínea cerebral causan, en la

hipertensión intracraneal grave, una disfunción neuronal cortical, que comienza manifestándose como un síndrome confusional y puede acabar en coma.
- El aumento de la PIC, aunque sea moderado, estimula el centro del vómito e inhibe el centro bulbar cardiorregulador y, en los casos graves, el centro bulbar respiratorio, lo que causa vómitos, bradicardia y bradipnea.

MANIFESTACIONES CLÍNICAS

Hipertensión intracraneal leve

- Cefalea holocraneal intensa.
- Vómitos «en escopetazo» (no precedidos de náuseas).
- Hipertensión arterial.
- Bradicardia.

Hipertensión intracraneal intermedia

- Rigidez de nuca y otros signos meníngeos.

Hipertensión intracraneal grave

- Agitación y desorientación (síndrome confusional).
- Letargia, que evoluciona a coma.
- Bradipnea, que puede conducir a paro respiratorio.

DIAGNÓSTICO

Ante una sintomatología compatible con HTIC, además de la exploración física habitual, es necesario realizar una oftalmoscopia y observar el fondo de ojo para detectar edema de papila, que es indicación de edema cerebral. La base del diagnóstico son las mediciones de la PIC.

Mediciones de la presión intracraneal

- Punción lumbar: la presión del LCR en el canal raquídeo suele ser similar a la PIC. Esta exploración, si no se es muy cuidadoso de no extraer LCR, puede causar una hernia amigdalar, al disminuir bruscamente la presión raquídea. Si la exploración física muestra edema de papila, esta prueba debe evitarse o realizarse con muchas precauciones.
- Medición directa de la PIC: mediante catéter epidural, subaracnoideo o, incluso, intraventricular.

Una vez establecida la HTIC, debe encontrarse su causa. Para la mayoría de las causas, se dispone de las técnicas de imagen craneales: TC, RM y técnicas de imagen de medicina nuclear.

TRATAMIENTO

- Causal: eliminar la causa.
- No medicamentoso:
  - Evitar la tos y esfuerzos (hacer reposo).
  - Hiperventilación forzada: la alcalosis causa vasoconstricción cerebral.

- Medicamentoso:
  - Corticoides (antiedematosos cerebrales).
  - Diuréticos osmóticos (antiedematosos).
  - Barbitúricos y anestésicos (disminuyen el metabolismo cerebral y el flujo sanguíneo cerebral), depresores del SNC.

- Hipertensores (simpaticomiméticos) para evitar la isquemia cerebral.
- Quirúrgico:
  - Eliminación quirúrgica de la causa.
  - Craniectomía descompresiva.
  - Válvulas para la hidrocefalia.

PUNTOS CLAVE

- La HTIC es un síndrome que puede adquirir extrema gravedad, con un desarrollo rápido.
- Las causas pueden ser múltiples, pero, en la mayoría de los casos, el factor patogénico principal es el edema cerebral.
- Los síntomas característicos son cefalea intensa, vómitos «en escopetazo», bradicardia, bradipnea e hipertensión arterial.
- La medición de la presión del LCR es necesaria para establecer el diagnóstico.

BIBLIOGRAFÍA

Bautista C. Alteraciones de la función cerebral. En: Norris TL, ed. Porth. Fisiopatología. Madrid: Wolters Kluwer, 2019; p. 469-504.

Ferrando Martínez C, Azabal Martín L, García Buen PC et al. Hipertensión intracraneal. Artículo monográfico. Rev San Invest 2021; 2: 2660-7085.

Laso Guzmán FJ. Patología neurovascular. Hipertensión intracraneal. En: Laso Guzmán FJ, ed. Introducción a la medicina clínica. Barcelona: Elsevier, 2020; p. 801-4.

Longo DL, Fauci AS, Kasper SL et al. Harrison. Manual de medicina, 14ª ed. Madrid: Mc Graw Hill, 2013; p. 105-11.

Pérez Arellano JL. Fisiopatología de los elementos protectores y de la circulación del sistema nervioso central. En: de Castro S, ed. Manual de patología general. Madrid: Elsevier, 2019; p. 695-704.

Enfermedad de la unión neuromuscular: miastenia grave

85

J. Ruiz-Tovar Polo

OBJETIVOS DE APRENDIZAJE

- Tomar conciencia del problema de salud que supone la miastenia grave.
- Conocer la etiología de la enfermedad.
- Revisar los mecanismos fisiopatológicos de la miastenia grave.
- Determinar las bases moleculares de la enfermedad.

SÍNTESIS CONCEPTUAL

La miastenia grave es una enfermedad neuromuscular autoinmunitaria crónica caracterizada por debilidad de la musculatura voluntaria del cuerpo. Se produce por un defecto en la transmisión de los impulsos nerviosos a los músculos.

Se manifiesta como una pérdida lenta y progresiva de la fuerza, que se recupera rápidamente con el reposo, pero reaparece al reanudar el ejercicio. Suele comenzar en los músculos perioculares y posteriormente afecta a la musculatura responsable de la expresión facial, la masticación, el habla y la deglución. Con tratamiento médico esta enfermedad puede controlarse a fin de evitar su progresión.

DEFINICIÓN

La miastenia grave es una enfermedad neuromuscular autoinmunitaria crónica caracterizada por debilidad de la musculatura voluntaria del cuerpo. Se produce cuando la comunicación normal entre el nervio y el músculo se interrumpe en la unión neuromuscular.

ETIOLOGÍA

La miastenia grave está causada por un defecto en la transmisión de los impulsos nerviosos a los músculos en la unión neuromuscular. En condiciones normales, las terminaciones nerviosas de la unión neuromuscular liberan acetilcolina como neurotransmisor, que difunde por el espacio sináptico y se une a los receptores de acetilcolina de la membrana postsináptica. Los receptores se activan y generan una contracción muscular.

En la miastenia grave, existen unos anticuerpos que bloquean o destruyen los receptores de acetilcolina en la unión neuromuscular, lo que impide que se produzca la contracción muscular. Estos anticuerpos son producidos por el propio sistema inmunitario del organismo (enfermedad autoinmunitaria) (**Recuadro 85-1**).

FISIOPATOLOGÍA

La acetilcolina se libera normalmente en la neurona presináptica, pero los potenciales generados en el músculo son de intensidad inferior a la necesaria.

La actividad repetida acaba disminuyendo la cantidad de acetilcolina liberada (agotamiento presináptico). También conlleva una activación cada vez menor de fibras musculares por impulso sucesivo (fatiga miasténica). Estos mecanismos explican el aumento de la fatiga tras el ejercicio.

MANIFESTACIONES CLÍNICAS

Las manifestaciones clínicas más características de la miastenia grave son:

Los mecanismos por los que los anticuerpos disminuyen el número de receptores son tres:

- Degradación acelerada por reticulación y endocitosis.
- Bloqueo del sitio activo del receptor.
- Lesión de la membrana muscular postsináptica por los anticuerpos en colaboración con el sistema del complemento.

Los anticuerpos son del tipo IgG dependiente de linfocitos T, por lo que el tratamiento inmunosupresor es un objetivo terapéutico.

En los adultos con miastenia grave es frecuente encontrar alteraciones del timo, que muestra características de hiperplasia linfoide, correspondiente a una respuesta inmunitaria activa. Alrededor del 10 % de los pacientes con miastenia grave desarrollan timomas, que son tumores benignos, aunque con capacidad potencial de malignización. En los timomas aparecen células mioides (similares a los miocitos), productoras de autoantígenos, que pueden provocar una reacción autoinmunitaria.

La relación entre el timoma y la miastenia grave no está totalmente clara. Se ha postulado que el timo produce anticuerpos contra el receptor de acetilcolina.

- Ptosis palpebral: caída de los párpados.
- Diplopia: visión doble. Se produce por debilidad de los músculos que controlan los movimientos oculares.
- Marcha inestable o irregular.
- Debilidad en los brazos, las manos y los dedos.
- Debilidad en los miembros inferiores, lo que dificulta tareas que requieren fuerza, como subir escaleras.
- Cambio en la expresión facial, dificultad para sonreír y gesticular.
- Dificultad para la masticación y la deglución.
- Disnea.
- Disartria: trastornos en el habla por falta de fuerza de la musculatura responsable del habla.

La crisis miasténica se define como la exacerbación de la debilidad muscular, capaz de poner en riesgo la vida del paciente. Generalmente ocurre por insuficiencia respiratoria, causada por debilidad de la musculatura intercostal y el diafragma, y suele producirse solo en pacientes mal controlados.

DIAGNÓSTICO

El diagnóstico se basa en las manifestaciones clínicas, los niveles de anticuerpos contra el receptor de acetilcolina y el estudio electrofisiológico. Las pruebas de imagen (TC y RM) son de utilidad exclusivamente para detectar la coexistencia de timomas.

- Estudio electrofisiológico: consiste en la estimulación eléctrica repetitiva de diferentes nervios para detectar una alteración de la transmisión neuromuscular. El estudio se realiza antes y después de 30 segundos de ejercicio. Los estímulos se repiten a intervalos de 1 a 5 minutos después de finalizar el ejercicio. La prueba se considera positiva cuando existe una diferencia de amplitud > 10 % entre el primero y el quinto potenciales evocados. Esta prueba no es específica para la miastenia, ya que puede ser positiva en otras enfermedades neuromusculares. Otro método de diagnóstico es la electromiografía de fibras aisladas.
- Anticuerpos contra los receptores de acetilcolina: es la técnica más fiable para el diagnóstico de miastenia grave. Existen tres tipos de anticuerpos: bloqueantes, modulantes y de unión. Estos anticuerpos están presentes en el

75-85 % de los pacientes con miastenia grave generalizada. Otros anticuerpos contra una quinasa específica del músculo se detectan en el 10-50 % de estos pacientes, aunque se han observado también en pacientes con lupus eritematoso y enfermedad hepática autoinmunitaria.

TRATAMIENTO

Fármacos anticolinesterásicos. Son fármacos que inhiben la colinesterasa, que es la enzima que degrada la acetilcolina. La mayoría de los pacientes experimentan al menos una mejoría parcial con estos fármacos. El más utilizado en España es la piridostigmina oral, cuyos efectos aparecen entre 15 y 30 minutos después de tomarlo y duran entre 3 y 4 horas. La administración es de 3 a 5 veces al día. Los pacientes con problemas de deglución pueden tomar el fármaco antes de las comidas.

Una sobredosis de fármacos anticolinesterásicos puede producir un aumento de la debilidad y otros efectos secundarios muscarínicos, como diarrea, espasmos abdominales, sialorrea (hipersalivación) o náuseas.

Fármacos inmunosupresores. El uso de fármacos inmunosupresores ha demostrado ser eficaz en el tratamiento de la miastenia grave. A medio plazo, resulta útil el uso de glucocorticoides y ciclosporina, en un plazo de unos 3 meses. Para el efecto a largo plazo (en torno a 1 año), los fármacos de elección son la azatioprina y el micofenolato mofetilo. Para el tratamiento de pacientes refractarios al tratamiento, puede recurrirse a la ciclofosfamida. En todos los casos, suelen combinarse los inmunosupresores con una cierta dosis de mantenimiento de corticoides.

Plasmaféresis. Consiste en separar mecánicamente los anticuerpos patógenos del plasma sanguíneo del paciente. Este tratamiento consigue disminuir por un corto plazo de tiempo la concentración de anticuerpos anticolinesterasa, lo que conlleva una mejoría clínica en muchos pacientes. Es útil como medida temporal en pacientes graves o en la fase prequirúrgica, previa a la timectomía, pero no se ha demostrado la utilidad de su uso a largo plazo.

Inmunoglobulina intravenosa. Se ha demostrado que, en algunos casos, la aplicación de inmunoglobulina intravenosa es efectiva. Así, puede ser útil en pacientes con miastenia grave crónica, resistente a otros tratamientos.

Timectomía. Consiste en la extirpación quirúrgica del timo. Está indicada en todos los pacientes con miastenia generalizada entre la pubertad y los 55 años.

Tratamiento de la crisis miasténica. El tratamiento debe ser en una unidad de cuidados intensivos (UCI), por la insuficiencia respiratoria y las complicaciones infecciosas, así como por las alteraciones hidroelectrolíticas que se producen.

Se debe excluir la posibilidad de que la crisis esté causada por una sobredosis de fármacos anticolinérgicos. Sin embargo, la causa más frecuente de la crisis miasténica es la infección recurrente, que produce una alteración de la inmunidad del paciente.

El enfermo miasténico con fiebre e infección debe ser tratado como cualquier paciente inmunodeprimido. Las bases del tratamiento consisten en la antibioterapia rápida y eficaz, la ventilación asistida y la fisioterapia respiratoria. La plasmaféresis y la inmunoglobulina intravenosa suelen ser útiles para acelerar la recuperación del paciente.

PUNTOS CLAVE

- La miastenia grave es una enfermedad neuromuscular autoinmunitaria crónica.
- Se caracteriza por debilidad de la musculatura voluntaria del cuerpo.
- Se produce por un defecto en la transmisión de los impulsos nerviosos a los músculos.
- Su principal causa son los autoanticuerpos frente al receptor de la colinesterasa.

BIBLIOGRAFÍA

Benatar M. A systematic review of diagnostic studies in myasthenia gravis. Neuromuscul disord 2006; 16: 459-67.

Gronseth GS, Barohn R Narayanaswami P. Practice advisory: thymectomy for myasthenia gravis (practice parameter update): report of the guideline development, dissemination, and implementation subcommittee of the American Academy of Neurology. Neurology 2021; 94: 705-9.

Harrison TR. Trastornos neurológicos. En: Harrison TR, ed. Principios de medicina interna. Santiago de Chile: McGraw-Hill Interamericana, 2006.

Kim AG, Upah SA, Brandsema JF, Yum SW, Blinman TA. Thoracoscopic thymectomy for juvenile myasthenia gravis. Ped Surg Int 2019; 35: 603-10.

Leppert B, Kelly CR. Netter. Un abordaje integrado de la medicina. Londres: Elsevier, 2022.

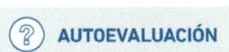
AUTOEVALUACIÓN

Fisiopatología del aparato locomotor

Fracturas

86

M. Wagmann Otero, S. Morejón Ruiz y J. F. Sallaberry Vega

OBJETIVOS DE APRENDIZAJE

- Identificar los diferentes tipos de fracturas.
- Conocer los factores causantes de las fracturas patológicas.
- Revisar los mecanismos fisiopatológicos de la cicatrización ósea.
- Determinar los principios de diagnóstico y el tratamiento de las fracturas.

SÍNTESIS CONCEPTUAL

Las fracturas son una ruptura total o parcial de un hueso por diversas causas. Se manifiestan principalmente por dolor, deformidad del área afectada e impotencia funcional. Se diagnostican habitualmente mediante radiografía de tórax y su tratamiento va a depender del tipo de fractura, que puede consolidarse mediante inmovilización, aunque a veces requiere una reparación quirúrgica.

DEFINICIÓN

Las fracturas son una ruptura total o parcial de un hueso por diversas causas, ya sean traumáticas (fuerza externa aplicada durante un período largo de tiempo o con gran potencia) o patológicas (enfermedades que debilitan el tejido óseo, como la osteoporosis).

CLASIFICACIÓN

Las fracturas se pueden clasificar en función de varios criterios, que se describen a continuación.

Mecanismo de producción

- Fractura traumática: una fuerza externa de gran energía ha conseguido quebrar el hueso.
- Fractura patológica: ciertas enfermedades debilitan el hueso y la fractura se produce de forma espontánea o ante fuerzas externas de intensidad leve-moderada, que en condiciones normales no habrían originado una fractura ósea.

Afectación de partes blandas

- Fractura cerrada: es aquella en la que la piel suprayacente está intacta.
- Fractura abierta: el hueso sobresale a través de la piel, queda expuesto al exterior y corre el riesgo de contaminación ósea e infección.

Desplazamiento óseo

- Fractura no desplazada: los fragmentos óseos están alineados en el eje correcto.
- Fractura desplazada: los fragmentos óseos no se encuentran alineados (fracturas anguladas, fracturas rotadas, etc.) (**Fig. 86-1**).

Patrón de fractura

- Fractura lineal: fractura paralela al eje longitudinal del hueso.
- Fractura transversal: fractura en ángulo recto con respecto al eje longitudinal del hueso (**Fig. 86-2**).

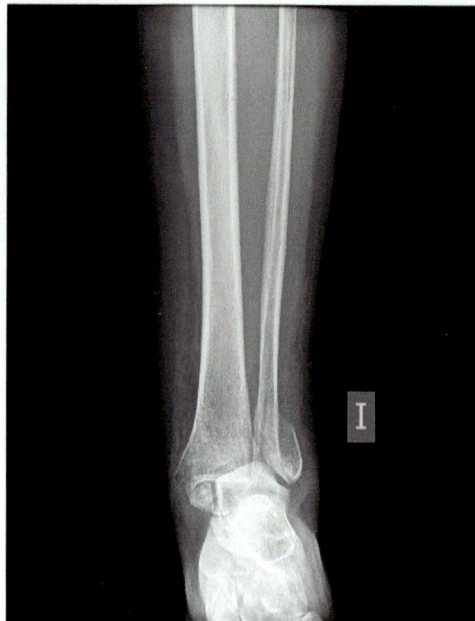

Figura 86-1. Fractura desplazada de peroné.

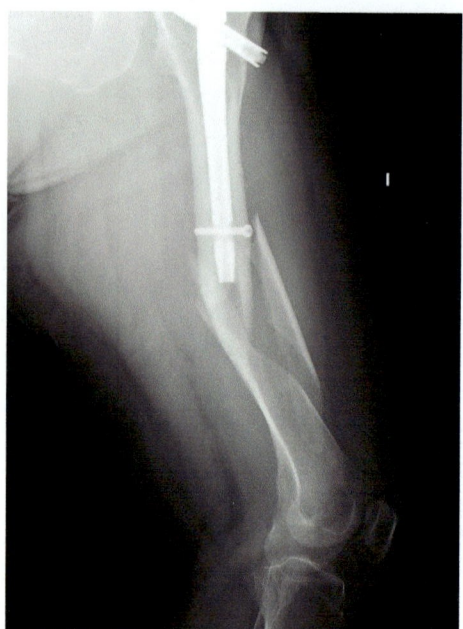

Figura 86-3. Fractura en espiral de fémur.

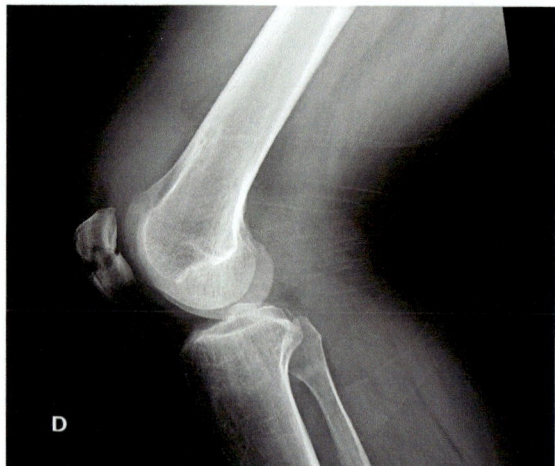

Figura 86-2. Fractura transversal de rótula.

- Fractura oblicua: fractura diagonal al eje longitudinal del hueso (> 30°).
- Fractura en espiral: fractura en la que al menos una parte del hueso se ha torcido (**Fig. 86-3**).
- Fractura por impacto: fractura causada por el choque de fragmentos óseos entre sí.
- Fractura por avulsión: fractura en la que un fragmento de hueso se separa de la masa principal.

Fragmentación

- Fractura incompleta: los fragmentos óseos aún están parcialmente unidos. La fractura no atraviesa completamente la anchura del hueso (**Fig. 86-4**).
- Fractura completa: los fragmentos óseos se separan completamente (v. **Fig. 86-4**).
- Fractura conminuta: el hueso se ha roto en varios trozos (**Fig. 86-5**).

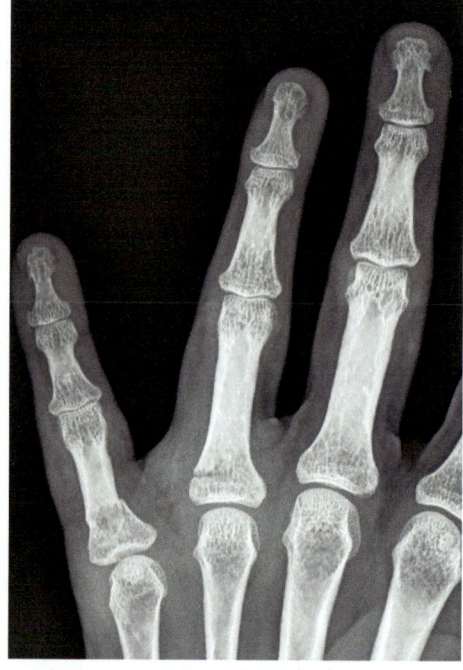

Figura 86-4. Fractura incompleta de falange proximal del 4º dedo izquierdo. Fractura completa de falange proximal del 5º dedo izquierdo.

FISIOPATOLOGÍA DE LA CONSOLIDACIÓN ÓSEA

El tiempo durante el cual la zona se encuentra inmovilizada sirve para permitir la correcta cicatrización del hueso, de manera que se reconstruye en su posición natural (**Recuadro 86-1**).

En niños y jóvenes, la cicatrización es casi perfecta, aumentando el riesgo de deformidades cuando se trata de fracturas desplazadas y conminutas. En el caso de los adultos, la recuperación a menudo no es completa.

RECUADRO 86-1. Cicatrización ósea

La fractura provoca la rotura de los vasos, lo que causa un hematoma, el cual al coagular forma una malla de fibrina que une los fragmentos óseos. Esta malla permite la creación de tejido de granulación mediante el movimiento de células inflamatorias y la proliferación capilar y de fibroblastos. Las células inflamatorias liberan factor de crecimiento derivado de las plaquetas (PDGF), factor de crecimiento transformante beta (TGF-β) y otros factores de crecimiento, los cuales estimulan la actividad osteoclástica y osteoblástica. A esas alturas, la fractura se encuentra unida por el callo de tejido blando o procallo, el cual, a pesar de formar un anclaje más fuerte entre ambos fragmentos, no es suficiente para soportar peso.

En las dos primeras semanas de la lesión, las células osteoprogenitoras depositan trabéculas subperiósticas que transforman el procallo en callo óseo, lo que ayuda a estabilizar la fractura. Además, las células mesenquimatosas se diferencian a condrocitos para la síntesis de fibroblastos y cartílago hialino. Todo esto permite la osificación endocondral, uniendo el hueso y las trabéculas óseas, que, al mineralizarse, aumentan la fuerza y la rigidez de la unión entre ambos fragmentos, lo que permite la carga de peso.

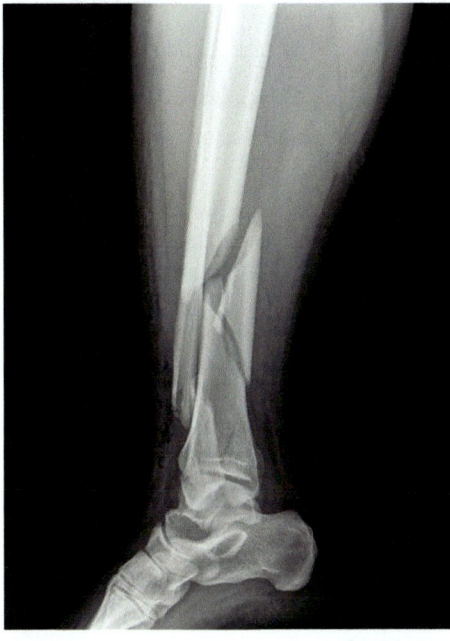

Figura 86-5. Fractura de tibia y peroné conminuta.

MANIFESTACIONES CLÍNICAS

Los principales síntomas de las fracturas son el dolor, la deformidad y la impotencia funcional. Aunque el hueso no tiene nociceptores, el periostio que lo rodea sí que tiene abundantes terminaciones nerviosas y es la afectación perióstica la que genera el dolor principalmente. Además, en toda fractura va a haber una cierta lesión vascular, por lo que se genera un hematoma de fractura. Por su parte, el daño sobre el hueso pone en marcha el mecanismo de inflamación local, provocándose un edema regional. Sobre todo, en fracturas cerradas, el hematoma y el edema van a aumentar la presión del compartimento afectado y se producen fenómenos de compresión de tejidos adyacentes. Esto puede originar un síndrome compartimental, también causante del dolor.

La impotencia funcional se debe en parte al dolor, pero también a la pérdida del eje de sustentación que supone el hueso fracturado. Por ello, habrá una limitación funcional de ese hueso y de las articulaciones adyacentes.

Los daños en las estructuras adyacentes al hueso fracturado provocan otros signos y síntomas específicos. Las estructuras que pueden afectarse incluyen:

- Nervios.
- Músculos.
- Vasos sanguíneos.
- Médula espinal y raíces nerviosas (en fracturas de columna vertebral).
- Encéfalo (en fracturas de cráneo).

DIAGNÓSTICO

El diagnóstico de una fractura suele realizarse mediante técnicas de imagen. Entre ellas, las radiografías simples suelen ser las más empleadas para la visualización de la fractura, por su gran rendimiento diagnóstico. El hueso es una estructura radioopaca y permite que se vean fracturas en la cortical con gran nitidez. No obstante, hay determinados tipos de fracturas o fracturas de ciertos huesos que se visualizan mal en una radiografía simple y hay que recurrir a la tomografía computarizada (TC) (**Fig. 86-6**) o la resonancia magnética (RM).

TRATAMIENTO

El manejo de las fracturas va a depender del tipo de fractura. A menudo, la simple inmovilización de los fragmentos en posición natural durante un período de tiempo variable hasta la consolidación natural es suficiente. La inmoviliza-

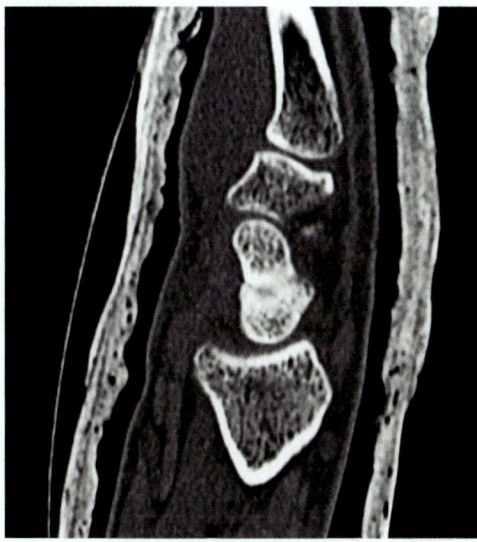

Figura 86-6. Tomografía computarizada. Fractura de escafoides.

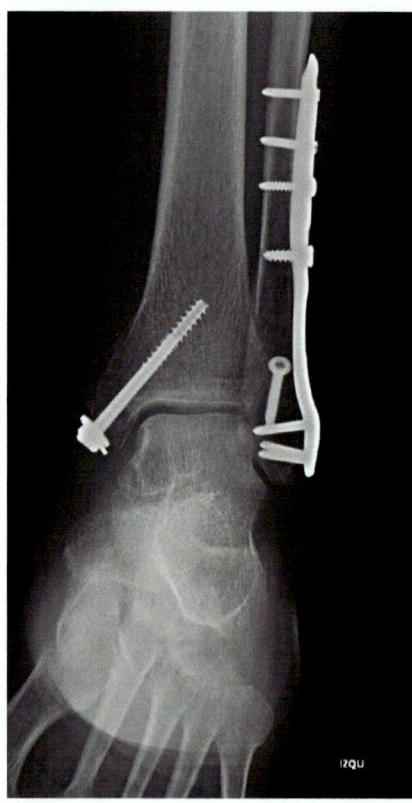

Figura 86-7. Reparación de fractura de tibia y peroné izquierdos con placas y tornillos.

ción incluye la restitución de las piezas óseas fracturadas a sus posiciones naturales (reducción) y el mantenimiento de esas posiciones mientras el hueso cicatriza (escayola).

En ocasiones, cuando no se puede asegurar una correcta cicatrización espontánea, debe recurrirse a la osteosíntesis, que es una reparación quirúrgica mediante el uso de clavos, placas, tornillos, agujas o cerclajes con alambres (**Fig. 86-7**), que pueden ser retirados una vez el hueso haya consolidado o dejarse implantados toda la vida. Hay situaciones en las que el hueso

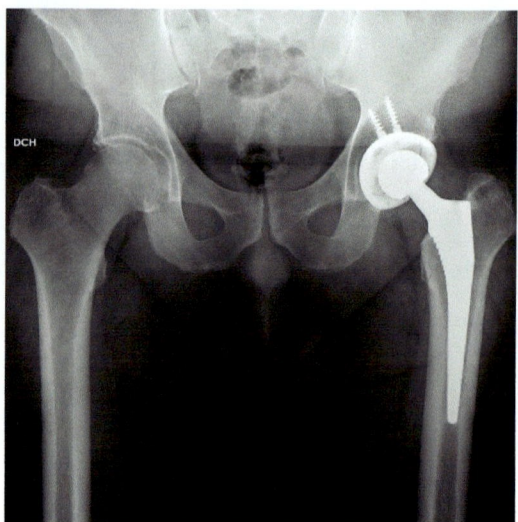

Figura 86-8. Prótesis de cadera izquierda.

fracturado no es reparable mediante osteosíntesis y debe implantarse una prótesis (fracturas de cadera) (**Fig. 86-8**).

Las indicaciones para una reparación quirúrgica incluyen:

- El tratamiento conservador ha fracasado.
- Mal resultado funcional de la cicatrización mediante inmovilización.
- El tratamiento no quirúrgico da lugar a una inmovilización prolongada, que suele provocar complicaciones (infecciones torácicas, trombosis venosa profunda).
- La superficie articular está dañada.
- Fracturas abiertas que requieren también reparación de partes blandas.

COMPLICACIONES

Las fracturas pueden dar complicaciones inmediatas, precoces y tardías (**Tabla 86-1**).

Tabla 86-1. Complicaciones de las fracturas			
	Complicaciones inmediatas	**Complicaciones precoces**	**Complicaciones tardías**
Sistémicas	*Shock* hipovolémico	*Shock* hipovolémico Síndrome de dificultad respiratoria aguda Embolismo graso Trombosis venosa profunda Sepsis	Fractura mal consolidada
Locales	Lesión vascular Lesión de músculos y tendones Lesión articular Lesión visceral	Infección Síndrome compartimental	Necrosis avascular Acortamiento del hueso Distrofia de Sudeck Osteomielitis Miositis osificante Artrosis

PUNTOS CLAVE

- Las fracturas son una ruptura total o parcial de un hueso por diversas causas.
- Las fracturas patológicas se producen en situaciones en las que el hueso está debilitado y se fractura espontáneamente o ante traumatismos leves.

- Las fracturas se manifiestan principalmente por dolor, deformidad del área afectada e impotencia funcional.
- Se diagnostican habitualmente mediante radiografía de tórax, aunque en ocasiones es necesario profundizar el estudio diagnóstico mediante TC o RM.
- El tratamiento de las fracturas va a depender del tipo de fractura. A menudo, las fracturas consolidan con la simple inmovilización del hueso durante un período de tiempo, pero en otros casos requieren una reparación quirúrgica.

BIBLIOGRAFÍA

Balibrea Cantero JL. Patología quirúrgica. Madrid: Marban, 2003.

Cecil RL, Goldman L, Ausiello DA et al. Cecil-Goldman. Tratado de medicina interna. Londres: Elsevier Health Sciences Spain, 2013.

Duran H, Arcelus I, García-Sancho L et al. Compendio de cirugía. Madrid: McGraw-Hill-Interamericana, 2002.

Leppert B, Kelly CR. Netter. Un abordaje integrado de la medicina. Londres: Elsevier, 2022.

Sabiston DC. Tratado de cirugía. Fundamentos biológicos de la práctica quirúrgica. Barcelona: Elsevier, 2005.

 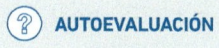
AUTOEVALUACIÓN

Artrosis

87

N. Benítez Naranjo e I. Olazabal Olarreaga

OBJETIVOS DE APRENDIZAJE

- Tomar conciencia del grave problema sanitario que supone la artrosis en países desarrollados.
- Conocer los factores causantes de esta enfermedad.
- Revisar los mecanismos fisiopatológicos que condicionan la aparición de la enfermedad.
- Determinar los principios del tratamiento de esta enfermedad.

SÍNTESIS CONCEPTUAL

La artrosis es una enfermedad crónica y degenerativa que afecta a las articulaciones. Se caracteriza por la degeneración del cartílago, que da como resultado un fallo estructural y funcional de las articulaciones, lo que provoca dolor, rigidez y pérdida de movilidad. Es el tipo más común de enfermedad articular y se asocia con el envejecimiento.

DEFINICIÓN

La artrosis, también llamada osteoartritis, es una enfermedad crónica y degenerativa que afecta a las articulaciones. Se caracteriza por la degeneración del cartílago, que da como resultado un fallo estructural y funcional de las articulaciones sinoviales (como las rodillas, las caderas, las manos y la columna vertebral), lo que provoca dolor, rigidez y pérdida de movimiento.

Es el tipo más común de enfermedad articular. Se produce cuando el cartílago articular que protege las superficies de las articulaciones y que actúa como amortiguador y lubricante se desgasta, volviéndose más delgado, lo que permite que los huesos rocen entre sí. Además del cartílago, también pueden verse afectados otros componentes de la articulación, como el hueso subcondral, los ligamentos, la cápsula articular, la membrana sinovial y los músculos periarticulares. La artrosis también puede ocasionar la formación de osteofitos o espolones óseos en los bordes de la articulación, lo que puede limitar la movilidad al fijar la articulación y, en consecuencia, empeorar los síntomas.

Después de un traumatismo óseo o de una lesión repetitiva, la alteración de la integridad articular puede ser el resultado de la inestabilidad de la articulación, causada por

debilidad muscular y laxitud ligamentosa, lesión nerviosa y sensibilización o hiperexcitabilidad neuronal, o ambas.

EPIDEMIOLOGÍA

La artrosis afecta a más de 300 millones de personas en todo el mundo. La prevalencia de la enfermedad sigue aumentando con el envejecimiento de la población, la obesidad epidémica y el número creciente de lesiones articulares. Las manos, las rodillas y las caderas son las articulaciones afectadas con mayor frecuencia. La artrosis de manos y rodillas es más frecuente en las mujeres, especialmente a partir de los 50 años. La prevalencia radiográfica de artrosis varía según la articulación implicada y a menudo antecede a la artrosis sintomática, con una prevalencia más alta para la artrosis de rodillas y pies que para la artrosis de cadera.

Se asocia con una importante morbilidad, pérdida de calidad de vida y discapacidad. La artrosis de las extremidades inferiores es la causa más frecuente de dificultad para caminar o subir escaleras, generando discapacidad a largo plazo.

La artrosis tiene también un gran impacto económico, debido a los costes médicos directos e indirectos (pérdidas en salario, atención domiciliaria, etc.) asociados.

FACTORES DE RIESGO

La artrosis puede afectar a cualquier persona, pero existen ciertos factores de riesgo que aumentan la probabilidad de desarrollarla. Algunos de ellos son:

- Edad: la artrosis es más común en personas > 60 años.
- Sexo: las mujeres tienen más probabilidades de desarrollar artrosis que los hombres, especialmente después de la menopausia.
- Obesidad: el exceso de peso pone más presión sobre las articulaciones, lo que genera una carga adicional, que puede aumentar el desgaste del cartílago.
- Historia familiar: si algún miembro de la familia ha tenido artrosis, hay una mayor probabilidad de desarrollarla, ya que algunos estudios sugieren que existe una predisposición genética a la artrosis.
- Lesiones previas: las lesiones en las articulaciones, como las que se producen en deportes de contacto o en accidentes automovilísticos, pueden aumentar el riesgo de desarrollar artrosis. También las lesiones que no se han curado adecuadamente suponen un riesgo mayor de padecer esta afección en el futuro.
- Actividades repetitivas: algunas actividades que implican movimientos repetitivos, como la jardinería o el levantamiento de pesas, así como algunas profesiones (p. ej., trabajadores de la construcción, carpinteros y músicos), pueden aumentar el riesgo de artrosis en las articulaciones afectadas.
- Malformaciones o deformidades óseas: las personas que tienen una malformación ósea o una deformidad en la articulación tienen más probabilidades de desarrollar artrosis en esa zona.
- Enfermedades: algunas enfermedades, como la diabetes mellitus o la gota, así como procesos inflamatorios crónicos, como la artritis reumatoide, pueden provocar la degeneración del cartílago y tener efectos biomecánicos que causan artrosis secundaria. Las enfermedades por depósito de cristales, la osteonecrosis, la enfermedad de Paget y trastornos metabólicos como la hemocromatosis, la ocronosis, la enfermedad de Wilson y la enfermedad de Gaucher también se asocian con artrosis secundaria. La deficiencia de estrógenos puede ser un factor de riesgo de enfermedad de la cadera o la rodilla.
- Desalineación articular: la desalineación de las articulaciones puede provocar un desgaste desigual del cartílago, lo que puede provocar artrosis.

FISIOPATOLOGÍA

La fisiopatología de la artrosis implica cambios en el cartílago, el hueso, la membrana sinovial y los músculos que rodean la articulación. Con el tiempo, la superficie del cartílago se vuelve irregular y pierde su capacidad para absorber el impacto.

La fisiopatología se refiere al conjunto de procesos biológicos y moleculares que conducen a la degeneración del cartílago articular y a la remodelación de los tejidos que componen la articulación. Se sabe que involucra una interacción compleja entre factores mecánicos, genéticos y bioquímicos.

El primer hallazgo es la degeneración o fibrilación de la capa más superficial del cartílago articular. Con el paso del tiempo, la alteración de la superficie articular es más profunda, con extensión de fibrilaciones al hueso subcondral, rotura del cartílago con liberación de fragmentos al espacio articular, degradación de la matriz y pérdida completa del cartílago, dejando únicamente al hueso expuesto.

En la matriz del cartílago se observa un aumento de agua y una disminución del contenido de proteoglicanos, a diferencia de la deshidratación del cartílago, que se produce durante el envejecimiento. La línea que separa el cartílago calcificado de la zona profunda o radial es invadida por capilares. Los condrocitos son activos metabólicamente y liberan diversas citoquinas y metaloproteinasas que degradan la red de colágeno de tipo 2, lo que contribuye a la degradación de la matriz. Finalmente provocan la penetración de hendiduras en el hueso subcondral y la liberación de cartílago residual deshilachado al espacio articular (**Recuadro 87-1**).

Los cambios en la matriz contribuyen a la pérdida de la integridad estructural del cartílago, lo que puede conducir a una disminución de la capacidad de carga de la articulación.

Los factores mecánicos, como el exceso de carga y la desalineación articular, también se consideran importantes en la patogenia de la artrosis. Los factores mecánicos pueden desencadenar la liberación de citoquinas inflamatorias y la activación de células inmunitarias, lo que conduce a la producción de enzimas y radicales libres que dañan el cartílago.

La fisiopatología de la artrosis involucra varios procesos biológicos y moleculares, además de los factores mecánicos, como la carga excesiva y la desalineación articular, mencionados antes.

Uno de los principales factores contribuyentes es la disminución de la síntesis de colágeno y otros componentes de la matriz extracelular del cartílago. Esto conlleva una disminución en la capacidad del cartílago para absorber y distribuir las fuerzas de carga a través de la articulación.

Otro proceso importante en la fisiopatología de la artrosis es el estrés oxidativo. El estrés oxidativo es un estado en el que hay un desequilibrio entre la producción de radicales libres y antioxidantes en el cuerpo. Los radicales libres son moléculas altamente reactivas que pueden dañar las células y los tejidos del cuerpo. En la artrosis, el estrés oxidativo puede contribuir a la degradación del cartílago y la inflamación crónica.

RECUADRO 87-1. Papel de las metaloproteinasas en la generación de la artrosis

El desequilibrio entre los inhibidores tisulares de las metaloproteinasas y la producción de metaloproteinasas es clave en la artrosis. El hueso subcondral se remodela y aumenta de densidad, formándose cavidades óseas similares a quistes, que contienen tejido fibroso o cartilaginoso. También se forman osteofitos o proliferaciones óseas en el borde de las articulaciones, que contribuyen a la restricción del movimiento articular y generan la formación de hueso nuevo.

MANIFESTACIONES CLÍNICAS

Las manifestaciones clínicas de la artrosis pueden variar dependiendo de la gravedad de la enfermedad y la articulación afectada, pero las articulaciones más afectadas son las que soportan peso, como las rodillas, las caderas y las manos. Algunos de los síntomas más comunes incluyen:

- Dolor: la mayoría de las personas con artrosis experimentan dolor en la articulación afectada. El dolor puede ser leve al principio, pero con el tiempo puede volverse más intenso y constante, aunque mejora con el descanso.
- Rigidez: las personas pueden experimentar rigidez en la articulación afectada, especialmente después de estar sentados o acostados durante períodos prolongados.
- Pérdida de movilidad: con el tiempo, la artrosis puede limitar la capacidad de la persona para mover la articulación afectada, lo que puede dificultar las actividades diarias, como caminar o subir escaleras.
- Inflamación: la articulación afectada puede estar hinchada e inflamada y generar sensación de calor, lo que puede provocar más dolor y rigidez.
- Crujidos: al mover la articulación afectada, se puede oír un crujido o chasquido.
- Deformidad: en casos avanzados, la artrosis puede provocar una deformidad en la articulación afectada, especialmente en las manos, que puede dificultar la realización de actividades cotidianas, como abrir frascos o sujetar objetos.

Es importante tener en cuenta que la artrosis es una enfermedad crónica y progresiva, lo que significa que los síntomas pueden empeorar con el tiempo.

DIAGNÓSTICO

Las técnicas de imagen son imprescindibles para confirmar el diagnóstico. Los signos radiológicos de la artrosis son muy característicos: crecimiento del hueso que sobresale de la articulación (osteofitos), disminución del espacio articular y un aumento de densidad (esclerosis) del hueso adyacente. A menudo, una radiografía simple en una o dos proyecciones es suficiente para confirmar el diagnóstico, aunque en otros casos puede ser necesario realizar una TC o una RM, para visualizar con más detalles la afectación articular, realizar el diagnóstico diferencial con otras enfermedades o establecer la afectación de partes blandas de la articulación (ligamentos, meniscos, etc.) con síntomas clínicos parecidos (**Fig. 87-1**).

TRATAMIENTO

El tratamiento debe adaptarse a cada persona y puede incluir una combinación de terapia farmacológica, no farmacológica y quirúrgica. El objetivo principal del tratamiento es mejorar el dolor y la función, reducir la discapacidad y prevenir el daño adicional en la articulación afectada.

Los pacientes han de ser informados sobre los objetivos del tratamiento y la relación de estos con los cambios de estilo de vida o el ejercicio físico.

Los principales tratamientos de la artrosis son:

Tratamiento farmacológico. Los analgésicos, como el paracetamol y los antiinflamatorios no esteroideos (AINE), se utilizan comúnmente para aliviar el dolor y la inflamación en las articulaciones. El paracetamol y los AINE pueden ser analgésicos orales eficaces para el dolor leve a moderado. Debe utilizarse la dosis eficaz más baja de AINE para evitar la aparición de efectos secundarios, así como, en la medida de lo posible, el uso prolongado de estos fármacos. Los inhibidores selectivos de la ciclooxigenasa 2 (COX-2) muestran una menor toxicidad gastrointestinal que los AINE clásicos. No obstante, para evitar el riesgo de aparición de úlceras gastrointestinales con los AINE, se recomienda la prescripción de un inhibidor de la bomba de protones o misoprostol para la gastroprotección.

En situaciones de artrosis más avanzadas pueden utilizarse opiáceos para su tratamiento. Entre ellos, el tramadol, un opiáceo leve, es uno de los más empleados, bien en monoterapia, bien en combinación con paracetamol u otros AINE.

La capsaicina y los AINE tópicos son eficaces en la artrosis de rodillas y manos y pueden usarse como agentes adyuvantes, sobre todo en pacientes ancianos.

Los condroprotectores, como la glucosamina o el condroitinsulfato, se han mostrado como fármacos de dudosa eficacia. Sin embargo, la infiltración intraarticular de ácido hialurónico sí logra una mejoría de los síntomas, aunque de carácter temporal.

Fisioterapia y rehabilitación. La terapia física puede ayudar a mejorar la movilidad y fortalecer los músculos alrededor de la articulación afectada. El ejercicio gradual acuático, el fortalecimiento muscular y los ejercicios de amplitud de movimiento son muy beneficiosos, ya que ayudan a reducir el dolor y a mejorar la calidad de vida. En estos pacientes, la aplicación local de calor, ultrasonidos o neuroestimulación eléctrica transcutánea (TENS) tiene beneficios a corto plazo.

Cambios en el estilo de vida. Los cambios en la dieta y el ejercicio pueden ayudar a reducir la carga en las articulaciones y

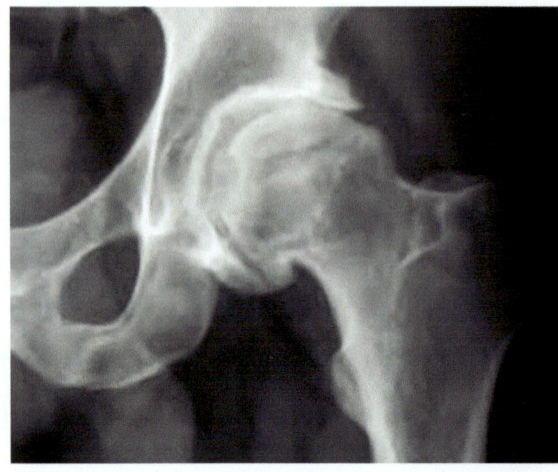

Figura 87-1. Artrosis de cadera (coxartrosis). Disminución del espacio articular y aumento de densidad (esclerosis) del hueso adyacente.

a mejorar la movilidad. La pérdida de peso ayuda a disminuir tanto la presión en las articulaciones como el dolor.

Dispositivos ortopédicos. Los dispositivos ortopédicos, como los soportes para las articulaciones, ayudan a aliviar la presión sobre las articulaciones y a mejorar la movilidad. Para la artrosis de rodillas y caderas, los dispositivos de asistencia (como los andadores) son de gran utilidad. En pacientes con artrosis carpometacarpiana son recomendables las ortesis de mano.

Cirugía. En casos avanzados, puede ser necesaria la cirugía para reemplazar la articulación afectada por una prótesis artificial (artroplastia). Resulta extremadamente eficaz para aliviar el dolor, disminuir la discapacidad y mejorar la función (**Fig. 87-2**). En algunas ocasiones, la artroplastia de la articulación no es posible y se opta por realizar una fusión de los huesos de la articulación afectada (artrodesis) para reducir el dolor y mejorar la estabilidad. Se utiliza comúnmente para tratar la artrosis de la columna vertebral.

PREVENCIÓN

Aunque la artrosis no se puede prevenir completamente, existen medidas que ayudan a reducir el riesgo de desarro-

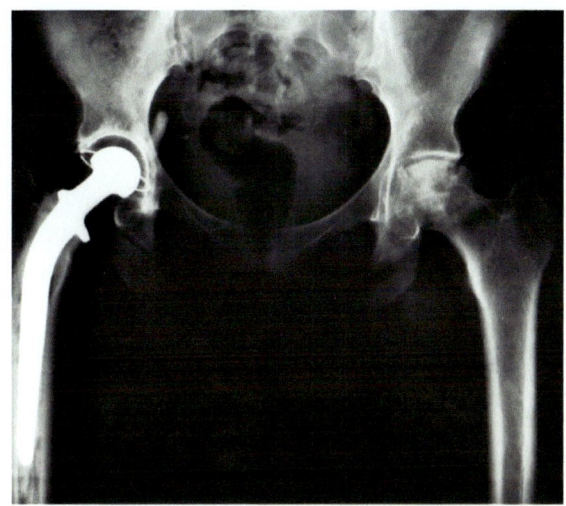

Figura 87-2. Prótesis de cadera.

llar esta enfermedad. Algunas medidas preventivas incluyen mantener un peso saludable, ya que el exceso de peso ejerce una carga adicional sobre las articulaciones, lo que aumenta el riesgo de desarrollar artrosis, así como evitar lesiones y realizar ejercicio de forma regular.

PUNTOS CLAVE

- La artrosis es una enfermedad crónica y degenerativa que afecta a las articulaciones.
- Se produce por la degeneración del cartílago articular.
- Clínicamente se manifiesta como dolor, rigidez y pérdida de movilidad.
- El diagnóstico se realiza mediante técnicas de imagen.
- Entra las opciones terapéuticas se incluyen los analgésicos y los AINE, las infiltraciones intraarticulares y, como último recurso, la cirugía, a menudo para reemplazar la articulación por una prótesis.

BIBLIOGRAFÍA

Cecil RL, Goldman L, Ausiello DA et al. Goldman-Cecil. Tratado de medicina interna. Barcelona: Elsevier, 2021.
Cleland JA. Netter. Exploración clínica en ortopedia. Barcelona: Elsevier, 2022.

Laso Guzmán FJ. Introducción a la medicina clínica. Barcelona: Elsevier, 2020.
Marco Martínez F. Traumatología y ortopedia para el grado en medicina. Barcelona: Elsevier, 2023.
Ritter JM. Rang y Dale. Farmacología. Barcelona: Elsevier, 2020.

 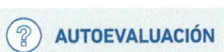 **AUTOEVALUACIÓN**

Artritis reumatoide

88

S. Carrascosa Corrochano e I. Olazabal Olarreaga

OBJETIVOS DE APRENDIZAJE

- Tomar conciencia del problema de salud que supone la artritis reumatoide y sus consecuencias clínicas y funcionales.
- Conocer los factores de riesgo de la enfermedad.
- Revisar los mecanismos fisiopatológicos que condicionan la aparición y el desarrollo de la enfermedad.
- Determinar las bases moleculares de la enfermedad.

SÍNTESIS CONCEPTUAL

La artritis reumatoide es un trastorno inflamatorio crónico autoinmunitario que comienza en pequeñas articulaciones periféricas, pero puede evolucionar hasta afectar a las articulaciones más proximales, si no se trata. El diagnóstico de la artritis reumatoide en las fases iniciales es complicado, ya que no existe una prueba específica; no obstante, es esencial un diagnóstico precoz para prevenir complicaciones mayores, tanto por la propia destrucción del hueso y del cartílago como por las posibles manifestaciones en otros órganos. Para abordar esta enfermedad es necesario un tratamiento farmacológico y no farmacológico, con el objetivo de reducir la morbilidad y la mortalidad.

DEFINICIÓN

La artritis reumatoide es una enfermedad inflamatoria sistémica autoinmunitaria y crónica, caracterizada por la presencia de inflamación y dolor permanente de las articulaciones, sobre todo de las más pequeñas, situadas en las manos y los pies, y de forma simétrica, aunque también pueden verse afectadas las caderas, los codos, las rodillas y los tobillos. El curso de la enfermedad es variable y ocasiona diferentes grados de incapacidad, de deformidad y de deterioro del hueso, que pueden llegar a ser muy invalidantes, si no se trata la enfermedad. Los síntomas pueden agudizarse con períodos de reposo y mermar con la actividad. Es la enfermedad reumática más incapacitante.

EPIDEMIOLOGÍA

La prevalencia de la artritis reumatoide en adultos europeos y norteamericanos es aproximadamente del 1 %. A pesar de ser una enfermedad de distribución universal, se ha observado que poblaciones asiáticas presentan tasas inferiores.

La incidencia anual puede alcanzar los 50 casos nuevos por 100.000 habitantes/año, aunque estos datos pueden verse modificados según la población, siendo la incidencia máxima entre los 50 y los 75 años.

Existe una mayor afección en mujeres, con una proporción 3:1 con respecto al sexo masculino. Esto puede ser debido a influencias hormonales, como por ejemplo los estrógenos, aunque las causas son todavía desconocidas.

ETIOLOGÍA

Las causas que desencadenan la artritis reumatoide son todavía desconocidas, pero lo que sí es evidente es que hay una importante influencia de factores ambientales y genéticos.

Los factores genéticos son muy relevantes, ya que afectan al organismo mediante dos mecanismos:

- Fallo en la tolerancia: el sistema inmunitario se activa frente a los propios tejidos del organismo.
- Activación desregulada de linfocitos: esta activación provoca diferentes daños en el organismo.

Entre los factores genéticos, se ha observado que existe un aumento del riesgo de padecer artritis reumatoide, si un familiar de primer grado se encuentra afectado (**Recuadro 88-1**). Otros factores predisponentes son:

- Sexo: las mujeres presentan una mayor prevalencia, que puede ser consecuencia de la presencia de estrógenos, ya que estos inhiben la función celular de los linfocitos T inhibidores y aumentan la función de los linfocitos T colaboradores, que estimulan la respuesta inmunitaria. Por otro lado, se ha observado que el embarazo ejerce un papel protector, asociado con la remisión de la enfermedad.
- Tabaco: tiene la capacidad de alterar la estructura de algunas de las proteínas del organismo. Dichas proteínas cambian y el sistema inmunitario las reconoce como nuevas, reaccionando contra ellas. Esta es la razón por la que el tabaco provoca autoinmunidad.
- Infecciones: como la rubéola, el adenovirus, el virus de Epstein-Barr y el parvovirus B1.
- Autoanticuerpos: la presencia del factor reumatoide, un anticuerpo IgM, producido contra la porción Fc de la IgG o de anticuerpos antipéptidos cíclicos citrulinados. Aunque estos no son patognomónicos de la enfermedad, su presencia ayuda a confirmar el diagnóstico.
- Aumento de la permeabilidad intestinal: el tubo digestivo es la principal entrada de antígenos en el organismo. Si aumenta la permeabilidad intestinal, se permite una mayor entrada de antígenos, por lo que hay un riesgo más elevado de que se produzca una reacción cruzada. Parece ser que los más implicados son los anticuerpos contra bacterias y contra la gliadina (glucoproteína presente en algunos cereales).
- Obesidad.
- Dieta occidental baja en fibra e hipercalórica.

FISIOPATOLOGÍA

La artritis reumatoide se caracteriza por presentar diferentes fases de evolución de la enfermedad. En la primera fase, como respuesta a un antígeno externo, se produce una inflamación aguda de la membrana sinovial y la activación del sistema inmunitario, con la consiguiente proliferación de células inmunitarias, que a su vez desencadena la activación de células plasmáticas, las cuales son las encargadas de producir anticuerpos. Los principales autoanticuerpos producidos son el factor reumatoide, los anticuerpos antipéptidos cíclicos citrulinados y los anticuerpos contra la proteína arginina-desaminasa. Además, también se produce la liberación de citoquinas proinflamatorias, como el factor inhibidor de la de la migración de macrófagos, la interleuquina 2 (IL-2), la IL-4 y el interferón gamma (IFN-γ).

La segunda etapa comienza cuando ya se han generado los autoanticuerpos y se produce un ataque inflamatorio a las articulaciones con una progresión de la inflamación. Como resultado de la cascada de citoquinas proinflamatorias, hay una estimulación y proliferación de células sinoviales a modo de defensa. Además, tiene lugar la neovascularización sinovial con aumento de linfocitos en el líquido sinovial y la activación de osteoclastos, que ocasiona erosiones en los huesos. Todos estos procesos desencadenan un aumento de la inflamación articular, conocida como sinovitis.

La tercera etapa empieza cuando el proceso inflamatorio autoinmunitario está establecido y la membrana sinovial reumatoide prolifera, dando lugar al *pannus* reumatoide.

El *pannus* reumatoide está constituido por las células sinoviales, los vasos sanguíneos, las células inflamatorias y las proteínas estructurales, que originan un tejido de granulación responsable de la destrucción del tejido articular, de la presencia de erosiones en la unión del cartílago con la sinovial, así como de la destrucción del hueso y el cartílago por diferentes proteínas.

A través de estas acumulaciones de autoanticuerpos se activa el sistema de complemento, el cual va a interaccionar con los inmunocomplejos, perpetuando la respuesta inflamatoria y aumentando la liberación de citoquinas proinflamatorias.

MANIFESTACIONES CLÍNICAS

Los síntomas articulares son las manifestaciones más comunes en el inicio de la enfermedad: los pacientes suelen presentar una poliartritis simétrica de pequeñas articulaciones (pies y manos), dolor, calor, rigidez e hinchazón. En casos más avanzados aparece deformidad de las articulaciones dañadas, acompañada de flojera e, incluso, de atrofia de los músculos (**Fig. 88-1**). Estos signos son los responsables de la apariencia edematosa y de la pérdida de funcionalidad y de la capacidad de flexión-extensión de la articulación perjudicada.

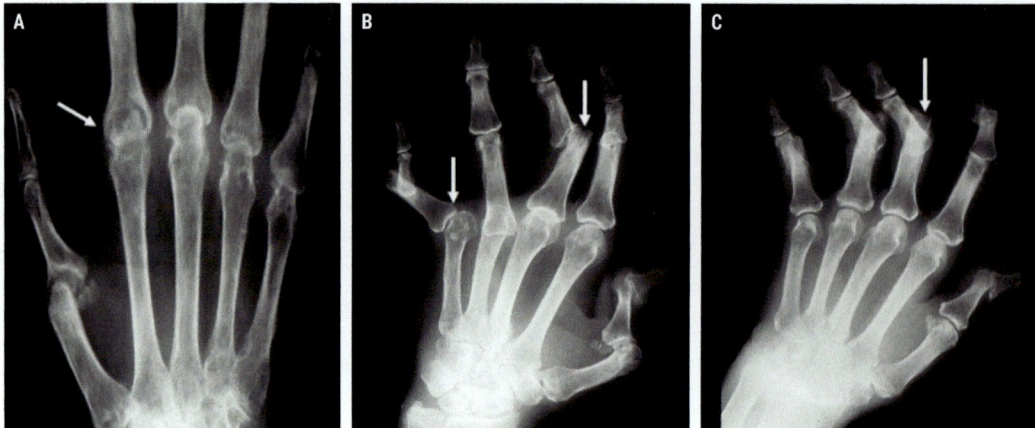

Figura 88-1. Extensas erosiones en varias articulaciones **(A)** de ambas manos con subluxaciones **(B** y **C)**, características de una artritis reumatoide avanzada.

Además, pueden aparecer síntomas extraarticulares, como hipertermia, pérdida de peso, cansancio y nódulos reumatoides subcutáneos. La aparición de estos últimos es bastante común en pacientes con factor reumatoide positivo, pero no son patognomónicos de la enfermedad.

Otras manifestaciones menos frecuentes son: queratoconjuntivitis seca, epiescleritis, derrame pleural, fibrosis pulmonar, afectación renal en forma de glomerulonefritis mesangial, síndromes del túnel del carpo y del tarso, osteopenia, anemia normocítica normocrómica y diversas afectaciones cardíacas, como pericarditis, nódulos valvulares, miocarditis y cardiomiopatía isquémica como consecuencia de la formación atenuada de las placas de ateroma.

Es común que, debido a todas estas afecciones, los pacientes presenten depresión secundaria a la enfermedad.

DIAGNÓSTICO

Para el diagnóstico de esta enfermedad no existen unos marcadores específicos, sino que es la suma de los signos clínicos y las pruebas de laboratorio la que ayuda a confirmarlo. Es importante un diagnóstico precoz para comenzar a tratar la enfermedad desde sus inicios, con el fin de controlar su progresión.

En las **tablas 88-1** a **88-3** se resumen las características del diagnóstico clínico, las pruebas de laboratorio y las técnicas de imagen que ayudan al diagnóstico de la artritis reumatoide.

TRATAMIENTO

En los últimos años, la investigación ha avanzado bastante en lo que se refiere a las técnicas y los fármacos para el tratamiento de la artritis reumatoide. Aun así, en la actualidad, esta enfermedad sigue siendo un desafío, ya que no existe una cura definitiva.

Por estos motivos, los tratamientos se basan esencialmente en enlentecer al máximo posible el progreso de la enfermedad y en aliviar los síntomas. Por ello, establecer un tratamiento adecuado tan pronto como sea posible resulta primordial para evitar daños mayores.

El tratamiento depende de la gravedad de los síntomas, la duración de la enfermedad y la respuesta del paciente a medicamentos anteriores. Los objetivos del tratamiento incluyen:

- Disminuir el dolor y la inflamación con corticoides y antiinflamatorios no esteroideos.

Tabla 88-1. Signos y síntomas clínicos característicos de la artritis reumatoide

- Poliartritis inflamatoria simétrica
- Presencia de rigidez matutina > 1 h
- Nódulos subcutáneos
- Afectación de articulaciones pequeñas de manos y pies
- Edema de 3 o más articulaciones
- Deformidades en las manos, en casos más avanzados

Tabla 88-2. Hallazgos en las pruebas de laboratorio

- Factor reumatoide (75 % de los casos)
- Anticuerpos antipéptidos cíclicos citrulinados (70 % de los casos)
- Anticuerpos antinucleares (30 % de los casos)
- Anticuerpos contra el citoplasma del neutrófilo (30 % de los casos)
- Líquido sinovial inflamatorio (la cantidad de leucocitos oscila entre 5.000 y 100.000/µl y cerca del 70 % son polimorfonucleares)
- Marcadores de inflamación elevados (proteína C reactiva y velocidad de sedimentación globular)
- Anemia
- Trombocitosis

Tabla 88-3. Hallazgos en las pruebas de imagen

Técnicas de imagen	Hallazgos
Radiografía simple	Aumento de partes blandas, osteopenia, osteoporosis yuxtaarticular, desmineralización ósea, erosiones óseas próximas al cartílago afectado y reducción de espacios articulares (por desgaste del cartílago)
Ecografía y resonancia magnética	Sinovitis

- Prevenir daños en las articulaciones, como las erosiones óseas.
- Conservar la capacidad funcional.

Hoy en día, el tratamiento aprobado se basa en fármacos modificadores de la enfermedad, cuya acción se centra en enlentecer la progresión de la enfermedad. En este grupo se incluyen los fármacos convencionales y los biológicos, si bien ninguno de estos fármacos son eficaces en el 100 % de los pacientes, por lo que los médicos prescriben varios de forma secuencial para encontrar aquel que sea más eficaz y mejor tolerado.

Fármacos convencionales

- Se suelen utilizar como monoterapia en casos leves y moderados. El fármaco más eficaz es el metotrexato, que en ocasiones se acompaña de suplementos con ácido fólico.
- También se emplean antipalúdicos, como la hidroxicloroquina.
- En aquellos pacientes que presentan una evolución mayor de la enfermedad se considera la opción de una triple terapia con metotrexato, hidroxicloroquina y sulfasalazina.

Fármacos biológicos

Estos medicamentos, creados a partir de células vivas, se basan en anticuerpos monoclonales que han sido diseñados para actuar concretamente sobre los mediadores de la inflamación y la lesión de las articulaciones.

Estos fármacos pueden reactivar la infección por *Mycobacterium tuberculosis*, por lo que es imprescindible hacer las pruebas pertinentes antes de iniciar este tipo de tratamiento. En la **tabla 88-4** se describen los fármacos biológicos más empleados, así como su mecanismo de acción.

Tratamiento no farmacológico

Llevar un estilo de vida saludable es esencial cuando se padece una enfermedad como la artritis reumatoide. Una alimentación sana y equilibrada, el ejercicio físico y una buena actitud frente a la enfermedad son clave para lograr una mejor calidad de vida. La dieta mediterránea es la mejor aliada para estos pacientes, ya que combina aceite de oliva, legumbres, frutas, verduras y frutos secos y evita embutidos, fritos, bollería industrial y procesados.

Las técnicas de fisioterapia son útiles para disminuir la carga articular, así como para conservar una buena masa muscular, flexibilidad y movilidad corporal, siendo clave los ejercicios específicos de poco impacto recomendados por los especialistas, teniendo en cuenta que un exceso de actividad física inadecuada para las condiciones del paciente puede ser perjudicial.

PRONÓSTICO

El pronóstico de la artritis reumatoide varía entre pacientes, ya que algunos presentan una forma leve de la enfermedad con períodos de remisión y otros de actividad, mientras que otros pacientes pueden sufrir una forma progresiva muy debilitante.

Tabla 88-4. Fármacos biológicos y mecanismo de acción	
Fármacos	**Mecanismo**
Etanercept, infliximab o adalimumab	Antagonistas del factor de necrosis tumoral alfa
Rituximab	Anticuerpo monoclonal contra las células B
Tocilizumab	Inhibidor de la interleuquina 6
Anakinra	Inhibidor de la interleuquina 1
Abatacept	Modulador de la coestimulación de las células T

PUNTOS CLAVE
- La artritis reumatoide es un trastorno inflamatorio crónico autoinmunitario.
- Suele afectar principalmente a pequeñas articulaciones.
- El tratamiento incluye medidas farmacológicas y no farmacológicas, con el objetivo de reducir la morbilidad y la mortalidad, así como mejorar la calidad de vida de estos pacientes.

BIBLIOGRAFÍA

Lozano JA. Artritis reumatoide (I). Etiopatogenia, sintomatología, diagnóstico y pronóstico. Offarm 2021; 20: 94-101.
Martínez MR, Morán-Álvarez P, Arroyo-Palomo J et al. Artritis reumatoide. Medicine 2021; 13: 1669-80.
Moreland LW, June RR. Artritis reumatoide. En: Andreoli TE, Carpenter CCJ, Plum F et al., eds. Cecil. Principios de medicina interna. Barcelona: Elsevier, 2022; p. 771-7.
Prieto Valtuena JM, Yuste JR. El laboratorio en enfermedades reumáticas. En: Prieto Valtuena JM, Yuste JR, eds. Balcells. La clínica y el laboratorio. Barcelona: Elsevier, 2019; p.781-90.
Sparks JA. Rheumatoid arthritis. Ann Intern Med 2019; 170: ITC1-16.

 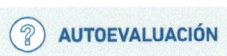 **AUTOEVALUACIÓN**

Espondilitis anquilosante

89

A. Henar Izquierdo e I. Olazabal Olarreaga

OBJETIVOS DE APRENDIZAJE

- Identificar el problema de salud que supone la espondilitis anquilosante.
- Conocer los factores asociados con esta enfermedad.
- Revisar los mecanismos fisiopatológicos que condicionan la aparición de la enfermedad.
- Determinar las bases moleculares de la enfermedad.

SÍNTESIS CONCEPTUAL

La espondilitis anquilosante es una enfermedad autoinmunitaria crónica, que afecta al esqueleto axial y se caracteriza por la inflamación de las entesis de las vértebras, lo que, a largo plazo, produce la fusión de las vértebras. Esta enfermedad pertenece al grupo de espondiloartropatías seronegativas y tiene una prevalencia mundial de alrededor del 2 %, afectando en mayor medida a los hombres.

La espondilitis anquilosante puede aparecer sola o asociada con otras enfermedades, como la enfermedad de Crohn o la psoriasis. Los primeros síntomas suelen aparecer entre los 20 y los 25 años de edad, siendo el dolor y la dificultad en el movimiento de la espalda los principales síntomas.

Los factores genéticos, como la presencia del alelo MHA-B27, juegan un papel importante en el desarrollo de esta enfermedad, aunque también se han identificado otros factores de riesgo, tanto genéticos como ambientales. Además, existe un debate sobre si esta enfermedad se debe considerar autoinmunitaria o autoinflamatoria En cuanto al diagnóstico, se basa en la evaluación clínica, las pruebas de imagen y las pruebas de laboratorio. El tratamiento incluye terapias farmacológicas, fisioterapia, ejercicio y cambios en el estilo de vida. La prevención se centra en la detección temprana y el control de los síntomas. Es importante también abordar la enfermedad de manera multidisciplinaria y personalizada para mejorar la calidad de vida de los pacientes.

DEFINICIÓN

La espondilitis anquilosante, también denominada espondiloartritis axial, es un tipo de enfermedad autoinmunitaria (o autoinflamatoria) reumática crónica, que afecta al esqueleto axial. La principal característica de esta enfermedad es la inflamación de las entesis (zonas de inserción de los tendones y los ligamentos sobre el hueso articular) de las vértebras, que, a la larga, provoca una respuesta de reparación ósea mediada por fibrosis y calcificación de ligamentos y tendones, que da lugar a la «fijación» o fusión de las vértebras, pudiendo en algunos casos resultar en lo que se llama «columna de bambú» (**Fig. 89-1**). Pertenece al grupo de

espondiloartropatías seronegativas, es decir, los pacientes con espondilitis anquilosante son negativos para el factor reumatoide.

EPIDEMIOLOGÍA

Se trata de una enfermedad relativamente común, que tiene una prevalencia de alrededor del 2 % de la población mundial. En principio tiene una predominancia masculina, aunque es posible que este aumento se deba a que la enfermedad es menos grave en las mujeres, lo que podría producir un infradiagnóstico de la enfermedad en el género femenino.

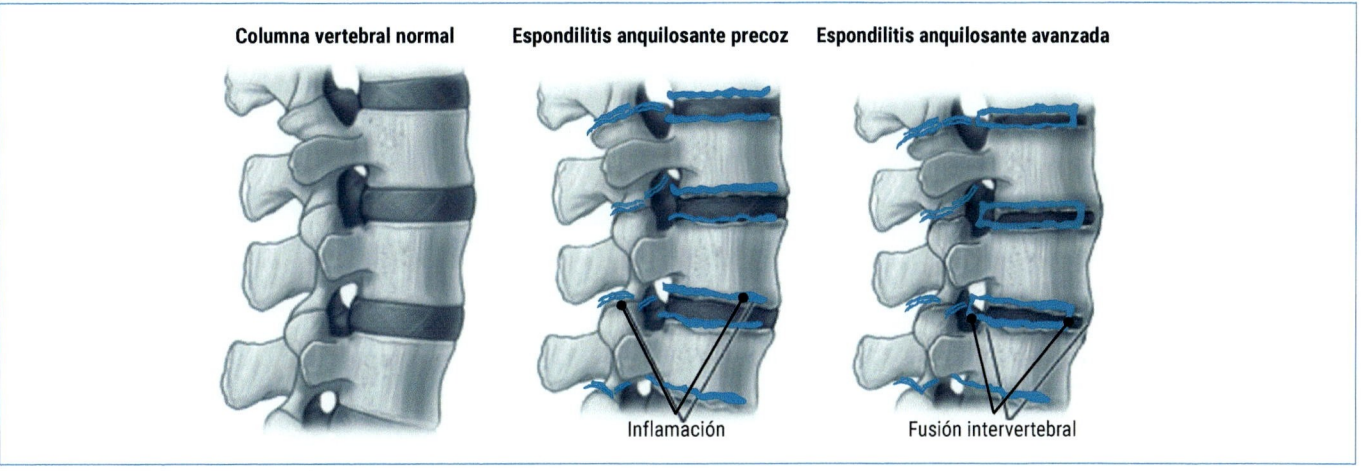

Columna vertebral normal **Espondilitis anquilosante precoz** **Espondilitis anquilosante avanzada**

Inflamación   Fusión intervertebral

Figura 89-1. Esquema de la inflamación de las articulaciones en fases iniciales y fenómeno de calcificación y fusión articular en fases avanzadas de la enfermedad.

La espondilitis anquilosante puede aparecer sola o asociada con otras enfermedades, siendo las principales la enfermedad de Crohn, la colitis ulcerosa (espondiloartritis asociadas a enfermedad inflamatoria intestinal), varias enfermedades venéreas (espondiloartritis reactivas) y la psoriasis (espondiloartritis psoriásica).

ETIOLOGÍA

Aunque se describa como una enfermedad autoinmunitaria, existe un debate sobre si esta enfermedad se debería considerar autoinmunitaria o autoinflamatoria. La diferencia radica en el mecanismo de aparición de la inflamación: mientras que en las enfermedades autoinmunitarias se genera una respuesta inmunitaria contra alguna molécula del huésped, en las enfermedades autoinflamatorias se produce una mutación que da lugar a una alteración del proceso de inflamación y, por ende, hay una inflamación crónica.

En cualquiera de los casos, estos dos tipos de enfermedades suelen tener factores de riesgo tanto genéticos como ambientales.

En cuanto a los factores genéticos, hay que recalcar que la espondilitis anquilosante es una enfermedad con un gran componente genético, evidenciado por su alta heredabilidad (90 %) y alta concordancia entre gemelos univitelinos (70 %). La principal mutación encontrada en esta enfermedad se observa en la presencia del alelo HLA-B27, que está presente en el 90 % de los pacientes con espondilitis anquilosante . Sin embargo, < 5 % de las personas con HLA-B27 desarrollan la enfermedad, lo que sugiere la existencia de otros factores genéticos que participan en la alta heredabilidad de la enfermedad (**Recuadro 89-1**).

En el caso de los factores ambientales, tienen una menor relevancia en la espondilitis anquilosante, aunque hay evidencia de su influencia. El principal factor de riesgo ambiental es la alteración de la microbiota, ya sea por infecciones o por otras causas. No se sabe concretamente cuál es el mecanismo fisiopatológico, pero se han realizado experimentos con ratones con HLA-27B que solo han desarrollado la enfermedad tras una alteración de su microbiota.

Otro posible factor de riesgo ambiental que se ha estudiado es el estrés mecánico, que podría estimular mecanorreceptores presentes en las articulaciones (sobre todo integrinas) que, como consecuencia, provocarían una reacción inflamatoria mediada por el factor de necrosis tumoral alfa (TNF-α).

MANIFESTACIONES CLÍNICAS

Los primeros síntomas de la espondilitis anquilosante suelen aparecer entre los 20 y lo 25 años, aunque el espacio temporal entre esta manifestación y el propio inicio de la enfermedad puede ser tan amplio como 10 años.

Los principales síntomas son dolor y dificultad en el movimiento de la columna vertebral. Los síntomas empeoran en reposo, por lo que es característico que las personas que padecen la enfermedad tengan sobre todo dolor y rigidez de espalda por la mañana después de levantarse y, por el contrario, que los síntomas vayan disminuyendo poco a poco con el paso de las horas.

También pueden aparecer síntomas periféricos o extraaxiales en las rodillas, las manos y los pies, que se asemejan a los de la artritis reumatoide. Por otro lado existen los síntomas extraarticulares, es decir, que no afectan a las articulaciones, como la uveítis anterior aguda o la iritis (inflamación del iris).

DIAGNÓSTICO

Hoy en día, el diagnóstico de la espondilitis anquilosante se basa en dos pruebas: en primer lugar, una serología para el antígeno HLA-B27 positiva (además de negativa para el factor reumatoide) y, en segundo lugar, pruebas de imagen, principalmente a través de una radiografía de pelvis, en la que se detecta la presencia de esclerosis subcondral en las articulaciones sacroilíacas y en la pelvis sobre todo (**Fig. 89-2**).

El único inconveniente de la radiografía es que solamente se detecta daño óseo pasados alrededor de 5 años del inicio de la espondilitis anquilosante. Debido a esto,

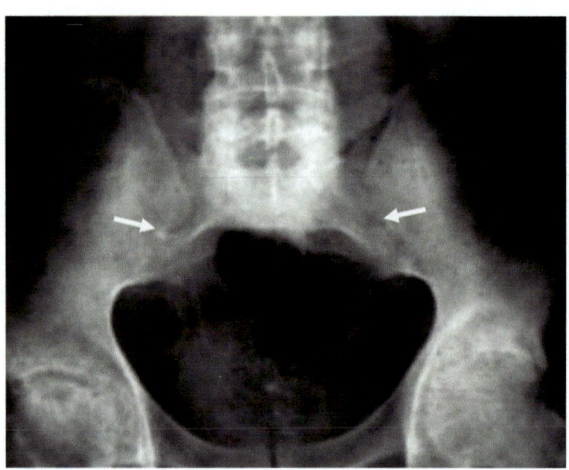

Figura 89-2. Radiografía de pelvis. Esclerosis subcondral en las articulaciones sacroilíacas.

actualmente se está planteando el uso de la RM para el diagnóstico de esta enfermedad, ya que es capaz de hacer un diagnóstico más precoz, en el que aún no se haya producido afectación ósea.

TRATAMIENTO

El tratamiento se puede dividir en no farmacológico y farmacológico.

El tratamiento no farmacológico se basa principalmente en la realización de ejercicio y en la fisioterapia como método de alivio tanto del dolor como de la rigidez. Además, también se recomienda la educación sobre la propia enfermedad a los pacientes que la padecen.

En cuanto al tratamiento farmacológico, en los casos en los que la enfermedad no está muy avanzada, se prescriben fármacos antiinflamatorios, sobre todo AINE o sulfasalazina.

En casos más avanzados, se suele utilizar la terapia modificadora anti-TNF-α, siendo los principales fármacos empleados el etanercept y el infliximab.

En la actualidad, se están realizando ensayos con nuevos fármacos dirigidos a nuevas dianas terapéuticas, como por ejemplo el ustekinumab (anti-IL-23) o el secukinumab (anti-IL-17).

PRONÓSTICO

En general, el pronóstico de la espondilitis anquilosante es bastante bueno y el 95 % de los pacientes mejoran sus síntomas con el tratamiento adecuado.

Sin embargo, un 5 % de los pacientes pueden empeorar a pesar de un tratamiento correcto, lo que puede conducir a un empeoramiento clínico y, finalmente, a la formación de la «columna en bambú», con su consecuente pérdida de movilidad.

PUNTOS CLAVE

• La espondilitis anquilosante es una enfermedad autoinmunitaria crónica, que afecta al esqueleto axial y se caracteriza por la inflamación de las entesis de las vértebras, lo que produce su fusión.
• Pertenece al grupo de espondiloartropatías seronegativas. Puede aparecer sola o asociada con otras enfermedades, como la enfermedad de Crohn o la psoriasis.
• El dolor y la dificultad en el movimiento de la columna vertebral son los principales síntomas.
• La presencia del alelo HLA-B27 juega un papel importante en el desarrollo de la espondilitis anquilosante.

BIBLIOGRAFÍA

Bond D. Ankylosing spondylitis: diagnosis and management. Nurs Stand 2013; 28: 52-60.

Kumar V, Abbas AK, Aster JC. Robbins y Cotran. Patología estructural y funcional. Madrid: Elsevier Health Sciences Spain, 2015.

Mauro D, Thomas R, Guggino G et al. Ankylosing spondylitis: an autoinmune or autoinflammatory disease? Nature Rev Rheumatol 2021; 17: 387-404.

Pastrana Delgado J, García De Casasola Sánchez G. Fisiopatología y patología general básicas para ciencias de la salud. Madrid: Elsevier Health Sciences Spain, 2013.

Smith JA. Update on ankylosing spondylitis: current concepts in pathogenesis. Curr Allergy Asthma Rep 2015; 15: 489.

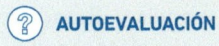
AUTOEVALUACIÓN

Osteomielitis

90

A. Ruiz Marín y J. Ruiz-Tovar Polo

OBJETIVOS DE APRENDIZAJE

- Entender el concepto de osteomielitis y tomar conciencia de su gravedad.
- Conocer los factores causantes de esta enfermedad.
- Revisar los mecanismos fisiopatológicos que condicionan la aparición de la enfermedad.
- Determinar las bases moleculares de la enfermedad.

SÍNTESIS CONCEPTUAL

La osteomielitis es la infección de los huesos. Afecta sobre todo a los huesos de la extremidad inferior y es más frecuente en los niños. La vía de entrada de la infección es a través de la diseminación hematógena, por contigüidad de una infección cercana o por exposición del hueso en fracturas abiertas o manipulación quirúrgica. El diagnóstico se basa en análisis de sangre, cultivos microbiológicos y pruebas de imagen. Con el tratamiento adecuado suele presentar buen pronóstico.

DEFINICIÓN

La osteomielitis es una infección en el hueso, que genera inflamación y destrucción de este. Está causada generalmente por bacterias u hongos, provenientes del torrente sanguíneo, de la propagación de tejidos cercanos infectados o de una herida abierta infectada.

EPIDEMIOLOGÍA

La osteomielitis es más frecuente en niños < 13 años, siendo más de la mitad de los casos en niños < 5 años, con un pico de incidencia a los 3 años. Afecta a entre 1/5.000 y 1/10.000 niños/año y suele localizarse en los huesos largos de los miembros inferiores.

ETIOLOGÍA

La osteomielitis se caracteriza por ser una enfermedad infecciosa, en la que están implicados microorganismos. El tipo de microorganismo involucrado varía, dependiendo de la edad del paciente:

- En neonatos, los microorganismos más comunes son *Streptococcus agalactiae*, *Staphylococcus aureus* y bacilos entéricos gramnegativos.
- En niños > 4 años, el microorganismo más frecuente es *Staphylococcus aureus*, seguido de *Streptococcus pyogenes*.
- En adultos, la mitad de las osteomielitis son ocasionadas por *S. aureus*. Otros patógenos menos comunes son bacilos gramnegativos, *Mycobacterium tuberculosis* y *Brucella* spp.

Hay otros microorganismos que también se asocian con la osteomielitis, aunque con menor frecuencia (**Recuadro 90-1**).

FISIOPATOLOGÍA

La principal causa de contraer una osteomielitis es por la entrada de microorganismos al hueso, normalmente estafilococos.

Las vías de entrada de la infección al hueso son:

- Presencia de una infección a distancia y diseminación hematógena de microorganismos, que alcanzan el hueso.

- Entrada directa de los microorganismos por algún tipo de lesión profunda cortante o punzante, en la que los microorganismos se pueden diseminar a un hueso cercano, o en fracturas abiertas con el hueso expuesto al exterior.
- Durante una cirugía traumatológica puede haber una contaminación directa al reemplazar articulaciones o corregir fracturas.

MANIFESTACIONES CLÍNICAS

Existe un predominio en la afectación de los huesos de miembros inferiores.

Las manifestaciones clínicas más comunes son dolor, impotencia funcional, fiebre, inflamación, calor y rubor (**Fig. 90-1**).

Otras manifestaciones clínicas menos comunes son las relacionadas con la extensión de la infección a otros huesos contiguos, la osteoartritis, la afectación de metáfisis intracapsulares de cadera, rodilla y codo o la afectación de partes blandas en contigüidad. A partir de un origen infeccioso primario en el hueso, también puede producirse una diseminación hematógena de la infección y afectar a cualquier órgano.

DIAGNÓSTICO

- Análisis de sangre: en los análisis de sangre se encuentran signos de infección con leucocitosis y neutrofilia, así como elevación de reactantes de fase aguda (proteína C reactiva, procalcitonina, velocidad de sedimentación globular, etc.).
- Pruebas microbiológicas: consisten en la realización de hemocultivos, cultivo de líquido articular o cultivo de tejidos blandos adyacentes, a fin de identificar el microorganismo causante y dirigir el tratamiento antibiótico en función de las sensibilidades de la bacteria a los diferentes antimicrobianos.
- Pruebas de imagen: pueden llevarse a cabo radiografías simples, ecografías, gammagrafías o RM, que sugerirán el foco de infección.

TRATAMIENTO

El tratamiento se basa sobre todo en antibioterapia. Inicialmente se administrará un tratamiento antibiótico empírico de amplio espectro, en función de los agentes infecciosos implicados con mayor frecuencia en la osteomielitis para el rango de edad del paciente y su situación inmunitaria. Posteriormente, la antibioterapia se ajustará en función de los estudios microbiológicos, con identificación del agente causal y sus sensibilidades en el antibiograma.

En algunos casos se requiere además un tratamiento quirúrgico, por ejemplo, cuando hay afectación articular o piomiositis, para eliminar las zonas de tejidos óseos y partes blandas necróticas y para realizar drenajes amplios de las regiones infectadas.

PRONÓSTICO

El pronóstico depende del paciente (factores de riesgo y edad), el tipo de tratamiento, el patógeno implicado y el tiempo de evolución de la infección. Por regla general, con un tratamiento adecuado, el pronóstico es bueno.

Existen factores de mal pronóstico, entre los que se incluyen:

- Alteraciones en la circulación e isquemia de la zona afectada: esto no solo complica la llegada de los antibióticos a la zona de infección, sino que dificulta la reparación y cicatrización posterior. Pueden llegar a formarse úlceras profundas, con exposición del hueso.
- Diabetes mal controlada.
- Enfermedad arterial periférica.
- Anemia de células falciformes.
- Estados de inmunosupresión.
- Adictos a drogas por vía parenteral como fuente de entrada de la infección, que causa la osteomielitis.

COMPLICACIONES

- Osteonecrosis: si la infección obstruye la circulación de sangre dentro del hueso, hay necrosis del tejido óseo. En esos casos, es necesario resecar el hueso no viable.
- Artritis séptica: si la infección pasa a articulaciones cercanas.
- Niños: la osteomielitis puede afectar al crecimiento normal de los huesos y las articulaciones.

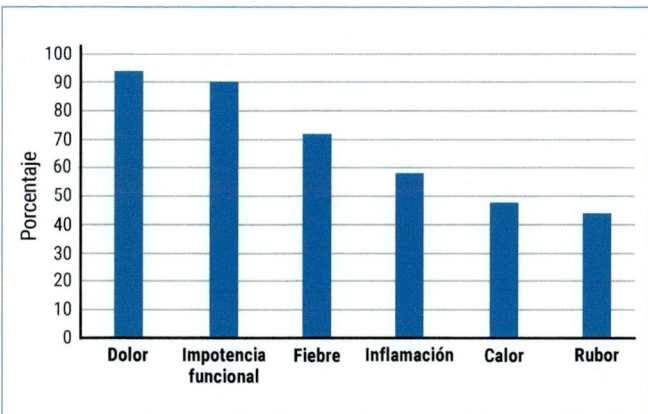

Figura 90-1. Frecuencia de los síntomas más habituales de la osteomielitis.

PUNTOS CLAVE

- La osteomielitis es la infección de los huesos y afecta sobre todo a los huesos de la extremidad inferior.

- La vía de entrada de la infección es a través de la diseminación hematógena, por contigüidad de una infección cercana o por exposición del hueso en fracturas abiertas o manipulación quirúrgica.

- Para un correcto tratamiento antibiótico es necesario identificar, mediante cultivos, el agente infeccioso causal.

- En ocasiones se requiere un tratamiento quirúrgico para desbridar tejidos no viables o drenar abscesos y zonas necróticas.

BIBLIOGRAFÍA

Allende JMB, Sánchez MG, Caso AA. Osteomielitis. Medicine 2022; 13: 3041-9.

Bueno Barriocanal M, Ruiz Jiménez M, Ramos Amador JT et al. Osteomielitis aguda: epidemiología, manifestaciones clínicas, diagnóstico y tratamiento. Anal Pediatr 2013; 78: 367-73.

Cecil RL, Goldman L, Ausiello DA et al. Cecil-Goldman. Tratado de medicina interna. Londres: Elsevier Health Sciences Spain, 2013.

Sabiston DC. Tratado de cirugía. Fundamentos biológicos de la práctica quirúrgica. Barcelona: Elsevier, 2005.

Ugalde Ovares CE, Morales Castro D. Osteomielitis. Med Leg Costa Rica 2014; 31: 94-102.

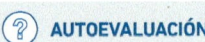

AUTOEVALUACIÓN

Tumores óseos

91

C. Calvo Montalvo y J. Ruiz-Tovar Polo

OBJETIVOS DE APRENDIZAJE

- Identificar el origen de los tumores óseos.
- Revisar las manifestaciones clínicas y los métodos diagnósticos empleados.
- Determinar las bases del tratamiento de los tumores óseos.

SÍNTESIS CONCEPTUAL

En el sistema musculoesquelético, los tumores pueden desarrollarse tanto en el hueso como en las partes blandas. Los tumores óseos constituyen una amplia variedad de enfermedades que afectan a los huesos del cuerpo humano. Estos tumores pueden ser benignos o malignos, y su prevalencia varía según la edad y la localización anatómica. Los tumores óseos se presentan con mayor frecuencia en los niños y los adolescentes, aunque también pueden afectar a adultos y ancianos, representando un reto, ya que su diagnóstico y tratamiento plantea diversas dificultades. En este capítulo se proporciona una visión general de los tumores óseos, incluidos los diferentes tipos de tumores óseos, así como su diagnóstico y tratamiento.

DEFINICIÓN

Los tumores óseos constituyen una amplia variedad de enfermedades que afectan a los huesos del cuerpo humano. Estos tumores pueden ser benignos o malignos, y su prevalencia varía según la edad y la localización anatómica.

EPIDEMIOLOGÍA

Edad y sexo

La mayoría de los tumores óseos primarios se desarrollan durante los primeros 20 años de vida, mientras el esqueleto aún está en desarrollo. Los tumores típicos en los primeros 10 años de vida son el granuloma eosinofílico y el osteoma osteoide. En la segunda década, el tumor más frecuente es el condroblastoma, y en la tercera década, el tumor de células gigantes.

Las metástasis de neuroblastoma son más comunes en niños cuando se trata de tumores malignos. Las dos primeras décadas de la vida también se caracterizan por una alta preva-lencia de osteosarcoma y sarcoma de Ewing, particularmente en niños de entre 10 y 20 años.

La edad adulta es la edad típica para el condrosarcoma. Las metástasis o tumores sistémicos, como mielomas o linfomas, deben tenerse en cuenta a partir de los 45 años, cuando se trata de una lesión ósea.

Aunque algunos tumores, como el adamantinoma, el tumor de células gigantes y el osteosarcoma parostal, son más comunes en las mujeres, los hombres generalmente tienen una mayor tendencia a presentar tumores óseos.

La raza apenas influye, salvo en el sarcoma de Ewing, que es algo más frecuente en la raza negra.

Localización

Los tumores óseos pueden presentarse en diversas ubicaciones, y la localización específica puede proporcionar información importante para el diagnóstico y la evaluación de los tumores óseos.

Las extremidades constituyen el sitio más común de los tumores óseos, representando aproximadamente el 70-

80 % de los casos. La rodilla, la cadera y el húmero proximal son áreas frecuentes de aparición, debido a su mayor actividad durante el crecimiento. En particular, alrededor del 60 % de los tumores óseos se localizan en los miembros inferiores, y aproximadamente la mitad de ellos ocurren en la rodilla.

El sarcoma de Ewing muestra una tendencia a aparecer con la misma frecuencia en los huesos largos y el esqueleto axial. Es decir, puede encontrarse tanto en huesos largos de las extremidades como en la columna vertebral, la pelvis y el cráneo.

Las metástasis óseas suelen producirse a través de la vía hematógena y, por lo tanto, es común que aparezcan en la diáfisis de los huesos largos y en el esqueleto axial, como en la pelvis y las vértebras. Estos sitios coinciden con los huesos más vascularizados en la edad adulta.

El adamantinoma muestra una predilección por la tibia, siendo más común en este hueso en comparación con otros sitios. Los cordomas son típicos de la base del cráneo, el sacro y los cuerpos vertebrales. Los encondromas suelen presentarse con frecuencia en las falanges de los dedos de las manos y los pies.

La localización en el hueso también es importante, ya que puede orientar hacia un posible diagnóstico. Los tumores de estirpe cartilaginosa y el tumor de células gigantes tienden a ubicarse en la epífisis (extremo del hueso). En las metáfisis (zona intermedia entre la epífisis y la diáfisis) pueden aparecer lesiones benignas, como encondromas, fibromas condromixoides y quistes óseos, así como neoplasias malignas, como osteosarcoma, condrosarcoma y sarcoma de Ewing. En la diáfisis (parte central y alargada del hueso) es típica la aparición del sarcoma de Ewing, el granuloma eosinófilo, el adamantinoma, el mieloma y las metástasis. El osteocondroma suele manifestarse como una prolongación de una región de cartílago fisario, que es una zona de crecimiento óseo.

CLASIFICACIÓN

La clasificación más usada para los tumores óseos es la de la Organización Mundial de la Salud (OMS), que se basa en criterios histopatológicos para diferenciar los distintos grupos. Esta clasificación se basó principalmente en el origen de los tumores y en su imagen histológica (**Tabla 91-1**). De igual modo, se clasificaron las lesiones seudotumorales (**Tabla 91-2**).

MANIFESTACIONES CLÍNICAS

Fracturas óseas patológicas

Las fracturas que ocurren como resultado de traumatismos leves pueden ser indicativas de la presencia de una enfermedad tumoral en el hueso, especialmente en el caso de tumores metastásicos. En el caso de niños, las fracturas patológicas pueden estar asociadas con quistes óseos. Es necesario tener en cuenta que la radiación previa en altas dosis se ha relacionado con el desarrollo de tumores en el sistema musculoesquelético. Algunas enfermedades metabólicas, como el raquitismo, la osteomalacia o la enfermedad de Paget, pueden mostrar manifestaciones radiológicas que a veces necesitan ser diferenciadas de los tumores óseos.

Dolor

El dolor asociado con los tumores óseos está relacionado con la localización del tumor, el tipo de neoplasia y su tamaño.

Tabla 91-1. Clasificación de los tumores óseos según la Organización Mundial de la Salud

Formadores de hueso	Tumores vasculares	Otros tumores del tejido conectivo
Benignos	*Benignos*	*Benignos*
• Osteoma	• Hemangioma	• Histiocitoma fibroso benigno
• Osteoma osteoide y osteoblastoma	• Linfagioma	• Lipoma
	• Tumor glómico (glomangioma)	
Intermedio		*Intermedios*
• Osteoblastoma agresivo (maligno)	*Intermedios o indeterminados*	• Fibrosarcoma
	• Angiosarcoma	• Histiocitoma fibroso maligno
Malignos	Hemangiopericitoma maligno	• Liposarcoma
• Osteosarcoma		• Mesenquimoma maligno
– Central (medular)		• Leiomiosarcoma
– Superficial (periférico)	**Formadores de cartílago**	• Sarcoma indiferenciado
° Parostal	*Benignos*	
° Periostal	• Condroma	**Otros tumores**
° Superficial de alto grado	– Encondroma	*Benignos*
	– Periostal (yuxtacortical)	• Neurilemona
Tumor de células gigantes (osteoclastoma)	• Osteocondroma (exostosis osteocartilaginosa)	• Neurofibroma
	– Solitario	*Malignos*
Tumores medulares (de células redondas)	– Múltiple hereditario	• Cordoma
Malignos (todos)	• Condroblastoma (epifisario)	• Adamantinoma
• Sarcoma de Ewing óseo	• Fibroma condromixoide	
• Tumor neuroectodérmico óseo		
• Linfoma óseo maligno	*Malignos*	
• Mieloma	• Condrosarcoma (convencional)	
	• Condrosarcoma desdiferenciado	
	• Condrosarcoma yuxtacortical (periostal)	
	• Condrosarcoma mesenquimal	
	• Condrosarcoma de células claras	
	• Condroblastoma maligno	

Tabla 91-2. Lesiones seudotumorales (paratumorales) según la Organización Mundial de la Salud

1. Quiste óseo solitario (simple o unicameral)
2. Quiste óseo aneurismático
3. Quiste óseo yuxtaarticular (ganglión intraóseo)
4. Defecto fibroso metafisario (fibroma no osificante)
5. Granuloma eosinófilo (solitario)
6. Displasia fibrosa y displasia osteofibrosa
7. Miositis osificante
8. Tumor pardo del hiperparatiroidismo
9. Quiste epidermoide intraóseo
10. Granuloma de células gigantes (reparativo) de manos y pies

Mientras que muchos tumores benignos son indoloros, algunos pueden generar molestias, dependiendo de su naturaleza específica.

Los osteocondromas generalmente se descubren porque el paciente se palpa una masa no dolorosa. Los fibromas no osificantes o los defectos fibrosos corticales suelen ser hallazgos casuales en radiografías solicitadas por otros motivos, y rara vez causan dolor. Por otro lado, el osteoma osteoide y el osteoblastoma contienen núcleos de tejido ricamente inervado y pueden causar dolor. El osteoma osteoide es conocido por su descripción clásica de «dolor nocturno que se alivia con antiinflamatorios». En la enfermedad de Paget, que afecta al hueso de manera maligna, el dolor puede intensificarse rápidamente.

En el caso de los tumores malignos, el dolor tiende a ser constante y profundo debido al daño significativo que causan en el hueso y el periostio. El dolor nocturno que despierta al paciente a una hora fija no es específico, pero puede ser altamente sugestivo de malignidad. Las metástasis óseas o los tumores primarios en la columna vertebral pueden generar síntomas de dolor debido a la compresión de las raíces nerviosas. Además, una fractura patológica espontánea puede ocasionar dolor agudo.

Tumefacción

Entre los tumores benignos, los osteocondromas, el tumor de células gigantes y los quistes óseos son los más propensos a causar tumefacción debido a su crecimiento. Por otro lado, los tumores malignos tienden a volverse extracompartimentales enseguida y tienen la capacidad de generar una tumefacción que crece de forma rápida en poco tiempo.

Los osteocondromas son tumores benignos que se forman en la superficie del hueso. Por lo general, presentan una tumefacción visible y palpable debido a su crecimiento progresivo. El tumor de células gigantes es otro tipo de tumor óseo benigno que puede causar tumefacción debido a su rápido crecimiento. Estos tumores, a pesar de mostrar un comportamiento benigno, pueden expandirse y generar una masa palpable y visible.

Los quistes óseos son tumores benignos llenos de líquido que se forman dentro del hueso. Estos quistes pueden aumentar de tamaño y producir una tumefacción notable en el área afectada.

Por el contrario, los tumores óseos malignos tienen una tendencia a volverse extracompartimentales, lo que significa que pueden invadir los tejidos y estructuras circundantes de manera rápida y agresiva. Esto puede llevar a un crecimiento tumoral acelerado y a una tumefacción prominente en poco tiempo.

DIAGNÓSTICO

El diagnóstico de los tumores óseos se establece siempre basándose en tres pilares fundamentales: las manifestaciones clínicas, las pruebas de imagen y la biopsia.

Pruebas de imagen

La radiología convencional es esencial en el proceso diagnóstico de los tumores óseos. Aunque rara vez es definitiva, proporciona información específica y sigue siendo el pilar fundamental. Al interpretar las radiografías, es útil seguir un orden para evaluar la afectación de las partes blandas, el periostio, la cortical, la médula ósea, las áreas comprometidas (diáfisis, metáfisis o epífisis), el estado del cartílago de crecimiento y, por último, la afectación articular. Las características radiográficas que indican benignidad incluyen una buena delimitación de la lesión, esclerosis perilesional reactiva, insuflación de la cortical sin destrucción o rotura, ausencia de invasión de partes blandas y homogeneidad de la lesión. Por el contrario, los signos radiográficos de malignidad incluyen una mala delimitación de la lesión, destrucción de la cortical, extensión tumoral fuera del hueso y reacción perióstica.

La TC es una técnica altamente sensible para determinar el patrón destructivo dentro del hueso y proporciona imágenes claras de invasión cortical. Además, permite una localización precisa de los tumores en áreas anatómicas difíciles de evaluar, como la pelvis, el sacro y las vértebras.

La RM constituye el principal método diagnóstico para evaluar la delimitación tumoral, la extensión intramedular, la presencia de metástasis en áreas adyacentes al tumor primario y la invasión de partes blandas. Además, permite valorar la respuesta a la quimioterapia y delimitar con precisión los límites del tumor para planificar una posible resección.

La gammagrafía con isótopos radioactivos se utiliza para confirmar la existencia de un tejido con actividad metabólica aumentada, lo cual se manifiesta mediante la captación del marcador radioactivo. Esto permite evaluar la presencia de lesiones múltiples y metástasis en otros lugares. Actualmente, la combinación de gammagrafía con TC aumenta la sensibilidad y especificidad diagnóstica de la prueba.

La tomografía por emisión de positrones (PET) permite evaluar la posible extensión del tumor a otras áreas fuera del esqueleto que hayan podido quedar ocultas en otras pruebas de imagen.

Diagnóstico bioquímico

El diagnóstico bioquímico en los tumores óseos se describe en el **recuadro 91-1**.

Diagnóstico anatomopatológico

La anatomía patológica es fundamental para obtener un diagnóstico preciso del tipo histológico de tumor, su grado

RECUADRO 91-1. Diagnóstico bioquímico en los tumores óseos

Las pruebas analíticas tienen un papel limitado en el diagnóstico de los tumores óseos, excepto en casos específicos, como el desequilibrio proteico en el mieloma, el aumento de fosfatasa ácida en las metástasis del cáncer de próstata y el incremento de fosfatasa alcalina, calcio y fósforo en los tumores de rápido crecimiento.

En cuanto a las pruebas de biología molecular, se ha descubierto que algunos tumores de tejido óseo están asociados con defectos en genes supresores u oncogenes. Se ha encontrado un nivel bajo de expresión del gen del retinoblastoma en el osteosarcoma y se han identificado varias translocaciones genéticas en el sarcoma de Ewing y en algunos sarcomas de tejidos blandos, como el liposarcoma mixoide, el sarcoma sinovial y el rabdomiosarcoma.

de malignidad y, en casos de tratamientos previos, evaluar la respuesta a la quimioterapia o radioterapia. La planificación de la biopsia, incluyendo su extensión y enfoque como un procedimiento definitivo o transitorio, debe ser responsabilidad directa del equipo de profesionales encargado del tratamiento final. Un enfoque incorrecto en la toma de biopsia puede dificultar el estudio posterior de la extensión de la lesión debido a la aparición de artefactos en las exploraciones complementarias.

ESTADIFICACIÓN

El método de estadificación más utilizado en la actualidad para los tumores fue establecido por Enneking en 1980 (Tabla 91-3). El sistema se basa en tres parámetros: grado histológico/quirúrgico (G), extensión local (T) y presencia de metástasis (M).

TRATAMIENTO

El tratamiento de los tumores óseos es altamente complejo y requiere un enfoque multidisciplinar que involucra a diversos especialistas médicos, como cirujanos ortopédicos, oncólogos, radioterapeutas y patólogos. El plan de tratamiento se basa en el tipo de tumor óseo, su localización, el estadio de la enfermedad, las características individuales del paciente y las metas terapéuticas.

Radioterapia

La radioterapia utiliza radiación de alta energía para destruir las células tumorales y reducir el tamaño del tumor. Se puede administrar antes de la cirugía (radioterapia neoadyuvante) para disminuir el tamaño del tumor y facilitar su extirpación quirúrgica, o después de la cirugía (radioterapia adyuvante) para destruir las células cancerosas restantes. La radioterapia también se puede emplear como tratamiento principal cuan-

Tabla 91-3. Clasificación de Enneking

Estadio	Grado	Extensión local	Metástasis
Tumores benignos			
1	G0	T0	M0
2	G0	T0	M0
3	G0	T1-T2	M0
Tumores malignos			
IA	G1	T1	M0
IB	G1	T2	M0
IIA	G2	T1	M0
IIB	G2	T2	M0
IIIA	G1-G2	T1	M1
IIIB	G1-G2	T2	M1

T1: tumor intracompartimental
T2: tumor extracompartimental
M0: ausencia de metástasis
M1: metástasis a distancia
G0: tumor benigno
G1: tumor bien diferenciado (bajo grado)
G2: tumor mal diferenciado (alto grado)

IA: bajo grado intracompartimental
IB: bajo grado intracompartimental
IIA: alto grado intracompartimental
IIB: alto grado intracompartimental
IIIA: metástasis intracompartimental
IIIB: metástasis intracompartimental

- Grado histológico/quirúrgico (G): es la medida de agresividad biológica de la lesión (comportamiento histológico, radiológico y clínico) y se divide en tres grados:
  - G0: benignos (sin riesgo de enfermedad metastásica)
  - G1: bajo grado de malignidad (riesgo bajo de enfermedad metastásica < 15 %)
  - G2: alto grado de malignidad (riesgo alto de enfermedad metastásica > 15 %)
- Extensión local (T): indica si el margen quirúrgico deseado puede conseguirse, o no:
  - T0: tumor benigno envuelto por una cápsula (intracapsular)
  - T1: tumor benigno o maligno que no tiene una verdadera cápsula, estando el tumor contenido en un determinado compartimento anatómico (intracompartimental)
  - T2: tumor benigno o maligno que no tiene una cápsula y está originado en un espacio extracompartimental
- Presencia de metástasis (M): extensión regional o a distancia de la lesión:
  - M0: sin evidencia de metástasis
  - M1: presencia de metástasis independientemente de que sean distales o regionales

do la cirugía no es posible debido a la ubicación del tumor o a otras consideraciones médicas.

- Radioterapia externa: es el tipo más común de radioterapia utilizada en el tratamiento de los tumores óseos. Se administra desde una máquina externa que dirige haces de radiación al área afectada.
- Braquiterapia: en algunos casos, se puede utilizar la braquiterapia, que implica la colocación de fuentes radiactivas directamente dentro del tumor o en el área circundante durante la cirugía. Esto permite una dosis alta de radiación en el área objetivo, a la vez que se minimiza la exposición de los tejidos sanos.

Quimioterapia

La quimioterapia consiste en el uso de medicamentos anticancerígenos que se administran por vía oral o intravenosa para destruir las células cancerosas. Se utiliza en tumores óseos malignos, como el osteosarcoma y el sarcoma de Ewing. La quimioterapia puede administrarse antes de la cirugía (quimioterapia neoadyuvante) para reducir el tamaño del tumor y controlar su propagación, o después de la cirugía (quimioterapia adyuvante) para eliminar cualquier célula neoplásica residual. También puede usarse en etapas avanzadas del tumor para controlar los síntomas y prolongar la supervivencia.

Se suelen utilizar esquemas de poliquimioterapia, en los que se emplean varios fármacos en combinación para aumentar la eficacia y reducir la resistencia al tratamiento.

En ciertos casos se puede administrar quimioterapia directamente en la arteria que irriga el tumor óseo (quimioterapia intraarterial), lo que permite una concentración más alta de fármaco en el área afectada y reduce la exposición a otros tejidos.

Cirugía

La cirugía es el tratamiento principal para muchos tumores óseos. El objetivo de la cirugía es extirpar el tumor y cualquier tejido circundante afectado. Dependiendo del tamaño y la ubicación del tumor, se puede realizar una resección amplia (extirpación completa del tumor y un margen de tejido sano) o una resección intralesional (extirpación parcial del tumor). En algunas situaciones, puede ser necesario realizar una reconstrucción del hueso utilizando injertos óseos, prótesis o técnicas de reconstrucción.

- Resección en bloque: en algunos casos de tumores óseos malignos se debe realizar una resección en bloque, que implica la extirpación del segmento afectado del hueso y los tejidos circundantes. Esto puede ser necesario para asegurar la eliminación completa del tumor y prevenir la propagación de las células cancerosas.
- Cirugía de preservación de la extremidad: siempre que es posible, se busca preservar la extremidad afectada y su función. En estos casos, se realiza una resección cuidadosa del tumor, seguida de técnicas reconstructivas para restaurar la función y la estabilidad del hueso.

Terapias complementarias y alternativas

Además de los tratamientos convencionales mencionados antes, también se pueden considerar terapias complementarias y alternativas para ayudar a controlar los síntomas, mejorar la calidad de vida y promover el bienestar emocional del paciente. Es importante tener en cuenta que estas terapias no deben reemplazar los tratamientos médicos convencionales, sino que pueden complementarlos. Algunas opciones incluyen:

- Terapia del dolor: el manejo del dolor es fundamental en el tratamiento de los tumores óseos. Se pueden utilizar analgésicos y otras técnicas para controlar y aliviar el dolor, como la fisioterapia, la acupuntura o la terapia ocupacional.
- Terapias de apoyo emocional: el diagnóstico y el tratamiento del cáncer óseo pueden generar estrés emocional y afectar a la calidad de vida del paciente. Terapias como el asesoramiento psicológico, la terapia de grupo y la meditación pueden ser beneficiosas para ayudar a enfrentar los desafíos emocionales y mejorar el bienestar mental de la persona.

Rehabilitación después del tratamiento

Después del tratamiento de los tumores óseos, la rehabilitación desempeña un papel crucial en la recuperación física y emocional de los pacientes. La rehabilitación se enfoca en restaurar la función física, mejorar la calidad de vida y promover la reintegración social y ocupacional.

Los objetivos de la fisioterapia incluyen recuperar la fuerza muscular, mejorar la movilidad articular, restaurar la coordinación y el equilibrio, reducir el dolor y minimizar las limitaciones funcionales. Los fisioterapeutas diseñan programas de ejercicios personalizados y utilizan técnicas como el estiramiento, el fortalecimiento muscular, el entrenamiento de la marcha, así como modalidades físicas, como la terapia con calor o frío, para ayudar a los pacientes a recuperar su función física y aliviar los síntomas.

La terapia ocupacional se centra en ayudar a los pacientes a retomar las actividades de la vida diaria y las ocupaciones significativas para ellos. Los terapeutas ocupacionales trabajan en la mejora de la independencia funcional y la capacidad para realizar actividades como el cuidado personal, las tareas del hogar, el trabajo y el ocio. Esto puede incluir entrenamiento en habilidades motoras finas, adaptación del entorno, recomendaciones de ayudas técnicas y estrategias de manejo del dolor. El objetivo es ayudar a los pacientes a alcanzar la máxima independencia y participación en sus roles y actividades importantes.

Además de la rehabilitación física, la calidad de vida después del tratamiento de los tumores óseos es un aspecto importante que debe considerarse. Los pacientes pueden experimentar cambios en su imagen corporal, emociones como ansiedad y depresión, dificultades sociales y laborales, así como enfrentar desafíos en su vida cotidiana. La atención multidisciplinaria, que involucra a profesionales de la salud mental y trabajadores sociales, puede ser beneficiosa para abordar estas cuestiones y brindar apoyo emocional y social a los pacientes y sus familias.

PUNTOS CLAVE

- Los tumores óseos constituyen una amplia variedad de enfermedades que afectan a los huesos. Estos tumores pueden er benignos o malignos.

- La prevalencia de los tumores óseos varía según la edad y la localización anatómica. Los tumores óseos se presentan con mayor frecuencia en los niños y los adolescentes.

- El tratamiento es multidisciplinar e incluye cirugía, radioterapia, quimioterapia, rehabilitación, así como terapias de apoyo psicológico, de control del dolor y de recuperación funcional.

BIBLIOGRAFÍA

Cabot AD, Buigas JM. Tumores óseos en atención primaria. Med Integral 2003; 41: 145.

Gómez RT, Hoyos LFM, Zepeda RAA. Clasificación de los tumores óseos. Orthotips AMOT 2008; 4: 96-102.

González-Rodríguez E, Riveras A, Benjet C et al. Calidad de vida en pacientes con tumores óseos, una comparación entre diferentes tratamientos. Rev Invest Clínica 2014; 66: 121-8.

Obrero D, Delgado A. Tumores primitivos del hueso. Tumores metastásicos. En: Delgado A, ed. Cirugía ortopédica y traumatología. Madrid: Editorial Médica Panamericana, 2012.

Rico Martínez G, Linares González LM, Díaz Rodríguez L, De la Garza Navarro M. Tratamiento de los tumores óseos mediante resección en bloque y colocación de clavo colchero especial con espaciador metálico. Rev Mex Ortop Traumatol 1998; 2: 445-9.

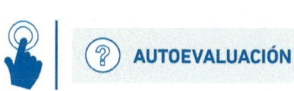

Tumores de partes blandas: sarcomas

92

J. J. Leguineche Gallego y S. Morejón Ruiz

OBJETIVOS DE APRENDIZAJE

- Identificar el origen de los tumores de partes blandas.
- Conocer los factores y enfermedades relacionados con estos tumores.
- Revisar las manifestaciones clínicas y los métodos diagnósticos empleados.
- Determinar las bases del tratamiento de estos tumores.

SÍNTESIS CONCEPTUAL

Los tumores de partes blandas se denominan sarcomas y son una condición en la que células neoplásicas se desarrollan en los tejidos blandos del organismo. El sarcoma de partes blandas es un tipo de cáncer poco frecuente, que puede provenir de los músculos, la grasa, los vasos sanguíneos, los nervios, los tendones y los tejidos periarticulares.

Algunos trastornos hereditarios, como la neurofibromatosis de tipo 1, el retinoblastoma hereditario y el síndrome de Li-Fraumeni, pueden aumentar el riesgo de desarrollar sarcoma de tejido blando.

La principal manifestación de los tumores de partes blandas es la aparición de una masa, que puede ser dolorosa o indolora, y que muestra un crecimiento progresivo y rápido. La biopsia permite caracterizar el tipo de tumor. El tratamiento va a depender de los tejidos afectados y de la extensión del tumor, siendo la cirugía, la quimioterapia y la radioterapia las principales opciones terapéuticas.

DEFINICIÓN

Los tejidos blandos del cuerpo conectan, sostienen y rodean los órganos y otras partes del cuerpo. Embriológicamente, los tejidos blandos derivan del mesodermo. Los tejidos blandos del cuerpo incluyen:

- Hueso y cartílago.
- Tejido fibroso.
- Músculos.
- Tendones
- Grasa.
- Vasos sanguíneos.
- Vasos linfáticos.
- Nervios.

Los tumores de partes blandas se denominan sarcomas. El sarcoma de partes blandas es un tipo de cáncer poco frecuen-

te, que puede provenir de cualquiera de los tejidos blandos del organismo.

Los sarcomas son en general tumores localmente agresivos, que causan invasión y/o destrucción de tejidos adyacentes, recidivan tras su extirpación y pueden dar metástasis a distancia.

EPIDEMIOLOGÍA

Los sarcomas constituyen aproximadamente el 1 % de todas las neoplasias malignas, con una incidencia anual de 6 casos por cada 100.000 habitantes, aunque varía según la edad y el tipo histológico. No ha habido un cambio en su incidencia con el paso del tiempo, ni se han observado diferencias geográficas significativas en su incidencia.

Los sarcomas pueden aparecer en cualquier localización, pero tres cuartas partes se originan en los miembros, y el 10 % en el tronco y el retroperitoneo, con un discreto predominio en varones. Los sarcomas aumentan su incidencia con la edad.

ETIOLOGÍA

En la mayoría de los casos, la causa que origina los sarcomas de partes blandas es desconocida, aunque se ha encontrado una asociación con factores genéticos o ambientales, radiación, infecciones víricas o inmunodeficiencias.

Exposición a productos químicos

Se han informado casos de sarcoma tras exposiciones a herbicidas, clorofenoles y sus metabolitos, arsénico y dioxinas.

Radiación

Los tratamientos anteriores con radioterapia contra otros tipos de cáncer pueden aumentar el riesgo de sufrir sarcoma de partes blandas en el futuro. El riesgo se incrementa con dosis altas de radiación. El tiempo medio entre la exposición y el diagnóstico de sarcoma es de 10 años.

Infecciones víricas e inmunodeficiencias

El virus del herpes humano 8 (VHH-8) desempeña un papel fundamental en el desarrollo del sarcoma de Kaposi, y su curso clínico es dependiente del estado inmunitario del paciente. También el virus de Epstein-Barr se ha asociado con leiomiosarcomas en pacientes inmunodeprimidos.

Susceptibilidad genética

Varios tipos de tumores benignos de partes blandas parecen tener una base familiar o heredada. La mayor asociación se ha demostrado en los tumores desmoides en el síndrome de Gardner.

Las neurofibromatosis (tipos 1 y 2) están asociadas con múltiples tumores benignos nerviosos. En el 2 % de los pacientes con neurofibromatosis de tipo 1 aparecen tumores malignos de vainas nerviosas periféricas sobre sus variantes benignas.

El síndrome de Li-Fraumeni es una enfermedad autosómica dominante causada por mutaciones en el gen supresor tumoral *p53*. La mitad de estos pacientes han desarrollado tumores malignos a los 30 años, un tercio de los cuales son sarcomas de tejidos blandos.

Los pacientes con mutación en la línea germinal en el gen *Rb1* (asociado con el retinoblastoma) tienen un riesgo significativamente elevado de desarrollar un osteosarcoma.

CLASIFICACIÓN

Existen más de 50 tipos diferentes de sarcomas, que toman su nombre a partir del tejido del que se originan (**Tabla 92-1**). Entre ellos, los subtipos más comunes son:

- Angiosarcoma: se forma en el revestimiento de los vasos sanguíneos y los vasos linfáticos.

Tabla 92-1. Tipos de tumores y tejido de origen	
Tejido de origen	**Tumor maligno**
Hueso	Osteosarcoma
Tejido fibroso	Fibrosarcoma
Músculos	Leiomiosarcoma (músculo liso) Rabdomiosarcoma (músculo esquelético)
Grasa	Liposarcoma
Vasos sanguíneos y linfáticos	Angiosarcoma
Cartílago	Condrosarcoma

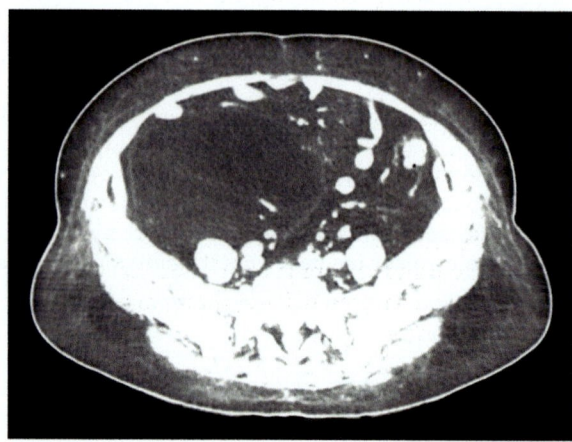

Figura 92-1. Liposarcoma de mesenterio.

- Dermatofibrosarcoma protuberante: es un tipo poco común de cáncer de piel. Comienza en las células del tejido conectivo de la dermis.
- Leiomiosarcoma: empieza en el tejido de los músculos lisos.
- Liposarcoma: se inicia en las células del tejido adiposo (**Fig. 92-1**).
- Mixofibrosarcoma: comienza en el tejido conectivo. Suele aparecer en los brazos y las piernas.
- Rabdomiosarcoma: se forma en el músculo esquelético. Puede ocurrir a cualquier edad, pero afecta con mayor frecuencia a los niños.
- Sarcoma de Kaposi.
- Sarcoma epitelioide.
- Sarcoma pleomórfico indiferenciado.
- Sarcoma sinovial: suele aparecer cerca de las articulaciones grandes.
- Tumor del estroma gastrointestinal: se desarrolla en el tubo digestivo.
- Tumor fibroso solitario.
- Tumores malignos de la vaina de los nervios periféricos.

MANIFESTACIONES CLÍNICAS

El sarcoma de partes blandas puede aparecer como una protuberancia indolora, debajo de la piel, con frecuencia en un miembro superior o inferior. Los sarcomas que se originan en profundidad (retroperitoneo) a veces no causan signos y síntomas hasta que alcanzan un gran tamaño.

A medida que el sarcoma crece, comprime estructuras adyacentes y puede originar dolor, parestesias, pérdida de fuerza, limitación funcional, disnea o edemas, entre otros posibles síntomas.

Hasta el 10 % de los pacientes presentan metástasis a distancia en el momento del diagnóstico y sus síntomas están relacionados con la localización de la metástasis.

DIAGNÓSTICO

Diagnóstico radiológico

La RM es la técnica de elección para detectar, caracterizar y estadificar los tumores de partes blandas. Además, ayuda a planificar el tratamiento quirúrgico y a evaluar la respuesta al tratamiento adyuvante.

La PET tiene la capacidad de determinar la actividad biológica del tumor y se puede utilizar para diferenciar tumores benignos de malignos, para la estadificación o para la evaluación de recidivas tumorales. En ciertos casos, puede detectar tumores de pequeño tamaño, no visibles mediante RM.

La TC es de utilidad para la estadificación del tumor, así como para evaluar la presencia de diseminación linfática o metástasis a distancia.

Diagnóstico histopatológico

La toma de muestras es fundamental para proporcionar el tipo histológico y el grado de diferenciación tumoral, y así predecir el patrón de crecimiento local o de metástasis. No obstante, para el diagnóstico definitivo, a menudo se requiere el estudio anatomopatológico de la pieza quirúrgica extirpada.

El tipo de biopsia dependerá del tamaño del tumor y su localización. Se utilizan los siguientes tipos de biopsia:

- Biopsia por punción con aguja gruesa: extracción de tejido mediante una aguja ancha. Se toman varias muestras de tejido. A veces se usa una ecografía, TC o RM para guiar este procedimiento.
- Biopsia incisional: extracción de parte de una masa o de una muestra de tejido. Este tipo de biopsia a veces se hace cuando es peligroso realizar una biopsia con aguja gruesa o cuando los hallazgos de la biopsia con aguja gruesa no son claros. Está indicada para la mayoría de las lesiones en extremidades.
- Biopsia escisional: debe evitarse en lesiones > 2 cm, para prevenir posibles contaminaciones de células tumorales en el tejido sano adyacente.

TRATAMIENTO

Las opciones de tratamiento y el pronóstico de los sarcomas de partes blandas dependen de los siguientes aspectos:

- Tipo de sarcoma.
- Tamaño, grado y estadio del tumor en el momento del diagnóstico.
- Localización del tumor.
- Posibilidad de extirpación quirúrgica completa.
- Edad y estado general del paciente.

Tratamiento quirúrgico

El tratamiento de los sarcomas de partes blandas dependerá del tipo, la localización y el estadio tumoral, así como del estado general de salud del paciente. El único tratamiento curativo es la resección quirúrgica completa, por lo que la cirugía formará parte del tratamiento, siempre que sea posible.

Los tumores pequeños y de grado bajo, sobre todo del tronco o las extremidades, con frecuencia se tratan con cirugía únicamente. Los sarcomas de alto grado son más difíciles de tratar y a menudo precisan tratamiento adyuvante con radioterapia y quimioterapia.

En algunos casos, la radioterapia y la quimioterapia preoperatorias (neoadyuvantes) permiten intentar la exéresis del tumor sin procedimientos mutilantes. Por la índole de diseminación del tumor es necesario resecar no solo el tumor, sino un margen de tejido sano (de 1-2 cm alrededor). En el caso de las manos y los pies, debido al menor tamaño de estos y a que la resección quirúrgica con márgenes libres de tumor puede resultar mutilante, se reseca solo el tumor, procediendo luego a pautar un tratamiento de radioterapia postoperatoria sobre el lecho tumoral y la cicatriz.

El tumor resecado será analizado al microscopio, y el patólogo verificará si existen células tumorales que alcanzan el margen de resección (márgenes positivos) o si hay márgenes de tejido sano resecado alrededor del tumor (márgenes negativos). Cuando los márgenes son negativos, el sarcoma tiene muchas menos probabilidades de recidivar.

Radioterapia

En la mayoría de los casos, la radiación se administra después de la cirugía (tratamiento adyuvante), aunque también puede realizarse antes (tratamiento neoadyuvante), con el fin de hacer resecable un tumor, disminuyéndolo de tamaño o evitando la afectación de estructuras vitales. De igual modo, la reducción de masa tumoral permite en ocasiones llevar a cabo resecciones quirúrgicas locales, no mutilantes.

La radioterapia puede administrarse en diferentes formas:

- Radioterapia externa: radioterapia de intensidad modulada.
- Radioterapia intraoperatoria: se administra una sola dosis grande de radiación dentro de quirófano después de resecar el tumor, irradiando el lecho quirúrgico. Permite administrar una mayor dosis de radiación a nivel local, pero reduciendo el daño a órganos adyacentes.
- Braquiterapia: se colocan pequeñas partículas (o semillas) de material radioactivo dentro del tumor o cerca de este. El objetivo es similar al de la radioterapia intraoperatoria: administrar una dosis máxima de radiación a nivel local, pero minimizando los efectos deletéreos sobre órganos vecinos.

La radioterapia puede presentar efectos secundarios, los cuales a menudo remiten una vez finalizado el tratamiento (**Recuadro 92-1**).

RECUADRO 92-1. Efectos secundarios de la radioterapia

Los efectos secundarios de la radioterapia incluyen:

- Cambios en la piel, en la zona donde se aplicó la radiación, que van desde enrojecimiento hasta ampollas y descamación.
- Cansancio.
- Náuseas y vómitos (más frecuentes con la radiación abdominal).
- Diarrea (más común con la radiación dirigida a la pelvis y al abdomen).
- Disfagia y odinofagia (en radioterapia sobre cabeza, cuello o tórax).
- Neumonitis por radiación (afectación pulmonar en la radioterapia aplicada al tórax).
- Debilidad en los huesos, que puede ocasionar fracturas patológicas en años posteriores.

La radioterapia neoadyuvante puede causar problemas con la cicatrización de la herida quirúrgica.

RECUADRO 92-2. Efectos secundarios de la quimioterapia

La quimioterapia elimina las células tumorales, pero también daña algunas células normales, por lo que pueden aparecer efectos secundarios, entre los que se incluyen:

- Náuseas y vómitos.
- Pérdida del apetito.
- Caída del cabello.
- Úlceras en la boca.
- Cansancio.
- Recuentos bajos de células sanguíneas (anemia, trombopenia, pancitopenia, etc.). A consecuencia de esto puede haber:
  - Aumento de la probabilidad de infecciones (debido a que hay pocos leucocitos).
  - Problemas de coagulación (debido a que hay pocas plaquetas).
  - Cansancio y debilidad (debido a que hay pocos hematíes).

La mayoría de los efectos secundarios desaparecen con el paso del tiempo, una vez que finaliza el tratamiento.

Quimioterapia

La quimioterapia consiste en la utilización de fármacos por vía sistémica para la eliminación de células tumorales, potencialmente circulando por la sangre. Algunos sarcomas de alto grado pueden tratarse con radiación y quimioterapia de forma simultánea, lo que se denomina quimiorradioterapia.

La quimioterapia puede utilizarse para tratar los tumores que no pueden ser extirpados (localmente avanzados o metastásicos, en los que la cirugía no es curativa) o los tumores de alto grado (con tasas elevadas de recidiva). Una opción para administrar quimioterapia de forma selectiva en tumores localizados en una extremidad es la perfusión de extremidad aislada, que consiste en administrar quimioterapia solo a esa extremidad, lo que reduce la toxicidad sistémica de los fármacos (**Recuadro 92-2**).

PRONÓSTICO

En general se considera que al menos un tercio de los pacientes fallecen a causa del tumor, la mayoría por metástasis pulmonares.

PUNTOS CLAVE

- Los tumores de partes blandas se denominan sarcomas.
- La principal manifestación de los tumores de partes blandas es la aparición de una masa, que puede ser dolorosa o indolora, y que muestra un crecimiento progresivo y rápido.
- La prueba diagnóstica de elección es la RM, aunque se requiere una biopsia para caracterizar el tipo histológico del tumor.
- La cirugía es el único tratamiento curativo. A menudo es necesario combinarla con radioterapia y quimioterapia para conseguir un mejor pronóstico y evitar cirugías muy mutilantes.

BIBLIOGRAFÍA

Balibrea Cantero JL. Patología quirúrgica. Madrid: Marban, 2003.
Cecil RL, Goldman L, Ausiello DA et al. Cecil-Goldman. Tratado de medicina interna. Londres: Elsevier Health Sciences Spain, 2013.
Duran H, Arcelus I, García-Sancho L et al. Compendio de cirugía. Madrid: McGraw-Hill-Interamerieana, 2002.
Leppert B, Kelly CR. Netter. Un abordaje integrado de la medicina. Londres: Elsevier, 2022.
Sabiston DC. Tratado de cirugía. Fundamentos biológicos de la práctica quirúrgica. Barcelona: Elsevier, 2005.

 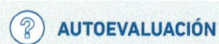 **AUTOEVALUACIÓN**

Enfermedad de la pared abdominal

93

R. Castro González, E. Ovejero Merino y A. Sánchez Gollarte

OBJETIVOS DE APRENDIZAJE

- Identificar las diferentes enfermedades que pueden afectar a la pared abdominal.
- Conocer los mecanismos fisiopatológicos que condicionan la aparición de las hernias.
- Determinar los métodos diagnósticos empleados con mayor frecuencia en cada enfermedad.
- Determinar los tratamientos más adecuados para cada enfermedad.

SÍNTESIS CONCEPTUAL

La pared abdominal es una capa compleja de músculos, tendones, tejido conectivo y fascia que rodea el abdomen y protege los órganos internos. Esta pared es importante para la estabilidad y protección de los órganos abdominales, así como para la respiración y la postura del cuerpo.

Las afecciones de la pared abdominal pueden estar causadas por una variedad de factores, que incluyen lesiones traumáticas, enfermedades infecciosas, enfermedades inflamatorias, trastornos congénitos y tumores. Las hernias, que son protuberancias que se forman cuando un órgano sobresale a través de una debilidad en la pared abdominal, constituyen una de las afecciones más comunes de la pared abdominal. Otras enfermedades comunes de la pared abdominal incluyen abscesos, tumores benignos o malignos, hematomas, así como cicatrices anormales, que pueden estar causadas por cirugía previa o traumatismo.

El tratamiento de estas afecciones puede variar dependiendo de la causa y la gravedad de la enfermedad. Algunas enfermedades pueden requerir cirugía, mientras que otras pueden tratarse de forma conservadora.

DEFINICIÓN

La pared abdominal es una capa de tejido que rodea el abdomen y ayuda a proteger los órganos internos. Está compuesta por músculos, fascia, tejido adiposo y piel. Los músculos de la pared abdominal son el recto abdominal, el oblicuo mayor, el oblicuo menor y el músculo transverso abdominal. Estos músculos trabajan juntos para ayudar a mover y sostener la columna vertebral y las costillas, así como para mantener la postura y el equilibrio del cuerpo.

La fascia es una capa de tejido conectivo que envuelve los músculos de la pared abdominal y ayuda a mantener su estructura. La fascia también contribuye a separar los músculos y los órganos internos. La fascia abdominal consta de tres capas: la fascia superficial, la fascia intermedia y la fascia profunda. La fascia superficial se encuentra justo debajo de la piel y cubre los músculos rectos abdominales, mientras que la fascia intermedia se encuentra entre los músculos abdominales, y la fascia profunda está en contacto directo con los órganos internos de la cavidad abdominal. El tejido adiposo, o grasa, se sitúa debajo de la piel y proporciona aislamiento térmico y protección contra impactos leves. Además de estas estructuras, la pared abdominal también contiene nervios, vasos sanguíneos y linfáticos. La pared abdominal desempeña una función importante en la respiración: cuando los músculos de dicha pared se contraen, el diafragma se mueve hacia abajo, aumentando el volumen de la cavidad torácica y permitiendo que los pulmones se expandan y se llenen de aire.

EPIDEMIOLOGÍA

La patología quirúrgica de la pared abdominal engloba las enfermedades de mayor prevalencia en la población general: hernias inguinales, ventrales (umbilicales, epigástricas) e incisionales (sobre cicatrices de cirugías previas).

La hernia inguinal tiene una prevalencia estimada de alrededor del 27 % en los hombres y del 3 % en las mujeres en todo el mundo.

Otras hernias, como la hernia umbilical y la hernia incisional, también son relativamente comunes.

Mientras que la patología herniaria es muy frecuente, los tumores primarios de la pared abdominal son poco frecuentes.

PATOLOGÍA HERNIARIA

Una hernia es una afección en la que un órgano o tejido interno sale a través de una abertura en la pared abdominal que normalmente lo contiene.

Las hernias pueden clasificarse en función de su localización o etiología en los siguientes tipos:

- Hernias inguinales: ocurren en la región inguinal y se deben a una debilidad en la pared abdominal en esa zona. Son más frecuentes en varones, dado que en ellos representa una zona de debilidad congénita al descender el testículo desde el abdomen hasta el escroto por el conducto inguinal durante el desarrollo embrionario.
- Hernias umbilicales: se producen en el ombligo y son comunes en recién nacidos y en personas con sobrepeso o en mujeres que han tenido múltiples embarazos. Al igual que la región inguinal, la zona umbilical también es una región de debilidad congénita, dado que por ese orificio transcurren los vasos umbilicales al feto durante el desarrollo embrionario. Aunque tras el nacimiento esos vasos se obliteran y el orificio umbilical se cierra, ante situaciones de aumento de presión intraabdominal, este último puede reabrirse de forma patológica.
- Hernias incisionales: aparecen en el sitio de una incisión quirúrgica previa. A pesar de que tras una intervención quirúrgica se realiza una sutura aponeurótica de los planos abiertos, la cicatrización que se produce obtiene un tejido que nunca alcanzará la misma fuerza tensil que el tejido originario. Por ello, las incisiones son zonas de debilidad adquirida (**Fig. 93-1**).
- Hernias ventrales: son defectos que pueden aparecer en cualquier lugar de la pared abdominal.

Los síntomas de una hernia pueden variar dependiendo del tipo de hernia y de la gravedad de esta. En general, los síntomas pueden incluir una protuberancia o bulto en el área afectada, dolor o molestia en la zona de la hernia, sensación de presión o tirantez en la zona afectada y, en algunos casos, náuseas o vómitos. Esto último se produce cuando a través del defecto herniario (orificio en la pared abdominal) se introduce un asa intestinal que queda doblada e impide la progresión del bolo alimenticio. Por ello, las hernias constituyen la primera causa de obstrucción intestinal en pacientes sin cirugías abdominales previas (en pacientes con cirugías abdominales previas, la primera causa de obstrucción son las adherencias entre asas intestinales que se producen tras la intervención).

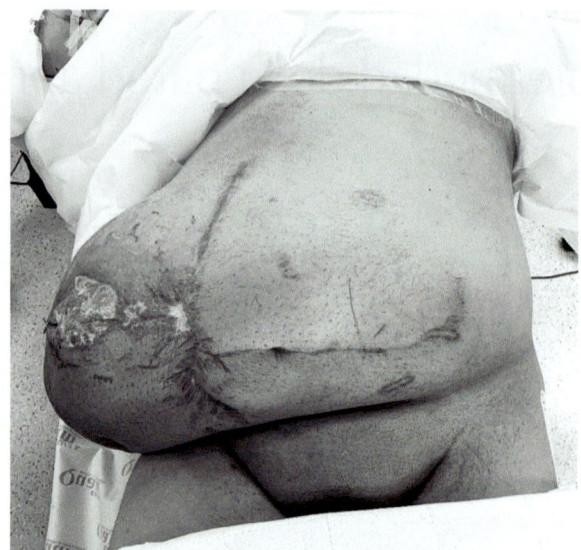

Figura 93-1. Hernia incisional.

El tratamiento de elección de las hernias es la reparación quirúrgica del defecto, preferiblemente mediante la colocación de una malla, para realizar una reparación sin tensión, lo que ha demostrado reducir de forma drástica el número de recidivas herniarias.

En aquellos pacientes de alto riesgo quirúrgico o que no deseen ser sometidos a una cirugía, la observación y el seguimiento pueden ser una opción. En estos pacientes también se puede considerar el uso de un dispositivo de soporte (braguero) o faja abdominal.

Es importante tratar las hernias para prevenir complicaciones graves, como la incarceración o la obstrucción intestinal (**Recuadro 93-1**).

Diástasis de músculos rectos del abdomen

La diástasis de los músculos rectos del abdomen es una afección de la pared abdominal que se produce cuando los músculos rectos del abdomen se separan en la línea media, lo que provoca una protuberancia o abultamiento en la zona media del abdomen.

Es una afección común, especialmente en mujeres después del embarazo, así como en personas con sobrepeso o aumento de la presión intraabdominal. Se estima que la prevalencia de la diástasis abdominal es del 35-62 % en mujeres embarazadas.

Generalmente se diagnostica mediante una exploración física, al observar una protuberancia o abultamiento en el abdomen.

El tratamiento para la diástasis abdominal incluye ejercicios específicos para fortalecer los músculos abdominales y terapia física. La indicación del tratamiento quirúrgico es controvertida, dado que las plicaturas y la aproximación de los bordes de los músculos a la línea media son tratamientos poco eficaces a largo plazo. Hay cirujanos que abogan por la colocación de una malla sobre la zona de la diástasis, si bien esto implica una incisión en la pared abdominal y la creación de una debilidad.

RECUADRO 93-1. Complicaciones de la patología herniaria

Las principales complicaciones de las hernias son la incarceración y la obstrucción intestinal. La incarceración se produce cuando a través de un orificio herniario se introduce una víscera intestinal y esta no vuelve a salir espontáneamente. Las vísceras tienen secreciones de forma continuada, por lo que va aumentando el volumen de la víscera herniada, así como la presión intraluminal en ella. Esto aumenta la presión sobre la pared visceral, lo que compromete en primer lugar la circulación venosa y, en último lugar, la circulación arterial. Como consecuencia de ello, se genera una isquemia y una necrosis de la pared de la víscera herniada, lo que puede desembocar en una perforación. Las hernias incarceradas se manifiestan como intenso dolor en la zona de la hernia. Constituyen una urgencia quirúrgica y en la intervención hay que valorar el grado de isquemia de la víscera incarcerada y su viabilidad. Si hay necrosis, deberá realizarse una resección del segmento necrosado (**Fig. 93-2**).

La obstrucción intestinal se produce también en hernias incarceradas, en las que no hay necesariamente una isquemia de la pared visceral, pero el asa intestinal sí queda doblada en el segmento incarcerado, lo que impide la progresión del contenido intestinal. En este caso, las manifestaciones clínicas son ausencia de deposición, náuseas y vómitos y distensión abdominal.

También representa una urgencia quirúrgica a fin de reparar la hernia y restaurar el tránsito intestinal.

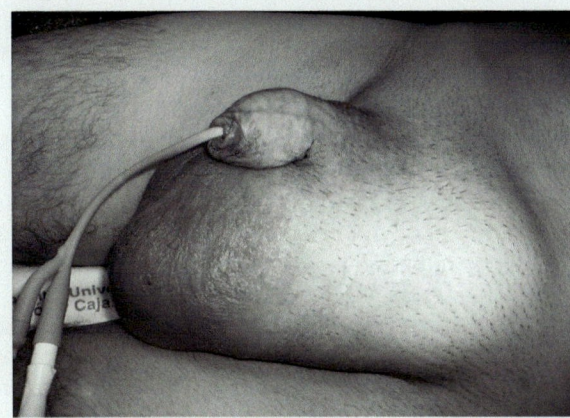

Figura 93-2. Hernia inguinal izquierda incarcerada, que precisa cirugía urgente.

RECUADRO 93-2. Síndrome de Eagle-Barrett

El síndrome de Eagle-Barrett, también conocido como síndrome de *prune belly* (ciruela pasa), es una rara afección congénita que se caracteriza por una malformación del sistema urinario y una debilidad o ausencia de los músculos abdominales. Esta afección recibe su nombre de la apariencia arrugada del abdomen de los pacientes afectados.

Los síntomas del síndrome de Eagle-Barrett pueden variar, pero en general incluyen debilidad o ausencia de los músculos abdominales, lo que puede provocar una apariencia arrugada o abultada del abdomen.

Además, los pacientes pueden presentar problemas en el tracto urinario, como una vejiga dilatada, obstrucciones urinarias o problemas renales.

La causa exacta del síndrome de Eagle-Barrett se desconoce, pero se cree que está relacionada con una malformación fetal durante el desarrollo del sistema urinario y abdominal. La afección afecta con mayor frecuencia a los varones y se diagnostica mediante una exploración física, ecografías y otras pruebas de diagnóstico.

El tratamiento de este síndrome incluye el manejo de los problemas urinarios, la cirugía para corregir obstrucciones y la administración de antibióticos para prevenir infecciones. Además, la fisioterapia y los ejercicios ayudan a fortalecer los músculos abdominales y a mejorar la función respiratoria. En algunos casos, puede ser necesaria la cirugía para reconstruir o reparar los músculos abdominales.

En la diástasis de músculos rectos del abdomen es primordial el diagnóstico diferencial con las hernias ventrales.

Síndrome de Eagle-Barrett

El síndrome de Eagle-Barrett se describe en el **recuadro 93-2**.

INFECCIONES DE LA PARED ABDOMINAL

Las infecciones de la fascia y de la pared abdominal son enfermedades graves y potencialmente mortales que pueden ocurrir como resultado de diversas causas. Estas infecciones pueden afectar a la piel, el tejido subcutáneo, los músculos y la fascia que rodean la pared abdominal.

Las infecciones de la piel y del tejido subcutáneo de la pared abdominal pueden ocurrir como resultado de una infección bacteriana, vírica o fúngica. Las infecciones bacterianas son las más comunes y pueden aparecer como resultado de una lesión en la piel, una cirugía o un procedimiento médico

invasivo, así como debido a una complicación de una enfermedad subyacente, como la diabetes o la obesidad.

Los síntomas de una infección de la piel y del tejido subcutáneo incluyen enrojecimiento, dolor, hinchazón y fiebre.

Las infecciones de la fascia y de los músculos de la pared abdominal son menos comunes, pero pueden ser extremadamente graves. Estas infecciones pueden ser difíciles de diagnosticar y tratar debido a que los síntomas pueden ser vagos o no específicos. Los síntomas de una infección de la fascia y de los músculos, que incluyen fiebre alta, dolor intenso, enrojecimiento y aumento de la sensibilidad en el área afectada, pueden progresar rápidamente a una sepsis grave si no se tratan adecuadamente.

El tratamiento de las infecciones de la pared abdominal depende de la causa subyacente de la infección. El tratamiento incluye antibióticos, antifúngicos, analgésicos y, en algunos casos, cirugía para drenar el área afectada y eliminar el tejido infectado. Es importante que las infecciones de la pared abdominal se diagnostiquen y traten de forma rápida para prevenir complicaciones graves y potencialmente mortales.

La fascitis necrosante se produce cuando las bacterias entran en la fascia abdominal a través de una lesión o una herida en la piel. Las bacterias pueden propagarse rápidamente a través del tejido conectivo, causando una infección que puede producir necrosis de los tejidos y los músculos de la pared abdominal. Los síntomas de la infección de la fascia abdominal incluyen dolor abdominal intenso, fiebre, inflamación, enrojecimiento y supuración de la piel.

Los microorganismos más comúnmente implicados son anaerobios *(Bacteroides)* y estreptococos.

El tratamiento de la infección de la fascia abdominal suele requerir una combinación de terapia con antibióticos, cirugía para extirpar el tejido infectado y drenaje de las acumulaciones de pus y líquido en la zona infectada. Es importante buscar atención médica de inmediato, si se sospecha una infección de la fascia abdominal, ya que puede ser una emergencia médica grave que requiere tratamiento inmediato.

DIAGNÓSTICO

Existen diversas técnicas de diagnóstico que se utilizan para evaluar las afecciones de la pared abdominal. Algunas de las técnicas más comunes para diagnosticar hernias, infecciones y otras afecciones de la pared abdominal son las siguientes:

- Exploración física: el médico puede llevar a cabo una exploración física del abdomen para buscar signos de afecciones, como por ejemplo hernias o diástasis de músculos rectos del abdomen. Las infecciones se manifestarán mediante los signos cardinales de Celsius (dolor, calor, tumor y rubor).
- Ecografía: la ecografía es una técnica de diagnóstico no invasiva que utiliza ondas sonoras para crear imágenes del interior del cuerpo.
- TC: es una técnica de diagnóstico que usa rayos X para crear imágenes detalladas de los órganos internos y las estructuras de la pared abdominal (**Fig. 93-3**).
- RM: se trata de una técnica de diagnóstico no invasiva que emplea campos magnéticos y ondas de radio para crear imágenes detalladas de los órganos internos y las estructuras de la pared abdominal.

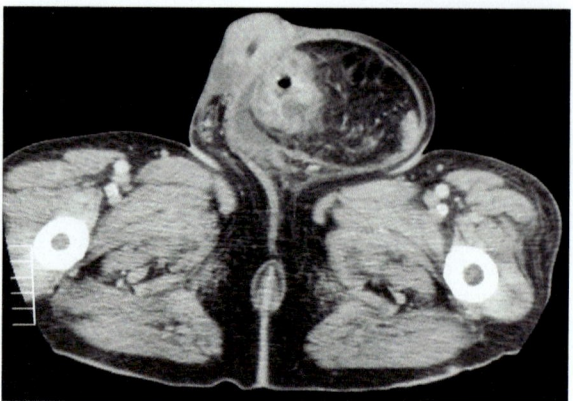

Figura 93-3. Imagen de tomografía computarizada. Hernia inguinal izquierda.

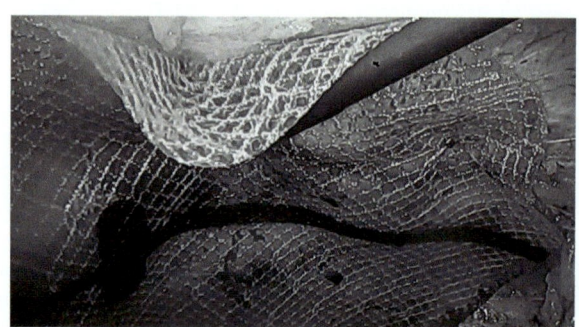

Figura 93-4. Reparación de una hernia ventral por vía laparoscópica con colocación de una malla.

TRATAMIENTO

El tratamiento de las enfermedades de la pared abdominal depende de la gravedad y del tipo de afección.

- Hernia: el tratamiento principal para la hernia es la cirugía. En general, la cirugía consiste en reparar el tejido débil o roto que ha permitido que se forme la hernia, utilizando una malla para reforzar la pared abdominal. La reparación de la hernia puede realizarse tanto mediante cirugía abierta como a través de un abordaje laparoscópico (**Fig. 93-4**).
- Infecciones de la pared abdominal: se tratan con antibióticos y con control del foco. Esto último se puede efectuar mediante drenaje de colecciones de pus o resección del tejido infectado, como ocurre en las fascitis necrosantes.

PUNTOS CLAVE

- Las afecciones de la pared abdominal pueden estar causadas por alteraciones anatómicas, lesiones traumáticas, enfrmedades infecciosas, enfermedades inflamatorias, trastornos congénitos y tumores.
- Las hernias constituyen la afección más frecuente de la pared abdominal. Consisten en defectos en la pared abdominal, a través de los cuales protruyen vísceras intraabdominales.
- El tratamiento de elección de todas las hernias es la reparación quirúrgica, preferiblemente mediante la colocación de una malla.
- Las infecciones de la pared abdominal pueden ser muy graves y potencialmente mortales (fascitis necrosantes). Su tratamiento incluye tanto la administración de antibióticos de amplio espectro como el control del foco, mediante el drenaje de colecciones purulentas, como exéresis del tejido necrosado.

BIBLIOGRAFÍA

Balibrea Cantero JL. Patología quirúrgica. Madrid: Marban, 2003.

Cecil RL, Goldman L, Ausiello DA et al. Cecil-Goldman. Tratado de medicina interna. Londres: Elsevier Health Sciences Spain, 2013.

Duran H, Arcelus I, García-Sancho L et al. Compendio de cirugía. Madrid: McGraw-Hill-Interamericana, 2002.

Leppert B, Kelly CR. Netter. Un abordaje integrado de la medicina. Londres: Elsevier, 2022.

Sabiston DC. Tratado de cirugía. Fundamentos biológicos de la práctica quirúrgica. Barcelona: Elsevier, 2005.

 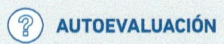 AUTOEVALUACIÓN

Traumatismo craneoencefálico

94

V. García Caro y J. Ruiz-Tovar Polo

OBJETIVOS DE APRENDIZAJE

- Tomar conciencia de la gravedad del traumatismo craneoencefálico.
- Revisar los mecanismos fisiopatológicos que condicionan la aparición de los síntomas neurológicos.
- Conocer los métodos para determinar la gravedad de un traumatismo craneoencefálico.
- Identificar los métodos diagnósticos y terapéuticos empleados en este tipo de traumatismo.

SÍNTESIS CONCEPTUAL

El traumatismo craneoencefálico (TCE) se produce cuando hay un traumatismo importante sobre la cabeza, que puede provocar un daño sobre el encéfalo. La gravedad de un TCE se establece mediante la escala de coma de Glasgow, que evalúa el nivel de conciencia y las respuestas motora y verbal. Las manifestaciones clínicas van a depender del daño directo sobre el encéfalo o de la compresión de estructuras neuronales por edemas o hemorragias. En ocasiones, el TCE puede requerir tratamiento quirúrgico para aliviar la presión intracraneal.

DEFINICIÓN

La vida está llena de riesgos por todos lados: un accidente de coche, un golpe con un balón de fútbol e incluso una caída desafortunada pueden causar una o varias lesiones en la cabeza. Se trata de un tipo de lesión que puede sufrir cualquier persona, en cualquier lugar y en cualquier situación.

Un impacto en la cabeza puede hacer que el cerebro se mueva y rebote o se retuerza dentro del cráneo, lo que puede lesionar el parénquima cerebral o los vasos sanguíneos, lo que a su vez puede generar cambios bioquímicos y metabólicos. Este daño sobre el tejido cerebral se denomina traumatismo craneoencefálico.

CLASIFICACIÓN

El TCE se clasifica en:

- TCE abierto: existe una comunicación entre el contenido intracraneal y el exterior, lo cual conlleva, además de las lesiones tisulares que se hayan podido producir por el impacto, un riesgo de infección. Este tipo de TCE se produce cuando el impacto sobre la cabeza provoca una fractura del cráneo y una solución de continuidad en las partes blandas suprayacentes, lo que genera la exposición del encéfalo al exterior. También se consideran TCE abiertos las fracturas en la base del cráneo con salida de líquido cefalorraquídeo o entrada de aire. Aunque pueda parecer grave a simple vista, los pacientes pueden mantener un nivel de conciencia sin gran afectación.
- TCE cerrado: no hay comunicación entre el contenido intracraneal y el exterior y puede haber fractura ósea, o no. El TCE grave casi siempre corresponde a esta categoría. El cráneo es una cobertura rígida del encéfalo, sin capacidad de distensión, por lo que hemorragias o edemas dentro de la cavidad intracraneal pueden provocar un aumento de la presión intracraneal y una compresión de estructuras nerviosas, que pueden llegar a comprometer la vida de la persona.

ETIOLOGÍA

Los TCE normalmente son causados por un golpe, una sacudida o un impacto explosivo sobre la cabeza, así como por una lesión que afecte directamente al cerebro y altere su normal funcionamiento. En función de la energía del impacto, del lugar y de la lesión de tejidos intracraneales, el TCE puede presentar diferente gravedad: desde muy leve, sin afectación de las funciones nerviosas o con una ligera alteración del nivel de conciencia, hasta muy grave, con una alteración del nivel de conciencia y un compromiso importante de las funciones nerviosas, que puede llegar a causar la muerte.

Alrededor del 75 % de los TCE son leves.

Cabe destacar tres aspectos relevantes de los TCE:

- La existencia de una fuerza externa que actúa sobre el cerebro.
- La afectación cerebral provocada por dicha fuerza.
- La disfunción cerebral causada por dicha afectación.

Las fuerzas por contacto directo o estáticas suelen provocar lesiones focales. Entre las lesiones focales más frecuentes se encuentran las lesiones vasculares. Como consecuencia del impacto se rompen vasos sanguíneos intracraneales, que provocan acumulaciones de sangre en forma de hematomas. Como se ha mencionado antes, dado que el cráneo es un compartimento estanco, la acumulación de sangre provoca un aumento de la presión intracraneal y una compresión de estructuras nerviosas. Los hematomas intracraneales pueden dividirse en:

- Hematoma subdural: colección de sangre localizada por debajo de la duramadre, que es la meninge más externa. En muchos casos, la lesión vascular es de origen venoso y, por lo tanto, de expansión lenta. Estos hematomas deben vigilarse pues suelen provocar síntomas a medida que aumentan de tamaño y compriman el tejido cerebral adyacente.
- Hematoma epidural: colección de sangre por encima de la duramadre. En muchos casos, el sangrado es de origen arterial y, por lo tanto, de crecimiento rápido. El paciente puede presentar un período sin síntomas tras el traumatismo y, al cabo de unas horas, desarrollar una serie de síntomas de alarma, náuseas, vómitos, desorientación, etc., acompañados en algunos casos de síntomas localizadores, como la debilidad hemicorporal o la dilatación pupilar. Este tipo de hematoma es una emergencia neuroquirúrgica.
- Hemorragia subaracnoidea: colección de sangre en el espacio subaracnoideo, entre la duramadre y la piamadre. Al igual que en los casos anteriores, la hemorragia forma hematomas expansivos, que compriman el parénquima cerebral.

MANIFESTACIONES CLÍNICAS

Los síntomas de un TCE leve incluyen:

- Dolor de cabeza.
- Confusión.
- Mareos.
- Zumbido en los oídos.

- Pérdida de memoria.
- Visión borrosa.
- Cambios en el comportamiento.

Los signos de alarma, sugestivos de un TCE grave son:

- Somnolencia.
- Lentitud en las respuestas.
- Desorientación.
- Pérdida de memoria.
- Vómitos.
- Heridas en el cráneo (indicativas de traumatismo de alta energía).

Además, los TCE moderados y graves pueden producir otros síntomas como:

- Vómitos o náuseas.
- Dificultad para hablar (disartria).
- Debilidad en miembros superiores e inferiores.
- Alteración del pensamiento y el aprendizaje.
- Muerte.

Actualmente, se utiliza la escala de coma de Glasgow para evaluar la gravedad de la afectación neurológica, que se basa en la puntuación obtenida mediante una serie de preguntas que evalúan el nivel de conciencia, así como las respuestas verbal y motora. Según esta escala, los TCE se clasifican en:

- TCE leve: de 13 a 15 puntos.
- TCE moderado: de 9 a 12 puntos.
- TCE grave: ≤ 8 puntos.

Esta evaluación debe realizarse en la primera atención sanitaria y repetirse a las 6 horas después del traumatismo, ya que, en casos de hematomas en crecimiento, la afectación neurológica puede evolucionar.

Hay que prestar especial atención a las personas que toman medicación anticoagulante o antiagregante, los pacientes con enfermedades hepáticas o hematológicas, entre otras, ya que algunos TCE que inicialmente parecen leves pueden empeorar con el paso de las horas. Los síntomas pueden presentarse de forma diferida cuando una lesión vascular de poca gravedad no cesa de sangrar al no funcionar correctamente los mecanismos de coagulación.

La clasificación de Becker clasifica los TCE en grados según los hallazgos clínicos, lo cual ayuda a determinar el manejo inicial del paciente:

- Grado I: pérdida transitoria del estado de alerta; el paciente está orientado y no presenta déficits neurológicos significativos. Puede experimentar cefalea, náuseas y vómitos.
- Grado II: disminución del estado de alerta, pero el paciente aún puede obedecer órdenes simples. Puede presentar déficits neurológicos localizados.
- Grado III: el paciente no puede seguir órdenes simples debido a un deterioro en el estado de alerta. Puede utilizar

palabras, pero de manera inapropiada. La respuesta motora puede variar desde una reacción localizada al dolor hasta una postura de descerebración.
- Grado IV: no hay evidencia de función cerebral (muerte cerebral).

Estas clasificaciones son útiles para determinar la gravedad del TCE y guiar el manejo inicial del paciente.

DIAGNÓSTICO

El primer paso consiste en hacer una correcta historia clínica al paciente, si este tiene un nivel de conciencia adecuado, o, en su defecto, a un acompañante que haya presenciado el traumatismo. Deben hacerse las siguientes preguntas:

- ¿Cómo ocurrió la lesión?
- ¿La persona perdió el conocimiento?
- ¿Cuánto tiempo estuvo inconsciente?
- ¿Observaste algún otro cambio en el estado de alerta, el habla o la coordinación, u otros signos de la lesión?
- ¿En dónde se golpeó la cabeza u otras partes del cuerpo?
- ¿Puedes brindar información sobre la fuerza de la lesión?
- ¿Su cuerpo se sacudió mucho (tuvo convulsiones)?

En segundo lugar, se debe llevar a cabo una correcta exploración física, que incluye un examen neurológico, en el que se evalúa el pensamiento, la función tanto motora como sensorial, la coordinación, el movimiento de los ojos y los reflejos. En función de esto se podrá calcular la puntuación en la escala de coma de Glasgow y determinar la gravedad del TCE (**Tabla 94-1**).

La afectación de estructuras intracraneales, así como las lesiones óseas (en el cráneo), pueden ser detectadas mediante pruebas de imagen. Entre ellas, la que se realiza con mayor frecuencia es la TC, una prueba disponible en los servicios de urgencia y que permite visualizar las lesiones cerebrales más graves. En particular, la TC es especialmente útil para detectar hemorragias, sobre todo las que requieren atención médica o quirúrgica inmediata. En ocasiones, es necesario repetir la prueba varias horas después del traumatismo para evaluar el crecimiento de hematomas o detectar nuevas lesiones no visibles en la primera TC.

TRATAMIENTO Y REHABILITACIÓN

El tratamiento para los TCE puede variar según la gravedad y las características específicas de cada caso. Sin embargo, a grandes rasgos, los enfoques que se describen a continuación son comunes en el tratamiento de los TCE.

Estabilización y cuidados inmediatos. En los casos más graves, se prioriza la estabilización del paciente y la atención de las lesiones potencialmente mortales, sobre todo en los casos en los que el TCE se produce en el seno de un politraumatismo. Se debe aplicar el protocolo ABCDE del paciente crítico, asegurar una vía aérea permeable y una correcta ventilación pulmonar, así como controlar las constantes vitales (presión arterial y frecuencia cardíaca) y la presión intracraneal.

Monitorización y observación. Es fundamental realizar un seguimiento continuo del paciente, tanto en el hospital como en unidades de cuidados intensivos, para evaluar la evolución del TCE. Se debe monitorizar la presión intracraneal y realizar evaluaciones neurológicas repetidas.

Tratamiento quirúrgico. En algunos casos se requiere cirugía para reducir la presión intracraneal, evacuar hematomas o reparar fracturas craneales. Esto se lleva a cabo a través de técnicas como la craneotomía, la craniectomía descompresiva, la colocación de drenajes o la reparación de fracturas.

Medicación. Se pueden administrar medicamentos para controlar la presión intracraneal, prevenir infecciones, reducir el edema cerebral o controlar las convulsiones. Los medicamentos utilizados pueden incluir diuréticos, corticosteroides, antibióticos y anticonvulsivantes, entre otros.

Rehabilitación. Una vez estabilizado el paciente, se inicia un proceso de rehabilitación, que puede incluir terapia física, ocupacional y del habla, con el objetivo de ayudar a recuperar las habilidades motoras, cognitivas y comunicativas perdidas o afectadas debido al TCE (**Recuadro 94-1**).

Es fundamental tener en cuenta que la rehabilitación cognitiva en casos de TCE con secuelas neurológicas requiere un enfoque integral que abarque diferentes aspectos de la salud. Esto implica un manejo neurológico para supervisar y modular el daño cerebral, una intervención neuropsicológica para lograr la máxima funcionalidad posible, así como un apoyo social que respalde al paciente en su vida cotidiana y entornos sociales.

La rehabilitación se define como la aplicación sistemática de actividades terapéuticas diseñadas para mejorar la funcionalidad de los pacientes, a partir de una comprensión

Tabla 94-1. Escala de coma de Glasgow	
Apertura de los ojos	
Espontánea	4
Con la voz	3
Con el dolor	2
Sin respuesta	1
Respuesta verbal	
Orientada	5
Confusa	4
Inapropiada	3
Incomprensible	2
Sin respuesta	1
Respuesta motora	
Obedece órdenes	6
Localiza el dolor	5
Retira la extremidad	4
Flexión anormal	3
Extensión anormal	2
Sin respuesta	1

RECUADRO 94-1. Manejo del paciente con traumatismo craneoencefálico grave

Para evaluar la gravedad de un traumatismo craneoencefálico (TCE), existen varios aspectos que hay que considerar:

Evaluación según la escala de coma de Glasgow. Un TCE se considera grave cuando el paciente obtiene una puntuación en la escala de coma de Glasgow de entre 3 y 8. Esta escala se utiliza para medir las respuestas ocular, motora y verbal del individuo, lo cual proporciona una medida de su nivel de conciencia.

Fracturas de cráneo complejas o lesiones craneales penetrantes. La presencia de fracturas en el cráneo que sean complicadas o de lesiones penetrantes también indica un TCE grave. Estos tipos de lesiones implican un mayor riesgo de daño cerebral y complicaciones asociadas.

Tipo de lesión. El TCE se divide en dos categorías: lesión primaria y lesión secundaria. La lesión primaria se refiere al daño mecánico inicial que ocurre en el momento del accidente. Por otro lado, la lesión secundaria se produce después del episodio inicial y se debe a factores como la hipoxia, la isquemia o la presión intracraneal elevada. Además, incluye cambios bioquímicos y metabólicos anormales, como la liberación de aminoácidos excitadores, el estrés oxidativo, los fenómenos inflamatorios y la liberación de diversos neurotransmisores, como resultado de alteraciones en cascadas neuroquímicas y de un metabolismo anormal tanto en el momento del impacto como después de la lesión inicial.

Evaluación de la gravedad. La evaluación de la gravedad del TCE se realiza con la escala de coma de Glasgow adaptada después de corregir los factores extracraneales que pueden afectar negativamente al nivel de conciencia, como la hipotensión arterial, la hipoxemia o la hipercapnia. También es importante descartar el consumo previo de sustancias, como alcohol o drogas, especialmente en adolescentes, ya que pueden alterar el nivel de conciencia.

Estos criterios y evaluaciones son fundamentales para determinar la gravedad de un TCE y se tienen en cuenta en la toma de decisiones clínicas adecuadas para el tratamiento del paciente.

Monitorización del paciente grave

El paciente con TCE puede presentar una afectación de las funciones cardiorrespiratorias, sobre todo cuando se producen lesiones en el tronco del encéfalo. Por ello, se precisará la monitorización, el diagnóstico y el tratamiento no solo del daño cerebral, sino también de otros órganos y sistemas:

- Monitorización respiratoria: se realizará una monitorización continua de la frecuencia respiratoria, la saturación de oxígeno ($SatO_2$) mediante pulsioximetría y los niveles de dióxido de carbono (PCO_2) a través de capnografía.
- Estudios analíticos: al ingreso del paciente, se deben llevar a cabo diversos estudios analíticos, como por ejemplo hemograma, estudio de coagulación, pruebas cruzadas, gasometría arterial y análisis bioquímicos (ionograma, glucemia, urea, creatinina, transaminasas, amilasa y lipasa, ácido láctico, etc.). Estas pruebas se repetirán según la evolución clínica del paciente.
- Estudios radiológicos: se hará una radiografía de tórax para evaluar el estado del tejido pulmonar y la posición de los tubos endotraqueales y las sondas orogástricas y nasogástricas. Una vez que el paciente esté estabilizado, se realizarán tomografías computarizadas (TC) del cráneo y la columna cervical. En caso de pacientes con múltiples traumatismos, se evaluará la necesidad de realizar TC abdominal, pélvica y, en algunos casos, torácica, en función de los hallazgos de los estudios analíticos y radiológicos previos. No se recomienda realizar de forma sistemática una TC repetida a menos que exista un deterioro neurológico o un aumento de la presión intracraneal (PIC), ya que el propósito principal de la TC craneal es evaluar la necesidad de una intervención neuroquirúrgica.
- Monitorización neurológica: se debe vigilar regularmente el nivel de conciencia del paciente mediante la escala de coma de Glasgow, así como evaluar el estado de las pupilas y su reacción a la luz. Se prestará especial atención a los cambios en la PIC.
- Monitorización de la PIC: la monitorización de la PIC es esencial y se llevará a cabo en todos los pacientes con TCE grave (puntuación en la escala de coma de Glasgow ⩽ 8 después de la reanimación) y en aquellos que presenten lesiones en la TC craneal, como hematomas, contusiones, inflamación, herniación o compresión de las cisternas de la base. También está indicada la monitorización de la PIC en caso de TCE con sospecha de elevación de la PIC.

---

profunda de sus déficits. El objetivo es que los beneficios obtenidos durante la intervención terapéutica se reflejen en la vida diaria del paciente, permitiéndole aplicar lo aprendido en el entorno real.

En el ámbito de la neuropsicología, se sugiere desarrollar programas individualizados de evaluación y rehabilitación cognitiva para cada afección, estableciendo metas claras y compartidas entre el paciente y su familia. Estos programas de rehabilitación se basan en tareas organizadas en función de su nivel de dificultad, enfatizando la repetición constante de las funciones cognitivas deterioradas. Se destaca que el grado de recuperación funcional del paciente está directamente relacionado con la cantidad de repeticiones y el tipo de tareas realizadas durante el tratamiento. El diseño de programas de rehabilitación se enfoca en mejorar la capacidad mental de los pacientes, ya que se considera que esto tiene un impacto directo en su funcionalidad diaria.

Es importante adaptar estos programas a las necesidades individuales de cada paciente, utilizando técnicas restaurativas o compensatorias.

La restauración se refiere al fortalecimiento o recuperación de los procesos cognitivos deteriorados, mientras que la compensación consiste en utilizar recursos externos al paciente, como recordatorios o alarmas, para superar las funciones alteradas.

La evidencia derivada de investigaciones en el campo de la rehabilitación para pacientes con TCE ha demostrado que los mejores resultados se obtienen cuando se implementan programas de intervención que abordan de manera integral y multidisciplinaria la condición médica y psicosocial del paciente. Esto implica intervenir en su esfera cognitiva, emocional, familiar y social. Los TCE en niños tienen ciertas peculiaridades, que deben tenerse en cuenta a la hora de su manejo (**Recuadro 94-2**).

RECUADRO 94-2. **Peculiaridades del traumatismo craneoencefálico en niños**

El traumatismo craneoencefálico (TCE) es el trauma más frecuente en la edad pediátrica, ya sea de forma aislada o formando parte de un politraumatismo. Supone la primera causa de mortalidad entre los niños de 1 a 14 años; además, la morbilidad asociada es muy importante, ya que pueden producirse secuelas graves.

En los niños, la causa más frecuente de los TCE son los accidentes. El mecanismo de producción depende de la edad del niño y de su desarrollo psicomotor. Según la edad destacan las siguientes causas:

- Niños < 2 años: caídas, maltrato.
- Niños entre 2-10 años: accidentes de circulación o bicicleta y caídas.
- Niños > 10 años: deportes, accidentes de circulación y bicicleta.

En niños < 12 meses, la mortalidad duplica al resto de las edades pediátricas, además de ser más frecuentes los TCE por maltrato, con mayor mortalidad también.

Las manifestaciones clínicas que indican el riesgo de lesión intracraneal, especialmente en los niños pequeños, suelen ser inespecíficas.

Los TCE se clasifican en diferentes categorías:

- TCE leve: no hay alteración en el nivel de conciencia, la exploración neurológica es normal y no hay fractura de cráneo. Es el TCE más común.
- Conmoción cerebral: consiste en una disfunción neuronal transitoria después del traumatismo, sin lesión cerebral reconocible. Se manifiesta con confusión, disminución temporal de la respuesta a estímulos, vómitos, mareos, cefalea y pérdida de conciencia.
- Lesión traumática clínicamente importante: es una lesión intracraneal que requiere intervención neuroquirúrgica, cuidados de soporte o monitorización intensiva, así como hospitalización prolongada. También incluye fracturas deprimidas y fracturas de la base del cráneo.

En la evaluación diagnóstica de un niño con TCE es importante considerar los siguientes aspectos:

- Antecedentes personales, como enfermedades previas que aumenten el riesgo de lesión intracraneal.
- Edad del paciente, ya que los niños < 2 años presentan un mayor riesgo y síntomas inespecíficos.
- Lugar y mecanismo del traumatismo, que incluye caídas, impactos directos, accidentes de vehículo, etcétera.
- Localización y síntomas asociados con el traumatismo, como pérdida de conciencia, vómitos, cefalea, convulsiones, entre otros.
- Tiempo de evolución, ya que el daño secundario suele ocurrir en las primeras 6 horas.
- Búsqueda de lesiones que sugieran abuso o maltrato, especialmente en lactantes, mediante la observación de lesiones incompatibles con las manifestaciones clínicas, demoras injustificadas en la atención, fracturas adicionales o hemorragias retinianas, entre otros indicadores.

PUNTOS CLAVE

- El TCE se produce cuando hay un traumatismo importante sobre la cabeza. No obstante, el 75 % de los TCE son leves y con poca o ninguna afectación neurológica.

- La gravedad de un TCE se establece mediante la escala de coma de Glasgow, que evalúa el nivel de conciencia y las respuestas motora y verbal.

- Unas de las lesiones más frecuentes son las hemorrágicas, en forma de hematomas epidurales, subdurales, subaracnoideos o intraparenquimatosos. Los hematomas implican un aumento de la presión intracraneal o una compresión de estructuras nerviosas, lo que condiciona las manifestaciones clínicas.

- Los hematomas pueden aumentar de tamaño con el paso de las horas y empeorar la situación clínica del paciente. Por ello son fundamentales la monitorización y la evaluación continuas.

- El tratamiento del TCE grave puede requerir cirugía, para el drenaje de hematomas o la descompresión de la presión intracraneal.

BIBLIOGRAFÍA

Balibrea Cantero JL. Patología quirúrgica. Madrid: Marban, 2003.
Castillo de la Cruz M, Delgado Reyes L, Acosta Garcés R, Mendizabal Guerra R. Normas sugeridas en el manejo inicial del paciente con traumatismo craneoencefálico (TCE) leve, moderado y severo. Rev Hosp Jua Mex 2004; 71: 70-81.

Duran H, Arcelus I, García-Sancho L et al. Compendio de cirugía. Madrid: McGraw-Hill-Interamericana, 2002.
González Balenciaga M. Traumatismo craneal. Protoc Diagn Ter Pediatr 2020; 1: 233-45.
Sabiston DC. Tratado de cirugía. Fundamentos biológicos de la práctica quirúrgica. Barcelona: Elsevier, 2005.

AUTOEVALUACIÓN

Traumatismo torácico

95

M. Sánchez-Pece Valle, A. de la Fuente Añó y M. Rodríguez Pérez

OBJETIVOS DE APRENDIZAJE

- Tomar conciencia de la potencial gravedad de cualquier traumatismo torácico.
- Conocer los órganos y las estructuras que pueden lesionarse durante un traumatismo torácico.
- Revisar los métodos diagnósticos y terapéuticos para las diferentes lesiones torácicas.

SÍNTESIS CONCEPTUAL

El traumatismo torácico es una lesión sobre cualquiera de las estructuras incluidas en la cavidad torácica, así como en la propia caja torácica. Puede afectar a estructuras óseas, vasos sanguíneos o vísceras, principalmente los pulmones y el corazón. En la mayoría de las ocasiones, este tipo de traumatismo se maneja de forma conservadora o mínimamente invasiva (intubación orotraqueal y colocación de un drenaje torácico). Sin embargo, a veces son lesiones potencialmente mortales, que requieren un tratamiento quirúrgico de emergencia.

TRAUMATISMO TORÁCICO

Definición

El traumatismo torácico es una lesión en cualquiera de las estructuras del tórax, como la caja torácica, los pulmones, el corazón, la tráquea o el esófago, entre otras.

Epidemiología

Las lesiones torácicas constituyen una causa importante de morbimortalidad en pacientes traumatizados y pueden ser potencialmente mortales, si no se tratan de manera adecuada.

Globalmente, el traumatismo es la tercera causa de muerte, después de las afecciones cardiocirculatorias y las enfermedades malignas. En concreto, el traumatismo de tórax supone el 25 % de los fallecimientos por traumatismo. Entre los traumatismos torácicos cerrados, las lesiones de la pared torácica son las más frecuentes (70 %), por lo general en forma de fractura costal. Las lesiones parietales se pueden acompañar de lesiones viscerales (en especial contusión pulmonar).

Clasificación

Los traumatismos torácicos pueden clasificarse en dos tipos, según el mecanismo causante:

- Traumatismo contuso: se produce cuando un objeto romo golpea el tórax con fuerza, lo que puede provocar fracturas costales y lesiones pulmonares o cardíacas, entre otros. Se debe a una compresión significativa del tórax, que produce fracturas costales, lesiones de partes blandas y lesiones intratorácicas, por un efecto de distensión y cizallamiento.
- Traumatismo penetrante: se produce cuando un objeto puntiagudo o afilado, como un cuchillo o una bala, penetra en el tórax y provoca lesiones internas en los órganos.

La gravedad y la naturaleza exacta de la lesión torácica dependen del tipo de mecanismo y de la fuerza involucrada en su producción.

Los traumatismos torácicos pueden ser abiertos, cerrados o mixtos, ya que pueden producirse por incisión, por contusión o por ambos a la vez.

Diagnóstico

La radiografía de tórax y la TC torácica son las técnicas diagnósticas más empleadas para la caracterización de una lesión torácica.

Tratamiento

El tratamiento de las lesiones torácicas depende del tipo y la gravedad de la lesión, así como de la presencia de otras lesiones concurrentes. Algunas lesiones torácicas menores pueden ser tratadas con reposo, analgésicos y antiinflamatorios, mientras que otras pueden requerir tratamiento quirúrgico inmediato. Las fracturas costales y las lesiones pulmonares menores generalmente se tratan de forma conservadora, con analgésicos y medidas para facilitar la respiración. Los casos más graves, como los traumatismos penetrantes y los neumotórax a tensión, pueden requerir tratamiento quirúrgico de emergencia.

La mayoría de las lesiones contusas se tratan con intervenciones relativamente sencillas:

- Intubación orotraqueal y ventilación mecánica.
- Inserción de un drenaje torácico.

Las lesiones penetrantes, por el contrario, suelen requerir cirugía.

FRACTURAS COSTALES

Definición

Una fractura costal es una lesión en la que uno o más huesos costales se quiebran o fisuran. Una ruptura en el tejido grueso (cartílago) que conecta las costillas con el esternón también puede denominarse fractura costal, incluso si el hueso en sí no está roto. Las costillas son huesos largos y delgados que se curvan alrededor de la caja torácica para proteger los órganos internos del tórax, como el corazón y los pulmones. Otra función que tienen es la de facilitar la respiración, al mantener un espacio abierto en el tórax mientras los músculos de la respiración se contraen, lo que deja espacio suficiente para que los pulmones se llenen de aire durante la inspiración.

Epidemiología

Las fracturas costales representan la lesión torácica más frecuente tras el traumatismo contuso de la pared torácica. Entre el 4 y el 10 % de los pacientes ingresados por traumatismo torácico presentan fracturas costales asociadas con la lesión de otros órganos torácicos. Las fracturas costales se suelen asociar con otras lesiones torácicas, como neumotórax, hemotórax o contusión pulmonar.

Manifestaciones clínicas

Los síntomas de una fractura costal incluyen dolor torácico, dificultad para respirar (disnea) y sensibilidad alrededor del área de la fractura.

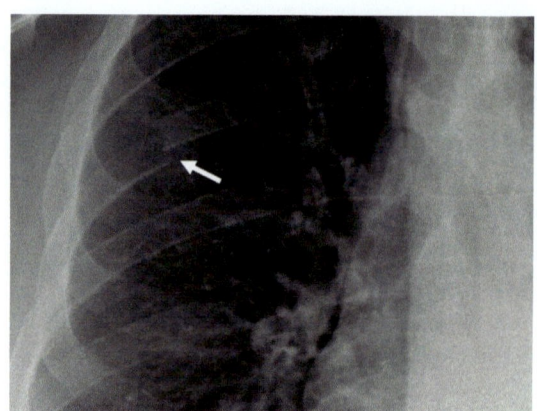

Figura 95-1. Radiografía de tórax. Fractura de 6ª costilla derecha.

Diagnóstico

La radiografía de tórax es la técnica diagnóstica más empleada (**Fig. 95-1**).

Tratamiento

El tratamiento de una fractura costal varía según la gravedad de la lesión, pero, en general, se basa en fisioterapia respiratoria y analgesia, así como en la monitorización de cualquier posible complicación, como neumotórax o hemotórax (**Recuadro 95-1**).

FRACTURAS DE ESTERNÓN

Definición

La fractura de esternón es una lesión en el hueso del esternón, que es una estructura ósea plana y alargada en el centro del tórax.

RECUADRO 95-1. Complicaciones de las fracturas costales

- Atelectasias pulmonares: el dolor de tipo mecánico que se produce con los movimientos respiratorios hace que la tendencia sea a realizar respiraciones superficiales, con lo que no se movilizan completamente todas las secreciones alveolares y esto puede provocar el colapso de los alvéolos, lo que se denomina atelectasia.
- Neumonías: como en el caso anterior, cuando las secreciones pulmonares no se movilizan, tienen tendencia a la sobreinfección y pueden ocasionar una neumonía.
- Hemotórax: se produce a menudo como consecuencia de la lesión de los vasos sanguíneos intercostales, con vertido de sangre hacia la cavidad pleural.
- Neumotórax: en ocasiones, la fractura costal puede determinar una lesión de la pleura, con pérdida de la presión negativa y colapso pulmonar como consecuencia de ello.
- Contusión pulmonar: el impacto que ha causado las fracturas costales puede afectar también al parénquima pulmonar, en el que se produce una respuesta inflamatoria con acumulación de exudado en el parénquima pulmonar, dificultad en el intercambio gaseoso e hipoxia.

El esternón tiene varias funciones importantes. Una de ellas es proteger los órganos internos del tórax, como el corazón y los pulmones. También proporciona un punto de fijación para las costillas y los músculos de la respiración, lo que permite una correcta inspiración y espiración.

Epidemiología

Las fracturas de esternón son poco frecuentes, pero aún más las fracturas aisladas.

La morbimortalidad está dada por las lesiones orgánicas asociadas, principalmente cardíacas.

Manifestaciones clínicas

Los síntomas de una fractura de esternón incluyen dolor intenso en el tórax, disnea, sensibilidad en la zona afectada, edemas y equimosis en el tórax, así como dolor al mover los brazos o el tronco. En algunos casos, puede provocar daños en otras estructuras, como pulmones o corazón. Una posible complicación que hay que tener en cuenta es la lesión miocárdica.

Diagnóstico

El diagnóstico se realiza por radiografía o TC de tórax (**Fig. 95-2**). Ante una fractura esternal debe realizarse una monitorización mediante electrocardiograma para valorar la aparición de lesiones sobre el corazón.

Tratamiento

El tratamiento para una fractura de esternón varía dependiendo de la gravedad de la lesión. Puede incluir medidas como analgesia para el dolor, reposo, fisioterapia respiratoria, monitorización electrocardiográfica y, en casos más graves, cirugía para estabilizar la fractura o tratar complicaciones asociadas.

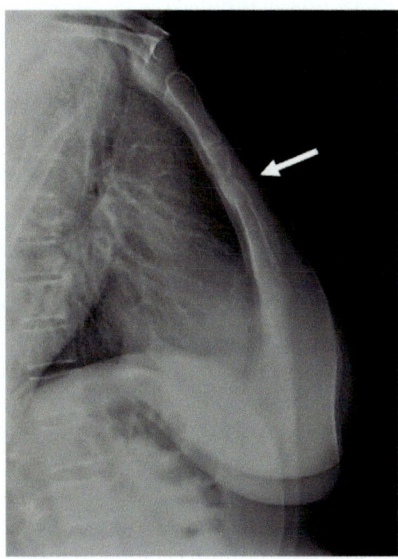

Figura 95-2. Radiografía de tórax. Fractura de esternón.

CONTUSIONES PULMONARES

Definición

La contusión pulmonar es una lesión en el tejido pulmonar por un traumatismo torácico cerrado. Esta lesión puede provocar una inflamación o una hemorragia en los tejidos pulmonares, lo que puede manifestarse como disnea, hemoptisis (esputo con sangre) o dolor torácico. La sangre o el exudado inflamatorio se acumulan en el parénquima pulmonar e interfieren en el intercambio gaseoso, lo que provoca hipoxia.

La laceración pulmonar es una contusión pulmonar que además implica un desgarro del tejido pulmonar. En contraste con la contusión pulmonar normal, que se produce por un traumatismo cerrado en el tórax, la laceración pulmonar suele ser una lesión traumática abierta.

Epidemiología

Las contusiones pulmonares constituyen una de las lesiones torácicas más comunes. La contusión pulmonar puede ocurrir en cualquier grupo de edad, pero se observa con mayor frecuencia en adultos jóvenes y personas mayores. Además, se ha observado que es más común en hombres que en mujeres. Es importante señalar que la epidemiología de las contusiones pulmonares puede variar según la población y la ubicación geográfica.

Las contusiones pulmonares aumentan el riesgo de síndrome de dificultad respiratoria aguda (SDRA), descrito hasta en el 45 % de los casos, así como de disfunción respiratoria a largo plazo. Esto, a su vez, aumenta la probabilidad de neumonía asociada, que se ha descrito hasta en el 35 % de los casos.

Manifestaciones clínicas

Entre las manifestaciones clínicas de las contusiones pulmonares se incluye dolor en el pecho, hemoptisis y cianosis (por la hipoxia), sudoración, malestar, confusión, etc. También pueden provocar complicaciones graves, como SDRA o neumotórax.

Diagnóstico

El diagnóstico se realiza mediante una radiografía simple o TC de tórax. A pesar de recurrirse a la radiografía como primera herramienta, esta puede no identificar los cambios parenquimatosos, ya que estos suelen hacerse visibles 4-6 horas tras la lesión (**Figs. 95-3** y **95-4**).

Tratamiento

La contusión pulmonar merece especial atención ya que, si no se trata correctamente, puede llevar a una insuficiencia respiratoria. El tratamiento depende de la gravedad de la lesión e incluye analgésicos para el dolor, oxígeno suplementario y, en casos graves, ventilación mecánica y cuidados intensivos.

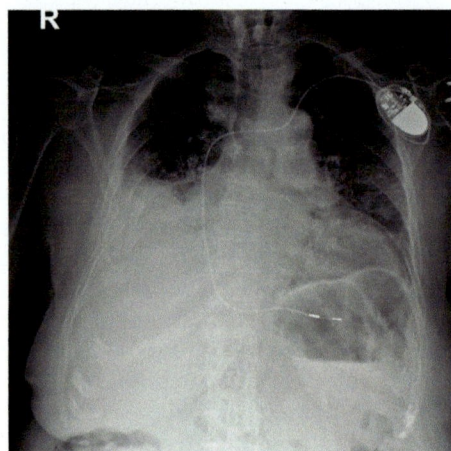

Figura 95-3. Radiografía de tórax. Contusión pulmonar derecha.

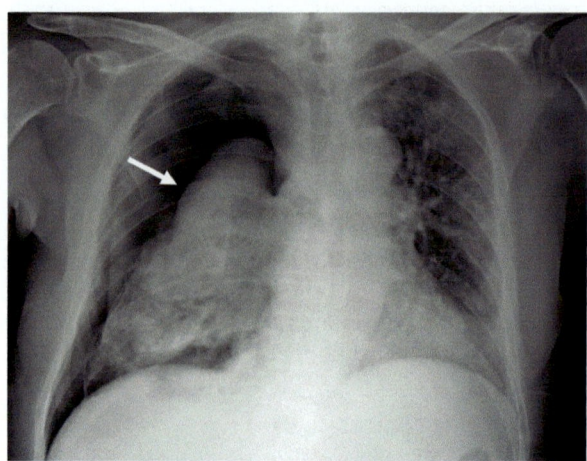

Figura 95-5. Radiografía de tórax. Neumotórax derecho.

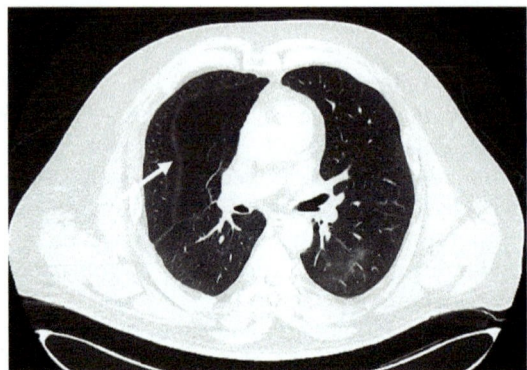

Figura 95-4. Tomografía computarizada torácica. Contusión pulmonar derecha.

NEUMOTÓRAX

Definición

El neumotórax se produce cuando hay una acumulación anormal de aire en el espacio pleural, que pierde su presión negativa, lo que provoca el colapso del pulmón. El aire puede filtrarse al espacio pleural desde los pulmones o desde el exterior a través de una lesión en la pared torácica.

Epidemiología

El neumotórax es una condición médica relativamente común, que afecta a personas de todas las edades y géneros. La epidemiología del neumotórax puede variar según su causa, ya que puede ser espontáneo o provocado por una lesión. El neumotórax espontáneo primario afecta con mayor frecuencia a hombres jóvenes, mientras que el neumotórax secundario es más común en personas mayores. Además, los fumadores presentan un riesgo mayor de desarrollar un neumotórax.

Manifestaciones clínicas

Los síntomas de un neumotórax incluyen dolor torácico, disnea, respiración rápida (taquipnea) y superficial, hipercapnia y cianosis.

Diagnóstico

El diagnóstico suele realizarse mediante radiografía simple de tórax en espiración, en la que se observa un colapso total o parcial del pulmón (**Fig. 95-5**).

Tratamiento

El tratamiento dependerá de la gravedad del neumotórax, pero a menudo requiere la colocación de un drenaje torácico bajo sello de agua, para devolver la presión negativa al espacio pleural, de manera que permita al pulmón reexpandirse. En casos de neumotórax repetidos puede precisarse una cirugía (pleurodesis). En el caso de un neumotórax abierto, lo primero será el cierre de la brecha en la pared torácica para después colocar el drenaje torácico bajo sello de agua.

HEMOTÓRAX

Definición

Un hemotórax es una acumulación de sangre en el espacio pleural. La causa más común es la laceración del pulmón, los vasos intercostales o la arteria mamaria interna. También puede ser consecuencia de un traumatismo contuso o penetrante.

Epidemiología

El hemotórax es una condición médica relativamente común, que puede ocurrir como resultado de una lesión en el tórax o después de un procedimiento quirúrgico. La epidemiología varía según la causa, pero se asocia tanto con traumatismo torácico cerrado como con lesiones penetrantes. El hemotórax puede contribuir a una mayor mortalidad en pacientes con lesiones traumáticas graves en el tórax. En Estados Unidos, se reportan anualmente unos 300.000 casos de hemotórax.

Manifestaciones clínicas

Algunos de los síntomas comunes de un hemotórax incluyen disnea, dolor torácico, fatiga, mareo o síncope, y hemoptisis.

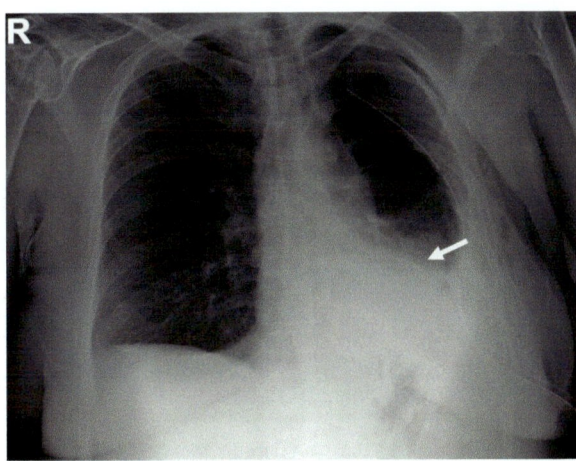

Figura 95-6. Radiografía de tórax. Hemotórax izquierdo.

Cuando el hemotórax es abundante puede provocar inestabilidad hemodinámica (taquicardia y/o hipotensión).

A la auscultación pulmonar se oyen ruidos respiratorios atenuados.

Diagnóstico

El diagnóstico de hemotórax suele confirmarse con radiografía de tórax (**Fig. 95-6**), que muestra la ocupación del espacio pleural por contenido de densidad líquida, y TC. En situaciones de emergencia puede realizarse una eco-FAST (ecografía abdominal focalizada para trauma), que es una ecografía básica que se realiza en pacientes hemodinámicamente inestables, para investigar la presencia de líquido libre en ambos hipocondrios y en el fondo de saco de Douglas, así como de derrame pericárdico. Puede observarse también la presencia de líquido en el espacio pleural.

Tratamiento

El tratamiento del hemotórax puede variar según la gravedad de la condición e incluye la colocación de un drenaje torácico para drenar la sangre acumulada, la terapia con oxígeno y/o la cirugía, en casos graves. La realización de una toracotomía está indicada en caso de:

- Hemorragia de > 1.500 ml de sangre al colocar el drenaje torácico.
- Hemorragia de > 200 ml/hora durante > 6 horas seguidas.

LESIÓN CARDÍACA

Definición

Una lesión cardíaca es cualquier tipo de daño o anomalía que afecta al corazón o a los grandes vasos e incluye:

- Contusión miocárdica.
- Defectos septales.
- Fallos valvulares.
- Arritmias.

El ventrículo derecho del corazón suele verse afectado con mayor frecuencia.

Manifestaciones clínicas

Los síntomas de lesión cardíaca varían según la gravedad y la causa subyacente, pero incluyen dolor torácico, palpitaciones, fatiga, falta de aliento, desmayos o mareo.

Diagnóstico

La prueba diagnóstica de elección para evaluar una lesión cardíaca es el ecocardiograma.

Debe llevarse a cabo también una monitorización electrocardiográfica ante la eventual aparición de arritmias cardíacas.

Tratamiento

El tratamiento para una lesión cardíaca también depende de la causa subyacente e incluye medicamentos, cambios en el estilo de vida, terapia de rehabilitación y, en casos graves, cirugía.

TAPONAMIENTO CARDÍACO

Definición

El taponamiento cardíaco, o taponamiento pericárdico, es una afección potencialmente mortal, en la cual se acumula un exceso de líquido en la cavidad pericárdica. Esta acumulación de líquido aumenta la presión sobre las cavidades cardíacas e impide su llenado de sangre en diástole. Esto dificulta su capacidad para bombear sangre y suministrar oxígeno al cuerpo.

Manifestaciones clínicas

Los síntomas de un taponamiento cardíaco incluyen dolor torácico, disnea, fatiga, náuseas y vómitos, palpitaciones y desmayos. Sin embargo, a menudo se presenta como un cuadro de *shock* cardiogénico con:

- Hipotensión.
- Distensión venosa yugular.
- Ruidos cardíacos atenuados.

Se diagnostica mediante electrocardiograma (ECG) y ecocardiograma.

Tratamiento

El tratamiento implica la eliminación del exceso de líquido mediante la realización de una pericardiocentesis, procedimiento en el que se inserta una aguja en el saco pericárdico para drenar el líquido acumulado. En casos graves, puede ser necesario someter al paciente a una cirugía para drenar el líquido acumulado en la cavidad pericárdica (ventana pericárdica).

ROTURA DIAFRAGMÁTICA

Definición

La rotura diafragmática es una lesión en el diafragma, que es el músculo que separa las cavidades torácica y abdominal y ayuda en el proceso de la respiración. Esta rotura puede ser causada por un traumatismo en el abdomen o en el tórax, debido a un accidente de tráfico, una caída o una lesión deportiva.

Epidemiología

La rotura diafragmática se produce aproximadamente en el 5 % de los casos de traumatismo contuso grave en el tórax. Las lesiones del diafragma suelen ir acompañadas de otras lesiones, ya que ocurren ante traumatismos de alta energía. El pronóstico depende de las lesiones asociadas, más que de la lesión diafragmática. La rotura de diafragma se asocia con herniación de los órganos abdominales hacia la cavidad torácica (hernia diafragmática traumática). Esto puede condicionar dos cuadros clínicos:

- Afectación de la respiración y presencia de disnea. Suele ser un proceso crónico.
- Estrangulación de los órganos que se hernian a través del diafragma. Se trata de un proceso agudo.

Manifestaciones clínicas

Los signos y síntomas incluyen dolor abdominal y/o torácico, disnea, náuseas, vómitos y distensión abdominal.

Diagnóstico

A menudo, la rotura diafragmática pasa desapercibida en la fase inmediata tras el traumatismo, ya que se presta más

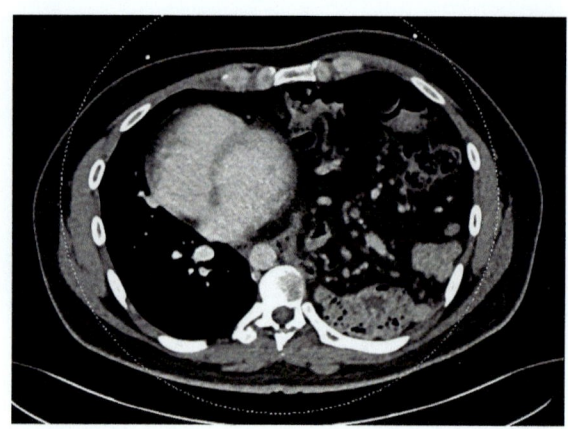

Figura 95-7. Tomografía computarizada torácica. Hernia diafragmática izquierda. Se observan vísceras abdominales, que ocupan el hemitórax izquierdo.

atención a otras lesiones de mayor gravedad. Sin embargo, los síntomas pueden aparecer de forma tardía. La prueba diagnóstica de elección para su diagnóstico es la TC (**Fig. 95-7**).

Tratamiento

El tratamiento quirúrgico está indicado para aquellos defectos diafragmáticos que den síntomas. Si dichos defectos se presentan como disnea, debido a la compresión pulmonar de las vísceras abdominales herniadas, está indicado hacer una reparación del defecto diafragmático de forma programada.

Sin embargo, si hay una herniación de una víscera de forma aguda con compromiso vascular de esta y estrangulación, se requiere una cirugía urgente, no solo de la reparación del defecto, sino en ocasiones con resección de la víscera herniada, si presenta una isquemia irreversible.

PUNTOS CLAVE

- El traumatismo torácico es una lesión sobre cualquiera de las estructuras incluidas en la cavidad torácica.
- Puede afectar a estructuras óseas, vasos sanguíneos o vísceras, siendo las lesiones en los pulmones y el corazón las que revisten mayor gravedad.
- En la mayoría de los casos, los traumatismos torácicos se manejan de forma conservadora o mínimamente invasiva (intubación orotraqueal y colocación de un drenaje torácico).
- Sin embargo, en ocasiones, son lesiones potencialmente mortales, que requieren un tratamiento quirúrgico de urgencia.

BIBLIOGRAFÍA

Carrasco Jiménez MS, de Paz Cruz JA, García-Castrillo Riesgo G, Álvarez Leiva C. Tratado de emergencias médicas. Madrid: Arán Ediciones, 2000.

Casallas Gómez A. Trauma de tórax. Madrid: Editorial Médica Panamericana, 2017.

De La Torre M, Quero Valenzuela F, Moreno Mata N; SECT Sociedad Española de Cirugía Torácica. Manual de urgencias en cirugía torácica. Madrid: Editorial Médica Panamericana, 2015.

Townsend JR, Courtney M. Sabiston. Manual del tratado de cirugía. Barcelona: Elsevier España, 2003.

Martín Duce A. Patología quirúrgica. Barcelona: Elsevier España, 2004.

 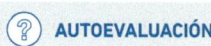 **AUTOEVALUACIÓN**

Traumatismo abdominal

96

J. Ruiz-Tovar Polo y E. M. López Torre

OBJETIVOS DE APRENDIZAJE

- Identificar los diferentes tipos de traumatismos abdominales.
- Conocer los factores causantes más frecuentes.
- Revisar los mecanismos fisiopatológicos y lesionales de los traumatismos abdominales.
- Determinar las bases del manejo de estas situaciones.

SÍNTESIS CONCEPTUAL

El traumatismo abdominal es un daño físico que afecta a los órganos internos en la cavidad abdominal. El traumatismo abdominal puede clasificarse en contuso o penetrante, en función de la afectación a los tejidos de la pared abdominal.

DEFINICIÓN

El término traumatismo abdominal se refiere a una lesión o daño físico que afecta a los órganos internos en la cavidad abdominal. Este tipo de trauma puede ser causado por diferentes circunstancias, como accidentes automovilísticos, caídas, lesiones deportivas, agresiones o cualquier otro episodio traumático que impacte directamente en la región del abdomen. El traumatismo abdominal puede clasificarse en contuso o penetrante, en función de la afectación a los tejidos de la pared abdominal. El trauma abdominal contuso se produce por fuerzas de compresión y desaceleración sin pérdida de la integridad de la piel y los planos musculares de la pared abdominal, mientras que el traumatismo penetrante implica una penetración directa a través de la piel y los tejidos.

ETIOLOGÍA

En los traumatismos contusos, cualquier objeto que ejerza fuerzas de compresión o impacto directo en el abdomen tiene el potencial de causar lesiones contusas. Sin embargo, entre las causas principales podemos destacar los accidentes de tráfico, especialmente los impactos frontales o laterales, que pueden generar fuerzas de compresión significativas en el abdomen debidas a la colisión del cuerpo contra el volante, el tablero de instrumentos o los cinturones de seguridad. Los accidentes de motocicleta también son una causa frecuente de los traumatismos contusos, ya que el cuerpo está totalmente expuesto al exterior y no cuenta con la protección de la carrocería, lo que causa que la mayoría de las fuerzas, tanto las de impacto inicial como las de caída, sean absorbidas casi en su totalidad por el cuerpo. Las caídas desde una altura considerable, como escaleras o superficies elevadas, también pueden resultar en traumatismos contusos en el abdomen, ya que el impacto directo contra una superficie dura o la compresión del abdomen durante la caída pueden causar lesiones. Adicionalmente, las lesiones deportivas causadas por deportes de contacto, como el rugby, el fútbol americano y las artes marciales contribuyen a la aparición de traumatismos abdominales debido a los golpes directos o choques que suelen estar presentes en estos deportes. Finalmente, la manipulación o carga incorrecta de objetos pesados puede resultar en lesiones contusas en el abdomen como, por ejemplo, cuando un objeto pesado cae directamente sobre el abdomen. Esto puede generar fuerzas de compresión significativas.

Algunas de las causas más comunes de traumatismos abdominales penetrantes incluyen heridas por arma blanca, cómo las causadas por cuchillos, navajas u otros objetos punzocortantes. Estas lesiones pueden ser el resultado de peleas, agresiones o accidentes, al igual que las lesiones por armas de fuego. Los disparos de armas de fuego que afectan el área abdominal pueden causar traumatismos penetrantes graves cuando las balas perforan la pared abdominal y dañan los órganos internos. Además, debemos incluir las heridas por perforación interna por un hueso fracturado. Finalmente, las explosiones repentinas pueden generar fragmentos de escombros o proyectiles que penetran en el abdomen, causando traumatismos penetrantes además de traumatismos contusos. Estas lesiones pueden ocurrir en accidentes industriales, atentados terroristas o situaciones de combate.

FISIOPATOLOGÍA

En los traumatismos contusos, los órganos abdominales sólidos, como el hígado, el bazo o los riñones, pueden sufrir daños directamente en el momento del impacto, incluso llegando a provocar la ruptura de estos. Esta ruptura ocurre cuando la fuerza aplicada comprime el órgano contra estructuras óseas o provoca una rápida desaceleración del órgano dentro de la cavidad abdominal, lo que causa daño y laceraciones en los tejidos.

A pesar de no haber heridas incisas sobre la piel y tejidos de la pared abdominal, como ocurre en los traumatismos penetrantes, en los traumatismos contusos las fuerzas de compresión pueden causar contusiones en los tejidos blandos del abdomen, originando hematomas. Los vasos sanguíneos pequeños debajo de la piel y los tejidos subyacentes se dañan, lo que causa la extravasación de sangre hacia los tejidos circundantes. Estos hematomas, a su vez, pueden ejercer presión sobre los órganos y tejidos circundantes, lo que lleva a la lesión y disfunción de los mismos. Las hemorragias internas y formaciones de hematomas pueden comprometer la adecuada vascularización de las vísceras tributarias de ese vaso lesionado, e incluso puede llevar al *shock* hipovolémico, con fallo multiorgánico asociado.

Los impactos de alta energía pueden causar incluso roturas de los huesos del esqueleto axial, como la columna vertebral o las costillas, lo que puede dañar las vísceras huecas adyacentes, como el intestino, el estómago o la vejiga, o provocar perforaciones en ellos por la presencia de un objeto puntiagudo, como es un hueso fracturado. Estas lesiones pueden provocar la salida del contenido intraluminal de la víscera hacia el resto de la cavidad abdominal, causando peritonitis y una sepsis abdominal consecuente.

Por otro lado, el traumatismo penetrante implica una entrada física de objeto al abdomen, lo que permite que provoque lesiones específicas en su trayectoria.

MANIFESTACIONES CLÍNICAS

A pesar de que los daños son provocados por unas fuerzas muy distintas, la mayoría de los síntomas en traumatismos contusos y penetrantes son muy parecidos.

El traumatismo penetrante puede causar con mayor frecuencia hemorragia interna, fuga de contenido intraluminal y disfunción de los órganos afectados, al producirse una lesión directa de las vísceras o de los vasos sanguíneos durante la entrada a la cavidad abdominal del objeto penetrante. La hemorragia y el eventual *shock* hipovolémico o séptico derivado puede comprometer el flujo sanguíneo a los órganos abdominales y provocar su disfunción.

En los traumatismos penetrantes hay mayor riesgo de infección intraabdominal, no solo por la eventual perforación de vísceras huecas, sino por la contaminación del objeto penetrante y por la solución de continuidad que deja en la pared abdominal y que permite la entrada de microorganismos de la flora saprófita de la piel hacia cavidades profundas. La lesión del objeto penetrante sobre los tejidos de la pared abdominal, como músculos, piel y tejido subcutáneo, condiciona desgarros musculares, heridas abiertas y exposición de estructuras internas, que favorecen la colonización bacteriana.

MANEJO DEL TRAUMATISMO ABDOMINAL

Estabilización hemodinámica

La primera prioridad en el manejo de un paciente con traumatismo abdominal grave es hacer una valoración primaria, utilizando el enfoque ABCDE (**Recuadro 96-1**).

Anamnesis

Se debe obtener una historia clínica detallada, incluyendo la forma en que ocurrió el traumatismo, la naturaleza y la intensidad del impacto, así como cualquier síntoma o lesión asociada. También es importante preguntar sobre antecedentes médicos previos y condiciones patológicas preexistentes que puedan afectar a la evaluación y el manejo.

Exploración física

Posteriormente se realiza un exploración física, que es fundamental para detectar posibles lesiones y evaluar su gravedad. La evaluación, se puede dividir en:

- Inspección: exploración visual del abdomen en busca de signos externos de trauma, como hematomas o heridas.
- Auscultación: se utiliza para escuchar los ruidos intestinales, indicativos del peristaltismo intestinal. Alteraciones en los ruidos son indicativos de patología.
- Percusión: consiste en golpear suavemente el abdomen para evaluar el sonido y la resonancia.
- Palpación: evalúa la sensibilidad, puntos dolorosos, rigidez muscular y la presencia de masas u órganos palpables aumentados de tamaño. Además, se buscan signos de irritación peritoneal, como la defensa abdominal voluntaria o el rebote doloroso.

Pruebas complementarias

Incluyen las pruebas de laboratorio (analítica sanguínea y de orina) y en función de la presencia de traumatismo torácico asociado, gasometría arterial.

RECUADRO 96-1. Protocolo ABCDE aplicable a un paciente con traumatismo abdominal

- A *(airway)*: se comienza por evaluar la permeabilidad de las vías respiratorias. Se debe verificar si el paciente tiene alteraciones en la vía aérea superior que le impidan respirar. Si el paciente está consciente y puede hablar con normalidad, la vía aérea estará probablemente permeable.
- B *(breathing)*: se evalúa la ventilación del paciente, observando su frecuencia respiratoria, el esfuerzo respiratorio y la oxigenación. En situaciones de hipoxemia o desaturación de la hemoglobina, se proporciona oxígeno suplementario y se realizarán las intervenciones necesarias para estabilizar la función respiratoria, como el manejo de lesiones torácicas asociadas.
- C *(circulation)*: es fundamental evaluar el estado de la circulación sanguínea del paciente, incluyendo la frecuencia cardíaca, la presión arterial y la perfusión capilar periférica. Si el

paciente muestra signos de *shock*, como hipotensión, taquicardia y mala perfusión periférica, se deben tomar medidas inmediatas para estabilizar hemodinámicamente al paciente.
- D *(disabilities)*: se evalúa el nivel de conciencia y la capacidad neurológica del paciente. Se realiza una evaluación de la respuesta pupilar, la fuerza muscular, la sensibilidad y la capacidad de mover las extremidades. Cualquier alteración neurológica se debe abordar de manera adecuada, considerando la posibilidad de lesiones en la columna vertebral o el sistema nervioso central.
- E *(exposure)*: se realiza una exposición completa del paciente para evaluar y tratar cualquier lesión adicional. Esto implica la retirada de la ropa y la realización de una exploración física completa, prestando atención a otras áreas del cuerpo que puedan estar afectadas por el traumatismo abdominal.

Finalmente, la toma de imágenes diagnósticas en la evaluación de los traumatismos abdominales es esencial para obtener información detallada sobre las lesiones internas y guiar el tratamiento adecuado. Se utilizan varias modalidades de imágenes, cada una con sus propias ventajas y limitaciones:

Radiografía de tórax. Es una de las primeras imágenes que se realizan en la evaluación inicial, ya que permite detectar lesiones asociadas en el tórax. Así mismo, la presencia de un neumoperitoneo en la radiografía de tórax es indicativo de perforación de víscera hueca y por tanto de necesidad de cirugía urgente.

Ecografía abdominal. Se trata de una modalidad de imagen ampliamente utilizada en la evaluación inicial. Es rápida y no invasiva, y tiene su principal indicación en el paciente hemodinámicamente inestable y al que por tanto no puede realizársele una TC abdominal. La eco-FAST de emergencia consiste en la visualización de ambos espacios parietocólicos y el fondo de saco de Douglas para evidenciar la presencia de líquido libre intraabdominal. Este líquido libre en el contexto de un paciente inestable sugiere bien un *shock* hipovolémico por hemorragia, o bien un *shock* séptico por perforación de víscera hueca y extravasación de contenido digestivo al peritoneao. En ambos casos, sería una situación de cirugía urgente. Por último, la eco-FAST incluye también la visualización de una ventana pericárdica; la presencia de derrame pericárdico puede sugerir un taponamiento cardíaco como causa de la inestabilidad hemodinámica.

A su vez, la ecografía permite ver lesiones visibles en el hígado, el bazo u otros órganos sólidos. Sin embargo, su utilidad puede verse limitada en pacientes con obesidad o exceso de aire intestinal. Al ser una técnica operador-dependiente, su rendimiento diagnóstico depende también de la pericia y experiencia del radiólogo o persona que la realice.

TC abdominal. Se considera el estándar de referencia para el diagnóstico de lesiones tras un traumatismo abdominal. Proporciona una visualización detallada de los órganos intraabdominales, la vascularización y las lesiones asociadas. Permite identificar hematomas, lesiones hepáticas, esplé-

nicas, renales, intestinales y vasculares, así como evaluar la gravedad y extensión de las lesiones. También puede detectar líquido libre y proporcionar información para la planificación quirúrgica.

Angiografía. Se utiliza en casos de sospecha de lesiones vasculares intraabdominales. Permite visualizar los vasos sanguíneos y detectar sangrado activo, lo que puede ayudar a decidir sobre la embolización arterial o la intervención quirúrgica.

Tratamiento definitivo

Ante un traumatismo abdominal, lo principal es decidir si puede optarse por un manejo conservador o si se requiere un tratamiento quirúrgico, lo que va a depender del tipo de traumatismo, de las lesiones asociadas y de la estabilidad hemodinámica del paciente.

En algunos casos se puede optar por un enfoque de manejo no quirúrgico. Esto implica el monitoreo y la observación continua del paciente para evaluar su progresión y estabilidad. Se pueden administrar analgésicos para controlar el dolor, y se realizan exámenes seriados, como tomografías computarizadas, para verificar la evolución de las lesiones y la respuesta del paciente al tratamiento conservador. Si el paciente muestra una mejoría constante y no se presentan complicaciones, puede evitarse la cirugía y optar por una estrategia de manejo no quirúrgico.

La cirugía va orientada a reparar los daños causados en los órganos y tejidos abdominales, así como para controlar la hemorragia y prevenir complicaciones futuras. Suele realizarse una laparotomía exploratoria, que es una cirugía abierta que se realiza para examinar y evaluar los órganos internos del abdomen en busca de lesiones. Durante la laparotomía se realizarán reparaciones inmediatas de lesiones identificadas, como suturas de órganos dañados o control de hemorragias.

En ocasiones se realiza una cirugía de control de daños. Esta intervención se lleva a cabo en situaciones de emergencia cuando el paciente presenta una hemorragia masiva y se encuentra en estado de *shock*. El objetivo principal de esta cirugía es detener la hemorragia y estabilizar al paciente antes de proceder a una reparación más definitiva, que se diferirá 24-48 horas hasta encontrarse el paciente en mejores condiciones. Durante la cirugía de control de daños, se realizan maniobras para detener la hemorragia y se pueden colocar dispositivos temporales, como apósitos hemostáticos o compresores, para mantener la estabilidad del paciente hasta que sea posible realizar una cirugía más completa y reparadora. La reparación de daños durante la intervención supondría prolongar el tiempo operatorio y esto podría derivar en graves complicaciones y peor pronóstico del paciente. Por ello, se opta por realizar mínimos gestos, de forma rápida, pero que permitan controlar la situación de gravedad.

Por último, hay situaciones que son subsidiarias de tratamientos mínimamente invasivos, como puede ser una embolización arterial selectiva, en casos de lesiones sangrantes de difícil control quirúrgico.

PUNTOS CLAVE

- El traumatismo abdominal puede ser contuso (cerrado) o penetrante (abierto). En los traumatismos cerrados también pueden producirse lesiones intraabdominales por impacto o desaceleración con posibilidad de lesiones vasculares y en vísceras sólidas y huecas.
- El manejo del paciente con traumatismo abdominal precisa de estabilización hemodinámica.
- La TC abdominal es la prueba de elección para el diagnóstico de lesiones intraabdominales. En situaciones de inestabilidad hemodinámica puede optarse por la ecografía como método de ayuda diagnóstica.
- En función de la lesión producida y de la estabilidad hemodinámica se optará por un manejo conservador con observación, una cirugía urgente o una embolización arterial selectiva para control de una hemorragia.

BIBLIOGRAFÍA

Balibrea Cantero JL. Patología quirúrgica. Madrid: Marban, 2003.
Cecil RL, Goldman L, Ausiello DA et al. Cecil-Goldman. Tratado de medicina interna. Londres: Elsevier Health Sciences Spain, 2013.

Duran H, Arcelus I, García-Sancho L et al. Compendio de cirugía. Madrid: McGraw-Hill-Interamericana, 2002.
Leppert B, Kelly CR. Netter. Un abordaje integrado de la medicina. Londres: Elsevier, 2022.
Sabiston DC. Tratado de cirugía. Fundamentos biológicos de la práctica quirúrgica. Barcelona: Elsevier, 2005.

AUTOEVALUACIÓN

Paciente politraumatizado

J. Sánchez Jiménez y J. Ruiz-Tovar Polo

97

OBJETIVOS DE APRENDIZAJE

- Tomar conciencia de la gravedad del paciente politraumatizado.
- Conocer los aspectos básicos del manejo clínico del paciente politraumatizado.
- Determinar las indicaciones del tratamiento conservador y el tratamiento quirúrgico.

SÍNTESIS CONCEPTUAL

Los pacientes politraumatizados son aquellos que han sufrido múltiples lesiones en diferentes partes del cuerpo como resultado de un accidente o suceso traumático. Estos pacientes requieren una atención médica compleja y multidisciplinaria para garantizar su recuperación. En este capítulo se describen los aspectos relevantes de la atención de los pacientes politraumatizados, que incluyen la evaluación inicial, el manejo del dolor, el abordaje quirúrgico y el cuidado postoperatorio.

DEFINICIÓN

Los pacientes politraumatizados son aquellos que han sufrido múltiples lesiones en diferentes partes del cuerpo como resultado de un accidente o suceso traumático. Estos pacientes requieren una atención médica compleja y multidisciplinaria para garantizar su recuperación.

EVALUACIÓN

La evaluación inicial de un paciente politraumatizado es crítica para determinar la gravedad de las lesiones y establecer un plan de tratamiento adecuado. Se debe realizar una evaluación rápida y sistemática utilizando el sistema ABCDE (vía aérea, respiración, circulación, discapacidad y exposición) para identificar y tratar cualquier problema que amenace la vida del paciente (v. **Recuadro 96-1** del **cap. 96**, Traumatismo abdominal). Además, hay que evaluar al paciente mediante la escala de coma de Glasgow para determinar su nivel de conciencia, así como con la escala de lesión por trauma para estimar la gravedad de las lesiones.

El sistema ABCDE es una sistematización de la evaluación inicial utilizada para la atención de los pacientes poli-

traumatizados. Esta técnica se basa en la identificación y el tratamiento de las lesiones que ponen en peligro la vida del paciente, en un orden sistemático y priorizado.

A (*airway*: vía aérea). La primera letra del sistema ABCDE se refiere a la evaluación de la vía aérea. En pacientes politraumatizados es importante asegurarse de que la vía aérea esté despejada y que el paciente esté respirando adecuadamente. Si la vía aérea está obstruida, se deben tomar medidas inmediatas para desobstruirla o, en caso de no ser posible, realizar un acceso alternativo a esta, para asegurar una ventilación adecuada (traqueostomía).

B (*breathing*: respiración y ventilación). La segunda letra se refiere a la evaluación de la respiración y la ventilación. En pacientes politraumatizados, la función respiratoria puede estar comprometida debido a lesiones torácicas o pulmonares. Se debe evaluar la frecuencia respiratoria, la calidad de la respiración y la saturación de oxígeno. Si el paciente tiene dificultad para respirar, se deben tomar medidas inmediatas para mejorar la ventilación y la oxigenación, que pueden incluir la oxigenoterapia, la intubación orotraqueal y la conexión a un respirador mecánico, o la colocación de drenajes torácicos.

C (*circulation*: circulación). La tercera letra se refiere a la evaluación de la circulación. En pacientes politraumatizados, la circulación puede estar comprometida debido a la pérdida de sangre o a lesiones cardiovasculares. Hay que evaluar la frecuencia cardíaca, la presión arterial y la perfusión periférica. Si el paciente tiene una presión arterial baja o una perfusión periférica deficiente, se deben tomar medidas inmediatas para estabilizar la circulación y prevenir el *shock*. Con la sueroterapia se aumenta el volumen intravascular, mientras que con el uso de drogas vasoactivas se consigue una vasoconstricción y un incremento de la presión arterial. Pero también pueden actuar sobre el corazón para aumentar su contractilidad en casos de insuficiencia cardíaca, o corregir arritmias en situaciones en las que haya alteraciones de la frecuencia cardíaca o una contractilidad inefectiva.

D (*disabilities*: discapacidad neurológica). La cuarta letra se refiere a la evaluación de la discapacidad neurológica. En pacientes politraumatizados puede haber una lesión neurológica debido a un traumatismo craneoencefálico o una lesión de la médula espinal. Se debe evaluar el nivel de conciencia, el reflejo pupilar y la respuesta motora. Si el paciente presenta una lesión neurológica conocida o sospechada, hay que tomar medidas inmediatas para prevenir una lesión adicional.

E (*exposure*: exposición). La última letra se refiere a la exposición. En pacientes politraumatizados es importante evaluar y tratar todas las lesiones corporales. Se debe realizar una evaluación completa de la cabeza a los pies para identificar lesiones ocultas. El paciente debe ser desnudado y se debe asegurar que esté caliente y cubierto para prevenir la hipotermia.

MANEJO DEL PACIENTE POLITRAUMATIZADO

El paciente politraumatizado requiere una atención médica urgente y especializada a fin de abordar varias lesiones múltiples al mismo tiempo. Este tipo de pacientes tienen una mayor probabilidad de sufrir lesiones que comprometan su vida, por lo que la intervención terapéutica debe ser rápida y eficiente para salvar su vida y mejorar su recuperación.

Tras la evaluación inicial de la gravedad mediante el protocolo ABCDE y en función de la estabilidad hemodinámica del paciente, se optará por realizar pruebas diagnósticas para evaluar las lesiones con mayor exactitud. Estas pruebas incluyen principalmente pruebas de imagen, como la TC, la radiografía de tórax y la ecografía.

En un paciente hemodinámicamente inestable, lo prioritario es su estabilización y la corrección de cualquier problema que ponga en peligro su vida. Esta fase de estabilización incluye la administración de líquidos intravenosos, la oxigenoterapia, la intubación orotraqueal, la ventilación mecánica, así como la corrección de la hipotensión mediante fármacos vasoactivos.

Si a pesar de estas medidas persiste el estado de inestabilidad, el paciente necesitará un abordaje quirúrgico de urgencia para el control de las lesiones.

Tipos de tratamiento quirúrgico en una sala de emergencias

- Colocación de drenaje pleural: en pacientes con neumotórax, hemotórax o derrame pleural masivo, la hipoxemia va a persistir a pesar de una oxigenoterapia adecuada e, incluso, de la ventilación mecánica. En estos casos, la colocación de un drenaje pleural permitirá evacuar el contenido de la cavidad pleural y reexpandir el pulmón, con lo que mejorará la mecánica ventilatoria.
- Punción-lavado peritoneal frente a eco-FAST: en pacientes con *shock* hipovolémico sin causa de sangrado externo aparente, hay que descartar un sangrado intraperitoneal, sobre todo en pacientes con traumatismos abdominales recientes. En pacientes hemodinámicamente estables, la TC abdominal es la prueba de elección para descartar esta causa o identificar una lesión que la esté originando. Sin embargo, en pacientes inestables, el traslado del paciente a una sala de radiología no es una opción segura, por lo que debe realizarse un diagnóstico dentro de la sala de emergencias. Para ello existen dos opciones:
  - Punción-lavado peritoneal: consiste en introducir una aguja en la cavidad peritoneal e instilar suero salino en ella. Posteriormente se aspira el contenido y, en función de su color, se realiza un diagnóstico. Si sale líquido de color rojo, se trata de una hemorragia intraperitoneal; si sale líquido marrón, es una perforación intestinal (peritonitis aguda), mientras que si sale líquido verde, se trata de una perforación del árbol biliar, posiblemente de la vesícula biliar (bilioperitoneo). Todas estas situaciones son indicación para trasladar al paciente a quirófano inmediatamente y realizar una cirugía urgente.
  - Eco-FAST: se trata de un procedimiento ecográfico sencillo, en el que mediante un ecógrafo se evalúan ambas gotieras parietocólicas, el fondo de saco de Douglas y la cavidad pericárdica. La presencia de líquido libre en la cavidad abdominal es una indicación inmediata de cirugía urgente. La presencia de líquido en la cavidad pericárdica puede indicar un taponamiento cardíaco como causa de la situación de *shock* y requerirá una pericardiocentesis para drenar ese líquido.
- Compresión de una hemorragia externa o fractura abierta con sangrado activo: en el paciente politraumatizado, además de lesiones externas obvias, pueden existir otras lesiones internas asociadas que contribuyan a la inestabilidad hemodinámica. Ante una hemorragia externa, se procederá a realizar una compresión inmediata de esta a la espera de ofrecer posteriormente un tratamiento definitivo de esta lesión, mientras se intenta estabilizar hemodinámicamente al paciente mediante medidas de soporte (sueroterapia, oxigenoterapia, etc.) y se descarta la presencia de lesiones asociadas.

Tratamiento definitivo de las lesiones

En pacientes hemodinámicamente estables puede optarse en ciertas lesiones por un tratamiento conservador, basado en el reposo y la observación de la evolución de las lesiones.

Obviamente, ante un empeoramiento de las lesiones o de la situación basal del paciente debe indicarse un tratamiento quirúrgico inmediato.

Sin embargo, hay lesiones que requerirán un tratamiento quirúrgico definitivo, a pesar de que el paciente se encuentre estable en todo momento. Esta cirugía aborda fracturas, lesiones de vísceras abdominales o lesiones vasculares, entre otras. El objetivo de este tratamiento es reparar las lesiones de manera que se restaure la función normal del organismo y se minimice el riesgo de complicaciones.

Hay situaciones, sobre todo en pacientes inestables, en las que el tratamiento quirúrgico no consiste en realizar una reparación definitiva de las lesiones, sino en salvar la vida del paciente con un tratamiento quirúrgico de poca duración. Esto es lo que se denomina cirugía de gestos mínimos e incluye procedimientos de empaquetamiento o *packing* abdominal o la realización de estomas digestivos. Por ejemplo, ante un paciente con una lesión hepática grave, una resección del segmento hepático dañado es una cirugía lenta y laboriosa, que en un paciente de gravedad puede suponer un fallecimiento intraoperatorio. Ante estas circunstancias, a menudo se opta por comprimir toda la superficie del órgano mediante compresas, exclusivamente para controlar la hemorragia, y trasladar al paciente a la unidad de cuidados intensivos (UCI), donde se le aplicarán medidas de soporte para mejorar su estado basal. Si se consigue estabilizar al paciente y dejarlo en una mejor situación basal, puede plantearse una reconstrucción definitiva a las 24-48 horas de la primera cirugía.

De forma parecida, en pacientes en estado crítico y con lesiones intestinales, se opta por abocar esos segmentos intestinales a la piel, en forma de estomas, evitando suturas o anastomosis con alta probabilidad de fugas. Una vez que el paciente mejora su estado basal, se realiza igualmente una reconstrucción definitiva del tránsito intestinal.

El manejo del dolor en pacientes politraumatizados es una parte importante de su atención médica, ya que el dolor puede tener un impacto significativo en su calidad de vida y su recuperación. El manejo del dolor en estos pacientes puede ser complicado, debido a la necesidad de equilibrar la analgesia adecuada y el mantenimiento de las funciones respiratoria y cardiovascular.

En general, el manejo del dolor en pacientes politraumatizados implica el uso de una combinación de analgésicos opioides y no opioides. Los opioides, como la morfina, se utilizan para el dolor intenso, pero pueden tener efectos secundarios significativos, como depresión respiratoria, seda-

ción, náuseas y estreñimiento. Por lo tanto, se debe tener cuidado al administrar opioides en pacientes politraumatizados y es necesario monitorizar de cerca la función respiratoria.

Además de los opioides, se pueden utilizar analgésicos no opioides, como paracetamol, ibuprofeno o ketorolaco para controlar el dolor leve -moderado.

Es importante tener en cuenta que el manejo del dolor en pacientes politraumatizados debe ser individualizado y adaptado a sus necesidades y circunstancias específicas. El objetivo principal es proporcionar una analgesia adecuada y segura para controlar el dolor, mejorar la calidad de vida y facilitar la recuperación del paciente.

CUIDADO POSTOPERATORIO

El cuidado postoperatorio en pacientes politraumatizados es crítico para garantizar una recuperación exitosa. Se debe proporcionar soporte respiratorio, cardiovascular y nutricional, así como realizar evaluaciones regulares para detectar cualquier complicación. Por ello, al menos los primeros días, los pacientes permanecerán en la UCI, para un control más exhaustivo de su evolución.

Los cuidados postoperatorios son esenciales para la recuperación de estos pacientes, ya que pueden enfrentarse a numerosos desafíos, como infecciones, dolor, complicaciones respiratorias y trastornos del estado de ánimo. Por lo tanto, es crucial proporcionar un cuidado adecuado para maximizar la recuperación y mejorar los resultados a largo plazo.

Los cuidados postoperatorios para pacientes politraumatizados deben incluir la monitorización exhaustiva de la función respiratoria, el dolor y la infección. También se deben tomar medidas para prevenir y tratar infecciones, trombosis, úlceras gastroduodenales y úlceras por presión. Para ello se administrarán antibióticos, inhibidores de la bomba de protones y heparinas, y se tomarán las medidas mecánicas necesarias para evitar las úlceras de decúbito. Además, es esencial la movilización temprana del paciente para prevenir complicaciones respiratorias (atelectasias y neumonías) y tromboembólicas. La fisioterapia y la rehabilitación también son importantes para mejorar la función muscular y prevenir la debilidad muscular.

La nutrición adecuada es crucial para la recuperación de los pacientes politraumatizados. Los pacientes deben recibir una dieta equilibrada y suficiente en calorías y proteínas, a fin de apoyar la reparación tisular y la recuperación muscular. Si es necesario, se pueden administrar suplementos nutricionales.

PUNTOS CLAVE

- El manejo de pacientes politraumatizados requiere un enfoque multidisciplinar, que involucra a médicos, enfermeras, terapeutas y otros profesionales de la salud.
- La evaluación inicial, el manejo adecuado, según la estabilidad hemodinámica, y el cuidado postoperatorio son críticos para garantizar una recuperación exitosa.
- Se deben implementar protocolos y medidas preventivas para reducir la incidencia de lesiones traumáticas y mejorar la atención de estos pacientes.

BIBLIOGRAFÍA

Balibrea Cantero JL. Patología quirúrgica. Madrid: Marban, 2003.

Duran H, Arcelus I, García-Sancho L et al. Compendio de cirugía. Madrid: McGraw-Hill-Interamericana, 2002.

Espinoza JM. Atención básica y avanzada del politraumatizado. Acta Med Peru 2011; 28: 105-11.

Gómez Martínez V, Ayuso Baptista F, Jiménez Moral G, Chacón Manzano MC. Recomendaciones de buena práctica clínica: atención inicial al paciente politraumatizado. Semergen 2008; 34: 354-63.

Sabiston DC. Tratado de cirugía. Fundamentos biológicos de la práctica quirúrgica. Barcelona: Elsevier, 2005.

 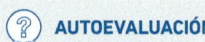 AUTOEVALUACIÓN

Quemaduras

98

M. Muria Cabrero, E. Ovejero Merino y A. Sánchez Gollarte

OBJETIVOS DE APRENDIZAJE

- Conocer las principales causas de las quemaduras.
- Revisar los mecanismos fisiopatológicos que condicionan la respuesta fisiológica ante una quemadura.
- Determinar los grados de profundidad de una quemadura y sus implicaciones clínicas y consecuencias.

SÍNTESIS CONCEPTUAL

Las quemaduras son lesiones de los tejidos que pueden ser causadas por diferentes agentes al entrar en contacto directo con la piel o los tejidos subyacentes, lo que provoca daños y alteraciones locales y sistémicas en la estructura y la función de estos. Las quemaduras se pueden clasificar en base al agente causante (siendo las térmicas las más frecuentes), pero también en base a su profundidad en cuatro grados diferentes. Las células responden a las quemaduras a través de la apoptosis, la necrosis y la inflamación, alterando la permeabilidad de la membrana celular. Pueden surgir complicaciones locales y generales, por lo que se deben tomar medidas preventivas en el hogar y lugares públicos para evitarlas. El tratamiento debe comenzar en el lugar del accidente y continuar en el hospital para minimizar el daño celular y prevenir complicaciones.

DEFINICIÓN

Las quemaduras son lesiones de los tejidos que pueden ocurrir por contacto directo con líquidos, gases, superficies calientes, cáusticos químicos, electricidad y radiación. Estas lesiones pueden ser muy graves, por lo que es importante conocer las causas y los riesgos asociados con ellas.

La piel es el tejido más comúnmente dañado por las quemaduras y su lesión puede causar un deterioro significativo en varias funciones importantes. La piel actúa como una barrera protectora, que evita la pérdida de fluidos y protege de infecciones y de agresiones externas. Además, la piel es esencial para la termorregulación y la percepción sensitiva. Una lesión por quemaduras puede interrumpir estas funciones, lo que puede tener un impacto negativo en la salud del individuo afectado.

EPIDEMIOLOGÍA

El 66 % de las quemaduras suceden en domicilios, lo que recalca la necesidad de conocer las causas y los riesgos relacionados con las quemaduras en el hogar, así como su pre-

vención. Además, son una causa importante de morbimortalidad accidental en la edad pediátrica, siendo la cuarta causa de muerte accidental en la infancia. De hecho, el 33 % de todas las quemaduras en los niños se producen entre los 12 y los 24 meses de vida.

ETIOLOGÍA

Las quemaduras pueden ocurrir como resultado del contacto con diferentes agentes, lo que hace necesario identificarlas en base al agente causante.

Las quemaduras térmicas son las más frecuentes y representan alrededor del 90 % de los casos. Estas pueden producirse por contacto con sólidos calientes, como superficies o líquidos calientes, causando escaldaduras. Además, las quemaduras térmicas pueden ser producidas por la llama, que se produce cuando el aire oxidado se sobrecalienta.

Las quemaduras químicas constituyen otra forma de lesión, que se produce cuando la piel entra en contacto con ácidos o álcalis. Este tipo de quemaduras es menos frecuente que las térmicas, pero pueden ser más graves y tener un mayor impacto en la salud.

Por otro lado, las quemaduras eléctricas se producen cuando la corriente eléctrica entra en contacto con la piel, y las quemaduras por radiaciones pueden ser causadas por exposición a radiación ionizante o no ionizante.

CLASIFICACIÓN

Las quemaduras pueden clasificarse en función de su profundidad, en cuatro grados diferentes (**Fig. 98-1**):

- Las quemaduras de primer grado son superficiales y afectan solo a la epidermis, la capa más superficial de la piel.
- Las quemaduras de segundo grado pueden ser superficiales o profundas, afectar tanto a la epidermis como a la dermis y causar ampollas.
- Las quemaduras de tercer grado son un tipo de quemaduras completas que afectan a la piel y a la grasa subcutánea, incluyendo las terminaciones nerviosas y los anejos. Estas quemaduras son indoloras debido a la destrucción de las terminaciones nerviosas.
- Las quemaduras de cuarto grado son las más graves de todas. Afectan a todos los tejidos de la piel, incluidos la grasa subcutánea, el músculo y el hueso subyacentes. Son potencialmente mortales y requieren atención médica inmediata. En algunos casos, la amputación puede ser necesaria para evitar una infección grave.

FISIOPATOLOGÍA

Las quemaduras son lesiones complejas que pueden producir alteraciones locales y sistémicas.

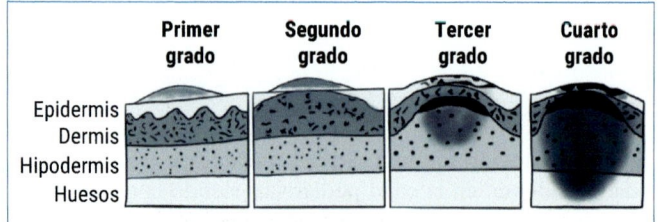

Figura 98-1. Clasificación de las quemaduras en función de su profundidad.

Localmente, las quemaduras pueden producir diferentes tipos de alteraciones. En la zona de coagulación, las células son dañadas de manera irreversible y se produce una necrosis coagulativa. La zona de estasis, por su parte, es el área donde se produce una lesión vascular y hay extravasación de sangre. La zona de hiperemia se caracteriza por inflamación local y vasodilatación.

Las alteraciones locales de las quemaduras pueden tener consecuencias graves en el paciente, como la formación de cicatrices y la pérdida de la función de la piel.

Entre las alteraciones sistémicas más relevantes se encuentran la inflamación y el edema localizado, con liberación de citoquinas en grandes cantidades. En las primeras 48 horas hay una afectación del sistema cardiovascular y se produce un síndrome de respuesta inflamatoria sistémica. Además, hay una reacción hipermetabólica que causa hiperglucemia, pérdida de masa corporal y función inmunitaria reducida. La inmunodepresión aumenta el riesgo de infecciones y otras complicaciones. También hay alteraciones en el flujo sanguíneo renal, el aparato digestivo e, incluso, en el tracto respiratorio en casos de inhalación de monóxido de carbono. Se produce un estado de hipercoagulabilidad y otras alteraciones hematológicas (**Fig. 98-2** y **Recuadro 98-1**).

MANIFESTACIONES CLÍNICAS

Las manifestaciones clínicas de las quemaduras van a depender de su profundidad. En las quemaduras de primero y segundo grados, el principal síntoma es el dolor, que desaparece en las quemaduras más profundas, en las que hay afectación de terminaciones nerviosas.

En cuanto al aspecto de la piel, en las quemaduras de primer grado se aprecia un eritema de la piel afecta. En las de segundo grado suelen aparecer ampollas, mientras que en las de tercero y cuarto grados se aprecia una escara de la piel y de los tejidos afectados en profundidad (**Fig. 98-3**).

TRATAMIENTO

El tratamiento de las quemaduras debe comenzar en el lugar del accidente, con el objetivo de detener el proceso de combustión y minimizar el daño celular.

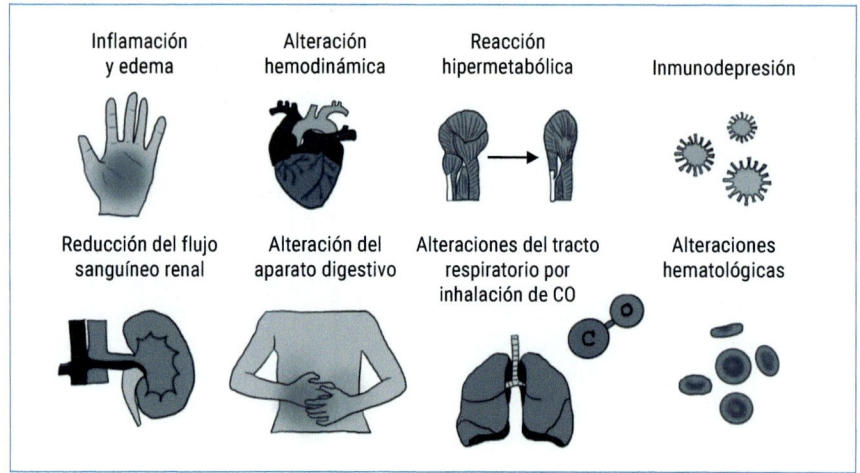

Figura 98-2. Alteraciones sistémicas de las quemaduras. CO: monóxido de carbono.

La respuesta celular a las quemaduras depende de la gravedad y la extensión de la lesión, y puede incluir mecanismos de apoptosis y necrosis.

La apoptosis es una forma programada de muerte celular que se produce en respuesta a señales extracelulares o intracelulares. Las células que sufren una quemadura pueden entrar en apoptosis debido a la falta de nutrientes, la disminución del suministro de oxígeno, la acumulación de productos de desecho y el estrés oxidativo. Por otro lado, la necrosis es una forma no programada de muerte celular que se produce cuando las células son sometidas a un estrés intenso y repentino, como el que sucede durante una quemadura.

Además de la apoptosis y la necrosis, las células también responden a las quemaduras a través de la señalización celular y la producción de mediadores inflamatorios. La inflamación es una respuesta normal del cuerpo a las lesiones, pero, si se produce de forma excesiva, puede dañar los tejidos circundantes. Durante una quemadura, se liberan mediadores inflamatorios, como las citoquinas, que pueden alterar la permeabilidad de la membrana celular y el transporte de iones.

La disminución de la permeabilidad de la membrana celular puede provocar la acumulación de iones intracelulares, como el calcio, que activan enzimas proteolíticas y desencadenan la cascada de apoptosis. Por otro lado, el aumento de la permeabilidad de la membrana celular puede causar la liberación de enzimas proteolíticas y otras sustancias inflamatorias al espacio extracelular, lo que puede ocasionar más daño tisular y la propagación de la lesión.

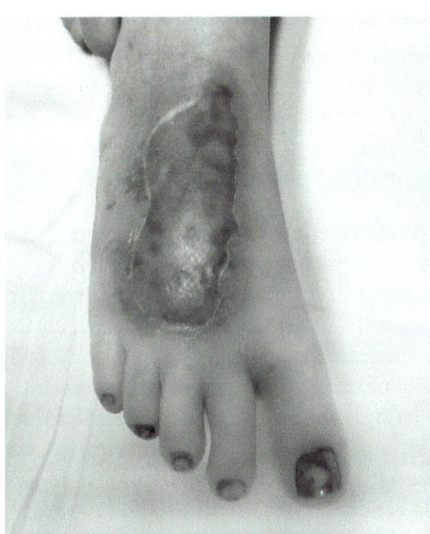

Figura 98-3. Quemadura de tercer grado causada por un ácido.

Tratamiento prehospitalario

En el tratamiento prehospitalario del gran quemado es importante retirar la ropa quemada y aplicar agua fría sobre la quemadura durante los primeros 15 minutos para reducir el daño térmico. Sin embargo, no se debe aplicar hielo, ya que esto puede empeorar la lesión. Además, se debe evaluar al paciente según el protocolo ABCDE del paciente crítico, que incluye la evaluación de la vía aérea, la administración de oxígeno, el control de posibles hemorragias, la monitorización de signos vitales y la exposición del paciente.

En la evaluación inicial del paciente quemado es crucial evaluar la vía aérea para asegurar la permeabilidad y, en caso necesario, se debe realizar una intubación orotraqueal precoz, a fin de prevenir complicaciones respiratorias. Además, hay que administrar oxígeno al 100 % en caso de sospecha de lesión por inhalación de monóxido de carbono, ya que las quemaduras en la cara y el cuello, los depósitos carbonáceos en la orofaringe, el esputo carbonáceo, la ronquera, el estridor y la disnea son indicativos de una posible lesión por inhalación. La intoxicación por monóxido de carbono también debe ser considerada y hay que evaluar el nivel de carboxihemoglobina y los síntomas del paciente, los cuales pueden variar dependiendo del nivel de exposición (**Tabla 98-1**).

El control de posibles hemorragias y la monitorización de los signos vitales son fundamentales en la evaluación inicial del paciente quemado. Se debe establecer un acceso venoso y administrar fluidoterapia en caso de hipotensión o deshidratación. Además, se debe evaluar al paciente mediante la escala de coma de Glasgow para determinar si hay déficit neurológico. La exposición del paciente es importante para valorar la extensión y la profundidad de las quemaduras; se debe desvestir completamente al paciente, retirar anillos y relojes y abrigarlo con mantas. Los miembros quemados deben ser elevados para reducir la inflamación.

Tabla 98-1. Evaluación inicial mediante el protocolo ABCDE

A	Mantener la vía aérea (intubación orotraqueal precoz)	
B	Administrar oxígeno al 100 % ante sospecha de lesión por inhalación	• Presencia de humo en el lugar del accidente • Quemaduras faciales y en el cuello • Depósitos carbonáceos y cambios inflamatorios en la orofaringe • Esputo carbonáceo • Ronquera, estridor, disnea • Confusión mental
C	Circulatorio	• Controlar las posibles hemorragias, si hay traumatismo asociado • Monitorizar la presión arterial • Acceso venoso: – 1ª opción: vena periférica área no quemada – 2ª opción: vía central área no quemada – 3ª opción: vía periférica área quemada – 4ª opción (peor): vía central área quemada
D	Déficit neurológico	• Evaluar mediante la escala de coma de Glasgow
E	Exposición	• Desvestir completamente al paciente

Tratamiento hospitalario

En el tratamiento hospitalario se debe mantener la ventilación mecánica, en caso de ser necesaria, y administrar oxígeno al 100 %, en caso de intoxicación por monóxido de carbono. La monitorización de los signos vitales, el electrocardiograma y el análisis de sangre son importantes para evaluar la respuesta del paciente al tratamiento y detectar complicaciones. La fluidoterapia es necesaria para corregir la hipovolemia y la hipotensión. Se debe administrar analgesia y sedación para controlar el dolor y la ansiedad del paciente, y antiácidos para prevenir la úlcera de Curling, que es una úlcera gástrica que aparece característicamente en los grandes quemados. Los antibióticos pueden ser necesarios, si hay signos de infección.

Tratamiento local de la quemadura

La primera medida que se debe adoptar en todas las quemaduras es aplicar agua fría para detener la combustión de los tejidos y disminuir el daño térmico.

En las quemaduras de primer grado, el tratamiento local consiste en la hidratación de la piel mediante cremas hidratantes. Los antibióticos tópicos no son necesarios, porque la barrera de la piel sigue intacta.

En las quemaduras de segundo grado, si las ampollas son pequeñas y están intactas, no deben abrirse. Sin embargo, si la ampolla se rompe, debe eliminarse la piel quemada y dejar la dermis expuesta para curas locales. En caso de ampollas grandes, debe valorarse la necesidad de romperlas y defenestrarlas para valorar la profundidad de la quemadura, que podría ser mayor a la de segundo grado. Una vez que la dermis esté expuesta, se deben aplicar pomadas antibióticas para evitar la sobreinfección y dejar que la piel cicatrice por segunda intención (**Fig. 98-4**).

En las quemaduras de tercero y cuarto grados debe valorarse el tratamiento quirúrgico con resección de los tejidos

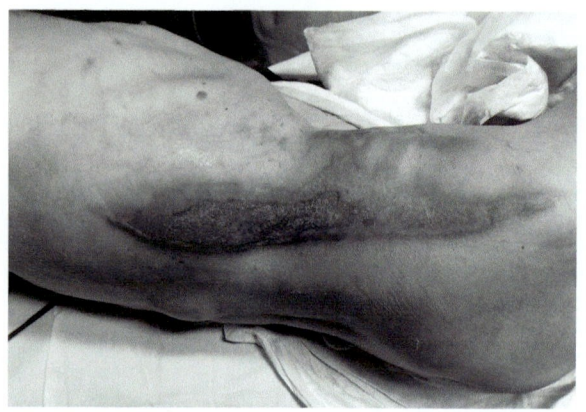

Figura 98-4. Quemadura en fase de cicatrización por segunda intención en la parte lateral del abdomen.

carbonizados, así como la realización de escarotomías, que son incisiones longitudinales en escaras constrictivas que afectan en profundidad a toda la circunferencia del tórax, el abdomen o las extremidades. A menudo estas quemaduras requieren injertos de piel.

COMPLICACIONES

Las quemaduras pueden causar una variedad de complicaciones, tanto locales como generales.

Entre las complicaciones locales se incluyen: infección de la quemadura o del área donante de injerto, cicatrización hipertrófica o antiestética, prurito, úlcera de Marjolin (malignización de la herida) y limitaciones funcionales.

Por otro lado, las complicaciones generales pueden incluir sepsis, que es la principal causa de muerte, úlcera de Curling (gastroduodenal), disfunción hepática, arritmias cardíacas e insuficiencia renal.

Es importante que se tomen medidas para prevenir estas complicaciones y se traten adecuadamente, si se presentan.

PUNTOS CLAVE

- Las quemaduras pueden ser causadas por diferentes agentes al entrar en contacto directo con la piel o los tejidos subyacentes. Las quemaduras térmicas son las más frecuentes.
- Las quemaduras provocan daños y alteraciones locales y sistémicas.
- En base a su profundidad, las quemaduras pueden clasificarse en cuatro grados diferentes, lo que tiene implicaciones pronósticas y también en el tratamiento que hay que seguir.
- El tratamiento de las quemaduras debe comenzar en el lugar del accidente y continuar en el hospital, para minimizar el daño celular y prevenir complicaciones.

BIBLIOGRAFÍA

Balibrea Cantero JL. Patología quirúrgica. Madrid: Marban, 2003.
Kaddoura I, Abu-Sittah G, Ibrahim A et al. Burn injury: review of pathophysiology and therapeutic modalities in major burns. Ann Burns Fire Disasters 2017; 30: 95-102.

Rani M, Schwacha MG. Aging and the pathogenic response to burn. Aging Dis 2011; 3: 171-80.
Sabiston DC. Tratado de cirugía. Fundamentos biológicos de la práctica quirúrgica. Barcelona: Elsevier, 2005.

 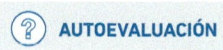 **AUTOEVALUACIÓN**

Lesiones por frío: congelación

99

M. Alonso Estrada y J. Ruiz-Tovar Polo

OBJETIVOS DE APRENDIZAJE

- Revisar los mecanismos fisiopatológicos que condicionan la aparición de las lesiones por frío o congelación.
- Conocer los factores de riesgo de estas lesiones.
- Diferenciar entre lesiones por congelación y lesiones por exposición crónica al frío.
- Determinar el tratamiento más adecuado en cada caso.

SÍNTESIS CONCEPTUAL

En este capítulo se describen los distintos tipos de lesiones que se pueden producir a causa del frío, más específicamente las lesiones provocadas por la congelación. También se exponen sus mecanismos fisiopatológicos, así como el tratamiento de las diferentes lesiones.

DEFINICIÓN

Las congelaciones son un tipo de lesión en la piel y los tejidos subyacentes que ocurren cuando estos se exponen a la acción directa del frío a una temperatura < 0 °C durante un período prolongado de tiempo. La congelación puede causar daño en los vasos sanguíneos y los nervios, lo que puede llevar a la muerte celular y a la necrosis tisular.

FACTORES DE RIESGO

Se diferencian dos tipos de factores de riesgo para que se produzcan las lesiones por congelación: factores ambientales y factores propios del huésped.

- Factores ambientales:
  - Temperaturas extremadamente bajas: la exposición a temperaturas por debajo del punto de congelación del agua durante un tiempo prolongado aumenta el riesgo de aparición de lesiones.
  - Vientos fuertes: los vientos fuertes pueden aumentar la pérdida de calor del cuerpo e incrementar el riesgo de congelación.

- Humedad: la humedad puede hacer que el cuerpo pierda calor más rápidamente y aumentar el riesgo de congelación.
  - Altitud: la altitud puede incrementar el riesgo de congelación debido a las temperaturas más frías y la menor concentración de oxígeno en el aire.
- Factores propios del huésped:
  - Calidad de la ropa: la ropa inadecuada en climas fríos puede aumentar el riesgo de congelación.
  - Edad: los niños pequeños y los ancianos tienen un mayor riesgo de congelación debido a que sus cuerpos no pueden regular la temperatura de una manera tan efectiva como los adultos jóvenes.
  - Enfermedades concomitantes: las personas con enfermedades que afectan a la circulación, como la diabetes mellitus, tienen un mayor riesgo de congelación debido a la mala condición del estado vascular.
  - Deshidratación: la deshidratación provoca que el cuerpo no pueda regular adecuadamente la temperatura sin una hidratación adecuada, lo que hace que aumente el riesgo de congelación.
  - Consumo de alcohol, drogas o tabaco: hace que disminuya la capacidad del cuerpo para regular la temperatu-

ra y la percepción del dolor, lo que incrementa el riesgo de congelación.

– Heridas abiertas: las personas con lesiones abiertas presentan un mayor riesgo de congelación debido a que sus cuerpos pueden haber sufrido daño permanente en los vasos sanguíneos y los nervios en las extremidades afectadas.

FISIOPATOLOGÍA

La fisiopatología de las congelaciones implica varios mecanismos que pueden dañar los tejidos:

La primera fase de respuesta ante una situación de exposición al frío es la de vasoconstricción. Cuando el cuerpo se expone a temperaturas frías, los vasos sanguíneos en la piel y en los tejidos subyacentes se estrechan o se contraen para limitar la pérdida de calor. Esta vasoconstricción reduce el flujo sanguíneo a las áreas expuestas al frío, lo que disminuye la cantidad de oxígeno y nutrientes que llegan a las células y aumenta la acumulación de productos de desecho.

La segunda fase es la isquémica. Debido a la vasoconstricción inicial se produce hipoxia de la zona afectada por falta de flujo sanguíneo y aporte de oxígeno, que puede dañar las células y los tejidos.

En la tercera fase se empiezan a formar cristales de hielo. El agua intracelular comienza a congelarse y a formar cristales de hielo que se depositan sobre las membranas celulares y los tejidos circundantes, lo que provoca daño.

Por último, en la cuarta fase se produce una vasodilatación. Debido a la hipoxia y a la acumulación de metabolitos tóxicos, se produce la liberación de mediadores inflamatorios, que conduce a una fase de inflamación donde se produce vasodilatación y aumenta la permeabilidad capilar. Esto condiciona la salida de líquido hacia el espacio extracelular y favorece la aparición de edema y ampollas.

TIPOS DE LESIONES

Se diferencian dos tipos de lesiones: las lesiones por congelación leve reversible o *frostnip* y las lesiones por congelación grave irreversible o *frostbite*.

- Lesiones por congelación leve reversible (*frostnip*): este tipo de lesiones generalmente no dejan daño permanente en la piel y no causan pérdida de tejido. Afectan solo a la capa superior de la piel y son el tipo más común de lesión por congelación. Suelen producirse cuando la piel se expone a temperaturas frías y húmedas durante un tiempo prolongado. Los síntomas, que pueden durar de unos minutos a varias horas después de que la piel se haya vuelto a calentar, incluyen enrojecimiento de la piel, sensación de hormigueo o adormecimiento, sensibilidad al frío, dolor leve y prurito.
- Lesiones por congelación grave irreversible (*frostbite*): este tipo de lesiones ocurren por formación de cristales de hielo intracelulares, oclusión microvascular y anoxia tisular. Producen lesiones en los tejidos que pueden ser irreversibles. Al principio, la zona afecta es un área dura, pálida y entumecida, que va cambiando de aspecto. Las lesiones por congelación grave se clasifican en cuatro grados según

la profundidad de la lesión. Entre los síntomas se incluyen sensación de hormigueo, adormecimiento o pérdida de la sensibilidad en la piel afectada, piel blanca o amarillenta, fría al tacto, dolor intenso y punzante, bultos o ampollas llenas de líquido claro o sanguinolento, así como piel dura y sin sensibilidad al tacto.

CLASIFICACIÓN

Las lesiones por frío se dividen en dos grupos: lesiones por congelación grave y lesiones sin congelación.

Lesiones por congelación grave

Se clasifican en cuatro grados, que van de menor a mayor intensidad:

- Grado I: lesión superficial que afecta solo a la epidermis. Se caracteriza por palidez y cianosis leve.
- Grado II: lesión parcial que afecta a la epidermis y la dermis. Sigue siendo superficial. Se produce una hiperemia posdescongelación, edema y flictenas con necrosis de espesor parcial. Hay sensibilidad reducida y dolor intenso posterior.
- Grado III: lesión que afecta a la piel, los tejidos subyacentes y, en algunos casos, los músculos y los huesos. Se trata de una lesión profunda, caracterizada por presentar cianosis, edema, flictenas y necrosis seca. Provoca un dolor intenso con descamación de la escara.
- Grado IV: lesión que afecta a todas las capas de la piel, incluidos el músculo y el hueso. Es una lesión profunda, que incluye palidez, cianosis persistente, edema, necrosis y anestesia. Hay escara seca y rugosa. En estos casos, la única solución es la amputación.

Lesiones sin congelación

Son lesiones localizadas, que provocan daño endotelial microvascular y se producen por exposición crónica a condiciones ambientales húmedas y frías.

Se denomina sabañón o pernio a las lesiones moradas-rojizas puriginosas.

Se considera hipotermia una temperatura inferior a −35 °C:

- Hipotermia leve: entre −35 y −32 °C.
- Hipotermia moderada: entre −32 y −30 °C.
- Hipotermia grave: inferior a −30 °C.

TRATAMIENTO

Hay que distinguir entre los tratamientos prehospitalarios y hospitalarios, aplicados en situaciones de hipotermia, y el tratamiento de las lesiones locales por congelación.

Tratamiento de la hipotermia por exposición al frío

- Tratamiento prehospitalario: incluye protección de la extremidad afectada y recalentamiento rápido constante. Hay que retirar al paciente del ambiente frío y sustituir la ropa mojada y fría por mantas calientes. Se debe brindar recalentamiento externo con mantas y líquidos orales (si el paciente está consciente).

- Tratamiento hospitalario: incluye recalentamiento corporal (infusión de líquidos intravenosos calientes, lavados peritoneales o pleurales con sueros calientes), recalentamiento de la extremidad en agua estéril (esto puede resultar doloroso), profilaxis antitetánica y antibiótica, AINE, antiagregantes y heparinas de bajo peso molecular. En situaciones de necrosis tisular puede requerirse una necrosectomía quirúrgica.
- Otras medidas: medidas de soporte de un paciente crítico (protocolo ABCDE; **Recuadro 99-1**).

Nunca debe administrarse alcohol, realizar masajes sobre la zona afecta o recalentar con fuego a un paciente con lesiones por exposición al frío.

Tratamiento de las lesiones locales

Incluye baños de agua caliente (36-41 °C) durante 20-30 minutos, no abrir las ampollas no infectadas, analgesia y monitorización cardíaca (por si se produce rabdomiólisis e hiperpotasemia secundaria). Puede ser necesario el tratamiento quirúrgico mediante escarotomías, fasciotomías o amputaciones.

RECUADRO 99-1. Protocolo ABCDE en paciente con lesiones por frío

El paciente sometido a frío extremo o con lesiones por congelación debe ser considerado un paciente crítico. Por ello, se le puede aplicar el protocolo ABCDE, como ante otras situaciones críticas:

- A *(airway)*: debe asegurarse una vía aérea permeable en todo momento. Investigar si hay cuerpos extraños en la boca o en la vía aérea superior y retirarlos. Si se dispone de los medios, puede resultar útil la intubación orotraqueal para asegurar la vía aérea.
- B *(breathing)*: asegurar una ventilación correcta, mediante un soporte adecuado de oxígeno, o instaurar otras medidas, en el caso de que algo interfiera en el mecanismo ventilatorio o en la difusión alveolar de los gases.

- C *(circulation)*: asegurar el control hemodinámico. Cohibir hemorragias, si existen, y evitar la hipotensión. Hay que prestar atención al manejo de las fases de vasoconstricción inicial y de vasodilatación reactiva posterior.
- D *(disabilities)*: evaluar las alteraciones del nivel de conciencia, así como las eventuales alteraciones neurológicas.
- E *(exposure)*: en situaciones de congelación, esta fase es esencial, dado que se requiere desnudar al paciente, retirarle las ropas húmedas que aumenten el grado de congelación y cubrirlo con mantas calientes. Durante esta fase debe hacerse una evaluación inicial de las lesiones cutáneas por congelación, a fin de programar tratamientos posteriores (fasciotomías, amputaciones, etc.).

PUNTOS CLAVE

- Las congelaciones son un tipo de lesión en la piel y los tejidos subyacentes que ocurren cuando estos se exponen a la acción directa del frío a una temperatura < 0 °C durante un período prolongado de tiempo.
- La congelación puede causar daño en los vasos sanguíneos y los nervios, lo que puede llevar a la muerte celular y a la necrosis tisular.
- Es fundamental el tratamiento prehospitalario para minimizar el riesgo de necrosis y las secuelas de las lesiones. Esto incluye retirar al paciente del ambiente frío, sustituir su ropa mojada y fría por mantas calientes y brindar recalentamiento externo con mantas y líquidos orales.
- Nunca debe administrarse alcohol, realizar masajes sobre la zona afecta o recalentar con fuego a un paciente con lesiones por exposición al frío.

BIBLIOGRAFÍA

Guly H. History of accidental hypothermia. Resuscitation 2011; 82: 122-5.

Hassi J, Mäkinen TM. Frostbite: occurrence, risk factors and consequences. Int J Circumpolar Health 2000; 59: 92-8.

Heil K, Thomas R, Robertson G et al. Freezing and non-freezing cold weather injuries: a systematic review. Br Med Bull 2016; 117: 79-93.

Heil KM, Oakley EH, Wood AM. British military freezing cold injuries: a 13-year review. J R Army Med Corps 2016; 162: 413-8.

Norheim AJ, Sullivan-Kwantes W, Steinberg T et al. The classification of freezing cold injuries –a NATO research task group position paper. Int J Circumpolar Health 2023; 82: 2203923.

 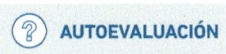 **AUTOEVALUACIÓN**

Síndrome de aplastamiento

100

M. Martínez Orive y P. Cámara Cámara

OBJETIVOS DE APRENDIZAJE

- Conocer en qué consiste el síndrome de aplastamiento.
- Identificar los factores causantes de este síndrome.
- Revisar los mecanismos fisiopatológicos que condicionan la aparición de este síndrome.
- Determinar los órganos afectados en esta situación.

SÍNTESIS CONCEPTUAL

El síndrome de aplastamiento es un cuadro clínico de una lesión sobre la musculatura, provocado por un período de compresión prolongado y una posterior reperfusión, que puede conducir a *shock* e insuficiencia renal.

DEFINICIÓN

El síndrome de aplastamiento es un cuadro clínico de una lesión sobre la musculatura, provocado por un período de compresión prolongado y una posterior reperfusión, que puede conducir a *shock* e insuficiencia renal. Este síndrome fue descrito por el doctor Bywaters tras el bombardeo de Londres en 1941. La gran afección renal que provoca este síndrome está reflejada en la historia de otros países. En 1988, la catástrofe del terremoto de Armenia fue reconocida como «desastre renal», ya que fue la causa de muerte de aquellos pacientes que no murieron en el acto y fueron atendidos por sanitarios.

FISIOPATOLOGÍA

En catástrofes naturales o conflictos bélicos, las víctimas suelen quedar atrapadas bajo objetos pesados y, al no poder retirarlos a tiempo, se inicia la fisiopatología del síndrome de aplastamiento. Las víctimas suelen estar días o incluso semanas sepultadas hasta que los equipos de rescate consiguen encontrarlas. A continuación se describen las fases en que puede dividirse la fisiopatología del síndrome de aplastamiento.

Descompresión de la extremidad

Con la retirada del objeto pesado, se produce la descompresión de las partes aplastadas y, en primera estancia, se reestablece la circulación sanguínea en esas regiones. Inicialmente, los músculos se edematizan debido a la absorción de cloruro de sodio (NaCl) por las fibras musculares. Al aumentar el volumen de los músculos, se genera un incremento de la presión en el interior de los compartimentos musculares recubiertos por fascias fibrosas. Estas vainas fibrosas no podrán distenderse ante el incremento del volumen del compartimento, por lo que se producirá un aumento de presión dentro del compartimento muscular. La presión intracompartimental inicialmente bloquea el flujo venoso, lo que conlleva la retención de líquido y la extravasación en los músculos, así como el aumento aún mayor de la presión dentro del compartimento. Llega un punto en el que la presión intracompartimental supera a la presión arterial y, en ese caso, se detiene el flujo sanguíneo hacia los músculos completamente, lo que deriva en una situación de isquemia muscular. Todo este proceso se denomina síndrome compartimental.

Isquemia y rabdomiólisis

La isquemia es una disminución en el aporte de oxígeno en las fibras musculares, lo que dará lugar a una alteración del metabolismo celular. La ausencia de oxígeno en las células inicia una cascada de disfunción a nivel energético y estructural. Uno de los primeros efectos de la isquemia es la inactivación de la bomba Na$^+$/K$^+$ en la membrana de la célula muscular. Esto no solo altera el gradiente iónico transmembrana, sino que indirectamente permite la entrada libre de calcio a la célula. El calcio se une a proteasas intracelulares, lo que conduce a la lisis celular, lo que en una célula muscular se conoce como rabdomiólisis.

La lisis celular provoca una extravasación de metabolitos hacia el torrente circulatorio, lo cual desencadena una respuesta inflamatoria, con liberación de factores quimiotácticos de neutrófilos, que liberan enzimas proteolíticas y moléculas de radicales libres por reacciones enzimáticas con el oxígeno, lo que a su vez aumenta el daño celular local.

Rabdomiólisis e insuficiencia renal aguda

La rabdomiólisis conduce a la liberación del contenido citoplasmático de las células musculares, siendo de importancia clínica la mioglobina, que es la proteína encargada del transporte de oxígeno dentro de la célula muscular. La mioglobina pasa al plasma y se excreta por vía renal. De igual modo, aumenta el potasio en plasma, lo que puede inducir la aparición de arritmias cardíacas.

La rabdomiólisis es, a su vez, activadora de mediadores inflamatorios como citoquinas proinflamatorias, causando vasoconstricción renal y disminución del filtrado glomerular. La mioglobina libre en la circulación sanguínea se deposita en los túbulos renales y los vasos de la nefrona, dado que la mioglobina es una molécula de gran tamaño y, por lo tanto, obstruye los túbulos renales. Los depósitos de mioglobina impiden una correcta filtración renal y, además, originan una necrosis tubular aguda. El paciente acaba presentando insuficiencia renal aguda.

MANIFESTACIONES CLÍNICAS

Los pacientes con síndrome de aplastamiento se encuentran en una situación de extrema gravedad que requiere su ingreso en la UCI y a menudo precisan la aplicación de diálisis. El pronóstico va asociado con el progreso y la gravedad de la insuficiencia renal. En estos pacientes, el riesgo de mortalidad y/o presencia de comorbilidades asociadas es muy elevado.

Las manifestaciones clínicas de los pacientes con síndrome de aplastamiento varían dependiendo de la evolución de los acontecimientos, es decir, las manifestaciones en un paciente recientemente liberado de la descompresión serán diferentes de las de otro paciente que haya sido liberado hace semanas. El síndrome de aplastamiento puede presentar una variedad de síntomas clínicos, que varían en su gravedad según la magnitud y la duración de la lesión. Algunos de los signos y síntomas comunes del síndrome de aplastamiento incluyen:

- Dolor muscular intenso: el paciente puede experimentar un dolor muscular intenso y persistente en el área afectada. Este dolor puede ser descrito como profundo, pulsante o quemante.
- Hinchazón y deformidad: puede haber una hinchazón significativa en el área afectada debido a la lesión y la acumulación de líquido. En algunos casos, puede haber deformidad visible de los tejidos o los huesos.

- Disminución o ausencia de pulsos periféricos: la compresión prolongada puede afectar al flujo sanguíneo a través de los vasos sanguíneos periféricos, lo que puede resultar en una disminución o ausencia de pulsos distales en el área afectada.
- Parestesias y debilidad: el paciente puede experimentar sensaciones anormales, como hormigueo, entumecimiento o debilidad en los músculos afectados.
- Cambios en la piel: la piel sobre el área afectada puede presentar cambios en el color, como palidez o enrojecimiento. Además, la piel puede sentirse caliente al tacto.
- Oliguria o anuria: la lesión muscular grave y la liberación de mioglobina pueden provocar daño renal agudo, lo que puede manifestarse como una disminución en la producción de orina (oliguria) o la ausencia total de orina (anuria).
- Trastornos electrolíticos y del equilibrio ácido-base: la liberación masiva de sustancias tóxicas, como el potasio y el ácido láctico, puede alterar el equilibrio de electrólitos y el pH sanguíneo, lo que puede llevar a trastornos electrolíticos y acidosis metabólica.
- Complicaciones sistémicas: en casos graves, el síndrome de aplastamiento desencadena complicaciones sistémicas, como insuficiencia renal aguda, insuficiencia respiratoria, trastornos de la coagulación, *shock* y disfunción de múltiples órganos.

El síndrome de aplastamiento puede provocar un síndrome de respuesta inflamatoria sistémica y acabar desembocando en un *shock*. Los criterios diagnósticos de *shock* se recogen en la **tabla 100-1**.

DIAGNÓSTICO

El diagnóstico del síndrome de aplastamiento se basa en una serie de pruebas y evaluaciones clínicas. El médico buscará signos de lesión muscular y comprobará los niveles de creatinquinasa y mioglobina en el torrente sanguíneo.

La creatinquinasa es una enzima muscular que se libera cuando se produce una lesión muscular. Los niveles elevados de creatinquinasa en el torrente sanguíneo pueden indicar que se ha producido una lesión muscular, sobre todo si es la fracción MM la que se encuentra elevada (a diferencia de las lesiones miocárdicas, en las que aumenta la fracción MB). La mioglobina es una proteína muscular que se libera cuando se produce una lesión muscular. Los niveles elevados de

Tabla 100-1. Criterios diagnósticos de *shock*, aplicables en el síndrome de aplastamiento

Presión arterial
- < 80 mmHg
- Disminución de > 40 mmHg sobre la presión arterial previa

Diuresis
- < 20 ml/h

Taquicardia
- 130 lat./min

Índice cardíaco
- < 2,3
- 8 l/min/m^2

Ácido láctico
- 2 mmol/dl

mioglobina en el torrente sanguíneo pueden indicar que se ha producido una lesión muscular y que se ha liberado mioglobina a dicho torrente.

El médico también puede realizar pruebas de función renal, que incluyen la determinación de la creatinina y la urea en sangre, así como el cálculo del filtrado glomerular.

TRATAMIENTO

Al encontrar una víctima con posible síndrome de aplastamiento, se debe proporcionar primeros auxilios, pero hay que tener en cuenta una serie de puntos clave:

- Liberación de la víctima: no se debe liberar a la víctima del aplastamiento si se sabe que ha estado atrapada por más de 15 minutos.
- Aplicación de torniquete: el torniquete disminuirá la irrupción súbita de la circulación sistémica de sustancias tóxicas que liberan los tejidos dañados.
- Restablecimiento lento y progresivo de la circulación de la zona lesionada.
- Prevención de la insuficiencia renal aguda: esta incluye la reposición temprana y suficiente del volumen, así como la administración de diuréticos osmóticos (manitol) y alcalinos (neutralización de la acidosis metabólica resultante de la isquemia tisular).

El tratamiento precoz se basa en la hidratación y la diuresis forzada. La rehidratación tiene como objetivo reestablecer el volumen circulatorio eficaz. La diuresis forzada permite la excreción de metabolitos tóxicos por arrastre de líquidos. En casos graves, será necesaria la diálisis.

Por otra parte, en casos de daño tisular grave con tejidos desvitalizados, será necesaria la extirpación de tejidos necróticos. En situaciones de síndrome compartimental puede ser necesario realizar una fasciotomía, que consiste en practicar una incisión en las fascias que recubren el compartimento muscular, para aliviar la presión y prevenir la necrosis celular.

PRONÓSTICO

Los pacientes con síndrome de aplastamiento pueden fallecer por las alteraciones hemodinámicas, renales o metabólicas ocasionadas por la liberación de los productos de la rabdomiólisis. A continuación se describen las causas más frecuentes de mortalidad relacionadas con el síndrome de aplastamiento.

Shock. El *shock* se puede producir por varios factores. El secuestro de líquido en los músculos afectados conduce a una pérdida de volumen efectivo, lo que precipitaría un *shock* hipovolémico. En cambio, las alteraciones cardíacas, como las arritmias causadas por hiperpotasemia, pueden generar un *shock* cardiogénico. Asimismo, la respuesta inflamatoria

que se desencadena por la liberación de metabolitos tóxicos tras la liberación puede derivar en un *shock* distributivo. Por lo tanto, el cuadro de *shock* es a menudo mixto. El estado de *shock* lleva al organismo a estados de hiperdinamia e hipodinamia que, si no se corrigen, acaban en fallos multiorgánicos irreversibles y el fallecimiento.

Edema pulmonar. El edema pulmonar es ocasionado por una sobrehidratación administrada al paciente para compensar la oliguria.

Hiperpotasemia. La hiperpotasemia deriva de la rabdomiólisis y la liberación de potasio intracelular de las fibras musculares. Esta hiperpotasemia puede provocar arritmias cardíacas, como la fibrilación ventricular, que pueden conducir a la muerte súbita.

Insuficiencia renal aguda. La insuficiencia renal aguda deriva de los depósitos de mioglobina, a raíz de su liberación a la sangre en la rabdomiólisis (**Recuadro 100-1**).

Embolismo graso. El embolismo graso puede generar un episodio de oclusión vascular. El traumatismo que ha provocado el aplastamiento puede ocasionar fracturas de huesos largos, sobre todo en extremidades, cuya médula ósea tiene un gran componente graso, y liberarse cúmulos de adipocitos al torrente circulatorio. Estos adipocitos pueden obstruir vasos de menor calibre y ocasionar procesos tromboembólicos.

Otras causas de mortalidad. Cabe destacar que el paciente sufra distrés respiratorio o que el conjunto de tóxicos en el torrente circulatorio acabe ocasionando insuficiencia hepática, trastornos de la coagulación y sepsis.

> ### RECUADRO 100-1. Mecanismo fisiopatológico de la insuficiencia renal aguda
>
> La rabdomiólisis provoca la liberación de mioglobina al torrente circulatorio. La mioglobina es una proteína de alto peso molecular, que filtra a través del riñón, pero que, a causa de su tamaño, acaba obstruyendo los túbulos renales. Se produce un proceso de necrosis tubular aguda de tipo isquémico.
>
> La mioglobina es la proteína encargada de almacenar el oxígeno dentro de las células musculares gracias al grupo hemo. En el túbulo renal, el ion hierro activa reacciones de formación de radicales libres, lo que provoca efectos citotóxicos en las células tubulares renales. La mioglobina favorece la oxidación del ácido nitroso, por lo que aumenta la vasoconstricción renal. Además, la mioglobina puede precipitar junto con otras proteínas (proteínas de Tamm-Horsfall) en la luz de los túbulos renales y aumentar la obstrucción tubular.

PUNTOS CLAVE

- El síndrome de aplastamiento se produce por una compresión de un músculo durante un período de tiempo prolongado, y una posterior reperfusión.

- La gravedad de este síndrome radica en la isquemia y la necrosis de fibras musculares, con la posterior liberación al torrente circulatorio de mioglobina y potasio.
- Clínicamente, el síndrome de aplastamiento puede ocasionar *shock* e insuficiencia renal.
- Este síndrome es característico de catástrofes y situaciones de guerra y se asocia con una elevada mortalidad.

BIBLIOGRAFÍA

Delgado Martínez AD. Estudio de las fracturas: tratamiento general (II), complicaciones y politraumatizados. En: Marco Martínez F, Urda Martínez-Aedo AL, eds. Traumatología y ortopedia para el grado en medicina. Barcelona: Elsevier, 2023; p. 90-8.

Duckworth AD, Porter D, Ralston SH. Traumatismos, clasificación de las lesiones y tratamiento perioperatorio. En: Duckworth AD, Porter D, Ralston SH, eds. Ortopedia, traumatología y reumatología. Barcelona: Elsevier, 2017; p. 87-104.

Genthon A, Wilcox SR. Crush syndrome: a case report and review of the literature. J Emerg Med 2014; 46: 313-9.

Kobayashi J, Murata I. Nitrite as a pharmacological intervention for the successful treatment of crush syndrome. Physiologic Rep 2018; 6: e13633.

O'Connor FG, Deuster PA. Rabdomiólisis. En: Goldman L, Shafer AI, eds. Goldman-Cecil. Tratado de medicina interna. Barcelona: Elsevier, 2021; p. 696.

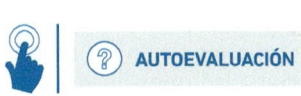 **AUTOEVALUACIÓN**

Síndrome de inmovilidad y úlceras por presión

101

T. García Cáceres y C. Llavero Garrido

OBJETIVOS DE APRENDIZAJE

- Tomar conciencia del grave problema de salud que suponen el síndrome de inmovilidad y las úlceras por presión.
- Conocer los factores causantes de ambas entidades, principalmente la dificultad para la movilidad.
- Revisar las medidas de prevención.
- Determinar la base del tratamiento de ambas afecciones.

SÍNTESIS CONCEPTUAL

El síndrome de inmovilidad y las úlceras por presión son dos entidades estrechamente relacionadas que afectan principalmente a personas que tienen dificultades para moverse o que pasan largos períodos de tiempo en la misma posición. La inmovilidad prolongada puede llevar al desarrollo de úlceras por presión. El tratamiento de estos procesos patológicos requiere un enfoque integral y multidisciplinario, que aborde las causas subyacentes del síndrome de inmovilidad. La prevención de las úlceras por presión implica medidas como el alivio de la presión, el uso de superficies de apoyo adecuadas, la limpieza y curación apropiadas de las heridas, el control de la infección y el cuidado de la piel circundante.

SÍNDROME DE INMOVILIDAD

Definición

El síndrome de inmovilidad es un cuadro clínico multifactorial, potencialmente reversible y prevenible. Es generado por una serie de cambios fisiopatológicos en múltiples sistemas condicionados por la inmovilidad y el desuso acompañante. Esta falta de movimiento puede llevar al desarrollo de úlceras por presión, también conocidas como úlceras por decúbito.

Epidemiología

Casi una quinta parte (18 %) de las personas > 65 años tienen dificultades para moverse sin ayuda. En los hospitales, alrededor del 59 % de los ancianos que son admitidos en unidades geriátricas de cuidados agudos comienzan a depender de la ayuda de otros. Si una persona anciana experimenta una inmovilidad aguda, aproximadamente el 33 % fallece en

un plazo de 3 meses y más del 50 % fallece en un plazo de 12 meses. Es importante identificar las causas y la posibilidad de revertir o prevenir las complicaciones asociadas con el deterioro físico lo antes posible.

Etiología

El síndrome de inmovilidad y las úlceras por presión son consecuencias comunes de la falta de movimiento y la presión constante en áreas específicas del cuerpo.

Entre las causas del síndrome de inmovilidad se incluyen las siguientes:

- Enfermedades o lesiones: el síndrome de inmovilidad puede ser causado por enfermedades crónicas, como enfermedades neurológicas, enfermedades musculares, artritis grave o afecciones que limitan la capacidad de movimiento. Lesiones traumáticas o cirugías que requieren un reposo prolongado también pueden llevar a la inmovilidad.

- Debilidad muscular: la falta de actividad física o el envejecimiento pueden debilitar los músculos, lo que dificulta la movilidad y puede conducir al síndrome de inmovilidad.
- Trastornos psicológicos: la depresión, la ansiedad y la falta de motivación pueden llevar a la disminución de la actividad física y la inmovilidad.

Hay dos tipos de factores predisponentes a la inmovilidad:

- Factores extrínsecos:
  - Problemas musculoesqueléticos: osteoartritis, fracturas de cadera, osteoporosis, compresión de vértebras, artritis, polimialgia reumática y enfermedades del pie.
  - Enfermedades neurológicas: accidentes cerebrovasculares (ACV), enfermedad de Parkinson, demencias en etapas avanzadas y depresión.
  - Enfermedades cardiovasculares: enfermedad cardíaca y trastornos de la circulación sanguínea.
  - Enfermedades pulmonares: enfermedad pulmonar obstructiva crónica (EPOC) y otras afecciones que afectan a la función respiratoria.
  - Enfermedades endocrinas: diabetes mellitus e hipotiroidismo.
  - Déficits sensoriales: pérdida de la visión o la audición, que pueden afectar a la movilidad y el equilibrio.
  - Causas psicológicas: síndrome poscaída, que puede generar miedo o ansiedad a caerse nuevamente y limitar la movilidad.
- Factores intrínsecos:
  - Factores yatrogénicos: son factores relacionados con la atención médica y pueden incluir la prescripción excesiva de reposo, el uso de medidas de restricción física (como sujeciones), la sobreprotección del paciente y el uso de ciertos medicamentos. Algunos fármacos pueden contribuir al síndrome de inmovilidad, entre los que se incluyen los neurolépticos, las benzodiazepinas, los antihipertensivos y los diuréticos.
  - Factores ambientales: la hospitalización puede llevar a una mayor inmovilidad debido a la limitación del movimiento y la falta de oportunidades para la actividad física. Además, las barreras arquitectónicas en el entorno, como la falta de accesibilidad o la ausencia de dispositivos de asistencia, también pueden contribuir al síndrome de inmovilidad.
  - Factores sociales: la falta de apoyo social y estímulo puede tener un impacto significativo en la movilidad de una persona. La falta de interacción social, el aislamiento y la ausencia de motivación para participar en actividades físicas pueden contribuir al desarrollo del síndrome de inmovilidad.

Fisiopatología

Los sistemas más afectados por la inmovilidad son el sistema cardiovascular y el sistema musculoesquelético.

En el sistema cardiovascular, la inmovilidad puede conducir a alteraciones en el flujo sanguíneo, lo que puede causar síntomas como desmayos, fatiga y dificultad para mantenerse de pie (ortostatismo). También existe un mayor riesgo de desarrollar complicaciones tromboembólicas, como trombosis venosa profunda y tromboembolismo pulmonar.

En el sistema musculoesquelético, la inmovilidad puede provocar una disminución significativa de la fuerza muscular, llegando hasta el 55 % de pérdida en las 6 semanas de inmovilización. También puede causar atrofia muscular, especialmente en los músculos flexores y en las extremidades inferiores. Además, la inmovilidad puede contribuir a la disminución de la masa ósea, lo que aumenta el riesgo de osteoporosis por desuso. Se pueden presentar contracturas musculares debido a la falta de movimiento. Las articulaciones más afectadas por la inmovilidad son el tobillo, que puede desarrollar pie equino, y la cadera, que puede quedar en una posición flexionada.

Tratamiento

El tratamiento para el síndrome de inmovilidad se enfoca en abordar las causas subyacentes y promover la movilidad y la función física. A continuación se describen algunas estrategias comunes utilizadas para tratar este síndrome.

Actividad física. Realizar ejercicio regularmente es fundamental para contrarrestar los efectos de la inmovilidad. Se recomienda un programa de ejercicios adaptado a las capacidades y necesidades individuales de cada persona. Esto puede incluir actividades de resistencia, fortalecimiento muscular, flexibilidad y equilibrio. Es importante contar con la supervisión y la orientación de profesionales de la salud, como fisioterapeutas.

Movilización y cambios de posición. Es necesario realizar cambios de posición frecuentes para evitar la presión prolongada en determinadas áreas del cuerpo. Esto es especialmente importante para aquellas personas que pasan largos períodos de tiempo en cama o silla de ruedas. Los cambios de posición regulares ayudan a prevenir la formación de úlceras por presión y promueven una circulación sanguínea adecuada.

Terapia ocupacional. Los terapeutas ocupacionales trabajan con las personas para mejorar su capacidad funcional en las actividades de la vida diaria. Esto puede incluir técnicas para conservar energía, adaptaciones en el entorno que faciliten el movimiento y el uso de dispositivos de asistencia.

Nutrición adecuada. Mantener una alimentación equilibrada y apropiada es esencial para la salud general y para prevenir la pérdida de masa muscular y debilidad. Se debe asegurar una ingesta adecuada de nutrientes, que incluya proteínas, vitaminas y minerales. En algunos casos, puede ser necesario el apoyo de un nutricionista para ajustar la dieta según las necesidades individuales.

Tratamiento de enfermedades médicas subyacentes. Si el síndrome de inmovilidad está relacionado con una enfermedad específica, como problemas neurológicos, osteoartritis o enfermedades crónicas, es importante tratar y manejar adecuadamente esas afecciones con la ayuda de médicos especialistas.

Estimulación cognitiva y emocional. Mantener una buena salud cognitiva y emocional es crucial para el bienestar general. Estimular la mente a través de actividades cognitivas y sociales puede ayudar a prevenir la depresión y el deterioro cognitivo asociados con la inmovilidad.

Es importante tener en cuenta que el tratamiento para el síndrome de inmovilidad debe adaptarse a las necesidades y condiciones individuales de cada persona. Trabajar en colaboración con un equipo de profesionales de la salud, que incluya médicos, fisioterapeutas, terapeutas ocupacionales y nutricionistas, ayuda a desarrollar un plan de tratamiento integral y efectivo.

Prevención

La prevención del síndrome de inmovilidad se puede abordar en tres niveles: primaria, secundaria y terciaria.

Prevención primaria. El ejercicio físico es fundamental para mantener la movilidad y prevenir la inmovilidad. El ejercicio ofrece diversos beneficios para las personas de todas las edades, como mejorar la fuerza muscular, incrementar la densidad ósea, regular los niveles de glucosa y lípidos en sangre, así como promover una mejor salud cardiovascular. Además, reduce la ansiedad y los síntomas depresivos.
Para ancianos frágiles, se recomiendan ejercicios de baja intensidad y aeróbicos, adaptados a su estado. En ancianos sanos, se diferencian dos grupos según la edad y se recomiendan ejercicios de moderada a alta intensidad, aeróbicos y de resistencia. Para ancianos entrenados, se pueden realizar ejercicios aeróbicos de alta intensidad. En ancianos enfermos es importante adaptar el ejercicio según la afección y la gravedad.

Prevención secundaria. Una vez que se ha instaurado la inmovilidad, es crucial detectarla precozmente y realizar adaptaciones en el entorno para favorecer los desplazamientos y estimular la autonomía. Estas medidas incluyen eliminar barreras arquitectónicas, mantener un nivel sensorial adecuado, realizar adaptaciones técnicas y estimular la independencia en las actividades básicas de la vida diaria. También se debe monitorizar periódicamente los cambios en estas actividades.

Prevención terciaria. Se aborda el tratamiento de las complicaciones derivadas de la inmovilidad, como contracturas articulares, rigidez, atrofia muscular y osteoporosis. El control postural es fundamental, asegurando una alineación corporal simétrica y realizando cambios posturales cada 2 horas inicialmente. Se utilizan diferentes posiciones en el decúbito supino y se evitan posturas antiálgicas o viciosas. Además, se deben realizar cambios posturales frecuentes y programados, sobre todo en pacientes en sedestación.

En resumen, la prevención del síndrome de inmovilidad se basa en mantener la movilidad a través del ejercicio físico, adaptar el entorno físico para facilitar los desplazamientos y estimular la autonomía, y realizar cambios posturales regulares para prevenir complicaciones. Estas medidas son importantes en los tres niveles de prevención.

ÚLCERAS POR PRESIÓN

Definición

La úlcera por presión es una lesión de origen isquémico, localizada en la piel y los tejidos subyacentes con pérdida de sustancia cutánea, producida por una presión prolongada o fricción entre dos planos duros. Constituye un problema grave y frecuente en personas de edad avanzada y representa una de las principales complicaciones de las situaciones de inmovilidad.

Epidemiología

Entre el 3 y el 11 % de los pacientes que son admitidos en hospitales desarrollan úlceras por presión. En la comunidad, alrededor del 3,3 % de las personas de entre 70 y 75 años sufren úlceras por presión, mientras que en las residencias asistidas esta cifra asciende al 20,4 % en un período de 2 años.
Se estima que la mejor manera de cuidar las úlceras por presión es prevenirlas, ya que se considera que al menos el 95 % de ellas son evitables.

Etiología

Las causas de las úlceras por presión incluyen:

- Presión constante y prolongada: las úlceras por presión se producen cuando la piel y los tejidos subyacentes se comprimen entre una prominencia ósea y una superficie externa durante un período prolongado. Esto puede ocurrir en áreas como los talones, los glúteos, los codos y la espalda baja, donde la presión continua interrumpe el flujo sanguíneo y el suministro de oxígeno y nutrientes a los tejidos.
- Fricción y cizallamiento: además de la presión, la fricción y el cizallamiento también pueden contribuir al desarrollo de úlceras por presión. La fricción ocurre cuando la piel se frota contra una superficie rugosa, mientras que el cizallamiento sucede cuando se produce un deslizamiento entre capas de tejido diferentes, que daña los vasos sanguíneos y los tejidos.
- Humedad y falta de cuidado de la piel: la humedad excesiva en la piel, como la sudoración excesiva o la falta de cambio regular de la ropa de cama o prendas de vestir, puede aumentar el riesgo de desarrollar úlceras por presión. La falta de cuidado apropiado de la piel, como la limpieza inadecuada o la falta de hidratación, también puede debilitar la piel y aumentar la vulnerabilidad a las lesiones por presión.

Es importante destacar que la inmovilidad prolongada aumenta significativamente el riesgo de desarrollar úlceras por presión, ya que la presión constante en áreas vulnerables puede interrumpir el flujo sanguíneo y provocar daño tisular. La prevención y el manejo adecuado de la inmovilidad y las úlceras por presión son esenciales para mantener la salud y el bienestar de las personas en riesgo.

Existen diversos factores que aumentan el riesgo de desarrollar úlceras por presión. Estos factores se pueden agrupar en diferentes categorías:

- Factores patológicos:
  - Lesiones cutáneas: el envejecimiento de la piel y la presencia de enfermedades cutáneas previas pueden debilitar la integridad de la piel, haciéndola más susceptible a las úlceras por presión.
  - Trastornos del transporte de oxígeno: procesos que afectan al flujo sanguíneo, como la insuficiencia vascular periférica, la estasis venosa y los trastornos cardiopulmonares, pueden reducir la oxigenación de los tejidos y aumentar el riesgo de úlceras por presión.
  - Déficits nutricionales: la falta de nutrientes adecuados, ya sea por desnutrición, obesidad, anemias o hipoproteinemias, puede debilitar la piel y reducir su capacidad de resistir la presión.
  - Trastornos inmunitarios: procesos que afectan al sistema inmunitario, como el cáncer, las inmunodeficiencias o las infecciones, pueden comprometer la capacidad de cicatrización de las heridas e incrementar el riesgo de infección en las úlceras por presión.
  - Alteraciones del estado de conciencia: la confusión, el coma o el uso de ciertos medicamentos pueden limitar la capacidad de una persona para cambiar de posición o comunicar molestias, lo que aumenta el riesgo de úlceras por presión.
  - Déficit motor: las limitaciones en la movilidad, debido a procesos como un ACV o fracturas, pueden dificultar el cambio de posición e incrementar la presión sobre ciertas áreas del cuerpo.
  - Déficits sensoriales: la pérdida de sensibilidad térmica y del dolor puede hacer que una persona no sea consciente de la presión excesiva o del daño en la piel, lo que aumenta el riesgo de úlceras por presión.
  - Alteraciones de la eliminación: los problemas urinarios o fecales pueden aumentar la humedad en la piel y contribuir al desarrollo de úlceras por presión.
- Factores situacionales:
  - Falta de higiene y cuidado adecuado de la piel.
  - Arrugas en la ropa que pueden ejercer presión adicional sobre ciertas áreas.
  - Objetos de roce o fricción constante con la piel.
  - Inmovilidad debido al dolor o la fatiga, lo que dificulta el cambio de posición y aumenta la presión sobre ciertas áreas.
- Factores del entorno:
  - Falta o uso inadecuado de los materiales de prevención, como colchones especiales, almohadas o vendajes.
  - Sobrecarga de trabajo del personal asistencial, que dificulta la atención adecuada a los pacientes.
  - Falta de criterios unificados en la planificación y la realización de las curas de las úlceras por presión.
  - Falta de educación sanitaria, tanto de los cuidadores como de los pacientes, en la prevención y el cuidado de las úlceras por presión.

Es esencial considerar estos factores de riesgo y tomar las medidas apropiadas para evitar la aparición de úlceras por presión en aquellas personas que son más propensas a desarrollarlas.

Fisiopatología

Las úlceras por presión se forman cuando los tejidos son comprimidos entre un hueso prominente y una superficie externa durante un período prolongado. La presión constante ejercida durante un tiempo largo desencadena un proceso isquémico, es decir, una falta de flujo sanguíneo adecuado a los tejidos afectados. Si esta situación no se revierte a tiempo, puede provocar la muerte celular y la necrosis de los tejidos afectados.

Etapas de desarrollo de las úlceras por presión

Las úlceras por presión pasan por diferentes etapas de desarrollo, y los mecanismos de lesión de los tejidos varían en cada etapa. A continuación se describen las etapas de desarrollo de las úlceras por presión, junto con los mecanismos de lesión de los tejidos asociados.

Grado I. En esta etapa inicial, la lesión afecta a la capa más superficial de la piel y los tejidos subyacentes. Los mecanismos de lesión incluyen la presión constante o prolongada sobre un área específica, lo que interrumpe el flujo sanguíneo normal en los vasos pequeños. Esto puede provocar la acumulación de productos de desecho y la reducción del suministro de oxígeno y nutrientes a los tejidos, lo que resulta en enrojecimiento de la piel y una sensación de calor o incomodidad.

Grado II. En esta etapa, la lesión progresa y afecta a capas más profundas de la piel. Los mecanismos de lesión implican la continua presión y fricción en el área afectada. Esto puede causar daño a la epidermis y a la capa superficial de la dermis, lo que resulta en la formación de una úlcera abierta, similar a una ampolla o una erosión superficial (**Fig. 101-1**).

Grado III. En esta etapa, la lesión se profundiza y afecta a todas las capas de la piel, incluidos la dermis y el tejido sub-

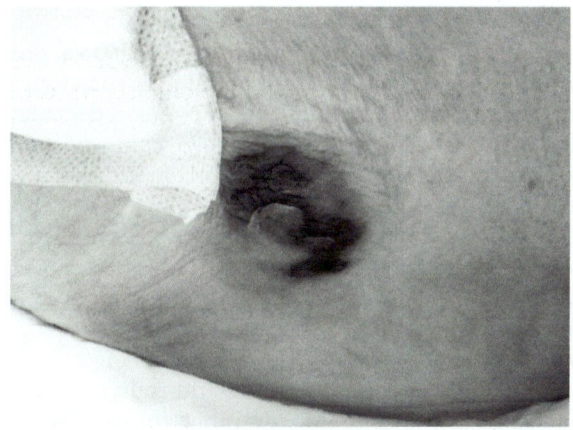

Figura 101-1. Úlcera por presión de grado II.

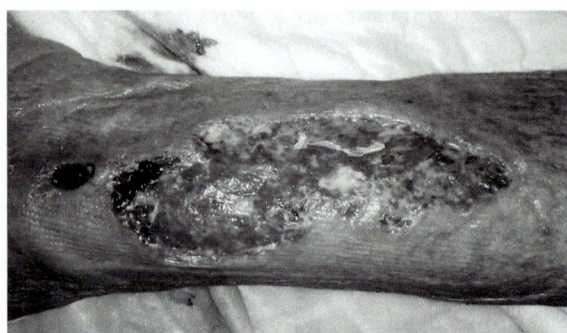

Figura 101-2. Úlcera por presión de grado III.

cutáneo. Los mecanismos de lesión involucran una presión prolongada y continua, que puede causar un daño extenso a los tejidos y la formación de una úlcera más profunda. La presión ejercida sobre los vasos sanguíneos puede interrumpir el suministro de sangre a los tejidos, lo que lleva a la falta de oxígeno y nutrientes esenciales, así como a la acumulación de productos de desecho (**Fig. 101-2**).

Grado IV. En esta etapa avanzada, la lesión se extiende a los tejidos más profundos, como los músculos, los tendones o los huesos. Los mecanismos de lesión implican una presión sostenida y significativa, lo que puede provocar una destrucción grave de los tejidos. La falta de flujo sanguíneo adecuado puede ocasionar necrosis tisular, infecciones y complicaciones adicionales. La úlcera puede ser profunda, con una cavidad visible y tejido necrótico (**Fig. 101-3**).

Es fundamental entender estos mecanismos de lesión para poder tomar medidas preventivas adecuadas y proporcionar un tratamiento eficaz en cada etapa de desarrollo de las úlceras por presión. La prevención temprana y la atención adecuada son cruciales para minimizar el daño tisular y promover la curación de las úlceras por presión.

Tratamiento

El tratamiento para las úlceras por presión depende del grado de la úlcera y de la salud general de la persona. A continuación se describen las medidas comunes utilizadas en el tratamiento de las úlceras por presión:

- Alivio de la presión: es primordial eliminar la presión constante sobre la úlcera para permitir la curación. Esto implica cambiar frecuentemente la posición del cuerpo y utilizar superficies especiales de apoyo, como colchones y cojines antiescaras, que distribuyan la presión de manera más uniforme.
- Limpieza y curación de la herida: se deben limpiar las úlceras por presión de manera suave, utilizando soluciones salinas o productos específicos recomendados por el médico. Posteriormente, se deben aplicar apósitos adecuados para promover la cicatrización y prevenir la infección. En casos más graves, puede ser necesario realizar un desbridamiento (eliminación de tejido muerto) para facilitar la curación.

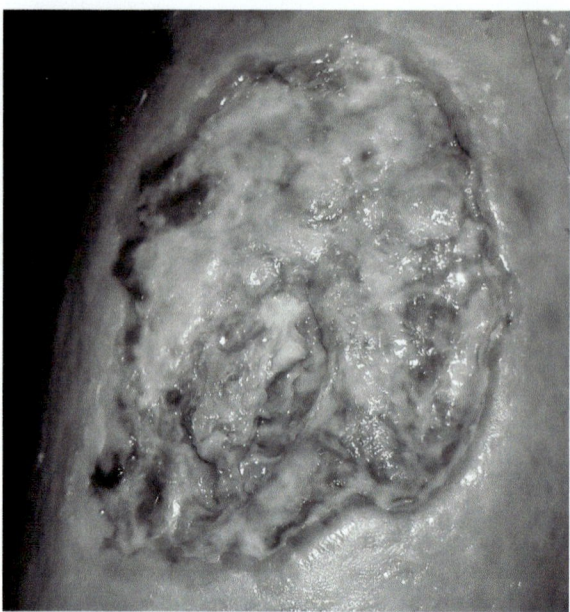

Figura 101-3. Úlcera por presión de grado IV.

- Control de la infección: si la úlcera está infectada, se pueden prescribir antibióticos para combatir la infección. Es importante completar el curso completo del tratamiento antibiótico.
- Cuidado de la piel circundante: se debe mantener la piel limpia y seca alrededor de la úlcera para prevenir la propagación de la infección. El uso de cremas o lociones recomendadas ayuda a mantener la piel hidratada y protegida.
- Manejo del dolor: en casos de dolor asociado con las úlceras por presión, se pueden emplear analgésicos o medidas no farmacológicas, como cambios de posición, almohadillas de gel o terapias de calor o frío, para aliviar el malestar.
- Mejora de la nutrición: una alimentación adecuada y una ingesta apropiada de nutrientes son fundamentales para la cicatrización de las úlceras por presión. Un nutricionista puede ayudar a desarrollar un plan de alimentación equilibrado que incluya suficiente proteína, vitaminas y minerales para favorecer la curación.

Es esencial trabajar en estrecha colaboración con un equipo multidisciplinar, que incluya médicos, enfermeras, nutricionistas y especialistas en heridas, para garantizar un tratamiento adecuado y personalizado.

Prevención

Para prevenir las úlceras por presión en las personas mayores es fundamental cuidar adecuadamente su piel y promover una movilidad y una posición correctas. Algunas medidas clave son:

- Cuidado de la piel:
  - Realizar una inspección diaria de toda la piel en busca de enrojecimientos o lesiones.
  - Limpiar la piel de forma suave con agua tibia y jabón neutro.

- Evitar ambientes secos manteniendo una humedad ambiental > 40 %.
- Hidratar la piel con cremas o lociones apropiadas para mantenerla suave y flexible.
- Mantener una buena nutrición y asegurarse de que la persona esté bien hidratada.
- En caso de incontinencia, utilizar pañales desechables y cambiarlos con frecuencia para mantener la piel seca.
- Realizar suaves masajes en la piel después del lavado para estimular la circulación sanguínea, evitando las zonas óseas prominentes.
- Evitar las arrugas en la ropa de cama para prevenir la fricción y los puntos de presión.
- Utilizar técnicas adecuadas de posición y transferencia para evitar la fricción y el roce en la piel.
- Promoción de una movilidad y una posición correctas:
  - Fomentar la movilidad propia de la persona, siempre que sea posible.
  - Realizar cambios de postura cada 2 horas en caso de que la persona esté acostada, y cada hora si está sentada, inclinándola suavemente hacia los lados.
  - Utilizar butacas con respaldo alto que brinden apoyo a la cabeza y toda la espalda.
  - Continuar realizando cambios de posición incluso si se utilizan colchones o cojines antiescaras.
- Uso de dispositivos de apoyo:
  - Emplear colchones y cojines antiescaras, como los de espuma, aire, agua, gel o silicona.
  - Utilizar protectores específicos, como mantas, taloneras, rodilleras y coderas antiescaras.

Estas medidas ayudan a reducir la presión sobre la piel y a mejorar la circulación sanguínea, disminuyendo así el riesgo de desarrollar úlceras por presión en las personas mayores. Es importante adaptar estas recomendaciones a las necesidades individuales de cada persona y buscar asesoramiento médico en caso de preocupaciones o deterioro de la piel.

PUNTOS CLAVE

- El síndrome de inmovilidad y las úlceras por presión son dos entidades estrechamente relacionadas que afectan principalmente a las personas que tienen dificultades para moverse o que pasan largos períodos de tiempo en la misma posición.
- El síndrome de inmovilidad, caracterizado por la pérdida de movilidad y la disminución de la función física, puede ser el resultado de diversas causas. La inmovilidad prolongada puede llevar al desarrollo de úlceras por presión.
- El tratamiento de estas entidades requiere un enfoque integral y multidisciplinario. Es fundamental abordar las causas subyacentes del síndrome de inmovilidad, como enfermedades subyacentes o lesiones, y trabajar en conjunto con profesionales de la salud, como fisioterapeutas y terapeutas ocupacionales, para diseñar programas de ejercicio y movilización adaptados a las necesidades individuales de cada persona.
- La prevención de las úlceras por presión implica medidas como el alivio de la presión, el uso de superficies de apoyo apropiadas, la limpieza y curación adecuadas de las heridas, el control de la infección y el cuidado de la piel circundante.
- Cabe destacar la importancia de una nutrición adecuada, el manejo del dolor y la estimulación cognitiva y emocional para promover la salud general y el bienestar de las personas afectadas por el síndrome de inmovilidad y las úlceras por presión.

BIBLIOGRAFÍA

Cecil RL, Goldman L, Ausiello DA et al. Cecil-Goldman. Tratado de medicina interna. Londres: Elsevier Health Sciences Spain, 2013.

Kumar V, Abbas AK, Aster JC. Robbins y Cotran. Patología estructural y funcional. Madrid: Elsevier Health Sciences Spain, 2015.

Pastrana Delgado J, García De Casasola Sánchez G. Fisiopatología y patología general básicas para ciencias de la salud. Madrid: Elsevier Health Sciences Spain, 2013.

Porth CM, Gaspard KJ, Noble KA. Fundamentos de fisiopatología: alteraciones de la salud, conceptos básicos. Barcelona: Wolters Kluwer-Lippincott Williams & Wilkins, 2011.

Zelman M. Fisiopatología. Madrid: Pearson, 2018.

 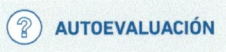 AUTOEVALUACIÓN

Cirugía y procedimientos invasivos

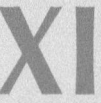

El quirófano: asepsia e instrumental quirúrgico

102

B. García Remesal y G. González Ramírez

OBJETIVOS DE APRENDIZAJE

- Conocer los principales elementos incluidos en el quirófano.
- Revisar las medidas de asepsia para evitar la infección quirúrgica.
- Identificar los componentes del instrumental quirúrgico más destacados.

SÍNTESIS CONCEPTUAL

En este capítulo se explica la evolución del quirófano con el paso del tiempo y la importancia de la asepsia y la antisepsia en el ámbito quirúrgico. Las aplicaciones prácticas de la asepsia y la antisepsia, así como los métodos de esterilización utilizados para mantener la limpieza y la esterilidad en el quirófano, han sido fundamentales para reducir infecciones y garantizar la seguridad de los pacientes. El instrumental quirúrgico es crucial para la correcta realización de las intervenciones quirúrgicas. Su esterilización y utilización con medidas de asepsia han mejorado los resultados de la cirugía actualmente.

EVOLUCIÓN HISTÓRICA

Los quirófanos se consideran uno de los espacios hospitalarios que más se han desarrollado a lo largo del tiempo. Quedan muy atrás los tiempos en que se operaba sin anestesia ni medidas de asepsia, cuando los pacientes fallecían con frecuencia y, además, sufriendo un enorme dolor.

En siglo XVIII se usó por primera vez el término «anfiteatros» *(operation theaters)*, lugar donde se realizaban las operaciones. La cirugía en esa época se consideraba una actividad de alto riesgo y se realizaba solo como última opción terapéutica, ante el fracaso de cualquier otra medida curativa, asumiendo que su riesgo en ocasiones superaba al beneficio esperado.

A mitad del siglo XIX, primero con la invención de la anestesia en 1840 y, después de 1867, con las investigaciones de Joseph Lister en asepsia y principios de esterilización, es cuando la cirugía gana base científica y empieza a desarrollar los conceptos de lo que hoy llamamos quirófano.

Los cirujanos podían operar con libertad eliminando, gracias a la anestesia, el dolor. Se podían tomar el tiempo necesario en las intervenciones, para realizarlas correctamente, sin prisas por estar ante un paciente con dolor que no cesaba de moverse. Además, gracias a las medidas de asepsia, mejoraron sustancialmente las tasas de supervivencia.

Gracias a estos descubrimientos, los quirófanos ganaron su propio espacio en los hospitales y se empezó a considerar la importancia de la higiene previa a la operación y del instrumental utilizado, para así conseguir mejores resultados.

En 1931, Paul Nelson desarrolló en el Hospital de Lille el primer quirófano moderno, que contaba con la iluminación correcta y la protección del espacio quirúrgico, además de implementar la separación de espacios limpios y sucios. El concepto se fue refinando progresivamente para incorporar los avances tecnológicos de cada época.

DISTRIBUCIÓN ACTUAL DEL ÁREA QUIRÚRGICA

El quirófano moderno está constituido por un doble pasillo para la separación absoluta de la circulación de los espacios limpios y sucios. El pasillo limpio es para entrar y salir del quirófano, tanto el paciente como el personal sanitario, mientras que por el pasillo sucio se sacan las piezas quirúrgicas y el material contaminado. Asimismo, el pasillo sucio es por donde entra el personal de limpieza para desinfectar el quirófano entre operaciones o al finalizar estas.

En la zona limpia, con acceso directo desde el pasillo limpio, pero separado del quirófano, se encuentra el antequirófano. Esta estancia sirve para realizar la última evaluación del paciente antes de la intervención, así como para hacer todas las comprobaciones de seguridad incluidas en el listado de verificación. Por otra parte, en el antequirófano se encuentra el lavadero, donde el personal sanitario que vaya a intervenir directamente sobre el campo quirúrgico (equipo quirúrgico: cirujanos y enfermera instrumentista) efectuará la desinfección de manos, previamente a vestirse con batas y guantes estériles (**Fig. 102-1**).

El quirófano en sí mismo es probablemente uno de los espacios más complejos de diseñar y detallar, dado el alto nivel de tecnología que conlleva. No obstante, hay elementos comunes, como son la mesa quirúrgica, donde se tumba el paciente, o las lámparas del techo para iluminación. La enfermera dispondrá de una mesa recubierta con material estéril, en la que depositará el material quirúrgico. El anestesiólogo cuenta con una torre de anestesia, con sus diferentes dispositivos de medición de las constantes vitales y de administración de fármacos por vía intravenosa o inhalada (**Fig. 102-2**).

ASEPSIA, ANTISEPSIA, DESINFECCIÓN Y ESTERILIZACIÓN

Asepsia

La asepsia se define como el conjunto de métodos aplicados para la conservación de la esterilidad. La presentación y el uso correcto de ropa, instrumental, materiales y equipos estériles, sin contaminarlos en todo procedimiento quirúrgico,

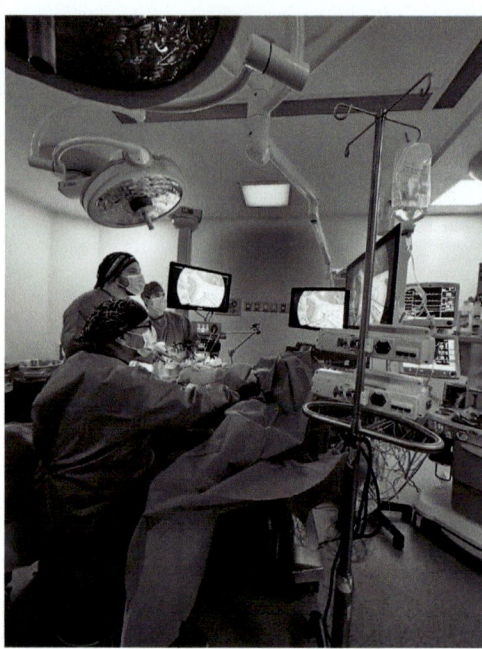

Figura 102-2. Distribución de un quirófano moderno durante un procedimiento laparoscópico.

se conoce como asepsia. También se denomina asepsia a la acción que se realiza al limpiar un área determinada.

La asepsia tiene como objetivo evitar infecciones locales y generales en las operaciones quirúrgicas.

La asepsia llegó por primera vez a los quirófanos en 1967, aunque todo empezó con quien se considera el inventor de la asepsia, Joseph Lister. La asepsia no se impuso hasta 1867, año en que Lister publicó sus conclusiones y trabajos proponiendo la limpieza de las heridas con ácido fénico.

Más tarde, en 1878, Robert Koch descubrió que las infecciones eran causadas por microbios y que estos solo se podían ver al microscopio. Pronto se desarrollaron técnicas de asepsia con el objetivo de reducir o eliminar la presencia de contaminantes como virus, bacterias, parásitos y hongos.

En 1881, Charles Chamberland inventó el esterilizador de vapor para limpiar las herramientas que iban a ser utilizadas durante la operación. Gracias a todos estos descubrimientos, en 1884, Gustav Adolf Neuber, conocido como el padre de la asepsia, fundó la primera clínica basada en los principios de asepsia para el tratamiento del paciente.

La técnica aséptica es un conjunto de procedimientos y medidas diseñados para minimizar el riesgo de contaminación microbiana durante la atención médica. Estas prácticas son esenciales al realizar procedimientos invasivos y se deben seguir para mantener la esterilidad del material. Se trata de medidas generales efectivas que se pueden aplicar de manera individual o combinada, dependiendo del procedimiento clínico.

Antisepsia

Se denomina antisepsia al empleo de sustancias químicas (antisépticos) para inhibir el crecimiento, destruir o disminuir el número de microorganismos de la piel, las mucosas y todos los tejidos vivos.

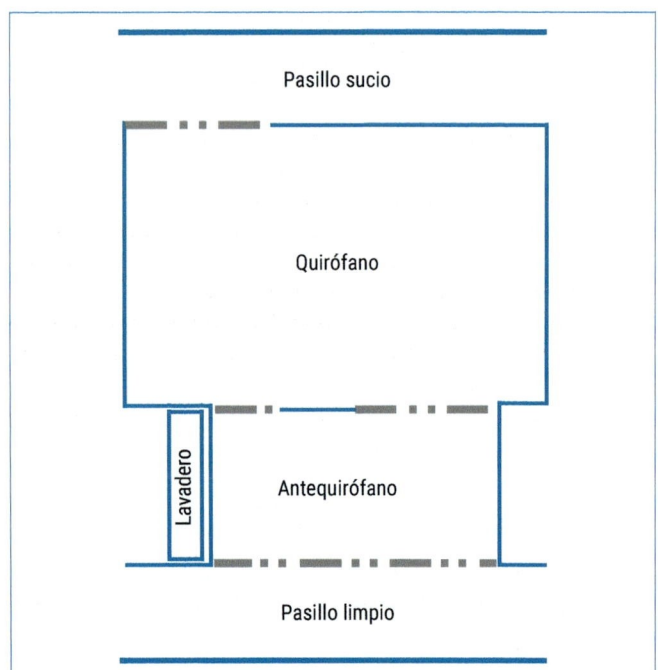

Figura 102-1. Distribución del área quirúrgica con un pasillo limpio y un pasillo sucio, a cada lado del quirófano.

Joseph Lister, médico y cirujano, fue el creador de la antisepsia. Conocedor del trabajo de Pasteur sobre los microorganismos contaminantes en el aire de 1860, concluyó que era preciso desinfectar de alguna manera las inmediaciones del campo operatorio. A Lister se le debe el desarrollo moderno de la cirugía y la disminución de la mortalidad operatoria; así, se dice que la cirugía se divide en dos eras, antes y después de Lister.

Aplicación de la limpieza, desinfección, antisepsia y esterilización

La limpieza se basa en la eliminación física de materia orgánica de superficies u objetos sin causar daño. Es esencial para prevenir infecciones relacionadas con la atención médica. Según la Organización Mundial de la Salud (OMS), brindar cuidados limpios garantiza una atención más segura. Es fundamental realizar la limpieza del material reutilizable lo más pronto posible después de su uso, ya que la suciedad seca presenta mayor dificultad para ser eliminada en comparación con la suciedad reciente y húmeda. Se destaca la importancia de hacerlo de una manera meticulosa y oportuna como paso primordial para garantizar la seguridad en la reutilización de materiales médicos, evitando así posibles riesgos asociados con la presencia de contaminantes. La limpieza no va enfocada a eliminar los microorganismos de una superficie u objeto, sino a eliminar suciedad o restos orgánicos macroscópicamente visibles. La limpieza se realiza mediante agentes químicos (detergentes), pero a menudo requiere también de acciones físicas para conseguir una completa eliminación (frotar manualmente con una gasa, esponja o estropajo). Una vez que el objeto o la superficie estén libres de suciedad, se llevará a cabo un procedimiento de antisepsia o esterilización, según sea un tejido vivo o inerte.

Los antisépticos son sustancias que se aplican sobre tejidos con vida, con el objetivo de matar o impedir el desarrollo de los microorganismos. Son sustancias germicidas que, al ser de baja toxicidad, pueden aplicarse sobre la piel y tejidos vivos con la finalidad de destruir los microorganismos patógenos o impedir su proliferación. Son, por ejemplo, los compuestos yodados, los alcoholes (etílico e isopropílico), la clorhexidina o el hexaclorofeno.

La desinfección es un proceso de destrucción de la mayoría de los microorganismos patógenos, excepto las formas de resistencia. Se realiza en objetos inanimados y no en tejidos vivos. Se puede llevar a cabo por métodos químicos o físicos. Se desinfectan equipos médicos, suelos o superficies del quirófano. Un desinfectante es una sustancia germicida capaz de destruir la mayoría de los microorganismos patógenos, a excepción de las esporas. Sin embargo, debido a su toxicidad, solo se utiliza en objetos inanimados, superficies y entornos. Algunos ejemplos de desinfectantes son los compuestos de cloro, ácidos-álcalis, aldehídos y fenoles. Los desinfectantes no tienen selectividad, ya que eliminan todo tipo de gérmenes. Sin embargo, no todos los desinfectantes tienen las mismas propiedades y pueden variar de un producto a otro.

La esterilización es un proceso que busca eliminar completamente toda forma de vida microbiana, incluidas las esporas y otras formas de resistencia microbiana, mediante métodos físicos o químicos. Se utiliza para garantizar la ausencia completa de microorganismos viables y se aplica en sectores como la industria farmacéutica, los dispositivos médicos, los laboratorios y el procesamiento de alimentos, para prevenir infecciones y garantizar la seguridad y calidad de los productos. Los métodos de esterilización se clasifican en:

- Esterilizaciones físicas: utilizan agentes físicos, como el calor, la radiación o la filtración, para lograr la destrucción y eliminación de microorganismos, incluidas las esporas, y lograr la esterilidad.
  - Calor húmedo: utiliza vapor de agua bajo presión para esterilizar.
    ○ Ebullición: se trata de un proceso largo que no alcanza un nivel de temperatura > 100 °C, por lo que no destruye esporas ni determinados microorganismos, como el tétanos, el carbunco o la gangrena gaseosa. Se puede emplear junto con agua en soluciones al 2 % de carbonato sódico, con el fin de elevar el punto de ebullición.
    ○ Autoclave: este método administra calor húmedo en forma de vapor sobresaturado bajo presión, de modo que, al variar los parámetros de la temperatura de la presión, se alarga o acorta el tiempo de esterilización. Mediante este método se destruyen los microorganismos resistentes formadores de esporas, hongos y virus.
  - Calor seco: utiliza altas temperaturas para esterilizar el material.
    ○ Flameado: este método no se emplea habitualmente, debido a su dudosa eficacia y a que es nocivo para el instrumental.
    ○ Aire caliente: la utilización de aire caliente requiere un recipiente aislado, llamado estufa Poupinel®, donde el aire es calentado a altas temperaturas, siendo menor el tiempo necesario cuanto mayor sea la temperatura, aunque no produce una oxidación del instrumental. Este método tiene el inconveniente de que requiere un largo tiempo de actuación para obtener los resultados bactericidas.
  - Radiación: la radiación ionizante, como los rayos gamma o los rayos X, se utiliza para esterilizar productos sensibles al calor o que no pueden ser sometidos a métodos de calor húmedo. La radiación penetra en los materiales y destruye los microorganismos.
  - Filtración: se basa en el paso de líquidos o gases a través de filtros con poros muy pequeños para retener y eliminar los microorganismos.
- Esterilizaciones químicas: las esterilizaciones con agentes químicos se utilizan para lograr la destrucción y eliminación de microorganismos y alcanzar la esterilidad. Estos métodos se aplican en diversos campos, como las industrias médica, farmacéutica y de laboratorio, en las que se requiere una esterilización efectiva de equipos, instrumentos y materiales sensibles al calor o a otros métodos de esterilización física.
  - Líquidos:
    ○ Glutaraldehído al 2 %: su uso está muy extendido, con una duración mínima de 15 minutos. Es un lí-

quido desinfectante de alto nivel que se utiliza para esterilizar equipos médicos y dispositivos sensibles al calor. Es efectivo sobre los microorganismos que se encuentran con mayor frecuencia. Requiere un tiempo de exposición prolongado y puede requerir un enjuague posterior. Mantener un objeto en contacto con glutaraldehído durante menos tiempo consigue un efecto desinfectante, pero no esterilizante.

  ○ Peróxido de hidrógeno estabilizado al 6 %: puede aplicarse mediante nebulizadores, generadores de vapor o sistemas de plasma de peróxido de hidrógeno.

  ○ Ácido peracético al 0,2-30 %.

  – Gas:

  ○ Gas de óxido de etileno: este material permite esterilizar a baja temperatura todos aquellos materiales sensibles al calor o al agua. Aunque es un método de gran eficacia, su alto coste y delicado mantenimiento lo hace apto solo para hospitales. Para aumentar la eficacia de este producto se eleva la humedad relativa dentro de la cámara esterilizadora, así como la temperatura, ya que la eficacia disminuye por debajo de los 22 °C.

  ○ Gas de formaldehído.

  ○ Vapor de peróxido de hidrógeno: es conocido como método de Harvey y presenta las ventajas de la esterilización en la estufa Poupinel, es decir, sin agua, así como las ventajas de la esterilización por autoclave. Su eficacia para las formas esporuladas es discutible.

  – Plasma:

  ○ Plasma de peróxido de hidrógeno: este método se basa en la generación de un plasma de baja temperatura que contiene peróxido de hidrógeno vaporizado.

  ○ Plasma de ácido peracético: consiste en la utilización de una mezcla de ácido peracético y peróxido de hidrógeno en fase gaseosa, que actúa como un poderoso agente esterilizante.

INSTRUMENTAL QUIRÚRGICO

El instrumental quirúrgico es el conjunto de elementos utilizados en los procedimientos quirúrgicos. Es un bien costoso, muy sofisticado y delicado. Por ello, su cuidado debe ser meticuloso y estar estandarizado; asimismo, debe someterse a la cadena del proceso de descontaminación, limpieza y esterilización.

Los instrumentos quirúrgicos se pueden clasificar de distintas maneras:

• Según su composición:
  – Acero inoxidable: los instrumentos de acero inoxidable son sometidos a un proceso de pasivación, que tiene como finalidad proteger su superficie y minimizar la corrosión. La pasivación es un proceso por el cual el acero inoxidable forma de manera espontánea una superficie químicamente inactiva cuando

se expone al aire o a otros entornos que contienen oxígeno.
  – Titanio: este metal es excelente para la fabricación de instrumentos microquirúrgicos. Se caracteriza por ser inerte y no magnético; además, su aleación es más dura, fuerte, ligera en peso y más resistente a la corrosión que el acero inoxidable.
  – Vitalio®: es la marca registrada de cobalto, cromo y molibdeno. Sus propiedades de fuerza y resistencia son apropiadas para la fabricación de dispositivos ortopédicos e implantes maxilofaciales.

• Según su forma:
  – De un solo cuerpo: consta de punta y cuerpo (p. ej., el mango del bisturí o las pinzas de disección).
  – Articulado: consta de punta, cuerpo y articulación (p. ej., tijeras).
  – Con cierre: consta de argolla, articulación, cuerpo, punta y cierre (p. ej., pinzas de forcipresión vasculares).
  – Con fórceps: consta de punta, articulación, cuerpo y fórceps (p. ej., fórceps ginecológicos, espéculos).
  – De fibra: están constituidos por fibras ópticas de vidrio y recubiertas por un elemento de caucho o con aleaciones de polietileno para hacerlos más fuertes y resistentes (p. ej., laparoscopios o cistoscopios).

• Según su función: se clasifican en instrumentos para diéresis o corte, separación, aprehensión, hemostasia, síntesis o de drenaje.
  – Instrumental de corte: incluye elementos como bisturís, tijeras y electrobisturís, utilizados para seccionar tejidos.
    ○ El instrumento de corte más sencillo es el bisturí frío. Actualmente se emplean bisturís con hoja intercambiable y de un único uso, ya que el corte de los tejidos desafía la hoja del bisturí, restando eficacia y precisión en futuros cortes (**Fig. 102-3**).
    ○ Las tijeras son instrumentos de corte que tienen múltiples aplicaciones. Hay tijeras que sirven para cortar hilos, comúnmente conocidas como tijeras de Mayo (**Fig. 102-4**). Las tijeras también son un instrumento que permite la disección de tejidos (tijeras de Metzenbaum; **Fig. 102-5**). Existen además otros tipos de tijeras con aplicaciones especiales (p. ej., tijeras de Potts).
  – Instrumental de separación: se emplea para separar y mantener tejidos u órganos fuera del área de trabajo del cirujano, como separadores manuales y autoestáticos. Los separadores derivan, en mayor o menor medida, del clásico separador de Farabeuf y son muy útiles para retirar tejidos (**Fig. 102-6**).

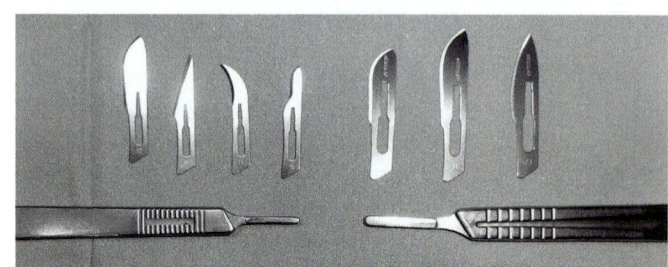

Figura 102-3. Mangos de bisturí con diferentes hojas desechables.

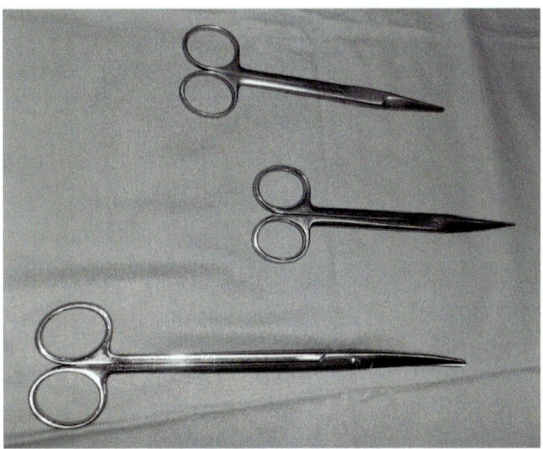

Figura 102-4. Tijeras de Mayo de diferentes longitudes y con punta curva o recta. Se emplean para cortar hilos, drenajes, etc., pero no para diseccionar ni cortar tejido.

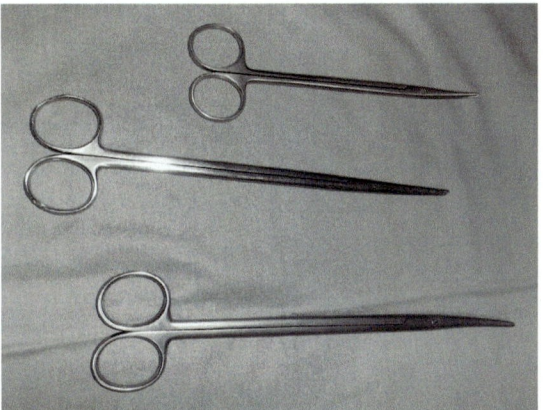

Figura 102-5. Tijeras de Metzenbaum. Se utilizan para la disección y el corte de tejido. Son siempre de punta curva y más fina que las tijeras de Mayo.

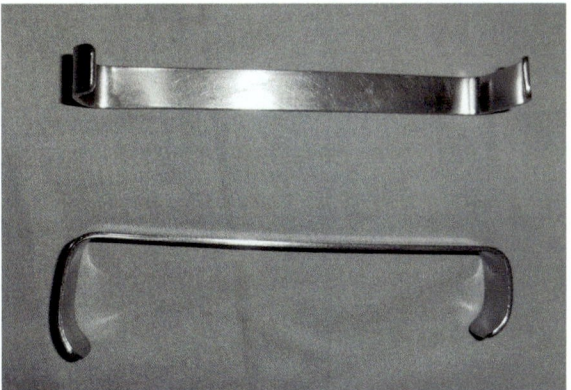

Figura 102-6. Separadores de Farabeuf. Se emplean para separar la piel y el tejido celular subcutáneo en incisiones pequeñas.

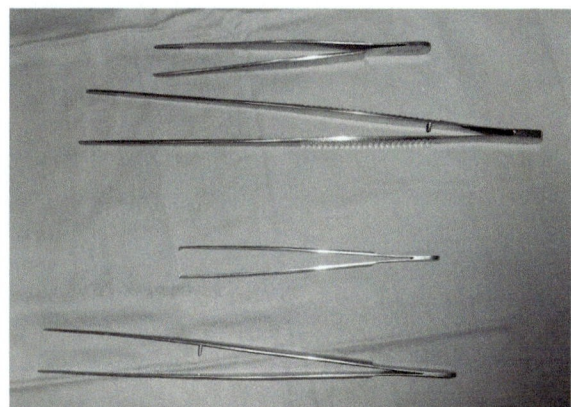

Figura 102-7. Pinzas de disección de diferentes longitudes. Sirven para sujetar el tejido y se diferencian en función de las características de su punta.

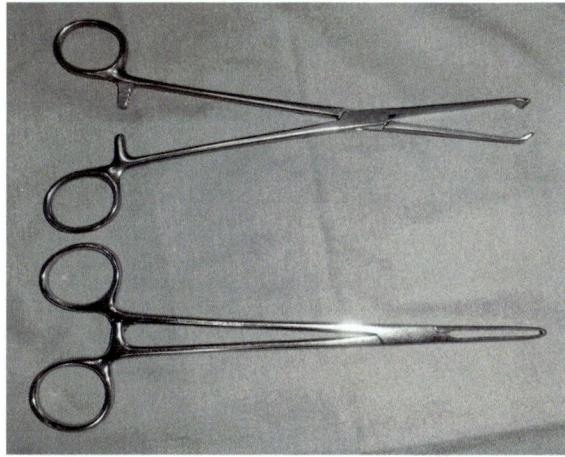

Figura 102-8. Pinzas de Allis. Permiten una tracción de estructuras delicadas.

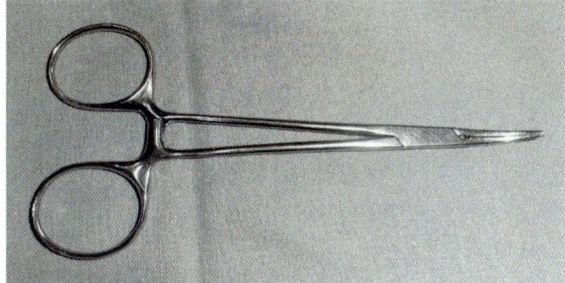

Figura 102-9. Pinza de mosquito curva. Pinza de punta fina, que permite una disección delicada de tejidos, agarre de estructuras y electrocoagulación de forma específica.

- Instrumental de aprehensión: utilizado para tomar tejidos u objetos, como pinzas de disección (**Fig. 102-7**) o pinzas de Allis (**Fig. 102-8**).
- Instrumental de hemostasia: el sangrado que se produce en el traumatismo quirúrgico puede controlarse mediante diferentes sistemas, denominados generalmente mecanismos de hemostasia. Entre ellos se encuentra la compresión mecánica mediante pinzas de hemostasia, como las pinzas de mosquito (**Fig. 102-9**). Para lograr la hemostasia puede recurrirse también a dispositivos de energía o al uso de materiales hemostáticos, como celulosa oxidasa, colágeno fibrilar o geles de fibrina.
- Instrumental de síntesis: se emplea para suturar tejidos y restablecer su continuidad e incluye portaagujas y suturas de diferentes calibres (**Fig. 102-10**).

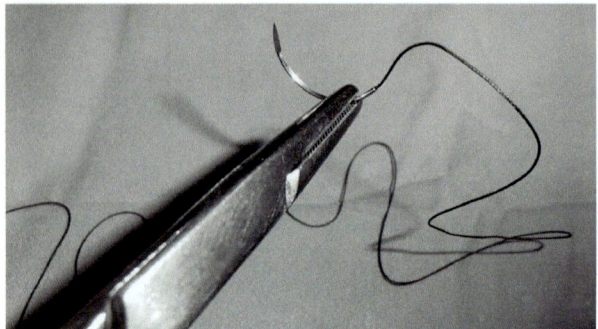

Figura 102-10. Portaagujas con aguja curva montada en la punta. El hilo de sutura viene ya enhebrado en la aguja.

– Instrumental de drenaje o aspiración: se usa para aspirar o succionar líquidos de la cavidad del paciente, como cánulas de succión de Frazier, de Yankauer y acanaladas (**Fig. 102-11**).

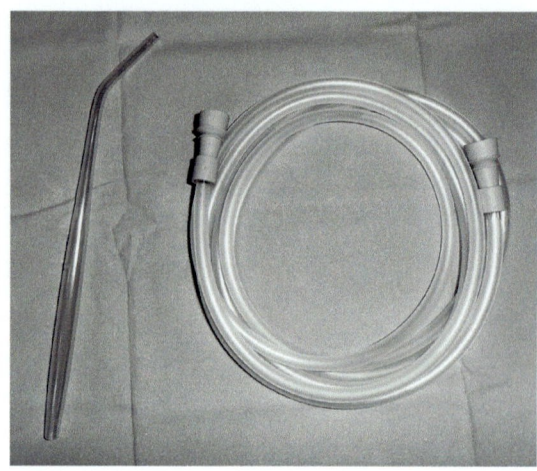

Figura 102-11. Cánula de succión de Yankauer. Punta del dispositivo de aspiración. Este se une a un tubo de goma, que conduce el líquido aspirado a un sistema colector. El sistema de aspiración se conecta a la toma de vacío de la pared.

PUNTOS CLAVE

- La asepsia desempeña un papel fundamental en el área quirúrgica para reducir las infecciones postoperatorias, que constituyen una de las principales complicaciones de los procedimientos quirúrgicos.
- La piel y los tejidos vivos no se pueden esterilizar, por lo que sobre ellos se aplican soluciones antisépticas.
- Tanto el instrumental quirúrgico como la vestimenta del personal sanitario deben estar esterilizados.
- El instrumental quirúrgico es un material específico que facilita la realización de diferentes procedimientos.

BIBLIOGRAFÍA

Balibrea Cantero JL. Patología quirúrgica. Madrid: Marban, 2003.
Cecil RL, Goldman L, Ausiello DA et al. Cecil-Goldman. Tratado de medicina interna. Londres: Elsevier Health Sciences Spain, 2013.

Duran H, Arcelus I, García-Sancho L et al. Compendio de cirugía. Madrid: McGraw-Hill-Interamericana, 2002.
Fonseca RJ, Dexter Barber H, Powers MP, Frost DE. Cirugía oral y maxilofacial. Barcelona: Elsevier, 2018.
Sabiston DC. Tratado de cirugía. Fundamentos biológicos de la práctica quirúrgica. Barcelona: Elsevier, 2005.

 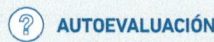 **AUTOEVALUACIÓN**

Anestesia y riesgo quirúrgico

103

M. Acitores Peguero y C. Llavero Garrido

OBJETIVOS DE APRENDIZAJE

- Conocer los diferentes tipos de anestesia.
- Revisar los mecanismos fisiopatológicos de los fármacos empleados en la anestesia.
- Determinar los factores asociados con el riesgo quirúrgico.
- Identificar los métodos para evaluar el riesgo quirúrgico de cada paciente.

SÍNTESIS CONCEPTUAL

La anestesia constituye una parte esencial de la práctica médica y quirúrgica que se utiliza para proporcionar alivio del dolor, así como para mantener a los pacientes en un estado de inconsciencia durante procedimientos médicos o quirúrgicos.

La anestesia moderna ha revolucionado la medicina al permitir tanto intervenciones quirúrgicas complejas y dolorosas como procedimientos médicos menos invasivos. Los equipos médicos trabajan diligentemente para garantizar la máxima eficacia y seguridad en la administración de anestesia, brindando un entorno óptimo para el éxito de los procedimientos quirúrgicos.

El riesgo quirúrgico se refiere a la probabilidad de que ocurran complicaciones o episodios adversos durante o después de una operación. Estos riesgos pueden variar dependiendo de diversos factores, como la edad, las condiciones médicas preexistentes y el estado general de salud del paciente, así como el tipo de cirugía.

DEFINICIÓN

La anestesia es la ausencia o abolición de sensación, especialmente la sensación de dolor, mediante el uso de fármacos, con el fin de facilitar la realización de procedimientos quirúrgicos.

La anestesiología es el arte de hacer que un paciente sea insensible al dolor mediante el uso de agentes anestésicos. El anestesiólogo es el médico especialista en la aplicación de métodos anestésicos.

ANESTESIA GENERAL

La anestesia general es un tipo de anestesia que afecta a todo el cuerpo. Induce un estado de inconsciencia, analgesia, amnesia, relajación muscular y pérdida de reflejos. Se utiliza principalmente en cirugías mayores. Durante la anestesia general, el paciente está completamente dormido y no siente dolor ni tiene conciencia de lo que sucede a su alrededor. Esto permite al equipo médico realizar la intervención de manera segura y efectiva.

El fármaco puede administrase por vía intravenosa o inhalado en forma de gas, administrado mediante una mascarilla.

Una vez que el paciente está anestesiado, el médico puede colocar un tubo endotraqueal y conectarlo a la respiración asistida, dado que durante la anestesia general se produce una parálisis muscular, incluida una parálisis diafragmática, que impide la respiración espontánea.

Durante todo el procedimiento, el paciente estará bajo una estrecha vigilancia y se controlarán las constantes vitales. El anestesiólogo puede ajustar el nivel de profundidad anestésica durante la cirugía para adaptarlo a las necesidades del procedimiento quirúrgico.

Fármacos empleados en la anestesia general

Fármacos intravenosos

El tiopental sódico es un barbitúrico de acción ultracorta que actúa como anestésico. Su efecto se debe a su alta solubilidad en grasas y a su capacidad para potenciar el efecto inhibidor del receptor GABA en el sistema nervioso central (SNC).

El propofol actúa de manera similar al tiopental, uniéndose al receptor GABA y potenciando el efecto inhibidor central. Induce la pérdida de conciencia con la misma rapidez que el tiopental, pero la recuperación es más veloz. Los pacientes experimentan un despertar suave y presentan poca confusión.

El midazolam es una benzodiazepina de acción corta que actúa en el SNC. Tiene efectos rápidos y de corta duración debido a su metabolismo acelerado. Además de inducir el sueño y la sedación, también tiene propiedades ansiolíticas, anticonvulsivas y relajantes musculares. Su administración intramuscular o intravenosa causa amnesia anterógrada.

La ketamina es un derivado de la fenciclidina, que induce sedación, inmovilidad, amnesia y analgesia. Tanto la analgesia como la amnesia se establecen rápidamente y pueden durar hasta 40 minutos y 2 horas, respectivamente, después de una dosis.

El etomidato actúa al unirse al receptor GABA y facilitar la acción del neurotransmisor. Es un hipnótico de inicio rápido pero su acción tiene una duración breve debido a su rápida distribución en el organismo.

Fármacos inhalatorios

El halotano fue introducido en 1956 y ha sido ampliamente utilizado debido a su falta de inflamabilidad, su capacidad de ajuste en el control de la anestesia y su rápida recuperación. Sin embargo, debido a sus efectos adversos y la llegada de fármacos más modernos con perfiles mejorados, su uso ha disminuido. A pesar de esto, se sigue usando como punto de comparación con otros anestésicos.

El isoflurano es el anestésico inhalado más utilizado en el mundo. Se suele emplear para el mantenimiento de la anestesia después de inducirla con otros fármacos. Aunque su inducción es más rápida que la del halotano, también produce cambios rápidos en la profundidad de la anestesia. Más del 99 % del isoflurano se elimina sin cambios a través de los pulmones.

El óxido nitroso es un gas volátil que se mantiene en estado líquido mediante presión constante y baja temperatura. Su inducción es muy rápida y la recuperación después de suspender su administración también lo es, debido a su baja solubilidad en la sangre.

Riesgos de la anestesia general

La anestesia general es segura para personas que están en buen estado de salud. Sin embargo, existen factores que pueden aumentar el riesgo de complicaciones:

- Abuso de alcohol o medicamentos.
- Alergias o antecedentes familiares de alergias a medicamentos.
- Problemas cardíacos, pulmonares o renales.
- Hábito tabáquico.

Para minimizar las posibles complicaciones que puedan surgir, todos los pacientes deben ser evaluados por un anestesiólogo antes del procedimiento quirúrgico en la consulta de preanestesia (**Recuadro 103-1**).

Las posibles complicaciones que pueden surgir durante la anestesia general incluyen:

- Riesgo de muerte (raro).
- Daño a las cuerdas vocales: se asocia habitualmente con el procedimiento de intubación orotraqueal.
- Paro cardíaco o episodios isquémicos cardíacos.
- Infección pulmonar: durante el proceso de intubación orotraqueal puede pasar contenido gástrico a los pulmones y causar una neumonía por aspiración.
- Confusión mental temporal.
- Ictus cerebral.
- Lesiones en los dientes o la lengua: suelen estar causadas por la introducción del laringoscopio para facilitar la intubación orotraqueal.
- Despertar durante la anestesia (raro).
- Reacciones alérgicas a los medicamentos empleados.
- Hipertermia maligna (aumento rápido de la temperatura corporal y contracciones musculares graves).

RECUADRO 103-1. Consulta de preanestesia

En los días previos a la cirugía, el paciente será citado en la consulta de preanestesia y evaluado por un anestesiólogo. El anestesiólogo recopilará su historia clínica completa para determinar el tipo de anestesia y el riesgo quirúrgico. Esto incluye preguntas sobre alergias, problemas de salud, medicamentos y experiencias previas con la anestesia.

El anestesiólogo puede solicitar que el paciente suspenda la ingesta de medicamentos anticoagulantes o antiagregantes, varios días o incluso hasta una semana antes de la operación. De igual modo puede indicar la suspensión de otros fármacos que se asocien con efectos secundarios durante el acto anestésico. Asimismo, también realiza indicaciones sobre los medicamentos que el paciente debe tomar el día de la cirugía.

Para el día de la cirugía, el anestesiólogo debe indicar la necesidad y el tiempo de ayunas. Esto se hace para evitar el vómito durante la anestesia, ya que puede provocar la aspiración de contenido gástrico a los pulmones y causar neumonías aspirativas.

Por último, el anestesiólogo explica los posibles riesgos y consecuencias que pueden derivarse del acto anestésico. Después de despertar, es posible que el paciente experimente fatiga y confusión en la sala de recuperación o en el quirófano. También puede sentir náuseas, sequedad bucal, dolor de garganta, escalofríos o inquietud hasta que los efectos de la anestesia desaparezcan. Estos efectos secundarios disminuyen gradualmente, aunque pueden durar varias horas.

ANESTESIA LOCAL

La anestesia local entumece una pequeña área del cuerpo. Se utiliza para procedimientos como la extracción de un diente o para adormecer una pequeña área alrededor de una herida que requiere suturas. Durante la anestesia local, el paciente permanece despierto y alerta.

Existen dos formas comunes de administrar anestesia local: la anestesia tópica y las infiltraciones. La anestesia tópica se aplica mediante gotas (en los ojos), aerosol (en la garganta) o en forma de pasta (en la piel). Por otro lado, las infiltraciones de anestesia se administran mediante una jeringa y una aguja en el área específica que se debe tratar. Normalmente son los propios cirujanos quienes realizan estas aplicaciones.

El mecanismo de acción de los anestésicos locales consiste en inhibir la transmisión del impulso en las fibras nerviosas. La transmisión se bloquea en las fibras sensitivas antes que en las motoras o en aquellas que conducen la propiocepción o la sensibilidad al frío o al calor. Los anestésicos locales realizan este efecto bloqueando los canales de sodio en la membrana neuronal, por lo que impiden la despolarización y el potencial de acción.

La duración de los efectos de un anestésico local depende de varios factores:

- Tipo de anestésico utilizado: la bupivacaína tiene una duración mayor que la lidocaína (**Tabla 103-1**).
- Dosis total administrada: a mayor dosis, el efecto comienza más rápido y dura más tiempo.
- Adición de adrenalina al anestésico local: la adrenalina es un vasoconstrictor que retrasa la eliminación del fármaco y se suele combinar con los anestésicos locales para prolongar su efecto.
- Los anestésicos locales pueden tener efectos secundarios, si su concentración supera los niveles recomendados. Estos efectos secundarios pueden manifestarse de varias maneras:
  - Localmente pueden presentarse síntomas como irritación, infección, edema, inflamación, hematoma, entre otros.
  - Los efectos secundarios sistémicos incluyen adormecimiento alrededor de la boca o la cara, dificultad para hablar, visión doble e, incluso, convulsiones. En casos más graves, pueden afectar al SNC y comprometer la conciencia y la respiración. También pueden causar efectos cardiovasculares, como bradicardia o hipotensión, entre otros.
  - Es posible que se produzcan reacciones de hipersensibilidad, que pueden manifestarse como alergias o respuestas exageradas del sistema inmunitario a los anestésicos locales.

ANESTESIA REGIONAL

La anestesia regional se emplea en regiones extensas del cuerpo, como por ejemplo el brazo, la pierna o la parte inferior del tronco. Durante el procedimiento, el paciente suele estar despierto, aunque a veces se le administran sedantes para mantenerlo tranquilo. La anestesia regional se utiliza típicamente durante el parto, una cesárea o múltiples cirugías traumatológicas.

Anestesia espinal

En la anestesia espinal, el anestésico se administra en el espacio subaracnoideo, donde se encuentra el líquido cefalorraquídeo, que expande el fármaco a lo largo de la médula espinal.

La extensión del adormecimiento está determinada por diversos factores, como el tipo y la cantidad de fármaco administrado, la altura del paciente y la posición en la que este se encuentra una vez administrado el medicamento (si se coloca en posición de Trendelenburg, el fármaco difundirá más cranealmente, y en la posición contraria, más caudalmente).

Anestesia epidural

La anestesia epidural es un procedimiento similar a la anestesia espinal, pero el anestésico se administra en el espacio epidural.

Este tipo de anestesia permite la introducción de un catéter en el espacio epidural, lo que hace posible administrar dosis repetidas de anestésico para conseguir alivio del dolor a largo plazo. Por ello, la anestesia epidural forma parte de la analgesia multimodal en los protocolos de recuperación intensificada (ERAS, del inglés *Enhanced Recovery After Surgery*).

Bloqueo de nervios periféricos

Los nervios se originan en la médula espinal y se extienden hacia diferentes áreas del cuerpo. En distintos puntos de su trayecto, es posible bloquear estos nervios. Esto no solo alivia el dolor, sino que también puede bloquear la función motora (la capacidad de movimiento).

El procedimiento de anestesia local se efectúa mediante la infiltración del fármaco cerca de la zona donde se realizará la incisión quirúrgica. Sin embargo, en el bloqueo de nervios periféricos, se administra el fármaco cerca de troncos nerviosos, que difunden el fármaco a lo largo de todo el recorrido del nervio y consiguen un bloqueo de todas las regiones cuya sensibilidad es vehiculizada por ese tronco nervioso.

En ocasiones, los troncos nerviosos no son fáciles de localizar mediante exploración física y puede recurrirse a neuroestimuladores o ecografía, para facilitar su localización y realizar una infiltración más eficaz.

Tabla 103-1. Duración del efecto y la latencia de los anestésicos locales más comúnmente empleados		
Anestésico	**Latencia[a] (min)**	**Duración (h)**
Lidocaína	3	1-2
Mepivacaína	4	2-3
Bupivacaína	5	6-8

[a] Tiempo desde la infiltración hasta que el paciente pierde la sensibilidad.

RIESGO QUIRÚRGICO

El riesgo quirúrgico se refiere a la probabilidad de que ocurran complicaciones o episodios adversos durante o después de una operación. Estos riesgos pueden variar dependiendo de diversos factores, como la edad, las condiciones médicas preexistentes y el estado general de salud del paciente, así como el tipo de cirugía.

Evaluación del riesgo anestésico

Para evaluar el riesgo anestésico, se realiza una evaluación clínica por parte del médico y se solicitan ciertas pruebas complementarias. Además, existen protocolos que brindan pautas más precisas para la toma de decisiones médicas, como la clasificación de la *American Society of Anesthesiologists* (ASA). A medida que aumenta el número en la clasificación ASA, mayor es el riesgo de mortalidad y complicaciones relacionadas con la cirugía (**Tabla 103-2**). Esta evaluación es realizada por médicos anestesiólogos. De esta manera, se pueden tomar precauciones especiales para cada individuo antes del procedimiento, como solicitar exámenes más adecuados o administrar tratamientos para reducir el riesgo.

La evaluación preoperatoria es un paso crucial antes de someterse a una cirugía, ya que ayuda a determinar qué tipo de procedimiento es adecuado para cada individuo y si los riesgos superan los beneficios. Por lo tanto, durante la consulta de preanestesia, también se realiza esta evaluación.

Evaluación del tipo de cirugía

Los tipos de cirugía se clasifican según el riesgo de mortalidad:

- Riesgo bajo (< 1 %): procedimientos endoscópicos, como endoscopia y colonoscopia, y cirugías superficiales, como dermatológicas, mamarias u oftálmicas.

Tabla 103-2. Clasificación de la *American Society of Anesthesiologists* (ASA) del riesgo quirúrgico	
ASA 1	Persona saludable, sin enfermedades sistémicas, infecciones o fiebre
ASA 2	Persona con enfermedad sistémica leve y controlada, como presión arterial alta o diabetes controlada, obesidad o edad > 80 años
ASA 3	Persona con enfermedad sistémica grave pero no incapacitante, como insuficiencia cardíaca compensada, infarto previo hace más de 6 meses, angina de pecho, arritmia, cirrosis, diabetes o hipertensión descompensadas
ASA 4	Persona con enfermedad sistémica incapacitante que representa una amenaza para la vida, como insuficiencia cardíaca grave, infarto previo hace menos de 6 meses, insuficiencia pulmonar, hepática o renal
ASA 5	Persona en estado terminal sin expectativa de sobrevivir más de 24 h, como después de un accidente grave
ASA 6	Persona con muerte cerebral detectada, que será candidata a cirugía de donación de órganos

- Riesgo intermedio (1-5 %): cirugía torácica, abdominal o prostática; cirugía de cabeza o cuello; cirugías ortopédicas después de una fractura; corrección de aneurismas de la aorta abdominal o extracción de coágulos de la carótida.
- Riesgo alto (> 5 %): cirugías de emergencia importantes y cirugías en grandes vasos sanguíneos, como la aorta o la carótida, entre otras.

Es fundamental comprender el tipo de procedimiento quirúrgico que se va a realizar, ya que, cuanto más compleja y prolongada es una cirugía, más elevado es el riesgo para la persona, lo que requiere una mayor atención en los cuidados.

Evaluación del riesgo cardíaco

Se utilizan algoritmos prácticos para medir el riesgo de complicaciones y muerte en cirugías no cardíacas, considerando la situación clínica del paciente y realizando diversos exámenes. Algunos ejemplos de algoritmos utilizados son el índice de riesgo cardíaco de Goldman, el índice de riesgo cardíaco revisado de Lee y el algoritmo del *American College of Cardiology* (ACC). Para calcular el riesgo, se tienen en cuenta los siguientes factores: edad, antecedentes de infarto de miocardio, angina de pecho, presencia de arritmias, oxigenación sanguínea baja, diabetes, insuficiencia cardíaca, edema pulmonar, así como el tipo de cirugía que se va a realizar. Basándose en estos datos, se determina el riesgo quirúrgico. Si el riesgo es bajo, se puede proceder con la cirugía; si es moderado o alto, el médico debe individualizar la indicación, ajustar el tipo de cirugía o solicitar más exámenes para evaluar mejor el riesgo quirúrgico del paciente.

Realización de los exámenes necesarios

Los exámenes preoperatorios se solicitan con el objetivo de detectar posibles alteraciones que puedan causar complicaciones quirúrgicas. No todos los exámenes se requieren para todas las personas, ya que no hay evidencia de que esto reduzca las complicaciones de manera generalizada. Algunos ejemplos comunes de exámenes solicitados incluyen hemograma, pruebas de coagulación, pruebas de función renal, radiografía de tórax y electrocardiograma. Estos exámenes se basan en la sospecha clínica y el riesgo quirúrgico individual. La validez de estos exámenes suele ser de 12 meses, pero, en algunos casos, el médico puede considerar necesario repetirlos antes. Algunos médicos también pueden solicitar estos exámenes incluso en personas sin sospecha de alteraciones, como medida preventiva.

Realización de ajustes preoperatorios

Después de realizar las pruebas y los exámenes, si los resultados son favorables, el médico puede programar la cirugía o brindar recomendaciones para minimizar al máximo el riesgo de complicaciones quirúrgicas. Esto puede incluir la solicitud de exámenes adicionales más específicos, ajustes en la dosis o administración de medicamentos, evaluación de la función cardíaca, recomendaciones de actividad física, pérdida de peso o cese del tabaquismo, entre otros.

PUNTOS CLAVE

- Tanto la anestesia como la evaluación preoperatoria son elementos indispensables en la práctica médica y quirúrgica moderna para garantizar la seguridad y el éxito de los procedimientos.
- La evaluación preoperatoria permite determinar el riesgo quirúrgico y ajustar el enfoque anestésico en función de las características individuales del paciente y la complejidad de la cirugía.
- Los avances en la anestesia y los cuidados perioperatorios han contribuido a la reducción de las complicaciones y a la mejora de la seguridad del paciente.
- Los equipos médicos trabajan de manera diligente para brindar un entorno óptimo en el que los procedimientos quirúrgicos puedan llevarse a cabo con eficacia y seguridad.

BIBLIOGRAFÍA

Balibrea Cantero JL. Patología quirúrgica. Madrid: Marban, 2003.
Cecil RL, Goldman L, Ausiello DA et al. Cecil-Goldman. Tratado de medicina interna. Londres: Elsevier Health Sciences Spain, 2013.

Duran H, Arcelus I, García-Sancho L et al. Compendio de cirugía. Madrid: McGraw-Hill-Interamericana, 2002.
Leppert B, Kelly CR. Netter. Un abordaje integrado de la medicina. Londres: Elsevier, 2022.
Sabiston DC. Tratado de cirugía. Fundamentos biológicos de la práctica quirúrgica. Barcelona: Elsevier, 2005.

 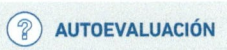 AUTOEVALUACIÓN

Técnicas quirúrgicas básicas

104

Á. Iglesias Varela y E. Ovejero Merino

OBJETIVOS DE APRENDIZAJE

- Identificar los diferentes tipos de suturas y sus características primordiales.
- Conocer las técnicas principales de sutura.
- Revisar las diferentes opciones de accesos venosos: centrales y periféricos.
- Determinar la utilidad y el funcionamiento de las traqueostomías

SÍNTESIS CONCEPTUAL

Las técnicas quirúrgicas básicas permiten la unión de tejidos y el acceso a áreas específicas del cuerpo, para administrar medicación o mantener las funciones vitales del organismo. En este capítulo se describen la sutura quirúrgica de heridas, los accesos venosos periférico y central, así como la realización de traqueostomías.

SUTURA QUIRÚRGICA

Hilo de sutura

La sutura es un proceso fundamental en la cirugía, y el hilo utilizado desempeña un papel crucial en la unión de tejidos. Existen diferentes tipos de hilos de sutura, cada uno con características específicas para adaptarse a diversas situaciones quirúrgicas. Las suturas pueden clasificarse de diversas maneras (**Tabla 104-1**):

- Según su comportamiento con el organismo:
  - Suturas reabsorbibles: los hilos se descomponen y son reabsorbidos por el cuerpo con el tiempo. Pueden estar compuestos de materiales como la poliglactina o el ácido poliglicólico. Son ideales para suturas internas y áreas donde no es necesario retirar los puntos.

  - Suturas irreabsorbibles: los hilos no se descomponen y permanecen en el cuerpo de forma permanente. Pueden estar hechos de materiales como seda, nylon, polipropileno o acero inoxidable. Se utilizan en suturas externas y en casos donde se requiere una mayor resistencia y durabilidad.
- Según su estructura:
  - Suturas monofilamento: los hilos están compuestos por un solo filamento, lo que les otorga una superficie lisa. Son menos propensos a la acumulación de bacterias y facilitan su paso a través de los tejidos. Ejemplos de hilos monofilamento son el nylon y el polipropileno.
  - Suturas multifilamento (trenzadas): los hilos están compuestos por múltiples filamentos entrelazados. Son más flexibles y fáciles de manejar, pero pueden tener mayor riesgo de acumulación bacteriana. Ejemplos de hilos multifilamento son la seda y el acero inoxidable.

El grosor del hilo es un factor importante, que también debe tenerse en cuenta. Este se refiere al diámetro del hilo y se clasifica en diferentes calibres, representados por números. Su correcta selección es importante porque tiene implicaciones directas en su resistencia y mantenimiento de la fuerza

Tabla 104-1. Clasificación de los hilos de sutura		
	Reabsorbible	**Irreabsorbible**
Monofilamento	Polidioxanona	Polipropileno
Trenzado	Poliglactina Ácido poliglicólico	Seda

tensil. Los hilos de sutura más gruesos son generalmente más resistentes y se utilizan en áreas donde se requiere una mayor fuerza de tensión, como en la sutura de tejidos más gruesos o en áreas sometidas a grandes fuerzas de distracción de los bordes de la herida. Estos hilos proporcionan una mayor resistencia a la tracción y pueden soportar mejor la tensión ejercida sobre ellos. Por otro lado, los hilos de sutura más delgados, con un menor calibre, son más flexibles y se utilizan en suturas de tejidos más delicados, como por ejemplo en cirugías oculares o de vasos sanguíneos. Estos hilos permiten una manipulación más precisa y delicada de los tejidos, minimizando el daño y la respuesta inflamatoria.

Es crucial seleccionar el grosor del hilo de sutura adecuado según las características de los tejidos que hay que suturar y los requerimientos específicos de cada procedimiento quirúrgico. Una elección inadecuada del grosor del hilo puede resultar en una sutura deficiente, con riesgo de ruptura del hilo y dehiscencia de la herida, o excesiva reacción tisular.

Técnicas de sutura

Existen diversos procedimientos para realizar una sutura, que se describen a continuación.

Sutura con puntos sueltos (sutura discontinua). Esta técnica consiste en la aplicación de varios puntos independientes a lo largo de los bordes de la herida. Como en todas las suturas, crea una unión temporal entre los bordes de la herida. Cada punto se anuda individualmente, lo que permite un mayor control y precisión en la alineación de los tejidos. Los puntos sueltos son adecuados para heridas pequeñas y superficiales. Otra ventaja de las suturas con puntos sueltos es que, en caso de infección de la herida quirúrgica, se puede retirar uno de los puntos y drenar la herida desde un extremo, sin necesidad de abrir la herida completa, lo que implica una curación más precoz y mejores resultados estéticos (**Fig. 104-1 A**).

Sutura continua. En esta técnica se utiliza un solo hilo de sutura largo para realizar una línea continua de puntos que aseguran los bordes de la herida. Se comienza por un extremo de la herida y se avanza hacia el otro, realizando un anudado solo al principio y al final de la línea de sutura. La sutura continua proporciona una distribución uniforme de la tensión a lo largo de la herida y, al realizarse solo dos nudos, deja menos material extraño dentro del organismo. Su principal inconveniente es que, en caso de infección del sitio quirúrgico, al seccionar un punto y abrir la herida por un extremo, se acabará produciendo una dehiscencia completa de la herida (**Fig. 104-1 B**).

Sutura intradérmica. Esta técnica consiste en aproximar la dermis de ambos bordes de la herida sin atravesar la epidermis con el hilo de sutura. Esto hace que los puntos de sutura no sean visibles externamente. Puede utilizarse un hilo de sutura reabsorbible o irreabsorbible (en este caso habrá que retirar la sutura pasados 10-14 días) y la sutura se puede realizar con puntos sueltos, si bien es preferible la sutura continua. La sutura intradérmica es más estética que las anteriores, pero no es una buena opción para suturas con tensión, dado que la dermis es una capa con menor consistencia que la epidermis y puede acabar abriéndose la herida.

Grapas. Las grapas son dispositivos metálicos en forma de «U» utilizados para unir los bordes de la herida. Se colocan a lo largo de la herida mediante una grapadora quirúrgica especializada. Las grapas son rápidas de aplicar y se utilizan principalmente en heridas largas, como incisiones quirúrgicas en el abdomen o el cuero cabelludo. Proporcionan una sujeción firme y suelen ser más cómodas para el paciente, ya que causan menos molestias que los puntos de sutura. A efectos prácticos, son el equivalente a una sutura con puntos sueltos, pero que se realiza más rápido (**Fig. 104-2**).

ACCESO VENOSO

El acceso venoso es esencial en la práctica clínica asistencial para administrar líquidos y medicamentos, así como para obtener muestras de sangre. Se pueden utilizar dos tipos principales de acceso venoso: el acceso periférico, que implica la inserción de un catéter en una vena superficial, y el acceso central, que supone la inserción de un catéter en una vena de mayor calibre. El acceso venoso periférico es menos invasivo y se utiliza en procedimientos simples y de corta duración, mientras que el acceso venoso central se usa cuando es necesario a largo plazo, para la administración de ciertos medicamentos o soluciones de elevada osmolaridad o para la monitorización de la presión venosa central. La elección del tipo de acceso venoso depende de las necesidades específicas de cada paciente y del procedimiento.

Acceso venoso periférico

El acceso venoso periférico consiste en obtener acceso a las venas superficiales del brazo, la mano u otras áreas periféricas

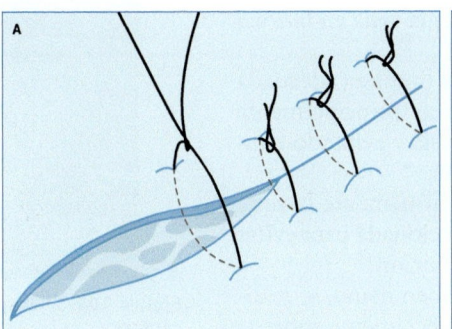
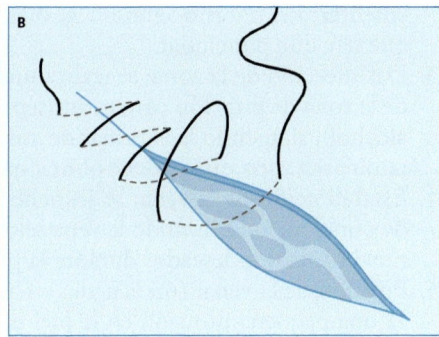

Figura 104-1. A) Sutura con puntos sueltos. **B)** Sutura continua.

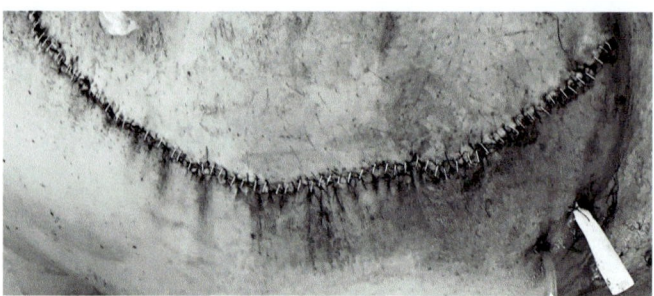

Figura 104-2. Sutura mediante grapas metálicas.

del cuerpo. Este tipo de acceso se caracteriza por ser menos invasivo y más sencillo de realizar en comparación con el acceso venoso central. No implica la inserción de un catéter en venas de mayor calibre, lo que disminuye el riesgo de complicaciones asociadas con el procedimiento del acceso venoso central, como son infecciones, lesiones arteriales o neumotórax.

Además, el acceso venoso periférico desempeña un papel crucial en procedimientos de corta duración, como la administración de medicamentos intravenosos o la extracción de muestras de sangre. Su colocación rápida permite un acceso inmediato a la vena, lo cual resulta fundamental en situaciones de emergencia o cuando se requiere una respuesta rápida.

El abordaje debe ser inicialmente lo más distal posible, es decir, se deben elegir las venas más alejadas del centro del cuerpo, como las venas de la mano o el antebrazo. Estas venas suelen ser más superficiales y de fácil visualización, lo que facilita su punción y reduce el riesgo de complicaciones. Además, al utilizar venas distales, se preserva la opción de usar venas más proximales en caso de que sea necesario en el futuro. Por el contrario, si se accede por una vena más proximal, se inutilizarían todos los accesos distales a ella, dado que, si se produjera una trombosis o una rotura venosa, se impediría el flujo correcto de sangre en dirección proximal o se provocaría una extravasación de líquido en el punto de rotura del acceso proximal previo.

El acceso venoso periférico se realiza siguiendo los siguientes pasos:

1. Preparación: se selecciona una vena adecuada para la punción, preferiblemente una vena visible y sobre todo palpable en el brazo, la mano u otra área periférica. Se realiza una adecuada higiene de manos y se prepara el material necesario, que incluye una aguja estéril, una jeringa, un compresor, gasas estériles y apósitos adhesivos.
2. Colocación del compresor: se coloca una goma proximalmente a la vena que se debe canalizar, de forma que se enlentezca el retorno venoso y se dilate la vena en la zona que hay que puncionar.
3. Desinfección de la zona: se realiza una limpieza adecuada de la zona de punción con un antiséptico (principalmente alcohol), siguiendo las normas de asepsia y evitando contaminar la zona que se debe puncionar.
4. Estabilización de la vena: se sostiene firmemente la zona de punción, estabilizando la vena seleccionada para evitar movimientos indeseados durante la punción.
5. Punción de la vena: con la aguja estéril en mano, se realiza una pequeña punción en la piel directamente sobre la

vena, manteniendo un ángulo apropiado de inserción (en torno a los 30° de inclinación de la aguja sobre la piel). Se avanza la aguja lentamente en dirección a la vena hasta que se observe el retorno de sangre en la jeringa.
6. Verificación de la punción: una vez dentro de la vena, se retira el émbolo de la jeringa para verificar el retorno de sangre en la cámara de la jeringa. Esto confirma que se ha accedido de forma correcta a la vena y permite la administración de medicamentos o la extracción de muestras de sangre.
7. Fijación y cuidado: una vez lograda la punción, se retira la aguja con cuidado y se aplica una presión suave sobre el sitio de punción con una gasa estéril. Se coloca un apósito adhesivo para proteger la zona.

Acceso venoso central

La vía venosa central es un método de acceso a la circulación sanguínea que se utiliza para administrar líquidos y medicamentos de mayor osmolaridad o toxicidad sobre las paredes venosas, cuando se requiere un acceso venoso de larga duración o cuando no es posible canalizar venas periféricas. Consiste en la inserción de un catéter en una vena de mayor tamaño, generalmente ubicada en el tórax, el cuello o las ingles (venas subclavia, yugular interna o femoral, respectivamente).

El procedimiento se lleva a cabo en condiciones de asepsia y requiere la utilización de técnicas y equipos especiales. Se inicia con la desinfección de la zona de inserción del catéter y la colocación de un campo estéril. Se administra anestesia local para minimizar la molestia durante la inserción del catéter.

Una vez preparada la zona, se realiza la punción con una aguja de calibre superior a las utilizadas en los accesos venosos periféricos. Tras confirmar confirmada la entrada en la vena, se introduce por la luz de la aguja una guía metálica, se retira la aguja y a continuación se introduce el catéter a través de la guía. Una vez posicionado correctamente, se retira la guía y se asegura el catéter en su lugar con suturas o un dispositivo de fijación (**Fig. 104-3**).

Es importante tener en cuenta que este procedimiento conlleva riesgos asociados, como infecciones o complicaciones relacionadas con la posición del catéter. Por lo tanto, se deben seguir estrictamente las pautas de asepsia y monitori-

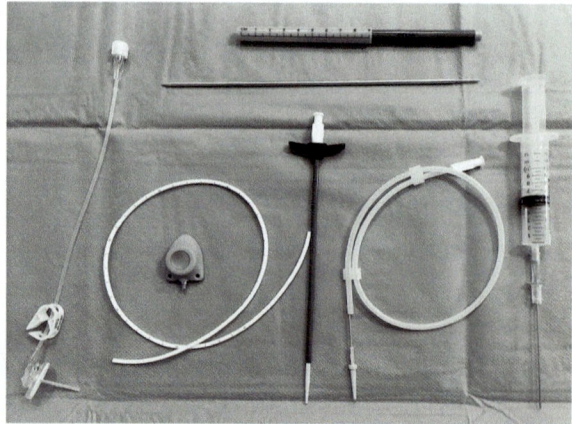

Figura 104-3. Dispositivo empleado para realizar un acceso venoso central.

zar regularmente al paciente para detectar cualquier signo de complicación.

Las principales vías de acceso central son las vías subclavia, yugular y femoral. Cada una de ellas tiene sus ventajas y desventajas:

- La vía subclavia consiste en la inserción de un catéter en la vena subclavia, que se encuentra debajo de la clavícula. Sus ventajas incluyen un menor riesgo de infecciones relacionadas con el sitio de inserción y una mayor comodidad para el paciente. Sin embargo, puede presentar complicaciones, como neumotórax (colapso del pulmón) durante la inserción, al pincharse de forma inadvertida la pleura y perder esta su presión negativa.
- La vía yugular implica la inserción del catéter en la vena yugular interna, ubicada en el cuello. Esta vía ofrece un acceso directo a la vena cava superior y se considera menos invasiva que la vía subclavia. Sin embargo, existe un mayor riesgo de lesión carotídea. Por ello, se suele realizar la punción guiada por ecografía.
- La vía femoral se realiza insertando el catéter en la vena femoral, que se encuentra en la ingle. Esta vía es fácil de acceder y es útil en situaciones de emergencia. Sin embargo, presenta un mayor riesgo de infecciones por estar próxima a la región genital y el periné. Además, la ubicación de esta vía interfiere con la movilidad del paciente, por lo que una vez resuelto el cuadro de emergencia suele sustituirse por uno de los accesos anteriores.

En el contexto del acceso venoso central, es importante mencionar que para los accesos venosos de larga duración se han diseñado dispositivos especiales para reducir el riesgo de infección del catéter:

- Port-a-Cath®: es un dispositivo implantable unido al catéter de acceso venoso central. Consiste en una cámara de silicona que se coloca subcutánea y se conecta a un catéter que se inserta en una vena central cercana. Este dispositivo permite administrar medicamentos, principalmente quimioterápicos, que no pueden administrase por vía periférica, al ser muy irritantes y ocasionar flebitis. Sus ventajas incluyen una menor incomodidad para el paciente y un menor riesgo de infecciones. Sin embargo, requiere una intervención quirúrgica menor para su colocación. Este dispositivo se mantendrá todo el tiempo que dure el tratamiento, retirándose posteriormente.
- Catéter de Hickman: es otro tipo de catéter central que se utiliza en pacientes que necesitan un acceso a largo pla-

zo. Consiste en un tubo de silicona flexible que se inserta en una vena de gran calibre, como las venas subclavia o yugular, y se prolonga la punta del catéter hasta la vena cava superior. El catéter de Hickman permite la administración de medicamentos, nutrición parenteral y extracción de muestras de sangre. Su colocación requiere un procedimiento quirúrgico, dado que es un dispositivo semienterrado, con gran parte del catéter implantado a nivel subcutáneo. Al alejar el segmento de catéter expuesto en la piel del punto de inserción del catéter en vena, se reduce el riesgo de infecciones.

TRAQUEOSTOMÍA

La traqueostomía es un procedimiento quirúrgico en el que se crea una abertura en la tráquea, justo por debajo de la laringe, para facilitar el acceso a la vía aérea y permitir la respiración. Esta abertura, conocida como estoma, se realiza mediante una incisión en la piel y en la tráquea, seguida de la inserción de un tubo de traqueostomía.

El tubo de traqueostomía consta de una cánula externa que se mantiene en su lugar por una cinta alrededor del cuello del paciente, y una cánula interna que se inserta en el estoma para mantener la vía aérea permeable. La cánula interna puede ser removible e intercambiable, lo que permite la limpieza y el cambio de esta, según sea necesario (**Fig. 104-4**).

Las indicaciones de una traqueostomía incluyen situaciones en las que se requiere una vía aérea segura y estable a largo plazo, como en casos de obstrucción de las vías respiratorias superiores por cuerpos extraños, tumores o traumatismos maxilofaciales o laríngeos, procesos inflamatorios en el cuello, la orofaringe o la laringe, enfermedades neuromusculares, cirugías que afectan a la vía aérea superior o parálisis de ambas cuerdas vocales. Además, también puede usarse en situaciones de ventilación mecánica prolongada.

Aunque la traqueostomía es un procedimiento relativamente seguro, puede presentar complicaciones, entre las que destacan las infecciones, el sangrado, la lesión de estructuras cercanas, la formación de fístulas y la obstrucción del tubo.

DRENAJE TORÁCICO

Consiste en un tubo de plástico flexible que se introduce a través de la pared torácica hasta el espacio pleural o el mediastino. Se emplea para extraer aire (neumotórax), líquido (derrame pleural, sangre, quilo) o pus (empiema) del espacio pleural.

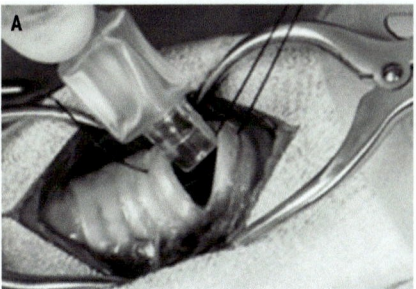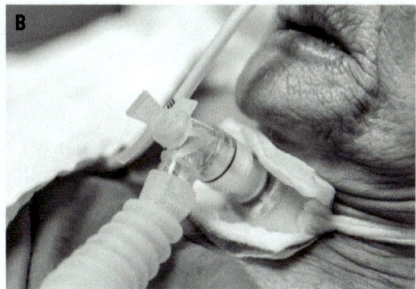

Figura 104-4. Introducción de una cánula de traqueostomía a la tráquea **(A)** y conexión de dicha cánula **(B)**.

La pleura tiene presión negativa y, por lo tanto, el sistema de drenaje torácico requiere un sistema de sellado subacuático con tres cámaras:

- La primera cámara permite recoger el líquido que se drena del tórax.
- La segunda cámara funciona como un «sello de agua», que actúa como una válvula unidireccional que permite que el aire salga, pero no vuelva a entrar en el tórax.
- La tercera cámara es la cámara de control de succión.

El drenaje torácico se inserta por dos puntos diferentes:

- Drenaje torácico que se inserta entre el 4º y el 6º espacio intercostal, en la línea axilar media. En esta ubicación suelen colocarse tubos de drenaje de mayor calibre, que están indicados para hemotórax o drenajes de líquidos de mayor densidad (**Fig. 104-5**).
- Drenaje torácico que se inserta entre el 2º y el 3º espacio intercostal, en la línea medioclavicular. En esta ubicación

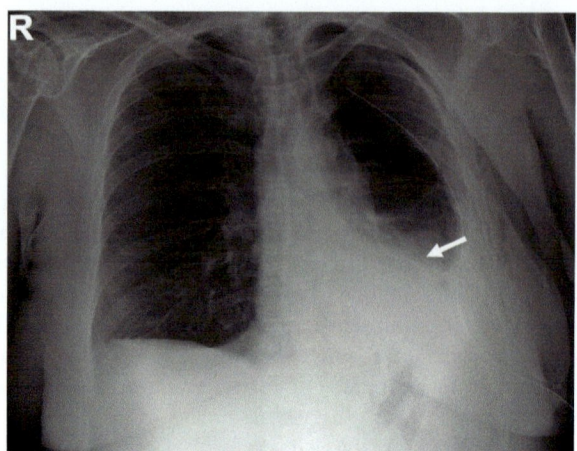

Figura 104-5. Colocación de un tubo de drenaje torácico en un caso de derrame pleural.

suelen colocarse drenajes más finos, que pueden emplearse para neumotórax.

PUNTOS CLAVE

- Para una adecuada práctica de las técnicas quirúrgicas básicas deben dominarse las diferentes técnicas de sutura, como los puntos sueltos, la sutura continua o la sutura intradérmica, lo que permitirá una correcta unión de tejidos y una cicatrización óptima.
- Antes de realizarse una canalización venosa deben conocerse las indicaciones de los accesos periféricos y centrales y decidir cuál es el acceso más adecuado para el procedimiento que se va a realizar.
- La traqueostomía es un acceso a la vía aérea superior que puede utilizarse en situaciones de obstrucciones de la vía aérea para facilitar la respiración.
- Los drenajes torácicos se emplean para extraer aire o líquido del espacio pleural y restaurar la presión negativa.

BIBLIOGRAFÍA

American College of Surgeons. Fundamentals of surgical practice: a preparation guide for the intercollegiate MRCS examination. New York: CRC Press, 2018.
Balibrea Cantero JL. Patología quirúrgica. Madrid: Marban, 2003.
Duran H, Arcelus I, García-Sancho L et al. Compendio de cirugía. Madrid: McGraw-Hill-Interamericana, 2002.
Martin, JA, Regehr G. A systematic review of the reliability of objective structured clinical examination scores. Med Educ 2002; 36: 935-46.
Sabiston DC. Tratado de cirugía. Fundamentos biológicos de la práctica quirúrgica. Barcelona: Elsevier, 2005.

 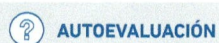

Protocolos de recuperación intensificada

105

M. Soto González y C. Llavero Garrido

OBJETIVOS DE APRENDIZAJE

- Entender el concepto de recuperación intensificada.
- Conocer los procesos incluidos en los protocolos de recuperación intensificada.
- Identificar las ventajas de la implantación de estos protocolos.
- Determinar los resultados obtenidos.

SÍNTESIS CONCEPTUAL

Los protocolos de recuperación intensificada, también conocidos como ERAS, son una serie de medidas que se implementan para mejorar la recuperación del paciente después de una cirugía. Estos protocolos se enfocan en reducir el estrés fisiológico y emocional que implica una cirugía y en acelerar la recuperación del paciente para que pueda regresar a sus actividades habituales lo antes posible.

Los protocolos ERAS se basan en un enfoque multidisciplinario que aborda varios aspectos de la atención médica, incluidas la nutrición, la analgesia, la movilización temprana y la prevención de complicaciones. Estos protocolos se han implementado con éxito en una variedad de procedimientos quirúrgicos, incluidas las cirugías abdominal, ortopédica, urológica y ginecológica.

DEFINICIÓN

Los protocolos de recuperación intensificada, también conocidos como ERAS por sus siglas en inglés *(Enhanced Recovery After Surgery)*, son una serie de medidas que se implementan para mejorar la recuperación del paciente después de una cirugía. Estos protocolos se enfocan en reducir el estrés fisiológico y emocional que implica una cirugía y en acelerar la recuperación del paciente para que pueda regresar a sus actividades habituales lo antes posible.

Los protocolos ERAS se basan en un enfoque multidisciplinario que involucra a diferentes profesionales de la salud, como cirujanos, anestesiólogos, enfermeros, fisioterapeutas, nutricionistas y psicólogos. Estos equipos colaboran para implementar una serie de medidas antes, durante y después de la cirugía, con el objetivo de minimizar el estrés y la respuesta inflamatoria del organismo, mejorar la función orgánica y acelerar la recuperación.

Se enfocan en varios aspectos de la atención médica, incluidas la nutrición, la analgesia, la movilización temprana y la prevención de complicaciones. Estos protocolos se han implementado con éxito en una variedad de procedimientos quirúrgicos, incluidas las cirugías abdominal, ortopédica, urológica y ginecológica.

Se ha demostrado que la implementación de los protocolos ERAS reduce el tiempo de estancia hospitalaria y la tasa de complicaciones, mejora la calidad de vida del paciente y disminuye los costos de la atención médica. Además, los pacientes que se someten a cirugía bajo un protocolo ERAS experimentan menos dolor, estrés y ansiedad después de la cirugía.

Estos protocolos están diseñados específicamente para cada procedimiento quirúrgico y deben ser personalizados para cada paciente. Algunas de las medidas más comunes incluyen el uso de analgesia multimodal, la reducción del ayuno preoperatorio, la movilización temprana después de la cirugía y la reintroducción de la alimentación de forma precoz tras la cirugía.

OBJETIVOS ESPECÍFICOS

Los protocolos ERAS incluyen un conjunto de estrategias multidisciplinarias diseñadas para mejorar la recuperación postoperatoria y reducir la duración de la hospitalización, los costos de la atención médica y la necesidad de opioides para el control del dolor en pacientes sometidos a cirugía. Así, se basan en una serie de objetivos específicos que buscan optimizar la atención médica y mejorar los resultados postoperatorios.

Reducción del estrés quirúrgico. Uno de los principales objetivos de los protocolos ERAS es reducir el estrés quirúrgico al que se somete al paciente durante el proceso de la cirugía. Para ello, se utilizan técnicas como la administración de anestesia epidural, que reduce la necesidad de analgésicos opioides postoperatorios y disminuye la respuesta inflamatoria del organismo a la cirugía. También se emplean medidas para mantener una temperatura corporal adecuada y prevenir la hipotermia, lo que puede reducir el estrés metabólico del cuerpo y mejorar la recuperación postoperatoria.

Manejo del dolor. Los protocolos ERAS buscan mejorar el manejo del dolor postoperatorio a través de medidas que minimizan la necesidad de opioides. Se usan técnicas de analgesia multimodal que combinan diferentes tipos de analgésicos para controlar el dolor, así como medidas no farmacológicas, como la fisioterapia y la acupuntura. Además fomentan la movilización temprana después de la cirugía, lo que puede reducir la necesidad de opioides y mejorar la recuperación.

Prevención de complicaciones. Se busca prevenir complicaciones postoperatorias, como la infección del sitio quirúrgico, la trombosis venosa profunda y la neumonía. Para ello, se utilizan medidas de profilaxis antibiótica y antitrombótica, así como técnicas de fisioterapia respiratoria para prevenir las atelectasias y la neumonía. También se fomenta la hidratación y la nutrición adecuadas por vía oral para prevenir la deshidratación y la desnutrición, así como la recuperación precoz del peristaltismo intestinal.

Reducción de la duración de la hospitalización. Uno de los objetivos más importantes de los protocolos ERAS es reducir la duración de la hospitalización y mejorar la recuperación postoperatoria. Para ello, se fomenta la movilización temprana, el alta precoz y la atención ambulatoria, siempre y cuando sea seguro para el paciente. Además, se utilizan medidas de atención multidisciplinaria que involucran a diferentes especialistas, como nutricionistas, fisioterapeutas y enfermeros, para optimizar la atención y acelerar la recuperación.

La implementación de estos protocolos puede mejorar significativamente la recuperación postoperatoria y reducir los costos de la atención médica, lo que puede tener un impacto positivo tanto para los pacientes como para los sistemas de salud.

Además de estos objetivos, los protocolos ERAS también buscan mejorar la experiencia del paciente en el proceso de la cirugía. Para ello, se emplean medidas de educación y participación del paciente en la toma de decisiones sobre su cuidado. Se fomenta la comunicación abierta entre el paciente y el equipo médico, lo que puede mejorar la satisfacción del paciente y reducir la ansiedad y el estrés asociados con la cirugía.

FUNDAMENTOS Y BASES

Los protocolos ERAS se basan en la optimización de la preparación preoperatoria del paciente, el manejo intraoperatorio y la atención postoperatoria (**Fig. 105-1**). La preparación preoperatoria incluye la educación del paciente sobre el procedimiento quirúrgico, la evaluación y el manejo de las comorbilidades y la optimización de la nutrición. Durante el manejo intraoperatorio, se enfatiza el abordaje quirúrgico mínimamente invasivo, la analgesia multimodal, la minimización de la pérdida de sangre y la fluidoterapia guiada por objetivos. La atención postoperatoria se centra en la alimentación precoz, el manejo adecuado del dolor y la movilización temprana.

Preparación preoperatoria del paciente

La preparación preoperatoria del paciente es una parte fundamental de los protocolos ERAS. El objetivo es optimizar la salud del paciente antes de la cirugía para reducir el riesgo de complicaciones postoperatorias y mejorar la recuperación. Incluye la evaluación y el manejo de las comorbilidades, la optimización de la nutrición y la educación del paciente sobre el procedimiento quirúrgico.

La evaluación y el manejo de las comorbilidades se enfocan en identificar y tratar cualquier condición médica que pueda aumentar el riesgo de complicaciones durante la cirugía. Esto puede incluir enfermedades crónicas como la dia-

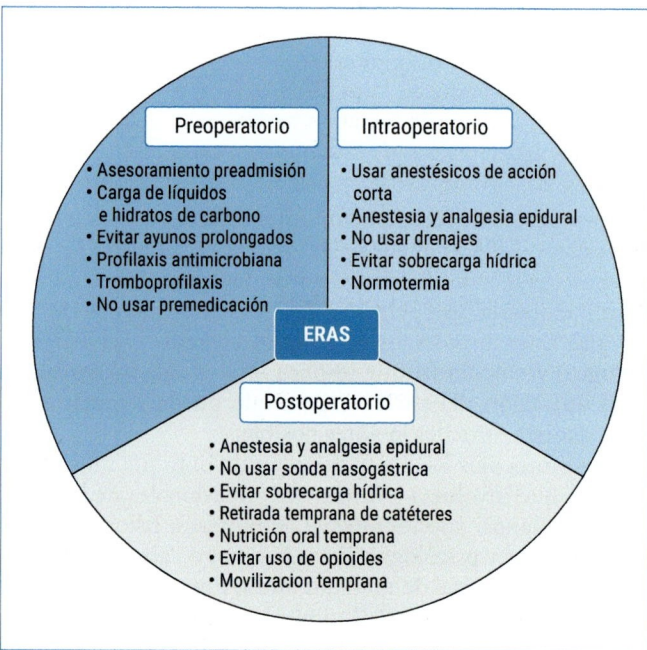

Figura 105-1. Fases de la recuperación intensificada (ERAS).

betes, la hipertensión y la enfermedad pulmonar obstructiva crónica (EPOC). La optimización de la nutrición implica asegurarse de que el paciente tenga un buen estado nutricional antes de la cirugía. Esto puede lograrse mediante la corrección de la deficiencia de nutrientes, la estimulación del apetito y la implementación de una dieta adecuada.

La educación del paciente es otro componente importante de la preparación preoperatoria. Los pacientes deben estar informados sobre los beneficios y los riesgos del procedimiento quirúrgico, así como de lo que pueden esperar durante el proceso de recuperación. La educación del paciente también puede incluir instrucciones sobre cómo prepararse para la cirugía, dejar de fumar, hacer ejercicio y seguir una dieta adecuada.

Manejo intraoperatorio

El manejo intraoperatorio se enfoca en reducir el estrés quirúrgico y minimizar el daño tisular. Los componentes clave del manejo intraoperatorio incluyen el abordaje quirúrgico mínimamente invasivo, la analgesia multimodal, la minimización de la pérdida de sangre y la fluidoterapia guiada por objetivos.

El abordaje mínimamente invasivo incluye la realización de procedimientos por vía endoscópica. Esto reduce el número y el tamaño de las heridas, lo que se traduce en un mejor control del dolor postoperatorio. A su vez, el abordaje mínimamente invasivo reduce la exposición aérea y la desecación de vísceras y, de esta forma, se reduce la respuesta inflamatoria reactiva.

La analgesia multimodal es una técnica que utiliza una combinación de fármacos analgésicos, administrados por diferentes vías, para reducir el dolor postoperatorio y minimizar el uso de opioides. Los opioides pueden tener efectos secundarios indeseables, como náuseas, vómitos y sedación, que pueden retrasar la recuperación. La analgesia multimodal utiliza una combinación de analgésicos que actúan sobre diferentes vías del dolor para lograr una mejor analgesia y reducir la necesidad de opioides.

La minimización de la pérdida de sangre es otra técnica importante del manejo intraoperatorio. La pérdida de sangre excesiva durante la cirugía puede aumentar el riesgo de complicaciones postoperatorias y prolongar la recuperación. Las técnicas para minimizar la pérdida de sangre incluyen la utilización de técnicas quirúrgicas fisiológicas específicas, como el uso de electrocauterización o hemostáticos tópicos. Es importante monitorizar la hemoglobina de forma preoperatoria y, en casos de anemia, corregirla antes de la intervención, lo que ha demostrado ser una medida esencial para la reducción de las complicaciones postoperatorias.

La fluidoterapia guiada por objetivos es una técnica que se emplea para asegurar que el paciente tenga un volumen plasmático adecuado durante la cirugía. El objetivo es prevenir la hipovolemia o la hipervolemia y mantener una presión arterial adecuada. La fluidoterapia guiada por objetivos se basa en la monitorización hemodinámica en tiempo real para ajustar la administración de líquidos según las necesidades del paciente, lo que se determina en función de medidas directas o indirectas de la presión venosa central. Clásicamente, la fluidoterapia intraoperatoria se determinaba en función del peso del paciente, pero se ha demostrado que esto es una medida que sobrehidrata al paciente, con un aumento de riesgo de edemas tisulares, lo que puede desembocar en diferentes complicaciones.

Atención postoperatoria

La atención postoperatoria es la última etapa de los protocolos ERAS y se enfoca en la recuperación temprana del paciente y la prevención de complicaciones. Los componentes clave de la atención postoperatoria incluyen la movilización y la alimentación tempranas y el manejo del dolor.

La movilización temprana es una técnica que se utiliza para reducir el tiempo de recuperación del paciente. Se ha demostrado que reduce la duración de la hospitalización, el riesgo de complicaciones y mejora la función pulmonar. La alimentación temprana, importante también para acelerar la recuperación del paciente, se refiere a la reintroducción de la dieta oral poco después de la cirugía. Se ha demostrado que la alimentación temprana mejora la función intestinal y reduce el tiempo de hospitalización.

El manejo del dolor postoperatorio es otro componente importante de la atención postoperatoria. Se enfoca en reducir el dolor del paciente y minimizar el uso de opioides. La analgesia multimodal, que se utilizó en la fase intraoperatoria, también se puede usar en la fase postoperatoria para reducir el dolor postoperatorio y minimizar el uso de opioides.

ESTRATEGIAS UTILIZADAS

Algunas de las estrategias utilizadas en los protocolos ERAS incluyen:

- Educación y preparación del paciente: antes de la cirugía, los pacientes reciben información sobre el procedimiento y las expectativas de la recuperación. Se les indica qué hacer antes y después de la cirugía, y se les enseña a manejar el dolor y a reconocer los signos de complicaciones.
- Ayuno reducido: en lugar de ayunar durante largos períodos de tiempo antes de la cirugía, los pacientes pueden consumir líquidos claros y alimentos livianos hasta unas pocas horas antes de la intervención quirúrgica.
- Anestesia adecuada: se emplean técnicas anestésicas modernas que permiten a los pacientes recuperarse más rápidamente después de la cirugía.
- Manejo del dolor: se utilizan diversas técnicas para minimizar el dolor postoperatorio, como el uso de anestésicos locales y opioides en dosis bajas.
- Movilización temprana: se anima a los pacientes a levantarse y moverse tan pronto como sea posible después de la cirugía para prevenir la complicación de la trombosis venosa profunda y otros problemas de salud.
- Nutrición adecuada: se implementan estrategias de nutrición adecuadas para ayudar a los pacientes a una correcta cicatrización de los tejidos y disminuir así la tasa de complicaciones.

- Monitorización y seguimiento: se realizan evaluaciones regulares para asegurarse de que los pacientes estén recuperándose adecuadamente.

Estos protocolos de recuperación intensificada se han implementado en una variedad de especialidades quirúrgicas, incluidas las cirugías general, ortopédica, ginecológica, colorrectal y bariátrica, entre otras (**Tabla 105-1**). La adopción de estos protocolos ha demostrado una disminución significativa en la estancia hospitalaria y una tasa reducida de complicaciones postoperatorias.

IMPLEMENTACIÓN

La implementación de los protocolos ERAS requiere la colaboración interdisciplinaria entre cirujanos, anestesiólogos, enfermeras y otros profesionales de la salud. Se deben establecer protocolos específicos para cada procedimiento qui-

Tabla 105-1. Protocolo español de cirugía bariátrica	
Fase	**Procedimiento**
Preoperatoria	• Suministro de información verbal y escrita a los pacientes sobre los protocolos ERAS y recogida de consentimiento firmado • Evaluación preoperatoria: optimización nutricional y cardiológica, anemia y comorbilidad, si se requiere • Datos de laboratorio: perfiles glucémicos, lipídicos, hepáticos y de hierro; gasometría arterial basal y evaluación endocrinológica • Estudio polisomnográfico para el control y/o diagnóstico del SAHS; iniciar CPAP al menos 4-6 semanas antes de la cirugía • Dieta hipocalórica (800 kcal/día) y suplementación nutricional 2-4 semanas previas a la cirugía; se aconseja una pérdida de peso del 10 % antes de la intervención
Día previo a la cirugía	• Dieta baja en residuos • Suplementos dietéticos • Tromboprofilaxis • Ayuno de 6 h (sólido) y 2 h (líquido claro) • Evitar fármacos ansiolíticos
Preoperatoria	• Colocación de medias de compresión o compresión neumática intermitente según el riesgo tromboembólico • Colocación de catéter periférico; profilaxis antibiótica 1 h antes de la incisión quirúrgica
Intraoperatoria	• Administración de profilaxis antirreflujo (metoclopramida + ranitidina 30 min antes de la inducción anestésica) • Medidas habituales para la intubación orotraqueal en pacientes con vía aérea difícil; intubación orotraqueal de secuencia rápida • Maniobras de reclutamiento alveolar tras intubación orotraqueal • Mantenimiento: oxígeno/aire con FiO_2 60-80 % • Optimización hemodinámica: administración de fluidos por objetivos • Analgesia: perfusión de remifentanilo • Bloqueo neuromuscular profundo • Calentamiento activo con calentador de fluido térmico y manta térmica • No usar sonda nasogástrica • Profilaxis de náuseas y vómitos postoperatorios según el protocolo • Analgesia postoperatoria multimodal: infiltración del puerto con anestésicos locales (bupivacaína 0,5 %, máximo 20 ml) + analgesia endovenosa
Postoperatoria inmediata	• Mantenimiento de FiO_2 al 50 % durante 2 h después de la cirugía • Espirometría de incentivo • En caso de atelectasia o hipoxemia, iniciar ventilación mecánica no invasiva. CPAP en todos los pacientes que lo usaban previamente • Evitar los fármacos morfínicos • Fluidos orales 6 h después de la cirugía • Sentar al paciente 6 h después de la cirugía • Tromboprofilaxis
Postoperatoria día 1	• Dieta líquida • Movilización activa • Iniciar analgesia oral • Evaluación analítica de proteína C reactiva y/o procalcitonina
Alta y seguimiento	• Si no hay complicaciones quirúrgicas ni fiebre, el dolor está controlado con analgesia oral y el paciente puede deambular completamente. El paciente debe aceptar el alta hospitalaria tras recibir las recomendaciones del médico y la enfermera
Recomendaciones al alta	• Mantenimiento de tromboprofilaxis durante 28 días después de la cirugía • Seguimiento telefónico durante 48 h • Primera visita ambulatoria 15 días después del alta • Recomendaciones nutricionales: dieta hiperproteica hipocalórica líquida; dosis divididas

CPAP: presión positiva continua en la vía aérea; ERAS: recuperación intensificada después de una cirugía; FiO_2: fracción inspirada de oxígeno; SAHS: síndrome de apnea/hipopnea del sueño.

rúrgico, así como capacitar a los miembros del equipo en la implementación del protocolo. La monitorización y la retroalimentación son esenciales para asegurar la adherencia al protocolo y la identificación de áreas que necesitan mejoras.

Se trata de un proceso clave para mejorar los resultados en pacientes sometidos a cirugía. Así, los protocolos ERAS constituyen una técnica multidisciplinaria y multimodal que busca mejorar la recuperación postoperatoria de los pacientes mediante el uso de estrategias de manejo perioperatorio. Sin embargo, la implementación adecuada de estos protocolos requiere una planificación cuidadosa y una colaboración interdisciplinaria.

Una de las principales razones por las que la implementación de los protocolos ERAS puede ser difícil es la necesidad de una colaboración interdisciplinaria, ya que involucra a diferentes disciplinas, como anestesiología, cirugía, enfermería y fisioterapia. Cada una de estas disciplinas tiene un papel importante en la implementación adecuada de los protocolos ERAS, y la falta de colaboración entre ellas puede ser un obstáculo para la implementación exitosa.

Además, requiere un cambio en la cultura de la atención médica: los protocolos ERAS se basan en la evidencia científica y buscan proporcionar una atención personalizada y centrada en el paciente. Esto significa que se debe priorizar la atención individualizada del paciente y su recuperación, en lugar de seguir procedimientos establecidos sin tener en cuenta las necesidades individuales de cada paciente.

Por ello, la implementación de estos protocolos implica una serie de pasos y consideraciones clave:

- Creación de un equipo multidisciplinario: se debe reunir a un equipo de profesionales de la salud, que incluya cirujanos, anestesiólogos, enfermeras, fisioterapeutas y nutricionistas, así como establecer roles claros y responsabilidades para cada miembro del equipo.
- Educación y entrenamiento del personal: hay que proporcionar capacitación sobre los protocolos ERAS a todo el personal involucrado en el cuidado del paciente. Se debe asegurar que todos comprenden los principios y los beneficios de la recuperación intensificada.
- Desarrollo de un plan preoperatorio: se deben implementar medidas preoperatorias para optimizar el estado físico y psicológico del paciente antes de la cirugía. Esto incluye la educación del paciente, la optimización de la nutrición, la interrupción de medicamentos que puedan interferir con la recuperación y la realización de ejercicios de fortalecimiento.
- Aplicación de estándares anestésicos: se deben emplear técnicas anestésicas que minimicen el estrés quirúrgico y promuevan la recuperación temprana. Esto incluye utilizar anestesia regional y técnicas de analgesia multimodal, así como evitar el uso de tubos endotraqueales largos.
- Manejo perioperatorio: debe seguir un enfoque multimodal para el manejo del dolor mediante la utilización de una combinación de medicamentos analgésicos, técnicas de bloqueo regional y terapias no farmacológicas. Hay que minimizar el ayuno preoperatorio y promover la hidratación temprana.

- Realización de cirugías mínimamente invasivas: siempre que sea posible, se debe considerar la utilización de técnicas quirúrgicas mínimamente invasivas, como la laparoscopia o la cirugía robótica. Estas técnicas se asocian con una recuperación más rápida y una tasa menor de complicaciones.
- Movilización y fisioterapia tempranas: se debe iniciar la movilización y la fisioterapia lo antes posible después de la cirugía, ya que esto ayuda a prevenir complicaciones, como la trombosis venosa profunda, y acelera la recuperación funcional.
- Apoyo nutricional: se debe optimizar la ingesta de nutrientes mediante la implementación de estrategias de nutrición perioperatoria. Esto incluye suplementos nutricionales, una dieta equilibrada y la supervisión de un nutricionista.
- Monitorización y seguimiento: es necesario establecer un sistema para monitorizar y evaluar la implementación de los protocolos ERAS. Se deben llevar a cabo auditorías regulares para identificar áreas de mejora y realizar ajustes, según sea necesario.
- Educación al alta hospitalaria: hay que proporcionar educación al paciente y a sus cuidadores antes del alta hospitalaria. Se debe asegurar que estos comprenden las pautas de cuidado en el hogar y los signos de advertencia de posibles complicaciones.

Una implementación exitosa de los protocolos ERAS requiere un enfoque multidisciplinario y un compromiso continuo para mejorar los resultados de los pacientes. Es importante adaptar los protocolos a las necesidades y los recursos de cada institución de salud.

La implementación de estos protocolos también puede precisar cambios en la infraestructura hospitalaria. Por ejemplo, puede ser necesario establecer un equipo de atención interdisciplinaria dedicado a la implementación de los protocolos ERAS o revisar los procesos de admisión y alta hospitalaria para asegurar que se siguen dichos protocolos de manera adecuada.

Además, es importante destacar que la implementación de estos protocolos puede tener un impacto significativo en los costos de la atención médica. Un estudio publicado en 2019 en la revista *Journal of Surgical Oncology* señaló que la implementación los protocolos ERAS en pacientes sometidos a cirugía de cáncer colorrectal redujo la duración de la hospitalización y los costos de la atención médica. Otro estudio publicado en 2020 en la revista *PLoS One* constató que la implementación de estos protocolos en pacientes sometidos a cirugía de resección pulmonar redujo los costos de la atención médica y mejoró los resultados postoperatorios.

RESULTADOS DE ESTUDIOS RECIENTES

Los protocolos ERAS han demostrado reducir la duración de la hospitalización, los costos y los episodios adversos postoperatorios en varios estudios clínicos. En un metaanálisis reciente de 14 ensayos clínicos aleatorizados que incluyeron 1.280 pacientes, los protocolos ERAS se asociaron con una reducción significativa de la duración de la hospitalización (diferencia de medias: −1,93 días) y la tasa de complicaciones postoperatorias (*odds ratio*: 0,47), en comparación con los pacientes que recibieron cuidados convencionales.

En los últimos años, se han llevado a cabo numerosos estudios sobre la implementación y la efectividad de los protocolos ERAS en pacientes sometidos a cirugía. Estos estudios han demostrado consistentemente que la implementación de estos protocolos mejora los resultados postoperatorios y reduce la duración de la hospitalización, los costos de la atención médica y la necesidad de opioides para el control del dolor.

Un estudio publicado en la revista *Annals of Surgery* en 2018 examinó la efectividad de los protocolos ERAS en pacientes sometidos a cirugía de cáncer colorrectal. El estudio incluyó a más de 1.400 pacientes y constató que la implementación de estos protocolos redujo tanto la duración de la hospitalización en un promedio de 2 días como la necesidad de opioides para el control del dolor en el 40 % de los casos. Además, los pacientes que recibieron atención según los protocolos ERAS informaron tener una mejor calidad de vida y menos dolor postoperatorio, en comparación con los pacientes que recibieron atención convencional.

Un estudio más reciente, publicado en la revista *British Journal of Surgery* en 2021, examinó la efectividad de los protocolos ERAS en pacientes sometidos a cirugía de reemplazo total de rodilla. El estudio incluyó a más de 400 pacientes y señaló que la implementación de estos protocolos redujo la duración de la hospitalización en un promedio de 1,4 días, así como la necesidad de opioides para el control del dolor en el 25 % de los casos. Además, los pacientes que recibieron atención según los protocolos ERAS informaron de una mejor recuperación postoperatoria y una mayor satisfacción con la atención médica, en comparación con los pacientes que recibieron atención convencional.

Otro estudio publicado en la revista *Annals of Surgery* en 2020 examinó la efectividad de los protocolos ERAS en pacientes sometidos a cirugía de resección pulmonar. El estudio incluyó a más de 1.000 pacientes y constató que la implementación de estos protocolos disminuyó la duración de la hospitalización en un promedio de 4 días, así como los costos de la atención médica en un promedio de 5.000 dólares por paciente. Además, los pacientes que recibieron atención según estos protocolos informaron de una mejor calidad de vida y menos dolor postoperatorio, en comparación con los pacientes que recibieron atención convencional.

Todos estos estudios han demostrado, de forma rigurosa, que la implementación de los protocolos ERAS mejora los resultados postoperatorios y reduce la duración de la hospitalización, los costos de la atención médica y la necesidad de opioides para el control del dolor. Además, los pacientes que reciben atención según estos protocolos informan de una mejor calidad de vida y una mayor satisfacción con la atención médica, en comparación con los pacientes que reciben atención convencional. Por lo tanto, es importante que se promueva la implementación de los protocolos ERAS en la práctica clínica para mejorar la atención médica y los resultados en pacientes sometidos a cirugía.

RELEVANCIA EN LA PRÁCTICA CLÍNICA

Mejora de los resultados clínicos. Los protocolos ERAS se basan en la evidencia científica más actualizada y en las mejores prácticas disponibles. Han demostrado que, al optimizar cada etapa del proceso quirúrgico, desde la evaluación preoperatoria hasta los cuidados postoperatorios, se pueden mejorar los resultados clínicos. Esto incluye una reducción en las complicaciones postoperatorias, una menor tasa de infecciones, una estancia hospitalaria más corta y una recuperación más rápida y exitosa para los pacientes.

Reducción de los costos de la atención médica. La implementación de los protocolos ERAS ha demostrado ser costo-efectiva. Al acortar la estancia hospitalaria y disminuir las complicaciones y la necesidad de procedimientos adicionales, se reducen significativamente los costos asociados con la atención quirúrgica. Esto no solo beneficia a los pacientes al aliviar la carga económica, sino que también ayuda a los sistemas de salud a utilizar los recursos de manera más eficiente.

Fomento de la colaboración y el trabajo en equipo. Los protocolos ERAS promueven la colaboración y el trabajo en equipo entre diferentes profesionales de la salud. Esto incluye cirujanos, anestesiólogos, enfermeras, fisioterapeutas, nutricionistas y otros especialistas. La implementación de estos protocolos requiere una comunicación fluida y una coordinación efectiva entre estos profesionales para garantizar una atención integral y personalizada para cada paciente.

Cambio de paradigma en la atención quirúrgica. Los protocolos ERAS han llevado a un cambio de paradigma en la atención quirúrgica al desafiar las prácticas tradicionales y basarse en la evidencia científica. Han estimulado el desarrollo de nuevos enfoques y estrategias que van más allá de la simple intervención quirúrgica, considerando el cuidado perioperatorio integral del paciente. Esto ha conducido a mejoras significativas en la calidad de la atención y ha impulsado la investigación continua en el campo de la cirugía y la recuperación postoperatoria.

En resumen, estos protocolos son de gran importancia en la práctica clínica, ya que mejoran los resultados clínicos, reducen los costos de la atención médica, fomentan la colaboración entre profesionales de la salud y promueven un cambio de paradigma en la atención quirúrgica. Su implementación ha demostrado tener beneficios significativos para los pacientes, los sistemas de salud y la calidad general de la atención quirúrgica.

PUNTOS CLAVE

- Los protocolos ERAS son una serie de medidas que se implementan para mejorar la recuperación del paciente después de una cirugía.

- Estos protocolos se enfocan en reducir el estrés fisiológico y emocional que implica una cirugía y en acelerar la recuperación del paciente.
- Se basan en un enfoque multidisciplinario y multimodal, que incluye nutrición, analgesia, movilización temprana y prevención de complicaciones.
- Los protocolos ERAS se han implementado con éxito en una variedad de procedimientos quirúrgicos, incluidas las cirugías abdominal, ortopédica, urológica y ginecológica.

BIBLIOGRAFÍA

Cerantola Y, Valerio M, Persson B et al. Guidelines for perioperative care after radical cystectomy for bladder cancer: Enhanced Recovery After Surgery (ERAS®) society recommendations. Clin Nutr 2013; 32: 879-87.

Gustafsson UO, Scott MJ, Schwenk W et al. Guidelines for perioperative care in elective colorectal surgery: Enhanced Recovery After Surgery (ERAS®) society recommendations. World J Surg 2013; 37: 259-84.

Lassen K, Coolsen MM, Slim K et al. Guidelines for perioperative care for pancreaticoduodenectomy: Enhanced Recovery After Surgery (ERAS®) society recommendations. World J Surg 2013; 37: 240-58.

Nelson G, Kiyang LN, Crumley ET et al. Implementation of Enhanced Recovery After Surgery (ERAS) across a provincial healthcare system: the ERAS Alberta colorectal surgery experience. World J Surg 2016; 40: 1092-103.

Nygren J, Thacker J, Carli F et al. Guidelines for perioperative care in elective rectal/pelvic surgery: Enhanced Recovery After Surgery (ERAS®) society recommendations. Clin Nutr 2012; 31: 801-16.

 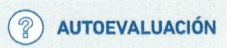
AUTOEVALUACIÓN

Cirugía mínimamente invasiva

106

P. J. Asín Sesma y C. Llavero Garrido

OBJETIVOS DE APRENDIZAJE

- Conocer los objetivos de la cirugía mínimamente invasiva.
- Identificar las ventajas frente a la cirugía convencional.
- Revisar sus aplicaciones en los diferentes campos de la medicina.
- Determinar los posibles campos de mejora para el futuro.

SÍNTESIS CONCEPTUAL

Desde hace ya varias décadas, la cirugía ha experimentado importantes avances que han supuesto una disminución de los riesgos y una mejora de los resultados en numerosos procedimientos destinados a tratar diversas enfermedades, incluso a pesar de que cada vez se utilizan técnicas más complejas en pacientes más difíciles. Esta excelente evolución se debe en buena parte al desarrollo de técnicas anestésicas y analgésicas sofisticadas, a los esfuerzos por disminuir el estrés operatorio y, en definitiva, a la generalización de un enfoque –más filosófico que clínico– basado fundamentalmente en reducir al máximo los efectos que el traumatismo quirúrgico ejerce sobre el paciente.

DEFINICIÓN

La cirugía mínimamente invasiva, también conocida como cirugía de acceso mínimamente invasivo, tiene como objetivo realizar procedimientos quirúrgicos utilizando técnicas y herramientas que minimizan el traumatismo ejercido al cuerpo del paciente. A diferencia de la cirugía tradicional (cirugía abierta), que implica grandes incisiones, la cirugía mínimamente invasiva usa incisiones pequeñas y se basa en el empleo de instrumentos especiales, como cámaras y endoscopios, para acceder a la zona que hay que tratar.

El objetivo principal de la cirugía mínimamente invasiva es reducir el dolor y las complicaciones asociadas con la cirugía tradicional, así como impulsar la recuperación postoperatoria. Al realizar incisiones más pequeñas, se minimiza el daño a los tejidos circundantes, lo que a su vez reduce el dolor y el tiempo de recuperación del paciente. Además, estas incisiones más pequeñas también producen una menor pérdida de sangre durante la cirugía y constituyen un área menor de entrada para las infecciones. Todo esto conlleva una estancia hospitalaria más corta, cicatrices más pequeñas

y una estética mejor. Los pacientes también suelen experimentar menos complicaciones respiratorias y cardiovasculares, ya que se evita la manipulación excesiva de los órganos internos.

Por lo tanto, la cirugía mínimamente invasiva busca obtener resultados quirúrgicos eficaces con el menor traumatismo posible para el paciente, lo que se traduce en una recuperación más rápida y menos complicaciones, en comparación con la cirugía abierta tradicional, por lo que cada día se implementa en más modalidades. Sin embargo, la generalización de su uso tiene ciertas limitaciones, como son el alto coste de la tecnología que utiliza y la mayor dificultad técnica del procedimiento, que requiere una curva de aprendizaje.

EVOLUCIÓN DE LA CIRUGÍA MÍNIMAMENTE INVASIVA

La idea de la cirugía mínimamente invasiva se desarrolló a lo largo del siglo XX, aunque sus antecedentes se remontan a técnicas quirúrgicas menos invasivas utilizadas en siglos anteriores. Sin embargo, fue en la década de 1980 cuando se produjo un avance significativo en esta área de la medicina.

En 1987, se llevó a cabo la primera colecistectomía laparoscópica exitosa, que es la extirpación de la vesícula biliar mediante cirugía endoscópica. Esta operación demostró que era posible realizar procedimientos quirúrgicos importantes con incisiones mínimas y menos traumatismo para el paciente. A partir de ese momento, la cirugía mínimamente invasiva comenzó a ganar popularidad y se desarrollaron técnicas y herramientas más avanzadas.

Con el tiempo, la cirugía mínimamente invasiva se ha expandido a diferentes áreas de la medicina, como las cirugías cardíaca, gastrointestinal, ginecológica y urológica, entre otras. Se han refinado las técnicas y los instrumentos utilizados, lo que ha permitido realizar una amplia variedad de procedimientos, utilizando este enfoque menos invasivo.

En la actualidad, la cirugía mínimamente invasiva es ampliamente practicada en todo el mundo y continúa evolucionando con avances tecnológicos, como la robótica quirúrgica, que brindan a los cirujanos herramientas más precisas y mejor controladas para llevar a cabo procedimientos mínimamente invasivos.

CIRUGÍA LAPAROSCÓPICA

La laparoscopia es una técnica quirúrgica mínimamente invasiva que se realiza mediante un instrumento llamado laparoscopio. Consiste en hacer pequeñas incisiones en la pared abdominal a través de las cuales se inserta el laparoscopio, un tubo delgado con una cámara en el extremo. La cámara transmite imágenes en tiempo real a un monitor, lo que permite al cirujano visualizar el interior del abdomen o la pelvis con claridad (**Fig. 106-1**).

El proceso se puede dividir en varias etapas, que incluyen:

- Preparación del paciente: antes de la laparoscopia, el paciente es sometido a una evaluación preoperatoria completa, que puede incluir análisis de sangre, pruebas de imagen y evaluación médica general. Se realiza una revisión de la historia clínica del paciente y se le proporciona información sobre el procedimiento y los riesgos asociados. Se administra anestesia general para mantener al paciente inconsciente y sin dolor durante la cirugía.
- Posicionamiento del paciente: el paciente se coloca en una posición específica dependiendo de la naturaleza del procedimiento y los órganos que se vayan a examinar o tratar. Por lo general, se coloca en posición de decúbito supino.

Según el procedimiento que se vaya a realizar, el paciente se colocará con las piernas abiertas o cerradas en función de la colocación del equipo quirúrgico. Asimismo, durante la intervención podrá modificarse la inclinación de la mesa de quirófano, dejando al paciente en posición de Trendelenburg (con las piernas elevadas sobre el resto del cuerpo) o anti-Trendelenburg (con las piernas más bajas que el resto del cuerpo), lo que facilita la manipulación de vísceras intraabdominales.

- Inserción de los trocares: se realizan pequeñas incisiones en la pared abdominal, generalmente de aproximadamente 0,5 a 1 cm de longitud, por las que se introducen los trocares. Estos trocares son tubos huecos a través de los cuales se insertan los instrumentos laparoscópicos. Por lo general, se utilizan de 2 a 6 trocares, dependiendo de la complejidad del procedimiento (**Fig. 106-2**).
- Inserción del laparoscopio: a través de uno de los trocares se introduce el laparoscopio, un tubo delgado y largo con una cámara en el extremo. La cámara está conectada a un sistema de visualización que muestra las imágenes en tiempo real en un monitor en el quirófano. El cirujano utiliza estas imágenes para llevar a cabo la cirugía.
- Insuflación de dióxido de carbono (CO_2): se insufla CO_2 en la cavidad abdominal a través de uno de los trocares. Esto crea un espacio de trabajo al inflar el abdomen, que eleva la pared abdominal y proporciona al cirujano un mejor acceso y visibilidad. El CO_2 se elimina de la cavidad al finalizar el procedimiento y, si queda algo de gas retenido, es reabsorbido a través de la membrana peritoneal y eliminado mediante la respiración.
- Exploración y manipulación de los órganos: el cirujano utiliza los instrumentos laparoscópicos a través de los otros trocares para explorar y manipular los órganos dentro de la cavidad abdominal. Estos instrumentos pueden incluir pinzas, tijeras, dispositivos de coagulación, grapadoras y suturas, entre otros. El cirujano puede mover los órganos para obtener una vista más clara, tomar muestras de tejido (biopsias) o realizar reparaciones o tratamientos específicos (**Figs. 106-3** y **106-4**).
- Retirada de los instrumentos y cierre de las incisiones: una vez que se ha completado el procedimiento, los instrumentos se retiran cuidadosamente de los trocares. Las pequeñas incisiones se pueden cerrar con puntos de sutura o adhesivos quirúrgicos, y se puede aplicar un vendaje o apósito estéril.

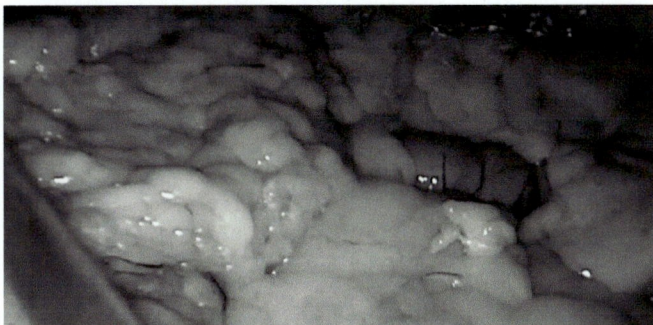

Figura 106-1. Imagen laparoscópica del interior del abdomen. Se observa el epiplón mayor y el intestino delgado.

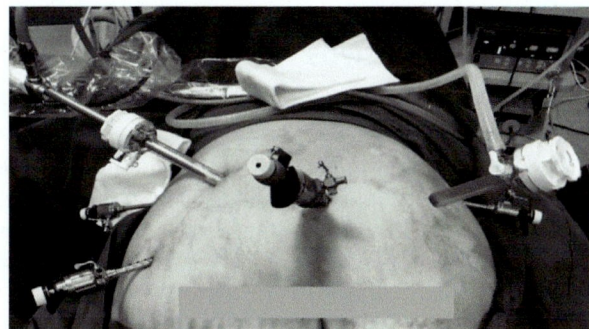

Figura 106-2. Colocación de trocares durante una cirugía laparoscópica.

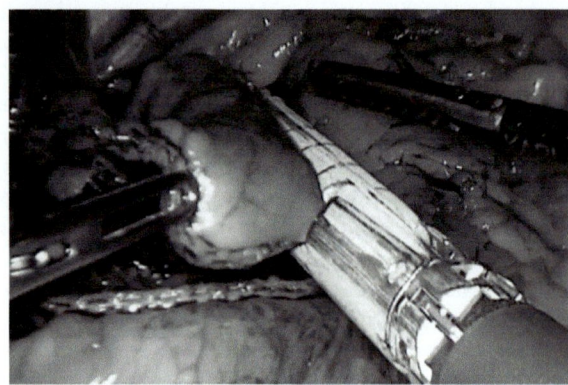

Figura 106-3. Sección y corte de estómago con una grapadora laparoscópica.

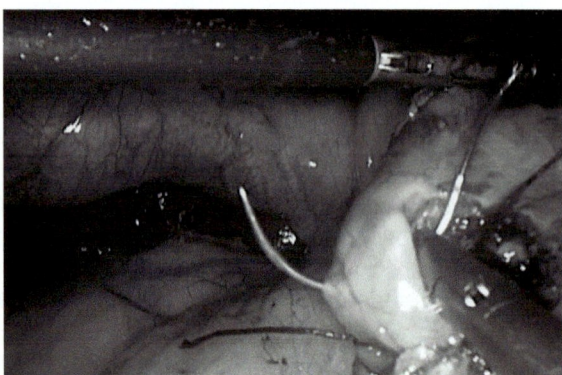

Figura 106-4. Sutura laparoscópica.

- Recuperación: después de la laparoscopia, el paciente se traslada a la sala de recuperación, donde se monitoriza su estado y se controla el dolor. Dependiendo de la complejidad del procedimiento y la recuperación del paciente, es posible que se le permita regresar a casa el mismo día o que necesite quedarse en el hospital durante uno o varios días, lo que dependerá del procedimiento realizado y de la aparición de complicaciones postoperatorias.

Es importante tener en cuenta que el proceso de una laparoscopia puede variar según la naturaleza del procedimiento y las preferencias del cirujano. Cada caso es único y requiere una evaluación individualizada por parte del equipo médico.

APLICACIONES DE LOS PROCEDIMIENTOS MÍNIMAMENTE INVASIVOS

Diagnóstico

Los procedimientos mínimamente invasivos permiten obtener muestras de tejido para su análisis, visualizar áreas problemáticas y realizar evaluaciones más precisas. A continuación, se presentan algunas de las cirugías mínimamente invasivas aplicadas al diagnóstico:

- Biopsia guiada por imagen: se utiliza para obtener muestras de tejido de lesiones sospechosas o anormales en ór-

ganos internos. Se realizan pequeñas incisiones y se usa un laparoscopio o un instrumento de imagen guiada para orientar la toma de muestras de tejido. Estas biopsias pueden ser realizadas en el hígado, los riñones, el páncreas, los pulmones y otros órganos.
- Endoscopia digestiva alta: se emplea para examinar el esófago, el estómago y la parte inicial del intestino delgado. A través de un endoscopio, un tubo flexible con una cámara en el extremo, se puede visualizar el revestimiento interno de estos órganos y obtener muestras de tejido para su análisis. Es útil para el diagnóstico de enfermedades como úlceras, enfermedad por reflujo gastroesofágico, gastritis y tumores.
- Colonoscopia: se usa para examinar el colon y el recto. Un colonoscopio –tubo flexible con una cámara en el extremo– se inserta a través del ano y se guía hacia el colon. Esto permite la visualización del revestimiento interno del colon y la detección de pólipos, tumores, inflamación y otras anomalías.
- Toracoscopia: se utiliza para examinar la cavidad torácica y los órganos respiratorios, como los pulmones y la pleura. Se realizan pequeñas incisiones y se inserta un toracoscopio para visualizar el interior del tórax. Esto puede ayudar a diagnosticar enfermedades pulmonares, infecciones, tumores y derrames pleurales.
- Artroscopia: se emplea para examinar y tratar problemas en las articulaciones, como rodillas, hombros, caderas, tobillos y muñecas. A través de pequeñas incisiones, se inserta un artroscopio en la articulación para visualizar el interior y realizar reparaciones o tratamientos mínimamente invasivos.

Cirugía cardíaca

Los procedimientos mínimamente invasivos buscan evitar una esternotomía completa (abrir el esternón) y así mejorar la recuperación del paciente.

Algunos ejemplos de cirugía cardíaca mínimamente invasiva son:

- Cirugía de revascularización coronaria: se realiza para mejorar el flujo sanguíneo al corazón mediante la reparación de las arterias coronarias obstruidas o estrechadas.
- Cirugía de válvulas cardíacas: se usa para reparar o reemplazar las válvulas cardíacas dañadas o disfuncionales.
- Cirugía de defectos cardíacos congénitos: se emplea para corregir defectos cardíacos presentes desde el nacimiento.
- Cirugía de aneurisma de aorta torácica: se utiliza para reparar un aneurisma (dilatación anormal) en la aorta torácica.

Cirugía ginecológica

La cirugía mínimamente invasiva ha revolucionado el campo de la ginecología, proporcionando opciones quirúrgicas más seguras y con una recuperación más rápida tanto para las mujeres como para sus futuros hijos, puesto que se ha llegado a intervenir a los propios fetos dentro del vientre de su madre. Así, este tipo de cirugía puede ser un soporte vital muy favorable para operaciones que entrañan mucho riesgo. Algunas de las aplicaciones más comunes de la cirugía mínimamente invasiva en ginecología incluyen:

- Histerectomía laparoscópica: es la extracción quirúrgica del útero a través de pequeñas incisiones en el abdomen. Esta técnica se utiliza para tratar diversas afecciones, como fibromas uterinos, endometriosis, sangrado uterino anormal y prolapso uterino.
- Miomectomía laparoscópica: se realiza para extirpar los miomas uterinos, que son tumores benignos que crecen en el miometrio. La miomectomía laparoscópica permite la eliminación selectiva de los miomas mientras se conserva el útero, lo que puede ser beneficioso para las mujeres que desean preservar su fertilidad.
- Cirugía de endometriosis: la endometriosis es una afección en la cual el tejido que normalmente recubre el útero crece fuera del útero, lo que causa dolor y otros síntomas. La cirugía laparoscópica se utiliza para diagnosticar y tratar la endometriosis, ya sea mediante la eliminación de los implantes de endometriosis o mediante la destrucción de estos con técnicas como la electrocoagulación o la vaporización con láser.
- Salpingectomía laparoscópica: se emplea para la extirpación quirúrgica de las trompas de Falopio. Esto puede ser necesario en casos de embarazo ectópico (el óvulo fecundado se implanta fuera del útero) o para reducir el riesgo de cáncer de ovario en mujeres con alto riesgo.
- Cirugía de corrección de prolapso: se utiliza para tratar el prolapso de los órganos pélvicos, que es la caída o deslizamiento de los órganos pélvicos hacia el canal vaginal. La cirugía laparoscópica ayuda a reparar y fortalecer los tejidos y los músculos pélvicos para corregir el prolapso.
- Cirugía de ligadura de trompas: se usa para la esterilización femenina. La ligadura de trompas laparoscópica implica la obstrucción o cierre de las trompas de Falopio para prevenir la fertilización y el embarazo.

Cirugía urológica

La cirugía mínimamente invasiva ha tenido un impacto significativo en el campo de la urología, ofreciendo opciones quirúrgicas más seguras, menos invasivas y con una recuperación más rápida para diversas afecciones urológicas. Algunas de las aplicaciones más comunes de la cirugía mínimamente invasiva en urología incluyen:

- Prostatectomía laparoscópica: se utiliza para la extirpación quirúrgica de la próstata en casos de cáncer de próstata localizado. Se realiza a través de pequeñas incisiones en el abdomen, utilizando un laparoscopio y otros instrumentos especializados. Esta técnica permite una menor pérdida de sangre, menor dolor postoperatorio y una recuperación más rápida, en comparación con la cirugía abierta tradicional.
- Nefrectomía laparoscópica: se realiza para la extirpación quirúrgica de un riñón, ya sea para tratar un tumor renal o para donación de riñón. Consiste en realizar pequeñas incisiones en el abdomen e insertar un laparoscopio y otros instrumentos para llevar a cabo la cirugía. Este enfoque presenta beneficios, como una menor morbilidad, un menor tiempo de hospitalización y una recuperación más rápida, en comparación con la nefrectomía abierta convencional.
- Cirugía de cálculos renales: los cálculos renales son depósitos sólidos que se forman en los riñones y pueden causar dolor intenso y obstrucción urinaria. Las técnicas mínimamente invasivas, como la ureteroscopia y la nefrolitotomía percutánea, se utilizan para tratar los cálculos renales. Estos procedimientos implican la introducción de instrumentos delgados y flexibles a través de las vías urinarias para eliminar o fragmentar los cálculos, evitando así la necesidad de cirugía abierta.
- Cirugía de vejiga: la cirugía laparoscópica también se usa para tratar afecciones de la vejiga, como tumores malignos o benignos. La cistectomía parcial o radical laparoscópica implica la extirpación de una parte o de toda la vejiga, respectivamente, a través de pequeñas incisiones en el abdomen. Esta técnica permite una recuperación más rápida y una mejor preservación de la función urinaria, en comparación con la cirugía abierta.
- Cirugía reconstructiva urológica: las técnicas mínimamente invasivas se utilizan para corregir anomalías congénitas o traumáticas en el tracto urinario, como la estenosis ureteral o la estenosis uretral. Estas cirugías implican la utilización de técnicas endoscópicas o laparoscópicas para reparar o reconstruir las estructuras afectadas, lo que minimiza el traumatismo y acelera la recuperación.

Cirugía gastrointestinal

La cirugía mínimamente invasiva también ha encontrado aplicaciones importantes en el campo de la gastroenterología. Estas técnicas permiten el diagnóstico y tratamiento de diversas afecciones gastrointestinales de manera menos invasiva y con una recuperación más rápida. Algunas de las aplicaciones más comunes de la cirugía mínimamente invasiva en gastroenterología incluyen:

- Colecistectomía laparoscópica: es la extracción quirúrgica de la vesícula biliar y se realiza mediante pequeñas incisiones en el abdomen. Esta técnica se utiliza para tratar la colelitiasis (piedras en la vesícula biliar) y la colecistitis (inflamación de la vesícula biliar). La colecistectomía laparoscópica ofrece una recuperación más rápida y con menos dolor, así como un menor riesgo de complicaciones, en comparación con la cirugía abierta.
- Cirugía de hernia: las hernias, como las hernias inguinales o las umbilicales, se pueden reparar mediante técnicas laparoscópicas. Se realizan pequeñas incisiones y se utilizan mallas o suturas para fortalecer la zona debilitada y reducir el riesgo de recurrencia.
- Cirugía antirreflejo: se usa para tratar la enfermedad por reflujo gastroesofágico. La funduplicatura laparoscópica implica el refuerzo del esfínter esofágico inferior para prevenir el flujo inverso de ácido del estómago al esófago. Esta técnica mejora los síntomas de reflujo y reduce la necesidad de medicación a largo plazo.

- Cirugía bariátrica: la cirugía mínimamente invasiva se emplea para el tratamiento de la obesidad mórbida y las enfermedades relacionadas. Las técnicas más comunes incluyen el *by-pass* gástrico laparoscópico y la gastrectomía vertical laparoscópica. Estas cirugías reducen el tamaño del estómago y/o modifican el tracto digestivo para limitar la ingesta de alimentos y/o su absorción intestinal, logrando así la pérdida de peso.
- Endoscopia terapéutica: la endoscopia mínimamente invasiva permite el tratamiento de diversas afecciones gastrointestinales sin necesidad de cirugía abierta. Se utilizan endoscopios para realizar procedimientos como la resección de pólipos, la dilatación de estenosis, la hemostasia de sangrado gastrointestinal y la colocación de prótesis para el tratamiento de obstrucciones.

FUTURO DE LOS PROCEDIMIENTOS MÍNIMAMENTE INVASIVOS

El futuro de los procedimientos mínimamente invasivos es prometedor, ya que estos continúan evolucionando con avances tecnológicos y mejoras en las técnicas quirúrgicas. Algunas de las tendencias y desarrollos en el campo de la cirugía mínimamente invasiva incluyen:

- Cirugía robótica: los sistemas quirúrgicos robóticos están ganando popularidad en la cirugía laparoscópica. Estos sistemas permiten una mayor precisión y destreza en los movimientos del cirujano a través de instrumentos robóticos controlados de forma remota. Además, la tecnología robótica proporciona una visualización tridimensional y una mejor ergonomía para el cirujano.
- Avance en técnicas de imagen: las técnicas de imagen están avanzando, lo que permite una mejor visualización de los órganos internos y una mayor precisión en los procedimientos endoscópicos. Esto incluye imágenes en alta definición, imágenes tridimensionales y tecnologías como la fluorescencia para mejorar la identificación de estructuras anatómicas y tejidos.
- Instrumentación y dispositivos mejorados: los instrumentos laparoscópicos están siendo desarrollados con características mejoradas, como mayor flexibilidad y capacidad de maniobra de herramientas cada vez más precisas. Además, se están diseñando dispositivos quirúrgicos más avanzados, como grapadoras y suturas automatizadas, que facilitan las suturas y reducen el tiempo quirúrgico.
- Cirugía sin cicatrices visibles: se están llevando a cabo investigaciones para desarrollar cirugías laparoscópicas totalmente sin cicatrices visibles. Estos procedimientos, conocidos como cirugía laparoscópica de puerto único o cirugía de orificio natural, implican realizar la cirugía a través de una única incisión en el ombligo o incluso a través de los orificios naturales del cuerpo, como la vagina o el recto.

A pesar de los avances en los procedimientos mínimamente invasivos, existen algunas limitaciones que todavía se deben abordar:

- Curva de aprendizaje: los procedimientos mínimamente invasivos requieren habilidades y entrenamiento especializados. Los cirujanos deben pasar por una curva de aprendizaje para adquirir destrezas técnicas y familiarizarse con las complejidades de la técnica laparoscópica.
- Costos: la tecnología y los equipos utilizados en los procedimientos mínimamente invasivos pueden resultar costosos, en comparación con los procedimientos quirúrgicos abiertos tradicionales. Esto puede ser una limitación para su adopción generalizada en algunos entornos médicos.
- Limitaciones técnicas: aunque la laparoscopia es adecuada para una amplia gama de procedimientos, existen ciertas condiciones y casos complicados que aún pueden requerir cirugía abierta o enfoques alternativos.
- Acceso limitado: en algunos casos, los procedimientos mínimamente invasivos pueden ser más difíciles de realizar en pacientes con anatomía alterada o con cicatrices de cirugías previas.

Se espera que la laparoscopia continúe avanzando y desempeñe un papel importante en la cirugía mínimamente invasiva en el futuro, a medida que se vayan superando las limitaciones y se desarrollen nuevas tecnologías y técnicas.

PUNTOS CLAVE

- Los procedimientos mínimamente invasivos persiguen resultados quirúrgicos eficaces con el menor traumatismo, lo que se traduce en una recuperación más rápida y menos complicaciones, en comparación con la cirugía abierta tradicional.
- En la actualidad, la cirugía mínimamente invasiva es ampliamente practicada en todo el mundo y continúa evolucionando gracias a los avances tecnológicos.
- Las limitaciones para su aplicación incluyen limitaciones técnicas, la curva de aprendizaje y los mayores costes.

BIBLIOGRAFÍA

Balibrea Cantero JL. Patología quirúrgica. Madrid: Marban, 2003.
Cecil RL, Goldman L, Ausiello DA et al. Cecil-Goldman. Tratado de medicina interna. Londres: Elsevier Health Sciences Spain, 2013.

Duran H, Arcelus I, García-Sancho L et al. Compendio de cirugía. Madrid: McGraw-Hill-Interamericana, 2002.
Leppert B, Kelly CR. Netter. Un abordaje integrado de la medicina. Londres: Elsevier, 2022.
Sabiston DC. Tratado de cirugía. Fundamentos biológicos de la práctica quirúrgica. Barcelona: Elsevier, 2005.

 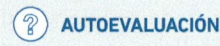 **AUTOEVALUACIÓN**

Ortesis, prótesis e implantes

107

C. G. Palacios Fernández y C. Llavero Garrido

OBJETIVOS DE APRENDIZAJE

- Identificar los conceptos de ortesis, prótesis e implantes.
- Conocer las características de los biomateriales.
- Revisar algunas indicaciones para el uso de implantes y ortesis.

SÍNTESIS CONCEPTUAL

En el gran mundo de los avances médicos, los implantes y ortesis han revolucionado la forma en la que se abordan las discapacidades físicas y se mejoran las capacidades humanas. Estas innovadoras tecnologías han transformado la vida de innumerables personas, permitiéndoles superar limitaciones físicas y recuperar la funcionalidad en diversos aspectos de su vida.

ORTESIS

Definición

Una ortesis es un dispositivo de soporte de aplicación externa, es decir, no se introduce dentro del organismo. Se utiliza para modificar las características estructurales y funcionales del sistema neuromuscular y esquelético, para así ayudar en la mejoría de una determinada afección.

Aplicaciones

Con una ortesis se puede:

- Controlar, guiar, limitar y/o inmovilizar una extremidad, articulación o segmento corporal.
- Restringir el movimiento en una dirección determinada, para corregir ciertos defectos o desviaciones a la hora de realizar un movimiento concreto.
- Ayudar al movimiento en general.
- Reducir las fuerzas que soportan peso, por ejemplo, disminuir el peso sobre una articulación o miembro.

- Ayudar a la rehabilitación de fracturas por desuso tras la retirada de una escayola.
- Corregir la función del cuerpo para facilitar el movimiento o reducir el dolor y, con ello, evitar contracturas o reducir la carga sobre una articulación.

Tipos

Los dispositivos ortopédicos pueden adoptar la forma de aparatos ortopédicos, férulas, yesos, zapatos o inserciones, y generalmente se diseñan a medida para adaptarse a la anatomía única de cada individuo.

Materiales

Los materiales utilizados en la fabricación de ortesis son muy diversos y es importante tener en cuenta que la selección del material adecuado depende de múltiples factores, como la condición médica de cada individuo, el tipo de ortesis requerida y las necesidades específicas de cada paciente.

A continuación, se presentan algunos de los materiales más comúnmente utilizados en la fabricación de ortesis:

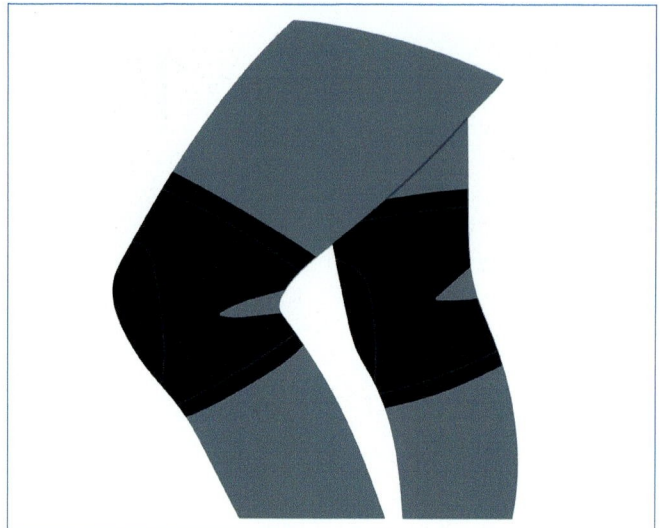

Figura 107-1. Rodillera, ortesis elástica para la rodilla.

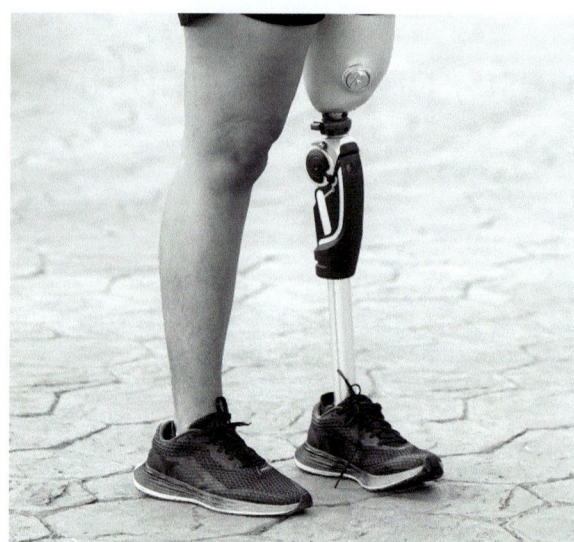

Figura 107-2. Prótesis de pierna.

- Termoplásticos: un termoplástico es un polímero de material plástico que se vuelve maleable o moldeable a una determinada temperatura elevada y se solidifica al enfriarse. Estos materiales permiten que las ortesis se moldeen de manera precisa y se adapten a la anatomía del individuo, ya que se vuelven rígidos y no se deforman. Además, son ligeros y duraderos, lo que los hace ideales para su uso en ortesis personalizadas. El etilvinilacetato, conocido también como goma EVA, es un polímero termoplástico muy utilizado actualmente.
- Fibra de carbono: la fibra de carbono es un material ligero que ofrece una gran resistencia y flexibilidad, lo que proporciona una mejor distribución de la carga y mayor comodidad para el usuario. Se utiliza especialmente en aquellas ortesis destinadas a proporcionar soporte y estabilidad.
- Metales: estos materiales también se utilizan cuando se necesita una mayor resistencia y estabilidad, como en el caso de las ortesis para la columna vertebral o las extremidades inferiores. Algunas ortesis requieren el uso de metales, como el acero inoxidable o el aluminio.
- Elástico: el material elástico se usa en ciertas ortesis para proporcionar compresión, estabilidad y soporte suave. Estos materiales son flexibles y se ajustan cómodamente al cuerpo, lo que permite una compresión controlada y ayuda a aliviar el dolor o la inflamación (**Fig. 107-1**).

PRÓTESIS

Definición

Una prótesis es un dispositivo artificial que sustituye a una parte del cuerpo ausente, que puede haberse perdido por un traumatismo, una enfermedad o una afección presente al nacer (trastorno congénito).

Aplicaciones

Las prótesis se fabrican a medida para adaptarse a la anatomía única del individuo y a los requisitos funcionales especí-

ficos. Se pueden crear para varias partes del cuerpo, incluidos los brazos, las piernas, las manos, los pies y las articulaciones.

El objetivo principal es replicar la función y la apariencia de la parte del cuerpo faltante o dañada, lo que permite que la persona realice tareas que de otro modo encontraría desafiantes o imposibles (**Fig. 107-2**).

Materiales

La tecnología prostética ha avanzado significativamente en los últimos años, con mejoras en los materiales, el diseño y la funcionalidad. Materiales como la fibra de carbono y el titanio, que son ligeros y duraderos, se utilizan para crear prótesis cómodas y resistentes al desgaste diario.

IMPLANTES

Definición

Un implante es un dispositivo médico fabricado para sustituir una estructura biológicamente ausente, sostener una estructura biológica dañada o mejorar una estructura biológica existente.

Tipos

Los implantes cumplen varias funciones según el tipo y el propósito específicos. Por este motivo, los implantes se clasifican en distintos tipos:

- Implantes con componentes electrónicos: los implantes se pueden diseñar para integrarse con otros dispositivos o sistemas médicos dentro del cuerpo. Los marcapasos o los implantes cocleares son ejemplos de dispositivos electrónicos implantados quirúrgicamente (**Fig. 107-3**).
- Implantes bioactivos: son dispositivos de administración de fármacos en forma de píldoras implantables, como los dispositivos intrauterinos (DIU) para la liberación hormonal (**Fig. 107-4**).

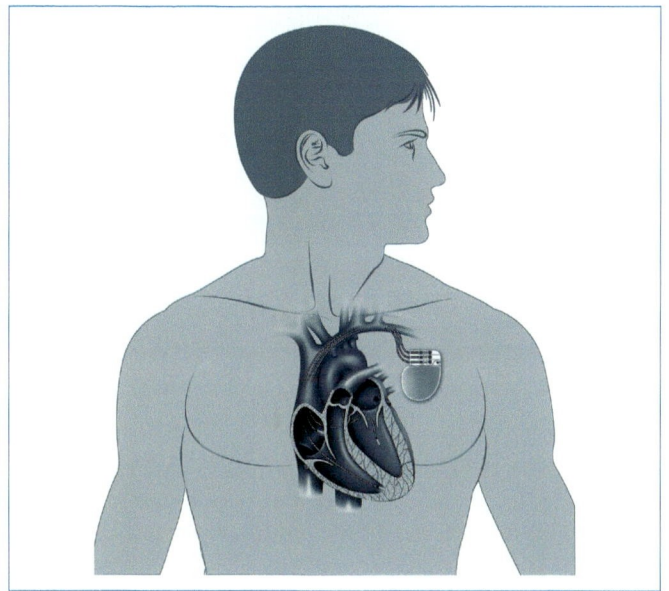

Figura 107-3. Marcapasos cardíaco. Implante con componente electrónico.

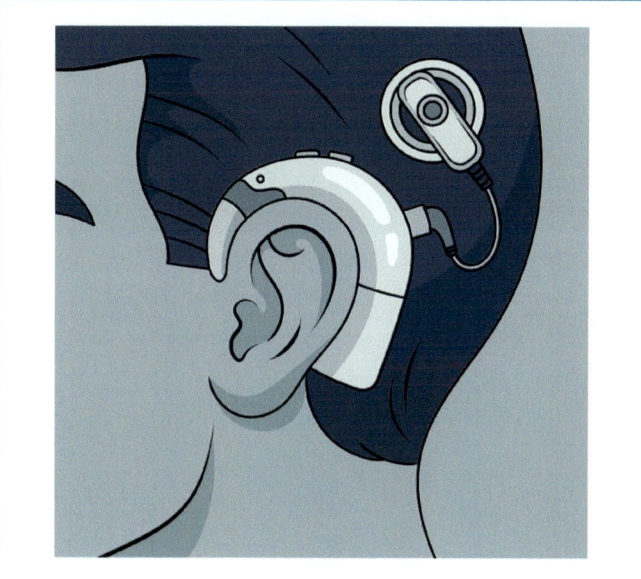

Figura 107-5. Implante sensorial coclear.

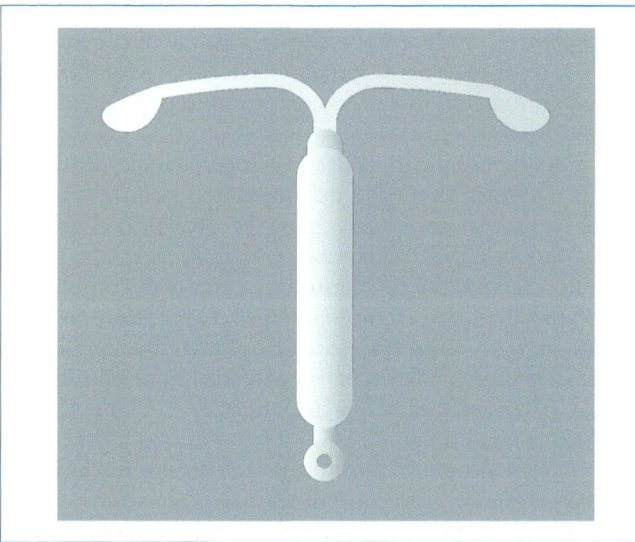

Figura 107-4. Dispositivo intrauterino. Implante bioactivo.

- Implantes sensoriales y neurológicos: se utilizan en trastornos que afectan a los sentidos principales y al cerebro, así como en otros trastornos neurológicos. Entre ellos, cabe destacar los siguientes:
  - Implantes cocleares: son dispositivos electrónicos implantados en el oído interno para brindar sensación auditiva a las personas con pérdida auditiva grave (**Fig. 107-5**).
  - Implantes neurales: se trata de dispositivos que interactúan con el sistema nervioso, entre los que se incluyen la lente intraocular y los neuroestimuladores cerebrales profundos.
- Implantes terapéuticos: se pueden utilizar para administrar sustancias terapéuticas directamente en áreas específicas del cuerpo. Un ejemplo de este tipo de implantes son los *stents* liberadores de fármacos, que se implantan en los vasos sanguíneos para ayudar a prevenir el estrechamiento de estos y administrar medicamentos en el lugar de la intervención.
- Implantes ortopédicos: brindan soporte y mejora a las partes del cuerpo debilitadas o comprometidas. Las placas, tornillos, agujas y varillas se utilizan en el tratamiento de fracturas y malformaciones, entre otros, ya que facilitan una correcta cicatrización (**Fig. 107-6**).
- Implantes cosméticos: se usan para intentar devolver una parte del cuerpo a una norma estética aceptable, mejorar la apariencia física o restaurar las características estéticas. Los implantes mamarios se utilizan para el aumento del tamaño de los senos o la reconstrucción de estos después de una mastectomía (**Fig. 107-7**). Los implantes faciales también se pueden emplear para mejorar los contornos faciales o restaurar el volumen en áreas como las mejillas o la barbilla utilizando rellenos inyectables como el ácido hialurónico o el colágeno.
- Mallas quirúrgicas: son láminas que se usan como soporte permanente o temporal de órganos o tejidos durante una intervención quirúrgica. Se fabrican con materiales inorgánicos o biológicos. Su aplicación más común es en cirugías de reparación de hernias. Las mallas permanentes son aquellas que permanecen en el cuerpo, mientras que las temporales se reabsorben con el tiempo (**Fig. 107-8**).

Materiales

La superficie de los implantes que entra en contacto con el cuerpo es crucial y de ello depende su funcionalidad. Puede tratarse de un biomaterial, como el titanio o la silicona, ampliamente utilizados en la fabricación de implantes diseñados para interactuar con sistemas biológicos, es decir, permiten una interacción óptima entre el implante y los tejidos del cuerpo.

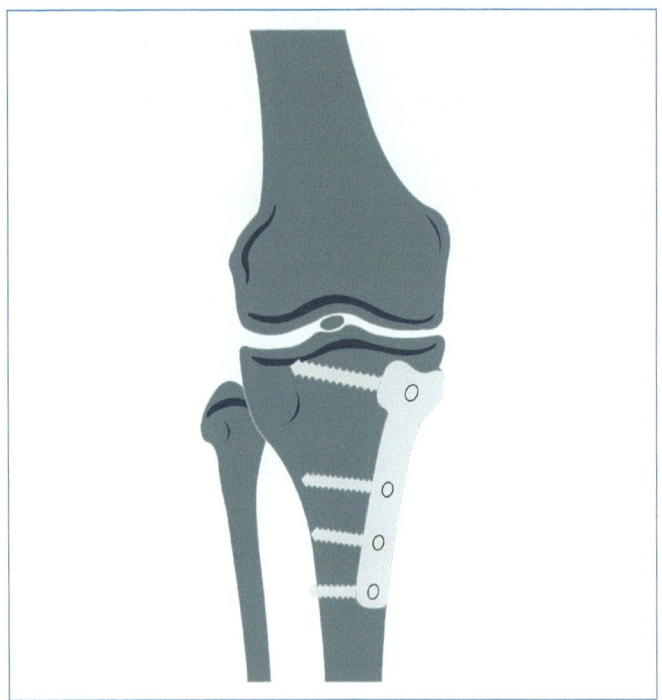

Figura 107-6. Reparación quirúrgica de una fractura con placas y tornillos.

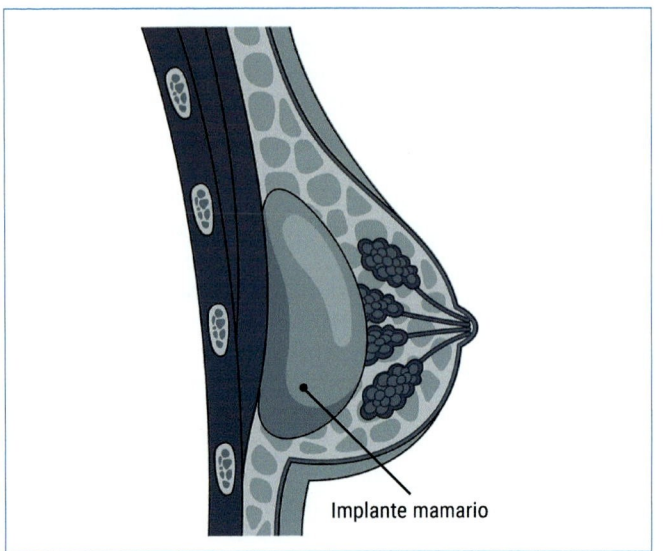

Implante mamario

Figura 107-7. Implante mamario.

El titanio se usa en implantes debido a sus propiedades, es altamente resistente, liviano y compatible con el tejido humano. Por otro lado, la silicona es un material suave, flexible y biocompatible, capaz de adaptarse a los tejidos adyacentes que rodean la zona implantada.

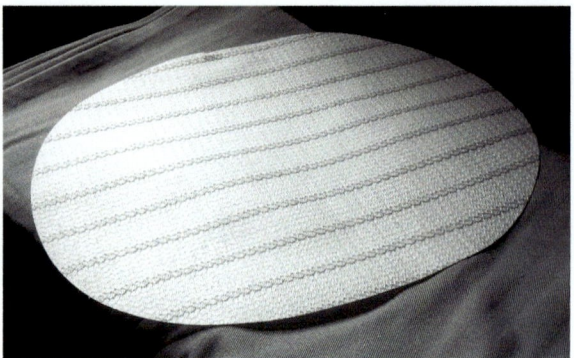

Figura 107-8. Malla quirúrgica para la reparación de una hernia inguinal.

La elección del material más apropiado para un implante depende de diversos factores, como por ejemplo la ubicación del implante, el tipo de tejido adyacente, la presión o las fuerzas que tenga que soportar el implante, así como las necesidades individuales del paciente establecidas por el cirujano.

Biocompatibilidad

Los implantes producen, de forma natural, una respuesta inflamatoria al material insertado, es decir, el organismo no reconoce el material insertado como propio y genera una reacción de cuerpo extraño.

La biocompatibilidad va desde la integración, produciéndose una fibrosis alrededor del implante, hasta la reacción ante el cuerpo extraño y el rechazo. Por lo tanto, el proceso que se produce comienza con una inflamación aguda, seguida de una formación de granulomas, que son cúmulos de macrófagos alrededor de un tejido que el organismo reconoce como extraño. A su vez, estos granulomas liberan factores quimiotácticos, que favorecen la proliferación de fibroblastos hacia la zona implantada, participando así en la integración del tejido con el implante.

La interacción entre el implante y el tejido que lo rodea puede provocar diversas complicaciones:

- Infección: se produce una acumulación de microorganismos sobre la superficie del implante, que condiciona una respuesta inflamatoria, a menudo crónica por la difícil erradicación de los agentes contaminantes. Inicialmente requiere tratamiento con antibióticos, pero, si no se resuelve el cuadro infeccioso, puede ser necesaria la extracción del material implantado.
- Rechazo: se genera una respuesta inmunitaria exagerada, que impide que el organismo tolere la presencia de ese cuerpo extraño. Suele ser necesaria la retirada del implante.

PUNTOS CLAVE

- Una ortesis es un dispositivo de soporte de aplicación externa, utilizado para modificar las características estructurales y funcionales del sistema neuromuscular y esquelético.
- Una prótesis es un dispositivo artificial que sustituye una parte del cuerpo ausente.

- Un implante es un dispositivo médico fabricado para reemplazar una estructura biológicamente ausente, sostener una estructura biológica dañada o mejorar una estructura biológica existente.
- Las prótesis y las ortesis son de aplicación externa, mientras que los implantes se colocan total o parcialmente dentro del organismo. Por ello, los materiales de los implantes tienen que ser biocompatibles.

BIBLIOGRAFÍA

Balibrea Cantero JL. Patología quirúrgica. Madrid: Marban, 2003.
Cecil RL, Goldman L, Ausiello DA et al. Cecil-Goldman. Tratado de medicina interna. Londres: Elsevier Health Sciences Spain, 2013.

Duran H, Arcelus I, García-Sancho L et al. Compendio de cirugía. Madrid: McGraw-Hill-Interamericana, 2002.
Leppert B, Kelly CR. Netter. Un abordaje integrado de la medicina. Londres: Elsevier, 2022.
Sabiston DC. Tratado de cirugía. Fundamentos biológicos de la práctica quirúrgica. Barcelona: Elsevier, 2005.

 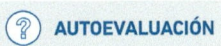
AUTOEVALUACIÓN

Neuroestimulación y neuromonitorización

108

D. Silva dos Reis y C. Llavero Garrido

OBJETIVOS DE APRENDIZAJE

- Explorar los fundamentos de la neuroestimulación y la neuromonitorización.
- Examinar las aplicaciones clínicas de estas dos áreas.
- Conocer los últimos avances en neuroestimulación y neuromonitorización.

SÍNTESIS CONCEPTUAL

La neuroestimulación y la neuromonitorización son dos áreas interconectadas que han revolucionado el campo de la neurociencia y la medicina. Estas técnicas han demostrado su eficacia en el diagnóstico, el tratamiento y el seguimiento de diversas afecciones neurológicas. La neuroestimulación consiste en la aplicación de corrientes eléctricas o campos magnéticos al sistema nervioso con el fin de modular la actividad neuronal, mientras que la neuromonitorización implica la observación y el registro continuos de parámetros neurofisiológicos para evaluar el estado funcional del sistema nervioso. En este capítulo se exploran los fundamentos de la neuroestimulación y la neuromonitorización, así como sus aplicaciones clínicas y los últimos avances en ambos campos.

FUNDAMENTOS DE LA NEUROESTIMULACIÓN

Historia de la neuroestimulación

La historia de la neuroestimulación se remonta a principios del siglo XIX, cuando Luigi Galvani descubrió que la estimulación eléctrica podía provocar contracciones musculares en las ranas. Este hallazgo sentó las bases para la comprensión de la relación entre la electricidad y el sistema nervioso. A lo largo de los años, diversos investigadores han realizado avances significativos en el campo de la neuroestimulación. En la década de 1950, la estimulación cerebral profunda se introdujo como una técnica para el tratamiento de trastornos neuropsiquiátricos. Desde entonces, ha habido un continuo desarrollo de nuevas técnicas y dispositivos de estimulación.

Principios básicos de la estimulación eléctrica y magnética

La estimulación eléctrica implica la aplicación de corrientes eléctricas de baja intensidad a través de electrodos colocados en áreas específicas del sistema nervioso. Estas corrientes modulan la actividad neuronal al influir en la excitabilidad de las células nerviosas. Por otro lado, la estimulación magnética transcraneal utiliza campos magnéticos para inducir corrientes eléctricas en el cerebro. No requiere cirugía y se usa principalmente en aplicaciones clínicas y de investigación.

Dispositivos utilizados en la neuroestimulación

Existen diferentes dispositivos utilizados en la neuroestimulación, como los generadores de impulsos, también conocidos como marcapasos cerebrales, que generan y entregan la corriente eléctrica necesaria para la estimulación cerebral profunda. Estos dispositivos están conectados a electrodos implantados en áreas específicas del cerebro. Además, se emplean electrodos percutáneos o implantables para la estimulación de la médula espinal y periférica.

Modalidades de estimulación

La neuroestimulación se puede aplicar en diferentes modalidades, dependiendo del área del sistema nervioso que se desea estimular. La estimulación cerebral profunda es una de las modalidades más utilizadas y se emplea en trastornos del movimiento, como la enfermedad de Parkinson, la distonía y el temblor. Consiste en la implantación de electrodos en áreas específicas del cerebro para modular la actividad neuronal anormal. Por otro lado, la estimulación de la médula espinal se usa para el tratamiento del dolor crónico y la espasticidad, entre otras afecciones. En este caso, los electrodos se colocan en la médula espinal para modular la transmisión de las señales dolorosas. Además, la estimulación periférica se aplica en trastornos como la neuralgia del trigémino y el dolor neuropático periférico, mediante la estimulación de nervios periféricos específicos.

APLICACIONES CLÍNICAS DE LA NEUROESTIMULACIÓN

Trastornos del movimiento

La neuroestimulación ha demostrado ser eficaz en el tratamiento de trastornos del movimiento, como la enfermedad de Parkinson, la distonía y el temblor. En el caso de la enfermedad de Parkinson, la estimulación cerebral profunda se utiliza para modular la actividad anormal en el núcleo subtalámico o el globo pálido interno, mejorando los síntomas motores y reduciendo la necesidad de medicación. En la distonía, la estimulación cerebral profunda se dirige a diferentes estructuras cerebrales, como el globo pálido o el tálamo, para aliviar la contracción muscular involuntaria y mejorar la calidad de vida de los pacientes. La estimulación cerebral profunda también se ha utilizado con éxito en el tratamiento del temblor, reduciendo significativamente la frecuencia e intensidad de los episodios temblorosos.

Dolor crónico

La neuroestimulación ha revolucionado el tratamiento del dolor crónico, ofreciendo opciones terapéuticas a pacientes que no responden a otros enfoques convencionales. En el caso de la neuropatía periférica, la estimulación de la médula espinal se ha usado para modular las señales dolorosas y proporcionar alivio a los pacientes. La estimulación periférica también se ha aplicado en el tratamiento de la neuralgia del trigémino, una afección dolorosa que afecta al nervio trigémino. Asimismo, la estimulación de la médula espinal ha mostrado buenos resultados en la lumbalgia crónica, permitiendo a los pacientes reducir el consumo de analgésicos y mejorar su calidad de vida.

Trastornos psiquiátricos

La neuroestimulación se ha convertido en una alternativa efectiva para el tratamiento de trastornos psiquiátricos graves que no responden a los enfoques convencionales. En el caso de la depresión resistente al tratamiento, la estimulación cerebral profunda se ha utilizado en regiones cerebrales como el área subgenual de la corteza cingulada y el núcleo *accumbens*, mejorando significativamente los síntomas depresivos y la calidad de vida de los pacientes. Además, la estimulación cerebral profunda se ha investigado en el tratamiento del trastorno obsesivo-compulsivo y ha demostrado resultados prometedores en la reducción de los síntomas en pacientes resistentes a otras terapias.

Epilepsia refractaria

La epilepsia refractaria, caracterizada por convulsiones recurrentes que no responden a los tratamientos convencionales, ha encontrado en la neuroestimulación una opción terapéutica efectiva. La estimulación eléctrica del nervio vago en el cuello ha mostrado ser eficaz en la reducción de la frecuencia y la intensidad de las convulsiones en pacientes con epilepsia refractaria. Además, la estimulación cerebral profunda también se ha investigado como una posible opción terapéutica para la epilepsia refractaria, con resultados alentadores en la reducción de las convulsiones y la mejora de la calidad de vida de los pacientes.

Rehabilitación neurológica

La neuroestimulación también ha mostrado beneficios significativos en la rehabilitación neurológica, ayudando a los pacientes a recuperar la función después de un ictus o una lesión de médula espinal. La estimulación eléctrica funcional se utiliza para estimular selectivamente los músculos paralizados o debilitados, mejorando la fuerza y la coordinación musculares en pacientes con hemiplejía después de un ictus. Además, la estimulación epidural de la médula espinal se ha utilizado para mejorar la función locomotora en pacientes con lesiones de médula espinal, facilitando la recuperación y mejorando la calidad de vida.

FUNDAMENTOS DE LA NEUROMONITORIZACIÓN

Parámetros neurofisiológicos

La neuromonitorización se basa en la medición y el análisis de diferentes parámetros neurofisiológicos para evaluar la función cerebral y nerviosa. El electroencefalograma (EEG) registra la actividad eléctrica del cerebro y se usa para diagnosticar trastornos neurológicos, monitorizar la función cerebral en pacientes críticos y evaluar la profundidad de la anestesia durante la cirugía. La electromiografía registra la actividad eléctrica de los músculos y se utiliza para evaluar la función muscular y diagnosticar trastornos neuromusculares. Los potenciales evocados registran las respuestas eléctricas del sistema nervioso en respuesta a estímulos sensoriales específicos y se emplean para evaluar la integridad de las vías sensoriales en trastornos como la esclerosis múltiple o las lesiones de la médula espinal.

Técnicas de registro y análisis de datos

La neuromonitorización requiere técnicas de registro y análisis de datos para obtener información precisa y relevante sobre la función cerebral y nerviosa. Estas técnicas incluyen el uso de electrodos para la captación de señales eléctricas, amplificadores para aumentar las señales registradas y sistemas de adquisición de datos para el almacenamiento y análisis de la información recopilada. Además, se usan técnicas de procesamiento de señales y análisis estadístico para extraer y analizar características específicas de los registros neurofisiológicos, como la amplitud, la frecuencia o la sincronización de las señales.

Monitorización intraoperatoria del sistema nervioso

La monitorización intraoperatoria del sistema nervioso se realiza durante procedimientos quirúrgicos que pueden afectar a las estructuras nerviosas, con el objetivo de identificar y preservar las funciones neurológicas importantes. Durante la cirugía cerebral y espinal, se pueden utilizar diferentes técnicas de neuromonitorización, como el EEG, la electromiografía y los potenciales evocados, para evaluar la integridad de las vías neurales, la actividad eléctrica cerebral y la función muscular en tiempo real. Esto permite a los cirujanos tomar decisiones informadas durante el procedimiento y minimizar el riesgo de lesiones neurológicas.

APLICACIONES CLÍNICAS DE LA NEUROMONITORIZACIÓN

Cirugía neurológica

La neuromonitorización desempeña un papel fundamental en la cirugía neurológica, en la que la identificación y la preservación de las estructuras nerviosas son cruciales para evitar lesiones neurológicas y conservar la función. Durante la cirugía cerebral y espinal, se utiliza la monitorización intraoperatoria para evaluar la actividad eléctrica cerebral, la función muscular y la integridad de las vías neurales en tiempo real. Esto permite a los cirujanos identificar las áreas funcionales del cerebro, como el área del lenguaje o el área motora, y evitar dañar estructuras críticas durante la resección de tumores cerebrales o la descompresión de la médula espinal.

Cuidados intensivos

En el entorno de los cuidados intensivos, la neuromonitorización desempeña un papel vital en la detección temprana de lesiones cerebrales, así como en la evaluación de la función cerebral en pacientes críticos. El monitoreo continuo del EEG permite detectar cambios en la actividad eléctrica cerebral que pueden indicar isquemia cerebral, convulsiones o lesiones traumáticas.

Además, la monitorización de los potenciales evocados proporciona información sobre la integridad de las vías sensoriales en pacientes con daño cerebral agudo. Estas técnicas de neuromonitorización permiten una intervención temprana y una atención adecuada en pacientes con enfermedades neurológicas graves.

Investigación clínica

La neuromonitorización también tiene un papel importante en la investigación clínica, ya que permite estudiar la plasticidad cerebral y evaluar la respuesta a terapias farmacológicas en condiciones neurológicas específicas. Me-

diante el uso de técnicas de neuromonitorización, como el EEG o los potenciales evocados, los investigadores pueden evaluar los cambios en la actividad cerebral y la función neuronal en respuesta a intervenciones terapéuticas. Estos estudios proporcionan información valiosa sobre los mecanismos neurofisiológicos subyacentes a los trastornos neurológicos, así como sobre la eficacia de diferentes enfoques terapéuticos.

AVANCES RECIENTES EN NEUROESTIMULACIÓN Y NEUROMONITORIZACIÓN

Desarrollo de nuevos dispositivos y técnicas de estimulación

En los últimos años, se ha producido un avance significativo en el desarrollo de nuevos dispositivos y técnicas de neuroestimulación. Se han introducido electrodos más pequeños y flexibles, lo que permite una colocación más precisa y menos invasiva. Además, se han desarrollado nuevos sistemas de estimulación adaptativa, que ajustan automáticamente los parámetros de estimulación según las necesidades del paciente. También se han explorado técnicas de estimulación no invasivas, como la estimulación transcraneal de corriente directa y la estimulación magnética transcraneal, que constituyen alternativas menos invasivas para ciertos trastornos neurológicos.

Mejoras en la precisión y la resolución de la neuromonitorización

La neuromonitorización también ha experimentado mejoras significativas en términos de precisión y resolución. Los avances en los sistemas de adquisición de datos y en las técnicas de procesamiento de señales han permitido una mejor captación y análisis de los registros neurofisiológicos. Además, se han desarrollado técnicas de imagen avanzadas, como la resonancia magnética funcional y la tomografía por emisión de positrones (PET), que complementan la neuromonitorización al proporcionar información estructural y funcional detallada del cerebro.

Aplicación de inteligencia artificial y aprendizaje automático en el análisis de datos neurofisiológicos

La aplicación de inteligencia artificial (IA) y aprendizaje automático en el análisis de datos neurofisiológicos ha abierto nuevas oportunidades en el campo de la neuroestimulación y la neuromonitorización. Los algoritmos de IA pueden analizar grandes volúmenes de datos neurofisiológicos y detectar patrones complejos que pueden ser difíciles de identificar manualmente. Esto permite una mejor comprensión de los mecanismos subyacentes de las enfermedades neurológicas, así como una personalización más precisa de los tratamientos.

Además, la IA se ha utilizado para el desarrollo de sistemas de control adaptativo en la neuroestimulación, que ajustan automáticamente los parámetros de estimulación según la respuesta del paciente.

PUNTOS CLAVE

- La neuroestimulación y la neuromonitorización son áreas de investigación y aplicación clínica en constante evolución, que ofrecen esperanza gracias a los avances significativos en el campo de la neurología.

- Las aplicaciones clínicas de la neuroestimulación incluyen trastornos del movimiento, dolor crónico, trastornos psiquiátricos, epilepsia refractaria y rehabilitación neurológica.

- La neuromonitorización desempeña un papel crucial en la identificación y la preservación de estructuras nerviosas durante la cirugía, la detección temprana de lesiones cerebrales en pacientes críticos y la evaluación de la respuesta a terapias farmacológicas.

- El desarrollo de nuevos dispositivos y técnicas de estimulación ha hecho posible una colocación más precisa y menos invasiva de los electrodos, así como la exploración de técnicas de estimulación no invasivas. Además, las mejoras en la precisión y la resolución de la neuromonitorización, junto con el uso de técnicas de imagen avanzadas, han proporcionado una visión más detallada de la función cerebral y nerviosa.

- La aplicación de IA y el aprendizaje automático en el análisis de datos neurofisiológicos permiten un análisis más profundo y preciso de los registros, lo que conduce a una mejor comprensión de los trastornos neurológicos y a una personalización más efectiva de los tratamientos.

BIBLIOGRAFÍA

Alonso F, Auñón Á, Serrano JI et al. Neuroestimulación: fundamentos técnicos y aplicaciones clínicas. Rev Neurol 2018; 67: 129-38.

Fuentes R, Petersson P, Siesser WB et al. Descifrando la estimulación cerebral profunda: fundamentos técnicos y aplicaciones clínicas. Rev Neurol 2020; 70: 21-33.

Gómez J, Vila J, Gutiérrez LM. Neuroestimulación y rehabilitación neurológica. Rev Neurol 2018; 66: 83-91.

Jensen MP, Sherlin LH, Gertz KJ et al. Neuromodulatory devices for chronic pain. J Pain 2013; 14: 308-15.

Velasco AL, Velasco F, Velasco M. Historia y evolución de la estimulación cerebral profunda. Rev Mex Neuroci 2019; 20: 28-33.

 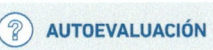 **AUTOEVALUACIÓN**

Índice analítico